四川大学研究生课程建设项目

现代医院管理
——理论、方法与实践

主　审　郑尚维

主　编　李为民

副主编　文　进

U0288221

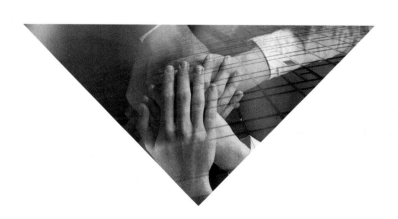

人民卫生出版社

图书在版编目（CIP）数据

现代医院管理：理论、方法与实践 / 李为民主编
. —北京：人民卫生出版社，2019
ISBN 978-7-117-28479-0

Ⅰ.①现… Ⅱ.①李… Ⅲ.①医院 – 管理 – 教材
Ⅳ.①R197.32

中国版本图书馆 CIP 数据核字（2019）第 092206 号

人卫智网	www.ipmph.com	医学教育、学术、考试、健康， 购书智慧智能综合服务平台
人卫官网	www.pmph.com	人卫官方资讯发布平台

现代医院管理——理论、方法与实践

主　　编：李为民
出版发行：人民卫生出版社（中继线 010-59780011）
地　　址：北京市朝阳区潘家园南里 19 号
邮　　编：100021
E - mail：pmph @ pmph.com
购书热线：010-59787592　010-59787584　010-65264830
印　　刷：北京铭成印刷有限公司
经　　销：新华书店
开　　本：889×1194　1/16　印张：31　插页：4
字　　数：982 千字
版　　次：2019 年 9 月第 1 版　2023 年 4 月第 1 版第 4 次印刷
标准书号：ISBN 978-7-117-28479-0
定　　价：158.00 元

打击盗版举报电话：**010-59787491　E-mail：WQ @ pmph.com**
（凡属印装质量问题请与本社市场营销中心联系退换）

常务编委(以姓氏笔画为序)

万学红(四川大学华西医院)　　郑尚维(四川大学华西医院)

马洪升(四川大学华西医院)　　宗志勇(四川大学华西医院)

王　淼(四川大学华西医院)　　胡秀英(四川大学华西医院)

文　进(四川大学华西医院)　　姜　洁(四川大学华西医院)

成翼娟(四川大学华西医院)　　袁　璐(四川大学华西医院)

伍咏梅(四川大学华西医院)　　卿　平(四川大学华西医院)

李大江(四川大学华西医院)　　郭肖宁(四川大学华西医院)

李为民(四川大学华西医院)　　曹　钰(四川大学华西医院)

杨　翠(四川大学华西医院)　　康　焰(四川大学华西医院)

杨天桂(四川大学华西医院)　　梁海斌(四川大学华西医院)

罗　利(四川大学商学院)　　　程永忠(四川大学华西医院)

郑　源(四川大学华西医院)　　廖志林(四川大学华西医院)

编者(以姓氏笔画为序)

万学红(四川大学华西医院)　　朱　方(四川大学华西医院)

马洪升(四川大学华西医院)　　乔　甫(四川大学华西医院)

王　波(四川大学华西医院)　　伍咏梅(四川大学华西医院)

王　淼(四川大学华西医院)　　刘　欢(四川大学华西医院)

王　增(四川大学华西医院)　　刘　丽(四川大学华西医院)

王夏莹(四川大学华西医院)　　刘　凯(四川大学华西医院)

文　进(四川大学华西医院)　　刘万利(四川大学华西医院)

孔瑞晓(四川大学商学院)　　　刘梦菡(四川大学华西医院)

邓　悟(四川大学华西医院)　　苏　伟(四川大学华西医院)

石柯灿(四川大学华西医院)　　李　念(四川大学华西医院)

卢添林(四川大学华西医院)　　李　淼(四川大学华西医院)

叶　枫(四川大学华西医院)　　李　楠(四川大学华西医院)

冉隆耀(四川大学华西医院)　　李大江(四川大学华西医院)

付玉联(四川大学华西医院)　　李为民(四川大学华西医院)

白　蓓(四川大学华西医院)　　李志超(四川大学华西医院)

冯骊琛(四川大学华西医院)　　李佳玲(四川大学商学院)

成翼娟(四川大学华西医院)　　李鸿浩(四川大学华西医院)

吕依娜(四川大学华西医院)　　杨　翠(四川大学华西医院)

杨　毅(四川大学华西医院)　　　　　袁　璐(四川大学华西医院)

杨天桂(四川大学华西医院)　　　　　柴　桦(四川大学华西医院)

肖　茜(四川大学华西医院)　　　　　晏　会(四川大学华西医院)

谷　波(四川大学华西医院)　　　　　卿　平(四川大学华西医院)

汪　剑(四川大学华西医院)　　　　　郭肖宁(四川大学华西医院)

宋锦平(四川大学华西医院)　　　　　陶文娟(四川大学华西医院)

张　捷(四川大学华西医院)　　　　　黄　浩(四川大学华西医院)

张艺鹏(四川大学华西医院)　　　　　黄文治(四川大学华西医院)

张雨萌(四川大学华西公共卫生学院)　　曹　玥(四川大学华西医院)

罗　利(四川大学商学院)　　　　　　曹　钰(四川大学华西医院)

金　辉(四川大学华西医院)　　　　　康　焰(四川大学华西医院)

周　昀(四川大学华西医院)　　　　　梁海斌(四川大学华西医院)

郑　源(四川大学华西医院)　　　　　彭兰雅(四川大学华西医院)

宗志勇(四川大学华西医院)　　　　　彭喆鑫(四川大学华西医院)

赵卫东(四川大学华西医院)　　　　　蒋　艳(四川大学华西医院)

胡秀英(四川大学华西医院)　　　　　程永忠(四川大学华西医院)

胡诗玮(四川大学华西医院)　　　　　税章林(四川大学华西医院)

饶　昕(四川大学华西医院)　　　　　谢　磊(四川大学华西医院)

姜　洁(四川大学华西医院)　　　　　廖志林(四川大学华西医院)

胥伶杰(四川大学华西医院)

学术秘书

李鸿浩(四川大学华西医院)

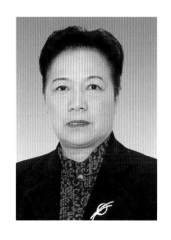

郑尚维,教授,研究员,先后担任原华西医科大学临床医学院副院长、原华西医科大学第一临床医学院/附属第一医院党委书记、四川大学华西临床医学院/华西医院党委书记、四川大学华西医院医院管理研究所所长,政协四川省第十届委员会委员、文体医卫委员会副主任、第十一届委员会文体医卫委员会特邀副主任,中国卫生计生思想政治工作促进会医院分会副会长、部属部管医院分会会长、全国城市医院分会副会长,中国医师协会道德建设委员会委员,《医学与哲学》杂志编委,四川省医学会医学伦理专业委员会第五届、第六届主任委员、第七届前任主任委员。

在科研方面,先后作为主要研究人员承担国家"十一五"科技支撑计划课题1项、国家"十二五"科技支撑计划课题1项、国家"863"计划课题1项及多项省级科研课题,作为主要负责人之一主持香港特区政府援助四川大学华西医院灾区远程医学网络平台项目。主编专著1部、副主编专著2部,主译专著1部,发表论文40余篇。2009年获《医学与哲学》杂志社突出贡献奖。

在社会荣誉方面,先后荣获原国家卫生和计划生育委员会授予的"德育先进个人""全国卫生系统优秀党委书记""全国卫生系统'四五'普法先进个人""全国医药卫生系统抗震救灾先进个人",中国卫生计生思想政治工作促进会授予的"优秀思想政治工作者",四川省总工会授予的"四川省'五一'劳动奖章",原华西医科大学附一院/第一临床医学院授予的"1994—1998年优秀干部"等称号。

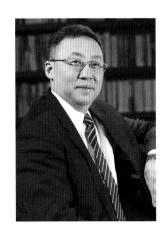

李为民，现任四川大学华西临床医学院／华西医院院长，呼吸与危重症医学科教授，医学博士，博士研究生导师，国务院政府特殊津贴专家，国家卫生计生突出贡献中青年专家。担任中国医师协会副会长、中华医学会呼吸病学分会副主任委员、四川省医学会呼吸专业委员会主任委员等，历任国家卫生健康委员会公立医院行政领导人员职业化能力建设专家委员会医院战略管理分会主任委员、四川省医学会内科专业委员会主任委员等。现为"四川省学术与技术带头人"。担任 *Precision Clinical Medicine* 主编，*Signal Transduction and Targeted Therapy* 副主编，*Thoracic Cancer* 及 *Respiration* 编委；《华西医学》主编，《中华肺部疾病杂志（电子版）》《西部医学》副主编，《中华结核与呼吸杂志》、*Annals of Oncology*（中文版）、《中华健康管理学杂志》《中国循证医学杂志》及《临床内科杂志》编委。

一直致力于医院管理的实践与创新，推动了现代医院精细化管理体系建设，创新性建立了以公益性为导向的人事薪酬管理体系，获得"四川十大科技创新改革人物""十大杰出医学贡献专家""医院管理杰出成就奖""最具领导力的中国医院院长"及"全国优秀医院院长"等称号。主持各级科研课题 20 余项，包括国家自然科学基金重点项目和面上项目、国家"十一五"科技支撑计划、国家高技术研究发展计划（863 计划）、国家科技部重大专项等，科研经费总额超过 2 000 万元。发表论文 200 余篇，其中 SCI 收录 70 余篇，包括 *Clin Cancer Res*、*Int J Cancer*、*Cancer*、*Mol Cancer*、*Cancer Lett* 等杂志。研究成果获四川省科学技术进步奖一等奖及中华医学科学技术进步奖一等奖。

前 言

医疗卫生改革是全世界都面临和关注的挑战和难题。症结在于有限的优质医疗资源无法满足民众日益增长的健康服务需求,并且整个医疗卫生服务过程中存在着患者、医院、医疗保险、政府等多个利益相关方的动态博弈。中国医疗卫生改革一直在争议中前行。在整个健康体系中,中国医院承载了太多的社会期望与社会责任。然而,总体上,中国医院的发展速度没能跟上中国经济的发展速度,中国医院的管理革新没能跟上企业的管理革新步伐,加上各个地区医疗卫生事业发展不平衡、不充分的客观事实,愈加引发了政府和民众对健康公平性和可及性的高度关注。与此同时,医疗管理的质量、效率和成本成为医院良好运营的核心要素。

医院具有复杂企业的特性,也经常是一个矛盾的舞台。医院管理是综合了科学和艺术、技术和人文、医疗和服务的特殊学科。要推动我国医院管理迈向职业化、科学化和现代化,必然要求教育先行,关注职业化医院管理教材。纵观国内医院管理相关著作,或介绍国外经验,或汇编管理制度,或侧重理论介绍,应该说这些专著为推动我国医院发展和科学管理起到了非常重要的作用。然而稍显遗憾的是国内还缺乏一本基于中国医院管理和改革实践的教材。四川大学华西医院在过去二十多年的发展中,坚持管理规范化、科学化、国际化、本土化的原则,通过传承创新、战略定位和文化引领,创造了中国医院发展和改革的多项奇迹,也成为国内医疗机构学习和研究的典范。与此同时,华西医院成立了国内首家医院管理研究所,最早基于医院招收"医院管理与卫生政策"专业的硕士、博士和博士后,最早与四川大学商学院合作招收医院管理工商管理硕士。这些前期探索和实践,积累了丰富、多元、本土化的医院管理案例和素材,培养了一大批具有理论和实战经验的教师。基于此,我们决定组织编者撰写国内第一本医院管理研究生教材。

本教材基于现代医院管理的系统性、科学性、前沿性和实务性要求,将目标读者定位为医院管理或卫生管理类研究生和医疗管理工商管理硕士。同时,考虑到基于医院实践经验的国内医院管理教材还十分匮乏,本教材也兼顾了医院一线管理者和实践者的部分需求,力求向读者提供一本能全面系统展示医院管理发展前沿与方向的有用、能用、好用的参考书。

本书在撰写和修改过程中,先后得到郑尚维、李幼平、万学红、程惊秋、龚启勇、成翼娟、杨天桂、郭肖宁等多位专家的指导,他们同时也是华西医院管理改革进程中重要的推动者和实践者,这些专家高度的使命感、责任心和中肯的修改意见,确保了本书在医疗、科研、教学、管理等诸多方面较为全面地展示了华西医院的管理创新举措和成效。因此,本书不同于传统的以阐述理论为主的医院管理教材,全书绝大部分作者来自医院管理一线,在理论中穿插医院管理实践案例,内容丰富实用。我们希望奉献给读者一本既可系统了解医院管理相关的理论、工具和方法,又能窥探中国顶级医院管理最佳实践的工具书。

　　本教材的编者主要来自四川大学华西医院,难免存在一家之言的局限;撰写过程虽三易其稿,仍难免有错误疏漏之处。希望得到国内同行读者的反馈、批评和建议,以便帮助本书在人才培养、服务社会和助力医改的征程中不断完善。

李为民

2019 年 5 月于四川大学华西医院

目 录

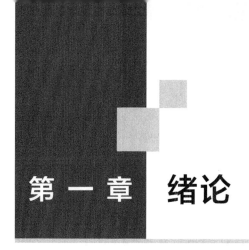

第 一 章　绪论

在 2016 年 8 月召开的全国卫生与健康大会及 2017 年 10 月召开的中国共产党第十九次全国代表大会上，一个词语被反复提起，那就是"现代医院管理"。随着新时代健康中国建设的号角吹响，现代医院管理已成为各大医院及医院管理者们必须熟知且掌握的一项技能。本章将从以下几方面带你初识现代医院与现代医院管理：医院的起源与发展、现代医院的功能和特点、现代医院的组织构架、现代医院管理的学科体系和发展变迁、现代医院管理的挑战与变革。

第一节　从医院说起

一、医院的起源与发展

医院（hospital），一个兼具人文关怀与科学素养的复杂集合体，从古至今在人类社会文明发展历程中都扮演着举足轻重的角色。

医院最早发源于我国西周。据《逸周书·王会解》记载，周成王在成周之会的会场旁，设过"为诸侯有疾病者之医药所居"的场所，从而形成了我国医院的最早雏形。

欧洲最早的医院在苏格兰中部的伊持图塞尔，相较中国晚了十多个世纪。西方的"医院"一词来自拉丁文，原意为"客人"。最初是基督教妇人建于罗马的医疗所，供人避难，后来才逐渐成为收容和治疗患者的专业机构，也就是现代医院，即以提供医疗护理服务为主要目的的医疗机构。

我国正式建立现代医院体制是在元朝时期，当时，阿拉伯医学传入我国，1270 年在北京设立"广惠司"，1292 年又建立"回回药物院"，是一所阿拉伯式医院，也是我国最早的西医院和西药房。1828 年，英国传教士高立支在澳门设立了第一家教会医院。1892 年，英国、美国、加拿大等国基督教会在成都建立了存仁医院、仁济医院，经过 120 多年的发展成就了如今的四川大学华西临床医学院 / 华西医院。此后我国教会医院数量迅猛增长，至 1949 年达到 340 余所，遍布全国各地。

二、医院的概述、功能和特点

（一）医院的概述

1. 医院的定义　医院是应用现代医学科学理论及技术，具有一定规模的空间、病床、医疗器械等软硬件设施以及医务人员等专业人群（教学类 / 研究型医院还应涵盖医教研管理、后勤等人员），通过医院员工的集体协作，向患者、特定人群或健康人群提供医疗、预防、保健、康复在内的全方位全周期服务的机构，以保障人民健康。

2. 服务对象　医院服务的对象主要为三类：①遭受某种疾病或身体损伤的人群，即患者和伤员；②处于特定生理状态的健康人，如孕妇、产妇、新生儿等；③有服务需求的健康人群，如前往医院进行体检或口腔清洁的人群。

3. 医院应具备的基本条件

（1）病房、病床等基础设施，能够为住院患者提供安全、有效、连续、合理的诊疗照护与基本生活保障等功能。

(2) 医疗仪器设备等医疗设施,能够在达到基本医疗需求同时,满足医院学科建设、临床创新等需要。

(3) 临床、医技、药剂、检验、行政后勤等医院组织架构,能够满足医院发展定位的需要。

(4) 门(急)诊、住院等功能设置,能够满足各类人群的就医需求。

(5) 与医院相匹配的人员(人才)配置,根据医院短期、中期、长期发展规划动态调整。

(6) 现代医院管理制度,包括文化管理制度、医疗管理制度、人力资源管理制度、运营管理制度、后勤管理制度等。值得一提的是,2018 年 6 月 14 日,国家卫生健康委员会、国家中医药管理局发布了《关于开展制定医院章程试点工作的指导意见》(国卫办医发〔2018〕12 号),将制定医院章程试点纳入深化医改、建立现代医院管理制度的重点工作。因此医院章程很可能成为中国医院应具备的基本条件之一。

4. 医院的分类 医院常见的分类方法有 5 种。

(1) 按登记注册类型分类:分为公立医院、非公立医院。

(2) 按主办单位分类:分为政府办医院、社会办医院、个人办医院。

(3) 按管理类别分类:分为非营利性医院、营利性医院。

(4) 按机构类别分类:分为综合医院、中医医院、中西医结合医院、民族医院、专科医院、护理院。

(5) 按医院等级分类:分为一级医院、二级医院、三级医院。

在实际应用中,我国医疗机构分类分级管理将医院共分为 12 个类别。

(1) 综合医院、中医医院、中西医结合医院、民族医院、专科医院、康复医院。

(2) 妇幼保健院。

(3) 中心卫生院、乡(镇)卫生院、街道卫生院。

(4) 疗养院。

(5) 综合门诊部、专科门诊部、中医门诊部、中西医结合门诊部、民族医门诊部。

(6) 诊所、中医诊所、民族医诊所、卫生所、医务室、卫生保健所、卫生站。

(7) 村卫生室(所)。

(8) 急救中心、急救站。

(9) 临床检验中心。

(10) 专科疾病防治院、专科疾病防治所、专科疾病防治站。

(11) 护理院、护理站。

(12) 其他诊疗机构:值得注意的是,2018 年 4 月 28 日发布的《国务院办公厅关于促进"互联网 + 医疗健康"发展的意见》(国办发〔2018〕26 号)中,首次正式提出了互联网医院的概念。2018 年 9 月 14 日,国家卫生健康委员会、国家中医药管理局相继发布了《关于印发互联网诊疗管理办法(试行)等 3 个文件的通知》(国卫医发〔2018〕25 号),详细制定了我国《互联网诊疗管理办法(试行)》《互联网医院管理办法(试行)》及《远程医疗服务管理规范(试行)》。同年 12 月 29 日,新规颁布后全国首家互联网医院落地——四川大学华西医院互联网医院试运行上线。据此,现代医院又可以按开设形式,分为实体医院、互联网医院。

5. 医院的分级 我国医院分级最早的法律依据是中华人民共和国原卫生部 1989 年 11 月 29 日出台的《医院分级管理办法》,医院按功能、任务不同共分三级十等,该分级方法目前已更新,不再使用。

现行的医疗机构分级管理办法将医院分为三级六等,这里以综合医院为例进行说明。

(1) 一级医院:住院床位 20~99 张,是直接向一定人口的社区提供预防、医疗、保健、康复服务的基层医院、卫生院,是初级卫生保健机构。

(2) 二级医院:住院床位 100~499 张,是跨几个社区提供医疗卫生服务和承担一定教学、科研任务的地区性医院,是地区性医疗预防的技术中心。

(3) 三级医院:住院床位 500 张以上,是跨几个地区、省市以及向全国范围提供高水平专科性医疗卫生服务和执行高等教育、科研任务的区域性以上的医院,是具有全面医疗、教学、科研能力的医疗预防技术中心。

医疗机构的等级是根据评审结论将各级医院分为甲等、乙等。评审依据为国家卫生健康委员会或省级卫生行政部门所制定颁布的各级各类医院评审标准及实施细则。

(二) 医院的功能

医院,顾名思义即是以医疗活动为主要功能的院所。国务院1994年9月1日颁布的《医疗机构管理条例》总则第三条规定"医疗机构以救死扶伤,防病治病,为公民的健康服务为宗旨",涵盖预防、医疗、保健、康复、教学培训、科学研究等综合型任务,同时承担部分公共卫生任务(健康教育等)、突发事件紧急医疗救援及支援性任务(精准扶贫等)。

每家医院的最终功能定位又取决于所在区域卫生规划、自身发展战略以及医院等级。针对不同等级医院,其功能可区分为:

1. 一级医院 直接对人群提供一级预防,在社区管理多发病、常见病、现症患者并对疑难重症做好正确转诊,协助高层次医院做好中间或院后服务,合理分流患者。

2. 二级医院 除承担常规的综合医疗卫生服务以外,还参与指导对高危人群的监测,接受一级转诊,对一级医院进行业务技术指导,并能进行一定程度的教学和科研。

3. 三级医院 提供专科(包括特殊专科)医疗服务,解决危重疑难病症,接受二级转诊,对下级医院进行业务技术指导和人才培训;完成培养各种高级医疗专业人才的教学和承担省以上科研项目的任务;参与和指导一、二级预防工作。

(三) 医院的特点

医院作为向公众提供医疗卫生服务的机构,服务对象以患者为中心,作为少有的知识密集型与劳动密集型机构,兼具公益性、保障性、生产性、经营性、公平性、科学性、整体性、风险性、连续性九大特点。

1. 公益性 医院以救死扶伤为己任,关系患者及其家庭、单位和社会,具有社会性与群众性,必须坚持以公益性为主导,以保障人民健康为中心,以人为本,体现人文关怀,尊重患者的知情权、隐私权和选择权等。

2. 保障性 医院不同于一般服务机构,其服务对象是人,服务内容关乎人的生老病死全过程。医院的保障性体现在两方面:一方面,医院能保障社会稳定、社会公平和社会民生;另一方面,医院需要保障自身医疗质量和医疗安全,为全民健康保驾护航。

3. 生产性 医院功能涵盖医疗、科研、教学等,代表且保障了社会的先进生产力,主要体现在三方面。首先,医疗服务保护了社会的劳动生产力,恢复社会产出;其次,科研服务创造了高精尖生产力,提高社会产出;最后,教学服务培养了新生社会生产力,维系社会产出。

4. 经营性 医院同样需要经营和管理。尽管以公益性、社会性为导向,医院日常运营过程以及发展创新需要人、财、物的投入;同时在市场经济体制下,医院已进入自负盈亏的运营模式,所以要求现代医院需同时关注社会效益与经济效益,作为一种特殊的企业式经营(注意,不是企业化经营)。

5. 公平性 作为社会主义医院,应以人人享有基本医疗卫生服务为宗旨,是社会公平的一大体现。作为现代医院的医疗从业者,应时刻牢记《希波克拉底誓言》及"南丁格尔精神",不分国籍、民族、种族、性别、职业、出身、信仰、教育、地位,一视同仁地为患者提供公平可及的医疗服务。

6. 科学性 医学是一门科学,具有技术性和规范性。人体是极其复杂的构成,生命是神圣而宝贵的,这就决定了医疗从业者不仅需要具备扎实的基本理论、基本知识和基本技能,还要对自身严格要求、具有科学严谨的态度以及严肃的作风,即国家卫生健康委员会所强调的"三基三严"。

7. 整体性 医院的功能范畴、组织架构及人事结构极为复杂(后面章节详述),需要科学地将不同的科室、部门协同调整为一个有机整体,体现协作性。

8. 风险性 即使在科技高速发展的今天,疾病仍有很多人类难以攻破的瓶颈,需要不断的科研探索与创新。同时患者病情随时变化,且存在较大个体差异,所以医疗具有高风险性和不确定性。

9. 连续性 医院永不休息,二十四小时连续运转。时间就是生命,生命的抢救争分夺秒。同时,对患者的医疗照护从门急诊、诊断、入院、治疗、康复、出院也是连续的过程。

三、医院组织介绍

(一) 组织概述

1. 组织的定义 管理学上将组织(organization)定义为,人们为实现某一共同目标,按照一定的结构形式、活动规律,通过分工、合作结合而成的具有特定功能的集体或团体。

2. 组织的构成要素

(1) 人:最基本要素,唯一具有主观能动性的要素。组织由两个或两个以上的人组成。

(2) 共同目标:前提要素。组织拥有明确的目的或目标,并且得到组织内成员的认可。

(3) 结构:载体要素。组织不是一盘散沙,拥有具体的部门、岗位、职责、从属关系,以保证组织内成员能顺畅沟通、互动并交流,保障组织有效运行。

(4) 管理:维持要素。组织有完备的规章制度,一般为书面形式。通过现代化管理工具,如戴明环(plan do check action,PDCA)等,保证组织的正常运转。

3. 组织的分类 组织分类的方法很多。按照国际通行标准,可分为公共组织(政府组织、非政府组织)、非营利组织、营利组织。按照联合国国民经济核算体系,可分为政府、非营利组织、金融机构、非金融企业和家庭。

管理学上组织分类方法大致包括 3 种。按人数,可分为小型、中型、大型组织;按组织对成员的控制方式,可分为强制(如监狱)、规范(如军队)和实用组织(如工厂);按组织产生的依据,可分为正式组织与非正式组织。

(二) 医院组织类型

在前一部分我们已了解了医院主要的 5 种分类方法,而其中涉及组织分类方法主要有两种。按登记注册类型,可分为公立医院和非公立医院;按管理类别,可分为非营利性医院和营利性医院。

1. 公立医院和非公立医院 在新中国成立之初,所有医院都是公立医院。随着改革开放,国家逐步鼓励社会办医。2015 年,我国非公立医院达到 14 518 家,首次在总数上超过公立医院(13 069 家)。

公立医院是指政府举办的纳入财政预算管理的医院,也称为国营医院或国立医院,根据地域分为社区医院、县级医院、市级医院、省级医院。公立医院主要由国家财政扶持,在税收上不承担纳税义务,在价格上施行必要的价格管制,资产最终归属社会公益,是体现公益性、解决基本医疗、缓解人民群众看病就医困难的主体。

非公立医院,指非政府出资举办的医院,也称私立医院,出资来源可为个人、企业或外来资金,多以营利性为主导。非公立医院的医疗服务价格放开,依法自主经营,照章纳税,资产处置上依法自行决定。

2. 非营利性医院和营利性医院 非营利性医院,顾名思义,指为社会公众利益服务而设立运营的医院,不以营利为目的,其收入用于弥补医疗服务成本。我国公立医院均为非营利性医院,而对于社会资本举办的非营利性医院,可享受与公立医院同样的税收优惠政策。营利性医院,则指以营利为目的开办的医院,医疗服务所得收益可用于投资者经济回报。

我国医疗机构分类管理将医院分为非营利性与营利性,主要有三个原因:第一个原因是建立公共财政的需要。一方面,公立医院规模增长迅速,超出了政府的承受能力,单一的卫生筹资渠道限制了我国卫生事业的发展,无法满足人民群众日益增长的医疗消费需求。另一方面,医疗卫生领域逐步发展出多形式办院、多元化投资以及多产权形式的多元化格局,政府通过建立医疗机构分类管理,以市场调节机制使不同性质的医院通过不同途径获得各种资源,以实现建立公共财政的目标,进一步优化卫生资源的配置。第二个原因是为打破公立医院垄断,实现卫生行业有序竞争。我国医疗体系是在计划经济体制下建立的,公立为主,产权结构单一。医疗机构分类管理的实施将有利于医院在质量和效率上引入竞争机制。第三个原因是健全社会主义市场经济体制的需要。分类之初,我国正处于社会主义初级阶段,各领域逐步形成以公有制为主体、多种所有制结构并存的经济格局。医疗机构分类管理的实施,将有利于适应我国社会主义市场经济体制发展的必然趋势,促进卫生行业多种所有制结构的规范化管理,满足人民群众多样化、多层次的医疗消费需求,初步形成与人民生活水平和社会经济发展相适应的医疗服务体系。

非营利性医院与营利性医院主要有9点区别。

(1) 经营目标不同:营利性医院追求利润最大化,经营目标是为了获得投资回报,经济效益是其活动的准则;非营利性医院的经营目标是向社会提供基本的医疗服务,满足人民群众基本的医疗需求,提高人民群众的健康水平,体现社会公平,推动社会进步,社会效益是其活动的准则。

(2) 经营方式不同:非营利性医院的经营者必须根据国家的政策规定来进行经营,受政府的领导。政府对非营利性医疗机构的医疗行为、业务范围和服务价格有较多的干预。而营利性医院在经营上具有一定的灵活性,可以自主经营、自负盈亏,按照市场需求进行运作。

(3) 收益分配的方式不同:营利性医院的利润属于投资者或股东,能用来分红;非营利性医院的盈利则不能,也不能为其职工变相分配,所有利润和盈余只能投入到医院的再发展或回报社会,如购买设备、引进技术、开展新的服务项目或向公民提供低成本的医疗卫生服务。

(4) 服务的对象不同:非营利性医院以群众医疗需求为导向,提供基本医疗服务,服务对象主要是普通群众。营利性医院则以市场为导向,提供的往往是能够获得高额利润的特需医疗服务或其他特色医疗服务,包含前沿的医疗技术、先进的医疗设备、幽雅的就医环境等,服务对象主要是经济条件较好的患者。

(5) 财政补助政策不同:非营利性县级及以上公立医院由同级财政给予合理补助,其中对大中型医院以定项补助为主,对基层医院以定额补助为主;营利性医院不享受任何财政补助。

(6) 享受的税收优惠政策不同:非营利性医院享受相应的税收减免优惠政策,而营利性医院一般不享受政府的税收减免政策,需照章纳税。但为了支持社会办医,对于营利性医院取得的收入,目前免征营业税。

(7) 价格标准不同:营利性医院提供的医疗服务实行市场调节价,根据实际服务成本或市场供求情况自主制订价格;政府举办的非营利性医院,医疗服务价格按扣除财政补贴和药品差价收入后的成本制订;其他非营利性医院的医疗服务价格实行政府指导价,医院按照主管部门制订的基准价,并在其规定范围内浮动,确定本单位实际医疗服务价格。

(8) 执行的财务会计制度不同:非营利性医院执行财政部、国家卫生健康委员会颁布的医院管理制度和卫生健康财务会计制度等有关法规、政策;营利性医院参照执行企业的财务、会计制度和有关政策。

(9) 处置财产方式不同:营利性医院若面临经营不善破产时,投资者可自行处置其剩余财产,而非营利性医院终止服务后,其剩余财产只能由社会管理部门或其他非营利性医院处置。

(三) 医院领导组织结构

医院领导组织结构针对不同医院组织也有所区分。

目前,我国公立医院的领导组织结构为院长负责制。在这种模式下,院长是医院的第一责任人,全面负责医疗、教学、科研、行政管理工作。严格遵守民主集中制,对于医院"三重一大"事务(重大问题决策、重要干部任免、重大项目投资决策、大额资金使用)需提交医院党政联席会集体讨论决策。党委行使监督职能,员工通过工会会员/职工代表大会参与医院的民主管理与监督。这种领导组织结构发挥了民主集中制的优点,责权分明,决策效率较高。但因为院长作为医院唯一的最高责任人,医院发展受院长个人能力水平影响较大。值得一提的是,2018年6月,中共中央办公厅印发了《关于加强公立医院党的建设工作的意见》(中办〔2018〕35号),正式提出"公立医院实行党委领导下的院长负责制,院长在医院党委领导下,全面负责医院医疗、教学、科研、行政管理工作"。同年8月的《国家卫生健康委员会党组关于印发加强公立医院党的建设工作的意见实施办法的通知》(国卫健党发〔2018〕29号)进一步明确了党委领导下的院长负责制的具体实施方法。此次公立医院领导组织结构的改革,除了能一定程度上解决院长负责制的不足,更关键的是,表明了我国深化医药卫生体制改革和健全现代医院管理制度的决心,为加快推进我国现代医院管理体系建设进程指明了方向。

对于非公立医院,营利性医院实行股东会制的法人治理领导结构,而非营利性医院实行理事会制的法人治理领导结构。

实行股东会制的法人治理结构的医院,由股东出资建立,并由股东或股东代表组成董事会对医院重大事务进行决策。院长由董事会选聘,负责医院的日常经营与业务管理,对董事会负责。

实行理事会制的法人治理结构的医院,由医院理事会对医院重大事务进行决策。院长由理事会任命,对理事会负责。一般来说,理事会和董事会在法律概念上没有明显区别,仅在投票权方面有所差异。理事会的投票权由医院理事章程约定,通常一人一票,而董事会投票权由董事代表所持股份份额决定。

(四) 医院组织设计

如何建立适合医院运行与发展的组织结构? 答案是医院组织设计。医院组织设计指围绕医院开展的医疗服务,通过内部评估和外部分析,确定医院的组织结构,设置相应的部门、科室和工作岗位,以确保医院安全、高效地提供医疗服务。

1. 内部评估 医院组织设计首先需从组织的四大构成要素入手,进行内部评估。

(1) 人:医院需要什么样的人? 多少人? 人从哪里来? 如何调动每个人的主观能动性?

(2) 共同目标:医院的使命、愿景、价值观和目的是什么? 医院的目标是营利吗? 如何传达给组织内的每个人? 如何引起每个人共鸣形成合力?

(3) 结构:需要多大规模? 医院是否围绕其业务设置有相应的部门、科室和岗位? 组织需要多少系列和层级? 哪些是核心岗位?

(4) 管理:医院是否具有完备的规章制度? 管理者是否掌握现代化管理工具? 医院员工的工作职责、制度和流程是否明确? 如何保障管理制度成功执行与切实落地?

2. 外部分析 医院组织设计还应考虑医院所处外部环境,开展外部分析。

(1) 服务人群:医院主要服务人群组成? 需要什么形式、水平的医疗服务?

(2) 社会因素:医院所在区域经济如何? 区域卫生条件? 病种结构?

(3) 政府因素:政府对医院组织的管理要求有哪些? 对医院公益性目标及功能定位的要求? 政府的主导作用?

3. 设计原则 在医院组织设计过程中,需要把握几点原则。

(1) 组织的意义是实现共同目标,个人的生存目标和医院的发展目标需保持一致。

(2) 组织成员应该是公平的,但绝非吃"大锅饭",因需设岗、按劳取酬。

(3) 组织生存的关键影响因素是激励机制以及团队协同,员工和医院应建立共生共享的关系。

(4) 组织决策机制应坚持民主集中制,集体决策、个人负责。

(5) 组织领导的关键是授权,事必躬亲的领导不是好领导。

(6) 组织构架的依据是岗位职责而不是权力,现代医院管理应坚持"法制"而非"人治"。

(7) 组织构架常见问题:组织岗位设置单一,结构条块化过于死板教条,功能分割、各司其职难以形成合力。为了可持续性发展,组织需自我变革。

(8) 组织具有开放性,不再是封闭的系统,医院和环境应保持相互依赖的关系。

医院的组织设计并不是一蹴而就,需要根据内外部环境动态实时调整,以解决现行医院组织逐渐展现出的诸多问题,如医院岗位责任固化、信息流动不畅通(多为自上而下)、个人缺乏主观能动性、团队协作障碍等。

综上,现代医院组织应打破地域、框架、从属的壁垒,尝试建立一种"没有组织"的组织,具有高度的灵动性、柔和性、包容性,从而形成了一种新型组织——水样组织。水样组织可以及时适应外部环境的任意变化,组织内成员团队协同性好,充分激发个人活力,是有活力的组织的理想状态,也是现代医院管理者努力的方向。

第二节 医院管理的历程与变迁

一、我国医院管理的发展背景

新中国成立后,随着人类社会的进步和科学技术的发展,我国医药卫生事业也得到了迅猛发展,医院数量飞速增长,社会办医异军突起(图1-1)。

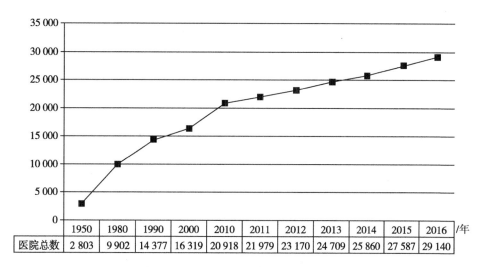

/年	1950	1980	1990	2000	2010	2011	2012	2013	2014	2015	2016
医院总数	2 803	9 902	14 377	16 319	20 918	21 979	23 170	24 709	25 860	27 587	29 140

图 1-1　1950—2016 年我国医院总数

改革开放时期,我国医院发展遭遇第一次瓶颈。医院运行机制的僵化、效率的低下、绩效考核方法的落后、服务意识的缺乏、运行成本的居高不下等一系列因素,使医院逐渐意识到现代医院管理(modern hospital management)的重要性。

近年来,我国医疗卫生事业迎来了新的春天。2005 年以来,我国人口自然增长率一直保持在 5% 左右。截至 2015 年底,我国总人口已近 13.75 亿(图 1-2)。随着人口的增长,老龄化也在加剧。65 岁及以上人口比例 1982 年为 4.91%,2014 年为 10.06%,增长了一倍。同样,人均预期寿命从 1949 年的 35 岁增长到 2010 年的 75 岁,2016 年由中共中央、国务院印发的《"健康中国 2030" 规划纲要》中预测 2030 年人均预期寿命将达到 79 岁。随着总人口、老龄人口以及平均寿命的稳定增长,我国就医需求亦将随之上升,与之而来的是百姓对更多、更便捷、更优质、更可及的医疗资源的需求。

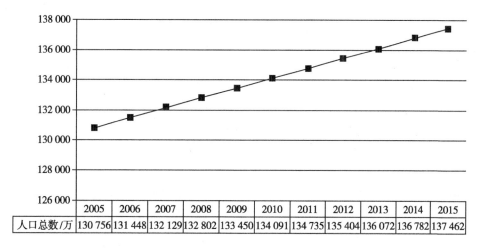

	2005	2006	2007	2008	2009	2010	2011	2012	2013	2014	2015
人口总数/万	130 756	131 448	132 129	132 802	133 450	134 091	134 735	135 404	136 072	136 782	137 462

图 1-2　2005—2015 年我国人口增长情况

同一时期,我国卫生投入也呈增长趋势。卫生总费用占 GDP 比例从 2010 年的 4.90% 上升到 2015 年的 6.00%,且逐年增长(图 1-3)。人均卫生总费用 2010 年为 1 490 元,2015 年达到 2 952 元,年均复合增长 14.7%(图 1-4)。尽管我国卫生投入仍远低于发达国家水平(2014 年,美国卫生总费用占比为 17.5%),但投入的增加仍体现了我国政府对卫生事业及全民健康愈加重视。

通过上述数据不难看出,我国医疗卫生事业是朝阳产业,正如火如荼地发展。在发展过程中,现代医院建设遇到了诸多挑战,如新医疗改革政策倒逼、医院规模逐渐庞大臃肿、组织结构功能日益复杂等。基于

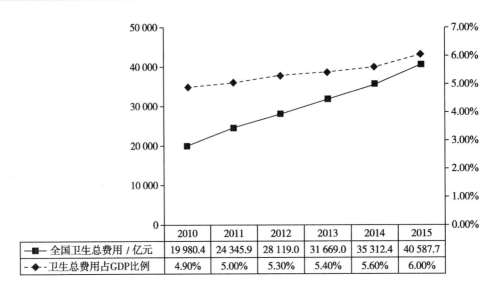

图 1-3 2010—2015 我国卫生总费用及其占 GDP 比重

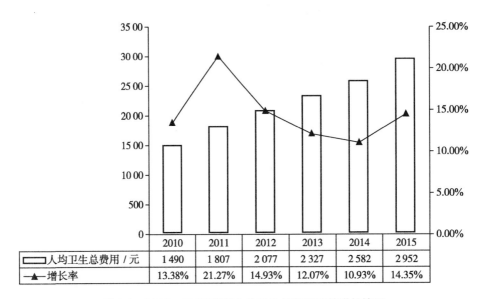

图 1-4 2010—2015 我国人均卫生总费用及其增长情况

上述考虑,国务院于 2017 年 7 月 14 日正式发布《国务院办公厅关于建立现代医院管理制度的指导意见》(国办发〔2017〕67 号),明确指出"到 2020 年,基本形成维护公益性、调动积极性、保障可持续的公立医院运行新机制和决策、执行、监督相互协调、相互制衡、相互促进的治理机制,促进社会办医健康发展,推动各级各类医院管理规范化、精细化、科学化,基本建立权责清晰、管理科学、治理完善、运行高效、监督有力的现代医院管理制度"。现代医院管理已成为每一名医疗管理者以及医疗从业者必须掌握或熟知的技能。

二、医院管理学简介

医院管理学(hospital administration science),是一门集公共管理与工商管理于一身的交叉三级学科,学科涵盖临床医学、管理学、数学统计、法律学与经济学等,主要研究领域为医院系统及各子系统的管理现象和规律,目的是全面提升医院效益、效率与社会地位。

现代医院管理兼具理论性与实践性,既需要顶层设计医院管理的战略方针与规章制度,又需要关注医院的日常运营、资源配置、流程管理、成本管控、财务绩效等,学科体系分为理论与实践两部分。

理论部分主要研究医院管理原理以及医院管理学概论等,内容涵盖医院管理学的概念、研究对象、学科体系、方法论及基本原理等。这一部分试图将医院视为一个特定社会系统以研究其一般社会规律,既包括医院的定义、类型、功能、特点等一般性规律,也包含医院体系管理,如医院布局、发展规划、政策法规等,故也可作"医院社会学"。

实践部分则主要研究医院管理中各分支要素的实际应用,包括医院战略管理、文化管理、人力资源管理、医疗管理、运营管理、后勤管理等。同时,也着重研究医院管理实践中所涉及的现代医院管理工具,如战略管理工具、人力资源管理工具、质量管理工具等。

三、我国医院管理实践的发展历程与趋势

我国医院管理实践经历了三个主要发展阶段。

(一) 以政府管理为主导的计划经济阶段

新中国成立到改革开放前,我国政府制定了"面向工农兵""预防为主""团结中西医""卫生工作与群众运动相结合"的卫生工作四大方针,成为指导中国卫生工作的基本原则和政策基础。这一时期,我国医院具有"医疗工作服务于全体人民"的社会功能内涵,基本为公立医院,仍处于靠政府财政拨款、完成上级卫生管理部门下发的指标与任务为主的计划经济管理模式。院长由上级直接任命,员工通过分配就业,缺乏运营与竞争的意识。

(二) 以经济效益为主导的市场经济阶段

改革开放后,市场经济模式深入人心。医院从单纯强调社会效益,不重视经济效益,转变为在强调社会效益的同时,重视经济效益。政府对医院的拨款也开始转变为经费补贴、定额包干,放宽政策、简政放权,需要医院一定程度上自负盈亏。医院从而开始关注自身运营成本与效益,通过对医疗服务、组织架构、人事绩效、运行管理等方面的调整与创新,在调动员工工作积极性的同时,提高了医院自主营收能力。在医院经济效益提升的同时,也出现了一系列问题。由于对卫生发展的规律还没有深刻认识,忽视了公立医院自身的特殊性和功能定位。部分医院单纯追求利润最大化导致医疗费用不合理增长,加重老百姓就医负担,社会公益性淡化。同时,医院普遍不重视学科内涵建设等无形资产,医疗卫生能力与国际水平存在显著差异。

(三) 以公益性和科学管理为主导的现代医院管理阶段

近年来,卫生行政部门逐渐意识到医院公益性导向以及科学管理的重要性,新医改应运而生。2004年,原卫生部明确医院法人治理的改革方向,将权杖交还医院,由专业的医院管理者进行现代医院管理。2006年,《国务院关于发展城市社区卫生服务的指导意见》(国发〔2006〕10号)明确指出医院应以公益性为导向,坚持政府主导,鼓励社会参与,体现卫生服务的公平、效率与可及性。2009年出台的《中共中央国务院关于深化医药卫生体制改革的意见》,着重强调公立医院的公益性质,政府和医院需更加关注人民群众的整体利益,注重履行社会责任。2011年出台的《国务院办公厅关于印发2011年公立医院改革试点工作安排的通知》(国办发〔2011〕10号),明确要求医院"管办分开、政事分开、医药分开、营利性与非营利性分开",坚持公益性,探索建立现代医院管理体系。随后在2015年党的十八届五中全会、2016年全国卫生和健康大会上以及2017年党的十九大上,都明确指出了建立现代医院管理制度的重要性。2017年7月14日,《国务院办公厅关于建立现代医院管理制度的指导意见》(国办发〔2017〕67号)就全面深化公立医院综合改革,建立现代医院管理制度作出部署,进一步阐释了现代医院管理的具体要求与实施方针。未来的医院管理必然是职业化管理。

第三节　现代医院管理的挑战与变革趋势

现代社会发展势头迅猛,科学技术日新月异,国家对现代医院管理愈加重视。习近平总书记在十九大报告中提出:"人民健康是民族昌盛和国家富强的重要标志。要完善国民健康政策,为人民群众提供全方位全周期健康服务。深化医药卫生体制改革,全面建立中国特色基本医疗卫生制度、医疗保障制度和优质高效的医疗卫生服务体系,健全现代医院管理制度。加强基层医疗卫生服务体系和全科医生队伍建设。全面取消以药养医,健全药品供应保障制度。"同时,2018年3月召开的十三届全国人大一次会议上,

通过了国务院机构改革方案,涉及医疗卫生改革的包括重组国家卫生健康委员会以及新设国家医疗保障局等,大力加强了对我国医疗卫生行业的监管与规范,同时也对现代医院管理提出了更多、更高的新要求。最后值得关注的是,原国家卫生和计划生育委员会于 2017 年、国家卫生健康委员会于 2019 年相继出台《"十三五"国家医学中心及国家区域医疗中心设置规划》(国卫医发〔2017〕3 号)及《国家卫生健康委办公厅关于印发国家医学中心和国家区域医疗中心设置实施方案的通知》(国卫办医函〔2019〕45 号),将于 2019 年在全国范围内启动国家医学中心及国家区域医疗中心的建设。通过在各区域、省域建设医学高地,促进优质医疗资源的均衡合理分布,助推分级诊疗制度落地。这一系列举措势必影响未来我国医院组织的整体格局以及我国现代医院管理体系的建设内容。

由此可见,在健康中国战略实施过程中,我国现代医院管理需要大的变革与发展。而随着深化医改步入攻坚阶段,作为实现健康中国的重要举措,深化医药卫生体制改革也对现代医院管理提出了极大的挑战。

一、现代医院管理的挑战

(一) 医疗服务的同质化

随着我国国民经济的增长以及城乡一体化的推进,城市建设、医院规模以及医疗技术等方面均呈现同质化趋势。尤其是近年来,我国医院在医疗技术领域的国内外交流日趋频繁,医疗人才的流动性提高,基层医疗卫生如县级医院的发展建设也得到了显著加强。患者就医不再局限于北上广等一线城市,有了更多选择。同时,随着国家卫生行政管理部门的统一部署以及现代医院管理者的日益重视,各大医院在床位数、设备、专科设置、医疗技术与质量安全等方面的差异在逐渐缩小。

当医院逐渐丧失老牌核心竞争力时,如何能保障自身运营以及学科建设的发展? 这是现代医院管理面临的第一个挑战。医院需要思考,如何为患者提供更为便捷式、精细化、差异化的诊疗服务,开创新的"蓝海"。

(二) 我国医疗卫生改革的推进

如前所述,我国医疗卫生体制改革促使医院正进行一轮大的变革,医院管理同样需要更新与重构。

随着分级诊疗、医联体建设、医疗集团、互联网诊疗等新医改制度的出台与完善,医院不再是一个封闭的系统。患者可以在上下级医院或医联体单位间有序流动,医生同样可以在相关医院多点执业,一个医疗行为可能在多家医院协作完成。随着现有规则的改变,医院管理同样需要打破固有的管理思维,体现开放性、灵动性与创新性。

另一方面,我国在优化医疗服务体系、控制医药费用不合理上涨等方面相继出台了多条规定,如药品零加成的实施、医保按病种〔疾病诊断相关分组(diagnosis related groups,DRGs)〕付费、医药费用的控制等。2017 年 11 月出台的《国家发展改革委关于全面深化价格机制改革的意见》(发改价格〔2017〕1941 号),更是明确将"进一步取消医用耗材加成"提上日程。这些不断加强的政策变化,都要求医院必须由"粗犷式治理"向"精细化控制"转变。

这是现代医院管理面临的第二个挑战。

(三) 个人的自主化

人是组织的最基本要素,也是唯一具有主观能动性的核心要素,医院组织运行的好坏主要取决于医院每一位员工。

随着时代的演变,包括医疗在内的各大行业主力逐渐转向"80 后""90 后"。新生代人群展现出了新的风貌与特点,如更强调多元与个性,不再墨守成规;追求自由与责任,重视个人价值的实现;倾向创新与改变,万众创新深入人心。

医院最核心的基本要素改变了,势必不能继续套用原有组织结构。同时,随着国家多点执业的推行,个人的自主性也会增加医院核心人才流失的风险。这是现代医院管理面临的第三个挑战。

(四) 科学技术的发展创新

现代科学技术正实实在在地改变着我们每一个人的日常生活,同时也慢慢改变着我国医疗行业。

"互联网+"医疗,实现了互联网与医疗行业的联姻。包括了以互联网为载体和技术手段的健康教育、医疗信息查询、电子健康档案、疾病风险评估、在线疾病咨询、电子处方、远程会诊及远程治疗和康复等多种形式的健康管家服务。随着医院功能的云端化,医院组织架构以及功能定位理应发生相应改变。

另一方面,云计算、大数据、"互联网+"、移动医疗等新技术手段,以及家庭医生签约、社区医疗改革等新医改政策,都将共同导向未来的一个新局面:患者越来越少到医院看病了。这一结果不仅影响医院的运营效益,也关乎医院临床、科研的发展。

在大变革的新时期,医院管理如何顺应时代的潮流,加快创新与改革,发展与时俱进的医疗技术与管理模式,从规模扩张型转向质量效益型,提升自身核心竞争力。这是现代医院管理面临的第四个挑战。

二、现代医院管理的变革趋势

如前所述,现代医院管理面临着诸多挑战,但挑战中也蕴含着机遇。以健康中国建设为契机,以挑战为导向,寻求现代医院管理变革的切入点。

针对前面提到的四大挑战,现代医院管理的变革可从以下五方面着手。

(一)推进医院的平台化

随着医疗与互联网的联姻,医院组织跨越了地理与时间的障碍,平台化有了实现的契机。如四川大学华西医院依托微信平台建立的"华西微家"企业号平台,将医院成员交流沟通、工作传达、科研协作、远程教学等功能平台化、云端化,构建了医院虚拟组织新形态,提升了医院运行效率。又如前所述的华西互联网医院,作为基于传统实体医院搭建的线上平台,也是医院组织模式平台化的另一典范。

(二)强化医院组织的开放性

由前所述,组织具有开放性,没有"围墙"与"圈地"。阿里巴巴集团旗下淘宝电商的组织架构即体现了平台性与开放性。在这个虚拟组织平台上,任何潜在客户都能成为淘宝组织架构中的一员(买家或卖家),组织内成员时刻动态组合,却又保持了组织运行的流畅与高效。现代医院的发展同样需要强化组织的开放性。随着多点执业、医疗集团等医改政策的出台,医院的"柏林墙"开始动摇。在此趋势下,医院应着力建立区域医联体,通过医联体(医院、社区)间资源流动,有效地将资源集聚到有针对性需求的患者,实现"责、权、利"的重新分配,最终提升医院运营效率、经济效益及社会效益。

(三)加强医院员工的协同性

医院离不开团队协作,医疗工作永远不是一个人在战斗:小到一台手术,需要主刀医生、助手医生、麻醉医生、护士等,缺一不可,在这个微型团队里,协同合作至关重要;大到一种疑难重症,需要多科室部门的紧密配合,充分发挥每个单元的技术职能,并积极沟通协作;再大到一所医院,有医疗、教学、科研、行政、后勤,每个单位都发挥着重要的作用。若强行切断各部门联系,医院将难以为继。故现代医院组织变革的一大重点,即如何兼顾、整合个人的自主化与组织的协同化,构建协同创新团队,激发个人活力。如可通过建立跨部门小组、跨职能小组以及以患者、以疾病为中心的 MDT 团队,或制订绩效导向政策,实现医院组织内的资源整合与重构。

(四)增进医院对个人的激励性

"事实上,如何获取、如何保存以及如何恢复幸福是所有时代绝大多数人们行为背后的动机"。医院在对待自己的员工时,不应将其当做高速运转的机器,而是有血有肉、有追求幸福需求的人,要尊重与重视个人的自主化。未来的医院组织架构,应提供给员工足够的自由空间,帮助员工达到工作-生活平衡;给予员工合理的自主权,提升员工主人翁意识;注重员工的个人成长,帮助员工与医院共同成长,实现自我价值。

(五)实现标准化医院管理

尽管医疗服务的同质化使得我国各大医院在床位数、设备、专科设置、医疗技术与质量安全等方面差异在逐渐缩小,但医院管理水平却参差不齐。

如何将现代医院管理的理念与模式快速有效地推广到全国大中小各类医院?答案是标准化医院管理。未来,现代医院管理将通过建立具有可操作性、可推广性及可协调性的医院管理模式,为各类医院提供一个科学规范的现代医院管理模板与基础、一套先进完整的现代医院管理体系以及一种与时俱进的现代医院管理思维。

我们将上述现代医院管理的具体实施方法加以归纳,总结成标准化医院管理五层模型:卓越的组织文化、合理的架构团队、科学的管理运营、持续的创新精神、先进的管理工具,这五个层次相辅相成、互相补充。当医院管理者思考建立属于自身的现代医院管理体系时,可以首先从这五个层次分别考虑:如何营造出适合项目和工作推进的医院文化? 如何打造适合医院未来发展的组织架构与人才梯队? 如何建立精细化的运营管理体系? 如何塑造适合医院学科发展的临床创新与管理创新氛围? 哪些管理工具可以帮助医院项目与战略的实施、推进与控制? 当医院管理者成功思考并理清上述五个问题的解决与实施方案后,一套个性化的现代医院管理体系即应运而生。

本章小结

本章为全书的开端,为医院管理者们描绘了现代医院以及现代医院管理的概况与蓝图。希望通过本章学习,能够了解医院的发展历程、未来趋势及挑战,以及现代医院管理的学科体系和实践过程;能够掌握现代医院的概念、功能、特点及常见组织结构与未来变革趋势,以及标准化医院管理的应用方法。现代医院管理是一门集理论与实践为一体的交叉学科,需要管理者们在学习中探索,探索中凝练,凝练后实践,实践中创新。

思考题

1. 试述医院组织设计的方法及原则。
2. 现代医院管理的特点有哪些?

(李为民 周 昀)

参考文献

[1] 张鹭鹭,王羽.医院管理学[M].第2版.北京:人民卫生出版社,2014.

[2] 易利华.医院战略管理概论[M].北京:人民卫生出版社,2014.

[3] 刘宇.美国医院管理[M].北京:光明日报出版社,2016.

[4] 陈春花.激活个体[M].北京:机械工业出版社,2015.

[5] 逸一.世界上最早的医院[J].政府法制,2011,(20):29-29.

[6] 王亚冰,刘荣梅,雷海潮.我国公立医院功能、规模、布局、结构的历史回顾[J].中国医院管理,2017,(1):23-25.

[7] 袁蕙芸,范关荣,顾伟民.营利性与非营利性医院划分的初衷与现实[J].中国医院管理,2005,(4):10-11.

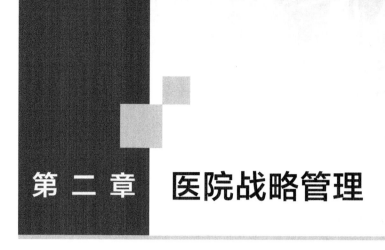

第二章 医院战略管理

医院面临着十分复杂的内外部环境,外部有患者、政府、竞争医院、健康人群、家属、社区、医药企业等;内部要考虑规模、学科、人才队伍及软硬件设施。需要医院管理者用战略的眼光去部署与谋划现代医院的管理与发展。本章将从以下几方面来认识医院战略管理:战略与战略管理的概念、医院战略的概念和类型、医院战略管理的概念及其发展前沿、医院战略管理的实践。

第一节 概　　述

一、战略与战略管理

(一) 战略

战略(strategy)一词,最早出自我国古代兵法,指行军作战中将帅的智谋,具有全局性与方针性。在西方,早期也将战略定义为军队的艺术和科学,主要也是应用于军事领域。直到现代管理学的兴起,战略的概念才逐渐融入到各类组织运营管理中。

战略应用最广的定义由美国战略管理大师迈克尔·波特(Michael E. Porter)提出,他指出战略的本质是做选择,即基于自身资源和能力,选择一套不同于竞争对手的活动方案,从而有效避免其他竞争对手的模仿和复制,以独特的定位和竞争优势提供独特的价值。因此,战略具有独特性、差异性、不可替代性和创新性。

(二) 战略管理

战略管理鼻祖伊戈尔·安索夫(Igor Ansoff)将战略管理(strategic management)定义为将组织日常业务决策同长期计划决策相结合所形成的一系列经营管理业务,重点是如何制定战略和实施战略。美国学者乔治·斯坦纳(George Steiner)则将战略管理定义为确定组织使命,并根据外界环境和内部经营要素设定组织目标,以保证目标正确落实,使组织使命得以实现的动态过程。

战略管理可以看作对战略的运筹帷幄与制订实施,并根据瞬息万变的外部市场环境以及内部长期业务计划进行适时调整的动态过程。就好比一场赛车比赛,战略管理者即是赛车驾驶员,通过操纵技术(战略)时刻关注与调整着赛车(企业)的前进方向。

二、医院战略

医院战略(hospital strategy)相较一般战略有共通性,又有其特殊性。首先,医院所面临的外部环境错综复杂,现代科技与医疗技术转化的突飞猛进,医疗服务日趋产业化,医疗需求日趋个性化、多元化,医疗市场日趋竞争化。处在这一复杂背景下,要求医院必须从战略的高度时刻关注多方面因素的潜在影响,保持自身竞争优势。另一方面,医院相较一般企业所提供的服务更多元和专业,医院战略要兼顾医疗战略、服务战略、经营战略、管理战略、后勤战略等,需要高标准、全方位的医院战略管理。最后,医院兼具公平、效率、公正、安全、秩序等多重价值导向,不能像传统企业仅关注自身竞争力与经济效益,医院战略同样需要关注自身社会效益的体现。

(一) 医院战略定义

医院战略是指医院根据其外部环境及内部资源和能力状况,为获得经济效益与社会效益以及长期健康稳定的发展,不断获得新的竞争优势,对医院发展目标、达成目标的途径与手段的总体性谋划。

(二)医院战略分类

1. 总体战略 总体战略是最高层次的战略,对医院全局、整体、长期性的战略部署,对医院未来发展具有方针性指导意义;内容涵盖医院的经营发展方向、各部门的协调、有形资源的利用、医院文化的建立等。

2. 业务战略 业务战略是对医院具体专业科室及业务单位的战略部署,即在总体战略的指导下,医院相关学科、科室的发展方略;主要着眼于专业科室的局部战略问题,关注某一特定服务技术或医疗市场。

3. 职能战略 职能战略是对医院职能部门的战略部署,涉及人力资源、财务、运营、后勤等的管理策略;主要通过规划实现医院的经营目标,促进医院总体战略的达成。

三、医院战略管理

(一)医院战略管理定义

医院战略管理(hospital strategic management)即通过分析制订、选择实施和评价控制医院的全局性、长期性发展目标、途径与手段(即医院战略),以帮助医院达到其战略目标的动态管理过程。

(二)医院战略管理的特性

1. 全局性 现代医院所处内外部环境是一个多层次、多要素、多重关系交织的复杂系统。医院战略管理一定要有大局观,坚持整体最优原则,以整个医院管理系统为控制对象,以系统中起决定性作用的因素和环节为管理重点,体现医院全局发展的需要和利益。医院既需要研究自身内部各系统、部门、管理之间的关系,又需兼顾国家和区域的总体卫生发展规划。

2. 指导性 医院战略管理一定要对医院的实际运营产生实际指导作用,而不是"以文件落实文件"的形式主义。在一定时期内,医院医疗服务、技术创新、学科建设、运营管理等都必须围绕所制订的医院战略来规划与执行。

3. 长期性 医院战略管理是对医院未来5年以上时期内的长期发展做出的综合性规划,对医院短期计划和行为影响较小,一般仅起约束与参考的作用。所以,在进行医院战略管理时,应更多关注未来的大环境变化趋势,而不仅限于当下短期内的发展需要与利益。

4. 稳定性 医院战略管理具有长期性,一般需3~5年的时间奠定基础后才会逐渐显现管理成效,是一个稳定和连续的培育过程。因此,医院战略不宜在短期内大幅变动。若确实需要大动,除去人为或不可抗因素,很大可能是因为在医院战略制订阶段考虑不周全,建议审慎评估后重新开展全面、科学、合理的医院战略制订。

5. 适应性 医院战略必须与外部环境相适应,与医院现状与发展相匹配,与医院技术服务水平相兼容。现代医院所面临的内外部环境日新月异,因此就要求医院战略管理同样需要具备自适性与自我修复性的特点,能自主、及时地根据国家、区域、社会、内部环境的变化进行动态调整,及时修正医院发展需求和方向。

6. 风险性 医院战略管理是基于现有信息与知识,对未来较长一段时期的预测。预测势必存在偏差与变化,因此医院战略管理存在风险性,这就要求医院管理者具备风险承受、抗击压力及问题解决的能力。

7. 全员性 医院战略应坚持全员参与、全程管理的原则。再好的医院战略,若没有好的执行力,也只能是空中楼阁。因此,医院在战略管理的过程中一定要重视宣教与激励,在全院形成共识,通过层层授权与督导,最终保证全体员工能自觉、正确地围绕医院战略开展工作。

8. 系统性 医院是由多个有机联系的部分紧密配合组成的系统,各部分之间又存在大小、主次之分,既有总体目标又有局部目标,而局部目标又必须服从全局。因此,医院战略管理必须将各部分系统整合为一个整体进行统筹规划,追求医院整体发展的最大利益。

(三)医院战略管理的重要性

医院战略管理赋予了医院更多的主动性与创新性,可以使医院不再被动地适应环境,自主寻求、挖掘发展机遇,并创造性地解决自身长期发展中所面临的问题。

同时,医院战略管理为医院战略决策提供了最优解。通过系统、理性的战略制订与选择技术,使医院能在众多战略备选方案中找出最适合自身长期发展需要的医院战略。

最后,医院战略管理提供了医院管理者与员工沟通互动的平台。医院战略管理强调全员参与医院战略决策的重要性,因此在彼此沟通的过程中,员工不仅强化了自身的主人翁意识与责任意识,更加强了医院管理者授权与激励的领导力特质,有助于医院构建协同团队,激发个人活力。

第二节　医院战略管理过程

一、医院战略制订

医院战略的制订是通过对医院内外部环境包括自身优势与劣势、外部机遇与风险进行评估分析,确定医院总体战略、业务战略及职能战略,从而形成医院生存与发展的思路与措施的系统决策过程。

医院战略制订分为五个步骤:外部环境分析、内部环境评估、确定战略目标、形成战略方案以及战略方案评价与选择。

(一) 外部环境分析

医院战略制订的第一步是进行外部环境分析,以此确定和分析可能影响医院运行的新的、尚未引起重视的因素,为医院内部评价和确定医院战略目标提供信息。分析对象包括国际国内政治、经济、社会、科技、卫生行业等外部环境,以此确定医院发展可能面临的外部机遇与风险。

外部环境分析常用的四种外部环境分析工具如下:

1. 趋势外推法　通过对已有数据进行分析,预测下个阶段事物的发生趋势。因容易上手且操作简单,在外部环境分析时使用较广。但对于如医院这种较复杂的外部环境,更适合用于预测短期趋势,对中长期趋势预测偏差较大。

2. 专家咨询法　通过收集行业内专家的专业意见,对外部主要影响因素进行区分、预测与评价。根据开展形式又分为德尔菲法、头脑风暴法、焦点组讨论法等。该方法适用于诸如医院在内的外部环境较复杂,同时在市场上难以找到同类作为参照系的组织,但较依赖专家的专业程度,如能聚集行业内顶尖专家效果较好。

3. 利益相关者分析　通过分析利益相关者与自身组织的联系与影响,对各方利益诉求进行权衡与博弈最终制订医院战略。利益相关者既来自外部也来自内部:医院的外部利益相关者包括政府、厂商、患者、社区等;内部利益相关者包括各科室部门的员工。每一方的利益诉求都有不同,最终应主要根据各方利益对医院的重要性、管辖权以及持续影响力来权衡制订医院战略。

4. 情景分析法　主要用于复杂多变的外部环境分析。通过类似于撰写剧本的形式,假设多种可能发生的情景,并回答"如果这个环境下的事件发生或没有发生,将会对医院产生什么影响?"的问题,最终得到影响医院战略制订的外部关键因素。

(二) 内部环境评估

医院战略制订的第二步是进行内部环境评估,以此认识和评价医院内部环境的变化与发展,为未来医院战略的制订提供决策依据。评估对象包括医院的文化声誉、资源配置、经营业绩、医学教育、学科发展等状况,以此确定医院发展的内部优势与劣势。

内部环境评估常用的三种内部环境评估工具如下:

1. 价值链分析法　医院通过基本性活动与支持性活动等形式创造社会及经济价值。医院基本性活动是直接与医疗服务相关的活动,如预约、诊疗、手术、住院、随访等。支持性活动是通过提供医疗服务生产要素及医院各种职能,辅助医疗服务的有序开展,如医院文化、组织架构及资源配置等。这些活动相互依存、有机组成的系统即为价值链。价值链分析法即是分析在价值链的哪些环节可以创造最多的价值以及各环节之间的关系,这些环节即是医院的内部关键影响因素。

2. 竞争优势与劣势分析法　通过对医院自身的资源(人力与非人力资源,有形与无形资产等)与能力(医务人员的能力、医院能够提供患者所期望服务的能力、不断创新的能力、战略洞察能力等)进行科学细致评估,寻找与竞争对手间的相对优势与劣势。然后,将分析出的优势与劣势进行权衡,确定医院在所处环境是否具有竞争力,具体体现在四个方面:①价值层面。医院的资源与能力能否对患者产生价值。②稀有性。医院的资源与能力是否是其他竞争者所不具备的。③不易模仿性。医院的资源与能力能否被其他竞争者较为容易地模仿。④可持续性。医院的资源与能力是否能够被持续保持。通过上述分析,确定医院内部环境中的核心影响因素。

3. 内部评估法　可以理解为,为医院做一次全面的体检,对医院拥有的各类资源以及其利用情况进行详细分析与评估。评估内容包括医院拥有资源的数量与缺口、医院对资源的使用效率与效益、医院的优势与劣势、医院的应变能力等。评估的结果也可理解为医院的"体检报告",确定影响医院"健康"的核心要素。

(三) 确定战略目标

医院战略具有目标导向性,一定是针对医院未来可能面临的某种挑战或发展机遇而设定。所以,医院在制订战略之初,应先确定医院战略的目标。

医院在确定自身的战略规划与目标时,需要思考"我们要成为什么样的组织"这样一个问题,即明确医院的发展方向。在做出回答前,医院应确定自身的使命(mission)、愿景(vision)与价值观(value)。

1. 使命　使命是医院长期目标的相对稳定和持续的概要性描述,是构成医院理念识别与医院文化的最基本出发点。

通俗来讲,每个人在社会当中都会产生使命感,同理,医院的使命明确了其职责所在,表现在为社会、为病患、为员工所要付出的努力和贡献。

每家医院的使命各不相同,体现了自身的经营范围、发展方向、追求目标以及管理思想。如美国梅奥诊所的使命是"为了点燃希望并且为社会的健康和幸福贡献一份力量,我们承诺整合临床实践、教育和科研,致力于让每一个患者享有最好的医疗服务"。约翰霍普金斯医院的使命是"通过成为医疗领域的卓越的标准,使社会和世界的健康水平提高"。

2. 愿景　愿景是管理者对医院未来发展和目标的展望和期望,是协同广大职工共同绘制的美好蓝图,并能激励职工一道为之而奋斗。有效的愿景生动地体现了医院的核心经营理念与未来前景,具有鼓舞性、明确性、合理性、相对稳定性等特点。

通俗来讲,就好比每个人都会为自己做一种规划,希望自己能变成、做成什么样的人。而医院也是一样,在医院的发展战略上也会有医院的愿景,也就是带领全体医院员工将医院发展成所要达到的目标或成绩。如美国梅奥诊所的愿景是"将提供无与伦比的就医体验,在医疗方面,成为大家最信任的伙伴",四川大学华西医院的愿景是"让西部群众就近就可以获得同东部发达地区同样高水平的优质医疗服务"。

愿景和使命的区别主要为:愿景是医院未来发展方向的明确规划,与具体业务较贴合,更具实际操作性;使命是医院发展的内驱力与理想,与医院文化较贴合,更具精神鼓舞性。

3. 价值观　价值观是医院最基本的理念或信念,反映医院核心的组织文化以及独特的经营理念,也是管理人员决策和全体员工行为的基本原则,进而影响医院目标的实现。价值观不仅有凝聚人心、激励员工的作用,还能指引员工做出良好的行为,提高患者满意度。

医院价值观主要回答了"对医院而言什么才是最重要"的问题,主要包括内部要求(如精益求精、文化强院、奉献精神、厚德济世、卓越创新、开放务实、爱岗敬业、团队精神、患者至上等)、外部竞争(如行业领导、资源意识、接纳包容、差异化服务等)以及以人为本(如自我实现、保护人权、积极乐观、工作生活平衡等)三方面。

在明确了医院的使命、愿景和价值观后,医院可着手确定自身的战略目标。战略目标相较前三者更为精确和量化,是与医院发展与管理等关键活动相关联的方向性陈述。战略目标不是越多越好,应根据自身有限的资源合理审慎地分配到最具价值的目标中去。

常见的八大医院战略目标如下:

(1) **市场营销目标**:医院希望占据的市场份额以及市场地位的目标。

(2) **运营管理目标**:医院提质、控费、增效等方面的具体目标。

(3) **核心业务目标**:医院对自身核心业务的发展与质控等方面的目标。

(4) **资源配置目标**:医院对资金、材料、设备、设施等资源情况的目标。

(5) 财政预算目标:医院的经营效益与资金结余的目标。

(6) 人力资源目标:医院核心人才的获得、培训和发展的目标。

(7) 个人激励目标:医院对员工的激励机制及绩效薪酬管理体系建设的目标。

(8) 社会责任目标:医院承担的社会责任与义务的目标。

(四) 形成战略方案

战略方案是医院自身战略目标、业务战略、经营战略以及思路、举措组成的集合。医院一般会权衡自身内外部环境及战略目标,形成多个各有优劣的备选战略方案,每个战略方案可包含多种医院战略理论,具体理论将在后续章节详述。

(五) 战略方案评价与选择

战略方案的评价与选择即是对上述形成的多种可能的战略方案进行逐个分析比较,最终得出一个最适合医院长期发展需要、最能被医院广大职工所接受且最具可操作性的战略方案。

这里具体介绍战略方案评价与选择时最常用的 SWOT 分析和战略选择矩阵法(表 2-1)。SWOT 分析法的关键是找出医院的关键内部优势(strengths)、劣势(weaknesses)以及关键外部机会(opportunities)、威胁(threats),将内外关键因素匹配组合得出相应的战略方案,通过综合分析与评价选择最适合医院发展的战略方案。

表 2-1 SWOT 分析和战略选择矩阵法

内部因素 外部因素	优势(S): 逐条列出优势,例如管理、人才、设备、医疗服务、教学与科研和信息发展等方面优势	劣势(W): 逐条列出劣势,例如管理、人才、设备、医疗服务、教学与科研和信息发展等方面劣势
机会(O): 逐条列出机会,例如目前和未来政策、经济、新技术、疾病谱及医疗市场等有利于医院发展的方面	SO 战略 发挥优势,利用机会	WO 战略 利用机会,克服劣势
威胁(T): 逐条列出威胁,例如目前和未来政策、经济、新技术、疾病谱及医疗市场等不利于医院发展的方面	ST 战略 利用优势,回避威胁	WT 战略 减少劣势,回避威胁

1. **优势 - 机会战略(SO 战略)** 即是将关键内部优势与关键外部机会相匹配所选出的战略方案,其核心是发挥优势、利用机会,是最理想的情况。这种情况下所选出的战略方案一般以扩张性战略为主,以期借势快速发展。

2. **劣势 - 机会战略(WO 战略)** 即是将关键内部劣势与关键外部机会相匹配所选出的战略方案,其核心是利用机会、克服劣势。这种情况下医院一般选择从外界环境获取所需资源,从而弥补自身短板,如与其他医院合作办医或通过人才引进等补强自身实力。

3. **优势 - 威胁战略(ST 战略)** 即是将关键内部优势与关键外部威胁相匹配所选出的战略方案,其核心是利用优势、回避威胁。这种情况下当外部环境不利于医院发展时,医院可选择在自身某一优势领域集中资源发展,在有限市场份额中占据相对制高点;也可选择创新战略,利用自身优势资源大力发展差异化服务,力图改变外部市场边界,创造新的市场需求,即"蓝海"。

4. **劣势 - 威胁战略(WT 战略)** 即是将关键内部劣势与关键外部威胁相匹配所选出的战略方案,其核心是减少劣势、回避威胁,是最不理想的情况。这种情况下医院一般选择收缩性战略,通过资产剥离、清算或减缩业务等,维持自身运营。同时,通过成本领先战略,力图通过成本效率优势挽回局面。

二、医院战略实施

医院在制订了适合自身长期发展的战略方案后,还需要通过战略的实施来最终落地到医院的运营管理中。在这一工程中,医院同样需要注意以下几点:

1. 医院需要思考,为了使制订的战略顺利实施,医院需要做出哪些相应的调整。

具体来说,医院的内外部资源是否合适或充足,是否需要增加或调整? 医院的组织架构是否需要根据战略需要进行变革? 医院的配套政策与人力结构是否需要进行调整,是否需要进行人力培训与开发以及绩效体系调整? 医院成员是否对战略的实施做好准备,是否需要宣教与动员? 医院管理者是否掌握了足够的现代医院管理知识与工具? 根据上述五个问题,医院需要做好与之配套的前期工作准备。

2. 医院需要将战略实施进行任务分解,将责任下发到各个科室部门,通过明确各单元的运行目标与行动计划,以及制订科学合理的绩效考核体系,保证战略实施最终落地。这里详细介绍三种保障医院战略顺利实施的工具。

(1) 关键绩效指标(key performance indicator,KPI):是医院进行目标任务分解的常用工具之一,运用二八定律(二八定律由意大利经济学家帕累托在 19 世纪末提出,指在任何组织群体中,重要因子通常只占少数,而不重要因子则常占多数,反映在数量比例上,大体就是 2∶8。因此,只要控制重要的少数,即能控制全局),通过对医院内部流程的输入端、输出端的关键参数进行设置、取样、计算、分析,并从医院、分口、部门、个人层层分解,归纳出对工作业绩具有关键作用的一系列指标(图 2-1)。KPI 考核体系通过设立评价标准,以此为基准审核对应的关键绩效指标,即可达到量化医院行政工作绩效的目的(相关案例请见第四节)。

其优点在于可将医院目标层层细化到每一个人,使每个人均能明确自己的核心工作责任,真正发挥绩效导向作用,以保障医院战略按既定目标顺利实施。

(2) 平衡计分卡(balanced score card,BSC):是保障医院战略实施的另一常用工具。其通过将各种衡量方法整合为一个有机的整体,从财务、客户(患者)、内部流程、学习与创新四个维度,将医院战略落实为具有可操作性的衡量指标和对应目标值。

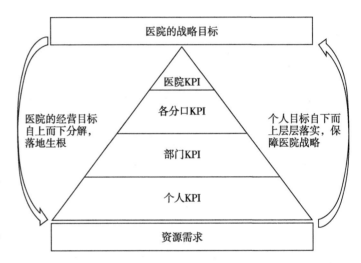

图 2-1　医院 KPI 考核体系的建立

财务维度集中反映医院的经济运营情况,一般涵盖风险管理指标、资产运营指标、发展能力指标和成本管理指标等。患者维度代表了医院以患者为中心,为广大人民群众提供优质医疗服务的公益性,一般涵盖患者满意度、患者疾病负担和公益性等指标。内部流程维度反映了医院在保证、提高医疗质量的同时提高效率、减少无效和低效作业成本的能力,一般涵盖安全性、效率性和职工积极性等指标。学习与创新维度是医院持续发展的原动力,一般涵盖培训次数、教学能力、学科建设、科研能力和创新能力等指标(表 2-2)。

表 2-2　基于平衡计分卡的医院战略管理指标示例

财务	风险管理指标	资产负债率、流动比率等
	资产运营指标	总资产周转率、存货周转率、应收账款周转天数等
	发展能力指标	总资产增长率、净资产增长率、固定资产净值率等
	成本管理指标	预算执行率、成本收入比、百元收入药品卫生材料消耗、次均成本等
患者	患者满意度	一般由三方机构独立调查,通过量表形式反映
	患者疾病负担	每门急诊人次均费用增长率、每住院床日次均费用增长率、每出院患者次均费用增长率等
	公益性	科普、义诊、支边、帮扶的次数和受益群体数量
内部流程	安全性	医疗事故率、诊断符合率等
	效率性	平均住院日、每职工门急诊人次、每职工实际占用床日数等
	职工积极性	员工满意度

学习与创新	培训次数	年人均培训(继续教育)次数
	教学能力	年开展继续教育项目、年毕业研究生数、教育培训基地数量(国家、省部级)等
	学科建设	国家医学临床医学中心数、重点学科数(国家、省部级)等
	科研能力	科研奖项(国家、省部级)、科研项目(国家、省部级)、SCI论文数、SCI论文平均影响因子等
	创新能力	申请发明专利数、创新奖项(国家、省部级)等

平衡计分卡打破了传统只注重财务指标的医院战略管理模式,其设计目的就是要建立以战略实现为导向的绩效管理系统,同时为实现战略要素制订行动方案,从而把医院的战略演化成具体的运营行为,实现将医院管理层制订的战略与实际运行基层的活动相统一,以保障医院战略的实现。

(3) 战略地图(strategy map):是以平衡计分卡为基础发展而来的医院战略实施工具。对于解决医院战略管理整体规划与平衡计分卡无法有效结合等矛盾以及医院整体战略无法达成共识等问题,起到了良好的作用。其原理是在医院确立战略目标和明晰医院发展状况的基础上,以平衡计分卡的四个维度[财务、客户(患者)、内部流程、学习与创新]为核心,通过对当前医院客户价值主张、关键战略行动和财务投资模拟等关键要素的构建,以一种可视化的方式描述各要素之间的相互关系,从而确立包含医院业务优先级别和发展顺序在内的战略行动方案,以保证医院战略管理的实施和战略目标的实现。其绘制上与医院战略规划设计的步骤高度协同一致(图2-2)。

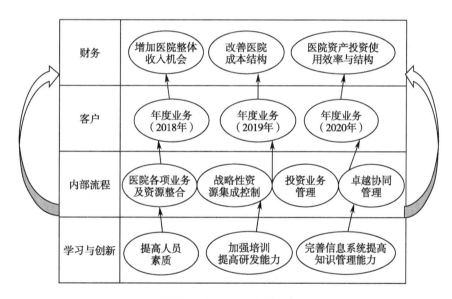

图 2-2　战略地图简要模型

平衡计分卡是医院战略地图的绘制基础。通过对平衡计分卡四个维度指标的构建,将组织战略分解为具体的目标和指标值,实质上提供了战略地图绘制的基础框架。

战略地图是平衡计分卡的实施指南。将组织战略可视、清晰地在平衡计分卡四个维度上表现出来,在平衡计分卡基础上对战略进行逻辑性描述,清楚显示创造价值的关键内部流程以及支持关键流程所需的无形资产,并讲求战略驱动性。同时,战略地图具有动态性,可结合医院战略制订、实施的过程来绘制,实时调整,更具时效性。

总体而言,战略地图更具逻辑性,平衡计分卡更具操作性。

三、医院战略评价

医院战略在实施过程中并不能保证从始至终都保持在预定的发展轨迹上,需要医院建立评价与控制体系,实时监控和评估偏差,及时调整及改进战略以及战略实施过程。

医院建立的评价与控制体系,首先需要设定相应的监控评价指标,通过量化的既定标准,评价医院战略实施的有效性。

在医院战略评价过程中,常用以下几种监控评价指标。

(一) 经营业绩指标

经营业绩指标主要用于评价医院总体战略实施是否顺利和有效,包括医院总体经营的情况,如财政情况、运行效率、技术创新、人才资源、质量安全、公益性等指标。

(二) 业务开展指标

业务开展指标主要用于评价医院业务战略实施是否顺利和有效,包括医院专业科室及业务单位经营业绩对医院的贡献、与其他单位的协同情况以及自身战略实施情况等。

(三) 职能部门指标

职能部门指标主要用于评价医院职能战略实施是否顺利和有效,包括医院各职能部门的战略实施与经费使用情况等。

医院战略的实时评价控制需要信息化平台做支撑,如现代医院常用的医院信息系统(hospital information system,HIS),通过系统整合全院各科室部门数据,实现对信息的归类、监测与反馈。

通过实时监测与评价,医院需要找出战略实施效果的偏差以及偏差发生的原因。当出现正偏差,即监测到的信息资料好于既定标准,这时医院可通过内外环境分析,总结偏差发生的原因,如果是因为战略实施的成效应及时凝练经验,以供未来医院战略管理参考与借鉴。当出现零偏差,即情况与目标相一致,说明战略实施取得了预期成效,可持续关注后续发展。当出现负偏差,即当前绩效差于既定标准,这时医院需要重新审视战略选择的过程,评估内外环境是否出现改变,分析得出负偏差发生的原因,据此拟定针对性的修正方案。如果偏差来源于医院内部因素,可采取演化性变化措施,对战略实施的流程进行控制与优化。如果来源于医院外部环境,即所制订战略依赖的条件已改变,那么就需要重新审视和调整医院现有战略,即采取革命性变化。

第三节 医院战略管理前沿

一、医院核心竞争力

核心竞争力(core competence)这一概念在现代企业与组织管理中运用较广,分为组织和个体两个层级。在经济全球化的今天,企业之间为争夺全球市场,其发展战略不能局限于自身内部,而是要与同一市场内的竞争对手横向比较。从以往的"不进则退",转变为"少进亦退"。

核心竞争力的概念最早由战略管理大师哥印拜陀·克利修那·普拉哈拉德(C.K. Prahalad)与加里·哈默尔(Gary Hamel)提出,指组织的累积性学识,特别是产生于如何协调不同生产技能和有机结合多种技术流派的学识。

医院核心竞争力更强调医院的多元功能定位,指医院在文化、制度、技术、管理的协同支持下,通过整合知识和技能,获得的比竞争对手更好更快地满足患者需求、获得持续竞争优势的一种独特能力。医院核心竞争力主要通过三种渠道获得。

1. 技术创新 随着医疗技术日趋同质化,医院如何提供差异化、高精尖医疗服务,决定着其在区域医疗卫生领域的地位以及区域老百姓的口碑。

2. 学习文化 医院是知识密集型单位,医疗技术日新月异,只有不断地学习才能拥有持续的竞争力。同时,需要全员自主的学习,即形成全院的学习氛围及文化。

3. 制度保障 医院需要出台相关激励政策,鼓励技术、服务、科研、管理等方面创新的同时强化医院对有形资产和无形资产的获取与保护。尤其是对无形资产的保护,我国很多医院仍未引起重视。例如,四川大学华西医院经过 120 多年的发展,已成为享誉全国的集医教研于一体的大型三甲综合医院,但因发展之初无形资产保护意识淡薄,未在工商注册商标,随后在全国范围内涌现了大批带有"华西"字眼的医疗机构,一定程度误导了患者群体,相对削弱了医院自身核心竞争力。

二、医院竞争战略类型

基于迈克尔·波特竞争战略理论,竞争战略主要有三种形式:成本领先战略、差异化战略、集中化战略。根据医院自身特点,医院竞争战略得到进一步扩展,新增人性化战略。

(一)成本领先战略(cost leadership strategy)

实施关键在于医院如何在行业内通过提供价廉物美的医疗服务取得领先优势。这就需要医院管理者加大对医院服务成本控制与管理的重视与关注,力争以最低的费用成本提供同质量的医疗服务。成本领先战略适合服务同质化且难以差异化、价格竞争激烈、患者转换成本较低的医疗市场。医院在创新、学科发展等领域投入相对较少。

(二)差异化战略(differentiation strategy)

实施关键在于如何在不违背医疗规范的前提下,在服务内容、流程及服务者形象等方面开展创新,提供有别于竞争对手的医疗服务,创造改变行业边界的"蓝海"。差异化战略适用于存在服务差异化途径、患者有差异化需求的医疗市场,且医院拥有差异化创新的资源与条件。医院在技术创新及人才培养等方面加大投入后,医疗成本方面普遍会加大。

(三)集中化战略(focus strategy)

又称聚焦战略,是指医院将医疗服务活动集中于某一特定医疗人群、医疗技术领域或地域市场,从而集中资源发展放大自身核心优势的一种战略。如选择老年患者作为核心服务人群,定位自身为老年病医院;选择肿瘤疾病作为核心疾病,定位为肿瘤专病医院;选择中西部作为核心市场区域,定位为中西部医疗中心。集中化战略适用的条件包括同一市场内其他竞争对手不打算实行集中化战略、医院自身资源有限、在特定领域具有相应基础和优势等。

(四)人性化战略(humanization strategy)

医院的服务对象是人本身,需要秉持以人为本的服务理念,坚持以患者为中心的医疗服务模式。人性化战略实施的关键即在于如何满足患者个性化的就医需求以及多结构、多层次的市场需求。基于此,医院将配置较多资源在技术创新、服务升级、人事培训、医院文化塑造及运营优化等方面,相应会加大运行成本。

医院在实际制订竞争战略过程中,也可尝试将多种战略组合使用。结合医院多层次、多部门、多系列、多功能的特殊性,根据不同业务特点选择不同战略,进行整合。

三、医院战略模式

在这一部分,将着重介绍近年来兴起的,运用较为广泛、收效良好的五种医院战略理论与模式。

(一)蓝海战略

蓝海战略(blue ocean strategy)和红海战略(red ocean strategy)是近年兴起的前沿战略理论,皆由来自欧洲工商管理学院的金伟灿(W. Chan Kim)与勒妮·莫伯尼(Renee Mauborgne)于 2005 年提出。

两个战略将市场设想为一片汪洋大海。红海被形容为一片血腥的战场,市场高度饱和,竞争无处不在,行业界限明确,产品差异化较小;旨在这一现有的市场空间中竞争,是指导企业如何生存、壮大的战略思想。而蓝海被形容为尚未被开发的市场,等待新思想、新理念、新业务的进入,创造新的市场需求;旨在开创这片无人争抢的市场空间,要求企业把视线从市场的供给一方转向需求一方,从关注并超越竞争对手转向为买方提供价值的飞跃,指导企业跨越现有行业边界找到新的市场,是指导企业如何在生存的基础上发展的战略思想。

红海战略在如今现实社会中得到普遍运用,主要原因是随着各领域的科技与经济进步,传统市场与行业已经得到了充分开发。为了战胜竞争对手,战略管理者需要在价格中或者在推销中降价竞争,以成本换效率,往往消耗庞大的人力物力,同时较难占据市场绝对优势。

蓝海战略的核心在于创新与差异化,试图超越竞争的思想范围,开创新的市场需求,改变行业边界,经由差异化与价值创新来获得新的市场空间。由于新的市场暂无竞争对手,战略管理者可以在一段时期内得到快速、高效的发展。蓝海战略看似美好,实则难以掌握与实施,需要战略管理者具有先进的市场洞察力、精湛的创新意识以及卓越的领导执行力。

在充满竞争的市场经济条件下,医院和企业一样面临着生存与发展的危机。如将医院比作一个企业,医院的诊疗活动就如同企业的生产过程,医院的医疗服务就好比企业的产品。医院的根本任务是优化诊疗过程,为人民群众提供优质高效可及的医疗服务,为人民群众的健康需求提供满意的医疗产品,共促健康中国建设。那么医院如何在市场经济的"海洋"里,跨过"红海"找到自己的"蓝海"呢?

作为知识密集型组织,医院成功实施蓝海战略的三大关键是持续、及时的临床创新、科技创新以及管理创新。临床创新可以为医院发掘、占据医疗制高点,克服医疗同质化的难题,达到"人无我有、人有我优、人优我特、人特我专"的效果,从而提升自身专科影响力。科技创新是临床发展的根基与源动力,能推动医院乃至医疗行业的科学技术进步与应用创新的良性互动,开辟全新的市场,提高社会生产力的发展水平,进而促进社会经济的增长。管理创新是现代医院核心竞争力的来源与保障,能激发每个人的创造性和积极性,促使医院资源的合理配置,开发新的服务增长点,最终推动医院质效整体提升。通过创新,医院得以重建市场边界,以暂时摆脱竞争,开创"蓝海"。

医院蓝海战略的成功实施需具备以下条件:首先,新提供的服务能够给患者带来价值的提升,这个是基础;其次,新的医疗服务价格合理,可被患者所接受;再次,新服务的成本在可接受范围内,满足医院运营需要;最后,蓝海战略能得到医院员工的广泛认可,以切实落地。更关键的是,医院能够及时、准确地洞悉患者、市场的需求变化,懂得如何创优创新、抢占先机并具备及时转型的魄力。

(二) 发展战略

医院发展战略指在一定时期内对医院发展方向、发展效率与质量、发展关键点及发展能力的重大选择、规划及策略。帮助医院明确远期发展方向,找准发展目标,指明发展点,并确定自身所需的发展能力,实现医院的快速、健康、可持续发展。

医院在确定自身发展方向及发展点时,常采用行业竞争者分析,该理论由迈克尔·波特提出,即波特五力模型(Porter's five forces model),其认为一个行业的竞争状态和盈利能力取决于五种基本竞争力量之间的相互作用,即新进入者威胁、替代者威胁、购买者讨价能力、供应商讨价能力和现有竞争者间竞争,而其中每种竞争力量又受到诸多经济技术因素的影响。

医院竞争环境中同样包含这五种力量。

1. 潜在进入者　包括社会办医、外资医院、互联网医疗等。

2. 替代者　包括健康服务、保健、养老机构等。

3. 购买者　包括患者、政府、家属、社区等。

4. 供应商　包括政府、厂商、员工等。

5. 现有竞争　包括针对同一人群开展同类服务的医疗机构等。

根据这五种行业力量进行分析,进一步识别医院的竞争者以及竞争者所采取的策略,判断竞争者的目标,评估竞争者的优势及劣势,确定竞争者的战略并预判竞争者可能的反应模式。上述即行业竞争者分析的实施步骤。之后,医院即可据此确定医院在当前环境下需要什么样的资源和核心竞争力,以及采取什么样的措施,才能保持持久的竞争优势以及健康高效的发展。

(三) 动态竞争战略

美国沃顿商学院市场营销学教授乔治 S. 戴伊(George S. Day)于 2003 年出版的《动态竞争战略》一书中首次提出并阐释了动态竞争战略(dynamic competitive strategy)的概念。

医院所面临的外部环境日新月异,医疗政策在不断出台与完善,医疗机构及医疗服务模式在时刻增加与创新,疾病谱与医疗技术也在不断变化更新。这样的环境需要一种动态的竞争战略——一种能对竞争对手的反应、患者需求的变化以及医疗市场的变幻莫测做出快速有效反应和调整的战略。

这就需要医院管理者能够以超前的视野预见医院服务过程中一系列彼此衔接的步骤与潜在的问题,找准竞争领域与竞争对手,并通过规范制约等手段,实时评估、反馈与控制,持续地进行预期调整、优化创新、控制改进,使医院在迅速变化和充满不确定性的内外环境下始终占据核心竞争优势。

(四) 合作竞争战略

合作竞争战略(co-competition strategy)突破了传统竞争战略强调战胜与淘汰对手这种"你死我亡"的观念,指出企业经营活动是一种可以实现双赢的非零和博弈,提出了合作竞争的新理念。该理论最早由耶鲁大学管理学教授拜瑞·内勒巴夫(Barry J.Nalebuff)和哈佛大学企业管理学教授亚当·布兰登勃格(Adam M.Brandenburger)于1996年提出。

合作竞争战略的实施方法是,首先将商业博弈绘制成一幅可视化的图——价值链,利用价值链定义所有的参与者、分析与竞争者、供应商、顾客和互补者的互动型关系,寻找合作与竞争的机会。在此基础上,利用PARTS战略,改变构成商业博弈的五大要素(参与者,participators;附加值,added values;规则,rules;战术,tactics;范围,scope,简称PARTS)中的任何一个要素,形成多个不同的博弈,保证了"PARTS不会失去任何机会""不断产生新战略",并分析和比较各种博弈的结果,确定适应商业环境的合作竞争战略,最终实现扩大商业机会和共同发展的战略目标。

医院实施合作竞争战略的主要形式是成立医疗集团或医疗联合体,基于区域卫生统筹规划以及彼此对区域医疗市场的预期和经营发展目标规划,通过各类协议自愿结合而成的利益共同体。如四川大学华西医院通过构建共享共赢的医疗生态圈,探索出集团型医联体、领办型医联体、区域专科联盟、城市社区联盟、远程网络联盟协作网五种模式的医联体,推进了区域医疗同质化发展(第十六章将详细介绍)。在带动区域内医疗水平整体提升,力争让西部地区人民群众可以就近获得东部沿海发达地区同样高水平的优质医疗服务的同时,也成就了医院自身及区域内其他医疗机构发展、社会民主福祉的多方共赢。

(五) 边缘竞争战略

1998年,肖纳 L. 布朗(Shona L.Brown)与凯瑟琳 M. 艾森哈特(Kathleen M.Eisenhardt)合作出版的《边缘竞争》一书中,详细阐明了边缘竞争战略(edge competitive strategy)这一全新战略管理理论。

边缘竞争战略的核心思想是认为企业所处环境充斥着不可预测性与不可控制性,认为企业需要持续的变革来构建和调整企业的竞争优势,通过不断调整自身组织结构形式,并采取与之相适应的半固定式的战略趋向,以处理应对各种不确定的意外事件的发生。重视企业的应变能力,要求企业尽可能早地预测到变革,并抓住时机领导和促进变革。半固定式的战略趋向即是边缘竞争战略与传统战略方法的最主要区别。

医院所处经营环境同样表现出高速变化和不可预测性的特点。社会办医异军突起,互联网+医疗如火如荼,医疗大数据、人工智能蓬勃发展,医疗集团、多点执业等医疗改革打破了医院固有的传统思维。医院在实施边缘竞争战略时,应时刻保持组织的开放性,力图建立水样组织结构,在不断适应与变革的过程中,保持医院在无序与有序的边缘的动态平衡。

第四节　华西医院战略管理实践

近年来,四川大学华西医院全面分析了医院在新医改背景及互联网时代面临的挑战与机遇,结合医院自身实际,提出了医院发展四大战略:以临床创新为抓手的技术领先战略;以激发个人活力为目的的人才战略;以精细化管理为核心的成本领先战略;以构建医疗生态圈为宗旨的区域战略。

结合本章理论,本节着重介绍四川大学华西医院所实施的以临床创新为抓手的技术领先战略以及以精细化管理为核心的成本领先战略。

一、以临床创新为抓手的技术领先战略

(一) 全面分析自身学科现状

当下,供给侧改革对医院发展提出了新的挑战,要求医院减量提质、优化资源配置、精细化管理。基于此,华西医院决定"勤修内功",加强自身一流学科建设,即内涵建设。

首先,医院运用SWOT分析法全面分析自身学科现状。

1. 优势（strength）

（1）医院整体学科实力较强：2019年，在复旦大学最佳医院排行榜中连续九年排名全国第二、中国医学科学院中国医院科技影响力排行榜中连续五年拔得头筹，在国内学科实力稳居第一方阵。医院临床医学专业在全球基本科学指标数据库（essential science indicators，ESI）（国际上由第三方评价最具影响力和最具公认的评价工具）中排名380位，在全球所有医疗机构中排名前1‰，处于国际顶尖水平。

（2）医院具备学科发展所需资源：2019年，经过127年的建设与发展，医院现拥有4 300张病床，11个教育部国家重点学科（含2个重点培育学科），年门急诊量突破530万人次。拥有国家重点实验室、首批2011国家级协同创新中心、生物治疗转化中心、国家级临床研究中心、国家老年疾病临床医学研究中心、循证医学中心、人类疾病生物治疗教育部重点实验室、移植工程移植免疫卫健委重点实验室、GCP、GLP新药创制基地等在内的8个国家级、16个省部级研究平台；还拥有开放性实验室43个以及公共实验技术中心、实验猕猴繁育基地、疾病生物标本库、动物实验中心等公共服务平台，为医院学科发展奠定了坚实的基础。同时医院"内培外引"建立了一支高水平、规模化、3 200余人的动态专兼职的科研队伍，为医院学科建设注入了持久的新鲜活力。

2. 劣势（weakness）

医院拔尖专科、高端人才较少。尽管医院整体学科实力较强，但顶尖专科及人才与国内同梯队医院相比仍存在差距，即缺乏奇山异水。在2015年复旦大学最佳医院专科排行榜中，医院仅有6个专科进入全国前三。同时，2016年医院仅有院士1名，大大落后于国内同级医院。ESI仍未进入国际顶尖水平。

3. 机会（opportunity）

（1）高校"双一流"建设：2016年2月，教育部印发《教育部2016年工作要点》的通知，要求加快世界一流大学和一流学科建设，制订"双一流"实施办法。新政的出台，为医院坚持以学科卓越发展为指引、不断改革创新、全面推进学院/医院精细化管理及"双一流"建设提供了宝贵的机会与舞台。

（2）供给侧改革鼓励医院内涵建设：2016年全国卫生与健康大会号召将全民健康融入全部政策，加大卫生事业投入，推进现代医院管理，医院正式进入供给侧改革的浪潮供给侧改革的重点是三医联动。

4. 威胁（threat）

（1）地理、经济等方面限制：华西医院偏居西南，地处经济欠发达地区，所能获取的发展资源相较北上广等一线城市相去甚远。另一方面，医院能从地方政府所获取的支持较为有限，更多的需要自身"造血"。

（2）新医改对医院发展提出新的挑战：药品零加成、医保单病种付费、药品耗材费用控制等一系列新政，无疑将引发医院新一轮的变革。除了愈加严格的国家政策制度，日益严峻的医疗市场环境同样给医院发展带来新的挑战。国家于2001年开放医疗市场准入制后，大批民营医院涌入医疗行业，其先进的企业式管理手段势必对国内现行医院带来冲击。在寻求自身发展同时，医院必须走出一条可持续发展之路，由"粗犷式"规模扩张向"精细化"的内涵建设转变。

（二）开展学科临床创新建设

医院在SWOT分析后，决定采取优势-机会战略（SO战略），利用自身学科的优势，不断提升内涵建设，同时借力"双一流"建设，鼓励全院创新，不断提升国内外知名度，打造自身特色，最终确定了以临床创新为抓手的技术领先战略。

临床创新需要医院一流学科建设为支撑。医院在决定开展学科建设之始，首先确定自身临床专科影响力发展的定位或目标。几个专科或亚专业达到全国第一，或进入全国前三、前五、前十，都需要精确量化，并将细分目标下达到基层。

找准自身发展定位后，医院下一步着力确定发展方向，制订了医院一流学科建设的内涵——"六个一流"。

- 一流人才队伍为支撑
- 一流医疗技术与质量为基础
- 一流人才培养体系为核心
- 一流临床科研与创新为引领

- 一流医院管理为引擎
- 一流后勤服务为保障

一个木桶能装多少水,不是由最高的那个木条决定,而是由最短的木条决定的。这就是管理学中著名的木桶原理(buckets effect / cannikin law),由美国管理学家彼得·德鲁克(Peter Drucker)提出。学科建设同样适用木桶原理,需要"六个一流"齐头并进,缺一不可。

因此,华西医院总结了一流学科建设的八条思路:①凝练学科方向加强优势亚专业发展;②构建合理的人才梯队;③加强临床诊治能力建设;④着力开展国际国内前沿技术;⑤构建临床科研创新体系;⑥建立胜任力为导向的教学体系;⑦建立高端国际交流与合作平台;⑧构建共赢生态圈 - 华西特色医联体。

医院在明确一流学科建设思路后,围绕医院战略相继出台一系列临床创新政策,以保障医院战略的顺利实施落地。

1. 学科卓越发展 1·3·5 工程　2013 年,华西医院提出了学科卓越发展"1·3·5"工程,很快在全院如火如荼地开展起来。医院每年提供 1 亿元专项经费,鼓励各学科以全国第一、全国前三、全国前五为目标积极申报交叉学科、三级学科、亚专业、特色专病和专项技术等建设项目,为各学科的蓬勃发展以及全院临床创新打下了坚实的基础。

2. 临床新技术创新基金　2006 年,医院设立临床新技术创新基金。设立以来,医院每年提供 1 000 万元预算,鼓励全院各临床医技科室申报。平均每年有 2~3 项临床新技术通过基金申请,顺利开展。其中心脏内科陈茂主任的经导管主动脉瓣植入术更是在国际舞台上进行现场演示,获得海内外专家一致认可,极大提升了医院心脏内科领域在国内外学科及品牌影响力。

3. 绩效导向政策　医院以绩效、职称考评这双无形的手,鼓励全院开展临床技术创新。建立了四维度医疗工作评价体系,分为投入时间量、体力劳动及技巧水平、承受压力水平及脑力劳动及判断水平。以此鼓励临床多开展新技术、新术式,鼓励开展大手术、诊治疑难危急重症。

二、以精细化管理为核心的成本领先战略

(一) 全面分析自身管理现状

如前一部分所述,当下包括愈加规范严格的国家政策制度以及日益严峻的医疗市场环境都给医院发展带来了新的挑战。国家于 2001 年开放医疗市场准入制后,大批民营医院涌入医疗行业,其先进的企业式管理手段使国内医院开始将注意力集中到医院运营管理。

首先,四川大学华西医院运用 SWOT 分析法全面分析自身管理现状。

1. 优势(strength)

(1) 医院发展投入增多,有运营管理的需求:近 20 年来,医院规模飞速拓展,院区面积增长超过 2 倍,业务建筑面积扩大近 6 倍,开放床位增加到 1.5 倍,院区拓展到 3 个,固定资产翻了 7 倍,大型设备增加了 60 多台,在空间、床位、设备等方面亟须科学合理地规划与布局;其次,为适应医疗服务拓展需求,医院人力资源规模大幅增长,在职员工数量是 20 年前的 4 倍,在人力评估与配置管理方面同样对精细化管理有较高需求。

(2) 医院具备运营管理的基础:医院在国内公立医院普遍仍在关心规模扩张的时期,率先意识到医院内涵建设的重要性。于早年即派出团队赴中国台湾等地学习专业的医院运营管理经验,并率先引入专科经营助理培训制度,培养了具有系统化的运营管理理论体系的专业团队,为下一步的全面运营管理奠定了人、财、物等基础。

2. 劣势(weakness)　医院所需人力等运营成本增大。如前所述,医院在近年来的跨越式发展中积累了较大的体量,一定程度上增加了医院运营成本负荷。如果没有精细化、科学化的运营管理,无疑将阻碍医院进一步的可持续发展。

3. 机会(opportunity)　国家鼓励现代医院管理。如前所述,近年来国家相继出台文件,大力提倡现代医院管理的建设,形成了良好的外部环境与政策支持。包括 2019 年 1 月 30 日最新发布的《国务院办公厅关于加强三级公立医院绩效考核工作的意见》(国办发〔2019〕4 号),即明确将运营效率作为三级公立医院绩效考核的四大指标之一,为精细化管理的发展与深化奠定了极好的契机。

4. 威胁(threat)

(1) 医改的推进及医保支付方式改革:随着我国卫生健康医疗体制改革的不断深化,我国公立医院面临着一系列政策与运营理念等调整,如药品零加成的实施、医保单病种付费方式的改变、医药费用的控制、成本管理的新要求等。这些政策方面的调整与改变,均对我国公立医院的现代化、职业化运营提出了更高的标准与要求,无疑将引发医院新一轮的变革。

(2) 政府监管加强,政府拨款减少:如第一章第三节所述,2018年3月召开的十三届全国人大一次会议上,通过了国务院机构改革方案,包括重组国家卫生健康委员会以及新设国家医疗保障局等。其中,国家医疗保障局将过去分别由不同部委负责的保险监管集中整合,"三保合一",成为了最大的医疗和药品支付方以及"超级采购方",有权决定药品和医疗价格,大幅提升医保局议价与监管能力,从而显著加强了政府监管与规范的力度;同时,随着新时代医改政策的推进,政府拨款逐步减少,医院更需要提高自身运营管理水平,自负盈亏。

(二) 建立全院综合运营管理体系

医院在进行SWOT分析后,认识到医院在寻求自身发展同时,必须走出一条可持续发展之路,由"粗犷式治理"向"精细化管理"转变。因此,医院最终决定采取优势-威胁战略(ST战略),利用自身运营管理的优势,规避或减少外部环境所带来的威胁,部署了以精细化管理为核心的成本领先战略,关注自身运营效率。

如前所述,成本领先战略的实施关键在于医院如何在行业内通过提供价廉物美的医疗服务取得领先优势,力争以最低的费用成本提供同质量的医疗服务。但作为知识密集型的医院,不能一味以牺牲学科建设及技术创新为代价,应持续关注并改善自身在日常运营中的细微环节及质量安全,杜绝医院内部各种浪费及因质量安全导致的成本升高,即医院精细化管理。精细化管理的内涵包括"三高三重":高标准、高质量、高效率;重落实、重基础、重细节。

医院为满足精细化管理的新要求,于2005年9月组建了运营管理部,2009年3月增加了经管科。运营管理部主要负责全院资源配置、运行管理与绩效核算,是医院精细化管理的中坚力量(图2-3)。同时,医院整合运营管理部等部门建立了全院综合运营管理体系(图2-4)。

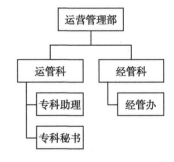

图2-3 运营管理部组织架构

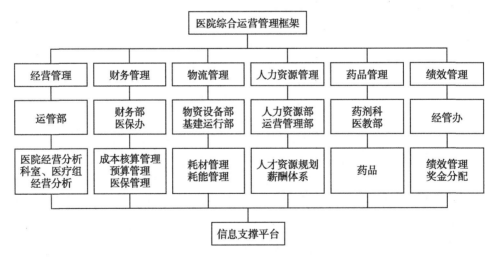

图2-4 医院综合运营管理框架

医院精细化管理针对其管理侧重点又细分为多种模式,如运营精细化管理、医疗精细化管理、行政精细化管理等。

医院运营精细化管理主要包括工作负荷、工作效率、成本控制、卫生经济学四大指标。

1. 工作负荷指标 包括门诊工作量、住院工作量、手术/操作量等。通过横向、纵向比较分析,确保医院日常工作负荷维持正常高效发展。

2. 工作效率指标　包括平均住院日、床位使用率、术前等待时间等。以平均住院日精细化管理为例。医院将国内外医院平均住院日作为参考指标,通过分析管理找准自身在所有医院中的位置,以制订我院平均住院日总体目标,再将总体目标分解到科室、医疗组,结合往年数据制订基准值,以进行定期基准比较及异动管理。

3. 成本控制指标　包括单病种费用控制等。医院通过对病种成本深入分析,找准成本控制点。这里以医院针对急性阑尾炎单病种付费的成本控制为例。医院首先通过大数据分析急性阑尾炎出院患者费用情况,再进行费用构成比例分析,对不同科室、医疗组、治疗方式的费用差异进行细致分析。然后,医院对用量前十位的药品、耗材使用情况,包括使用患者数量、单价、使用患者比例等进行逐一分析,探讨合理性。最后,对单价超过 100 元的药品、耗材使用情况进行细致分析,对照临床路径探讨其使用的合理性,最终达到平均费用控制在医保支付金额范围内的目标。

4. 卫生经济学指标　包括药品占比、材料占比等。医院对上述指标进行拆分细化,分解为医院层面、科室层面、医疗组层面。同时结合国家政策要求、手术 / 非手术科室实际情况及历年数据为参考建立控制基准,逐年、逐季、逐月地动态溯源比较。并对出现的异常进行精细化分析,找准问题根源,制订针对性解决方案,并持续跟进整改情况。

针对医疗精细化管理,医院建立了医疗核心指标两级考核体系,大体与运营指标相一致,加入了对医疗质量与安全的关注。一级指标分为工作负荷、工作效率、医疗质量、卫生经济学四类,每个一级指标又根据其评估内容细化为多个二级指标。通过二级指标进行实时考核分析,实现医疗精细化管理(表 2-3)。

表 2-3　医疗核心指标考核体系

一级指标	评估内容	二级指标
工作负荷指标	门诊工作量	门诊人次
	住院工作量	出院人次
	手术 / 操作 / 检查 / 治疗工作量	手术 / 操作 / 检查 / 治疗工作量
工作效率指标	同类疾病的治疗时间	平均住院日
	资源利用	床位使用率
	时效性	等待时间
医疗质量指标	病历质量	编码率、编码正确率、及时归档率
	处方管理	处方合格率
	院感防控	手卫生依从性、手卫生正确性、传染病疫情报告正确率、传染病疫情迟报数、多重耐药菌培养阳性密度(例 / 千床日)
	医疗服务整体技术难度	CMI/RBRVS
卫生经济学指标	合理用药	出院患者次均费用药品比例
	成本控制	出院患者次均费用耗材比例

针对行政精细化管理,医院建立了行政关键绩效指标(key performance indicator,KPI)考核体系。医院行政部门常存在组织臃肿、人员工作效率不高、职能分工不明确、考核指标难量化等问题。针对上述问题,通过 KPI 考核体系将医院目标层层细化到每一个人,使每个人均能明确自己的核心工作责任,真正发挥绩效导向作用,最终实现行政精细化管理(表 2-4)。

表 2-4　医院院长办公室部分 KPI 示例

KPI	定义	配分权重	考核频率	目标值	评分与计算标准	资料来源
文书撰写与管理	1. 起草全院综合性文件材料(计划、总结、职代会报告等) 2. 编写和修订院内规章制度及岗位职责 3. 负责对基础数据进行定期更新与维护 4. 对各部门/科室按照计划的推进情况进行指导和督导	15%	季	100	1. 文字材料撰写　40分 (1) 按时保质完成起草全院计划、总结、职代会报告等文字材料,得30分 (2) 未及时按要求完成的,或按时完成内容但敷衍的,每发生1件次扣10分 2. 规章制度编写和修订　20分 (1) 定期(3年以内)对医院规章制度、岗位职责进行清理和修订,得20分 (2) 未按时清理和修订的,不得分 3. 基础数据维护　10分 (1) 每年3月和10月对医院基础数据进行更新维护,得10分 (2) 未定期维护,或数据出现明显错误的,不得分 4. 督导及总结　30分 (1) 每年年初收集各部门/科室的计划(规划),督导其执行完成情况,并于年末对完成情况进行收集、汇总,对发现的问题予以协调解决,得30分 (2) 未能按时收集、督导、汇总的,不得分	1. 计划、总结、报告等文字材料的原始记录 2. 印发的规章制度、岗位职责 3. 基础数据报表(每年2次) 4. 部门/科室计划(规划)及总结的收集、汇总记录 5. 投诉
印章管理	各类印章的管理规范,使用记录完整	10%	季	100	1. 违规借出公章,出现一次扣50分 2. 违规使用公章,出现一次扣50分 3. 使用未记录,发现一次扣10分	1. 印章使用记录 2. 投诉 3. 档案科归档记录

❀ 本章小结

医院战略管理,战略是关键,离不开医院管理者高瞻远瞩的战略部署以及与时俱进的管理理念。希望通过本章学习,能够知道战略、战略管理的概念;能够掌握并实际运用医院战略管理的制订、实施、评价全过程及相关工具。特别需强调的是,医院战略管理是一门实践性极强的学科,任何脱离实践的医院战略理论均缺乏价值,一定要将所学理论与工具真正运用于实际工作中去。最后,医院战略管理没有标准答案,需要管理者针对不同医院、环境或时期持续、全方位地考量与把控,以制订、实施与控制最适合医院长期性、全局性发展的医院战略。

❀ 思考题

1. 医院战略的定义及特点。
2. 医院战略管理的特点及特性。
3. 简述医院战略制订的步骤及内容。
4. 医院战略评价过程中,常用的监控评价指标有哪些?
5. 简述红海战略及蓝海战略的特点。

(李为民　周 昀)

参考文献

［1］张鹭鹭,王羽.医院管理学［M］.第2版.北京:人民卫生出版社,2014.

［2］易利华.医院战略管理概论［M］.北京:人民卫生出版社,2014.

［3］程永忠.从垂直管理到合纵连横·华西医院高效运营管理实务［M］.北京:人民卫生出版社,2013.

［4］熊昌娥,陈晓,向丽芳,等.基于扎根理论的国内外医院价值观差异研究［J］.中国医院管理,2017,(11):91-93.

［5］薛林南,线春艳,郭宛.基于平衡计分卡的公立医院战略成本管理研究［J］.中国卫生经济,2017,(1):82-84.

［6］管珊珊,黄海.基于平衡计分卡的医院战略地图应用探讨［J］.西南国防医药,2012,22(3):309-311.

［7］宋炜,许苹,连斌,等.蓝海战略与医院核心竞争力［J］.成都医学院学报,2008,3(1):61-63.

［8］周昀,何露佳,李为民.基于国内外平均住院日管理现状分析［J］.中国卫生事业管理,2017,10:739-742.

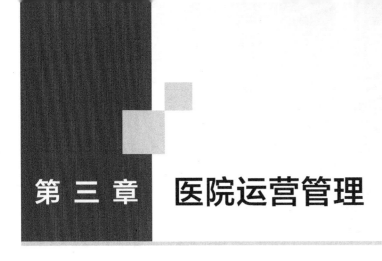

第三章　医院运营管理

《中共中央国务院关于深化医药卫生体制改革的意见》的发布,标志着我国深化医药卫生体制改革全面启动,明确要求公立医院要建立规范的公立医院运行机制。随着国家医药卫生体制改革的逐步深入,特别是公立医院改革试点的顺次启动,医院管理体制和模式必须进行创新,这就要求不断提高服务质量和效率,合理使用人、财、物等医疗资源,以较少的消耗取得最大的效益和效果,为患者提供安全、有效、方便、廉价的医疗服务,有效解决广大人民群众医疗保障问题。公立医院中的管理者绝大部分都是从专业技术人员转变而来,其管理模式主要为具体的、经验化的行政隶属管理,生产方式仍为粗放式经营,缺乏专业的管理理论。因此,在新的医改环境下,构建科学合理的现代医院管理体制和运行机制,是公立医院改革成功的关键,也是公立医院改革管理体制和运行机制的重要管理举措。

第一节　医院资源配置

一、医院资源概述

(一)医院资源概念

医院资源是指医院为了向医疗顾客提供不同层次的医疗服务而采用的能够为医疗顾客和医疗服务机构带来实际收益的资源。从广义上讲,它是指人类开展医疗保健活动所使用的社会资源;从狭义上讲,它是指医疗服务机构在提供医疗服务的过程中占用或消耗的各种生产要素的综合。

(二)医院资源特点

医院资源与其他行业中的资源有所不同,具有需求的不确定性和动态性、供需信息的不对称性、服务效用的滞后性、高风险性和不易逆转性等基本特点,管理难度很大。其特点主要表现在以下几方面:

(1)差异性:社会、经济、管理、供给、信息等的不对称,造成了医院资源的差异性,在国内尤其是地区性差异特别突出。

(2)不确定性:主要表现为资源来源的不确定性,如血库、疫苗供应等;另一方面是需求的不确定性,如疫情暴发、大型灾难等。

(3)易逝性:医院资源不同于有形商品,不能储存,如医生的看诊时间、病床、手术间等在一段时间内未被使用,将不可能延续到下一时间段继续使用。

(4)信息的综合性:由于医疗信息涉及面广泛,若获取信息、分析信息不及时,则会对医院造成巨大的影响。

(5)共享性:由于部分医院资源供给不足和需求过度,当短期内医疗资源供给规模无法大幅度增加时,则时常通过医院内、医院外的共享,使医院资源得到合理的安排和调度,如汶川地震时的国内、甚至国际支援。

(6)多维性:由于患者服务流程的不确定性和患者病情的不确定性,以及医生具有擅长的专业领域。还存在看病习惯、看病效果、用药习惯等不同的维度,这些指标都会在患者就医成本等方面产生巨大的差别。

二、医院资源配置原则

(一)与经济社会发展适应

医院资源配置多少,除了考虑一定标准外,很重要的一个因素是与本地区经济社会发展程度相匹配。

(二)基于需求

医院资源的配置一定是立足于人民群众的卫生服务需求的,医院资源的配置如果不以人民群众的卫生服务需求为基础,那么就容易出现两种问题:一是配置不足,人民群众的健康无法得到保证;二是配置过剩,进而导致资源的浪费。

(三)基于战略

基于对我国医疗改革相关纲领性文件的分析,以期实现优化医院资源配置,实现提高居民健康水平的最终目标。例如在2016年8月全国卫生与健康大会提出:要坚持正确的卫生与健康工作方针,以基层为重点,以改革创新为动力,预防为主,中西医并重,将健康融入所有政策,人民共建共享。要坚持基本医疗卫生事业的公益性,不断完善制度、扩展服务、提高质量,让广大人民群众享有公平可及、系统连续的预防、治疗、康复、健康促进等健康服务。要坚持提高医疗卫生服务质量和水平,让全体人民公平获得。要坚持正确处理政府和市场关系,在基本医疗卫生服务领域政府要有所为,在非基本医疗卫生服务领域市场要有活力。

(四)基于标准

医院资源配置通常依据行政或行业配置标准。例如原卫生部关于发布《综合医院组织编制原则试行草案》通知((78)卫医字第1689号)里面有相关的人力资源和病床配置指导意见。不过标准需要不断更新,随着技术、经济等的变化,相关的资源配置可能出现配置不够或过剩的情况。

(五)基于公平与效率

医疗服务是人的基本生存权利,人人都能享受到基本的医疗服务是我国医疗改革的目标之一。公平性是医疗资源配置的重要原则,公平与效率两者不能割裂开来,在考虑分配公平的同时,必须要考虑到效率的问题。

(六)基于运营能力

现代医院管理需要借鉴企业的专业化管理和运营管理。运营能力的低下常常造成医疗资源的巨大浪费。医院的运营能力体现在人力资源评估与配置、设备评估与配置、流程梳理与优化、成本分析与控制、客户满意度管理等。医院资源的合理配置取决于运营能力,运营能力强的医院,更能提高医疗的效率和效果。

三、医院人力资源配置

(一)医院人力资源概述及分类

医院是知识密集型单位,人力资源是医院各项资源中最宝贵、最重要的资源,是医院的核心竞争力。医院人力资源指医院中拥有一定知识、技术、专长的人员的总和,他们运用智力,体力劳动为医院目标的实现贡献自己的价值。

医院人力资源可分为卫生技术人员、行政后勤人员、科研人员、教学人员以及工勤技能人员五大类。

1. 卫生技术人员 卫生技术人员包括执业医师、执业助理医师、注册护士、药师、检验技师、影像技师等卫生专业人员。

卫生技术人员是医院人力资源的主体,是完成医院主营业务医疗的核心力量。根据专业性质,卫生技术人员又分为医、护、药、技四大类。医,指取得执业医师资格或执业助理医师资格,经注册在医院执业的各级医师;护,是经执业注册取得护士执业证书,从事护理活动的护理人员;药,是指医院的药剂人员,包括中、西药师;技,包括临床检验、影像、营养等科室的卫生专业人员。

一般将具有副高级以上职称的卫生技术人员称为医院高级卫生人力。卫生技术人员的数量、质量、结构与状态直接关系到医院的医疗服务质量和医院的核心竞争力。

2. 行政后勤人员 行政后勤人员是指医院中承担管理及辅助工作职责的工作人员,行政人员主要从事党政、人事、医政、科研、继续教育、信息管理等工作;后勤人员主要从事医疗器械修配、设备采购维保、基础设施建设、园林绿化等工作。

3. 科研人员 科研人员是指医院聘任的专职科研人员,在医院中从事临床研究或基础研究。

4. 教学人员 教学人员是指教学型医院中,专职负责教学及教务工作的人员,工作内容包含课堂讲授、学籍管理、考务管理等相关工作。

5. 工勤技能人员 工勤技能人员是指在医院中承担技能操作和维护、后勤保障等职责的工作人员,护理员(工)、收费员、挂号员,以及从事电梯、搬运、供暖、安保、保洁等工作的人员都属于工勤技能人员。

由于医院中包含较多的复合型工作人员,如部分医生、护士在从事医疗工作的同时也承担了部分教学、科研任务,部分行政人员本身也是医生,也开设门诊。因此在职系人员界定上,则根据其主要工作内容确定其所属类别。如临床科室科主任80%的工作时间用于临床,20%工作时间用于管理,则科主任为卫生技术人员。

卫生技术岗位是医院的主体,各岗位的人员应该保持适宜的比例。一般来说,卫生技术岗位人员占总人数的比例的70%~72%。

(二)医院人力资源规划与配置

1. 医院人力资源规划的基本概念 医院人力资源规划(hospital human resource planning)是指医院在对其所处的外部环境、内部条件以及各种相关要素进行系统分析的基础上,从医院发展目标出发,对人力资源的开发、利用、提高和发展做出的总体预测、决策和安排。人力资源规划是人力资源配置的前期性工作,是对医院人员流动进行动态预测和决策的过程,在人力资源管理中具有统领与协调作用。

2. 人力规划方法

(1)工时法:根据人力资源评估方法,对医疗、护理工作进行分解,测定完成某项工作全过程所必须进行的程序和动作使用的时间,并结合医院(科室)总体工作量所需工时考虑平均人员工作时间、排班休假等因素进行该项工作的人力资源配置。以护理人员配置为例(式3-1):

$$某科病房护士配置数 = \frac{编制床位数 \times 床位使用率 \times 每位患者每天所需护理治疗的时间}{每名护理人员日均有效时间} + 机动人员数$$

$$(式3-1)$$

该方法原理明晰,计量科学,但实际操作性较差,难以大范围推广应用。对于医院个别科室中的单一项目或标准化程度高的工作可以实施。

(2)工作量法:将医院门诊诊治人次、住院诊疗护理人次、管理床位数等作为参数,进行人力资源配置的测算。以门诊医师配置为例(式3-2):

$$某医疗科室门诊医师配置数 = \frac{日均就诊人次}{平均每名医师日均诊疗人次} \qquad (式3-2)$$

此方法相比较按工时配置具有数据获取简单、操作性强、易于接受的特点,可根据实际情况,在必要条件下配置机动人员。

(3)设备定员法:根据医院各类设备的数量和设备使用率、每台设备所需员工数量和员工出勤率来确定人员配置数量的方法。该方法主要适用于医技科室设备操作人员配置数的计算(式3-3)。

$$人员配置数 = 同类设备开动台数 \times 单机定员标准 \times 该设备平均开动班次 \times 出勤率$$

$$(式3-3)$$

3. 医院人力资源配置的基本概念 从宏观的角度讲,医院人力资源配置是指根据医院战略目标、经营计划及内外部环境因素等,对医院内部岗位设置及人员配置变化需求进行分析评价的过程。从组织管理的微观角度上来看,所谓人力资源配置就是通过考核、选拔、录用和培训,把符合组织价值观和发展需要的人才及时、合理的安排在所需要的岗位上,形成一定的结构效应,并使之与其他经济资源相结合,使得人尽其才、物尽其用,提高人力资源利用率,最大限度的为组织创造更多效益。

4. 医院人力资源配置的基本原则

(1)按功能需要设岗原则:即因事设岗,按岗定人,不能因人设岗人浮于事。

(2) 优化结构原则:建立健全相关制度以促进人员整体结构的优化,使能者上,庸者下,各展所长,各得其所。

(3) 合理比例的原则:医院各部门之间,各职类、职种、职级之间,相互制约和依赖,客观上要求有合理的比例关系和合理的智力结构。

(4) 动态发展和人员流动原则:人力资源的编设一经核编定岗,在工作量不发生大变化的情况下,应保持相对稳定。但是,合理的人力资源编配,必须在人力资源流动中才能实现,所以在进行人力资源配置时,需要考虑流动率的问题。

(5) 医院绩效原则:建立较为合理的人力资源配置标准,进行优化组合,行成强大的团队合力,充分发挥和利用人力资源的效能,提升医院运营效率。

5. 医院人力评估的基本方法及工具 医院人力评估应遵循医院人力资源配置的基本原则,服从相关法律法规的规定,并参照行业标准及结合岗位特点,以实现组织战略目标及精英方针为指导,采用科学的工具及方法,对医院内部岗位设置及人员变化需求进行分析评价,为领导层的人力资源管理决策提供可靠的参考。由于医院人员类别繁多,且各类别人员工作内容涉及专业性较强,不同专业类别人员的工作性质及特点差异较大,因此,在进行人力评估时必须熟悉了解不同类别人员的工作性质特点、行业规范等,并按照不同的职业类别,结合实际工作内容及工作量,参照适当标准,科学客观的评价各个岗位工作负荷,并提出合理的人员配置建议。常用方法及工具如下:

(1) 程序分析法:所谓程序分析法,即以程序为分析研究的基本对象和基本单元,以揭示程序的结构和运作规律,探讨程序的功能作用,并进而寻求建构新的程序以及完善和改造程序的途径与手段为目的的研究方法。

程序分析法运用于人力评估,就是用系统化的分析方法,收集相关数据及信息,并借助操作流程图、流程程序图、5W1H 问题表等工具,以公正、严明、客观的态度,分析研究目标岗位及其工作内容,必要时提出改善建议,在明确其必要性及合理性的基础上,测算目标岗位的工作负荷,并就配置人员提出建议。

(2) 工作分析:工作分析在人力资源管理中又称职位分析、岗位分析,是搜集、整理、分析、总结和描述工作的一个系统化技术操作。通过工作分析得到关于工作的任务、内容、必要的工作条件、环境、能力素质要求和任职资格等信息,即以"工作说明书"的形式明确岗位工作职责的定位和角色分工,优化组织结构和职位设置,强化组织职能,为人员的考核录用、培训开发、晋升、调整、工资等提供可靠的信息和依据。

明确工作岗位是进行工作分析的首要前提,而工作分析结果又是组织进行结构优化及岗位设置调整的重要参考。因此,工作分析并不是一次性的,而是一项需要经常进行的活动。在医院运营管理过程中,当医院内外部环境、工作流程、工作内容及工作量等发生较大变化时,必须对特定职位或岗位进行工作分析,通过人力评估,促进相关岗位设置及职责的明确,优化医院组织结构,有利于人力资源的充分利用。

(3) 动作分析与时间研究:动作分析是寻求有效的工作方法、提高工作效率的途径之一。动作分析是指缜密分析工作中的各种细微动作,删减其无效的动作,促使操作更加简便有效,设法寻求最经济的方法。所谓"经济",含省时、省力、安全之意。具体而言,动作分析的主要目的有二:一是发现操作人员在动作方面的无效或浪费,简化操作方法,减少操作人员的疲劳,进而制订标准操作方法;二是发现空闲时间,取消不必要的动作,进而预定动作时间标准。

时间研究又称工时研究或者工时测定,是指确定劳动者完成工作所需时间的一系列研究活动。其目的在于减少操作过程中的"无效时间",并能事先确定基本动作所需要的时间标准,以便为制订劳动定额及人员配置创造前提条件。工时研究的方法,大致可分为直接法和间接法。所谓直接法,是指直接观测生产活动的时间过程的方法,包括秒表测时法和工作抽样法等。所谓间接法,是指将不同要素的基本时间资料或过去的经验数据等加以综合来给定时间值的方法,有已定时间标准法、标准资料法和取决于统计标准或实际记录的方法等。通过实践研究可以制订出标准工时,即在一定的工作方法、条件下,任何正常的人以正常的手段能完成某项作业所用的时间。

动作分析与时间研究在医院人力资源配置及人力评估中运用较为广泛,如护理工时测量与研究、门诊挂号收费等窗口人员工作负荷测算及人员配置标准制订、仪器设备操作人员工作量评估、后勤辅助人员标准工时制订等。

6. 医院人力资源配置及人力评估注意事项

(1) 医院人力配置应以医院组织结构及人员编制原则为基础:我国现行综合医院人员编制标准,是根据国务院 1978 年公布的《综合医院组织编制原则试行草案》制订的,随着事业单位综合配套改革的推进,相关政策持续出台,其中《三级综合医院评审标准实施细则》(2011)、《三级综合医院医疗服务能力指南》(2016)、《医疗机构基本标准(试行)》(2017)等文件对医院资源配置有极强的相关性,因此在进行人力资源配置,人力结构优化时应以此为基础,结合医院实际情况进行考量。

(2) 医院人力评估必须遵循相关法律法规:医院人员构成复杂,专业技术职系较多,在进行人力评估时,应熟悉了解相关岗位涉及的法律法规,并在测算岗位工作负荷及人员数量配置时考虑相关规定及要求。如按劳动法相关规定,测算岗位人员数量的一般公式为(式 3-4):

$$岗位人员配置数 = \frac{\sum 岗位工作量 \times 标准工时}{每日工作时间 \times 法定工作日} \qquad (式 3-4)$$

注:

$\sum$ 岗位工作量 $\times$ 标准工时,可以为被评估岗位各种工作的实际完成量分别乘以其标准工时之和,也可以为被评估岗位所需工作时间之和;

每日工作时间一般为法定 8 小时,特殊岗位按照具体规定计算;

法定工作日为 365-52×2-11- 年休假天数,其中"年休假天数"按劳动法相关规定计算,若医院另规定有年休假天数超过劳动法规定天数者,则按医院规定计算。

(3) 注意岗位设置、相关工作流程及人员安排的合理性:由于岗位人力需求不仅与岗位职责、工作内容及工作量密切相关,而且与该岗位工作相关的各种工作流程及人员安排也较大地影响着人员配置,因此,人力评估时不仅应对被评估岗位进行详细的工作分析,了解并进一步明确工作职责及工作内容,收集实际工作量相关信息,还应对相关工作流程及人员安排进行梳理及审视,评估该岗位设置的必要性及合理性,考虑是否需要进行岗位设置的调整及组织结构优化,此外,还应加强人岗匹配研究,完善岗位管理。

(4) 进行人力评估时应注意参照行业标准及适当选择对照"标杆":岗位设置方案及标准工时的选择直接影响人力评估的最终结果。因此在进行人力评估时,应积极搜寻及参照国内外医院同类人员及岗位设置标准,选择适当标杆,此外,还可选择参照其他行业相同或相似标准来进行测算。

(5) 根据不同类别人员的工作性质及特点,建立人力配置标准:卫生技术人员中医生的工作相对复杂,单纯以工时、工作量难以进行准确考量,因此医生人力资源配置以计划增补为主。科室以当前医师构成现状、主要工作效率、工作量指标为基础,根据医院的宏观原则提出进人计划及依据,由多部门联合讨论审批进人计划。

在护理人员的配置上,由于护理工作内容较多,各岗位之间工作内容不尽相同,大部分难以精确,因此也采用计划增补为主,工作量测算为辅。医院定期进行各护理单元人员数量、岗位层级系数及工作量变化等方面的分析,制订全院护理人员总体规划。对特殊岗位,进行工作内容、流程、工作量等相关情况的专项调查。

医技类人员的配置根据工作量增加幅度、设备增加数量和即将拓展新业务等条件拟定进人计划。

行政后勤、教学、科研人员应根据部门的业务分工及职责范围来确定人员的配置。

工勤人员主要以工作量为依据进行人员配置。

(6) 不仅考虑工作量及工作负荷,还需考虑轮流排班的基本人员需求:工作量及工作负荷是人力评估时对岗位人员设置评价的主要依据之一,但由于医院工作环境及全年每天 24 小时不间断运行的特点,进行人力评估时除收集相关岗位工作量信息、测算岗位工作负荷外,必须考虑岗位的必需性及轮流值班所需的基本人员需求。

四、医院床位资源配置

(一) 医院床位配置与管理的意义

卫生资源的配置与优化一直是国内外医疗卫生界关注的焦点,更是我国当前医疗卫生工作的重要任务之一。"床位"是医院用以收治患者的基本装备单位,也是医院工作规模的计算单位,还是确定公立医院的人员编制、划拨卫生费、分配设备和物资等的重要依据。

对医院而言,床位是一种极为重要的资源,床位的使用情况是反映医院工作质量和管理效益的主要内容之一。在医院管理中只有正确地分析床位的工作效率,及时地发现床位运行过程中存在的问题,才能最大限度地发挥床位资源的作用,获得持续、稳定的社会效益和经济效益,这对医院管理来说意义重大。

(二) 医院床位配置的基本原则

1. 适应患者及社会需求原则 患者和社会需求是决定一个医院规模及相应的病床编制的重要指标之一。决定医院床位数量的因素包括所在地区人群的发病和患病情况、人群医疗服务需求,以及其他医疗机构的分布状况和床位设置数量。由于医院的机构特点,一旦病床数量确定之后,其住院医疗服务能力也相应确定下来。因此,医院新建和改建之前的服务能力调研对决定医院病床数量具有重要意义。

2. 合理布局原则 医院床位编制需要适应当地卫生行政主管部门对医疗卫生发展规划的总体要求,保证卫生资源的合理配置和充分应用,同时满足本地区人群对医疗保健服务的基本要求。

3. 服从医院等级原则 一般来说,一级综合医院床位总数为20~99张,二级综合医院床位总数为100~499张,三级综合医院床位总数为500张以上。目前,我国医院的发展有一级医院向社会卫生服务中心转化,二、三级医院向医疗中心转化的趋势。其中,承担社区医疗服务的一级医院原则上可不设床位。

4. 效益与动态管理原则 设置床位时,需要注意医院病床使用的社会效益和经济效益,保证卫生资源的充分利用。医院内部各科室病床设置应该根据住院患者的需求动态调整,不宜严格按照临床科室划分收治患者,以达到最大限度地满足患者需求以及卫生资源充分利用的目的。对实际使用率较低的床位,应及时调整。

5. 保证重点反映特色原则 床位设置应该保证重点学科与特色专科的发展,同时满足患者的医疗需求。

(三) 医院床位配置方式

1. 医院开设及其床位的配置审批 医院开设及床位配置,由医院根据所在地的医疗机构设置规划、向有管辖权的卫生行政主管部门提出申请,卫生行政主管部门按照医院性质、医疗机构类别、诊疗科目、服务对象、床位、注册资金、法人代表等审批内容进行前置审批,审批通过的,由卫生行政主管部门颁发医疗机构执业许可证。

2. 医院床位数量规划 床位数可以按照式3-5计算:

$$区域床位需求 = \frac{常驻人口 \times 居民住院率 \times 平均住院日}{床位使用率} \times \qquad (式3-5)$$
$$(1+流动人口需求比例) \times (1+潜在需求弹性系数)$$

其中潜在需求弹性系数主要是考虑区域经济发展等因素可能带来的床位需求增长。

规划新建综合医院床位时根据上述公式计算区域内总体床位需求后,减去区域内已有床位数即可。

专科床位数包括专科医院床位和综合医院中的专科病房床位,原则上依照人口总数及其构成、居民的专科疾病发病情况、业务半径、卫生资源状况确定,各专科床位数也可以将上述公式中相关项目替换为专科数据进行计算。

(四) 医院床位管理的主要指标

在床位管理过程中,床位的工作效率高低是首要的考虑因素,而床位工作效率主要是由床位使用率、床位周转次数、平均床位工作日、出院者平均住院日等指标所反映。

1. 床位使用率 指病床占用的百分比(式3-6)。

$$床位使用率(\%) = \frac{期内实际占用总床日数}{同期实际开放总床日数} \times 100 \qquad (式3-6)$$

期内实际占用总床日数是指期内医院各科每日夜间12点实际占用的床位数(即每日夜间12点住院

人数)总和。包括实际占用的临时加床在内。

同期实际开放总床日数是指同期内医院各科每日夜间 12 点开放床位数总和。无论该床是否被患者占用,都应计算在内。包括消毒和小维修等因故暂时停用的床位;不包括因病房扩建、大修等而停用的床位和临时增设的床位。

床位使用率指标可以反映病床利用是否充分。床位使用率高,表示床位得到充分使用;反之,则说明床位空闲较多。我国国内公立医院的床位使用率一般在 85% 以上,三级医院一般都达到 90% 以上。但床位使用率也并非越高越好,应控制在合理范围内,床位使用率过高,如超过 97%,说明床位负担过重。

2. 平均床位工作日　指期内每床平均工作的天数(式 3-7)。

$$平均床位工作日 = \frac{期内实际占用总床日数}{同期平均开放床位数} \qquad (式\ 3\text{-}7)$$

平均床位工作日指标用以计算每张床位在一定时期内工作日数,反映床位的使用情况。平均床位工作日如长期超过期内日历日数,说明医院床位经常有临时加床,病床负荷较重。平均病床工作日低于日历日数较多,则表明床位有空闲。

床位使用率和平均床位工作日只能反映床位的一般工作负荷状态,不能反映床位的工作效率情况。如要全面评价病床工作与效率,应将床位使用率、平均床位工作日、平均床位周转次数等指标结合运用,综合分析。例如,一个患者长年住院,从床位使用率和床位工作日看是好的,没有一天空闲,可是这张病床只为一个患者服务,周转次数并不高,所以床位工作效率不高。

3. 平均床位周转次数　指期内每床平均周转的次数(式 3-8)。

$$平均床位周转次数 = \frac{期内出院人数}{同期平均开放床位数} \qquad (式\ 3\text{-}8)$$

其中,平均开放床位数是指期内平均每天开放的病床数(式 3-9)。

$$平均开放病床数 = \frac{期内实际开放总床日数}{同期日历日数} \qquad (式\ 3\text{-}9)$$

日历日数指日历上的日期,不以各单位自行规定的日数为标准。新建医院或科室即使未从起初开始工作,其平均开放床位数也需按照期内的日历日数计算,这样计算出来的数字便于和其他单位进行综合比较。例如,A 医院从 7 月 1 日开始新设 100 床的 × 科室。到年末,A 医院 × 科室实际开放床日数为 184×100=18 400 天,其全年平均开放床位数为 18 400/365=50.4 张。

平均床位周转次数具体说明一张病床在一定的时期内收治了多少患者,是衡量医院床位周转速度的指标,反映病床工作效率。在一定时期内周转次数多,表明出院的人数多;周转次数少,表明出院的人数少。

4. 出院者平均住院日　指期内每个出院者平均住院的天数(式 3-10)。

$$出院者平均住院日 = \frac{期内出院者占用总床日}{同期出院人数} \qquad (式\ 3\text{-}10)$$

其中出院人数是指所有住院后出院的人数,包括治愈、好转、未愈、死亡及其他人数。

出院者平均住院日是反映医疗资源利用情况和医院总体医疗服务质量的综合指标,是集中表现医院管理、医院效率和效益较重要而敏感的指标。缩短出院者平均住院日,充分利用现有卫生资源,提高医院整体运行效率,是医院发展的大势所趋,是医院管理者必须充分重视和着力解决的问题之一。

另外,平均住院日也是评价医院工作效率和效益、医疗质量和技术水平的综合指标,它全面反映医院的医、护、技力量和医院的管理水平。在确保医院服务质量的前提下,有效缩短平均住院日不仅能节省床位投资,使现有的卫生资源得到充分有效的利用,为医院增加了收益,而且能减少患者的直接和间接费用,对缓解看病难、住院难的矛盾起到重要作用,产生巨大的社会效益,达到医院综合效益的最大化。

床位使用率、平均床位工作日和平均病床周转次作为评价医院床位使用情况和病床工作效率的三项指标,应该是统一的整体,但同时还需要参考出院者平均住院日指标来综合分析床位使用情况。仅从单项指标分析,很难看出某一时期床位利用实际情况及在床位运转过程中存在的问题等。

5. 床位效率指数　目前在床位效率分析时也常会提到"床位效率指数"的概念。床位效率指数亦称床位工作效率的"归一分析法",即将床位使用的负荷指标(床位使用率)和效率指标(床位周转次数),通过数学处理,使两者合并数值趋向"1",并以"1"为判断标准,对床位使用的效率进行评估的方法(式3-11)。

$$床位效率指数 = \frac{期内床位实际周转次数}{床位标准周转次数} \times 床位使用率 \qquad (式3-11)$$

床位标准周转次数为卫生行政主管部门所设立的床位周转次数。当实际床位周转次数与床位标准周转次数相等且床位使用率为100%时,床位运转情况达到管理要求的最佳状态,这种状态即为等效状态。在等效状态下的床位效率指数为"1",因此以"1"为标准来判断床位工作效率情况:①当床位效率指数 <1 时,床位低效率运行;②当床位效率指数 =1 时,床位等效率运行;③当床位效率指数 >1 时,床位高效率运行。

经以上床位效率指数计算后,数值向"1"集中,简化了原有数据,便于分析比较。同时,用标准周转次数作分母,使不同医院不同状态下数据由不可比较变成可比较。

在床位管理实际中,应该根据管理需要,综合使用多种指标,避免偏颇。

(五) 医院床位管理的方式

1. 医生管控床位　我国现在比较通行的床位管理方法是医院将所有床位划归各科室,每个科室又将床位划归各医生管理,住院床位完全由分管医师掌握。但随着医院的发展,这种方式逐渐暴露出其对床位实际利用率的制约:从科间层面来看,科室间即使有床位使用的高峰和低谷可以互补的情况,出于本位主义考虑,各科室都会尽可能占用床位,有空床也不愿意收治其他科室患者入院;从科内层面来看,各医生的患者床位需求也不尽相同,床位在医生个人的控制下,不仅容易导致床位使用效率降低,还可能滋生其他管理问题。

2. 科室管控床位　针对床位完全由医师掌握的情况,首先发展出了病床科室统管,科内"医生跟着患者走"模式;床位不再划归各医生而由科室根据患者对医师的需求情况,结合医师在院患者数、平均住院日等情况统一管理安排。这种形式能有效缩短科室床位的使用间隙,在科室层面有效提高床位使用率,但还不能在医院层面解决科室间床位使用不平衡的问题。

3. 医院管控床位　在信息化支撑的情况下,床位从科室管控发展到全院床位统一管理的模式。全院床位统一管理,打破床位分配到各科室的格局,床位由医院统一管理,不再分配到各科室。从床位配置管理来看,全院床位统一管理是一种高效、合理利用床位资源的方式。

(1) 医院管控床位的操作方法:床位医院统管可参考以下具体操作方式。

1) 设立统一的床位管理机构:床位管理机构工作人员实时查看计算机系统中显示的床位信息,并与病房专人联系,对全院床位实施统一调配,确保患者的及时收治与床位的高效利用。为方便与病房沟通联系,该机构可以隶属于护理部。

2) 医疗单元(临床科室)与护理单元(病房)分离:在管理上,护理单元不再隶属于各医疗单元,原则上每个护理单元可收治全院科室任一医疗单元的患者。

3) 设立收治患者的基本原则:一般以入院证开具先后顺序、病情轻重缓急以及是否为学科优先收治病种作为收治患者顺序安排的基本原则。保证急诊患者入院,病情稳定的 ICU 患者可优先转回普通病房,一般门诊患者实行预约入院。

(2) 医院统一管控床位需要注意的问题:医院统一管理床位能提高床位利用率,有效缓解患者住院困难,提高医疗服务质量,充分利用医院的资源。但在实施医院床位统管的过程中,需要注意以下问题:

1) 原则上各专科的患者可收治于医院任意床位,但是若某一医师的患者分配在多个病区,该医师查房就需要去多个病区,增加了移动的时间,降低了工作效率,同时也有遗漏患者的可能。另外,部分专科如眼科、耳鼻喉、口腔等需要一些特殊检查设备,不可能在每个护理单元均配备完全。所以,床位安排时应该按照疾病系统分类,相对集中收治。

2)专科医护分离后,对护理工作要求提高,护理人员可能面临需要对不同系统疾病患者进行护理的情况。因此要求护理人员扩大专业知识面,及时与医师交流,提高护理水平。

3)医疗单元与护理单元分离后,绩效考核体系需要重建,医师结合出入院患者数、手术数量、平均住院日等反映医师工作量和工作效率的指标综合考核;护理人员则以病房的床位使用率、床位周转次数、出入院患者数等指标为主要绩效考核指标。

4)医院床位管控对于信息的通畅性要求极高,首先是床位情况的实时反映,其次是科室内影响床位使用的相关情况,如医生的出差、休假等情况的及时反馈,这需要完善的信息系统和管理流程支撑。

总的来说,区域总体床位的合理规划和医院内部各临床科室床位数的合理配置,对于有效利用医疗资源,规范医疗秩序,提高医院效益,制订和实现区域及医院近远期卫生事业规划都有着十分重要的意义。

五、医疗设备资源配置

(一)医疗设备资源配置的概述

1. 医疗设备资源配置的定义　医疗设备资源配置指医院管理者对医疗设备资源的使用做出的安排。在一定的时期和范围内,医院的可用资源总是有限的,为了医院各方面发展的需求,就必须对医疗设备的购置顺序做出一定的取舍和安排。

医疗设备资源配置体系建立的目的是为了让设备的"投入"与"产出"比例关系更加合理,即投资效益合理。

2. 医院设备资源配置的背景　随着医疗行业的迅猛发展,各种新型医疗设备大量进入医院,成为现代化医院的基础和保障。

(1)医改从政策层面对医院设备资源配置的管理提出要求。《医疗机构财务会计内部控制规定(试行)》(卫规财发〔2006〕227号)、《关于加强公立医院财务和预算管理的指导意见》(财社〔2015〕263号)等制度相继出台,均要求医院建立科学的固定资产配置和论证制度。

(2)医院自身需要通过科学的管理方法确保医院设备资源合理有效利用。在医疗行业整体发展过程中,大部分医院经历过由于设备配置评估机制不健全,单纯依靠经验管理造成的决策失误,导致设备闲置浪费。同时设备配置评估制度流程不完善,也带来了审计和廉政风险。

(二)进行医院设备资源配置分析的必要性

1. 通过对设备的事前效益评估、配置规划和事后使用效率追踪和分析,正确评价项目在社会和经济两方面的营利能力以及风险预测,可提高医疗设备仪器的投资效益,节约采购资金,减少不必要的损失和浪费。

2. 医院设备配置体系的合理建立,能有效提高医院全面预算管理的准确性和可行性。

3. 通过引导临床科室树立投入产出的意识,寻找和改进医疗设备在使用过程中存在的问题,能有效的提高其运营效率效益。

4. 通过投资决策分析,能为学科发展提供清晰的战略规划。

5. 规范投资决策制度和流程,能有效规避廉政风险。

6. 接踵而来的单病种付费、药品零加成、检查费用降低等政策考验医院的综合成本控制能力,要求医院更精确的规划设备配置。

开展医疗设备配置评估与分析,对于提高医疗、教学、科研项目决策的科学化水平,促进医疗活动的规范,改进医疗项目管理和提高医院的社会效益、经济效益等方面起到积极的作用。

(三)医疗设备配置分析应遵循的原则

医疗设备是医院开展诊疗活动、保证医院医、教、研工作正常进行的物质基础,在进行医疗设备评估和配置分析时应重点考虑以下几个方面的问题:

1. 整体性原则　进行医疗设备仪器效益评估时需要考虑的因素不能只是设备自身价值,应将设备仪器购入后的相关人财物投入一并考虑。对于大型设备仪器的购置项目还需综合考虑配套基础建设、空间改造以及周边医疗环境分析等因素,使购置设备仪器能发挥综合效益。做整体考虑时还需要配合医院整体发展的规划如:患者需求等候情况,教学研究重点,学科发展等因素。

2. 经济性原则 始终要坚持产出必须大于投入,为医院获得最大的社会效益和经济效益是进行医疗项目投资的终极目标。效益评估中要树立机会成本及边际收益的观念。

(1)机会成本:也称为隐形成本,就是在开展医疗项目时因该项目放弃的其他最优医疗项目的可能的收益,在日常投入资源时,人们往往只考虑了会计成本,而忽略机会成本。

(2)边际收益:就是要考虑该项设备仪器所需耗材以及配套资源,由于供求关系的变化引起的价格波动对投资成本和经营效益的影响,即变动成本。这在对医疗治疗项目进行投资选择和决策时十分重要。

3. 政策性原则 在建议医院设备仪器评价标准时,需要以国家规定的物价标准为基础,配合各类国家在医疗设备监督管理方面出台的法律法规以及其他行业法律法规,做到依法管理。

4. 动态性原则 医院设备评估往往立足于医院现有的规模、人员技术等方面,需要看到目前科技的发展速度之快,新技术不断更新,在设备评估过程中需要以发展的眼光综合分析,更多的考虑到短期内设备的被替代性,医院发展的可能性及学科发展的可持续性,避免设备购入后可能造成的配置不足或浪费。

5. 投资风险原则 任何投资决策都有风险,一般来说项目投资风险越大,投资收益率越高,应该通过趋势分析进行概率测算,估算项目投资实际存在的风险水平。需要树立货币资金的时间价值观念。资金是有时间价值的,不同时段其资金的时间价值是不同的,可参照银行同期贷款利率及行业平均收益率来计算项目的投资净现值和投资收益率,以正确反映项目的营利能力,评估其投资风险。

(四)医疗设备配置的常用方法

评估医疗设备投资是否合理需要结合设备很多基本数据进行评估,目前较为流行的评价体系主要有静态评价和动态评价。

1. 静态评价 即非贴现类评价指标。该种评价方式不需要考虑货币资金的时间价值,也不需要考虑设备投入过程中所有支出和收入的时间。主要方法:

(1)投资回收期法(payback period,PP):这种方法主要计算投资需要的返本时间,根据返本时间的长短用于评价项目效益的高低,进而判断项目的可行性。方法本身需要确定一个标准的投资回收期,一般认为提出的投资方案的投资回收期小于设定的标准投资回收期时,该方案为可行方案(式3-12)。

$$投资收益率 = \frac{投资总金额}{每年的净收益} \qquad Tp=Iv/E \qquad (式3-12)$$

此方法具有方法直观,计算简便,考虑了现金流量的优点;但对于项目中后期有丰富回报的项目无法判断,忽略了货币的时间价值。

(2)总投资收益率(return on investment,ROI):这种方法主要考虑的是一定时间内的利润回报情况。一般认为当投资收益率大于等于行业平均收益率时为可行性方案(式3-13)。

$$投资收益率 = \frac{(总资金收益 - 总资金成本)}{投资总金额} \qquad R=(E-D)/Iv \qquad (式3-13)$$

此方法直观,计算简便,反映了投资项目的资金利用效率,有利于项目产业的横向比较;但没有考虑资金时间价值和现金流量。

2. 动态评价 即贴现类评价指标。此类方法考虑了货币时间价值因素,因此更贴近实际。主要方法:

(1)净现值法(net present value,NPV):指在方案的整个实施运行过程中,所有现金净流入年份的现值之和与所有现金净流出年份的现值之和的差额。计算时需根据整个寿命期的经济数据设定一个预定的报酬率指标(资本成本,机会成本,行业平均收益率等)。一项投资的净现值如果是正的,就接受;是负的,就拒绝(式3-14)。

净现值 = 净现金效益量的总现值 - 投资总金额

$$NPV = \sum_{t=1}^{n} \frac{R_t}{(1+i)^t} - C_0$$ （式 3-14）

NPV:净现值； R_t:第 t 年年末的净现金效益量；

n:投资年限； C_0:投资总金额； i:贴现率。

此方法考虑了资金时间价值,全过程的净现金流量以及投资风险,风险大则采用高折现率,风险小则采用低折现率,体现了流动性与收益性的统一;但是计算相对麻烦,净现金流量的测量和折现率较难确定。

(2) 内部报酬率法(internal rate of return, IRR):内部回报率法以净现值等于 0 为假设计算贴现率,即当净现金效益量的总现值等于投资总金额时得到的贴现率就是内部回报率。当内部回报率大于预期报酬率时,认为方案可行(式 3-15)。

$$\sum_{t=1}^{n} \frac{R_t}{(1+i)^t} - C_0 = 0$$ （式 3-15）

得到的 i 值就是内部回报率。

净现值法相对于内部回报率法计算更简便,更便于考虑风险,更为实际,因此净现值法比内部回报率法使用得更为普遍,当出现互斥方案指标时建议以净现值法为准。

(3) 层次分析法(analytic hierarchy process, AHP)。

1) 层次分析法简介:层次分析法在 20 世纪 70 年代中期由 T.L.Saaty 正式提出,它是一种定性和定量相结合的、系统化、层次化的多准则分析方法。由于它在处理复杂的决策问题上的实用性和有效性,很快在世界范围得到重视。

AHP 总体思路为先分解后综合。先通过分析复杂问题包含的因素及其相互联系,将问题分解为不同的要素,并将这些要素按某一规定准则归并为不同的层次,从而形成多层次结构,并建立判断矩阵,再通过计算判断矩阵的最大特征值和对应的正交化特征向量,得出该层要素对于该准则的权重,在这个基础上计算出各层次要素对于总体目标的组合权重加上决策者的主观判断,从而得出不同设想方案的权值,为选择最优方案提供依据。

2) 基于层次分析法进行医疗设备配置评价应遵循的原则如下:

A. 科学性原则:体系既要涵盖与医院规模和自身实力相关的所有因素,又要保证各指标的相对独立性,确保评价的全面性和可信度。

B. 一致性原则:即建立评价体系时,各评价指标对各类医疗设备的决策指标要客观一致。

C. 通用性原则:构建指标体系时建立的模型应尽量保证能最广泛的涵盖所有设备,以保证不同设备在评价时的可比性。

D. 可操作性原则:指标体系在满足评价的基础上,条件尽可能的少(图 3-1)。

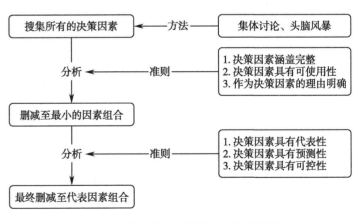

图 3-1　决定最少决策因素组合的步骤

3) 层次分析法的基本步骤见图 3-2,这也可以视为一个将所有决策因素组合减少至最少但必要的过程。

4) 层次分析法在医疗设备采购中需要分析的代表性因素如下:

A. 财务性因素:资金分配、成本效益、预算控制等。

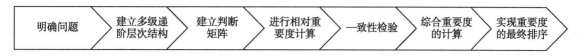

图 3-2 层次分析法的基本步骤

B. 技术性因素:设备兼容性、维修难易、操作便利性等。

C. 政策性因素:同行竞争、经营方向、临床需求等。

D. 服务性因素:质量改善、教学科研研究等。

E. 风险性因素:财务风险、技术风险、法规限制等。

(五) 医院设备配置流程

医院设备配置过程是一个多部门联动性的流程,一般分为年度设备配置流程和零星设备配置流程。

(1) 由于公立医院预算管理通常以自然年为申报周期,大部分医疗设备配置计划一般也按照该周期进行,主要针对计划性增加、更新的设备。设备预算作为医院年度预算中相当重要的组成部分,在流程规划(图 3-3)中,应将决策者、监督部门与评估、采购部门权责划分清晰。

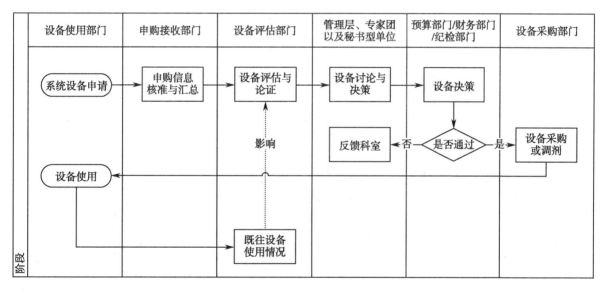

图 3-3 医疗设备配置流程示意图

(2) 临时设备配置是年度计划以外的临时急需设备配置,主要针对由于指令性任务、项目配套、设备临时损坏等原因造成的临时设备。临时申购主要针对价值相对较低且急需使用的设备,在流程规划中(图 3-4),除了清楚划分年度与临时申购设备的价值、类型区别,在建立配置流程时,应尽量简化并只保留必要相关部门。

综上,医院设备配置应遵循科学的投资方法,制订科学的流程,结合专家丰富的经验与医院管理者确定的医院发展方向进行可行性分析和论证。

六、医院空间资源配置

(一) 医院空间资源配置的概述

1. 医院空间资源配置的概念 医院空间资源配置是指对医院地域空间的合理布局和开发利用,以及根据医院内部需求变化对其进行分析、评价、调配的过程。空间资源配置,作为医院资源配置的重要组成部分,是决定医院就医流程是否合理、人力和设备资源能否高效利用的前提因素,是医院运营管理的重要环节。

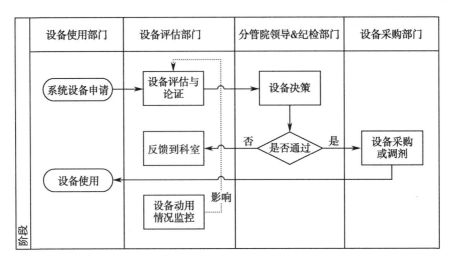

图 3-4　医疗设备临时申购参考流程图

2. 医院的空间资源配置的内容　医院的空间资源配置,主要包含医院选址和院内空间资源配置两大类。院内空间资源配置因引起方式不同又细分为新建空间配置、因医疗业务发展而改建的空间配置和因整合优化资源而进行的空间配置。

院内空间资源是指包括急诊、门诊、住院、医技、保障系统、行政管理和院内生活用房等七项设施的建设用地、道路用地、绿化用地、堆晒用地和医疗废物与生活垃圾的存放、处置用地。承担科研和教学任务的医院,还应包含相应的科研和教学用地。

随着社会经济的进步、医疗服务体系的改革、医疗需求不断增加,医疗资源处于整合与发展时期,医院建设的重点转向工作效率、人文关怀、资源分布的优化与提高,因此合理配置空间资源是影响医院发展的重要因素。

(二) 医院选址原则和方法

1. 结合城市建设发展规划和卫生医疗事业发展规划　医院选址须结合城市建设发展规划和医疗卫生事业发展规划,以方便患者、以人为本为原则,兼顾公平和效率,经过科学、合理地规划和设计,调节医院机构空间布局不平衡,使各区域医疗资源相对均衡,避免重复建设或过于集中,切实解决居民"看病难"的问题。

2. 结合人口规模及分布、经济条件、交通情况　目前国内医院分布情况,大部分医院集中分布在人口密集、经济繁荣、交通便利区域,呈面状;人口稀少、地处偏僻、经济落后区域,医院稀少,呈点状分布。人口规模及分布、经济条件决定了医疗服务需求状况,交通便利程度决定了居民实际就医的可及性,这是内部供给需求的外部体现。人口规模、经济条件和交通便利程度是医院选址的决定性因素。

3. 满足医院环境要求及特殊性要求　首先,医院作为一个特殊的主体,以患者静养宜安静为主,选址避开市区交通主干道噪声的干扰,保证环境相对安静;其次,需要充分利用城市基础设施,以便患者及医务人员的进出及设备物资运输,宜面临两条城市道路,科学组织人物、洁污分流;再次,所处地形适宜规整、工程水文地质条件较好,利于医院功能布局;最后,应该统筹兼顾医院与周边环境的关系,远离易燃易爆物、污染源生产区和储存区,避开幼儿园、托儿所及儿童密集地,同时也应避免医院对周边环境的污染。

除此之外,一些医院选址源于特殊性要求:有的与医疗服务对象有关,例如军区医院靠近部队为驻扎军队官兵服务;有的为了防治和隔离特殊疾病,远离城区,如传染病医院、精神病医院。

(三) 院内空间资源配置原则和方法

由于地区人口、经济、交通情况不同,医院病种、技术水平、医疗设备资源的差异,医院空间资源配置各不相同。应结合实际情况,根据业务量、专科特色、人力、设备资源情况规划规模,同时考虑科室及医院的发展需求,对院内空间资源进行配置。具体可遵循以下原则和方法:

1. **符合最新的卫生要求和建筑规范** 根据《综合医院建设标准》床均建设用地应符合表 3-1 规定,当规定的指标确实无法满足需求时,可按床均不超过 $11m^2/$ 床指标增加用地面积,用于预防保健、单列项目用房的建设和医院发展用地。床均建筑面积应符合表 3-2 规定。

表 3-1 综合医院建设用地指标 $/m^2 \cdot$ 床$^{-1}$

建设规模/床	200~300	400~500	600~700	800~900	1 000
用地指标 $/m^2$	117	115	113	111	109

表 3-2 综合医院建筑面积指标（$m^2/$ 床）

建设规模/床	200~300	400~500	600~700	800~900	1 000
建筑面积指标 $/m^2$	80	83	86	88	90

各类用房占总建筑面积的比例符合表 3-3 规定,实际规划中,可根据地区和医院实际需求做适当调整。

表 3-3 综合医院各类用房占总建筑面积的比例 /%

部门	各类用房占总建筑面积的比例	部门	各类用房占总建筑面积的比例
急诊	3	保障系统	8
门诊	15	行政管理	4
住院	39	院内生活	4
医技科室	27	合计	100

承担医学科研任务的综合医院,应以副高及以上专业技术人员总数的 70% 为基数,按每人 $32m^2$ 的标准另行增加科研用房,并可根据需要按相关规定配套建设适度规模的中间实验动物室。医学院校的附属医院、教学医院和实习医院的教学用房配置,可参照表 3-4 单独测算。学生的数量按上级主管部门核定的临床教学班或实习的人数确定。

表 3-4 综合医院教学用房建筑面积指标 $/m^2 \cdot$ 学生$^{-1}$

医院分类	附属医院	教学医院	实习医院
面积指标 $/m^2$	8~10	4	2.5

新建综合医院绿化率不低于 35%,改建、扩建综合医院绿化率不低于 30%;院内预防保健用房建筑面积,应参照编制内每位预防保健工作人员 $20m^2$ 配置。配套建设医院机动车和非机动停车场,面积应在床均用地面积指标以外,根据各地相关规定确定。专科医院参照相关专科医院标准执行。

2. **适应未来发展的应变性** 医院处于一个动态发展的过程,医学观念的转念、医疗技术的进步、医疗设备的更新、疾病谱的变化、医疗需求的增长都会影响到空间资源配置。医院在立足当前的基础上,应适当考虑未来,结合中长期发展规划,为未来的发展预留充足的用地和空间可变性,以满足"可持续发展"的要求。

3. **功能分区明确** 不同的医院性质、规模、组织构架、亚专业决定了不同的功能区分类方法及内涵。一般综合医院,按功能关系可分为:医疗区域、后勤保障区域、行政管理区。部分医院还可能涉及教学和科研区。原则上,各功能区域间应根据其内涵做到分区明确,不交叉不干扰,既要保持一定距离,又要方便互相联系。

4. **空间布局合理** 在总体布局上,建筑物主体采用集中式布局,以方便患者为主,缩短患者动线;有利于缩短院区工程管线,降低能耗,节约成本,有效利用土地资源。这样既能独立划分,又能相互密切联系。结合平面功能,穿插内庭院,设置连廊,采用借景对景的手法创造出优美的小环境。室外空间有封闭,也可有开敞,形成紧凑有效的医疗建筑群体。

在各功能区布局上,以流线为中心合理布局空间。一般情况下,医疗区域急诊、门诊在前,住院在后,医技科室尽量靠近门诊或位于门诊和住院之间,后勤保障用房靠近住院部。

(1) 医疗区域:医疗区域(包含急诊、门诊、住院和医技科室)作为医院的主体,应处于卫生条件最佳、交通便利位置;各出入口位置要适中,处于锅炉房、厨房等烟尘污染源的上风口;但是其中传染、结核、精神等病区,由于患者的特殊功能要求,应在院区下风口单独设置,与普通患者保持安全的隔离距离,同时设置独立的出入口。具体各部分布局如下:

1) 急诊:应靠近公路及临街,设置单独出入口,以方便急诊患者就诊和最大限度地缩短就诊前时间,争取时机和抢救机会;入口设足够空地,有回车道,便于救护车停靠及重伤病员可直达抢救室;急诊、急救分区设置;与手术室联系便捷;医疗区和支持区在同一层面,检查和抢救距离半径短。

2) 门诊:面临干道,方便患者出入;挂号收费集中设置,减少就医环节;平均最短距离,将门诊量大的科室靠近地面楼层;设立医院入口、门诊大厅和门诊诊区三级分流;以及诊外和诊室外二次候诊,尽量实现患者分流,避免造成拥堵;门诊单元设计为尽端式,相关科室诊间相对集中,门诊护理单元间不相互穿越,避免患者串科造成混乱。

3) 住院:楼层间,根据科室间联系紧密度、病种相关度布局,例如手术室靠近外科病房、心脏内科毗邻心脏外科病房;楼层内,病房与医生办公区相对独立;病房宜朝向良好,不受其他建筑物阻挡或干扰;应尽量缩短护士巡行距离,建立护士站,提高效率,利于病房监管。

4) 医技科室:影像诊断类科室,例如放射科、超声科等,因门诊、住院患者多需接受此类检查,应将其位于门诊部与住院部之间,且应更靠近门、急诊区域。放疗区域因射线的特殊性及城市用地的日趋紧张,国内多数医院将其安排在地下室;核医学可靠近放射科设置或者做一体化布局。

(2) 后勤保障区域:后勤保障为医疗区服务,应该与医疗区联系便捷。污水处理站应位于医院的下风口,并配备防止污染环境的措施;锅炉房应靠近蒸汽负荷中心;变电、配电间应接近动力负荷中心;洗衣房、中央厨房、氧气站等要靠近住院部;太平间、垃圾站、焚毁炉等设施应布置在医院下风向的隐蔽处,并设有单独的出入口和绿化分离。

(3) 行政办公区域:行政办公区域是医院的组织管理部门办公区域,应尽量集中,方便医务人员和患者。

(4) 教学区域和科研区域:承担教学科研的医院,教学区域、科研区域应位于医院上风口,设单独出入口。

5. 医疗动线清晰

(1) 科学组织人流和物流,实现洁污分流、医患分流:横向来看,医院应至少有两条临街道路。一条为医院的急诊、门诊、住院、探视等出入口,另一条为后勤保障、供应、尸体及垃圾的出入口。这样有便于频繁的供应物品运输,实行人物分流,各行其道,以保障各种流线的畅通有序,避免或减少交叉感染。纵向来看,应有良好的竖向交通设计,使人流、物流合理流动。应设置工作人员专用通道,如工作人员专用电梯(上班高峰时段为医务人员专用)。应将工作人员和患者出入口分开设置,使医护人员、患者均有合理流线,提高医务人员工作效率。通过设置货梯,避免污染物与清洁物交叉。

(2) 人车分流、优化交通:机动车路线围绕医院形成环线,人流步行路线应安排在医疗区通道内,机动车和人流各行其道,二者路线互不交叉。地下停车场应单向通行,以 H 医院为例,停车场入口设在正大门口,进入院区的车辆可以最快地进入地下车库。车流沿医院外围行驶,避免不必要的人流和车流的交叉。停车场出口设在第三住院大楼,车流可直接驶离院区,避免车辆拥堵,缓解院区交通压力。

总的来说,医院空间资源配置涉及范围广,需要参考和执行的条例条规较多。合理的医院空间资源配置方案,在遵循相关条例条规的前提下,不仅能满足临床具体的使用需求,还能保障医院整体战略的实现。在空间配置实施的过程中,需掌握专业的知识,还必须注意多部门的沟通协助,这样才能充分利用医院空间资源,确保医院良好发展。

第二节 医院运营优化

一、医院流程管理概述

业务流程管理(business progress management,BPM),简称流程管理,源于 1993 年提出的管理流程再造(BPR)概念,流程管理是以规范化地构造端到端的卓越业务流程为中心,以持续提高效率为目的的一种系统化管理方法,包括规范流程、优化流程与再造流程,指出需要规范的流程就规范,需要优化的就对原有流程优化,对于不再适合的流程要进行重新设计。同时,流程管理是一种系统化、持续的、不断改进的方法。

医院流程管理是现代医院管理的重要组成部分,亦是将流程管理理论与医院管理实践相结合的产物,它是以规范化地构造端到端的医院服务流程为中心,以持续提高效率为目的的一种系统化管理方法。强调"规范化、流程化、持续性和系统化",形成一套"认识流程、建立流程、优化流程、流程自动化、流程运作"的体系,并在此基础上开始一个又一个"再认识流程"的新循环。

医院流程管理是一项系统工程,其目标是使流程便捷化、行为规范化和过程人性化。流程便捷化不仅仅指精简机构或单一职能部门内部的变革,而是众多部门的联动,包括临床科室、医技、手术室及门诊等各个环节的流程对接,从而降低时间成本,提高服务效率。行为规范化是指流程目标和结构的科学、系统、严密和可行,所有流程环节都具有标准作业细则。过程人性化是指始终以服务患者需求为导向,进行快速回应、周到的服务。医院的服务能力及服务水平最终体现在流程管理能力上,在流程管理中应该做到根据医院战略设计适合的运营模式,使经验和知识得到积累和继承,形成医院自身的最佳实践并持续改善提升流程管理能力,以降低医疗成本,提升竞争力。

二、医院流程管理工具及方法

为了在 20 世纪 90 年代全球经济衰退中保持竞争力,许多公司开始寻求对运营管理过程的革新。与 TQM 中普遍提倡的改良思想不同,企业流程再造(BPR)强调革命性的变革,即重新审视企业现行的所有企业过程,然后取消不能增值的步骤,并对剩余部分进行计算机处理,最终获得满意的产出。实际上,20 世纪初,泰勒已经提出了科学管理的思想,即运用科学分析的方法消除工人的无用工作。相同时期佛兰克夫妇运用新技术生成的时间、动作图片来分析不同的服务流程,比如医疗手术。他们创造了很多新方法,如时间和动作研究,至今仍广为应用。因此国外医院自 20 世纪 90 年代开始就接触了流程管理的思想,并进行了大规模的流程管理实践。随着流程管理理论在医院管理领域的应用及发展,越来越多的工具及方法被应用于医院流程管理。

(一)流程图分析

流程图(process map)是工作流程的图解表示形式,用标准的流程图符号表现一系列的任务或者行为。流程图是流经一个系统的信息流、观点流或服务流的图形代表。在医院流程管理中,流程图主要用来说明医疗服务的过程。只有通过医院流程将各种医疗资源有效组织起来才能形成具有价值的医疗服务产品。(表 3-5)

表 3-5 流程示意表

符号	含义	内容
	开始或结束	显示流程的界限
	过程	表示在流程上的实际活动
	决策	问题判断或判定环节
	流程方向	工作流方向

续表

符号	含义	内容
	输入或输出	表示重要的输入和输出
	文件	表示文件化
	数据库	表示数据库

流程图有时也称作输入 - 输出图,该图直观地描述一个工作过程的具体步骤。流程图对准确了解事情是如何进行的,以及决策应如何改进过程极有帮助。这一方法可以用于整个医院服务流程管理,以便直观地跟踪和图解医院的运营服务方式。

流程图使用一些标准符号代表某些类型的动作,如决策用菱形框表示,具体活动用方框表示。但比这些符号规定更重要的,是必须清楚地描述工作过程的顺序。流程图也可用于设计改进工作过程,具体做法是先画出事情应该怎么做,再将其与实际情况进行比较(表 3-5)。

流程图是进行流程管理过程中有效的用于描述流程的工具,通过流程改进,可以将流程图进行直观对比,显示出改进前后的效果。

(二) 工作设计与作业测定

工作设计可以定义为在组织设定中,指明工作活动内容的职能,其目的是为了能设计出满足组织及其技术要求和满足医务人员生理及个人需求的工作流程。

工作设计中需要考虑的行为因素有:劳动专业化程度、工作扩展、社会技术系统,此外还需要考虑生理因素、工作方法等。研究工作方法的首要途径是图解法,例如:操作图、人 - 机关联图、双手(同时动作)操作图、动作分析图,这些通常与实践研究或标准时间数据一起加以分析。其中会考虑到服务流程、医务人员与设备的相互影响、人员之间的相互影响。

以医院流程管理为例,人员之间的影响相比制造系统中操作工人之间简单的零件传递复杂程度大大提升,如心血管手术组中的医生、护士、麻醉师、人工心脏机器操作者、X 射线技师、供血者和病理学家之间的配合。

动作分析图和工艺线路图在利用时间坐标绘制每一个人的动作时很有用,这种利用时间坐标的方法类似于绘制人 - 机关系图。工艺路线图通常用来跟踪一组医务人员和以一定运行周期工作的设备之间相互影响,以发现最佳的人员和设备组合。动作分析图的局限性较小,它可以跟踪任何一组操作者,其中可能会牵涉到设备。这种图经常用来研究和定义一些重复工艺中的各个操作。为了说明其在医院流程管理中的应用,这里以一个医院做气管切开术的动作分析图(图 3-5)为例,在这种情况下,对每一个细节动作都进行分析非常关键,任何的耽搁都可能导致生命的危险。

(三) 设施布置

设施规划决策需要决定部门的位置、部门内的工作组、工作站、设备的位置以及物品的储存位置。这样做的目的在于确保以一种流畅的工作流或者一种特殊的流动方式来形成医疗服务流程。

在企业内以何种形式来安排各部门的布置受到工作流的形式限制。它有三种基本类型(工艺原则布置、产品原则布置和定位布置)和一种混合类型(成组技术或单位布置)。

1. 工艺原则布置　是一种将相似的设备或功能集中放在一起的方式,比如将所有的车床放在一个地方,将所有的冲床放在另一个地方。被加工的零件按照预先设定的流程顺序,从一个地方转移到另一个地方,每一项操作都由布置好的适宜位置的机器来完成。医院是采用工艺原则布置的典型,在那里每个科室都只完成特定的医疗服务,如产房和加护病房。

2. 产品原则布置　是一种根据产品的制造步骤来安排设备或工作过程的方式。实际上每种产品的加工路径都是直线型的。

3. 成组技术布置　是将不同的机器组成加工中心来对形状和工艺要求相似的零件进行加工。组成

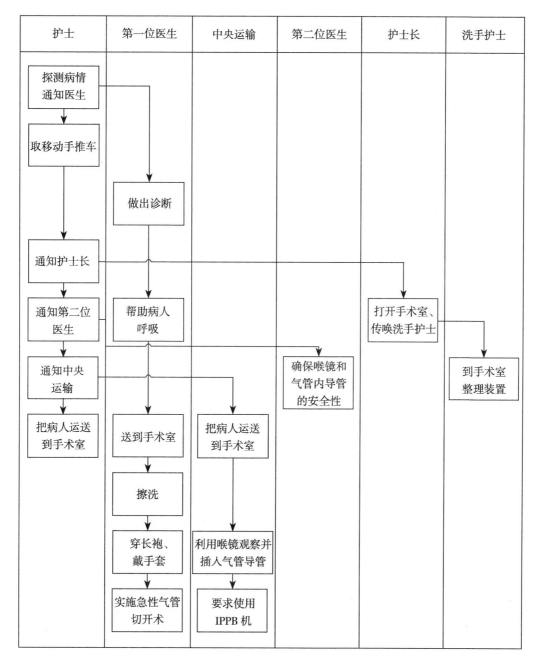

图 3-5 急性气管切开术的动作分析图

技术布置和工艺原则布置的相似之处在于加工中心用来完成特定的工艺流程,加工中心生产的产品种类有限(成组技术有时指的是对于进入加工中心的零件进行分类和用来指明机器的编码系统)。

4. 定位布置 产品(由于体积和重量庞大)停留在一个地方,生产设备移到要加工的产品处而不是产品移到设备处,如造船厂和建筑工地。

设施布置在医院流程管理中具有重要的应用,从医院内部各个职能部门,包括医疗部门内各个科室的布置规划都是很重要的,此外,如医技等部门涉及多种特殊医疗检查设备的布置设计,必须要考虑其互相之间的影响及工艺原则等才能到达患者流平缓的效果。

(四) 排队论

排队论是运营管理中的重要理论之一,它是建立计划、设计工作、控制库存及其他一些问题的基础,被广泛应用于医院流程管理。医院管理实践中,排队问题突出,造成了医疗服务流程不通畅,因此应用排队论解决医院流程管理问题非常有必要。

排队的核心问题实际上就是对不同因素权衡决策。管理者必须衡量为提供更快捷的服务而增加的成本和等待费用之间的关系。在医院流程管理中,特别是在中国优质医疗资源面临供不应求的情况下,排队现象更是随处可见,从门诊预约挂号、取号、看病,到医技检查排队,甚至进入手术室进行手术等,假如我们遇到的排队问题是对医院床位的需求,我们可以通过估算增加的房屋建筑,附加设备的费用以及增加的维护费用,从而得到增加床位的成本。但是这里其他的衡量标准呢?这里我们遇到的问题是:用金钱来衡量患者对床位的需求显然是不得已的。我们可以估计出医院因床位不足会损失多少收入,但无法估计患者因得不到适当救护所遭受的损失。

排队问题的研究对于研究者而言是具有挑战性的,解决排队问题的基本目标是权衡等待成本与增加资源引起的成本之间的得失。对于一个服务系统来说,若要给顾客创造很短的等待时间,服务台的利用率将会很低。在处理排队问题的过程中,一个关键性的问题是用什么样的程序或优先规则来选择下一个产品或患者作为服务对象。

(五) 工序能力和统计质量管理

统计质量管理(statistical quality control,SQC),它包括质量管理的定量方面。整体而言 SQC 就是以标准化进行设计并运用于评估质量的各种技术总称。运用 SQC 进行质量管理包括了在流程中定期的采样和运用适当的标准对数据进行分析,这些适当的标准都是有统计学方法推出的。生产和服务工序的成品中存在着一些变异,这些变异由许多因素引起,其中的一些变异我们可以加以控制,但另一些是工序内生的。那些我们可以清楚地辨别而且可以加以控制的因素产生的变异我们称为可控变异(qssignable variation)。有非熟练工人或者由不当的机器调整所引起的变异均称为可控变异。而那些由工序过程中内生的变异称为一般变异(common variation)。一般变异又被称为随机变异,比如生产中机器设备所产生的变异是一种一般变异。

在使用 SQC 检测工序时,我们首先在工序的成品中抽取样本,然后对样本值进行统计计算。尽管样本的实际分布要小于工序的实际分布,但是样本的分布与工序实际的分布有着相同类型的差异。样本可以快捷地寻找到工序真实的变异分布,所以样本在统计学中有很大的价值。抽样检验的目的就是为了发现工序是否处于一种非随机分布的状态下,如果发生这种情况,这种变异的原因会通过抽样样本的分布查出。

在 SQC 术语中,δ 经常用来表示样本的标准差,在美国医院,"6 西格玛"是从 2002 年开始广泛使用的,4 年后精益管理也得到了运用。今天,一些医院将这二者综合起来,便是"精益6 西格玛"。医院使用"精益6 西格玛"解决的大多数问题本质上是战略性和非临床性的,例如业务量和供应链。但现在,使用"精益6 西格玛"解决患者安全问题已成为一种趋势。关于"精益6 西格玛"在医院使用的普及性,数据仍不充分。美国医务管理学院院士 Chip Caldwell 测算,大约有 20% 的医院在使用某种形式的精益管理和 6 西格玛,他认为这一数字会以指数级增长。"如果整个机构内部都应用该方法,而不仅仅将之用于患者安全,那么质量改进的机会会大得多。"

(六) 仿真技术

仿真这个词对于不同的应用领域有不同的意义。在商业领域,一般指利用计算机在现实系统的模拟上进行试验。其他类型的仿真例子还有:飞机飞行仿真、视频游戏仿真和虚拟现实。仿真试验通常在现实的系统运行之前进行,用于辅助设计,测试系统运行规则变化之后如何反应,或在结构上评价系统对变化的反应能力。当问题的规模和复杂性使得最优技术难以解决甚至不可能解决时,仿真技术就非常适用了。因而,生产车间里典型的复杂排队问题已经应用仿真进行深入的研究,与此类似的还有库存、布置和维护问题。仿真也可以与传统的统计和科学技术结合起来使用。另外,仿真可以用于培训经理和工人掌握如何操作真实系统,验证系统参数改变后的影响,进行实时控制以启发商业运作的新方法。

仿真已成为商业领域中的标准工具。再制造业中,仿真被用于确定生产作业计划、库存水平和设备维护程序,制订产量计划、资源需求计划和流程规划等。在服务业中,仿真被广泛用于分析排队论和工作进度安排。一般情况下,当数学模型难以解决问题时,我们就趋向于利用仿真来寻找解决问题的方法。

目前,仿真技术也被广泛应用于医院流程管理中,如仿真技术在排队系统中的应用:医院门诊患者看病过程中的"三长一短"现象,患者挂号、交费、取药排队的时间长,医生诊断的时间短是医院普遍存在的问题。运用计算机仿真模拟排队系统是近年来国内外普遍运用的技术,相对比较成熟。通过队长、等待时间以及服务利用率等指标来衡量排队系统性能,寻求排队系统的瓶颈,以提高工作效率和顾客满意度。1996年,墨西哥大学为了改进医疗中心病员看病流程,运用计算机仿真技术进行模拟。按照推荐方案调整员工和看病流程,结果显示,患者就诊时间由原来的平均75分钟减少到57分钟,运用MedModel建立某医院门诊挂号的仿真模型,按现有的三队列排队挂号方式,平均每人需花费15.77分钟。如采用单队列排队方式,即排队队列始终保持16人,其余患者先预检取得挂号排序后可在座位区等候叫号,则患者平均等候时间可缩短为3.15分钟,且坐等时间占总挂号时间的比值较大,从而提高了挂号效率和患者满意度。

(七) 信息化技术

信息化管理是医院发展的必然趋势,医院在长时间运行中已经形成了一个比较成型的业务流程和管理方法,在传统分工原则下,医院业务流程被分割成独立的环节,每个环节专注的是单个医疗任务,而不是整个医院系统的全局最优。因此,利用信息化技术支撑医院流程管理优化,是从根本上提升医院管理服务能力的有效方法,是提高医院运行效率的重要保障。

医院信息化技术需要根据医院管理模式采用科学化、信息化、规范化、标准化理论设计建立医院信息系统并实施,是用信息技术和现代管理理念对医院核心业务和管理流程进行梳理、优化和确认的过程。医院信息化首先要求优化医院业务流程,从门诊、检查到住院、手术,减少不必要的中间环节,以患者为中心,优化医院管理模式,使得医院服务流程更合理,使医院在为患者提供医疗服务的同时降低成本。业务流程重组能够统一医院信息化过程中各部门的信息需求。

医疗服务流程管理离不开信息化支撑,医院现行流程设计、流程改造大量采用信息化手段实现,如信息化实现患者就诊"一卡通"和临床记录与专业知识共享,不仅仅实现了智慧医院服务流程再造,并通过信息平台应用软件系统的支撑,在区域内各级医疗机构之间,建立起紧密协同工作机制与模式。信息化技术正在改变医疗模式,推动医疗服务流程实现跨越式发展,也促进了医疗服务模式的不断创新,信息化已成为医院流程管理不可或缺的支撑。

三、医院服务流程优化

医院流程通常分为医疗服务流程、行政管理流程和后勤保障流程三大类,其中医疗服务流程是核心流程,下面我们将阐述医疗服务流程中的四个核心流程优化。

(一) 临床科室(住院)服务流程优化

住院诊疗服务是医院医疗工作中的中心环节,也是临床科室服务能力的重要体现,是临床科室服务流程优化的主要对象,这一部分将主要讨论住院患者的流程优化。

1. 传统住院业务流程 我国普遍的患者住院流程如图3-6所示。完整的住院业务流程主要包括3

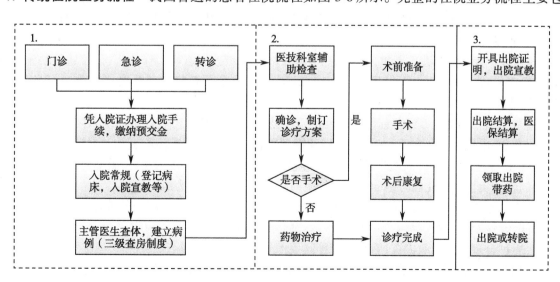

图3-6 住院业务流程图

个环节。

（1）入院流程：患者持门诊、急诊医生开具的入院证，到入院窗口办理入院手续。凭借办理好的相关手续到相应病房入住。针对急诊患者应该设立单独便捷的收治制度。

（2）住院诊疗流程：为了完成患者的治疗，由各级医生护士配合组织的一系列诊疗活动，包括查房、会诊、制订治疗方案、检查、用药、手术等。

（3）出院流程：医生在确认患者病情后判断出院或转院，开具出院证明书，开具出院带药医嘱，护士协助进行出院宣教。患者前往出院结算窗口及医保窗口进行费用结算，再根据实际情况到不同窗口进行补退费，打印费用清单。需要院外带药的患者到药房领药后出院。

患者的住院流程是非常复杂而庞大的，涉及医院多个部门科室。通过临床服务流程优化可以促进各部门工作的改进，增强跨部门的合作，从而建立以患者为中心的服务流程，充分利用各项资源，提高患者的就医效率。随着医疗水平的进步，患者对医疗服务的要求越来越高，医疗保险制度和支付制度的变革也给医院带来巨大的挑战，这些都为医院流程优化提供了改革的动力。

2. 传统住院业务流程存在的缺陷　对现行医院住院流程进行分析可知，患者在住院过程中只有检查、诊断、治疗、查房、手术等环节是有意义的增值环节，在院期间的各项等待时间都是非增值环节。在对医院现有流程进行优化与整合时，应着重关注流程中阻碍流程通畅的瓶颈环节，消除多余重复环节，提高临床科室的运行效率和医疗质量。

目前，住院业务流程管理中普遍存在的缺陷有：

（1）出入院手续环节繁杂，涉及的窗口多：患者在办理手续时需要反复往返多个不同地点，进行多次排队。患者的需求流程被迫要根据医院的行政流程进行分割，不能体现以患者为中心的服务理念。

（2）科室床位按科室按医生固定分配，使得床位使用不均衡，导致部分患者无法入院而部分病床却闲置的局面。

（3）患者入院后辅助检查流程烦琐，等待检查报告时间长，导致术前等待时间或确诊时间延长，增加无价值的住院时间。

（4）手术排程不合理，延长患者术前等待时间的同时降低了手术室利用率。

（5）出院患者办理出院手续的时间比较集中。由于医生习惯于上午查完房后为当日出院患者开具出院证明书，导致患者办理出院手续的时间集中在上午 10 点以后，排队现象严重。

（6）患者住院时间长，次均住院费用高，患者满意度低。

（7）医院信息化建设不足。医院信息系统建设的滞后导致信息传递低效，医院内的各种信息系统间缺乏连接接口，信息传递不畅，部分医院还处在纸质办公阶段。

3. 住院服务流程优化的创新措施　住院服务流程优化应建立在对现有流程问题梳理的基础上，进行机制创新，着眼于运营流程中的瓶颈，规范临床科室的服务流程，借助于信息化技术持续改进，保证医疗服务的效率和质量。

（1）规范化科室管理：制订专科工作规范和制度，规范医护技医教研工作流程，逐步建立科室制度化、规范化的管理模式。如四川大学华西医院 2005 年率先推行科室规范化管理模式，建立科主任负责下的科室管理小组决策制。

（2）建立入院服务中心，简化患者入院流程：入院服务中心的建立，整合了传统入院流程中的入院登记、住院收费、心电图检查等一系列流程，将以往需要跑多个区域的繁杂流程变为一站式的服务。入院服务中心汇集全院的床位信息，入院患者只需在入院服务中心依次通过几个窗口，就能完成整个入院流程，减少患者的就诊负担。与此同时整合了医院的空间布局，合理缩减人力成本。

（3）建立"医护跟着患者走"的开放式床位管理模式：打破原有的固定床位的诊疗和管理机制，无论患者在哪个病床，该专业的医师都会到床旁进行诊疗服务。在此模式下，医生可以按手术计划需要安排患者入院时间，通过合理安排术前检查，缩短患者等候手术时间和住院时间。

（4）术前检查前移：将手术患者的术前检查前移至门诊进行，患者在完成各项术前常规检查后直接入院进行手术，可以有效缩短患者术前等待时间，加快病房的周转率。

（5）开展日间手术：日间手术在欧美发达国家普遍开展，我国在2005年才开始起步。日间手术的开展，可以极大地缩短患者的住院时间，减少医疗费用，加快患者周转，达到医患双方利益的共赢。但是日间手术的开展需要建立在医保政策支持、麻醉技术支持及医疗质量严格控制的基础上。

（6）优化手术流程：增加医生收治患者的计划性，实行手术排程预约机制，同时保障手术室首台手术的开台时间，实现手术时间和空间的科学管理，提高手术间的利用率，缩短患者的手术等候时间。

（7）患者术后快速康复ERAS的推广：通过围手术期内外科、麻醉、护理的合作，打破原有的观念和习惯，采取术后多模式镇痛，术后早期下床活动，避免或减少使用鼻胃管等方法加快术后患者的康复。目前ERAS已经在多个外科临床取得了较明显得成效。国际上普遍认可ERAS可以提高医疗效率30%，即缩短30%的住院时间，与此同时，还可以减少术后并发症，降低再住院率，增加患者满意度等。

（8）开展出院患者床旁结算业务：床旁结算就是在医生开具出院证明后患者无需离开病房，利用床旁结算系统完成出院结算。床旁结算系统整合了医院收费系统、医保系统、银行POS机等系统为一体，减少了患者办理出院结算的时间。

（9）完善医院信息化建设：构架围绕患者服务的全面信息系统（图3-7），整合信息管理中的各个功能要素。借助各种信息系统建立患者的线上服务，如网络办理入院手术，术后随访等为患者提供全面便捷的服务，缩短非医疗的等候时间。

住院诊疗是医院整体医疗水平的重要体现，而医院为住院患者提供的各种医疗服务基本上都要通过住院流程实施。因此，医院应该利用先进的卫生信息技术，对住院业务流程的优化与再造进行持续的改进，从而提高医院的医疗质量，运行效率，为患者提供便捷优质的医疗服务。

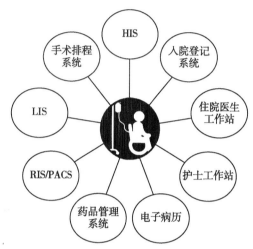

图3-7 住院业务流程中的信息系统

（二）医技科室服务流程优化

1. 医技科室流程优化目的及意义 医技科室作为医院医疗保障平台性科室，在现代医院运营中占据重要地位，其发展程度直接影响着医院整体服务质量及服务效率。由于受医院医技服务负荷量限制影响，患者医技检查及结果拿取时等待时间较长，临床服务需求无法得到最大化满足等问题，导致其成为医技科室与临床需求及患者需求的主要矛盾。改善医技检查服务流程，缩短预约检查等待时间，提升整体服务效率和服务品质，已成为各大医院整体服务流程优化，提升运营效率的关键。

2. 医技科室检查流程 根据患者来源不同，医技科室检查患者可分为门诊、急诊、住院和体检患者，因急诊患者病情危急重，各大医院均应该遵循优先、及时的检查原则，体检者属于定期或不定期健康检查类，可实行预约排程检查。本文侧重阐述我国综合型医院门诊、住院患者基本检查流程构架，具体如下：

（1）门诊患者检查流程：门诊患者检查流程分为四个步骤①医生开具门诊检查申请单，系统自动根据检查规则给出相应提示，医生根据患者情况选择检查项目或确认提示信息，提交申请单向检查预约平台发送申请信息；②患者通过财务窗口、自助机或移动支付进行门诊缴费；③一般医院检查预约平台为门诊患者提供了自助机预约和医技科室综合服务站统一预约方式，患者可根据实际选择检查时间；在预约完成之后，打印预约通知单，并再次告知患者检查须知；④最后于预约日根据排队系统叫号进行相关医技科室检查并等待出具诊断报告，如图3-8所示。

（2）住院患者检查流程：住院患者检查流程分为三个步骤①医生开具电子检查申请单，HIS系统自动进行后台记账；②通过床旁自助预约或护工持申请单到医技科室综合服务站预约，打印预约条码单；护工将预约条码单送回病区护士站，病房护士告知患者做相关准备；③护工按预约时间送患者到检查科室报到，根据排队系统叫号进行相关检查，检查完后护工送患者回病房，等待出具诊断报告，如图3-9所示。

可见，从医生开具检查医嘱到出具影像诊断报告的整个流程中存在诸多需等待的环节。根据精益管理的思维，消除流程中的浪费，用以增加为患者服务的价值，即消除所有无增值性的时间、步骤及相关动

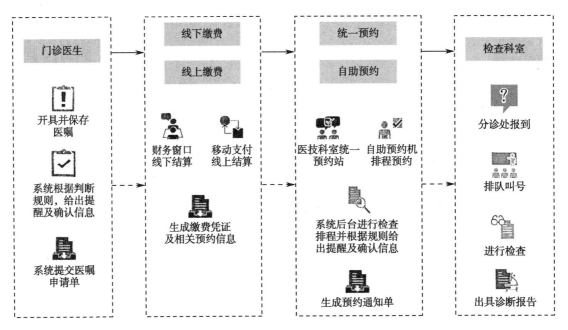

图 3-8　医技科室门诊患者检查流程

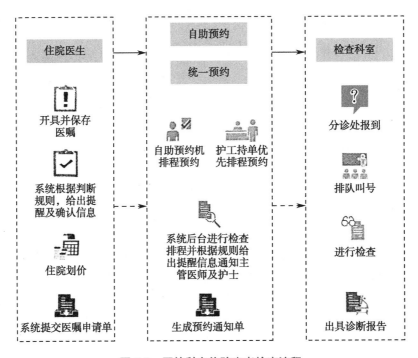

图 3-9　医技科室住院患者检查流程

作,利用有限人力物力资源,提供最优质医疗服务,达到最大化收益。医技检查中有价值的过程是检查、写报告、审核、签字。无价值的过程包括患者预约等待,排队叫号等待等。因此,在医院医技科室资源不变情况下,优化检查流程是提高医技科室运营效率关键要素。基于信息系统的医技检查预约平台是解决该项问题的基石,现代医院的流程再造需要信息技术的有力支撑,通过云技术、移动支付、物联网、大数据等新兴技术手段加以人工方式作为补充,将重塑目前患者就医方式、树立全新就医流程、提升患者医疗体验。

3. 基于信息系统的医技流程持续改进　从医院角度看,通过建立面向使用者界面友好的表示层构架、拓展具有信息共享及定制化的业务层构架、整合基于信息的数据层构架,是建立该系统平台关键。从科室角度来看,通过整合 HIS、PACS、RIS 等资源,不仅可实现院内各科室尤其是临床科室与医技科室间信息流无障碍传输与反馈,实现集约化管理;也可以利用该平台进行实时查看各临床科室门诊及住院患者检查开单情况、医技科室等候人数、预约周期等,从而进行统筹协调,提高服务质量,提升患者满意度。从医生角度来看,检查预约系统是消除与医技科室之间、与患者之间信息不对称的一座桥梁,能更精确掌握患者检查动态,从而制订更合理的诊疗方案。从患者角度来看,通过移动互联、APP 推送等方式可以实时了解检查预约及排队叫号等待时间情况,及时反馈相关医疗信息,提升患者就医体验。

此外,在医技检查预约平台建立基础上,采取配套流程优化措施,通过 PDCA 思维,对就医流程进行持续改进,可从以下几点进行流程优化的精益管理:

(1)医技科室的空间布局:如何根据不同医技检查科室特点和门急诊住院患者医技服务不同需求,做到人物分流、洁污分离、合理布局,确保医 - 护 - 技 - 患动线合理,实现患者最优最便捷的诊疗流程,提升医护人员工作效率,这不仅仅是医院空间改造考量的重点,也是综合医院在规划与设计过程中研究的重点。

(2)数字签名及认证:数字签名及认证是临床医技科室工作人员避免重复手工签名操作,减少患者往复,提高工作效率的重要手段,是确保检查报告真实性和权威性、优化医技报告认证流程的重要前提,是提升医院信息化水平、运营效率的重要保障。

(3)分时段检查:通过信息系统的医技检查预约平台,对电子检查申请单进行后台自助排程,医技科室服务站人员根据实际情况对住院门诊患者进行实时调控。通过精确到时间段的分时段检查,合理安排检查时间,使患者能以最短的时间完成相应的检查项目。

(4)检查需求前移:利用 APP 及自助服务等媒介开展一般性检查项目前移工作,医生后台审核后确认医嘱,通过检查项目前移错峰检查。此外,通过信息化手段,利用大数据预测患者下一步服务需求,通过医技检查预约平台智能化调度安排,提前为患者做好相关服务准备,为其安排出最优检查顺序和时间。

(5)检查时间精确反馈:在我国大医院检查患者过饱和情况下,通过信息系统主导人工辅助调整的方式梳理诊疗过程秩序,通过精确到时间段、时间点的医疗服务,减少患者的非医疗等候时间。利用预约、排班及检查前提醒、实时推送检查排队情况、检查后提示等服务,让患者能够自主掌控诊疗过程,精确地安排诊疗。

(6)检查信息共享:目前国内各大医院医技科室都实现了检查申请及结果的信息化管理,但绝大多数仍存在临床科室与医技科室间信息缺少链接,科室内部各诊室间、各检查室也无法利用信息化进行协同工作,医学设备的统一协调工作也亟待共享,需要建立不同数据层级的共享端口,对信息实时共享,把握信息动态,对医技部各科室实施全面把控和管理。

(7)自助服务:通过院内设置自助预约机、自助胶片打印机、自助诊断报告打印机、自助缴费机及开展移动支付、APP 服务等方式缓解医院窗口服务流程压力,一方面简化患者看诊流程,另一方面减少医院科室运营成本,提升医院整体运营效率。

尽管各个医技科室检查各有其特点,但通过实施持续改善的精益管理方式,采取上述甚至随着今后科技发展等一系列相关流程优化配套措施,不断进行流程再造,即可提升医疗品质和服务效率,从而建立以患者为中心的医院高效运营模式。

(三) 手术室服务流程优化

手术室是手术科室医师对患者进行手术诊断、治疗和抢救的重要场所,同时也是医院各种重要资源投入的直接体现地,是资本密集的高成本运作中心,所以手术室的运营效率将直接影响整个医院的运营结果。手术室服务流程的优劣直接关系到整个医院的工作效率以及内外部顾客的满意度,做好手术室服务流程优化,提高手术室利用率已成为每家医院的运营目标。

1. 常规手术室服务流程　常规手术室服务流程可以分为手术前、手术中、手术后三个阶段,在手术前主要会涉及的环节包括手术排程、麻醉医师术前访视、手术室手术间准备、患者接送等;手术中主要会涉及的环节包括手术护士及麻醉医生术前患者准备、术医生实施手术、术中各项记录等;手术后主要会涉及患者术后复苏、工人送患者等。各家医院因实际情况不同可能在术前排程流程上略有不同,术中与术后流程基本相同。以国内某家三甲医院为例,手术室服务流程如图 3-10 所示。

2. 手术室服务流程中的增值部分与非增值部分　做好手术室的服务流程优化,最关键的是要区分流程中的增值活动和非增值活动,要在保留增值活动的基础上,尽可能地减少或消除非增值活动,从而使得整个流程效率提升,加速周转。

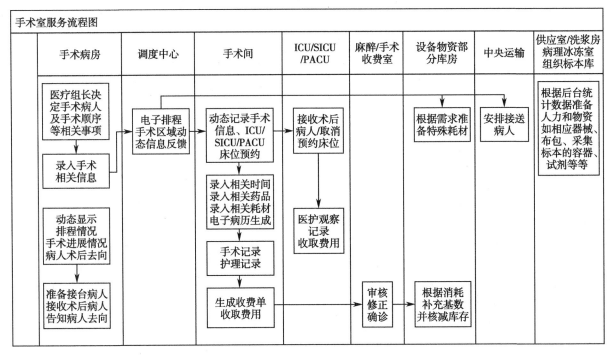

图 3-10 某家三甲医院手术室服务流程图

判断流程中的活动是增值活动还是非增值活动,有三条标准,必须要同时满足:①患者愿意为活动买单;②活动必须以一定的方式改变产品或服务;③活动必须从一开始就要做对。根据这三点标准进行判别,符合的即为增值活动,是流程中需要保留的环节,不符合的为非增值活动,是流程中需要努力减少或消除的部分。常规手术室服务流程中的增值活动与非增值活动,主要包括表 3-6 所示的几个方面(以时间作为衡量指标阐述说明)。

表 3-6 手术室服务流程中常见的增值部分与非增值部分

序号	增值部分	非增值部分
1	术前合理的排程时间与麻醉访视时间	因手术排程错误而造成的时间浪费:主要指由于错排、误排等因素造成的手术排程错误而导致的患者无效等待时间
2	术前合理的手术间准备时间:包括手术间清洁时间、手术器械包准备时间等	患者在病房等待接到手术室的时间:主要指由于手术室工人人力不足、空间动线布置不合理、电梯管控部门的配合不畅等原因而造成的患者在病房的无效等待时间
3	手术护士术前患者准备时间:包括手术输液通道建立等时间	手术间准备时间过长而造成的等待:由于手术间清洁时间过长、手术物资的供应问题、仪器设备的维修问题而造成的手术器械准备欠充分,洗手及巡回护士不能将手术所需物品、器械在规定时间内准备到相应手术间等,而造成的无效等待时间
4	麻醉医生的麻醉准备时间:指麻醉医生进行患者准备、麻醉诱导、及患者进入麻醉状态的时间	因医生术前准备工作未完善而造成的手术延迟或取消:如病历的书写问题、手术签字未完成、检查未完善等造成的无效等待时间
5	手术医生的有效手术时间:是指手术医生依照正确的手术流程操作而进行的手术时间。不包括:例如,当患者伤口已经缝合,而体内还残留一块纱布时,最后的缝合程序就不是增值活动时间	手术室护士和麻醉医生做好一切准备后等待主刀医生上台的时间:由于外科医生迟到而造成的时间浪费
6	术中特殊检查的结果等待时间:如病理冰冻结果的等待时间等	接台手术的无效等待时间:因为医生不能确认手术将持续多长时间,手术团队为了确保他们不会等待,确保自身的时间得以充分利用,而提前接患者到手术室,让患者在手术间外长时间的无效等待

序号	增值部分	非增值部分
7	术后患者复苏的合理时间：术后患者正常的复苏时间	术后恢复等待时间：手术室时间宝贵，手术创口关闭后会将患者转至恢复室进行麻醉复苏，以减少手术间被占用的时间，缩短手术接台时间。如果因恢复室床位配置不合理，或者 ICU 床位紧张而导致患者不能转出手术间而造成的时间等待

3. 减少或消除手术室服务流程中非增值活动的管理方法

（1）建立合理、优化的手术排程系统：减少或消除手术室服务流程中非增值活动的最直接和最有效的方法是进行合理、优化的手术排程。但手术排程中需要同时考虑各项资源投入、流程以及手术分级等因素的综合作用，实际上是一个结合了运筹学、统计学、决策学、经济学等多个学科的思想和理论的复杂过程。几年来，国内外有关手术排程的研究越来越多，较为多见的是运用 Block 排程策略、综合运作成本思维、生产调度理论等，采用数学规划法（mathematical programming）、模拟法（simulation）、启发式方法（heuristic procedure）以及其他的方法研究。这些理论和方法，会综合考虑医院的手术间数量、医生护理人员的排班情况、医生的手术持续时间、物资的供应周期等因素。

（2）关注首台手术的准时开台率：因为首台手术不能准时开台而造成的患者无效等待，是目前国内很多家医院面临的管理问题。提高第一台手术准时开台率，不仅可以降低麻醉医生和护士的资源消耗，也可以在现有的资源下，不增加人力和手术间，能有效利用时间接纳更多的手术，提高手术周转，还可以减少患者在手术间的非增值等待时间，提高患者满意度，减少患者的术后并发症，提高医疗服务品质。而文献表明，国内大多数医院的首台手术准时开台率均不足 80%，以每个手术间每天半小时浪费计算，一个月 22 天工作日就会浪费掉 11 小时，而这 11 小时就可以多完成 5 台左右的手术。影响首台手术准时开台率的因素中，包含了多个流程非增值部分，如术前各环节准备未完善、医生查房等原因造成的迟到等。目前国内较多的是通过六西格玛、精益理论等方法，找到影响因素，并逐一采取措施，最终达到提高首台手术准时开台率的目标。

（3）降低手术临时取消率：手术日当天临时取消手术，属于流程活动中典型的非增值活动，会严重影响手术排程的计划性，造成手术室资源的极大浪费。同时，研究表明，择期手术取消会使医疗服务成本增加 8%，患者的住院时长平均增加 1.92 天，也会使部分患者感到紧张、沮丧和愤怒。造成手术临时取消的可控原因有：包括术前检查未完善、检查结果异常、排程问题、治疗计划改变、术前病情控制不良、缺乏医务人员、医患沟通不良等。在管理方法上，通常医院会要求医疗组长在安排手术时，必须要确认患者各项指标是否达到手术要求，要求手术申请单上必须有医疗组长的签字。当不符合手术条件时，医疗组长不能将手术提交入排程系统，手术排程系统中也应设置相应的防呆措施。同时，医院在管理上必须制订相关的综合管理措施，如人员培训、奖惩制度的实施、制订术前清单等方式加以控制，可减少或避免手术临时取消。

（4）努力做到最小的换台时间：连台手术之间的间隔时间对手术室的周转效率至关重要，手术之间的换台时间越短，手术室的无效非增值使用时间就越短，能够大大提高手术的周转率。影响换台时间的主要因素有是否有麻醉准备间、PACU/ICU 的床位数、手术之间的清洁流程、物资供应流程、人员排班等。目前国内大多数三级医院不一定设置专门的麻醉准备室，但都会设置专门的麻醉恢复室（PACU），通常要求复苏床位与手术床位之比为 1∶1，但实际运营中很难达到这一比例。所以，若能在医院设计的初期即预留足够的麻醉复苏空间和床位，可以大大缓解患者术后在手术间的复苏等待时间。针对手术间清洁的研究表明，Ⅱ级洁净手术间关闭自净 15 分钟即达到院感的标准要求，再增加净化时间效果无差异。而层流手术室具有空气过滤系统，让室内微生物含量控制在达到手术无菌要求范围内，手术室内无需使用物理或化学方法对空气进行消毒灭菌，是医院有效减少术后感染的一种现代化医疗手段。目前国内大多数的三级医院使用的都是层流手术室，所以以手术间的清洁时间主要是指手术间自净时间和清洁工人的工作时间，而标准化的清洁流程将是确保手术后快速做完清洁的保证。物资供应方面，目前国内大多数医院会在手术间设置二级物资管理库房，以保证物资的连续供应。人员排班方面，手术室的情况较为复杂，工作不确定性较高,随时有急诊手术,建议使用弹性排班才能有效运用人力,以减少患者因医护人力不到位而造成的无效等待时间。所以,最小的换台时间将是流程中各环节通力配合的结果。

(5) 合理的绩效考核:建立合理的绩效考核体系,配合以适当的监督管理,以提高工作效率和质量。例如,目前国内有医院在手术医生和麻醉医生中采用 RBRVS 的方法计算绩效,其中麻醉医生的 RBRVS 基础是采用工时制,而工时的计算是方法是麻醉时间 = 给麻醉药的时间—患者出手术间的时间,这样就会很大程度的减少麻醉医生的患者准备时间,从而加速手术室的周转速度。

手术室是医院的关键部门,手术流程涉及外科病房、手术室、麻醉科、ICU、病理科、护理中心等多个科室,众多人员参与其中,它是一个需要多部门有效协作完成的多环节工作,也因此受到众多因素的影响,其中任何一个环节出现问题都会影响整个手术的进程。所以,针对手术室的服务流程优化,只有深入分析找出流程中的增值活动和非增值活动,努力减少或消除非增值活动造成的时间浪费,及时恰当地改进和优化流程,才能最大化地提高工作效率,提高病患满意度以及医院服务质量。

(四) 门诊服务流程优化

1. 传统门诊就诊流程及存在的问题 传统的医院门诊就诊流程如图 3-11 所示,流程设置以职能为中心,患者需要按顺序经历办卡、预检分诊、挂号、候诊、就诊、缴费、医技科室检查、取报告、复诊、缴费、取药、治疗、离院或入院等环节,就诊过程需要在多个部门间来回奔波,且环节与环节之间往往还需要经历长时间的排队,导致医院特别是大型三甲医院的门诊大多都有"四长一短"的问题,即挂号时间长、候诊时间长、缴费时间长、取药时间长、就诊时间短,患者的大部分时间浪费在无意义的非医疗行为上,"看病难"的矛盾突出。

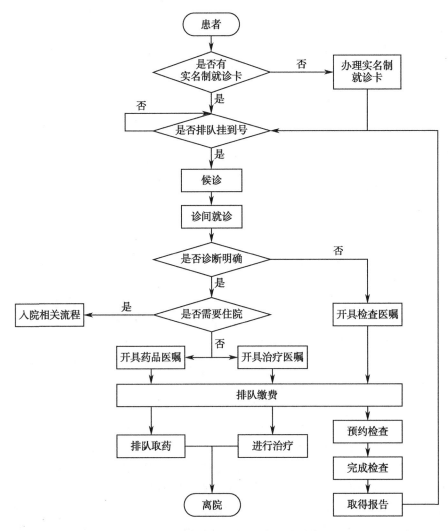

图 3-11　传统的医院门诊就诊流程

2. 门诊服务流程优化的意义、原则及步骤

(1) 门诊服务流程优化的意义:门诊作为医院直接对外提供服务的"窗口",是与患者接触时间最早、人数最多的部门,门诊服务流程是否简便、连续、高效,除了对医院的医疗秩序和医院的声誉有直接影响,还影响到医院的医疗质量和效益。

通过对门诊服务流程进行优化,可以提高门诊工作的效率,减少患者在就诊过程中无意义的往返和排队所造成的时间浪费,有效缓解门诊区域内的拥堵情况,改善医疗秩序与就诊环境,提高患者的满意度。同时,在对门诊服务流程进行优化的过程中,可以对医院资源重新进行调整和配置,使医院资源得到充分利用,从内到外提高医院的综合竞争力。

(2) 门诊服务流程优化的原则

1) 从"以职能为中心"转变为"以患者为中心",从方便患者出发,尽量为患者提供方便快捷高效的门诊服务。

2) 重点关注流程中的"瓶颈",首先解决门诊服务流程中关键的"瓶颈"问题,简化其中的多余环节,提高门诊服务的效率。

3) 从整体设计出发,应在考虑医院整体的业务体系规划的基础上,进行环节间的衔接与组合,最大限度的合理调配医院资源。

4) 多部门相互配合共同参与,重点是达到整体流程的系统最优而不仅仅是某个部门或组织的最优。

5) 充分利用信息化技术与互联网技术。随着信息化技术与互联网技术的飞速发展,其在医院业务中应用的深度与广度也日益增加,为医院服务流程的优化提供了强有力的技术支持。

(3) 门诊服务流程优化的步骤

1) 对医院目前的门诊服务流程进行充分调研,梳理并绘制出现在使用的门诊服务流程图。

2) 调查和分析目前门诊服务流程中存在的问题,制订门诊服务流程优化的目标。例如减少各环节的无效等候时间、简化流程中不必要的环节、提高患者满意度、降低门诊运营的成本、提高医院的经济效益等。

3) 依靠循证管理方法,系统全面地查找目前国内外医院在门诊流程优化方面的证据并进行严格评价。证据来源包括各种卫生政策及法律、法规;国内外关于门诊流程优化的原始研究或二次研究;国内外医疗机构提出的关于门诊流程的新理念、新模式;医院管理者个人的管理技巧和经验等。

4) 将最佳证据与医院实际相结合,制订门诊服务流程优化的方案,形成新的门诊服务流程并试运行。

5) 对新的门诊服务流程进行后效评价,分析并总结成功的经验与失败的教训,在此基础上对门诊服务流程做进一步完善。

3. 门诊服务流程优化的途径　门诊服务流程中的不同环节可以采取不同的措施来优化,常通过以下途径进行:

(1) 门诊区域合理布局:根据医院的定位及规划对门诊各区域进行合理布局,例如按照神经、精神、康复等系统实行专科群式的诊室布局;统筹规划诊室、医技检查室、财务窗口等业务部门的位置,为患者提供更为便捷的就诊服务,改善患者的就医体验,详细可见具体章节。

(2) 建立预约机制:传统的门诊挂号方式通常为现场挂号,患者需要当天尽早到医院排队,却不能保证经过长时间排队后最终是否能挂到号。针对此种情况,国内效仿国外医院引入预约挂号机制,特别是随着信息化和互联网技术的发展,预约挂号方式从最初的现场预约、电话预约、短信预约,增加了网页预约、微信预约、APP 预约等多种预约方式,患者可根据自身情况选择最适合的方式,不再受时间、地点的限制,预约到号后直接在就诊当天到医院即可,详细可见相关内容人性化预约挂号平台构建。

(3) 多途径看诊模式:信息化技术和互联网技术的发展,除了提供多种预约方式外,对于看诊模式的多样化也提供了技术支持,例如网络门诊。

(4) 自助服务系统:自助服务系统通过整合网络、移动终端、自助终端,为患者提供自助导诊、自助挂号、自助查询、自助缴费、自助排程、自助打印等功能,包括在医院内设置集成办卡、挂号、缴费等功能于一体的自助机,提供自助取报告、自助打印胶片的服务系统。随着智能化手机的发展,甚至患者从办理就诊卡到入院的整个流程中的所有非医疗行为,均可采用自助服务的模式。自助服务系统的设置,一方面考虑到患者的隐私需求,提供优质的"距离式"服务,同时避免在不同环节重复采集医疗信息,减少患者往返于不同业务窗口,在环节与环节间长时间排队的情况,提高服务品质;另一方面通过分流人工窗口的业务量,将医院员工从较低附加值的机械劳动中解放出来,提高医院整体工作效率,实现医院资源的合理利用与配置。

(5) 药品配送服务:"互联网 + 物联网"的服务模式创新,使药品配送到家的服务成为现实,患者可根据需要选择该项服务,在院内就诊缴费后,通过药师的处方审核即可回家等待配送的药品,配送流程可通过手机 APP 等媒介随时查看、追踪,享受方便、快捷、安全的用药服务,解决了患者在院内取药时间长的问题。

(6) 家庭医生签约服务:家庭医生签约服务是将门诊服务延伸至院外的一种形式。随着人口老龄化速度加快,疾病谱发生变化,医疗卫生服务模式从以疾病治疗为主转变为防治保康教并重,家庭医生签约服务由此产生,它以团队形式提供服务,由家庭医生、社区护士、公共卫生医师等组成,并有二级以上医院医师提供技术支持和指导,其中家庭医生一般由基层医疗卫生服务机构的全科医生或具备能力的乡镇医院医师、乡村医生以及符合条件的公立医院医师、中级以上职称的退休临床医师组成。通过家庭医生签约服务提供的基本医疗服务(常见病多发病的中西医诊治、合理用药、就医路径指导、转诊预约等)、公共卫生服务(国家基本公共卫生服务项目和规定的其他公共卫生服务)和约定的健康管理服务(健康评估、康复指导、家庭病床、家庭护理、中医药"治未病"服务、远程健康监测等),将医疗资源下沉,一方面为居民健康把关,提供方便可及的门诊服务,做到大部分门诊服务可以不出社区,实现无病防病、有病早发现,同时防止过度服务,合理控制医疗费用,另一方面也促进医院门诊资源的合理利用,优化门诊医疗资源的配置,将医院特别是三甲医院的门诊资源能够真正应用到疑难急重症患者上。

(7) 基于可穿戴医疗设备的"移动医疗":"互联网 + 医疗"推动"移动医疗"的发展,可穿戴医疗设备作为"移动医疗"的重要组成部分,具备便携、耐久、舒适、精确的特点,它通过监测使用者的体征信号变化,做趋势性判断及日常行为指导,在必要时可将使用者的监测数据快速提供给医生,提升医生与患者之间的沟通效率,也为临床诊断决策提供数据参考,是将门诊服务延伸至院外的另外一种形式。例如用于鼾症检测的可穿戴医疗设备,可采集使用者在 7 小时睡眠时间内的血氧、脉率等数据,通过 APP 将相关数据传至医生的电脑终端,为睡眠呼吸暂停综合征的判断提供可靠依据,医生同时也可根据数据结果向使用者反馈详细的报告,对使用者进行更为便利的指导。

四、医院和科室运营分析

2009 年党中央、国务院给出深化医药卫生体制改革的意见和实施方案,意见指出要创建"安全、有效、方便、廉价"的医疗卫生服务体系。2016 年国务院印发了《"十三五"深化医药卫生体制改革规划》,规划明确指出"十三五"期间,要在分级诊疗、现代医院管理、全民医保、药品供应保障、综合监管等五项制度建设上取得新突破,同时统筹推进相关领域改革。

在国家分级诊疗、现代医院管理、新医保支付方式、药品流通体制改革的改革背景下,无论政府还是医院均需要医院进行精细化运营管理。宏观层面政府需要合理投入和配置医疗资源、监管投入资金的流向、评价投入资金使用效益,进而为政府补偿、医疗服务定价、政策制订提供依据。微观层面医院在新医改政策之下,也需要关注成本效益、优化结构,提高自身运营能力,增加市场竞争力。医院精细化管理的基础是医院人、财、物的综合运营管理,财务业务综合管理信息是医院决策的重要依据,因此财务业务一体化医院综合运营模式将成为医院现代化管理的必然趋势。

医院综合运营系统可实现财务业务一体化,以业务事件为导向建立跨部门、跨体系信息化平台,实现运营管理"物流、资金流、业务流、信息流"的统一。

(一) 医院综合运营系统

医院综合运营系统(hospital business operation system,HBOS)是以会计核算与财务管理为核心、预算管理为控制主线、成本和物流管理为基础、绩效和考评管理为杠杆的医院运营管理目标决策体系(图3-12)。

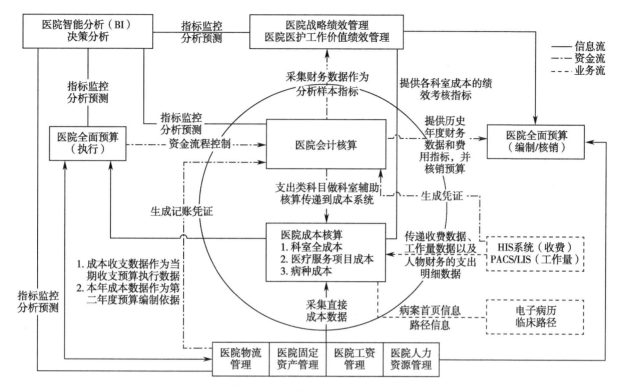

图 3-12　医院综合运营系统体系

该体系通过医院"物流、资金流、业务流、信息流"的统一协作,链接传统的信息孤岛,利用数字化、自动化的四大流线作业,实现对医院人、财、物等各项综合资源的计划、使用、协调、控制、评价和激励,改变碎片化的管理模式,帮助医院分析过去,预测未来,激发医院运营效能,提高医院综合管理水平,以适应医疗卫生改革发展需要。

　　医院综合运营系统涉及四个范畴包含七个板块,财务管理范畴包括医院财务管理系统、医院成本核算系统、医院预算管理系统;物流管理范畴包括医院物流管理系统、医院固定资产管理系统;人力资源范畴包括医院绩效薪酬管理系统、医院人力资源管理系统;经营分析及决策范畴包括医院智能分析决策。七个系统闭环式建立起医院高效运营的基础和机制。

　　1. 医院财务管理系统　医院财务管理系统以会计核算为核心,连接医院一切和财务相关的业务系统,包括 HIS 系统、固定资产管理系统、物资管理系统、人力资源管理系统等,根据业务系统中的原始数据自动生成财务凭证,与成本核算、预算管理、人力资源、绩效薪酬管理系统共享数据、互通业务。财务管理系统除基础的会计报表功能之外,还能实现制单、审核、出纳、往来管理、银行对账、票据管理、财务分析、财务报表等功能,具备图表等多元化呈现方式。加强现金流量核算,实时精确的往来管理,多层级结构化的财务分析,提高会计核算效率,转变财务工作职能,构建一个翔实可靠的分析平台(图 3-13)。

　　2. 医院成本核算系统　医院成本核算系统建立合理的全成本核算制度,形成权责相符的成本分摊方法。成本核算的内容包括人财物所有的业务支出,核算的对象包括医院、科室、单元、医疗项目、病种,是预算、成本管控的基础。通过对院科两级历史年度的工作量、成本、收入、费用、收益等数据的全面分析,为院科下一年度合理的目标计划、权威的收支预算编制提供了数据支撑;通过成本分析报表和工具,从成本核算主体和类别入手,发现成本管理的问题,找出控制关键点,进行成本结构优化和成本管控。通过成本核算系统和预算系统、资金支出系统、绩效薪酬管理系统的关联,辅以激励性的成本分摊机制,保证预算执行和成本管控的效果,提高管理效率(图 3-14)。

　　3. 医院预算管理系统　医院预算分为业务预算、资本预算、筹资预算、财务预算。以医院和科室历史年度的业务量、收入、支出、费用为基础,编制并调整医院和科室的医疗计划、收入预算、支出预算及专项预算。将预算管理系统和财务管理系统、成本核算系统、绩效薪酬系统勾稽,实时控制预算执行情况,对比分

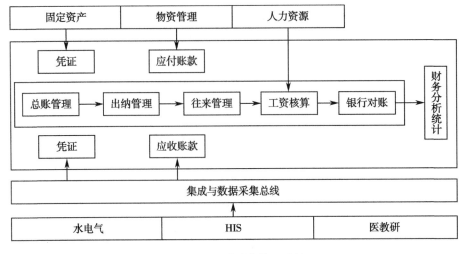

图 3-13 医院财务管理系统

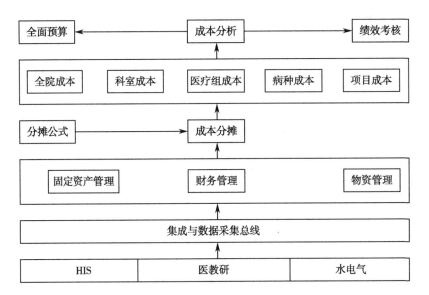

图 3-14 医院成本核算系统

析编制预算和预算执行情况,将科室的绩效薪酬同预算执行度挂钩。从事前控制开始,加强事中监督和事后反馈,在成本核算的基础上建立以预算控制为主线的业务管理模式,有利于医院管理者对预算编制、执行、分析、监督、反馈、决策全流程的管理(图 3-15)。

4. 医院物流管理系统 医院物流管理系统通过分类管理,对医院物流进行全供应链管理。建立物流分类管理模式,对医院不同资材采用不同管理方法和流程,使其在采购、入库、领用、出库、消耗、应付款管理整个物流环节最优化。建立适合医院的编码体系,统一不同资材在医院的物资编码。建立手术室、病房、门诊等二级库,精细化管理高值耗材和其他资材。建立供应商管理体系,从源头进行物流的质效管理。加强库存库龄分析、有效期预警、短缺货预警、超高限预警、证件效期预警,形成长期的预警点,自动触发后干预。最终达到物料供应充足、库存占用资金经济、资金周转快速和物流成本低廉四个目标,实现物流管理的适时、适量、适价和适质(图 3-16)。

5. 医院固定资产管理系统 医院固定资产管理系统通过建立资产台账,对固定资产进行全生命周期的管理。包括资产购置计划、招标、合同、审批、付款、安装调试、使用、计量、维修、提取折旧、报废、捐赠的记录和管理。通过 PDA 对医院的固定资产进行盘点,并将盘点信息同步到 HBOS 系统,自动生成盘盈或盘亏报表,减少人工盘点。对大型设备使用效率和成本进行单机核算,并进行投资效益分析;小型设备按科室分类管理,并进行科间对比,为后续的设备管理、分配、增购提供数据支撑。固定资产管理系统和预算

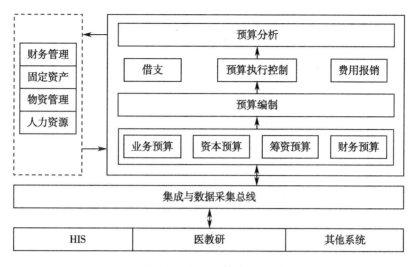

图 3-15 医院预算管理系统

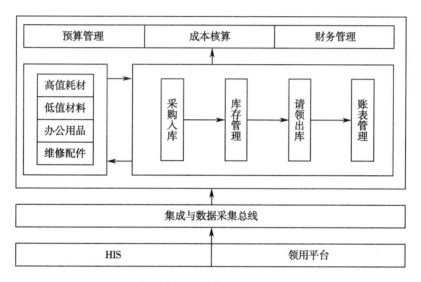

图 3-16 医院物流管理系统

管理系统、成本核算系统、HIS 系统等业务系统数据关联起来,并通过全过程的管理实现了信息可追溯、运行可监控和决策可前瞻(图 3-17)。

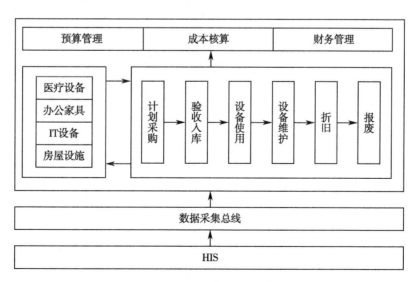

图 3-17 医院物流管理系统

6. 医院人力资源管理系统　医院人力资源管理系统根据医院战略目标建立一个信息共享人事管理平台,包括基础数据管理、排班考勤管理、薪资发放管理、社保管理、员工平台和人力精细化管理。人事部对人事档案等基础信息进行管理,各个职能科室从各个科口将人员信息导入,例如医教部的医生信息、护理部的护士信息、科研部的科研人员信息、毕业后教育部的规培人员信息等,人事部将各科口信息同步到人事档案中,理清人头并实现人事大数据共享。各临床科室进行排班考勤,考勤汇总上传后自动进行工资计算,财务部通过财务系统对接人事系统实现工资发放。最终实现人事数据传递和处理迅速、准确、高效的目标(图 3-18)。

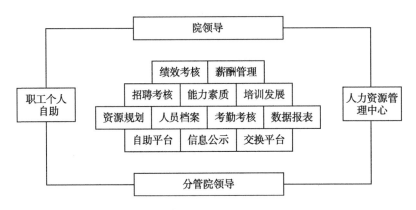

图 3-18　医院人力资源管理系统

7. 医院绩效薪酬管理系统　根据医院总体战略规划、组织架构、员工职业生涯规划构建医院绩效考核与薪酬管理系统。针对医师、护理、医技、科研、行政、后勤不同职系采用不同的考核方法,构建多类别、多维度、多层级的考核体系。选择体现医院战略的关键指标作为考核杠杆,比如医疗工作负荷指标、医疗工作效率指标、医疗质量指标、成本指标等,在考核分析基础上进行薪酬管理,达到战略指导绩效,绩效支持战略的目的。通过分解和细化医院整体战略目标制订出科室执行目标,月度和年度双轨并行,并和员工自身职业生涯规划相结合,达到有效激励、公平合理、人文关怀的效果。最终提升医疗质效,医院健康发展(图 3-19)。

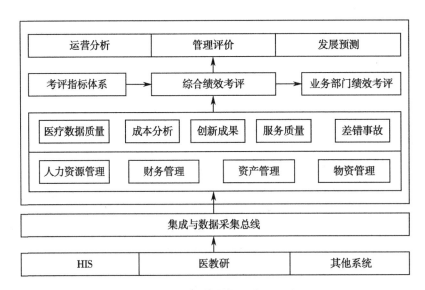

图 3-19　医院绩效薪酬管理系统

HBOS 将各个业务系统整合在一个管理平台上,形成基于物流、资金流、信息流集成与数据采集总线,打破数据壁垒,实现数据共享,发挥整合优势,形成智能分析和决策分析。

(二) 科室运营分析

科室运营结果的好坏需要选择科学的方法和建立恰当的指标进行评价和分析,根据分析评价结果向管理要效益。医院综合运营系统中经营与决策范畴也是一定期间内对科室运营结果进行统计、分析、评价、决策和控制。

科室运营分析评价方法有很多,各有特点,常用的分析评价方法有:数据包络分析、加权秩和比、层次分析、模糊数学法、最优指标法、主成分分析、聚类分析、迭代法、因子分析、密切值法、Ridit 法和逼近理想排序方法(TOPSIS 法)等。各种评价方法各有优劣,在科室运营分析评价中应扬长避短,联合运用,达到理想的评价目的。

科室运营分析指标选择要全面客观反映科室投入和产出的情况,从而准确地评价科室的生产效率,并且选取的分析指标要稳定实用,也具有导向作用。科室投入是指科室资源存量及变化分析,科室产出主要从社会效益和经济效益两方面分层分析。

1. 资源投入分析 资源投入包括人力、物力和财力,科室运营分析需要对历史资源以及变化做出梳理。基于人力资源系统进行科室人员的结构化、层次化分析和规划,基于固定资产系统、物流管理系统进行科室设备、物资的盘点和分析,基于财务相关系统进行科室专项补助、差额补助的梳理。

2. 社会效益分析 科室社会效益产出是指无货币收入的效益,是给社会提供的医疗服务的数量和质量,也包括科研产出和人才培养。社会效益分析指标包括医疗质量与安全指标、医疗效率指标和科研教学指标。医疗质量与安全指标包括患者满意度、病历书写、会诊管理、合理用药、临床路径、医疗安全等;医疗效率包括人均门急诊量、人均出院量、人均手术量、平均住院日等;科研教学指标包括人均科研经费、发表论文数量和级别、获得科研成果的项数和级别、人均承担培训人次、完成继续教育人次等。所有指标的分析基于前端医疗系统和后台运营系统相结合进行分析。

3. 经济效益分析 科室经济效益产出指有货币收入的效益,是以最经济的方式让有限的卫生资源服务更多的人群。经济效益分析指标包括业务收支状况、患者费用、资源利用、发展投入。业务收支状况包括人均业务收入、业务收支比、单位固定成本和单位业务成本;患者费用包括平均住院人次费用、平均门诊人次费用、药占比、材料占比;资源利用即资产收益率;发展投入即固定资产增值率。通过财务管理系统、成本核算系统、HIS 系统、固定资产系统实现经济效益指标的分析(图 3-20)。

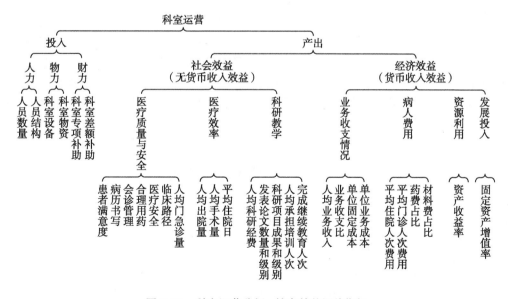

图 3-20 科室运营分析 - 综合效益评价指标

医院管理者通过切实可行的评价指标体系和评价方法对科室的资源、工作强度、工作效率、医疗质量等方面进行综合评价,发现问题,分析原因,找出关键控制点,及时修正,以取得更好的社会和经济效益。

同时科室评价分析也能充当科室的"指挥棒",发挥激励和导向作用。

(三) 运营优化案例分析

案例:某三甲医院运用 ERP 破解医院管理困局

2009 年,西部某三甲医院床位 1 800 张,员工接近 3 000 人,王院长刚刚到任,对医院基本情况不了解,要求各部门提交详细的人财物基础数据,但发现各部门交回的数据不一致,存在较大的差异,了解发现医院各业务系统自成体系,系统数据不能自动交换,交流基本靠手工;物资设备管理不规范,不能进行全流程、全生命周期管理;绩效考评不全面、不科学;未能实现对人财物管理的跟踪监控;未能对科室二级库进行有效监管;数据不及时、不准确,决策基本靠"拍脑袋"。面对人摸不清、物管不住、财核不准的经验式粗放管理,王院长显得力不从心。如何破解困局?

分析:目前我国大多数医院还在以医疗管理为主体,运营管理较为薄弱,很难提供翔实、准确、完整的人财物数据,无法满足医院精细化管理及新的医院财务会计制度要求。

鉴于这种情况,王院长组织召开了院领导班子会议,决定引入医院综合运营管理系统,形成信息平台,对接院内运营管理数据,规范业务流程。让医院在新的政策背景下既能适用国家对医院的管理要求,又能做好医院内部管理,提升医院运行效益。

说干就干,医院决定引入 ×× 公司 ERP 系统,王院长亲自挂帅成立 ERP 专项工作组,自己任组长,抽调各部门精兵强将集智攻关。项目分阶段进行,第一阶段搭建 HERP 平台,6 个月完成。搭建运营管理统一系统平台,统一基础资料信息,建设各业务系统模块,并在部署各业务系统模块期间完成各系统模块的整合,最后将运营管理系统做全面的资源整合,包括 ERP 内部的资源整合、ERP 与 HIS 的资源整合、ERP 与药品系统的整合。第二阶段为 HERP 管理精细化,推进成本一体化阶段,6 个月完成。主要满足新的医院财务制度及会计制度要求,实现医院一体化的整合工作;实现项目预算、全院合同管理部署实施,完成科室全成本核算、收支预算。第三阶段为供应链全面建设阶段,6 个月完成。深入应用条码,细化耗材追溯管控;对接供应商管理,打通供采、配送、物流各环节,全面整合供应链资源;保证资金信息的准确交互。

分析:医院 ERP 系统的建设是一项系统工程,需要强有力的保障支撑才能顺利实施。在 ERP 建设中,医院可通过对现有流程的分析,实施业务流程重组,进而优化医院流程,建立面向流程的管理模式,提高患者满意度,规范高效的流程是信息系统建设的基础。也只有在统一的管理平台的基础上建立的所有业务系统才能实现各数据共享和业务流程整合。

半年后,ERP 系统上线了,王院长坐在办公室电脑前,打开 ERP 系统,他可以看到各个系统的详细数据,但是仍然无法给他呈现一个完整的医院运营情况,他又陷入了沉思,哦,原来还缺少综合分析模块……

分析:利用数据挖掘技术建立综合分析模块,全院的收益状况、成本状况,本量利、排名等综合信息。并提供数据钻取功能,可以对收入、成本数据进行深入的钻取、挖掘,逐层展开明细数据,将经营结果完整展现。数据挖掘系统可以整合 HIS 和 ERP 系统,提供医院及科室运营分析表,如保本点分析、科室盈亏分析、收入分析、成本分析、收益分析、单元分析等。

第三节　医院绩效管理

一、概述

(一) 医院绩效管理概述

1. 医院绩效管理相关概念　绩效(performance)在管理学中是指组织目标在组织、群体、个人三个层面的有效输出。广义的绩效包含了行为和结果两个方面,表明绩效管理既要考虑投入(行为),也要考虑产出(结果),具有过程性和结果性双重含义,即做了什么和如何做。"卫生系统绩效"的概念首次出现在WHO 的《2000 年世界卫生报告》中,卫生系统绩效主要包括:健康结果、反应性和卫生筹资的公平性三个方面。医院作为不同于企业的带有社会公益性的组织机构,在绩效管理方面有其特殊性。

医院绩效管理(hospital performance management),是指医院管理者与员工之间就目标与如何实现目标上达成共识的基础上,通过激励和帮助员工取得优异绩效从而实现医院目标的管理方法。其目的在于提高员工的素质和能力,改进与提高医院的绩效水平。

绩效管理包含了几个重要方面:在目标设定和目标达成方式上形成共识;强调绩效的沟通、辅导过程和员工能力的提升;不仅关注结果,还重视达成目标的过程。绩效管理是不断循环完善的过程,其基本原理和措施为 PDCA 循环,即通过计划-实施-检查-改进的循环过程,在医院战略目标的框架下,实现个人和医院绩效的阶梯式提升。

2. 医院绩效管理流程 医院的绩效管理是一个持续的循环优化过程,包括绩效计划、绩效监控、绩效考核、绩效结果应用几个部分。

绩效计划:是绩效管理的起点,是进行绩效管理的基础和依据。它是医院管理人员和员工就工作目标和标准达成一致的过程。医院管理人员与员工一同就绩效周期内员工要做什么、为什么做、何时做完、如何做、做到什么程度、以及员工的决策权限等问题进行讨论并达成协议。绩效计划就是根据医院的战略目标分解确定科室和个人的绩效目标和实施计划,确定具体的考核评价指标。

绩效监控:是连接绩效计划与绩效考核的中间环节,是保障绩效计划顺利实施的关键。在计划制订后,医院管理者必须实施有效的绩效辅导和监控。一方面通过及时、有针对性、建设性的绩效沟通,修正员工工作任务与目标之间的差距;另一方面通过信息收集和文档记录,使绩效考核的结果有据可查,更加公平、公正。

绩效考核:是指医院管理者收集、分析、评价个人或团队的工作行为表现和工作结果信息,参照工作目标和考核标准,对被考核对象的工作业绩情况进行综合判断的过程。

绩效结果应用:医院的绩效管理能否达到目标,关键点在于考核结果是否得到有效应用。医院考核结果的应用不仅包括薪酬的分配、人员招聘、晋升、培训等,还包括绩效反馈和改进。医院管理者和员工在绩效管理过程中共同分析找出医院运行的薄弱问题环节,提出改进措施和计划,加强沟通,促进个人、科室和医院各个层面的绩效环节改进。这些都要以制度的形式加以明确,确保绩效考核结果的合理运用。

3. 医院绩效管理的工具和方法 企业绩效管理的模型和工具方法很丰富,可以结合医院的特点和需求进行综合运用,制订适合自身文化和不同发展阶段的绩效策略:

(1) 目标管理(management by objectives,MBO):1954 年管理专家彼得·德鲁克(Peter Drucker)在著作《管理的实践》中最先提出"目标管理和自我控制"的主张,认为并不是有了工作才有目标,而是相反地有了目标才能确定每个人的工作。所以企业的使命和任务,必须转化为目标,如果一个领域没有目标,这个领域的工作必然被忽视。因此管理者应该通过目标对下级进行管理,当组织最高层管理者确定了组织目标后,必须对其进行有效分解,转变成各个部门以及各个人的分目标,管理者根据分目标的完成情况对下级进行考核、评价和奖惩。目标管理提出后,被通用电气公司首先采用,并取得了明显效果。其后在美国、西欧、日本等许多国家和地区得到迅速推广,被公认为是一种切实有效的绩效管理方法。

(2) 关键绩效指标(key performance indicator,KPI)考核:它是建立在目标管理法与帕累托二八定律理论基础上的,认为抓住 20% 的关键行为进行分析和衡量,就能抓住 80% 的绩效管理重心。它是对组织的战略目标进行全面的分解,分析和归纳出支撑组织战略目标的关键成功因素,再从中提炼出组织、部门和岗位的关键绩效指标进行管理。关键绩效指标是衡量企业战略实施效果的关键指标,其目的是建立一种机制将企业战略转化为内部管理过程和活动,是连接个体绩效与组织战略目标的一个桥梁。建立切实可行的 KPI 体系,是绩效管理成功的关键,指标选取要遵循 SMART 原则:即 S(specific)具体化;M(measurable)可衡量;A(attainable)可达到;R(realistic)现实性;T(time bound)时限性。

(3) 平衡计分卡(balanced score card,BSC):它超越了传统的仅从财务角度来衡量组织绩效的测评方法,能有效克服传统的财务评估方法的滞后性、偏重短期利益和内部利益以及忽视无形资产收益等诸多缺陷,使管理者从财务、客户、内部业务流程和学习与成长四个方面综合全面地考察组织,将组织的战略落实为可操作的衡量指标和目标值的一种新型绩效管理体系。所谓"平衡"的理念,强调内外部环境的平衡、财务指标与非财务指标的平衡、结果性指标与动因性指标之间的平衡、短期目标与中长期目标的平衡。它能够将企业的愿景、使命和发展战略落到实处,并转变为具体的目标和考核指标,使企业的经营计划和战略目标相统一,提高组织长期竞争力。

(4) 360°考核(360 degree feedback):360°考核法又称为全方位考核法,最早被英特尔公司提出并加以实施运用。该方法是指通过员工自己、上司、同事、下属、顾客等不同主体来了解其工作绩效,通过评论知晓各方面的意见,清楚自己的长处和短处,来达到提高自己的目的。这种方法的优点是比较全面的进行评估,易于做出比较公正的评价,同时通过反馈可以促进工作能力,也有利于团队建设和沟通。但是在实际应用中仍存在一些争议:要收集来自各方面的意见,考核工作量大、成本高;可能存在非正式组织,影响评价的公正性;考核培训工作难度大,需要员工有一定的知识参与考核评估。

(二) 医院绩效管理架构

医院是知识密集型单位,兼有社会责任和公益性,如何通过绩效管理的杠杆和导向作用,促进医院战略目标的实现,优化医院组织模式和运营效率,建立兼顾经济效益和社会效益的学习型组织,是一个应综合考虑的系统问题。医院绩效不仅要注重结果,更要注重过程,不仅要优化局部,更要寻求整体最优,不仅要考虑短期需求,更要兼顾长期规划。所以医院的绩效管理体系是一个系统优化工程,科学化、系统化、规范化的管理基础是根基和前提,"人"是核心。因此构建绩效管理体系可借鉴现代人力资源管理的S-O-3P 模式,即战略(stratagem) - 组织(organize) - 岗位(position)分析与评价、绩效(performance)管理、薪酬(payment)设计模式(图 3-21)。以 S-O-3P 模式为基础的绩效管理体系要求医院的管理者从战略和可持续性发展的高度来考虑绩效问题,综合全面考虑到医院战略、组织、流程、人事、绩效、薪酬的协同优化,从而达到绩效管理的循环优化。

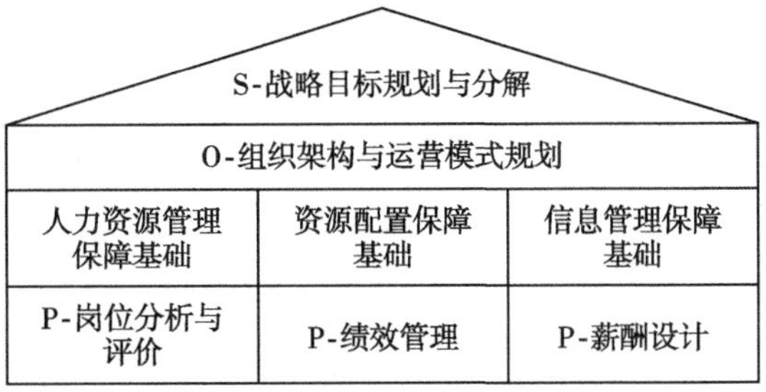

图 3-21　医院绩效 S-O-3P 体系

1. 战略目标规划与分解　医院建立绩效管理目标体系要从医院发展战略规划出发。战略规划要根据医院所处的不同发展时期的需要确定,要充分兼顾社会效益和经济效益。不同医院对自己的清晰定位,是决定其战略目标的核心。但无论制订何种战略,都要围绕四个方面的要素展开:以帮助医院赢得并保持核心竞争力为目标,以员工价值提升、忠诚度提高为基础,以提高医院效率、效益为要求,以医院医疗质量和服务质量持续改进为导引。实际操作中要根据医院战略目标制订年度工作计划和绩效目标,然后再分解成科室目标,有些指标还要进一步分解到具体的岗位和个人。通过目标的层层分解,保证医院每个部门科室、每个员工的行为都与医院战略目标保持一致。绩效目标的设立需要上下沟通和讨论,才能保证绩效目标的合理性和可操作性。

2. 组织架构和运营模式规划　在设定了绩效目标的基础上,就要规划目标实现的路径和方式,这是一个涉及医院管理运行各方面的综合系统,在合理的组织架构下保障资源配置、内部流程、信息传递、人事管理等各方面基础管理工作的协同一致,探索把他们组合起来的最优化运营模式,这种模式要适宜于医院所处的发展阶段、能够支撑医院战略实施,为绩效管理的循环提升打下坚实的基础。

合理的组织架构是绩效管理权责明确的基础。传统企业以职能和工种性质划分的组织架构会割裂组织的核心业务流程,导致流程效率低下,不能实现价值最大化。现代企业更多地趋向于以流程为导向规划职能,以职能整合组织架构。医院最核心的流程就是以患者和疾病为中心的诊疗流程和后勤支持保障流程,组织架构的设置要能支撑和保障医院流程的高效运行,国内一些医院在此方面也进行了很多改革尝试,探索建立了运营管理部、入院服务中心和以疾病为中心的多学科诊疗模式团队等,进行多种组织架构创新,打破传统职能部门和科室间的合作沟通壁垒。

目前大多数医院还是维持着传统的院科两级的运营管理模式,医院以科室为单位进行资源配置和绩效管理,科室内部还维持着"大锅饭"似的运营和分配模式,缺乏有效的激励机制。随着医学发展和医院绩效管理的需要,一些医院逐步探索建立起新的组织运营模式,其中细分医疗组的模式逐渐兴起。医院以医疗组为单位细分亚专业、配置资源、进行绩效考核和分配,医疗组长实行严格的授权和考核管理,体现了以核心资源——医师为医院发展火车头的管理思路,实现了绩效管理中责权利的一致。此外,目前专科化细分诊疗模式是医院医疗服务的主流模式,专科化下的医院组织架构难以体现以患者和疾病为中心的诊疗理念,涉及多脏器的、多学科治疗的疾病得不到及时有效的诊疗,在门诊-住院-出院随访的各个诊疗环节,专科间的合作都存在着不同程度的障碍。因此,基于临床多学科综合治疗模式(MDT)下的组织架构和运营模式是医院未来发展的方向,而医疗组细分亚专业也是为了实现更高水平的整合。高效的组织和运行模式离不开配套的基础管理保障。

(1) 人力资源管理保障基础:建立分类、分层、分级的规范化人力资源管理体系是绩效管理的前提。医院以专业化、职业化为要求进行分类管理,建立分职系(医师、护理、医技、科研、教学、行政后勤等)的人事管理框架;医院根据不同的战略定位和管理重点进行人力资源分层管理,分为核心层(学术学科发展的决定力量)、骨干层(决定质量和效益)以及基本层;医院以员工职业生涯发展为要求进行岗位的分级管理,根据不同的职系和岗位特点设置不同的岗位级别,严格级别的准入要求和晋升考核标准。

(2) 资源配置保障基础:建立以医疗组为单位的资源配置体系,医院的各类资源(床位、手术间、诊间、人力等)根据医疗组的需求进行规划和配置,并进行动态评估和调整,支撑以医疗组为核心的绩效管理模式。

(3) 信息管理保障基础:包含了三个方面,一是完善的医院业务信息管理系统,包括 HIS、ERP、人事信息管理系统等,能够为绩效管理提供及时、准确可靠的业务数据信息,并且能够按照绩效管理的要求细化到科室、医疗组或者个人;二是医院内部具有数据信息处理、分析和挖掘的能力,可将信息转化为绩效管理所需的原料,成为绩效监控、考核和改进的支撑;三是医院内部信息沟通传递渠道的畅通,绩效管理的相关信息在能够在职能部门和科室之间,管理层和执行层之间准确及时地沟通传递,是绩效辅导、反馈和改进的保障。

3. 岗位分析与评价　在战略目标分解、组织架构和运营模式优化的基础上,应规范岗位管理,合理设岗,定岗定员定责,通过科学方法对岗位的相对价值进行综合评价,并进行动态管理调整。具体来说首先应根据医院的组织架构和业务流程,核定职系、岗位类别,根据人才成长和培养规律,划分岗位级别;其次核定每个岗位需要设定的数量;最后拟定岗位说明书,从任职资格、业务准入条件、工作任务、责任大小等方面出发,对岗位进行系统衡量。在此过程中应将岗位管理与员工的职业生涯发展规划相结合,认同员工的成长价值,提供多元的成长路径选择,通过岗位管理将员工的职业生涯与医院战略导向结合起来,引导构建学习型组织。分职系分类别的医院岗位结构如图 3-22 所示。

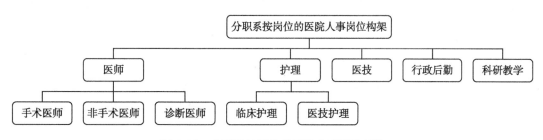

图 3-22　分职系按岗位的医院人事岗位架构

4. 绩效管理　在战略规划、组织架构和运营模式优化、定岗定员的基础上,进行以 PDCA 为指导的不同周期、不同层面的绩效管理循环,将长期战略目标落实到日常的具体管理中。在医院、科室和员工三个层面进行绩效的计划、监测、考核和应用反馈的循环优化,其中绩效考核是关键环节,包括①建立各层面的绩效考核指标体系:运用 KPI、目标管理、平衡计分卡等绩效工具,在战略目标指导下,从绩效计划和职能职责出发,建立分职系(医师、护理、医技、行政后勤等)、分层级(科室和个人)、分周期(月度和年度)的可量化、可衡量的考核指标体系;②打破传统的绩效考核层级壁垒:在传统的医院组织管理模式下,实行的是医院考核到科室,科室再考核到个人的院科两级考核模式。但是现代医院以医疗组为核心来组织运行,有必要构建适配的考核体系形成支撑。这将打破传统院科之间的考核壁垒,在某些核心管理目标方面医院可以直接考核到医疗组个体,科室参与考核调控,充分体现医疗组的火车头作用,保障关键绩效目标的执行与落实。

5. 薪酬设计　绩效管理的结果最终要反馈和体现在薪酬体系上,薪酬是对员工岗位价值、个人价值和工作绩效的综合体现,对于员工具有保障、激励和调节等功能,对于医院具有吸引、留住员工,保障医院战略的贯彻和绩效管理的实施。薪酬设计和管理是一个动态的过程,是在医院战略指导下,根据绩效管理的需求,以公平性和激励性为考量,树立以临床一线为核心,多劳多得,优劳优得的价值分配导向,对薪酬支付的原则、策略、水平和结构进行确定和调整的过程。

二、医院绩效评价

(一) 绩效评价概述

1. 绩效评价概念　绩效评价,也称为绩效考核、绩效测评、绩效评估、绩效考评,是指对组织或个体行为活动的效能进行科学的测量和评定,是运用统计学方法,采用特定的指标体系,对照一定的评估标准,按照一定的程序,通过定量定性的对比比较,对组织或个体在一定时期的业绩做出综合判断。绩效评价是绩效管理的核心环节,贯穿整个管理过程的始终,其基本原理是比较,具有反馈、控制、激励和导向的作用。

2. 绩效评价指标　绩效评价的关键在于考核指标的选取和标准的确定。考核指标需要解决"评估什么"的问题,是组织战略导向的风向标,也是组织传达对员工工作业绩和行为期望的有力工具。绩效评价指标的选取、指标权重的确定、指标考核的标准是关键的环节。

指标的选取原则:①代表性,能够体现目标的完成程度和关键过程领域;②确定性,能够准确计算,指标的判定标准客观而明确;③灵敏度,即指标值的反应性灵敏,并且有一定的波动范围;④独立性,即选取的各项指标都具有独立的信息,不能相互代替;⑤实用性,评价指标可操作性强,易获得和使用。

指标的选取方法:包括文献法、专家咨询法、相关系数法、聚类分析法、主成分分析法、变异系数法等。

指标的权重确定方法:包括主次指标排队分类法、对偶加权法、倍数加权法、层次分析加权法、专家调查或咨询加权法等。

(二) 医院绩效评价概述

1. 医院绩效评价概念　在 WHO 的《2000 年世界卫生报告》中,卫生系统的绩效从健康结果、反应性和卫生筹资的公平性三个方面来评价。WHO 将健康期望寿命,反应指数、卫生筹资公平指数、目标完成率和总绩效作为卫生系统绩效评价的五大技术指标。这引起了各国政府的高度重视,也使得国内各界普遍开始重视卫生系统的绩效评价。如何客观、公正地考核医院绩效,根据 Donabedian 评价理论,如何从结构、过程和结果三方面,结合医院的实际情况,利用适当的考核指标对医院绩效进行评价,是相关研究者一直致力于解决的问题。

医院绩效评价是运用科学的方法,对医院一定时期内的经营效率和业绩进行定量与定性的考核、分析,以做出客观、公正的综合评价。医院绩效评价与企业不同之处在于企业绩效更重视经济指标,而医院绩效最终的指向为患者利益,以患者为中心的理念贯穿于医院经营管理活动的各个环节,主要表现为质量、安全、服务、管理等方面,但同时也要兼顾经济效益。医院主体的性质不同,绩效评价的侧重点就会有所不同,公立医院的性质决定了对公益性的考评,通过医院的绩效评价,最终要实现政府、患者和医院三方的满意。

从不同的层面和用途来看,医院的绩效评价包含外部评价和内部评价两个方面。外部评价即对不同的医疗机构进行整体的绩效评价,可以在医疗服务体系中引入竞争机制,帮助医疗机构了解自身水平和局限性,促进医院改善服务;可以为政府进行医疗卫生改革提供导向工具,检验改革成效。内部评价即对医院的科室、员工进行绩效评价,可以为医院内部的绩效考核、薪酬分配和人事选拔提供依据。本节的侧重点在于讨论医院的内部绩效评价,但是内部评价的绩效指标选取离不开外部评价的导向和支撑。

2. 医院绩效评价指标体系

(1) 医院外部评价指标体系:美国是国际上最先实施医院绩效评价的国家。1997 年,美国的国际医疗卫生机构认证联合委员会(JCAHO)编制了国际医疗机构认证标准,在世界范围内得到认可,该评价标准从患者利益出发,对医院和医务人员提出管理标准,具体包括:感染的预防与控制、质量改进、与患者安全、患者评估、人员资格与教育等几个方面,强调建立相应的制度、流程,强调持续改进,不断规范医院管理,为患者提供优质、细致的服务,为医院的规范化管理指引了明确的方向。

从 20 世纪 80 年代开始,医院绩效评价理念在我国开始萌芽,有研究按投入、产出两大类建立医院综合效益评价体系。之后医院绩效评价体系的研究和实践不断丰富,评价指标的范围和内涵不断拓展,除了经济效益,医疗质量、服务态度、社会效益等维度的指标也被涵盖进来,并且与医院分级管理相结合,从过程到结果对医院绩效进行评价和指导。1989 年,原卫生部颁发实行医院分级管理的通知;1994 年,国务院颁发《医疗机构管理条例》;2005 年原卫生部出台的《医院管理评价指南》中,首次较为详细地描述了医院绩效,并在 2008 年进行了修订,使其更加全面和完善。它从社会效益、医疗服务提供、综合服务管理、可持续发展等方面对医院进行评价(表 3-7),表明了国家对公立医院的发展导向和要求,指导医院从效率效益、质量安全、公益性等几个方面提升服务能力和水平,也为医院的内部评价指标提供来源依据。但这些评价指标不能完全生搬硬套到内部评价中去,因为内部评价还要符合医院自身的价值定位和绩效管理,在指标的代表性、适用性和敏感性等要求上也与外部评价有所不同。

表 3-7　《医院管理评价指南》中公立医院绩效评价指标体系(试行)

一级指标	二级指标	三级参考指标
社会效益	1. 公众满意	1. 服务对象满意度: (1) 门诊患者满意度 (2) 在院患者满意度 (3) 出院患者满意度
		2. 员工满意度
	2. 政府指令性任务落实	3. 承担公共卫生任务、突发事件卫生应急和医疗救治、支农支边、对口支援、援外、医学人才培养、国防卫生动员等任务
		4. 惠民措施
	3. 费用控制	5. 按病种的次均门诊费用
		6. 按病种的次均住院费用
		7. 医疗收入增长率
	4. 与基本医保范围相适应	8. 医保目录外药品占比
		9. 医保目录外卫生材料占比
	5. 病种结构合理	10. 病种分布
		11. 住院重症患者比例
		12. 三、四级手术占比
医疗服务提供	6. 医疗服务质量和安全	13. 四个院内感染指标:医院感染病例漏报率、血管内导管相关血流感染发病率、呼吸机相关肺炎发病率、导尿管相关泌尿系感染发病率
		14. 抗菌药物使用强度
		15. 手术患者重返手术室再次手术总发生率
		16. 每万名出院患者医疗事故发生次数
		17. 手术患者围手术期住院死亡率
		18. 医疗纠纷处理
		19. 临床路径管理的专业和病种数
	7. 医疗服务便捷和适宜	20. 护床比
		21. 医护比
		22. 预约诊疗
		23. 优质护理服务
		24. 择期手术术前平均住院日
		25. 急诊平均留观时间
		26. 信息公开
		27. 落实分级诊疗制度

一级指标	二级指标	三级参考指标
综合管理	8. 人力效率	28. 医师日均担负门诊人次数
		29. 医师日均担负住院床日数
	9. 床位效率	30. 平均住院天数
		31. 病床使用率
	10. 成本效率	32. 百元医疗收入成本
	11. 固定资产使用效率	33. 固定资产平均服务量
	12. 预算管理	34. 预算执行率
	13. 财务风险管控	35. 全成本核算
		36. 医院经济运行分析
		37. 资产负债率
	14. 医疗收入结构	38. 药品收入占业务收入比例
		39. 卫生材料收入占业务收入比例
		40. 检查化验收入占业务收入比例
	15. 支出结构	41. 人员支出占业务支出比例
	16. 节能降耗	42. 万元收入能耗支出
	17. 党建工作和行风建设	43. 党建工作责任制落实情况
		44. 医德医风和反腐倡廉
		45. 依法依规执业
可持续发展	18. 人才队伍建设	46. 高层次人才或临床骨干人才配备数量
		47. 卫生技术人员占医院工作人员的比例
		48. 设立总会计师
		49. 新聘医生参加规范化培训
	19. 临床专科发展	50. 医院高水平科研成果及临床重点专科建设
	20. 教学	51. 每百名卫技人员带教人数(包括实习生、研究生、进修生)
	21. 科研	52. 卫技人员科研项目成果

(2) 医院内部评价指标体系:医院的内部评价最早也始于美国,从企业管理中得到启发。目标管理、全面质量管理、KPI 关键指标、平衡计分卡等绩效管理模式相继在医院内部评价中实践应用,尤其是平衡计分卡,在医院这种带有公益性的组织中,成为卓越绩效管理的有效工具。

随着我国医疗体制改革的不断深入,在借鉴国外成果的基础上,绩效评价作为医院内部管理的有力工具被日趋看重。鉴于我国以公立医院为主体的医疗服务体制,医院内部评价指标体系的建立既要考虑到国家卫生行政主管部门对医疗机构的评价导向和管理要求,又要考虑到医院自身的特点和战略发展要求,符合绩效管理的原则以及不同专业的规律。内部考核包括团队和个人两个层面,其指标的选取、考核模式和周期有所不同。指标体系构建原则如下:

1) 按照不同专业划分职系建立考核指标体系:根据医院不同专业的工作内容和规律,按照职业化、专业化的要求,可分职系构建指标考核体系。根据专业特点,可以分为医师、护理、医技、行政、科研、教学、后勤等几个职系。各职系考核指标的选择应紧扣职系的特点,反映专业的关键流程和结果。

2) 根据不同考核周期和层次需求建立指标考核体系:考核周期一般分为月度和年度考核,考核重点和指标选取有所不同。月度考核侧重于考核个人,可由医院直接考核到医疗组,科室参与考核和分配调控;

年度考核侧重于考核团队,由医院直接考核到科室,再由科室按照内部管理原则考核到个人。①月度考核指标体系构建:选取支撑战略落实的重点关键指标,体现核心导向,数量适度,不宜过多;以医疗工作为中心,指标选取体现运营效率效益兼顾质量成本;能够及时产生并获取,体现考核激励的时效性。②年度考核指标体系构建:指标选取较月度更为综合全面,根据医院自身的性质特点、规模级别,将短期目标和长期战略相结合,可从医疗、教学、科研、综合管理等各个方面,从效益效率、质量安全、综合发展、公益性等各维度,全面客观地评价科室团队的业绩水平和在医院内所处的位置,可以为绩效分配作支撑,帮助科室清晰自身发展短板,促进绩效改进,也为医院整体的资源规划配置提供参考依据。

(3)医院绩效指标体系构建案例:近年来随着医疗卫生行业发展要求的变化以及医疗卫生体制改革的不断深入,很多医院都在尝试探索适合自身不同发展阶段的绩效评价体系,其中四川大学华西医院具有一定的代表性。

近20多年,四川大学华西医院的绩效管理和评价体系经历了三个主要阶段,第一阶段从1992年到2000年,以综合效益和成本核算为主的绩效考核体系;第二阶段从2000年到2012年,以医疗质量为导向,体现"多劳多得"原则的绩效考核体系;第三阶段从2012年到目前,以学科建设为导向,体现"优劳优得"思想的绩效考核体系。在这个过程中,绩效考核体系的目标导向、内容理念都发生了明显的变化,这种变化顺应了医院在不同阶段的发展需求,顺应了医疗卫生体制改革的要求。在构建了分职系考核体系的基础上,医师作为核心职系,打破了传统的院科两级考核模式,在核心指标上由医院一级考核到医疗组;建立了以医疗组为主的月考核、以科室团队为主的年考核体系;并针对月度和年度考核特点,结合不同时期医院的战略导向和绩效目标,构建了KPI体系。特别地,在KPI的选取过程中,除了传统的负荷、效益、质量、成本控制指标外,为了更好地衡量医师提供不同服务的差异性,体现评价的公平性,鼓励疑难危重疾病的收治,医院在绩效考核体系中引入了基于疾病诊断相关组(DRGs)理念的病例组合指数(CMI)、借鉴以资源为基础的相对价值比率(RBRVS)理念的手术操作RBRVS系数。

1. 病例组合指数(CMI)　病例组合(case mix)的基本思想:同一组合内的病例医疗产出相似,而不同组合之间的病例医疗产出存在差异,应用这种病例组合的聚类思想可以评价医师、科室、医院收治患者的疾病严重程度。

病例组合的应用:不同科室不同医生,所收治病例不同,其病例组合构成(case mix complex)可显示该科室或该医生的医疗业务负荷或产出。由此可根据其病例组合构成,对不同科室、不同医师的医疗品质、医疗效果,医疗费用等医疗业绩做出公平的评价。

这种方法的应用要求医院管理整体水平较高,强化医师病历书写规范培训,提高病历质量管理。首先,出院患者病历记录规范,病历首页诊断明确,手术编码、出院记录、手术记录、相应检查等完整一致;其次,疾病编码,主诊断正确,其他诊断列举充分,手术操作分类正确适当;最后,调整内部构成,通过设置不同病例组合的相对权重(RW)、病例组合指数(CMI)等获得评价指数。

2. 手术RBRVS系数　RBRVS的研究于1979年起源于美国,构建了一个涵盖了几乎所有医疗服务项目的相对价值系数表。它是以资源消耗为基础,相对价值为尺度,衡量医生提供不同服务项目投入的资源和承担的风险,可以用于医师的劳务定价和支付,被美国医保机构广泛用于医师费用支付。这个模型从总的劳动投入、专科执业成本、医疗责任保险成本几个方面较为客观综合地评价医生的劳动价值和风险。而我国现行的物价收费标准很难体现医生的劳动价值,常见病、多发病与疑难复杂疾病的医疗服务项目收费标准体现不出应有的差别。在此背景下,RBRVS被逐步引入应用于医院内部医师的绩效评价和分配体系当中,且主要应用于侵入性操作和手术项目,随着应用的成熟将来也可逐步扩展到医技和护理等项目。RBRVS系数作为考核指标可以更为科学客观地衡量医师提供不同医疗服务项目的劳动价值差异,贯彻"优劳优得"的思想,体现内部评价和分配的公平性。

3. 医师职系的月度和年度考核指标体系　各职系的考核指标体系有所不同,现以医师职系的月度和年度指标体系为例进行介绍:

1)月度考核指标体系,如表3-8所示。

表 3-8　医院医师职系月度考核指标体系

指标维度	指标
运营效率和效益指标	如门诊人次、出院人次、手术量、平均住院日、实际占用床日等、手术 RBRVS 系数、CMI 系数
卫生经济学指标	如门诊和住院次均费用、药品占比、材料占比、单病种费用等
医疗质量指标	如用血评估、病案归档和编码率、抗生素使用评估、临床路径开展情况、处方合格率、医院感染发生率、多重耐药菌培养阳性率等
成本控制指标	如高值耗材回收情况,低值易耗品耗用情况等

2) 年度考核指标体系,如表 3-9 所示。

表 3-9　医院医师职系年度考核指标体系

一级指标	二级指标	三级指标
医疗	运营效率及效益	人均门急诊量、人均出科人次、人均手术台次、人均手术 RBRVS 系数、CMI 系数、人均检查治疗量、门急诊次均费用和药费、出院患者的次均费用、药费及占比、材料及占比、材料试剂领用情况等
	医疗质量	病案归档和编码、多科会诊情况、处方整改情况、合理用血、临床路径、非计划再入院率、手术患者围手术期住院死亡率、临床新技术开展等
	医疗安全与院感	医疗纠纷与赔付、不良事件上报率及漏报反查、手卫生、院感交叉检查和负性事件等
教学	教学建设与成果	课程建设情况、教学质量、教材与成果等
	本科和研究生教育	本科师资结构、教学运行过程质量、学生课程和实习评价、研究生发表论文、学术交流情况等
	住院医师培养	结业考核通过率、医师资格考试通过率、培训过程质量、学院评价等
科研	课题	国家、省部级课题申报数
	论文和专著	SCI、B 级、统计源论文数量
	专利	国际和国内专利数量
	奖励	国家、省、市级获奖情况
综合管理	党风廉政建设与行业作风	投诉、无收受红包、回扣情况;无违规接受资助、赞助、捐赠等情况
	社会评价	患者满意度
	文化建设	科务公开、文化宣传情况
	执行力	专项活动、重大任务、突发应急事件、指令性任务完成情况
学科发展	专科在外部评价体系中排名情况	

三、医院绩效薪酬体系设计

(一) 医院薪酬体系概述

1. 医院绩效薪酬体系的定义　绩效薪酬体系是医院根据自身实际情况,紧密结合医院的战略和文化,系统科学全面地考虑各项因素,充分发挥薪酬的激励和引导作用,并能够根据现实情况实时进行修正和调整的系统。

2. 医改对医院绩效薪酬的要求　包括改革人事制度,完善分配激励机制;推行聘用制度和岗位管理制度,严格工资总额管理;实行以服务质量及岗位工作量为主的综合绩效考核和岗位绩效工资制度,有效调动医务人员的积极性。

3. 医院薪酬体系的构成

(1) 总体薪酬:即用人单位需要支付给员工的所有报酬,不仅包含工资,还包括各种附加报酬,如值班费、津贴、奖金和福利。我国大部分医院的总体薪酬,虽然明细项目各有差异,但都可归纳为工资(含固定工资和工资性津贴)、绩效奖金和福利这三个部分,其中工资和福利称为保障性薪酬。

(2) 保障性薪酬:包含工资和福利两大类。工资即用人单位依据法律或行业规定,或与员工的合同约定,以货币形式支付给员工的劳务报酬。福利待遇,一般指劳动法所规定的劳动保障和社会保障,并非都反映在员工所获得的直接薪酬之中,大都采用非现金的形式,包括保险、公积金、带薪年假等。

(3) 绩效薪酬:是根据绩效对象的考核结果,在一定时间内给予的变动的一次性奖励。其重点在于结合用人单位的战略目标,建立目的性、操作性强、科学合理的考核体系。

(4) 保障性薪酬与绩效薪酬的区别:绩效薪酬的设计紧密结合了企业战略,体现的是个人或团队目标的完成取得的激励结果,灵活全面,是管理的有效工具,而保障性薪酬主要强调了员工和企业因劳务关系建立而取得的固定部分。

(5) 医院绩效薪酬构成:根据医院自身的工作特点和规律,可将绩效薪酬结构规范为:加班和夜班酬金、岗位酬金、绩效酬金(含月度和年度)和职业防护性保障津贴,其中岗位酬金体现人员的能力素质、资历和岗位特点;绩效酬金体现工作业绩贡献和绩效目标完成情况。

(二) 医院绩效薪酬的设计原则

(1) 竞争性原则:绩效方案需要有吸引力,能引导同岗位、同职系人员之间良性竞争,提升专业技术、专科能力,发展学科。

(2) 按劳分配,按要素分配相结合的原则:按劳分配即按照劳动数量和质量分配,与生产要素相结合就是要弥补按劳分配没有考虑的劳动风险、负荷、强度等贡献要点。

(3) 公平、公正、公开的原则:①过程透明,绩效方案的设计,需要广泛征求员工意见。形成方案后,框架原则要逐步透明,向职工公开,能符合大多数人的价值观,得到大多数人认可;②定位公平,包括内部和外部公平,医院通过对专业和岗位的梳理,承认收入差别,通过绩效体系刺激效率,构筑平等竞争的空间和平台;③绩效体系的设计,要提供员工公平的考评体系,让员工获得平等的机会,有公平感。

(4) 向临床一线倾斜,向"三高"倾斜的原则:临床一线职工,无论是医师、护理、医技人员,都是医院的主要生产力和动力,绩效方案设计,应向临床一线倾斜,向业务骨干倾斜,向"高责任、高技术、高风险"的岗位倾斜。

(5) 多元化考核分配原则:各级各类医院根据自身情况,探索各个职系的岗位特点和个性化发展需要,因地制宜制订适合的评价体系,反映在评价的内容、过程、方式、方法、手段及其管理等环节的多样性。

(6) 经济性原则:绩效方案的制订要考虑医院的经济承受能力,要考虑国家卫生经济政策,只能在预算框架和政策允许范围内推进绩效方案设计,控制激励成本。

(7) 合法性原则:奖金方案的设计必须符合国家有关法规、法律。

(三) 医院绩效薪酬设计流程和思路

1. 医院绩效薪酬设计思路　按照各职系的工作特点和规律,按照各岗位的工作内容和价值定位,结合各类人员职业生涯发展规划,根据绩效管理要求量身定制考核体系,分职系设计医院绩效薪酬体系(图 3-23)。

2. 医院绩效薪酬设计流程

(1) 确定医院的绩效薪酬目标:薪酬体系不仅是一套对员工贡献予以承认或回报的方案,更是将战略和文化在薪酬制度中转化为具体行动方案的过程。薪酬目标的设定应体现医院的战略目标、价值导向和文化定位,对绩效策略的选择、薪酬计划和方案的设计、薪酬的发放和沟通均有指导意义。

(2) 岗位价值评价:岗位评价,也称为职务评价或者工作评价,是指采用一定的方法对医院各职系各种岗位的相对价值做出评定,并以此作为薪酬分配的重要依据;是在岗位分析的基础上,对医院所设

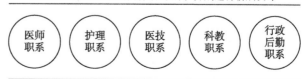

图 3-23　分职系医院绩效薪酬体系

岗位需承担的责任大小、工作强度、难易程度、所需资格条件等进行综合评价。岗位评价的实质是将工作岗位的劳动价值、岗位承担者的贡献与工资报酬有机结合起来,通过对岗位劳动价值的量化比较,确定人员薪酬等级结构的过程。

(3)绩效薪酬情况调查:薪酬调查,就是通过一系列标准、规范和专业的方法,对医院外部和内部的薪酬结构和水平的状况进行信息收集和统计分析,为薪酬方案设计提供参考依据。薪酬调查是薪酬设计中的重要组成部分,重点解决的是薪酬的对外竞争力和对内公平性问题,能够帮助医院从行业到自身、从历史到现状全面地了解薪酬环境和存在的问题。

根据对象的不同,薪酬调查主要分为外部和内部调查:外部调查即调查医院各类岗位的薪酬结构和水平在不同国家、不同地区、不同级别医院的情况,过程中要考虑不同的医疗服务体制和卫生政策的影响,不同地区经济水平差异造成的影响,为医院了解行业薪酬规律和竞争情况提供参考。内部调查即调查医院内部不同职系、不同岗位和人员级别的薪酬水平的历史和现状情况,然后选取同质比较对象进行对比分析,帮助医院了解自身薪酬制度存在的问题。

只有通过横向和纵向的全面的薪酬调查和对比分析,才能明确薪酬改革的方向,才能充分保障薪酬设计的合理性、公平性和针对性。

(4)绩效薪酬结构和分配方案设计:首先在医院薪酬战略、岗位评价、薪酬调查充分完善的基础上定位各职系各岗位的绩效薪酬水平;其次根据岗位特点、绩效考核需求、人员职业生涯发展路径等因素确定各类岗位绩效薪酬的结构、等级和浮动范围;最后建立各部分绩效薪酬的考核和分配制度。在设计过程中要遵循以下的原则:针对不同的岗位量身定制适合的分配制度,落实岗位责权利,强化效率和质量;向高风险、高技术、社会贡献大的岗位倾斜;关注对接触放射、传染、污物、高温等特殊岗位的补偿;考虑员工职业生涯发展,各岗位级别的绩效薪酬水平保持合理的差距。薪酬设计定位可以参照宽带薪酬的理念。

在宽带薪酬体系设计中,员工不是沿着唯一的薪酬等级层次垂直往上走,相反,他们在自己职业生涯的大部分或者所有时间里可能都只是处于同一个薪酬宽带之中,他们在企业中的流动是横向的,随着能力的提高,他们将承担新的责任,只要在原有的岗位上不断改善自己的绩效,就能获得更高的薪酬,即使是被安排到低层次的岗位上工作,也一样有机会获得较高的报酬(图3-24)。

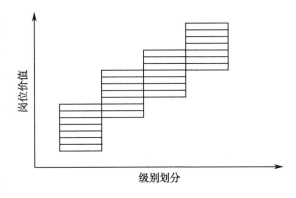

图3-24　医院绩效宽带薪酬体系

(四)医院绩效薪酬设计实务——以医师职系为例

临床医师的工作是医院核心竞争力的体现,决定医院的质量与效率,医师职系的绩效分配改革是医院改革成本的关键。实施医护分开的分配体系,更符合医师职业生涯的发展和学科规划。

1. 设计原则

(1)以医疗组长负责制为核心,明确学科和亚专业规划,将医疗组作为资源配置、产出核算、绩效分配和考核的基本单位。

(2)以人员定岗定级为基础,认可医师的个人素质、经验和技能水平,规划医师职业生涯,重视人才梯队的搭建。

(3)绩效薪酬中以变动部分为主,体现激励作用,以工作负荷、质量效率为主要考核指标,兼顾学科建设要求,在分配体系中体现技术难度、承担风险和学科发展需求的价值。

2. 岗位级别评定　根据医院医师人力结构特点和规划,从职业生涯发展的角度,对医师系列进行人员分级规划和管理,根据职称、工龄、学历等因素进行分级,定期进行级别调整评定,使人力结构和梯队趋于正金字塔的稳固模式。

3. 医师绩效薪酬的构成　主要由夜班酬金、岗位酬金、绩效酬金和防护性保障津贴几部分构成。

(1)夜班酬金:夜班酬金按医师实际承担夜班的岗位责任发放。夜班分为:一线班为住院总和低年资住院医生;二线班为高年资,有经验的管组医生。由于二线医生所承担责任大,在设计夜班费的时候,标准高于一线夜班费标准。医院鼓励高级别医师参加夜班值班,科室可以根据具体夜班情况上浮夜班酬金标准。

(2)岗位酬金:可以借鉴宽带薪酬的思想,根据人员级别确定岗位酬金,按照医院的具体情况和绩效管理需求设置在绩效薪酬中的占比,反映个人的资历能力水平,体现薪酬的保障性和成长性。

(3)绩效酬金:对医师的具体工作进行考核分配的部分,从负荷、难度、风险、质效等方面进行考核分配,分为月度和年度酬金(图 3-25、图 3-26)。

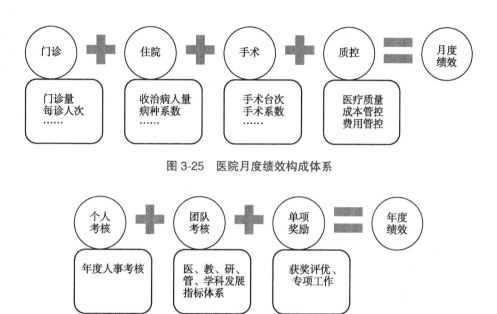

图 3-25 医院月度绩效构成体系

图 3-26 医院年度绩效构成体系

分析医师的工作内容,主要包含门诊看诊、病房治疗、手术、会诊、值班、教学、科研等,根据核心工作内容,按照不同层面(医疗、教学、科研等)、不同周期(月度和年度)、不同层次(科室、医疗组、个人)、不同维度(负荷、难度、风险、质量、成本)的要求设计考核指标、绩效目标和分配标准。

在设计绩效体系的过程中,要重点考虑将劳动强度、承担风险、资源投入。此外,对于不同成长阶段的医师,在绩效方案中要体现其不同的价值定位、目标导向和激励方式,在薪酬结构、分配标准、目标设定上与医师岗位级别结合起来考虑,使医师的职业生涯发展设计得以落地。

(4)职业防护性保障津贴:医院设置专门职业防护性保障委员会,制订各类职业防护性保障管理办法,鉴定接触放射、传染、污物、药物配制、高温等特殊岗位人员,并分类管理。可以按照人员在特殊场地工作直接与间接暴露时间来分类:全日直接暴露、半日直接暴露、全日间接暴露、半日间接暴露,类型不同档次不同,给予的岗位津贴发放也不同。职业防护性保障津贴设置,应充分考虑医疗行业特色,体现分配制度的保障性和公平性原则。

本章小结

医院管理者通过切实可行的评价指标体系和评价方法对科室的资源、工作强度、工作效率、医疗质量等方面进行综合评价,发现问题,分析原因,找出关键控制点,及时修正,以取得更好的社会和经济效益。科室评价分析也能充当科室的"指挥棒",发挥激励和导向作用。同时,医院空间资源配置涉及范围广,需要参考和执行的条例条规较多,合理的医院空间资源配置方案,在遵循相关条例条规的前提下,不仅能满足临床具体的使用需求,还能保障医院整体战略的实现。在空间配置实施的过程中,需掌握专业的知识,还必须注意多部门的沟通协助,这样才能充分利用医院空间资源,确保医院良好发展。最终,医院通过绩效管理来客观公平体现医院各职系人员的价值尤为重要,这也是医院各项工作的有序开展的保障。

思考题

1. 医院资源配置的原则。
2. 医院人力资源的分类。
3. 医院人力资源规划方法。
4. 医院流程管理的目标及工具。
5. 医院薪酬体系的构成。

（程永忠　张　捷　杨　翠　刘万利　叶　枫）

参考文献

［1］蔡孝恒.习近平 全面深化医药卫生体制改革思想初探［J］.中共云南省委党校学报,2016.17(3):34-38.

［2］习近平.干在实处 走在前列——推进浙江新发展的思考与实践［M］.北京:中共中央党校出版社,2013.

［3］赵云,农乐根.县级公立医院管理体制和运行机制改革的思路［J］.中国卫生经济,2013,32(8):5-8.

［4］应争先,李斐铭,魏晋才.精细化管理在县级公立医院的应用探讨［J］.中国医院,2012,11(1):2-4.

［5］程永忠.《华西医院管理实务》丛书2 从垂直管理到合纵连横·华西医院高效运营管理实务［M］.北京:人民卫生出版社,2013.

［6］程永忠,师庆科,石应康.六西格玛在医院流程改善中的应用和实践［J］.中国医院,2005,9(5):10-11.

第 四 章　医院人力资源管理

当今医疗市场的竞争,归根结底是人才的竞争。医院应如何根据其战略目标的要求选人、用人、激励人？如何进行战略性人力资源管理？这些将直接关系到医院发展的核心竞争力。

第一节　概　　述

一、医院人力资源概念及特点

(一) 医院人力资源概念

现代管理学之父彼得·德鲁克(Peter F. Drucker)于1954年在其著作《管理的实践》中首次阐释了人力资源(human resource,HR)概念的含义:人力资源是所有可用资源中最有生产力、最有用处、最为多产的资源。和其他所有资源相比较而言,唯一的区别就在于他是人。其后,人们从不同角度解释人力资源。简言之,人力资源是特指那些有正常智力、能够从事生产活动的体力和脑力劳动者。

医院人力资源是指在医院中拥有一定的知识、技能的人员的总和。医院人力资源是医院最宝贵的特殊资源,他们能够利用知识、智力、技能、体力为医院战略目标的实现而做出贡献。

(二) 医院人力资源分类

医院人力资源包括专业技术人员、管理人员以及工勤技能人员三大类。

1. 专业技术人员

(1) 卫生技术人员:卫生技术人员包括执业医师、执业助理医师、注册护士、药师(士)、检验技师(士)、影像技师(士)等卫生专业人员。

根据专业性质,卫生技术人员又分为医、护、药、技四大类。医,指取得执业医师资格或执业助理医师资格,经注册在医院执业的各级医师;护,是经执业注册取得护士执业证书,从事护理活动的各级护理人员;药,是取得执业药师资格的药剂人员;技,包括临床检验、影像、营养等科室的卫生专业人员。

在医院中,一般将具有副高级以上职称的卫生技术人员称为医院高级卫生人才。卫生技术人员的数量、质量、结构直接关系到医院的医疗服务质量和医院发展的核心竞争力。

(2) 其他技术人员:其他技术人员是指在医院主要从事教学、科研、医疗设备专业研发、宣传图书、信息系统等技术工作的非卫生专业工作人员。

2. 管理人员　管理人员是担任医院领导职责或管理任务的工作人员,主要从事党群、行政、教学、科研、运营等管理工作人员。

3. 工勤技能人员　工勤技能人员是指在医院中承担技能操作和维修、后勤保障等职责的工作人员。

(三) 医院人力资源特点

近几年的政府工作报告中均提到:建立健全符合医疗行业特点的人事薪酬制度,保护和调动医务人员的积极性。

医院人力资源到底有哪些行业特点呢？

1. 具备复杂的专业知识与技能　医疗卫生服务的专业性、复杂性与安全性,决定了从事医疗卫生服务的人员必须具备足够的专业知识与专业技能,以及心理学、信息学、法学、医患沟通、团队协调等多方面的知识与技能。

2. 培养成本高,培养周期长　医学生在校学习时间普遍高于其他专业,从事医疗卫生服务的人员不但需要系统的专业知识与技能,更需要丰富的临床经验,而这些能力的取得是需要一定时间的,因此,相对于其他行业的人力资源,医务人员的培养时间更长。并且,医学是一门不断创新、不断发展的学科,在岗医务人员还需要进行不断的知识更新。特别是信息化时代,很多患者求医时往往带着一大堆从网上下载的医生不可能全部看过的医学文献,要求医生解惑,这些信息来源对医生的挑战极大。

3. 职业风险高,工作负荷大　医疗卫生服务的职业特点决定了服务对象个体状况的多样性,医学对许多疾病的认识还很有限,这使得医务工作者在提供医疗卫生服务时面临着许多不确定因素,以及许多已知或未知的风险,同时面临职业暴露的威胁。在面对重大疫情、自然灾害等突发公共卫生事件时,医务人员承担着巨大的社会责任、有对公众救死扶伤的义务,可见医院工作人员的职业风险、工作强度、心理压力是非常大的。

4. 员工群体特质　医务人员属于知识型员工群体,他们具有以下特质:在特定领域中的专业特长;实现自我价值的愿望强烈;有较高的自主性和创造性;工作流动能力强等。

二、医院人力资源管理概念及特点

医院人力资源是实现医院战略目标的决定性资源,在医院发展中的每一个阶段,都需要有与之相适应的人力资源来完成各项工作任务。医院要根据其发展战略对各类人力资源在数量、质量上的要求,通过规划、招聘、培训、绩效管理、薪酬管理、职业生涯发展等系列活动,来实现医院发展与员工成长的共赢目标。

(一) 医院人力资源管理概念

医院人力资源管理(hospital human resource management)是指根据医院发展战略的要求,运用现代科学理论与方法,对医院人力资源进行有效开发、合理配置、充分利用,并通过培训、考核、激励等一系列管理措施,发掘员工的潜能,充分调动员工的积极性与创造性,最终实现医院发展与员工自身成长需求的共同目标。

(二) 医院人力资源管理特点

医院人力资源是现代组织中战略性资源,医院为了在业内占领制高点,并得到稳定的发展,必须拥有大量的优秀人才为医院服务,而医院人力资源服务的对象多为知识型员工。因此,医院人力资源管理具有以下特点:

1. 人力资源管理的责任主体:全方位,多角度　在医院里,医院领导、职能部门和科室负责人以及员工都应该成为人力资源管理的责任主体,只是角色定位不同而已。

(1) 医院领导:确定医院的核心竞争力;制订医院战略性人力资源规划;建立学科品牌和技术优势。

(2) 职能部门和科室负责人:理解与贯彻落实医院的战略、年度目标;制订部门/科室的工作流程、工作计划;培训与发展员工。

(3) 员工:理解医院的愿景和核心价值观;理解与执行部门/科室的工作流程、岗位职责;规划个人的职业发展。

2. 人力资源管理的主题是:医院和员工之间的"共同利益"　尊重与激励员工,建立一个在实现医院战略目标的同时,能够实现员工个人价值的管理机制。

3. 人力资源管理在理论上:跨学科,求创新　现代人力资源管理的理论涵盖了管理学、信息学、心理学、经济学、社会学等多个学科的理论。面对互联网时代带来的机遇和挑战,医院人力资源管理工作要不断吸纳国内外人力资源管理的先进理念,不断提升人力资源管理的水平。

4. 人力资源管理在运作上:整体性,协同性　医院人力资源管理必须依靠整个组织的支持与推动,医院、部门、科室、员工之间应当协同一致。

三、医院人力资源管理的发展趋势

人力资源在医院之间的竞争中具有决定性作用,面对互联网时代的变革,"互联网+医疗"带来诸多的挑战,人才流动更加频繁,人才择业自主权加大。医院人力资源管理在转型期中应有新思维、新标准。

1. 观念更新,机制创新 现如今,医师的身份在改变;医师与医院的关系在改变;传统的办医模式在改变,医院人力资源管理如何综合应对互联网时代的变革,首先,要从观念上和体制上为人才创造一个更为宽松、更加充满活力的环境,树立人力资源是第一资源的观念,尊重知识、尊重人才,这是做好人力资源管理的前提;其次,搭建人才能量释放的平台,一个医院能否发展靠人才,人才能否成功靠平台,通过机制的不断创新,提供更好的条件来吸引优秀的人才,想方设法通过文化建设和薪酬福利留住优秀员工,人才和平台互相促进,保证医院的发展;第三,要开放用人观念,采取灵活多样的方式吸引和使用人才,不求所有、但求所在、不求所在、但求所用,最大限度发挥人的积极性和创造力,如外聘客座教授、在位与在线服务相结合的工作模式、灵活的工时制等。

2. 职能转变,范围拓展 互联网时代的到来,知识型员工的管理都要求医院的人力资源管理必须转变职能,从传统的封闭性的行政事务性管理转变为目标导向、绩效导向为主要的战略性人力资源管理。因此,人力资源管理部门传统的人力资源行政工作应逐步形成简化的工作流程,或直接交给专业化机构运作,基础性工作的社会化"外包",而将大部分精力用于研究、预测、分析、沟通各部门人员,根据医院的长期、短期发展目标和医院文化的需要,医院业务发展的需要,使人力资源战略成为医院发展总战略的重要组成部分,并起到重要的支持和推动作用。

人力资源管理信息化应成为医院关注的重点,通过建立一个综合性、协同性的人力资源管理软件系统,可实现医院人力资源管理的优化,如将人事信息管理、岗位管理、绩效管理、薪酬管理、员工培训、员工晋升等纳入医院完整的人力资源管理信息系统之中,以满足医院复杂的人力资源管理系统优质、高效运行的需求。

3. 管理者的职业化 医院人力资源管理要求实现"观念更新、机制创新、职能转变、范围拓展",随着医院人力资源管理职能的转变、扩大,因而对人力资源管理者的专业素质要求越来越高,应具备相应的素质特征和技术手段。

有关研究表明,现代优秀的人力资源管理者应该具备四种角色。

(1) 人事管理专家:了解国家政府和卫生行政部门有关法律法规,熟悉医疗卫生机构及医院的人事管理程序。

(2) 医院业务伙伴:熟悉医院的业务,能参与医院战略规划的制订,营造业务落实的组织氛围,以保证各项业务的有效实施。

(3) 改革的推动者:当医院组织实施改革创新,应在人力资源、文化建设、制度完善等方面为组织改革提供有力的支持。

(4) 行为的领导者:发挥个人的影响力、感召力,并通过专业的知识技能和技巧协调处理人力资源管理中的关系,构建和谐,实现医院组织和员工的共赢。

第二节 医院人力资源管理内容

医院人力资源既然是一种特殊的资源,就应该有一个优化配置、有效利用、科学开发的问题,这就是人力资源管理的基本内容,即人力资源规划、人力资源配置、人员招聘、人员绩效管理、人员薪酬管理、人员培训、人员职业生涯管理等管理活动。

一、医院人力资源规划

根据国家对医院的功能定位以及国家卫生人力发展规划、本地区医疗卫生发展目标的要求,并依据医院的性质、内部环境等因素,制订医院人力资源战略规划。

(一) 医院人力资源规划的概念

医院人力资源规划(hospital human resource planning)是以医院的人才问题为研究对象,以人力资源现实状况为基础,以组织未来发展对人力资源的需求为目标,运用科学有效的方法,对人力资源发展趋向做出预测,并对人才的数量、质量、结构做出的具体安排,使得人力资源的供给和需求达到最佳平衡。

医院人力资源规划与医院发展规划密切相关,是达成医院发展战略目标的一个重要组成部分。

(二) 医院人力资源规划分类

医院人力资源规划可根据不同的划分标准,分为不同的类型。

1. **以"规划期限"分类**　医院人力资源规划可以分为短期规划(1~5年)、中期规划(5~10年)和长期规划(10年以上)。人力资源长期规划具有战略性、方向性、整体性、宏观性等特点,它规定了医院人力资源发展的总体目标与实施策略;人力资源中期规划是人力资源长期规划的阶段性安排,与长期规划相比它更加具体,人力资源短期规划具有微观、专项、可操作性强的特点。

2. **以"规划作用范围"分类**　人力资源规划可以分为战略性人力资源规划和战术性人力资源规划。医院战略性人力资源规划是指与医院长期发展战略相匹配的人力资源总体发展规划,它是医院人力资源管理总体发展目标、政策与策略的集合,战略性人力资源规划决定了医院在人力资源管理方面的基本目标及基本政策。医院战术性人力资源规划是指在医院战略性人力资源规划框架下,对医院5年之内的人力资源管理所作的各项安排,如人员需求预测、人员供给计划、人员培训计划、人员晋升计划、人力资源费用预算计划等。

(三) 医院人力资源规划流程

1. **调查分析阶段**　主要任务是通过问卷调查、访谈、数据等方法,收集、分析人力资源规划所需要的各种信息,全面掌握影响医院人力资源发展的政治、经济、社会、法律等外部宏观环境与行业因素,以及医院业务规模、技术水平、设施设备等内部条件,明确医院人力资源的现状。

2. **预测阶段**　用定性、定量相结合的方法对医院未来一段时间内的人力资源供需状况进行科学的预测。预测内容主要包括人力资源的数量、质量和结构诸方面。通过供需预测,找出医院各类人力资源的供需差距,知晓:人员有多少? 人员缺多少? 人员缺哪些? 人员哪里来? 为下一步制订人力资源规划奠定基础。

3. **规划编制阶段**　医院人力资源管理部门应根据医院发展战略目标、内外部环境情况,以及医院人力资源供需预测的结果,来制订人力资源规划以及相关的政策和措施。

4. **运用与反馈阶段**　医院人力资源规划的实施是医院人力资源目标与措施落实到具体行动的过程,在规划实施过程中,可能会受到各种不确定因素的影响,因此,要对其进行监督与评价,以全面掌握规划在实施中存在的问题。再根据反馈结果,不断进行调整,修正不合理之处,使其更切合实际,更好地为实现医院战略目标服务。

通过人力资源规划的实施,确保医院在需要的时间里,在需要的岗位上,获得需要的人才。

二、医院人力资源配置

医院人力资源的配置水平直接影响着医疗服务的安全性与质量,也决定着医院的运营成本与其他资源的使用效率。因此,科学、合理地配置人力资源对保障医疗质量、医疗安全、控制人力成本、提高医院绩效具有重要的意义。

(一) 医院人力资源配置概念

医院人力资源配置(hospital human resource allocation)是根据医院的服务功能、业务规模及发展目标要求,对各类岗位人员的数量、质量、结构设置的过程。

(二) 医院人力资源配置原则

1. **符合国家对医院人力资源配置的要求**　国家在医院人力资源的宏观管理上,出台了一系列相关文件,如原卫生部卫医字〔78〕第1689号《综合医院组织编制原则(试行草案)》、国人部发〔2006〕111号《事业单位工作人员收入分配制度改革方案》、国人部发〔2006〕70号《事业单位岗位设置管理试行办法》、原卫生部医管司、中国医院协会《三级综合医院评审标准实施细则》(2011年版)、原卫生部卫医发〔1994〕第30号《医疗机构基本标准(试行)》、原卫生部卫医政发〔2012〕30号《关于实施医院护士岗位管理的指导意见》。因此,为了有序地进行医院人力资源配置,必须遵循这些基本要求。

2. 以医院功能、任务、卫生服务需求为导向　根据医院的发展目标和业务规模,结合医院的人力资源分析报告的各种数据,从实际功能和卫生服务需求确定岗位的配置。

3. 因事设岗　岗能对应　在岗位设置时必须按照各部门、各科室、各单位的岗位调查、岗位分析、岗位评价结果而得出的岗位说明。在编制规范的岗位说明书的基础上,明确医院各类岗位的分布及其配置状况,为人员聘用提供依据,使人员能力与岗位要求相对应,"因事设岗,按岗定标,以标择人"。

4. 结构合理　精简高效　在岗位设置时要考虑结构优化,配置合理,包括合理的学历结构、合理的年龄结构、合理的职称结构、合理的知识结构等。同时,要充分考虑人力成本的支出,达到人力资源管理的最好状态——以最少的投入获得较高的效率,使员工的主动性、创造性能充分发挥出来。

（三）医院人力资源配置标准

国人部发〔2006〕111号文件,卫生事业单位贯彻《事业单位工作人员收入分配制度改革方案》的实施意见中强调,医院人力资源配置标准依据医院工作任务及专业特点来确定。卫生事业单位岗位分为专业技术岗位、管理岗位和工勤技能岗位三种岗位类别。专业技术岗位设置13个等级,管理岗位设置8个等级,工勤技能岗位分为技术工岗位和普通工岗位,技术工岗位设置5个等级,普通工岗位不分等级(图4-1~图4-3)。

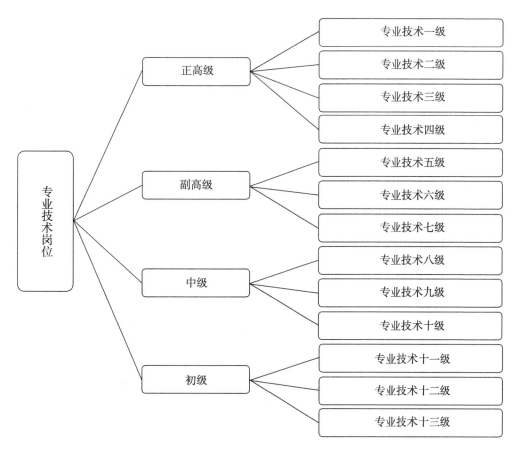

图4-1　专业技术岗位等级图

按相关文件规定,医院内各类岗位的人员应保持适宜的比例,从事专业技术岗位人员占医院总人数的比例应不低于80%,管理岗位的人员应占医院总人数的8%左右,工勤技能岗位人员应占医院总人数的10%左右。

原卫生部在《医疗机构专业技术人员岗位结构比例原则》中明确规定了各级医院内高级、中级、初级员工的比例:一级医院为1:2:8~9;二级医院为1:3:8;三级医院为1:3:6。医院床位与医院工作人员的比例为:300张床位以下的医院1:1.3~1.4;300~500张床位的医院1:1.4~1.5;500张以上床位的

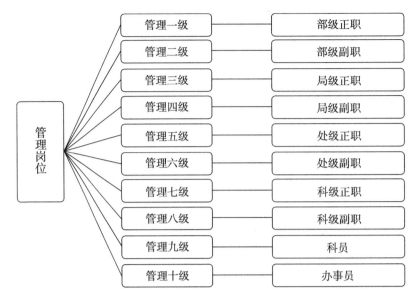

图 4-2　管理岗位等级图

医院 1：1.6~1.7。

原卫生部在《医疗机构基本标准(试行)》中明确规定,一级综合医院(住院床位总数 20~99 张)每床至少配备 0.7 名卫生技术人员;至少有 3 名医师,5 名护士和相应的药剂、检验、放射等卫生技术人员;至少有 1 名主治医师以上职称的医师。二级综合医院(住院床位总数 100~499 张)每床至少配备 0.88 名卫生技术人员;每床至少配备 0.4 名护士;至少有 3 名具有副主任医师以上职称的医师;各

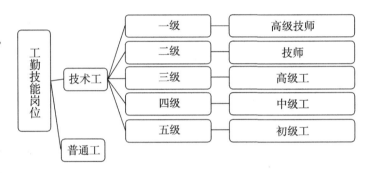

图 4-3　工勤技能岗位等级图

专业科室至少有 1 名具有主治医师以上职称的医师。三级医院(住院床位总数 500 张以上)每床至少配备 1.03 名卫生技术人员;每床至少配备 0.4 名护士;各专业科室的主任应具有副主任医师以上的职称;临床营养师不少于 2 人,工程技术人员(技师、助理工程师及以上人员)占卫生技术人员总数的比例不低于 1%。

原卫生部根据医院护理服务的客观需要,颁布了《医院注册护士管理办法》,明确指出,医院应当加强注册护士的科学配置,根据医院的功能、任务、服务量和服务效率,全面统筹、科学合理、弹性动态地进行护士队伍的科学规划和合理配置。如在该管理办法中要求,重症监护病房注册护士的配备应当保证注册护士与患者比为 2.5~3：1,全院普通病房注册护士与患者平均比应当≥0.4：1,一级护理患者平均比例为 60% 以上的病房,注册护士与患者比应当≥0.6：1;新生儿病房,注册护士与患儿比应当≥ 0.6：1 等。

(四) 医院人力资源配置的方法

人力资源配置由定量和定性相结合的原则。

1. 定量

(1) 效率定员法:它是根据医院各科室的工作量和员工的工作效率来确定人员配置的方法,效率定员法主要适用于医院门诊部卫生技术人员、其他技术人员、工勤技能人员的配置。

其公式为:人员配置数 = 平均工作任务总量 /(员工工作效率 × 出勤率)

例如:某医院呼吸内科平均每天门诊接诊患者为 320 人次,每位医生日均可接诊的患者为 40 人次,医生的出勤率为 95%。

根据上述公式:

人员配置数 =320/(40×95%)=7.6　即呼吸内科门诊医生的配置数为 8 人。

(2) 岗位定员法：它是根据医院各部门(科室)工作岗位的数量及各岗位工作量来计算人员配置数的方法。该方法主要适用于住院部卫生技术人员的配置。

其公式为：人员配置数 = 床位数 × 床位使用率 × 诊疗每位患者每天所需时间 / 每名卫生技术人员日均诊疗时间

例如：某医院普外科有床位 150 张，床位使用率为 97%，诊疗每位患者每天所需时间 1.5 小时，每名医生每天工作 8 小时。

根据上述公式：

人员配置数 =150×97%×1.5/8=27.28　　即普外科病房医生的配置数为 27~28 人。

(3) 设备定员法：它是根据医院各类设备的数量和设备使用率、每台设备所需员工数量和员工出勤率来确定人员配置数量的方法。该方法主要适用于医技科室设备操作人员配置数。

其公式为：人员配置数 =(同类设备开动台数 × 单机定员标准 × 该设备平均开动班次)/ 出勤率

例如：某医院放射科有 CT 机 3 台(全部工作)，每台 CT 机定员为 1 人，该设备平均开动班次为 2，员工平均出勤率为 90%。

根据上述公式：

人员配置数 =(3×1×2)/90%=5.4　　即放射科 CT 室的操作人员配置数为 5~6 人。

2. 定性

(1) 比例定员法：在符合国家相关规定的基础上，医院中各级、各类服务人员的数量是依据相应的被服务对象的数量以及不同岗位、等级之间员工的适宜比例来确定，这种方法适用于确定医院各级、各类人员的配置。除此之外，医护之间、卫生技术人员与管理人员之间、卫生技术人员与工勤技能人员之间的比例可根据医院规模、服务量、所在区域的人口状况及经济发展水平等因素来确定。

(2) 职责定员法：职责定员法是指医院根据部门和科室的业务分工及职责范围来确定人员配置的方法。职责定员法主要适用于医院管理人员，因为这种岗位的工作难以量化，通常是根据对实际工作的调研情况及管理者的经验为依据。

三、医院人员招聘

医院人员招聘(hospital staff recruitment)是医院获取人才所需的途径，是医院将合适的人配置到合适岗位的活动。

(一)医院人员招聘的概念

医院人员招聘是指医院根据工作岗位的需要，通过一定的程序与方法，寻找、选拔符合要求的人到医院工作岗位的过程。

(二)医院人员招聘原则

1. 公开、公平、公正原则　医院应把本院空缺岗位、专业、数量、应聘资格、选择程序向社会公开告知。

2. 竞争择优原则　医院应根据不同岗位对人员的知识、技能、经验、个性等的方面的要求，确定科学的人员甄选方法，确定规范的考核程序来鉴别人才。

3. 人岗匹配原则　医院在招聘时，一定要根据工作规范的要求，做到人岗匹配，招聘到专业、能力最适合该岗位的人员，这样既能最大程度地节省人力成本，又能高效地发挥人的潜能。

4. 优势互补原则　招聘不仅要考虑新进成员的知识技能水平，还要注意该员工能否与工作团队相融合，能否与其他成员形成优势互补态势。

(三)医院人员招聘的流程

医院人员招聘工作必须科学化、规范化，招聘程序主要包括 4 个阶段(图 4-4)。

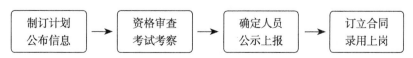

图 4-4　医院人员招聘流程图

根据医院人力资源规划及未来人力资源在数量上、质量上、结构上的供需状况来制订招聘计划。招聘计划的主要内容有部门、岗位、数量、时间和薪资等。

通过医院内部员工的工作调整来补充岗位所需人员的过程,主要通过工作调换、轮岗和职位提升等形式来实现;外部招聘是医院通过在报纸、电视等传统媒体,以及网络电子等新型媒体发布广告的形式来实施人员的招募过程。

根据招聘标准,审核应聘者的材料,对符合条件的应聘者进行初选;对符合条件的人员进行专业素质测试,包括笔试、面试、心理测试等;确定录用者名单,向社会公示,然后上报获准;办理相关上岗录用手续。

四、医院人员绩效管理

随着医改的不断推进,迫使医院加强内部管理,绩效管理在现代企业管理中是行之有效的管理模式和管理方法,越来越普遍地应用于医院管理。绩效管理是实现医院发展战略的重要手段,是保障医院目标实现的重要工具。通过对医院战略的建立、目标分解、业绩考核、绩效成绩应用等绩效管理工作,达到员工工作绩效的不断提升及医院战略目标的实现。

(一) 医院绩效管理相关概念

1. 绩效 投入与产出的平衡,包括成绩、业绩、成效、效能、效率、效果等。

效率是指努力以正确的方法来做事,效果是指做正确的事。

2. 绩效考核 指对一件事依据某些标准进行评价,是用来衡量、评价、影响与员工工作有关的行为和结果,考察员工的实际绩效的结构性制度。(技术层面)

3. 医院人员绩效管理(hospital staff performance management) 是医院管理者和员工为了达到医院目标共同参与的绩效规划制订,绩效辅导沟通,绩效考核,绩效结果应用,绩效目标提升等持续循环的过程。(管理层面)

(二) 医院绩效管理与其他人力资源管理子系统的关系

医院绩效管理作为人力资源管理的核心,与其他人力资源管理子系统之间具有相互依存、互为支撑的关系。绩效管理为人力资源规划、职务晋升、员工岗位异动、培训开发、薪酬分配等方面提供了依据。

(三) 医院人员绩效管理系统构成

医院人员绩效管理系统是由绩效考核指标体系、绩效考核运作体系、绩效考核结果反馈体系、绩效管理工具的应用4个部分构成。

1. 绩效考核指标体系 绩效考核指标体系是考核员工工作绩效的标准,是医院绩效管理系统的核心。

员工绩效考核指标主要由关键绩效指标、岗位职责指标、工作态度指标、岗位胜任特征指标、否决指标等部分构成。

(1) 关键绩效指标:该类指标是在对医院战略目标按照管理层级逐层分解(医院战略目标、部门目标、科室目标、个人工作目标)后获得的。

(2) 岗位职责指标:主要是根据医院各部门(科室)和岗位说明书中的"岗位职责""工作内容"归纳总结提炼而成的指标。

(3) 工作态度指标:该类指标与其他考核指标的区别是,不论岗位高低、能力大小,考核的内容基本一致,如工作认真程度、责任心、工作努力程度等。

(4) 岗位胜任特征指标:该类指标是根据员工的岗位胜任素质提炼而成。

(5) 否决指标:该类指标是医院根据所提供的医疗服务特点而设立的医疗安全、医德医风等方面的指标,如果这种指标所对应的工作出现问题,将会对医院、患者带来直接且严重的后果。

2. 绩效考核运作体系 绩效考核运作体系包括医院绩效考核委员会的建立;拟定绩效考核的总体思路;确定考核者和被考核者;选择考核的方式和方法;筛选绩效考核指标;确定考核的时间;实施绩效考核;计算考核成绩。

3. 绩效结果反馈体系 医院人力资源管理部门根据员工绩效考核结果反馈体系与人力资源管理其

他子系统建立联系,并据此开展各项人力资源管理相关工作,具体表现在人员规划、岗位调整、职务晋升、员工激励、培训开发、薪酬分配等方面。

(四) 医院绩效管理工具(方法)的应用

通过绩效管理工具的应用,达到绩效目标的实现,医院绩效管理工具主要有以下几种:平衡计分卡(BSC);目标管理(MBO);关键绩效指标(KPI);360°考核等。

1. 平衡计分卡(balanced score card,BSC)

(1) 概念:根据企业组织的战略要求而精心设计的指标体系,是从财务、客户、业务运营、学习成长四个方面来衡量绩效的考核方式。按照卡普兰和诺顿的观点,"平衡计分卡是一种绩效管理的工具。它将企业战略目标逐层分解转化为各种具体的相互平衡的绩效考核指标体系,并对这些指标的实现状况进行不同时段的考核,从而为企业战略目标的完成建立起可靠的执行基础"。

(2) 应用:平衡计分卡是国际前沿的管理思想,在目前世界 500 强企业中,有 70% 的企业应用了平衡计分卡。平衡计分卡方法打破了传统的只注重财务指标的业绩管理方法。平衡计分卡认为,传统的财务会计模式只能衡量过去发生的事情(落后的结果因素),但无法评估组织前瞻性的投资(领先的驱动因素)。在工业时代,注重财务指标的管理方法还是有效的。但在互联网时代,传统的业绩管理方法并不全面,组织必须通过在客户、供应商、员工、组织流程、技术和革新等方面的投资,获得持续发展的动力。正是基于这样的认识,平衡计分卡方法认为,组织应从四个角度审视自身业绩:创新与学习、业务流程、顾客、财务。

在医院里,创新与学习(从人力资本维度出发,考虑发展后备人才计划/增加业务学习/培训/创建良好的工作团队等)、业务流程(业务管理:平均住院日、门急诊等候时间等;风险管理:医疗服务风险管理、医患危机管理等)、客户(即患者维度,从服务与环境的满意度、临床治疗的满意度等)、财务(成本控制、财务分析、医保管理等),将医院的战略目标转化成一套系统的考核体系。

以临床医师为例,应用平衡计分卡进行绩效考核的方法见图 4-5。

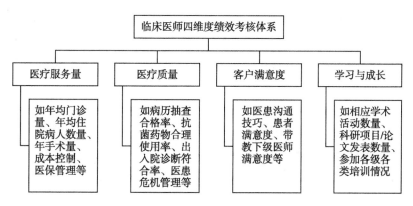

图 4-5　平衡计分卡应用示例图

2. 目标管理(management by objective,MBO)

(1) 概念:目标管理是以目标为导向,以人为中心,以成果为标准,而使组织和个人取得最佳业绩的现代管理方法。目标管理亦称"成果管理",俗称责任制,是指在企业个体职工的积极参与下,自上而下地确定工作目标,并在工作中实行"自我控制",自下而上地保证目标实现的一种管理办法。

(2) 应用:目标管理是一种公开性最强的模式,能够将企业的总体目标分配过程透明化,企业的每个员工都清楚,自己和他人有哪些工作指标。推行目标管理关键在于领导,领导对各项指标都要心中有数,领导与下属之间不是命令和服从的关系,而是平等、尊重、信赖和相互支持。在目标设立过程和执行过程中,都要善于沟通,使大家的方向一致,目标之间相互支持,同时领导还要和下级就实现各项目标所需要的条件以及实现目标的奖惩事宜达成协议,并授予下级以相应的支配人、财、物和对外交涉等权利,充分发挥下属的个人能动性以使目标得以实现。

在医院里,院领导应充分重视医务人员为知识型员工的特质,在医务人员的自身发展和自我价值实现的需求上充分重视,让医务人员的职业生涯与医院、科室的发展共同结合。

3. 关键绩效指标(key performance indicator,KPI)

(1)概念:详见第三章第三节。关键绩效指标在医院绩效管理和战略人力资源管理中是一种十分重要的方法,该方法不仅让部门主管明确部门的主要责任,而且可以明确部门人员的业绩衡量指标,确保让每一个工作人员都为整体目标的实现而努力,从而使医院通过此方法高效提升绩效管理。

(2)应用:建立明确的切实可行的KPI体系,是做好绩效管理的关键。关键绩效指标是用于衡量工作人员工作绩效表现的量化指标,主要目的是引导经营者将精力集中在能对绩效产生最大驱动力的行为上并能及时了解判断运营过程中产生的问题,及时采取改进措施。

在医院管理中,也同样遵循这样的原则。医院管理者对医院战略目标达成共识后,分析关键成功因素,分解为关键绩效指标,再把关键绩效指标按部门、科室、岗位逐一向下分解,它的分解与落实都是以既定目标为核心的,因此,不能忽略部门、科室、员工的参与。

4. 360°考核

(1)概念:是针对被考核者的行为表现,从被考核者的自我评价以及上级、同级和下级几个方面进行全方位的评价,又称"全方位考核法"。

(2)应用:360°考核的程序是:设定考核用表→分组→确定参加考核人员→动员→发表→回收→数据录入→出报告→反馈面谈。

在医院管理中,360°考核是一项面向全员进行大范围评价的严肃性工作,涉及人员众多、影响面广,参加考核人员的基本情况、经历、所受教育程度及素质又不尽相同,而这些都将直接影响到360°考核工作的结果。一般采取将被考核人分组,同时进行考核。动员也是360°考核的一个必要环节,通过组织者有效地解说,使每个考核者都能理解考核工作,充分认识到360°考核的重要性和深远意义,自觉地参加这项工作,把自己对被考核人最真实的看法表现出来,使考核的结果能较为客观公平。

五、医院人员薪酬管理

制订公平合理且有激励作用的薪酬体系,目的是对过去业绩的肯定,促进未来业绩的提升。在人力资源管理中,薪酬管理是最为敏感,薪酬设计也是最困难的。我国工资制度演变经历了四个阶段(图4-6)。

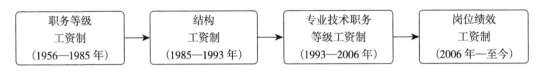

图4-6　我国工资制度演变阶段图

(一)薪酬管理相关概念

1. 薪酬　薪酬是员工作为劳动关系中的一方,向用人单位提供劳动后所获得的各种形式的回报,是用人单位支付给员工的劳动报酬。薪酬对于员工来说具有保障、激励、调节等功能,对于医院来说,具有吸引员工、留住员工、控制成本、强化医院文化、支撑医院战略实施、促进医院可持续发展的作用。

2. 薪酬分类　薪酬分为经济性和非经济性薪酬两种类型。经济性薪酬包括基本工资、绩效工资、加班夜班酬金、津贴、福利、各项保险等;非经济性薪酬包括工作方式的多元化、培训机会、发展机会、工作环境、带薪休假、健康体检、员工感受等。

3. 医院人员薪酬管理(hospital staff compensation management)　是在医院发展战略的指导下,以效率、公正、合法为基点,对薪酬的支付原则、薪酬策略、薪酬水平、薪酬结构进行确定、薪酬分配和薪酬调整的动态管理过程。

(二)医院薪酬管理内容

医院薪酬管理主要包括薪酬体系设计和薪酬日常管理两个方面。科学、有效的薪酬管理,是医院吸引、留住员工的重要手段,也是医院获取竞争优势的重要源泉。因为薪酬的外部竞争力与内部的公平性是影响医院各类人员的工作态度、工作方式、工作绩效的重要因素,甚至会影响到他们与医院长期合作的意愿。

薪酬体系设计包括对薪酬水平和薪酬结构的设计。影响薪酬体系设计的影响因素有国家薪酬政策、社会政治与经济环境、同行的薪酬标准、专业人员的市场资源、医院内部的分配制度、医院的经济支付能力、员工对薪酬制度的期望等。

原人事部、财政部、原卫生部(国人部发〔2006〕111号)在《卫生事业单位贯彻〈事业单位工作人员收入分配制度改革方案〉的实施意见》中要求卫生事业单位的在册正式工作人员实行岗位绩效工资制度。岗位绩效工资由岗位工资、薪级工资、绩效工资和津贴补贴四个部分构成(图4-7),其中岗位工资和薪级工资为基本工资,基本工资执行国家统一的工资政策和标准。

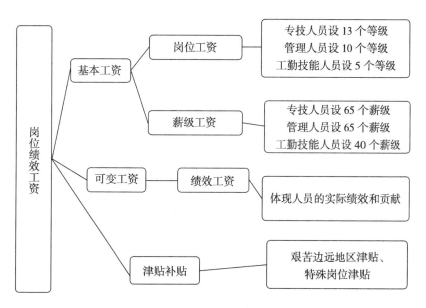

图4-7　岗位绩效工资框架图

岗位工资:体现岗位的职责;设置专业技术岗位、管理岗位、工勤技能岗位;实行"一岗一薪,岗变薪变"。

薪级工资:体现工作表现和资历;专业技术人员和管理人员设置65个薪级、工人设置40个薪级;实行"一级一薪,定期升级";每年考核合格晋升一级薪级工资。

绩效工资:绩效工资的分配主要体现工作业绩和实际贡献。国家对单位的绩效工资的总量进行调控;以"社会公益目标完成情况、绩效考核情况、业务发展、岗位设置、经费来源"等因素作为总量调控的考虑因素;卫生事业单位在国家核定的绩效工资总量内自主分配;绩效工资与个人表现和业绩挂钩,合理拉开差距;卫生事业单位要以综合绩效考核为依据,突出服务质量、数量,要强化岗位、突出业绩,注重向优秀人才、关键岗位和核心团队倾斜。

六、医院人员培训

组织应通过各种形式的培训,满足群体的知识更新、观念转变、技能提高,进一步挖掘员工的潜能,从而增强医院的凝聚力,全面提升医院人力资源管理的核心竞争优势,使医院的整体业绩持续增强。

(一)医院人员培训概念

医院人员培训(hospital staff training)是指医院通过对员工进行一系列有计划、有组织的学习活动,让员工获得完成其岗位工作所需要的专业知识与技能,进而提高员工现在或将来的工作绩效的过程。

医院人员培训具有战略性、全员性、专业性、层次性、实用性、长期性、实践性等特点。在医院培训中,培训需求、培训计划、培训实施、培训评估构成了培训工作的全过程。

在医院里,当培训机会、培训内容与人员的岗位异动、职务晋升、薪酬分配挂钩时,人员培训实质上更是一种激励。

(二)医院人员培训种类

1. 按照培训对象来划分　可分为管理人员培训、专业技术人员培训、全员培训。管理人员培训的主要内容有先进的管理理念、管理方法、管理技术,国家相关法律法规,国家卫生方针政策,方案解读等;专业技术人员培训的主要内容有专业基础理论与技能,新技术、新进展等;全员培训的主要内容有医院文化、规章制度、医疗相关法律法规、医疗风险管理、医患沟通艺术等。

2. 按照在职时间来划分　可分为岗前培训、在职培训。岗前培训是指对新入职员工所进行的培训,培训内容一般包括对医院概况的介绍、医院相关规章制度介绍以及院内参观等;在职培训的内容主要依据实际工作的需要来确定相应的形式和内容。

3. 按照培训地点来划分　可分为医院内部培训和医院外部培训两种。医院内部培训主要是通过岗位轮转、专题学习、学术交流、上级带教等方式进行;外部培训是指员工脱离工作岗位至国内、国外专项进修、专题培训、学术交流等。

(三)医院人员培训流程

1. 需求分析　培训需求分析也称为确定培训需求点,它是确定培训目标、培训内容、培训方式的重要依据。培训效果在很大程度上取决于培训需求分析的是否准确。培训需求分析可以从岗位任职者个体层次、工作层次、组织层次三个层面上进行。

2. 制订计划　培训计划的制订应包括:培训目标、培训原则、培训地点、培训时间、培训形式、培训师资、培训组织者、考核方式、培训经费预算等。

3. 培训实施　培训实施是对培训计划的具体落实。培训实施由准备阶段、实施阶段、总结阶段三个部分构成。医院相关部门要按照实施工作的日程安排,组织、协调、安排培训前、培训中、培训后的各项工作,并在资源保障、人员调配、培训现场控制等方面做好相应的准备工作。

4. 培训评估　培训评估是对培训有效性进行系统、全面的评价反馈的过程。

七、医院人员职业生涯管理

人力资源管理活动需要保证组织能够维护员工的长期利益,特别是鼓励员工不断成长,最大限度地发挥其潜能。医院作为知识密集型组织,绝大多数员工接受过良好的教育,拥有自己的职业理想,以及实现自我价值的强烈愿望,因此,医院要根据员工的职业愿望与组织发展的需要,针对员工的专长、个性特征,结合医院和科室实际工作的需要,和员工一起制订职业生涯规划。医院要尽量为员工提供其成长所需要的各种条件,使员工能够在组织为其搭建的职业平台上努力工作,逐步实现员工与医院的共同发展。

(一)医院人员职业生涯管理概念

医院人员职业生涯管理(hospital staff career management)是指组织和员工个人共同对职业生涯进行设计、规划、执行、评估和反馈的一个综合性过程。

(二)医院人员职业生涯管理的主要内容

1. 组织层面

(1)帮助员工制订职业生涯发展规划,进行职业生涯规划方面教育与辅导。

(2)与员工充分沟通,以适应组织的发展与变革。

(3)为员工实施职业生涯规划提供帮助,使双方的需要都得到满足。

2. 个人层面　从狭义的角度来看,职业生涯是员工个体在其整个工作生涯中选择从事工作的一个总的行为过程;从广义的角度来看,职业生涯是贯穿员工个体一生的系列活动。员工应该思考的问题是:我是谁? 我想干什么? 我能干什么? 环境支持我干什么? 我的职业目标是什么?

通过职业生涯管理,满足员工的发展需求,留住优秀的员工;使员工与组织充分沟通,以适应组织的发展与变革;激发员工,成就未来。

医院人力资源管理的最终目的是促进医院战略目标的实现,通过有效的人力资源管理,达成人与人、人与事和谐的环境,这种和谐会激发员工的积极性,提高工作效率,为医院可持续性发展提供可持续性的人才支持。

第三节　华西医院人力资源管理实践

——案例分享

华西医院通过有效的战略管理,不断创新机制,激发人的潜能,发挥人的主观能动性,形成了先进的生产力和核心竞争力。

一、人才战略——内培外引

华西医院系原卫生部属公立医院,长期存在着人员编制与业务发展的矛盾,这种现象有它的历史原因,但时至今日,公立医院面临着极大的现实变化,随着国内医疗需求的不断释放,华西医院的接诊量呈爆炸式增长;另一方面,长期存在的编制管理,吸引到优秀人才很困难。医院究竟怎样才能改变现状,满足当前和未来对人力资源的需求?

经过对院内人才结构的分析,结果显示,当时华西医院的人才结构呈菱形——两头明显弱,顶端缺少资深的专家,低层的住院医师数量严重匮乏。住院医师主要负责基本医疗工作,包括收治患者、书写病历、记录病程、根据上级医师指导开具医嘱和执行部分临床操作等。华西医院按要求,留院的应届临床毕业生必须是取得硕士和博士学位,他们在很短的时间里就晋升为主治医师及以上的职称,由于住院医师的数量不足,使得科室内人员分工不明、责任不清,随着医院规模越来越大,人力资源配置不合理的现象日益突出,人员结构的不合理已严重影响临床工作的质效,制约了医院的发展。

怎样把菱形转向合理的正三角形,及如何扩增住院医师和补强资深专家,无论是支撑学科建设,还是向患者提供更优质的医疗服务,完成这个转变都迫在眉睫。几经琢磨,医院领导层找到了突破口:"内培外引"。

(一)内培——以住院医师规范化培训为例

华西医院在1993年已按照原卫生部对部属部管医院进行住院医师规范化培训的要求,开始了此项工作,但由于每年留院的住院医师人数非常少,医院规模又不断扩大,无法立即缓解临床科室的"住院医师荒"问题。

2003年,华西医院启动了住院医师规范化培训。依照国际惯例,每一届住院医师规范化培训的周期为3~5年,与此前住院医师培训最大的不同是:身份的改变!以前的住院医师是作为职工——"单位人",医学院本科毕业来到医院,接受为期5年两个阶段的住院医师培训。改革的关键是将参加培训的住院医师作为广义的学生——"社会人",经过系统规范的培训,5年后再择业,"身份"的提出,聚焦在了机制的创新,尽管这一改革面临着诸多的困难:国家无政策、地方不配套、科室不理解、学生不接受,但华西医院克服种种困难,坚定地开始住院医师规范化培训的战略。

概括起来,经过创新后的华西医院规范化住院医师培训模式与传统培训模式具有5个显著区别(表4-1)。

表4-1　华西培训模式与传统培训模式的区别

	传统培训模式	华西培训模式
1	仅为本单位或科室培养	为社会培养,自留一部分,为社会输出一部分
2	专科内部培养为主	多学科培养
3	在培住院医师享有职工"铁饭碗"	在培住院医师不纳入职工管理,为广义的学生
4	观察时间短	观察时间长
5	直接成为专科医师	先住院医师,再成长为专科医师

战略实施带来一系列管理体系、培养模式的更新。例如:招生制度/人事管理制度等;设置全新的住院医师培训课程;构建匹配的薪资福利制度;提供足额的培训经费;提高师资的待遇等。

这一改革带来的成效是不争的事实。经过规范化培训的住院医师源源不断的走向临床。自此,各科室不仅告别缺人的烦恼,医院人才结构也逐步由菱形转向正三角形。华西医院的住院医师进入医院培训,既是学习也是工作,虽然身份有所改变,但最关键的是:他们为了自己的前途和未来,对医疗技术的学习需求不断递增,身上的责任感在临床工作中体现出来,对上级医生或带教老师的讲解、指导和培训要求会显著增加,学习的积极性、主动性与此前按编制留院人员相比明显提高。这样也会激发上级医生或带教老师不断提高自身的业务水平。

时至今日,住院医师规范化培训模式兴盛于多地,华西医院在推进住院医师培训的历程上,也释放出了强大的学科建设力量。

原卫生部在2011年2月颁布了《医药卫生中长期人才发展规划(2011—2020年)》,文中提到:"到2020年,所有新进临床医疗岗位的医师均经过住院医师规范化培训,形成比较完善的公共卫生专业人员规范化培训和准入制度。"

(二) 外引——以引进人才为例

人力资源是医院的第一资源,医院的发展与医院之间的竞争归根结底是人才队伍的竞争。华西医院清楚地看到:与国内名院相比,华西医院在人才队伍建设中存在许多不足:高层次拔尖人才较少;人才队伍的国际化水平偏低;具有接受过国外教育、培训及合作研究经历的人才不多。鉴于此,在过去的20年间,华西医院引进了一批优秀的学科学术带头人,他们为华西医院的腾飞发挥了重要的作用。

在这个过程中,事业留人、待遇留人、情感留人,华西医院制订了4条标准:一是具有创新和服务意识,与华西医院的团队价值观和服务价值观要吻合;二是要认同华西医院的创新和变革思路,能够接受改革的风险;三是认可"结果为导向"的判断标准;四是要有真本事,不仅以往业绩要好,对学科的未来还要具有开拓的视野。群星璀璨,共同努力,使华西走出了科研洼地,走向了学科高地。

在复旦大学医院管理研究所进行的"中国最佳医院排行榜"中,华西医院连续数年名列第二。在中国医学科学院进行的"中国医院科技影响力综合排行榜"中,华西医院连续数年获得第一。这些成绩的取得肯定是举全院全员之力,但引进人才在科研方面做出的贡献是"功不可没",实现了华西医院"医疗立院、教学兴院、科技强院"的战略目标。

二、人事(绩效)分配制度改革

2000年以来,由于国家加大了城镇居民医疗保险和新型农村合作医疗的投入力度,老百姓的医疗需求迅速释放,倒逼华西医院的规模不断扩大。医院规模扩增,科室也随之变大,床位也随着增加。规模扩大带来管理的问题:首先,机构大了,怎么管理?人员多了,怎么体现"效率与公平"?怎样的人事(绩效)分配制度能保证各级各类员工积极的工作模式?其次,华西医院已沿用了10余年的人事(绩效)分配制度。自1995年至2005年,实行"以科室收支结余为基础的院科两级全成本核算分配制",在国内公立医院率先进行的院科两级全成本核算,在项目收费基础上进行成本核算,结余分配到科室,科室决定人员的二级分配,这种分配方式在特定时期促进了医院和学科的发展。时至今日(2006年),出现了一些弊端:不合理的项目收费价格导致专科间的收入差距;医技科室与临床科室间存在利益冲突;科室内部医师、技师、护士的分配难以体现其工作规律;因为没有细化岗位职责、人员类别、工作年限的差异,不能体现医疗服务量、工作效率、费用情况的不同。这些问题的出现,使得学科乃至医院的医、教、研全面发展受到影响等,这种状态已经很难适应蓬勃发展的华西医院,人事(绩效)分配制度的改革迫在眉睫。2006年,华西医院开启新一轮人事(绩效)分配制度改革的筹备。

华西医院人事(绩效)分配改革的主体思路主要有两点:一是从"院科两级分配"逐步过渡到"医院一级分配",二是分配不再参照科室的收支结余量,而重点依据员工的工作质量、业务量、工作强度和职业风险等指标,坚持定性分析和定量分析相结合的分配原则。

2006年被称作华西医院"岗位绩效工资制度"的改革试点年,2006年5月26日,华西医院印发《人事分配制度改革实施方案(试行)》,选择了几个科室/部门作为"岗位绩效工资制度改革"的试点单位。此方案设计的关键:依据有关政策规定和医院人员结构现状,确定其职系和层级划分;探索和研究不同职系、不同层级、不同岗位的绩效考核指标体系;遵循"收入不与分配直接挂钩"的原则;探索和研究依据医院各项业务工作质和量配置岗位数的原则和标准。形成了分系、分类、分层、分级的华西医院人事(绩效)分配制度的特色(图4-8)。

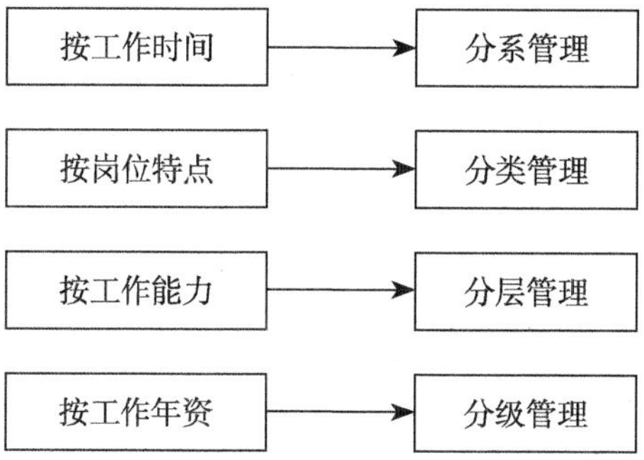

图4-8　华西医院人事(绩效)分配制度图

（一）分职系

按员工80%时间从事某项工作的原则,将员工划分为医疗、教学、科研、管理、工勤五大职系。

（二）分类别

按岗位特点分类别管理,医:医师、医技、护士;教:专职教师、教辅人员;研:专职研究人员、实验技术人员;管:各级专职管理人员、科室管理者(20%从事管理)、各级专职助理、科室秘书;工:技能工人、普通工人。再根据各个职系和不同类别的工作特点,量身定制不同的绩效考核指标。

（三）分层次

按员工个人能力和在团队中的作用,分层次管理。当时初步划分出三个层次:基本层、骨干层和核心层。基本层:正在接受规范化培训的住院医师、护士、技师以及与医院签订定期聘用合同的初、中级职称者,他们是在培训中工作,在工作中培训。骨干层是医院编制内职工(因为当时有编制的员工,国家和地方都没有相关"退出机制"的指导性文件)和少数编制外员工,他们决定着医院整体的工作质量和效率。核心层:临床科室负责人、学科学术带头人、医院管理者,他们决定着学科学术的未来,决定着医院的发展,管理能力是考核该群体的一项重要指标。

（四）分级别

按员工的工作年限、任职资格、岗位绩效分级别管理(表4-2)。

表4-2　员工分级别管理表

职称系列	级别总数	正高	副高	中级	初级
医师	12	4	4	2	2
护/技/药	12	2	3	4	3
工勤人员	12	技术工人			普通工
		高级技师	技师	高级工	中级工	初级工	
		2	2	2	2	2	2

遵循"尊重历史、立足现在、展望未来"思路,依据上一年度医院各岗位的人员数据,按照人员正三角形结构划分出表4-2的级别。

归根结底,华西医院的人事(绩效)分配改革具有两大特色:增量分配推动全面改革;人事(绩效)分配改革小步快走。巧合的是,2006年初试点的人事(绩效)分配制度改革,重点强调质量、业务量、绩效成本管控,遵循"分配不与收入直接挂钩"原则,高度吻合原卫生部于同年底出台的相关文件规定:"卫生事业单位职工个人的绩效工资要严格按照其工作质量、工作数量、职业道德等综合考核的结果发放,严禁与业务收入直接挂钩。"

华西医院在设计人事(绩效)分配方案中充分借鉴和应用现代管理学的原理,以适应多变环境下的竞争格局,具有"以目标导向、绩效导向为主的战略性人力资源管理",正逐渐彰显出它强大的驱动力作用。

本章小结

医院人力资源管理面临诸多的挑战:医师的身份在改变;医师与医院的关系在发生变化;传统的办医观念受到冲击;社会办医渠道拓宽等。

人力资源管理如何综合应对时代的变革? 如何最大限度的开发人的潜能,使员工能积极主动创造性开展工作?

通过《医院人力资源管理》课程的学习,首先,我们应了解人力资源管理的基本概念和主要内容,为此,本章的第一节着重介绍了人力资源和人力资源管理的基本概念,并从中阐明了人的重要性,第二节全面而扼要地阐述了人力资源管理的主要内容。其次,我们应了解人力资源管理的实践,因此,本章第三节则从华西医院在人力资源管理方面的一些典型案例和体会做了介绍。通过以上章节内容,将使我们对医院人力资源管理的理论知识方面有所了解及掌握,并在实操方法中得到一定的启发。

思考题

1. 人力资源管理不仅仅是人事部门的事,对此你怎么认为?
2. 医院人力资源到底有哪些行业特点?
3. 简述人力资源管理的主要内容。
4. 医院绩效提升靠什么?

(郭肖宁 饶昕)

参考文献

[1] 张鹭鹭,王羽.医院管理学[M].北京:人民卫生出版社,2016.
[2] 廖新波.变革时代的医院管理[M].北京:世界图书出版公司,2008.
[3] 陈维政.人力资源与开发[M].北京:高等教育出版社,2014.
[4] 桂克全.解密华西[M].北京:光明日报出版社,2014.
[5] 杨明.人力资源管理实务全书[M].北京:人民邮电出版社,2012.
[6] 张英.医院人力资源管理[M].广东:广东人民出版社,2011.

第 五 章　医疗质量管理

"质量、安全、服务、管理、绩效"是现代医院管理的主题,其中质量管理(quality management)是重要组成部分,也是医院管理的核心。医院应当遵循国家法律法规和卫生行政部门的要求,根据卫生行业的特点,建立健全医疗质量管理体系和医疗质量管理组织,完善可追溯管理、监督评价与持续改进机制,严格贯彻执行规章制度、技术操作规范、常规和标准,加强基础、环节与终末质量管理,提高医疗服务能力与医院核心竞争力,为群众提供安全、有效、方便、价廉的公共卫生和基本医疗服务。

医疗质量管理是不断完善、持续改进的过程。加强医疗质量管理,提高医疗服务质量是医院管理工作的基本任务和目的。在社会主义市场经济中,医疗质量决定着医院的竞争力,是医院生存和发展的关键。随着社会的发展和民众对健康需求的增长,医疗质量管理工作面临许多新课题,同时无论在医疗质量的内涵和外延上,还是在质量管理的观念和手段上都有其特点。

第一节　立法概况

医疗质量(medical quality)作为医院重要的管理内容其管理行为与社会其他行为一样,均接受法的规范和约束,法是医院和有关员工共同行为的准则。与质量管理关系密切的是医政法,医政法是指国家规定的医政活动、社会医事管理活动、医疗机构自我管理活动以及因医政活动而产生社会关系的法律规范总称。自新中国成立以来,我国至今尚无一部关于卫生领域的基本法律,只有其他基本法律中的有关条款构成医政法法规。质量管理立法也是如此,目前尚无一部单项的法律,但在其他某些法律、法规中的有关条款对质量管理有明确规定和要求。现就我国医院医疗质量管理的立法概况简述如下:

1964 年,原国家卫生部、财政部《关于计划生育工作经费开支问题的规定》第四条要求:医疗保健机构必须注意提高医疗质量,降低不必要的医疗消耗,不准乱收费用。

1981 年,《关于加强城市医院管理的几点意见》第二条指出全国的医院、门诊、护理、医技科室、医疗仪器、医院经济以及后勤管理要加强科学管理,提高医疗和服务质量。此条可看出医疗质量和服务质量是两个有不同内涵的概念。

《意见》中,"医院管理"要求,各医院可结合本院实际情况逐步制订出反映医疗质量和工作效率的评价标准,应用医疗统计方法,定期进行综合分析,找出改进措施,搞好质量控制,坚持防止责任事故的发生。

1982 年,原国家卫生部发布了《全国医院工作条例》,该"条例"共七章三十条是医院管理的纲领性法规之一。《条例》第一章第一条规定:医院必须贯彻党和国家的卫生工作方针政策,遵守政府法令。提示医院的管理行为不能违反国家有关法律、法规和规章要求,并必须严格依法实施管理。

第二条:医院必须以医疗工作为中心,在提高医疗质量的基础上,保证教学和科研任务的完成,并不断提高教学质量和科研水平。

在第三章"医疗预防"中,第八条要求:认真做好住院患者的诊疗工作。对住院患者应有固定的医师负责,实行住院医师、主治医师、主任医师(科主任)三级负责制,及时做出正确的诊断和治疗。严格执行值班和交接班制度。认真按时写好病历,保持病历的及时性、准确性、完整性,提高病历书写质量。组织好危急重患者的抢救、会诊及疑难病例和死亡病例的讨论。加强手术管理,建立重大手术和新开展手术的术前讨论和审批制度,明确门诊和住院手术范围。

其中,第五章"技术管理"第二十二条规定:医院必须建立以岗位责任制为中心的各项规章制度,明确各级各类人员职责,严格执行医疗护理常规和各项技术操作规程。对病历书写、急症抢救、手术前讨论、查房、查对、交接班、疑难病例讨论、死亡病例讨论等关键性制度,应经常检查实施情况。

第二十三条指出:医疗质量是衡量一个医院服务思想、技术水平和管理水平的主要标志。并规定对诊断符合率、治愈率、抢救成功率、病死率、病床周转次数、平均住院日、门诊人次、差错事故发生率等指标要经常进行检查、总结、研究,以提高医疗护理质量。虽然,《条例》未使用"医疗质量管理"这一术语,但第一次提出了医疗质量的相关内涵。

1989 年,原国家卫生部开始在国内推行"医院分级管理",将我国医院根据任务和功能的不同分为一～三级医院,并根据各级医院的技术水平和管理水平的高低分别划分为甲、乙、丙等(三级医院增设特等)。同时,采用医院评审制度,制订了《综合医院评审标准》,《标准》由包括"质量管理"等七个方面的相应标准组成。囿于各种因素,1999 年医院评审制度终止。

1992 年 3 月原国家卫生部发布的《医院工作制度的补充规定(试行)》中,增设了"质量管理制度",该制度对医疗质量管理的组织体系、医疗质量管理的运行方法等做了七条规定,这是我国第一次将医疗质量管理纳入制度化管理范畴。

1993 年 9 月,原卫生部针对国内一些医疗机构对医疗质量疏于管理的现象,发布了《关于加强医疗质量管理的通知》(卫医发〔1993〕第 31 号)文,该文将"确保医疗质量"定位为医疗工作的头等任务和医院现代科学管理的核心地位。同时把服务态度定为医疗质量的重要组成部分,而且明确要求把改善服务态度纳入质量保证方案中。

2005 年,原卫生部发布的《医院管理评价指南(试行)》共有医院管理、医疗质量管理与持续改进、医疗安全、医院服务、医院绩效、部分统计指标等七个方面。其中,"医疗质量管理与持续改进"有较具体的要求。

2011 年,政府再度恢复医院评审制度,相继出台了《三级综合医院评审标准》等 10 余个综合医院与专科医院评审标准,各评审标准均有特定章节描述对医疗质量管理与持续改进的规定与要求,评审标准的发布说明政府对质量管理给予了极大地关注和重视。

由于医疗质量直接关系到人民群众的健康权益和对医疗服务的切身感受,为加强医疗质量管理,规范医疗服务行为,保障医疗安全,维护医患双方的合法权益,2016 年 9 月,原国家卫计委以令的方式发布了《医疗质量管理办法》。《办法》主要内容包括建立国家医疗质量管理相关制度、明确医疗质量管理的责任主体、组织形式、工作机制和重点环节,明确各级卫生计生行政部门的医疗质量监管责任、医疗机构及其医务人员涉及医疗质量问题的法律责任等。最高卫生行政部门通过顶层制度设计,进一步建立完善我国医疗质量管理长效工作机制,从制度层面加强保障和约束,实现全行业的统一管理和行业全覆盖。

上述医疗质量管理的有关的法规性文件,为当前医院进行医疗质量管理提供了法规性依据,同时也表明各级医院必须按照有关法规实施医疗质量管理。

第二节　术语概念

术语是反映科学研究的成果,直接反映该领域科学知识积累和科学进步的程度,术语的规范与统一是一门成熟和独立学科所必备的基础条件。术语概念是一个理论问题,也是指导医疗质量管理实践的认识问题,只有明确科学的术语概念,才能有效地进行医疗质量管理。

一、质量管理概念

国际标准化组织(International Standard Organization,ISO)将质量管理定义为"在质量方面指挥和控制组织相互协调的活动"。质量管理包括组织的最高管理者制订质量方针(quality policy)与质量目标(quality objectives),建立质量管理体系等。质量管理由质量策划(quality planning)、质量控制(quality control)、质量保证(quality assurance)和质量改进(quality improvement)四个部分组成。质量策划是指致力于设定质量目标并规定必要的作业过程和相关资源以实现其质量目标,质量控制是致力于满足质量的要求,质量保证是致力于对达到质量要求提供信任,质量改进是指致力于满足质量要求的能力。

二、质量意识概念

意识是人头脑对于客观物质世界的反映,是感觉和思维等各种心理过程的总和,其中思维是人类特有的反映现实的高级形式。比如:作为一个医院院长,进入你的医院时候,你就会对医院发生的问题,马上敏感起来,比如:当你了解到门诊患者突然减少,这是为什么? 有什么因素造成门诊量下降,医院下一步应采取什么措施和对策? 这就是"问题意识"。又如你想买一件某品牌全棉衬衣,到商店后,售货员给你一件衬衣看,你一定首先注意的是品牌标识,再看看有无"全棉的标记",其手感是否是棉的感觉,这就是"质量意识"。

质量意识(quality consciousness)是医院每个层面的人员对质量问题和质量管理的思想观念、心理状态和行为表现的总称。增强质量意识是实施医院质量管理的关键,质量教育的重点是质量意识教育,因为医务人员的质量意识如何是实施质量管理的第一要素。质量问题首先是人的素质问题,每个人的个人素质又集中地反映在质量意识上。因此,任何人都不自觉地有着自己的质量意识。正确的质量意识不是自发形成的,而是与个人觉悟、修养、教育以及良好的医院文化氛围有关。增强质量意识就是要通过强化质量意识教育,树立正确的质量意识,克服轻视质量或抵制质量管理的心态和行为。质量意识可分为三个意识层次。

(一)质量观念

质量观念(quality concept)是质量意识的核心和基础,是质量和质量管理的认知意识,包括认识什么是质量、质量是如何形成的、什么是质量控制和质量管理、如何进行质量控制和质量管理、什么是质量要素和质量决定因素等。

医务人员的医疗质量观与医学模式有直接关系。传统的生物医学模式质量观是只重视医疗技术质量和生物医学效应的狭义质量观,而生物、心理、社会医学模式质量是全面的医疗服务质量观。

质量观的深层次问题是认知质量和质量管理的世界观问题。正确的医疗服务质量观是以辩证唯物主义为指导的现代医学模式的科学质量观。在机械唯物主义和形而上学认识论的指导下就不能树立全面的科学质量观,甚至会形成形形色色的片面质量观。

(二)质量价值观

质量价值观(quality values)是质量意识的第二层次。在医院管理与医疗活动中,我们可看到存在这些问题,如:涉及质量管理的相关部门对某质量管理问题不关心与配合支持;医生在诊疗过程中未考虑合理检查、合理用药和合理治疗等问题。质量价值是指医疗质量对社会、患方、医院和自己有什么意义,包括科学价值、生命价值、生活价值、经济价值以及伦理道德价值等。质量价值观是在正确的质量观支配下,对医疗质量的价值的认识及价值取向。它决定着管理者和医务人员对保证质量有无自觉的内驱力,对质量管理和质量控制的执行有没有积极性。端正管理者与员工的价值观是增强质量意识的关键。

(三)质控心态

质控心态(quality control in the state of mind)是质量意识的第三层次。在医院的管理中,有时我们会发现:个别员工对质量管理有抵触情绪,甚至有抗拒行为,这就是质控心态的表现。质控心态是每个员工质量意识的直观外在表现和质量意识的综合体现,所以质控心态和对待质量管理的行为表现各异。它与个人的素质、知识、职业道德和职业习惯密切相关。

质控心态是对待质量管理的情绪倾向,不仅是个人的情绪,还包括群体情绪。医务人员能否保证医疗服务质量不只是技术上合格就行了,还必须有良好的个人和群体质控心态。伦理学家认为,质量意识是职业道德的重要标志之一。其观点是:没有强烈的质量意识就不可能有高尚的职业道德,从而也不可能有优质的医疗服务。

三、医疗质量概念

至今为止,全世界对医疗质量的定义尚未取得一致意见,有关医疗质量的定义目前尚无统一定义。1984年,美国医学会(American Medical Association,AMA)对医量质量的定义是:患者生活质量的改善及/或对延长寿命确实有贡献的医疗。而美国医疗机构评审联合委员会(Joint Commission on Accreditation of Healthcare Organizations,JCAHO)对医疗质量的定义是:"在现有医学知识的基础上,医疗服务可以提高满意结果可能性的程度和降低不满意结果可能性的程度"。2016年,原卫生计生委在《医疗质量管理办法》中给予的定义是:"指在现有医疗技术水平及能力、条件下,医疗机构及其医务人员在临床诊断及治疗过程中,按照职业道德及诊疗规范要求,给予患者医疗照顾的程度"。

由于社会、生产力和科学技术的不断进步以及人民对健康需求的不断增长,医疗质量随着医学模式向生物、心理、社会医学的转变,其内涵已从单一的临床医疗质量转变为整体综合质量的观点和看法。广义的整体综合质量内涵还包括:疗效、服务、时间和费用四个方面。此外,广义的医疗质量不仅包括医院诊治全过程的医疗工作质量,而且还向医院诊治前后延伸的趋势,即包括了增加医院服务范围、内容和手段、扩充健康知识和防病治病的宣教,加强出院患者的随访和康复指导等,正形成医院质量的重要内容。

医疗质量定义的不同表述是因为定义者研究的思路、关注点有所不同或各有所侧重;另外,因前述原因人们对医疗服务的感受、体验与要求在不断提升。所以,目前要给"医疗质量"下所谓完整定义较为困难,随着时间的推移和研究范围扩大,新的医疗质量的定义还会出现与发生变化。

四、医疗服务质量概念

医疗服务(medical services)是医疗机构以患者和社会人群为主要服务对象,以医学知识和医学技术为基本服务手段,向社会提供能满足人们卫生保健需要,为人们带来实际利益的医疗产出和非物质形态的服务。

1. **医疗产出** 主要包括医疗服务实体及其质量,它们能够满足人们对医疗服务使用价值的需要,如手术后将疾病治愈。

2. **非物质形态的服务** 主要包括服务态度、医院形象、品牌和声誉等,可以给患者带来心理上的满足、信任感和附加利益,具有象征性价值能满足服务对象精神及心理上的需要。

医疗服务质量特性是服务质量特性在医疗服务业中的体现,它除了具有其他服务质量的特征外,还具有其自身特殊的质量特性,包括:安全性、时间性、有效性、经济性、适宜性和可及性等。

关于医疗服务质量的概念尚无统一的定义。目前具有一定的代表性,并得到广泛赞同的医疗服务质量概念有1988年美国技术评估办公室(office of technology assessment,OTA)对医疗服务质量提出的定义,即"利用医学即知识和技术,在现有条件下,医疗服务过程增加患者期望结果和减少非期望结果的程度"。以及同年多那比第安所作的定义:"医疗服务质量是指利用合理的方法实现期望目标(恢复患者身心健康和令人满意)的能力。"

虽然上述概念表述不同,但都反映了两个重要的医疗服务质量理念,一是医疗服务已从"供者导向"向"患者导向"转变;二是医疗服务质量是医疗服务的使用价值是否满足患者健康需求的程度。医疗服务质量是衡量医疗服务机构整体素质和医疗能力发展水平的一个重要标志。

五、医疗质量管理概念

医疗质量管理是医疗工作的头等任务和医院现代科学管理的核心,它是医院全部职能管理的一个重要方面。医疗质量管理是指导和控制组织与医疗质量有关的相互协调的活动,是对确定和达到质量要求所需的职能和活动的管理。该管理包括医院质量方针的确定、医疗质量目标的制订、质量策划、质量控制、质量保证以及质量改进。2016年,原国家卫计委发布的《医疗质量管理办法》的定义是:"按照医疗质量形成的规律和有关法律、法规要求,运用现代科学管理方法,对医疗服务要素、过程和结果进行管理与控制,以实现医疗质量系统改进、持续改进的过程"。

六、医疗质量安全核心制度概念

医疗质量安全核心制度是指医疗机构及其医务人员在诊疗活动中应当严格遵守的相关制度。2005年,原卫生部发布了《医院管理评价指南(试行)》,在《指南》中,第一次提出医疗质量安全核心制度的概念,并列出了 13 个核心制度,2016 年在《医疗质量管理办法》中又提出 18 个。建立医疗质量安全核心制度这种概念是我国医院质量管理的特色。

18 个核心制度包括:首诊负责制度、三级查房制度、会诊制度、分级护理制度、值班和交接班制度、疑难病例讨论制度、急危重患者抢救制度、术前讨论制度、死亡病例讨论制度、查对制度、手术安全核查制度、手术分级管理制度、新技术和新项目准入制度、危急值报告制度、病历管理制度、抗菌药物分级管理制度、临床用血审核制度、信息安全管理制度等。

第三节　质量管理基本原理

医院质量管理基本原理是指医院质量管理的本质和现实的反映,是在医院质量管理实践中被检验的正确理论,医疗质量必须遵循有关质量管理基本原理和理论进行管理。

一、系统论原理

系统论原理是现代管理科学的一个最基本的原理。ISO 对系统基本定义是:"相互关联或相互作用的一组要素"。系统原理是指系统是由相互联系相互作用的若干要素结合而成的、具有特定功能的有机整体。系统是由两个以上的要素组成,各要素之间存在着有机的联系,整体具有新的功能和性质。

医院质量管理是医院管理的重要组成部分。以质量管理而言,医院质量管理就是一个系统,如果我们将医疗质量管理放在医院质量管理中,医疗质量管理就属医院质量管理的子系统,它们之间存在着有机的联系(图 5-1)。

医院管理是一个复杂的系统,质量管理不是单一独立的过程,而是由医院多个相互关联、作用的过程构成的,他们之间的关系相当密切而复杂。医院管理者(包括员工)可将自己负责的管理对象视为一个整体系统,而不是一个孤立分割的部分来进行管理。从整体系统着眼,使局部服从整体。

例如:我们根据医疗工作活动的特点,将它看作是一个较独立的系统。医疗工作系统是由门、急诊工作、病房工作、护理工作以及医技工作等小系统组成的。对组成医疗工作的各小系统过程加以识别、理解和管理,以达到实现预定的管理目标。

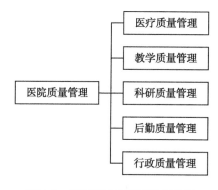

图 5-1　医院质量管理系统示意图

医院质量管理要用系统论原理的思想整体体现,并将此原理用于医疗质量管理中。在医院质量管理中,要求科室领导着眼于医院的整体质量,而不是一个科室的质量,应明确一个科室的医疗质量能影响全院的质量,个人医疗质量不仅会影响科室的质量,还会影响全院的质量。

系统原理运用医疗质量管理的意义在于运用系统的观点、理论和方法对管理活动进行充分的系统分析,将医疗质量关联的过程作为系统加以识别、分析、理解和管理。换句话讲,管理对象是一个系统,具有系统论的属性。系统原理的运用有助于提高和实现质量管理目标的有效性和效率。

二、控制论原理

控制原理源于控制论理论,控制论是一种能应用于任何系统中的一般控制理论。所谓控制,就是由管理人员对组织实际运行是否符合预定的目标进行测量,并采取措施确保组织目标实现的过程。

控制是医院管理的重要行为,对于医院质量管理具有极为重要的意义。医院医疗质量管理是一项有意识的活动,要达到一定的目的。可是,医院活动受多种因素制约,其发展有多种可能性。为保证医院质量管理目标的实现,医院管理者就不得不对医疗活动和医疗行为实行一定的控制,并采取各种方式将各项质量活动过程处于人的监控之下或处于正常活动状态。

医疗质量的实时监控是目前医疗质量管理的推崇方式,实施医疗质量的实时监控需实现从事后控制为主转向事前、事中控制为主,从以终末质量控制为主转向过程质量控制为主,从反馈控制为主转向前馈和现场控制为主,从被动控制转向主动控制的控制方式转变。

控制不仅是医疗质量管理的重要组成内容之一,而且其他的管理工作也离不开控制。因此,控制也是现代医院管理必需的。故医院管理者应运用控制原理实施管理,以保证实际工作能与医院的目标、计划保持一致,以提高医院质量管理活动的有效性。

三、政策主导原理

政策是国家或政党为实现一定历史时期的路线而制定的行动准则。政策主导原理指国家对卫生事业、医院各项管理工作以及正常运程起主导的作用。政策主导作用是由国家政权的性质和职能所决定,国家的政策在医院管理中始终处于主导作用。国内有学者研究,国家有关部门共颁布与医院管理有关的法律法规和有关技术标准规范近400个,这对医院的管理起到导向的作用。国家政策对医院管理的引导,其根本目的是为了保障人民群众的身体健康,以满足民众日益增长的卫生保健需求,从而促进卫生事业的发展。

政策主导就是医院要对国家的方针政策进行宣传和教育培训、让员工都知晓,并必须不折不扣地贯彻执行。必要时,卫生行政部门对政策贯彻落实要进行行政干预和采用法律手段强行执行。此外,医院在制订本单位的质量管理制度或措施时,必须以国家的相关政策为依据,体现有关政策的要求和规定,充分发挥国家相关政策的导向作用,不能与国家的政策相矛盾或有违背之处。

四、整分合原理

整分合原理是现代管理基本原理之一。整分合原理是指在整体规划下明确分工,在分工基础上进行有效的综合。"整"是指整体,整体可以是某项工作、某个部门、某个项目等。要充分详细了解整体的功能、任务、作用、目的等。"分"是明确分工、任务或目标分解,建立责任制,以便实现有效管理。"合"就是进行强有力的组织管理,在纵向的分工之间建立起必要的横向联系,使各个方面的环节同步协调、综合协作,形成合力,使管理系统正常运转。整体把握、科学分解、组织综合。

整分合原理就卫生行业而言,整是指医院管理的整体性,即必须在医院的质量管理整体目标下才能获得高水平的管理效果。分是指医院管理的科学分工,即必须在科学、合理、明确的分工下才能发挥每个成员的最大作用,才能最有效地利用资源。合是指在已分工的基础上进行有效的综合,发挥最大的整体效能。

管理必须有分有合,先分后合,这是整分合原则的基本要求。在这个原则中,整体是前提,分工是关键,综合是保证。

如果不是科学的分工,就会无法避免和解决分工带来的各环节的脱节及横向协作的困难,不能形成"凝聚力",进而影响完成和实现整体目标等众多问题。

五、层次原理

层次原理是指一个组织按管理的功能与分工设定的行政等级的层次数目,形成组织的等级制或层次性管理结构。当组织达到一定规模时,管理层次和管理幅度之间存在着一种反比例的关系。管理幅度越大,管理层次就越少;反之,管理幅度越小,则管理层次就越多。这两种情况相应地对应着两种类型的组织结构形态,前者称为扁平型结构,后者则称为高耸型结构。扁平型结构则被认为比较灵活,容易适应环境,组织成员的参与程度也相对比较高。

所谓层次管理就是分级管理,这在医疗质量管理中非常重要。由于扁平型结构有利于缩短上下层级距离,密切关系,信息纵向流快,管理成本较低,且由于各层管理幅度较大,各层有较大的自主性、积极性和满足感,医疗质量管理层次一般为3个层面,即决策层、控制层和执行层(或称操作层),如图5-2所示。

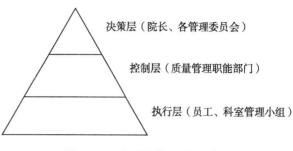

图5-2 医疗质量管理层级示意图

图5-2表明医疗质量管理层级的纵向结构中,院长和各质量管理委员会属决策层,位于三角形层的顶端把握质量管理的方向,制订质量目标及实现目标的方针政策,实施质量管理的组织、指挥、决策和协调工作;质量管理职能部门和主管部门属控制层,位于层次的第二层,履行医疗质量的指导、检查、监督、考核、评价和控制管理职能。员工以及科室管理小组属执行层,位于三角形层的底部,执行落实质量管理的各项规章制度,解决纠正本科室存在的质量问题。现代医院管理要求管理的各个层次都要赋予其管理功能,承担管理职责和责任,并给予一定权力,使其职权责统一。

六、弹性原理

弹性是指物体在外界力的作用下变形,除去外力后能作出反应,变形随即消失,并维持自身稳定性的能力与特性,这种性质称为弹性。弹性原理是指管理必须要有很强的适应性和灵活性,用以适应系统外部环境和内部条件发生变化的形势,实现灵活管理。

引用到管理科学上,弹性原理就是要考虑到人和事物本身的可塑性以及客观事物运动过程的可变性,进而把握在一定原则下或一定范围内的可调节性,进而对内外部环境变化做出能动的反应并最终达成有效目标的能力。组织系统的弹性通过富有弹性的管理来实现,称为“管理弹性”。

医院面对的社会形态是多样的。同时系统也是不断变化的,是动态发展的。因而,医院的质量管理具有很多的不稳定性,是一个多因素、多变化的综合管理。实践中,想把每一个变化都考虑到,每一个因素都抓到几乎是不可能的。

如:在制订某管理方案时要有一定的“弹性”思想,考虑周到点多准备几种备选方案;制订指标时,应考虑到不能定得太高而致不能完成、定得太低又不能达到管理目的;再如:在抗生素使用管理时应考虑具有一定的弹性,在不违反合理用药的前提下,医生有一定的选择余地等。这是因为质量管理的主要对象是人,人是有思维的。所以,医院质量管理必须保持适当的弹性是为了更好地达到管理目的,减少管理副作用。质量管理系统必须保持充分的伸缩性,以便及时适应客观事物的各种变化,才能实现有效的动态管理。掌握管理科学的弹性原理知识,对实现高效能管理的连续性、提高管理技巧和水平都有非常重要的现实意义。

第四节　七项质量管理原则

2015年9月,世界标准组织发布了ISO9001:2015《质量管理体系要求》,标准中明确了七项质量管理原则是企业开展质量管理工作必须遵循的基本准则。质量管理越来越成为全世界所有组织管理工作的重点。

“七项原则”是在总结质量管理实践的基础上,用高度概括的语言所表达最基本、最通用的规律,可以指导一个组织在长时期内通过关注及其他相关方的需求和期望,而达到改进其总体业绩的目的。它是各行业组织领导作好质量管理工作必须遵循的准则。医院要抓好医疗质量,必须运用ISO“七项质量管理原则”作为准则,这“七项原则”如下:

一、以顾客为关注焦点

以顾客为关注焦点是ISO是质量管理的核心思想。患者是医院的外部顾客,医院的存在依存于患者。

医院应当理解患者当前和未来的需求,满足并超越患者的期望,医院的管理应围绕"以患者为中心"开展工作。同时,医院的存在也依赖于医院的内部顾客,管理者一定要清楚只有满意的员工才能有满意的患者,对这两类顾客的关注是保障医疗质量的基础。

二、领导作用

医院领导者处于医院管理的高层,赋予确立医院的方向,制订质量方针与目标,实施决策、指挥和协调活动,这种作用是员工不可能做到的。领导的作用还表现在营运良好的内部环境,创造全体员工能充分参与实现整体工作目标氛围,为员工提供一定发展平台,激发员工的积极性和责任感,以达到实现医院目标的结果。

三、全员参与

员工是管理活动的主体,也是管理活动的客体。员工的质量意识、职业道德、以患者为中心和敬业精神的教育甚为重要。充分发挥员工的积极性、主观能动性、创造性既是有效管理的基本前提,也是有效管理应达到的效果之一。人人参与是医院通过全面质量管理走向卓越的先决条件,医院的质量管理核心就是调动全体员工的质量控制的积极性,只有他们的充分参与,才能保证医疗质量,其参与的关键是激励。

四、过程方法

过程方法是质量管理原则中独有的概念,过程的定义是任何利用资源并通过管理,将输入转化为输出的活动。

它强调应将活动和相关的资源作为过程进行管理,可以更高效地得到期望的结果。在质量管理体系中系统方法和过程方法关系非常密切,都以过程为基础,都要求对各个过程之间的相互作用加以识别和管理,但前者着眼于整个系统和实现总目标,使得组织所策划的过程之间相互协调和相容。后者着眼于具体过程,对其输入、输出和相互关联、相互作用的活动进行连续的控制,以实现每个过程的预期结果。

医院的医疗活动是由若干过程组成的,如门诊就诊就有预约、挂号、候诊、检查、处方、收费、取药、随访等相互关联、相互作用的过程,这些过程科作为系统加以识别、理解和管理,有助于提高实现预期目标的有效性和效率。

五、改进

改进是一个组织必须关注的管理话题,成功的组织应持续关注改进。改进可获得增强对调查和确定根本原因及后续的预防和纠正措施的关注,提高对内外部风险和机遇的预测和反应的能力,增加对渐进性和突破性改进的考虑,加强利用学习实现改进,增强创新的驱动力。改进包括:分析现状,建立目标,寻找、评价和实施解决办法,测量、分析和评价结果。

医院通过医疗质量改进能更好地满足患者对医疗服务质量的期望和需求,达到患者满意。由于患者对医疗服务质量的要求和期望是不断变化的,因此,医院对医疗服务质量也要坚持不断的改进,以适应不断变化的需求。

质量改进是通过改进过程而实现。在整个医疗活动中,患者门诊诊疗(预约挂号、等候、就诊、检查、治疗、取药)和住院患者诊疗(预约住院、办理住院、检查诊断、治疗或手术、出院、随访)全过程构成质量环,每个环节过程直接影响和决定医疗质量和服务质量。因此,对质量环的管理,首先要对全过程细化分解,直到过程的最基本单元,从最小单元的质量问题进行研究改进。在上述质量环中,医疗辅助支持的环节(如:手术室、麻醉科、医技部门与消毒供应中心等)特别重要。

由于社会的进步与科学发展,社会、患者、政府以及医疗保险部门高质量需求的期望都要求医院必须持续不断地进行质量改进和质量管理创新。对质量提出的新要求是质量改进和质量管理创新的最直接的动力之一。

医院的医疗质量改进应建立各层级的改进项目与目标,培训各层级的员工如何掌握与应用基本管理工具和方法,确保员工有能力实施和完成改进项目,以实现改进目标。对改进项目计划有评估和审核,对改进项目的完成过程和结果有追踪和评价。医院对质量改进应予以激励,激励能激发员工的动机,发挥员工的主观能动性,使其充分发挥内在潜力和创造性,为实现组织改进目标而努力。

六、循证决策

循证决策是一个具有哲学内涵和实践意义的专门术语,是一个既要求有合理逻辑证据、理性分析,又依托科学的组织和工具以实现决策价值的决策方法。

循证决策的定义源于循证医学。循证决策的概念是用科学的态度,以事实或准确可靠的信息为证据,通过合乎逻辑的分析做出正确的决策。

有效的决策建立在数据和信息分析的基础上,现代质量管理注重用"让数据说话",没有基于事实的真实数据就没有正确的质量概念。数据和事实分析是医院质量管理的基础工作,必须确保数据和信息的足够精确和可靠,并且使用正确的统计分析方法分析数据,同时要权衡经验与直觉。

在医疗质量管理中,我们会遇到这些问题,如:①这个质量目标是什么,我们为什么要改进? ②改进医疗质量有效的策略是什么? ③采取的改进方法和措施是否有效? 这些问题均需循证决策给予解决。

质量管理的循证决策内涵应包括:①测量和确定相关的目标,用科学有效的方法获取并收集有关数据和信息,有措施确保数据和信息准确性、可靠性和可获取性;②质量管理职能部门和主管部门运用有效管理工具和方法分析已收集的有关数据和信息;③根据分析的结果以及经验和直觉进行决策并采取行动;④决策价值应当作为循证决策的根本目标,并以其价值取向作为所有过程的评判标准。

七、关系管理

关系管理是指组织为获得持续的目标实现,组织管理与相关方的关系。相关方包括与组织有关系的顾客、供方、合作伙伴或整个社会等,也包括组织内的人员。当组织管理与所有相关方的关系能使相关方对组织的绩效影响最佳时,才更有可能实现持续成功,故对供方及合作伙伴关系网的管理尤为重要。

医院医疗质量与相关方均有密切的关系。在医院内部重点应关注合作伙伴和组织内的所有员工。在医院内部部门与部门之间、部门与科室之间、科室与科室之间均是合作伙伴关系。各方对医院质量管理的总体目标和价值观应有共同的理解,充分认识到各方利益的一致性,共享信息、专业知识和资源,相互沟通处理好相互之间的关系,共同管理与质量有关的风险,提高为相关方创造价值的能力;使医疗质量得到了保证,患者的权益得到保证,以满足患者的医疗需求取得患者的满意。

第五节　医疗质量管理体系

医疗质量管理体系是指医院在质量管理方面,建立方针、目标以及实现这些目标的过程的相互关联或相互作用的一组要素,它是医院管理的重要部分。建立质量管理体系是现代医院质量管理重要标志之一。由于医疗质量关系到民生大问题,我国政府一直对医疗质量管理给予了极大地关注与重视。根据质量管理工作的特点,我国医疗质量管理体系可分为医疗质量管理组织体系与医疗质量管理标准体系两种。

一、医疗质量管理组织体系

医疗质量管理组织体系是医疗质量管理职责保证。组织体系的设计和实施受各种需求、具体目标、所提供的医疗服务、所采用的过程以及医院的规模和结构的影响。国内医疗质量管理组织体系通常是以层级网络结构式表示。

(一)国家医疗质量管理与控制组织体系

我国医疗质量管理是政府导向,《医疗质量管理办法》规定:建立国家医疗质量管理与控制体系,各级卫生计生行政部门组建或者指定各级、各专业医疗质量控制组织,落实医疗质量管理与控制的有关工作要求。此外,还规定了体系中各级卫生行政部门、质量控制组织和医疗机构的职责(图5-3、表5-1)。

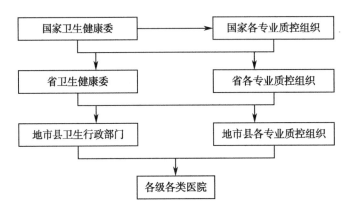

图5-3　国家医疗质量管理与控制组织体系架构示意图

表5-1　国家医疗质量管理与控制体系各层面关系与职责一览表

层面	机构	职责	备注
国家级	国家卫生健康委	建立国家医疗制订医疗质量管理制度、规范、标准和指南	
	质控组织	1. 制定全国统一的质控指标、标准和质量管理要求 2. 收集、分析医疗质量数据,定期发布质控信息	在国家卫生健康委指导下开展质控工作
省级	省级卫生计生行政部门	1. 制定行政区域制度、规范和具体实施方案 2. 监督、指导	
	质控组织	在全省范围内落实、开展医疗质量管理与控制的有关要求	在上级质控组织与省卫生健康委指导下开展质控工作
地市县级	地市县级地方卫生计生行政部门	监督、指导	
	质控组织	在本行政区域内落实、开展医疗质量管理与控制的有关要求	在上级质控组织与区域内卫生行政部门指导下开展质控工作
医疗机构	医疗机构	开展医疗质量管理工作,落实执行卫生行政部门的各项医疗质量管理要求	

(二) 医院医疗质量管理组织体系

由于医疗质的内涵不断延伸,医疗质量管理的内容也不断发生改变。在医院管理体系中,医院的医疗质量管理组织构架体系也随之发生变化。在卫生行政部门发布的有关医院管理的文件如:《医院管理评价指南》《医院评审标准》《医疗质量管理办法》以及近期国务院办公厅发布的《关于建立现代医院管理制度的指导意见》均明确规定中,院长是医院质量管理第一责任人和建立各种质量管理委员会,并规定了各层面在医疗质量管理体系中所扮演的角色。其中,《三级综合医院医院评审标准(2011版)》和《二级综合医院医院评审标准(2012版)》明确提出:有医院质量管理组织架构图,能清楚反映医院质量管理组织结构,体现院长是第一责任人。在其他专科医院的《医院评审标准(2011版)》中还指出:医院质量管理组织体系中体现院长作为医院质量与安全管理第一责任人统一领导和协调各相关委员会工作的地位与作用。由于各医院职能部门设置有差别以及赋予的管理功能不同,其医疗质量管理组织体系中的组织会有一定变化。医院医疗质量管理体系如图5-4所示。

1. 院长　院长是医院医疗质量管理第一责任人,领导医院的医疗质量管理工作。负责制订医院质

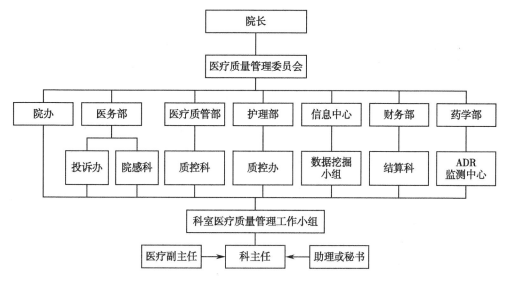

图 5-4　跨部门的医疗质量管理组织体系示意图

方针与目标,策划医院质量管理,确保质量与安全管理体系所需资源的获得,指挥与协调医院质量管理活动,定期专题研究医疗质量和医疗安全工作,其职责是:

(1) 制订医院质量方针与目标。

(2) 对医院质量管理体系进行策划,组织落实。

(3) 确保质量管理体系所需资源的获得。

(4) 确保各职能部门质量职责与权限明确,对重要问题亲自主持协调。

(5) 对质量管理体系每年进行评审,并不断改进。

2. 质量管理委员会　医院质量管理委员会包括各种委员会,如:医疗质量、药事、院感、护理、输血和病历等质量管理组织,由医院领导、医院管理者和医学专家组成,主要负责各类医疗质量的管理工作,其职责是:

(1) 按照国家医疗质量管理的有关要求,制订本机构医疗质量管理制度并组织实施。

(2) 组织开展本机构医疗质量监测、预警、分析、考核、评估以及反馈工作,定期发布本机构质量管理信息。

(3) 制订本机构医疗质量持续改进计划、实施方案并组织实施。

(4) 制订本机构临床新技术引进和医疗技术临床应用管理相关工作制度并组织实施。

(5) 建立本机构医务人员医疗质量管理相关规章制度、技术规范的培训制度,制订培训计划并监督实施。

(6) 落实卫生计生行政部门规定的其他内容。

3. 医院质量管理职能部门　医院质量管理职能部门包括:专职质量管理职能部门、医务部护理部以及与质量管理有关的主管部门等。医疗质量管理职能部门是医院医疗质量管理的核心,主要行使指导、检查、监督、考核、评价和控制管理职能。实施医疗质量管理制度与标准,组织考核评价,提出改进工作意见,处理医疗质量管理中存在的问题与隐患,其职责是:

(1) 负责制订全院性的质量管理规划。

(2) 负责研究、制订质量管理的各项规章制度。

(3) 组织领导医院的医疗质量检查和评估工作。

(4) 负责监督各科室、各部门的质量管理工作。

(5) 负责调查分析医院发生的医疗、护理缺陷的原因,有权判定医疗缺陷的性质。

(6) 负责医院医疗质量的分析和总结。

(7) 落实并医管会安排的各项任务,负责全院医疗质量的监测、考核、检查等工作。

4. 科室医疗质量管理工作小组 科室主任全面负责本科室医疗质量管理工作。科室医疗质量管理工作小组负责制订本科室与部门质量管理的各项规章制度,负责教育监督、检查各项与医疗质量有关的规章制度执行情况,发现问题及时纠正。定期收集汇报总结有关资料向上级管理机构汇报,其职责是:

(1)贯彻执行医疗质量管理相关的法律、法规、规章、规范性文件和本科室医疗质量管理制度。

(2)制订本科室年度质量控制实施方案,组织开展科室医疗质量管理与控制工作。

(3)制订本科室医疗质量持续改进计划和具体落实措施。

(4)定期对科室医疗质量进行分析和评估,对医疗质量薄弱环节提出整改措施并组织实施。

(5)对本科室医务人员进行医疗质量管理相关法律、法规、规章制度、技术规范、标准、诊疗常规及指南的培训和宣传教育。

(6)按照有关要求报送本科室医疗质量管理相关信息。

二、医疗质量管理标准体系

标准体系是一定范围内,标准按其内在联系形成的科学的有机整体(图5-5)。

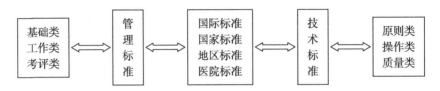

图5-5 医疗质量管理标准体系示意图

(一)标准与标准化的概念

标准是衡量事物的准则,是技术工作与管理工作的依据。标准是一种权威性规定,适用于广泛的重复性事物。标准化一般指从制订标准,贯彻执行实施的全部过程。标准化也可理解为标准化管理。医疗质量标准是衡量医疗质量应达到的水平、尺度和必须遵守的规定与要求。

医疗质量标准化管理是指在医院医疗质量管理过程中,通过制订和实施标准,引导和控制医院的质量管理目标、行为方向、技术规程和服务方式。以标准化的形式实施质量管理组织计划、协调、监督、评价、控制和质量改进,达到提高医疗质量水平和患者满意度。

(二)医疗质量管理标准体系构架

医疗质量管理标准体系分为技术标准和管理标准两大类。从客观上分为:国际、国家、地区和医院四个层次的标准,例如:ISO9000、中国《医院评审标准》等。

各层次的标准又分为两类,即技术标准和管理标准。技术标准是对技术工作质量的保证;管理标准是保证技术标准的贯彻,同时为质量管理工作本身提供依据。

1. 管理标准

(1)基础标准:一般由国家和地区卫生行政机关统一制定。包括:人员配备、机构设置、技术力量、物质保证和时间(如:诊疗人次/h)等标准。

(2)工作标准:即基础标准运用于医院管理和医疗工作的规章和要求,是医院相关职能部门和医护技人员以及行政后勤人员的行为准则。

(3)考评标准:一般是定性或量化指标对医疗质量进行督导、检查、评价、考核以及奖惩的标准,考评的结果作为质量改进的依据。

2. 技术标准

(1)原则标准:多为医疗技术活动中的原则性规定,一般不需要操作。

(2)操作标准:多为实际技术操作要求和程序,即各种诊疗技术操作常规、规范和指南。

(3)质量标准:指对临床技术工作直接的质量要求。

标准化管理是医院医疗质量管理重要管理手段之一,是医院适应社会需求以及自身发展与生存的良好管理方法。质量管理有"始于标准、终于标准"的提法,也就是把质量管理归结为从制定标准开始,经过实施和检查,发现问题,进一步修订标准,形成一个以标准为核心的不断上升的工作循环,可见标准和标准化对于医疗质量管理来讲具有十分重要的意义。

第六节 医疗质量管理方法与管理工具

医疗质量管理方法是在质量管理理论和原理的基础上,为实现医疗质量管理目的和目标、保证医疗质量管理活动开展而运用的手段、方式、途径和程序等的总称。医疗质量管理方法实质是质量管理方法学在医疗质量方面的具体管理应用,在医院的医疗质量管理过程中,大部分医院都是根据自身情况和管理者掌握的管理知识,选用数种管理方法实施质量管理。

医疗质量管理工具是指将质量管理的思想运用于质量管理实践的手段和方法。医疗质量管理工具对实现医院质量管理运行的稳定性、规范性并获得较高的效率起到明显的推动作用,它是影响医院竞争力的核心要素。本节将分别阐述在开展医疗质量管理活动中常用的几种管理方法和质量管理工具。

一、医疗质量管理方法

目前,全世界的医院医疗质量管理方法归纳起来共有十余种,如:三级质量管理(three-grade quality management)、医院分级管理(hospital classification management)、标准化管理(standardization management)、目标管理(management by objectives,MBO)、医疗指标管理(medical index management)、品管圈(quality control circle,QCC)、单病种管理(single disease management)、临床路径(clinical pathway,CP)、诊断相关分类组(diagnosis related groups,DRGs)等。下面简述三种医疗质量管理方法:

(一)三级质量管理

该方法引用了多那比第安"结构(structure)-过程(process)-结果(outcome)"医疗质量三维理论管理概念。我国有学者把医院服务质量分为基础质量、环节质量和终末质量,明确地划分为三级质量结构。在我国结构-过程-结果质量管理方法在卫生行政部门和医疗机构的实际管理工作中运用较多,从70年代末就开始广泛采用。管理内容如下:

1. 基础质量 医院医疗质量决定要素是各类人员编制比例,床位数与人力配置的比例、医疗技术、就医环境、设备设施、器械物资、工作效率、医疗信息等,这些质量要素通过管理和整合形成医疗质量的基础质量。

2. 环节质量 环节质量是各种质量要素按医疗工作本身的特点与规律,通过组织管理所形成的各项工作能力、服务范围与项目、工作程序或工序的质量。这些过程质量是一环套一环的,故称为环节质量。如:住院诊疗是由门诊就诊-入院-住院诊治-出院-健康指导等环节组成。

3. 终末质量 终末质量是对医疗机构结构与运行最终质量的测量和评价,是医疗质量的最终体现。医疗终末质量是采用某种质量评价方法进行测量和评价,包括:按某标准进行的现场检查、追踪检查、患者满意度测定、统计指标分析等。

该方法的优点是明确将医疗质量分为三个质量结构,分级管理针对性较强,重视事前控制和环节质量控制,务实。效果比较可靠,易被理解管理者承认。

(二)目标管理

目标管理是美国著名管理学家德鲁克的首创。德鲁克认为,并不是有了工作才有目标,而是相反,有了目标才能确定每个人的工作。所以"企业的使命和任务,必须转化为目标",如果医院没有目标,医院的工作必然被忽视。

目标管理是以目标为导向,以人为中心,管理者通过各侧面、各层级目标的科学确立,引导执行者一步步实现各层级目标以实现最终目标的管理方法。目标管理看起来可能简单,但要将它付诸实施,医院管理者和员工必须对它有很好地领会和理解。目标管理概括起来主要有几个过程:

1. 目标制订　由医院目标管理部门根据医院医疗质量管理现况,通过调查研究提出管理的主要目标,再由医院管理高层评估给予确定。制订总体目标时,注意目标具有具体化、超前性、平衡性和目标之间的逻辑顺序。所设置的目标必须是正确和合理的。

2. 实施目标　目标管理部门将总体目标进行分解,将目标分别下达到医院实施部门和临床科室,实施单位通过任务下达落实到每个员工,明确其职责。使全院各层级统一步调、各司其职,形成一个目标管理链。

3. 检查和评价效果　在目标实施过程中,有关职能部门应有计划阶段性的检查目标实施情和有无偏差,是否需要有关部门的协调等。目标实施期限完成后,要及时评价是否达到医院所制订的目标。如果经过考评达到了目标的预定值,则说明实行目标管理的效益是较好的,反之,则没有较好的管理效益。

医院实行目标管理应对广大医务人员广泛进行目标管理的知识教育,让全院员工知道"我们的目标是什么、我们如何执行目标、目标要达到什么程度、什么时候达到目标要求、能否很好完成目标",增强其目标意识,达到全员参与。目标管理成果的考核评价必须有明确考核标准和指标,以实际的客观事实或数据为依据,做出实事求是的评价,并依据考评结果,以责定利,确定奖惩。

(三) 临床路径

临床路径是现代医院质量管理的一种现代新模式。从二十世纪九十年代中期开始,采用临床路径对某些单病种进行质量管理已日益受到全世界医院管理者的关注和重视。

1. 定义及概念　临床路径是由组织内的一组成员(包括:医师、护士以及医院管理者等),根据某种疾病或手术制订的一种医护人员同意认可的诊疗模式,让患者由住院到出院都按照该模式来接受治疗。

2. 产生的历史背景　二十世纪八十年代中期,美国政府为了遏止医疗费用不断上涨的趋势和提高卫生资源的利用,以法律的形式,实行了诊断相关分类定额预付款制(DRGs-PPS)。参加 DRGS-PPS 的医院最明显的影响是所承担的经济风险。如果医院能使其提供的实际服务费用低于 DRGS-PPS 的标准费用,医院才能从中获得盈利,否则,医院就会出现亏损。

在这种历史背景下,1990 年,美国波士顿新英格兰医疗中心医院,选择了 DRGs 中的某些病种在住院期间,按照预定的既可缩短平均住院天数和节约费用,又可达到预期治疗效果的医疗护理计划治疗患者。此种模式提出后受到了美国医学界和医院界的重视,并逐步试行和推广。人们将此种既能贯彻持续质量改进,节约资源,又能达到单病种质量管理的诊疗标准化模式,称之为临床路径。

2009 年,原国家卫生部正式将临床路径作为医院的管理项目之一,近几年政府有关部门先后发布了近 2 000 个病种临床路径。2011 年,原国家卫生部发布的《三级综合医院评审标准》明确提出:将推进规范诊疗、临床路径管理和单病种质量控制作为推动医疗质量持续改进的重点项目。

3. 临床路径实施内容

(1) 成立临床路径管理的组织(包括院级委员会和实施管理小组)、制订实施的相关制度和工作职责。

(2) 根据本院实际情况,以临床科室和专业选择进入临床路径病种目录和文本。

(3) 建立临床路径信息化管理平台,以利临床路径管理。

(4) 临床路径实施需有多部门和科室间的协调配合。

(5) 确定"临床路径"监测指标,包括:患者的入组率、入组后完成率、平均住院日、平均住院费用等。

(6) 主管部门对临床路径实施监管,每季度对监测指标进行汇总与分析,有问题及时反馈。

临床路径的实施具有提高医疗品质、控制医疗成本和促进质量持续改进的现实意义。

二、质量管理工具

质量管理工具最常用的有十余种,如最常用的因果分析图、排列图、控制图、直方图、散布图、统计图、流程图和某些分析技术等。在实际的医院管理工作中,各医疗机构的管理者是根据各医院的实际情况和工作所需,采用适合自身的管理工具实施质量管理。

运用管理工具可在质量管理过程中,系统地或有目的地收集与医疗质量有关的各种数据,并用统计方法对数据进行整理,加工和分析,用特定的方法做出各种图表,计算某些数据指标,从中找出质量变化的情况,为实现质量的控制提供依据。

(一) 因果分析图

因果分析图是1953年日本质量管理专家石川馨提出的一种管理工具,故此图又称为石川图、鱼刺图、树枝图和特性因素图等。因果分析图是非定量工具,可帮助管理者找出潜在问题的根本原因。

1. 因果分析图的特点

(1) 反映出特定问题的基本规律。

(2) 直观、简单明了、实用。

(3) 可进行不同层面、不同问题的分析。

2. 方法

(1) 确定某一"为什么会发生的问题"作为主题问题,供开会之用。

(2) 召集项目小组或相关有经验的人员4~10人。

(3) 准备白板或大白纸、数支色笔做记录用。

(4) 采用脑力激荡法每人对影响该问题的原因发言的内容记入载体上,中途不质问。

(5) 搜集20~30个原因则可结束(大约1个小时)。

(6) 再由参会人员根据收集的原因轮流发言,经磋商后归类,找出影响最大的原因,认为影响较大者用符号做上标识。

(7) 与上步骤一样,对已做上标识的,若认为最重要的可以再做上标识的。

(8) 再次标识后,删去未做标识的原因,将以标识的原因并进行分类处理。

3. 制图操作步骤

(1) 根据上述分析,确定问题原因和质量特性,分出大、中、小原因,并分别对应大原因分类。

(2) 绘制鱼刺形状图。

(3) 将已确定和列出的大、中、小原因分别写入相应的箭头部位,但要注意不能错部位和遗漏。

(4) 检查已制作的因果图有无错误(图5-6)。

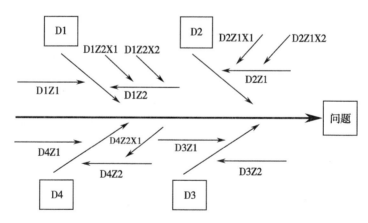

图5-6 因果分析示意图

D示大原因;Z示中原因;X示小原因;数字示原因代码

(二) 排列图

排列图是在1897年由意大利经济学家和统计学家帕累托创始运用的,故排列图又称帕累托(Vilfredo Pareto)图或柏拉图。按其实际应用的含义,也称之为主次因素排列法。排列图是为寻找主要问题或影响质量的主要原因所使用的图。

1. 排列图的特点

(1) 按问题大小进行排列,以便找出关键因素。排列图是按问题分类,把数据从大到小排列,成为一种数据分布。

(2) 强调分类分析,有利于确定问题的次序。

(3) 强调以数据说明问题,每项有数据和累计百分比,以数据为依据,以数据反映质量问题。

2. 制图操作步骤

(1) 收集确定分析问题的一定时间内的数据并制订出与问题原因相应的统计表。

(2) 统计表栏目包括:序号、名称、频数百分率、累积百分率等。

(3) 按栏目要求,填入和统计出相关数据以备绘制之用。

(4) 应用办公软件绘制排列图(表 5-2、图 5-7)。

表 5-2 某医院 2012 年 105 件书面投诉科室分析表

序号	投诉科室	频数	百分率	累积百分率
1	妇产科	20	19.0	19.0
2	门诊部	18	17.1	36.1
3	急诊	13	12.4	48.5
4	骨外	12	11.4	59.9
5	儿科	11	10.5	70.4
6	普外	6	5.7	76.1
7	眼科	5	4.8	80.9
8	神外	4	3.8	84.7
9	泌尿外	3	2.8	87.5
10	呼吸内科	3	2.8	90.3
11	心内科	2	1.9	92.2
12	消化内	2	1.9	94.1
13	皮肤	2	1.9	96.0
14	五官科	1	1.0	97.0
15	内分泌	1	1.0	98.0
16	中医	1	1.0	99.0
17	感染	1	1.0	100.0

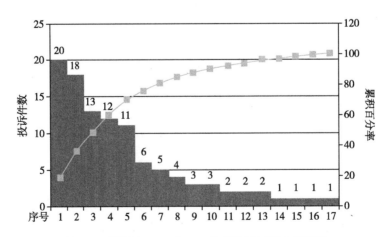

图 5-7 某医院 2012 年 105 件书面投诉科室排列图

图中序号为表 5-2 中科室代码

(三) 控制图

控制图是质量控制中最常用的有效工具和最常用的管理方法之一,也是最基本的统计工具。它是由美国数理统计学家休哈特于 1924 年创立的,故又称为休哈特控制图。质量控制图简单明了、可及时地观察、判断、分析管理指标的动态变化规律,并且与标准值比较,发现问题采取措施进行质量控制。质量控制图在医疗质量管理方面,主要用于临床检验、单病种、平均住院日以及病历等质量控制。2001 年,国家质量技术监督局发布的 GB/T4091-2001《常规控制图》在中,常用的计量质量控制图有:均值($\overline{X}$)图与极差(R)或标准差(S)图、单值(X)控制图、中位数(Me)控制图。

1. 作图步骤

(1) 确定主题,收集数据选择并计算有关统计数值。控制图常用的统计数值有:①样本平均值 $\overline{X}$:样本均值又叫样本均数(即为样本的均值)。均值是指在一组数据中,所有数据之和再除以数据的个数。它是反映数据集中趋势的一项指标。②标本标准差 S:标准差(standard deviation)也称均方差。是各数据偏离平均数的距离的平均数,它是离均差平方和平均后的方根,用 σ 表示。标准差是方差的算术平方根。标准差能反映一个数据集的离散程度。平均数相同的,标准差未必相同。③标本极差 R:一组数据中的最大数据与最小数据的差叫做这组数据的极差(range),以 R 表示。在统计中常用极差来刻画一组数据的离散程度。它是标志值变动的最大范围,它是测定标志变动的最简单的指标(极差 = 最大值 − 最小值)。

(2) 采用统计方法确定中心线和控制限。位于中心线(control line,CL)上侧,称为上控制限(upper control limit,UCL)、位于中心线下侧,称为下控制限(lower control limit,LCL)。控制限一般采用虚线表示。

(3) 应用办公软件绘制控制图(图 5-8)。

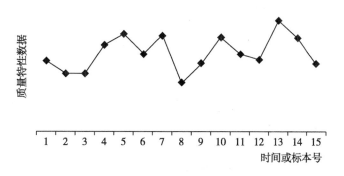

图 5-8　控制图基本模式

2. 异常现象判别　根据控制图中各点子波动的情况,给出一定的异常判别准则,以便做出异常因素起作用的判断。异常状态图形结构可分为链、偏离、倾向和周期 4 种缺陷。

(1) 在控制图中心线一侧连续出现的点称为链,其点子数目称为链长。出现链表明过程均值向链的一侧偏移,如 1/3 的点数间断出现在控制界限外时,判定为异常;1/4 的点数连续出现在控制界限外时,可以判定为异常。

(2) 较多的点数间断地出现在控制界限上侧或下侧时,可以判定为异常偏离。

(3) 点数在控制界限内向一侧上升或下降基本呈斜线,并且超出控制界限时,可以判定为异常倾向。

(4) 点数的上升或下降出现明显的周期性变化,并且时常超出控制界限,可以判定为异常周期。

3. 控制图的作用　一般认为,①控制图可诊断评估一个过程的稳定性。②决定某一过程何时需要调整,何时需要保持原有状态。即当过程发生异常质量波动时必须对过程进行调整和控制,采取措施消除异常因素,使过程能够稳定在合理的正常质量波动状态。③确认某一过程的改进效果。

第七节　医疗质量管理实施

医疗质量管理是指导和控制与医疗质量有关的活动,此活动通常包括质量方针和质量目标的建立、质量策划、质量控制、质量保证和质量改进。

医疗质量管理仅仅是医院管理的一部分,但由于它涉及患者的生命健康、医院的生存与发展以及社会的和谐稳定,故在医院的管理工作中始终处于中心地位。医疗质量管理的内容与医疗卫生行业本身的属性和功能特性有关,同时,其管理内容与法律法规规定、政府各时期的要求和社会民众的期望有密切的关系。

如2011年,原国家卫生部发布的《三级综合医院评审标准》共有七章。其中,第四章"医疗质量安全管理与持续改进"包括质量与安全管理组织、医疗质量管理与持续改进、医疗技术管理等共27个方面的医疗质量与安全管理要求。另外,第七章日常统计学评价与质量管理有关的监测指标等,医疗机构必须将其纳入到医疗质量管理内容之中。

医院管理者和员工应根据质量管理基本原理,遵循质量管理七项原则,运用医院质量管理方法与管理工具实施医疗质量管理。实施医疗质量管理有以下几个方面:

一、医疗质量策划

医疗质量策划是医院质量管理的一部分,致力于制订质量目标并规定必要的运行过程和相关资源的活动以实现质量目标。质量策划的最终目的是实现质量目标,不断满足患者的需要。质量策划属于"指导"与质量有关的活动,也就是"指导"质量控制、质量保证和质量改进的活动。在质量管理中,质量控制、质量保证和质量改进只有经过质量策划,才可能有明确的对象和目标,才可能有切实的措施和方法。因此,质量策划是质量管理诸多活动中不可缺少的中间环节,是连接质量方针和具体的质量管理活动之间的桥梁和纽带。

(一)质量策划环节

医疗质量的任何一项管理活动,不论其项目是什么、涉及的范围大小、内容多少,都需要进行质量策划。医疗质量管理中所涉及的质量策划主要包括以下几个方面:

1. 医疗质量管理体系的策划　医疗质量管理体系的策划是一种宏观的质量策划,应由医院院长或领导班子负责进行,根据医院质量方针确定的方向,设定质量目标,确定质量管理体系要素,分配质量职能等。在组织尚未建立医疗质量管理体系而需要建立时,或虽已建立却需要进行调整或重大改进时,就需要进行这种质量策划。

2. 医疗质量目标的策划　医院医疗质量目标是医院在质量方面追求的目的。医疗质量目标的建立为医院全体员工提供了其在质量方面关注的焦点;质量目标可以帮助医院有目的地、合理地分配和利用资源,以达到策划的结果;同时,质量目标可以发挥员工的潜能,注重自我控制,这对医疗质量改进、满足患者需求发挥了不可替代的作用。

由于医疗活动受诸多可变因素的影响,如患者需求的变化,服务项目与范围的变化,各个时期卫生行政部门提出新的医疗质量内容,医疗技术的改变,医院需要对某一特殊的、重大的项目和临时的、阶段性(月、季度、半年、全年)的任务进行控制时,就需要进行这种质量策划,制订针对性质量目标,以便调动各部门和员工的积极性,确保策划的质量目标得以实现。

3. 过程的策划　医疗活动是不同类别的医疗项目和非医疗项目构成的,这些项目可能有共同的、相似的过程,但各种项目有不同的过程。如:做检查、手术、输血都是为了患者健康实施的诊疗项目,它们各自有不同的过程(工作流程)和工作环节,这些过程(工作流程)和工作环节均需进行质量策划。医疗质量管理针对具体的医疗项目进行质量策划,重点在于规定必要的过程、相关的资源、各个项目的实际工作流程、各个工作流程之间的相互关系、各个项目之间的工作接口以及把管理要求附加在过程实现的各个环节,使各医疗项目的工作流程和管理要求有机结合起来。这种策划是根据项目过程本身的特征(大小、范围、性质等)来进行的。

4. 质量改进的策划　医疗质量改进与持续改进的策划是针对特定的改进项目或目标进行的,目的是使医疗质量管理不断深化,故质量改进过程需加强策划。持续改进在于增强质量改进的能力,质量改进应遵循前面已介绍的"七项质量管理原则"过程方法理论。质量改进包括:①分析和评价现状,识别需改进的问题类别(项目、环节、过程等);②确定改进目标(目标层级、近期或远期);③寻找可能的解决办法和措施以实现改进的目标;④对解决办法和措施进行评价并做出选择和实施;⑤测量、分析和评价实施的结果,以确定这些目标是否实现。

(二)质量策划实施

质量策划是一种高智力活动,一般来说,涉及医院层次的质量策划,应由院长或院领导班子负责,由相关的管理人员组成的委员会或小组召开会议,由大家共同来完成质量策划。如果质量策划的内容涉及的范围很大,还可以多次召开会议或召开分层次会议来进行质量策划。

1. 策划前准备 进行质量策划时,收集将涉及该项活动的全部信息,作为质量策划的输入。涉及质量策划的信息包括:存在的问题点、新的质量要求(如卫生行政部门新规定和要求)、患者和其他相关方的需求和期望,医疗质量管理已明确规定的相关的文件,针对某项目或问题事先草拟的方案(包括任务、计划、目标等)有关材料。

负责主管部门与人员在进行质量策划准备时,应尽量搜集与策划内容有关的信息,最好能有形成文件的材料。这些材料应尽早交与参与策划的所有人员。

2. 策划会议 质量策划会议是根据策划的项目和范围大小进行分层(院级、部门级、科室级和班组级)召开。为了使质量策划会议更有效率,院级策划也可由院长或委托有关部门,有关部门准备好质量策划的有关材料(包括事先拟好的方案等),然后交由质量策划会议讨论、删减、修改,这种形式可提高质量策划效率和质量。

质量策划会议达成共识后应由主管部门整理,形成相关文件,包括:通过质量策划设定计划、质量目标、方法或措施、所需资源、具体工作、负责部门或人员等。

这种质量策划的重点在确定具体的、可测量的、可实施的、能满足各方要求的质量目标和强化质量管理体系的某些功能,而不是对质量管理体系本身的改造。

3. 策划后实施

(1)质量策划的目的就是要确保项目质量目标的实现,确定责任部门、科室和人员是质量策划贯彻落实的基础,也是保证质量体系持续有效运行的关键。确定相关的职责和权限是质量策划的难点和重点,如果没有文件对职责和权限给予具体规定,那就会出现推诿扯皮现象。

(2)实施过程控制是质量策划落实的一项重要内容。在执行落实过程中,应根据质量策划要求实行医院层面或科室层面的检查与监管,以保证质量策划的实现。

(3)测量和评价实施的结果,以确定这些策划的计划和目标是否实现和是否达到有关要求。

二、医疗质量控制

控制是管理的一种基本职能,控制对于医疗质量管理具有极为重要的意义。医疗质量管理是一种有意识的活动,并要达到一定的目的。但是医疗过程活动受多种因素的制约,其结果有多种可能性,为保证医疗质量管理目标的实现,管理者必须对这个"活动"实行科学的控制。

ISO9000-2015对质量控制的定义是:质量管理的一部分,致力于满足质量要求。医疗质量控制主要是对内部使用,重点是对医疗服务过程的监控,以保证医疗质量目标的实现。控制是质量管理的重要组成部分,该方法运用控制论原理对医院实施全面的质量管理,使医院处于最佳标准规定的运行状态之中。

医疗质量控制是指为保证达到既定医疗质量要求而采取各种措施检查和监督医疗质量各项活动,并纠正各种偏差的过程。医疗质量检查是以事实或数据为依据,了解实现标准的程度;控制是根据质量检查的反馈信息,针对偏移标准的程度,分析其原因,采取措施使偏离标准的程度保持在允许范围内,以实现质量目标。检查侧重于发现问题,控制侧重于解决问题。医疗质量控制重点是对医院工作人员服务过程的检查控制,以保持医疗质量目标的实现。

(一)医疗质量控制组织层次

根据层次原理,医院实行三级质量控制层:

1. 科室医疗质量控制 科室医疗质量管理小组负责科室的医疗质量管理和控制工作,内部实行三级质量控制。医院应建立医疗质量、护理质量和医技质量控制程序,使医疗、护理和检验质量管理工作制度化、程序化和标准化。严格执行三级医生负责制、护理工作三级检查制以及医技三级质量控制。如三级医生查房制度要求住院医生检查患者、书写病历、巡视患者、检查化验报告单、分析检查结果、提出检查或治疗意见等;主治医生对所管患者系统查房,检查病历并对治疗计划及病历书写进行指导,检查医嘱执行情况及治疗效果等,副主任以上医生或科室主任抽查医嘱、病历、护理质量,主持重大抢救,制订疑难患者的治疗方案等,三级医生负责制体现了各级医生承担的任务、职责和责任,也体现了上级医生对下级医生的工作质量检查控制。

2. 医疗质量控制的职能部门 2016年,国家卫计委发布的《医疗质量管理办法》第十条规定:医疗机构应当成立医疗质量管理专门部门,负责本机构的医疗质量管理工作。医院的医疗质量管理专职部门、医务科(处)和护理部等是医疗质量管理和控制的职能部门。这些职能部门属质量管理的控制层,其主要职责是根据医院的质量方针、质量目标、质量计划以及质量标准,组织实施全院的医疗质量监控。

3. 院级质量管理组织对医疗质量的控制 院级质量管理组织对医疗质量控制应起到决策和领导作用,其职责主要是开展医疗质量监测、预警、分析、考核、评估等。负责召开医疗质量控制会议,全面了解与掌握全院医疗质量存在的问题,并负责组织有关人员研究讨论改进措施。

(二) 医疗质量控制运作方式

为了达到医疗质量持续改进,使医疗质量处于最佳状态,医疗质量的监控可采用以下运作方式:

1. 自我控制 医务人员要不断增强质量意识,强化自主管理的自觉性。在医疗质量控制中,医院基层人员是被控对象,也是控制的主体,自觉实施自我控制是成熟的表现和医德高尚的具体体现。医德的内涵是医学良心,所谓良心是在没有任何外部的监督情况下的自我约束,体现基本的思想觉悟。由于医疗活动在许多场合和时间是在分散情况下独立实施,自我控制更为重要。医疗质量的自控可形成制度化,如:自查病历,定向质控等。

2. 同级控制 医疗活动是由多专业、多层次的集中协作形式体现的。同级控制实质上是各专业、各层次之间的协调与配合。在临床科室、医护之间是横向控制关系。如护士转抄与整理医嘱是对医生工作的控制;医生检查医嘱执行情况时,是对护士的横向控制;医技科室与临床科室之间,对处方笺、检查申请单的书写质量以及对报告诊断的符合情况的监控属同级控制。

3. 逐级控制 医疗质量的逐级控制是医院各管理层次的职责,高层次的部门对低层次的控制,一级控制一级。主要是根据医院的质量目标、质量标准实施质量控制。如:科室内部的三级查房制,医技部门对报告结果的复核、审阅、会签制等控制。

4. 越级控制 高层次人员或管理组织具有越级控制医疗质量的权限,一般是指医院领导或医院行政管理部门越级检查执行者工作质量。

5. 预防性控制 预防性控制属事前控制,是质量控制不可缺少的形式。如对新职工、进修医生、实习医生进行医疗质量教育的岗前培训制;对具有高风险的手术实行手术预审批制;职能部门的检查和检查后的反馈意见;与患者进行面对面交谈沟通,了解病员的抱怨与不满等均是预防性控制的措施。

6. 回顾性控制 回顾性控制的形式有各管理层面召开的各种医疗质量分析会议、利用院内宣传媒介、会议通报、简报以及信息部门提供的医疗质量指标的统计分析报告等。

(三) 医疗质量的考核评估

医疗质量的考核评估是一项较复杂而科学的系统工程。医疗质量的考核评估应根据医疗服务工作流程的规律寻找质控点,有选择的控制医疗服务实现过程中的关键环节和容易发生问题的薄弱环节,并针对这些环节制订相应的考核标准。

目前,国内尚无一套统一的考核评估标准,各医院基本是按照自身情况和管理者对医疗质量的考核评估理解而制订的。考核评价的意义和目的主要是通过考核评估持续改进医疗质量,不断提高医疗服务水平使病员满意。

1. 设置质量目标 医院应建立各考核单元的质量目标,其质量目标应与医院的质量方针保持一致。质量目标包括满足医疗服务要求所需的内容,质量目标是可测量的,即对质量目标建立相应的质量标准与项目。

2. 建立医院医疗质量考核评估体系 考核评估标体系一般由考核部门、考核方法、考核评价标准、考核指标(包括定性与定量指标)、考核数据和接受考评单位等构成,考核结果是医疗质量管理实施效果的客观证据。

(1) 建立考核标准:体系中考核标准首先要按照和参考国家法律法规、卫生健康委和当地卫生行政部门有关规定与要求进行制定。其次,还应根据整个医疗活动过程的特点与规律寻找质控点,针对有医疗过程的关键环节和容易出现问题的薄弱环节制订相应的考核标准。另外,还要考虑到随着国家卫生改革的不断深入发展和医院管理的需要,考核标准也要随之进行修订和改变。

(2) 确定考核评价指标:制订医疗质量考核评价指标需遵循"科学性、准确性、可操作性"的原则,应具有医院医疗服务要素、过程和结果三个维度结构,并有既包含定量也能包含定性的多层次多指标。

考核评价指标的选择应考虑:①国家、省和当地卫生行政部门在医疗质量管理方面明文要求的考核评估指标;②政府各行政管理部门要求,且与医疗质量有关的指标;③医院自身管理要求的指标。

同时,指标的选择还要注意其通用性和不同性质与不同功能科室的差异性,避免烦琐、做形式、搞花架子的做法。考核评估指标可根据实际情况进行动态增减和调整。

3. 考核分值的设置 国内大部分医院的考核评价均采用多指标综合评价方法,对考核标准中各项目和指标赋予具体分值或权重,经考核后,最终形成一个总分值,该总分值的多少代表某接受考核单位当时的医疗质量量度。为了体现和保证考核评价的客观性和科学性,考核分值的设置要做到:

(1) 根据考核评估对象工作的性质、环节质量要求进行设置。

(2) 分值的分布要注意到科学性,如重要关键环节以及工作难度大的分值的权重系数应大些,反之则小些。

(3) 不同科室同一考核内容尽量注意到分值分布的同一性,合理性和可比性。

4. 数据收集与结果处理 医疗质量的考核评估要认真负责、实事求是,恪守"公开、公平、公正"原则。在提取、收集和汇总原始数据时,一定要客观真实,分值计算要精确无误,问题分析有根有据。考核的结果要反馈给接受考核的科室和部门,并与绩效挂钩,使考核结果能起到医疗行为更加规范有序,医疗质量得到持续改进,患者满意度不断提高。

三、医疗质量保证

质量保证是在全面质量管理的基础上,应用行之有效的方法和手段,推行规范化、系统化的质量管理。质量保证属质量管理的一部分,致力于提供质量要求会得到满足的信任。世界各国对质量保证的表述各异,我国有学者认为,质量保证是为了达到一定的医疗服务质量目的,在组织上、制度上和物资技术条件上所提供的实际保证。

(一)医疗质量保证的特征

1. 系统性 医院质量是由医院这个复杂系统运转而形成的。在医院管理中,医疗质量保证是一种有目的、有计划、有系统的质量活动,每一个人与每一项工作、每一个环节都在相互联系、相互作用和相互影响,任何工作和环节的问题都可直接影响医院的质量。因此,医院质量保证应当是一个系统工程,需全体员工、全过程和全部工作的质量管理进行质量保证。

2. 主导性 医院质量是由包括医疗质量、教学质量、科研质量、行政质量、后勤保障质量、医学装备质量等构成,虽衡量各质量的具体标准因其内容不同而有别,但无论哪一种质量的问题均会直接影响医疗质量,医疗质量是医院其他质量的最终体现,所以医院要以医疗质量为主导进行质量保证。

3. 可追溯性 医院诊疗活动过程的可追溯性是医疗质量保证重要特征。在质量保证工作中,凡是要求有可追溯性的要求,医院各有关部门、科室和岗位在履行其各自质量职能的同时,必须留下表明其已按规定落实的文字记录。这个记录既是实施质量追踪检查的基础,又是确保质量保证活动得以连续不断进行的重要手段。凡不具备可追溯性的质量活动,肯定不具备质量保证效果。

(二)质量保证管理内容

质量保证是一个广义的概念,它既包括保证质量的物质资源、人力资源、科技资源等;又包括保证质量必备的组织结构、管理制度、管理技术等。质量保证也是一种工作过程,通过这一工作过程来确定、执行并达到所需求的质量因素,以保持质量水平。质量保证包含以下管理内容:

1. **人员的保证** 人是医疗质量的关键,没有符合要求的人员就不可能有质量保证。人员保证要素包括:人员的配置比例(如卫生技术人员与开放床位之比、病房护士与开放床位之比、在岗护士占卫生技术人员总数比例等)、学历、职称结构以及员工的素质。高素质员工是质量保证的前提,素质需要形式多样、讲求实效的继续教育和员工培训。

2. **规章制度保证** 医院规章制度是医院工作人员在日常工作中应当自觉遵守的工作要求、行为准则和道德规范。医院的规章制度应根据社会的发展,患者的需求变化不断完善。加强各项规章制度,特别是医疗质量安全核心制度的贯彻执行。规章制度是质量保证的根本保障。

3. **技术的保证** 医疗技术是医疗质量的核心,对医疗质量保证起到支撑作用。医疗技术的管理包括:

(1) 运用的医疗技术服务符合法律法规、部门规章和行业规范的要求,并符合医院诊疗科目范围,符合医学伦理原则,技术应用安全、有效。

(2) 建立医疗技术管理制度,医疗技术管理符合国家相关规定与管理办法,不应用未经批准或已经废止和淘汰的技术。

(3) 有医疗技术风险预警机制和医疗技术损害处置预案,并实施。对新开展医疗技术的安全、质量、疗效、经济性等情况进行全程追踪管理和评价,及时发现并降低医疗技术风险。

(4) 对实施手术、介入、麻醉等高风险技术操作的卫生技术人员实行"授权"管理,定期进行技术能力与质量绩效的评价。

4. **时间的保证** 时间保证是质量保证的重要内容,时间管理是医疗质量管理的内涵组成部分。医疗质量保证时间是指门诊就诊时间、住院天数、术前等待时间、会诊时间、检查时间、治疗时间等。如在我国医院看病存在了近20年的"三长一短"(挂号时间长、候诊时间长、取药时间长、就诊时间短)现象就是时间质量问题。

在医院管理中,时间的质量管理一直受到卫生行政部门和医院管理者关注与重视,卫生行政部门对时间质量管理有硬性规定,如:平均住院日,择期手术患者术前平均住院日,院内急会诊到位时间,急诊留观时间,挂号、划价、收费、取药等服务窗口等候时间,大型设备检查项目自开具检查报告申请单到出具检查结果时间,血、尿、便常规检验、心电图、影像常规检查项目自检查开始到出具结果时间,超声自检查开始到出具结果时间,术中冰冻病理自送检到出具结果时间等。医院只有通过利用信息系统、网络、APP、微信等平台优化患者就诊流程,通过科学规划,合理布局门诊功能,充分利用人力、物力资源等管理措施给予解决。

5. **设备的保证** 设备设施是医疗质量保证的重要基础。设备的质量控制与质量保证对现代医院管理的建设与发展起着积极的促进作用。医院从设备购置前的市场调查、可行性论证、选型以及购置、安装、使用、维护、修理等环节纳入设备的管理之中,把住医疗设备的环节质量关。医疗设备的质量保证就是通过科学地有计划的统一管理行动提供一种保证。

医院做好医疗设备的质量保证和质量控制是确保患者进行的各类物理检查数据的真实、可靠,为医师的诊疗工作和患者的抢救提供科学的数据和信息。另外,也可避免医疗设备意外给患者和医务人员带来的伤害。

6. **信息的保证** 二十一世纪是信息社会,在现代社会生活中,人民时时刻刻都在吸收和传播不同的信息,医院的信息也是如此。在医疗活动中,医护人员的诊疗过程就是设法获取信息并利用信息做出诊断与治疗决策的过程;医生的问诊是医患之间的信息交流,医生开出的各种检查申请单是为了进一步获得患者健康信息,这些申请单和检查报告在临床与医技科室之间的传递实质上是信息的传递;护士执行医嘱是根据医生下达的医嘱信息完成的。财务收费是根据医嘱项目信息划价计费而定。病历则是患者就医信息的记录和载体,也是患者信息的集中体现。因此,医疗工作是高度依赖信息处理的工作过程,信息管理系统是医院信息管理工作正常开展的基础。

在科学技术日新月异的今天,医院信息管理系统是医院为患者提供医疗服务的强有力的技术支撑,以患者临床信息为中心,能够优化患者就医流程,对提高医护人员和行政管理人员的工作效率,提高医疗服务水平,保证医疗质量,降低医院的运营成本,增强医院竞争优势的信息保证。

质量保证的实质在于提供信任。由于质量保证关系到医院内部质量保证和外部质量保证,建立由组织机构、职责、程序、活动、控制和医疗资源等构成的医疗质量保证体系尤为重要。因此,医院应通过完善的规章制度、操作程序、流程等将质量保证活动加以系统化、标准化和制度化,把质量控制与质量保证结合起来,从整体管理出发,有计划、有系统地开展质量保证活动,有联系地而不是孤立地去分析和改善质量问题。当医院医疗质量能满足患者的需求时,质量保证就能给患者提供充分的信任。

四、医疗质量改进

质量改进是质量管理的构成部分,也是质量管理原则之一。改进可是一次性的或持续的,质量改进可提高对内外部的风险和机遇的预测和反应的能力,增强对存在问题的调查、确定其根本原因以及后续的预防和纠正措施的关注,加强利用学习实现改进;增强创新的驱动力,改进过程绩效、组织能力和顾客满意。

医疗质量是一个内容复杂、涉及面和影响面大的综合概念,政府和医院管理者一直高度关注和重视有关的质量改进问题。在我国《综合医院评审标准》中就有专门章节提出了近30个方面的医疗质量管理和持续改进的要求,由此可见,医疗质量改进在医院管理中的重要性。医疗质量持续改进实施如下:

(一) 抓医院质量文化建设

医院文化是医疗质量改进不可缺少的基本条件。质量管理不是一项纯技术行为,它涉及医院管理者和员工的法律观念、人文精神、思维方式、道德水平、价值取向、行为准则等。医院质量文化可激发员工的动机,发挥人员的主观能动性,诱导人的行为,使其充分发挥内在潜力、聪明才智和创造性,为实现组织的目标,包括持续改进的目标而努力。抓医院质量文化建设,对提高医疗质量具有重要意义。

1. 医院最高管理者和领导层是医院质量文化的创造者和引导者,医院应围绕"为人民服务""以患者为中心""使命、责任、奉献"等开展文化活动。

2. 采取措施改变以职能管理、制度约束为主的外在管理模式向调动员工内在积极性为主的流程导向管理模式转变。

3. 重视员工的质量意识教育和素质教育,牢固树立起质量意识。

4. 建立健全医院医疗质量责任制的相关制度和标准。

(二) 开展医疗质量管理教育培训

开展医疗质量教育培训使医务人员牢固树立"以人为本、质量第一"的思想,增强责任和质量服务意识,提高医疗质量和改进服务质量的重要途径。医疗质量管理培训内容包括如下三个方面:

1. **质量意识教育**　提高质量意识是质量管理的前提。质量意识教育的重点是要求各级员工知晓本岗位工作质量职责,其工作结果对工作过程质量的影响以及采用何种态度、方法才能为实现与本岗位直接相关的质量目标做出贡献。

质量意识教育的内容可包括:与医院质量有关的法律法规,质量的概念、质量对社会、医院、科室、员工和的意义和作用,质量责任等。

各级卫生技术人员在医疗护理工作和技术操作中都应该不断增强质量意识,强化自主管理的自觉性,认真执行质量标准,实行质量自我检查,自我管理。如医院工作制度、诊断常规、操作程序等都应严格执行。

2. **质量管理制度与流程培训**　质量培训是质量管理培训内容的主体,医院应对所有临床科室和部门进行质量管理制度的培训,特别是医疗质量安全核心制度的学习与流程的培训。

3. **技能培训**　技能是指为质量保证的专业技术操作和管理技能。技能培训是质量管理培训中不可缺少的重要组成部分。医务人员主要是强化"三基"知识(如临床路径)和专业技术操作培训;担任管理职务的人员主要是进行管理方法和管理工具的培训以便能掌握管理技能。

医疗质量管理教育培训要做到培训内容有针对性和实效性,不同层面的人员应采取不同培训内容、制订的培训计划或方案合理,选择的培训对象合适,培训方式多样化和培训的规范管理等以达到预期的培训效果。

(三) 完善组织体系　各司其职

必要的组织和人员配备是管理的根本保证,医院质量管理组织机构应健全、人员构成合理、职责明确、各司其职。

1. 质量相关管理委员会　包括医疗质量管理委员会、伦理委员会、药事管理与药物治疗学委员会、医院感染管理委员会、病案管理委员会、输血管理委员会、护理质量管理委员会等,在质量管理中,各质量管理委员会在质量管理中发挥领导决策和督导作用。各相关管理委员会要定期专题研究质量与安全工作,职责落实到位,对存在的质量问题进行分析,并提出改进措施。

2. 医院医疗质量管理部门负责医院的质量管理工作　根据医院质量方针与目标,制订并实施相应的质量管理工作计划与管理方案。履行指导、检查、监督、考核、评价和控制管理职能。

3. 科室医疗质量管理工作小组负责本科室质量与安全管理小组工作　定期对科室医疗质量进行自查。制订科室质量管理工作计划,召开工作小组会议,研究解决本科室存在的质量管理问题,对科室存在的问题和相关管理指标进行分析,对存在的问题有改进措施与落实执行。

4. 医院质量管理组织配备的管理人员能满足管理需要　质量管理人员应有较高的素质,具备一定的管理知识和掌握一定的质量管理方法与工具。

(四) 医疗质量指标数据库的建立

建立科学的医疗质量评价指标是实施医院科学评价的基础。通过持续性的医疗质量评价监测,可以对医疗机构质量管理过程进行追踪评价。运用基于客观衡量数值的定量指标,对医院过程质量和结果质量进行评价是促进医疗质量持续改进的重要手段。

1. 指标分类　根据政府卫生部门有关文件要求、指标产生范围、指标可及性以及医院管理的实际情况,质量管理指标群可分为基本监测指标、患者安全管理、疾病或手术管理、药事管理监测、临床路径管理、专科质量控制指标(包括:麻醉、重症医学、急诊、临床检验专业、病理专业、医院感染管理、康复医学科、精神科、血液净化、输血科)等,此分类目的主要是便于指标的识别和实际操作。

2. 建立医疗质量管理指标数据库　医疗质量管理指标数据库包括:

(1) 基本监测指标类:①非手术住院患者总例数、死亡例数、当日再住院例数、平均住院日与住院费用;②手术(或操作)患者总台次、死亡例数、术后非预期再手术例数、非计划再次手术、术前住院日与住院费用。

(2) 患者安全管理类:①住院患者当天出院再住院率、患者出院2~31天内再住院率;②非手术患者并发症包括:肺部感染、压疮发生、跌倒/坠床发生、人工气道意外脱出例数;③手术(或操作)患者相关术后并发症:手术患者术后并发症的总例数、择期手术后、急诊手术术后、围手术期手术后并发症总例数,包括伤口裂开、手术过程中异物遗留、医源性气胸、医源性意外穿刺伤或撕裂伤、肺部感染、肺栓塞、深静脉血栓发生例数、出血或血肿、髋关节骨折、生理与代谢紊乱、呼吸衰竭、败血症等;新生儿器械辅助阴道分娩及非器械辅助阴道分娩产伤发生例数;④信息上报:不良事件上报例数、输血反应发生例数、输液反应发生例数。

(3) 疾病或手术管理:①代表性疾病(重点)的总例数、死亡例数、再住院例数、平均住院日与住院费用,肺部感染、压疮发生、跌倒/坠床发生等并发症;②代表性(重点)手术或操作的总台次、死亡例数、术后非预期再手术、术前住院日、住院日与住院费用、手术后并发症例数、非计划再次手术例数。

注:①代表性疾病(重点)指急性心肌梗死、充血性心力衰竭、脑出血和脑梗死、创伤性颅脑损伤、消化道出血(无并发症)、累及身体多个部位的损伤、成人细菌性肺炎(无并发症)、慢性阻塞性肺疾病、糖尿病伴短期与长期合并症(合并症包括:酮症酸中毒、高渗透压、昏迷、肾脏、眼睛、神经、坏疽、循环或其他未特指并发症)、结节性甲状腺肿、急性阑尾炎伴弥漫性腹膜炎及脓肿、前列腺增生、肾衰竭、成人败血症、成人败血症、急性胰腺炎、恶性肿瘤化学治疗。②代表性手术及操作(重点)是指髋、膝关节置换术,椎板切除术或

脊柱融合相关手术,胰腺切除手术,食管切除手术,腹腔镜下胆囊切除术,冠状动脉旁路移植术,经皮冠状动脉介入治疗,颅、脑手术,子宫切除术,剖宫产,阴道分娩,乳腺手术,肺切除术,胃切除术,直肠切除术,肾与前列腺相关手术,血管内修补术,恶性肿瘤手术。

(4) 药事管理监测:抗菌药物处方数/每百张门诊处方(%)、注射剂处方数/每百张门诊处方(%)、药费收入占医疗总收入比重(%)、抗菌药物占西药出库总金额比重(%)、常用抗菌药物种类与可提供药敏试验种类比例(%)、药物不良反应例数。

(5) 临床路径管理:医院临床路径总病种数、医院临床路径总入组例数、入组后完成例数、平均住院日、平均住院费用、死亡率、各病种临床路径入组例数、入组后完成例数、平均住院日、平均住院费用。

(6) 专科质量控制指标(2015 年版):①麻醉专业医疗质量控制 13 个指标;②重症医学专业医疗质量控制 15 个指标;③急诊专业医疗质量控制 10 个指标;④临床检验专业医疗质量控制 15 个指标;⑤病理专业医疗质量控制 13 个指标;⑥医院感染管理质量控制 13 个指标。

(7) 康复医学科:康复治疗有效率、年技术差错率、住院患者康复功能评定率、设备完好率。

(8) 精神科:住院患者使用物理约束的总小时数、患者使用隔离的总小时数、出院时患者仍两种及以上抗精神病药联合应用的比重。

(9) 血液净化:年度血液透析(简称"血透")总例数、年度血透治疗总例次(普通血透、高通量血液透析、血液透析滤过、血液滤过、单纯超滤例次)、年度维持性血透患者的死亡例数、年度维持血透患者透析 1 年内死亡率、年度血透中严重(可能严重危及患者生命)并发症发生例次、年度可复用透析器复用率与平均复用次数;年度血透患者乙肝病毒表面抗原或 E 抗原转阳病例数、年度血透患者丙型肝炎病毒抗体转阳病例数、年度血透转腹透例数、血透转肾移植例数、年度溶质清除(尿素下降率 URR>65%)患者比例、年度维持性血透者血红蛋白达标率、年度钙磷代谢(钙磷乘积 $<55mg^2/dl^2$)例数、年度继发性甲状旁腺功能亢进[血清甲状旁腺素(iPTH)100~300ng/dl]患者比例,年度血管通路类别:动静脉内瘘、中心静脉血透导管、动静脉直接穿刺、其他血管通路例次、年度血压控制(透析间期血压 90/60~150/90mmHg)例数、年度腹膜透析例次。

(10) 输血科指标:涉及输血安全、质量的相关指标。

3. 指标的管理

(1) 根据医院实际情况,加强信息系统的建设与网络技术的应用,确定获得指标数据的最佳方法与途径。

(2) 对指标实行分类管理,确定监测部门与科室,再按分类由责任部门与科室实施管理。

(3) 为防止填写数据失实,医院要明确基础数据源填写要求,确定指标数据来源、统计标准、统计时限和统计部门。

(4) 制订工作流程和管理措施,对数据信息产生过程与数据的流向实施管理,以保证数据的及时性、真实性、正确性和一致性。杜绝不实、虚假数据的产生。

(5) 将指标应用于医院和科室的管理,持续改进医疗质量。

(五)加强医院信息化建设 改进质量管理手段

医院信息管理系统作为一种现代化管理手段和工具,现已在全国各医院得到了广泛的应用,各医院的信息化建设的程度已成为衡量医院管理水平的重要标志。医疗质量管理的手段也应随着计算机网络技术的发展而发生改变,目前,医院的计算机网络技术可通过提供一系列数据传输、数据检索和数据挖掘等技术支撑,为各类数据的有机融合、应用分析提供了开放性的智能化的医疗质量管理应用平台,从而为医院、科室和人员提供有价值的医疗质量管理与控制信息,改进医疗质量。

医疗质量管理应用平台的建立主要取决于医院管理者管理思路、管理需求、信息利用的意识、系统的支撑和软件的开发能力等。医院信息化建设的建立可用于:

1. 患者服务管理平台 目前,为患者服务的应用平台已逐渐在医院得到采用:如信息化预约管理平台可方便患者及时获取预约诊疗信息和医师出诊时间的变动信息;实行分时段预约、预约挂号统一管理与动态调配。又如:影像自助打印服务和检验报告自助打印服务可为前来看病的患者缩短就医看病检查等待时间,同时避免了可能因同名同姓或装袋、翻找等流程原因造成的差错。这不仅改善了患者的就医体验,也优化了服务流程,方便患者。

2. 临床路径与单病种管理平台　临床路径与单病种管理是医疗质量持续改进的重点和规范临床诊疗行为的重要内容之一,建立相关信息化平台可提高临床路径与单病种管理质量。

3. 医疗质量实时监控　医疗质量实时监控是以在计算机网络系统基础上,运用控制论和信息论的基本理论,采用决策技术、预测技术等建立的一种质量控制模式,它可用于电子病历质量、医嘱质量、信息采集质量、临床路径、单病种质量、药物使用评价、处方点评等的管理。医疗质量实时监控可及时发现问题和偏差,并及时给予改进。

4. 医疗质量管理信息应用平台　在医院 OA 办公系统建立医疗质量管理信息应用平台:①该平台可整合相关的质量管理子系统,实行单点登录;②将与质量管理有关的规章制度、技术规范、SOP、工作流程等上传到平台,以方便大家学习查阅;③各科室质量管理资料可以上传到质量管理平台,方便质量管理部门查阅、检查、监管和分析;④公示各种检查结果、数据以及质量考核评价结果。

建立和运用医疗质量管理信息应用平台,可减少管理程序和环节加速医疗质量管理信息的交流和传递,提高工作效率和有效性,改进工作质量。由于时代的发展是永无止境的,现移动医疗和互联网 + 出现与运用,无疑会给医疗质量与医疗服务质量增加更多内容,质量改进本身是一个变革和突破的过程,这就需要新的管理理念和新的改进管理手段和模式。

(六) 分析问题　改进质量目标

医疗质量目标管理是医院重要的管理方法之一,在医院医疗质量目标管理中,首先是确定一个时间段的医疗质量总体目标,然后对总目标进行逐级分解,制订出各科室、部门甚至单个员工的质量目标。

1. 目标考核评估　当目标进入执行期后,需结合目标值、目标进度计划、过程的实施、阶段性完成情况和结果进行监管、跟踪,以了解与掌握目标的执行情况。同时,还要了解系统内部各个环节的协作配合和存在的问题。

2. 达标情况分析　医院的医疗质量目标是医院根据政府卫生部门的要求、自身现状和管理发展趋势制订的,质量目标一般是由能量化的多层次的各类指标数值构成,如:单病种质量目标、临床路径管理目标、医疗安全目标、药事管理目标、医疗费用目标、患者满意度目标以及各专科质量管理目标等。医院的质量目标必须和质量方针保持一致并得到持续改进。

达标分析可判定各分目标和总目标完成情况。判定目标制订是否具有可行性、可操作性。若目标实现,总结好的经验,继续管理。有的可不再作为年度质量目标,有的则根据行业标准要求、医院发展的需要以及潜力又提出新的目标。对没有实现的目标,分析执行过程,寻找原因及对策,并继续作为下一年度的改进目标,采取措施力争不断改进。

3. 管理意义　实际上,医疗质量目标管理的意义是一个紧紧围绕制订、确定、实现改进目标和寻求改进机会的持续 PDCA 循环的管理活动过程。该过程使用数据分析、管理评审、管理结论等方法,其结果通常会找出纠正或预防措施,使医疗质量不断得到改进。

(七) 运用质量管理技术和工具　实施全程质量改进管理

在整个医疗过程中,质量改进的重点是"在管理中发现问题,而不是发现问题再管理",是将质量安全隐患消除在萌芽阶段,而不是事后的检查和补救。所以,医疗质量改进的关键是对医疗全过程实施管理,消除、减少质量安全隐患,防止医疗差错、医疗事故和不良事件的再发生,只有事前质量控制,才能达到长久性的、根本性的质量改进。

1. 医疗全过程质量环管理　在整个医疗过程中,不同情况的患者到医院看病就医过程有差别,急诊患者就诊要经历的过程有分诊、诊断、检查、缴费、治疗、取药,而部分急诊患者还要经历院前急救、留观诊疗;门诊患者就诊要经历预约挂号、挂号、诊断、检查、缴费、治疗、取药的过程;住院患者诊疗经历的过程有门诊(或急诊)、等候住院、办理住院、检查诊断、治疗或手术、出院、随访等,每类患者还会有若干子过程。以上全过程构成了不同的质量环,每个质量环过程直接影响和决定医疗和服务质量。因此,对质量环的管理,首先要进行识别,对全过程细化分解,直到过程质量环的最基本单元,并对其质量问题进行研究改进。

在上述质量环中,特别是手术室、麻醉科、消毒供应中和医技辅助部门等支持或医疗辅助环节质量改进的有效性和效率特别重要。

改进的前提是以现有医疗质量全过程为基础进行监管,并针对监管的结果、患者的不满意和各环节存在的问题进行分析,寻找原因,改变现状,解决问题,以提高质量完成此阶段的质量改进。

2. 质量改进组织形式与方法

(1) 质量管理小组:医院临床科室和部门可根据医院要求或自身情况成立若干质量管理小组主要进行本科室和部门范围内的质量改进;如是跨部门、跨专业质量管理改进小组主要是进行本院某质量项目质量改进。质量管理小组根据质量改进的情况可以是长期的或临时的。

(2) PDCA 循环:PDCA 循环又称质量环是开展所有质量活动的科学方法。PDCA 是在管理活动中,为提高系统质量和效率进行的计划(plan)、执行(do)、检查(check)和处理(action)等工作的循环过程。PDCA 循环运行步骤如下:

1) P(计划)阶段:确立主题。分析现状,找出质量问题;分析各种原因,找出主要原因;提出改进计划,制订管理措施;论证计划与措施的可行性。

2) D(实施)阶段:对提出的计划与措施进行宣传和相应教育培训,再实地去实施管理措施与计划,实现和执行计划与措施中的内容。

3) C(检查)阶段:评估比较执行前后效果,注重效果,找出问题,并证实管理的有效性。

4) A(处理)阶段:总结经验,将成功的经验和存在的问题制订成相应的标准、制度或管理规定,防止再次发生过去已经发生过的问题。未解决的问题放到下一个 PDCA 循环。

(3) 品管圈:品管圈(quality control circle,QCC)已被公认是一种调动职工积极性和创造性,提高质量和效益的有效方法。活动不仅可以提高医院质量、改善工作质量和提高组织的综合素质,而且也会促使员工增强质量意识,更好地发挥创造才能,达到人人参与质量管理的目的。

(4) 标杆学习(benchmarking learning):这是最具有挑战性的质量改进方法。它是与本行业内在质量管理方面比自身做到更好的其他医院对比,找出自己的差距。对比包括业内声誉对比、管理理念对比、管理方法对比、管理措施对比和管理效果对比等。标杆学习包括参加会议、医院访问、现场考察和互动交流等。可以说,标杆学习是最具有促进持续质量改进的动力。

3. 运用质量改进技术和管理工具　医疗质量的改进工作离不开质量改进技术和管理工具,在质量改进工作中,除前述的医院质量管理方法与工具外,还可以运用适合本行业特点和需要的以下质量改进技术和工具。

(1) 4M1E 法:4M1E 指人(man)、机器(machine)、物料(material)、方法(method)、环境(environments),合称 4M1E 管理法。简称人、机、料、法、环,它告诉我们质量改进管理工作中要充分考虑人、机、事、物五个方面因素的管理。

在医院医疗质量改进中,人指人员比例、资质、职责、培训、准入、授权等;机器指医院的设备设施"采购、安装、运行状态、维护保养、校准、入出库、各种记录"的管理等;物是指物资、耗材、药品类的"申购、验收、出库、保管储存、供应、使用、账务 管理、效期"管理;法是指医疗过程中所需遵循的法律法规、规章制度、技术规范的教育培训、执行、落实、流程、操作等;环境是指在医院这个特定的场所中,空间的分区、洁污的分开、人、物流分开、安全通道、特殊物品存放地等的管理都会影响医疗质量和安全。

(2) 5W1H 分析法:5W1H 分析法是一种思考方法。是对选定的项目、工序或操作,都要从原因(why)、对象(what)、场所(where)、时间(when)、人员(who)、方法(how)等六个方面提出问题进行思考。5W1H 分析法在运用时,可针对不同性质、不同类型的不同质量问题发问,可使思考的内容更深入、更科学。

(3) 5why 分析法:也被称作 5 个为什么分析,它是一种探索问题原因的诊断性技术,用于识别和说明因果关系链。通过对一个问题不断提问为什么前一个事件会发生,直到问题的根源被确定下来才停止提问。解释根本原因以防止问题重演。提问的"为什么"的语句都会定义真正的根源。通常需要至少 5 个"为什么",但 5 个"为什么"不一定就是 5 个,可能是小于 5 个或可能是大于 5 个。

(4) 根本原因分析法(root cause analysis,RCA):根本原因分析法是一个系统化的问题处理过程,包括确定和分析问题原因,找出问题解决办法,并制订问题预防措施。在医院质量管理中,根本原因分析能够帮助管理者发现医院质量问题的症结,并找出根本性的解决方案和措施。在进行根本原因分析时,常常会运用到其他管理工具如:头脑风暴法、因果分析法、5 个为什么分析法等。

(5) 失效模式和效应分析(failure mode and effect analysis,FMEA):失效模式和效应分析(FMEA)是一种系统性、前瞻性的定性分析方法,用来确定潜在失效模式及其原因,是事件发生之前就认清问题并预防问题发生的风险管理手段。其目的是发现、评价过程中潜在的失效及其后果,找到能够避免或减少潜在失效发生的措施并不断地完善。

在医院医疗质量管理中,主要用于个医疗环节的医疗风险管理、流程的制订与修订或在问题解决后预防再发生方面等。

(6) 循证管理:循证管理就是运用循证医学的理论,寻找最科学、最合理的依据,并把这些依据应用到医院质量管理上的思维模式和运作方法。ISO 已将"循证决策"列为七项质量管理原则之一,说明在医疗质量管理方面,管理者应有循证医学的理念。在进行医疗质量改进工作时,首先要做到决策是建立在数据和信息分析的基础上,一定用"数据说话";其次要保证数据的准确性和可靠性,并使用正确的统计分析方法分析数据;再次医疗工作中要注意认真各种记录和有关数据的录入留下证据的痕迹,并使记录和数据有可追溯性。

(7) 统计技术:统计技术是促进持续质量改进的管理工具。应用统计分析能帮助我们更好地识别管理事项的性质、程度和产生变化的原因,从而帮助决策,采取有针对性的改进和预防措施。掌握和运用统计技术是质量改进必不可少的。

医疗质量是医院生存发展之本,医疗质量管理与持续改进永无终点。医院的每位员工应做到"人人关心质量、人人重视质量、人人参与质量、人人改进质量",只有这样,医疗质量才能得到极大提高。

案例分析

2016 年 11 月 20 日晚 23 时 20 分,某市一市民拨打该市某医院 120 电话告知:一女性在路上行走遭遇车祸,请医院出诊派车急救(后了解呼叫者是患者家人)。接电话后,医院及时用救护车将患者护送到医院。该医院急诊科医师书写的急诊病历记录为:×× 女 23 岁,货车撞伤 1 小时,于 2016 年 11 月 21 日凌晨 1 时 25 分入急诊科。患者神志清楚,诊断:多发伤。在急诊室经抢救后病情稳定后,于 2016 年 11 月 21 日 4 时 10 分收入 ICU 继续治疗。即日,主管医师(中级职称)考虑患者有较严重的外伤,在未做细菌培养情况下,首选大剂量三线抗菌药物进行治疗。11 月 24 日分别请了普外科、呼吸内科、妇科等多个科室会诊,而妇科会诊的医嘱 26 日才得到执行。2016 年 12 月 5 日,检验科危急值报告:血细菌培养有多重耐药菌生长。2016 年 12 月 7 日医院按省卫计委工作安排,接受医院评审复评。

当日,医院评审员通过资料查阅、现场访谈以及追踪检查的方法发现该案例有以下问题:①出诊的医生 120 出诊记录资料记录不全,无记录患者的生命体征、患者当时病情,只口头向患者家属交代了病情,未做记录和患者家属签字;②查医院制度汇编,分析交接班制度中对 120 出诊交接无明确的要求;③患者入急诊科后,120 出诊医生与急诊科接诊无交接资料,只有口头交接,在现场抽问医务人员交接班的内容,但知晓度低;④急诊医师未在急诊病历上记录患者在急诊科的抢救与治疗经过,只有护士的抢救记录;⑤患者收入 ICU 医护均无交接班的记录;⑥给患者下达病危通知后,无与患者家属谈话记录;⑦患者病情较复杂未进行多学科会诊;⑧妇科会诊意见未及时处理;⑨病程记录中,无危急值的记录和相关分析;⑩抗菌药物使用不合理,管理不规范,无质控分析。经归类整理后,该患者在这个诊疗过程中,存在多环节交接班缺陷(③、④、⑤条)、患者处理缺陷(⑦、⑧条)、病历书写缺陷(①、③、④、⑥条)制度管理缺陷(②条)、危急值管理缺陷(⑨条)、抗菌药物应用缺陷(⑩条)等多方面医疗质量缺陷。

此后,医院管理层和科室十分重视,多次召开质量分析会进行讨论分析,寻找根本原因和改进措施,最后认为:上述质量缺陷是由于规章制度不全、全员培训教育不到位、院科两级缺乏对医疗质量管理核心制度落实情况的监管和检查所致。采取的改进措施是:①完善相关的医疗质量管理规章制度,并及时更新,切实保证医疗质量;②在开展全员培训教育,提高员工执行规章制度及履行本岗位职责的自觉性;③改变院级管理层监管的方式,科室内的质量控制用制度给予保证,明确病房治疗小组组长的职责,责任落实到人。医院和科室经过一系列整改以及有关措施落实半年后,上述医疗质量缺陷逐步得到了纠正和改进。

本章小结

本章用现代质量管理的观点与理念,对我国医疗质量管理的立法概况、医疗质量管理相关的术语概念、质量管理基本原理、七项质量管理原则、医疗质量管理体系、医疗质量管理方法与管理工具以及医疗质量管理实施七个方面进行了全面而扼要的阐述。本章目的是想读者通过学习后,能对医疗质量管理的相关内容有初步的系统了解,补充和丰富医疗质量管理的基本知识,并在今后能够运用有关知识参与医疗质量管理和控制,为医疗质量的持续改进从我做起。

思考题

1. 医疗质量管理包括哪些内容?
2. 简述常用医疗质量管理方法及内容。
3. 常用质量管理的工具有哪些?

（杨天桂）

参考文献

[1] ISO.质量管理体系基础和术语[M].第4版.ISO 9000,2015.
[2] 任真年.现代医院医疗质量管理[M].北京:人民军医出版社,2002.

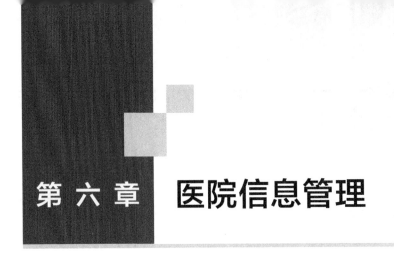

第六章 医院信息管理

当前,我国大部分的医院都实行了信息化管理,医院在信息化管理中也积累了较丰富的经验。医院信息化管理系统是医院走向现代化管理的必然途径,医院的信息化管理系统应用水平直接决定着医院的管理水平。本文围绕医院信息化建设的历史发展沿革、医院管理与医院信息化的关系、电子病历、医院数据资源利用、远程医疗和互联网医疗、医院信息化发展趋势展望几个方面展开阐述。

第一节　医院信息化概述

一、概念

(一) 相关概念

1. **医院信息化**　信息化一般是指利用信息技术和手段,对数据的采集、传输、存储和分析过程进行管理,从而促进信息交流和知识共享的过程。而医院信息化,则是在特定的医院场景中,围绕医院的战略目标和职能定位,根据医院业务和管理需要,通过相关信息系统和平台的建设,保障医疗质量和安全,提高医院运营效率,促进医院精细化管理的过程。随着医院服务外延的不断扩展,远程医学、互联网医疗、患者服务体系建设也需要信息化的支撑。

2. **电子病历**　医院信息化建设的核心是电子病历建设。狭义的电子病历是指电子化的各类医疗文书。广义的电子病历是指医务人员在医疗活动过程中,通过医院信息新系统生产的文字、符号、图表、图形、数据、影像等数字化信息,并能实现存储、管理、传输和重现的医疗记录,是病历的一种记录形式。

3. **医院信息系统**　医院信息系统(hospital information system,HIS),是指利用计算机软硬件技术、网络通信技术等现代化手段,对医院及其所属各部门的人、财、物进行综合管理,对在医疗活动各阶段产生的数据进行采集、存储、处理、传输、汇总和加工生成各种信息,从而为医院的整体运行提供全面的、自动化的管理及各种服务的系统,以满足所有授权用户的功能需求。

医院信息系统有多种分类方法,一种较为普遍应用的分类包括:

(1) 医院管理信息系统(hospital management information system)

1) 资源管理系统(hospital resource planning system,HRP):包括人事管理、财务管理、后勤管理、药库管理、设备管理、OA 管理等系统。

2) 医疗管理系统:包括医疗质控管理、护理管理、病历管理、院感管理、药事管理等系统。

3) 管理决策支持系统(management decision support system,MDSS)。

4) 各类辅助系统:包括科研管理系统、教学管理系统等。

(2) 临床信息系统(clinical information system,CIS)

1) 医生工作站系统。

2) 护理工作站系统。

3) 医技工作站系统。

4) 辅助科室工作站系统,如消毒供应中心、洗浆房、营养膳食中心等系统。

5) 临床决策支持系统(clinical decision support system,CDSS):三个核心部分是人机交互、逻辑推理、知识库。智能决策支持系统(intelligent decision support system,IDSS)是今后临床决策支持系统发展的方向。

4. 医院信息平台 医院信息平台是以患者电子病历的信息采集、存储和集中管理为基础,连接临床信息系统和管理信息系统的医疗信息共享和业务协作平台,是医院不同业务系统之间实现统一集成、资源整合和高效运转的基础和载体。主要包括以下功能组件:①注册服务;②电子病历与临床数据中心存储;③电子病历浏览器;④医院业务协同支撑服务;⑤医院信息交换层。

2012 年,原卫生部发布了《基于电子病历的医院信息平台建设技术解决方案(1.0 版)》,为医院的信息平台建设提供了可行的技术方案。其总体架构如图 6-1 所示。

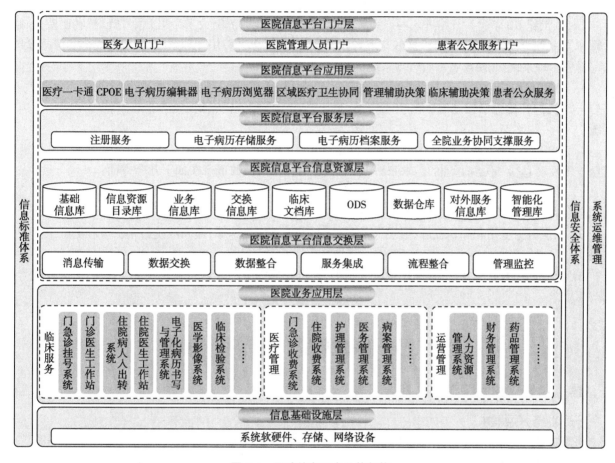

图 6-1 医院信息平台总体架构

5. 医院数据集成平台 基于 HL7/DICOM/CDA 等交换标准和 LOINC/SNOMED CT/ATC 等术语标准,采用消息队列(MQ)的技术手段,将所有医疗信息系统数据集成形成统一的数据平台,构建以患者为中心的临床数据存储库和以管理为中心的管理数据存储库,通过数据分析和挖掘技术建立丰富的医学知识库,协助医务人员和管理人员在系统平台上随时访问所需数据,及时有效的做出判断和决策。

(二)医院信息化的意义和作用

医院信息化的核心是利用信息化的技术和手段,改变数据采集、传输、存储、分析和利用的形式,从而实现医院生产方式的改变。通过信息化,促进信息的传递和知识的共享,通过拓展业务工作模式、优化工作流程、提高工作质量效率、提升医院服务水平和最大化资源效益,实现医院生产力的变革。这些变革为医院构建一个高效的运行平台,营造科学合理的运行环境,受益者是患者、员工和团队。

医院不断发展的管理需求,推动着医院信息化的建设与发展,医院信息化在提高医院服务质量与效率、提升医院管理水平、促进医学研究与医疗技术发展等各个方面都将发挥积极的作用,良好的信息化建设与应用水平是现代化医院的标志之一。

二、医院信息化现状和发展历程

(一) 医院信息化现状

当前,部分发展较快的医院信息化已经进入以电子病历为核心的医院信息平台建设阶段。这部分医院建成了或部分建成了医院各业务临床信息系统,为了更好地实现信息的传递和知识的共享,医院信息平台的建设显得尤为重要。

(二) 医院信息化发展历程和趋势

我国医院信息化建设与应用起步于 20 世纪 80 年代后期,其发展历程大约经历了以下 4 个阶段。

1. **20 世纪 90 年代以前**　主要以计算机单机事务处理与应用为主。

2. **20 世纪 90 年代**　开始进入网络系统应用,其覆盖的业务范围大多为"以患者费用"和医院人、财、物管理为中心的相关业务。如门诊挂号与患者收费系统、住院患者费用管理系统、医院药库药房管理系统、医院财务管理系统、医院设备物资管理系统的开发与应用。

3. **2000 年以来**　医院信息系统的开发与应用开始进入临床医疗、护理、医技检查等核心业务领域,部分医疗机构开始探索构建临床医生工作站、临床护理工作站、各类医技检查报告系统等医院临床信息系统。

4. **2009 年以来**　医院信息化历程进入到基于电子病历的医院信息平台建设的发展阶段。从目前的信息技术发展趋势和医院管理的需求来看,未来医院信息化建设的重点在如下几个方面:

(1) 强化以电子病历为核心的医院信息平台建设,加强院内数据的共享利用,消除"信息孤岛"和"信息烟囱",有效提高医院运行效率,保障医疗质量和患者安全。

(2) 加强数据复用和知识提炼,通过大数据技术、人工智能技术等,提高医院科学决策和循证医疗实践水平。

(3) 充分利用互联网技术,提高患者服务水平,促进医疗资源的合理利用和科学配置,适应医疗卫生体制改革要求。

第二节　医院管理与医院信息化

一、信息化是支撑医院管理的有力工具

(一) 业务开展需求

医院的业务开展离不开信息化的支撑,各个业务系统的建设和发展是业务活动开展的有力支撑。

(二) 高效率工作需求

基于信息技术提供的数据共享、信息提炼和知识发现,医院的业务和管理活动能够更高效率的开展,大量的重复工作、信息传递工作、分析总结工作可以由信息化提供支持。

(三) 高质量工作需求

基于信息化提供的高效信息交互、知识库支持和统计分析支撑,医院医疗质量的合规性、有效性、一致性、安全性等能够得到有效的保障。

(四) 运行成本和财务管理需求

通过信息化建设,医院的财务明细和业务系统的关联性得到有效保障,数据记录和分析更加准确有效,运行成本的核算更为高效、准确和深入,对医院的运营管理提供支撑。

(五) 资源配置和管理需求

通过医院数据的分析和预测,医院的资源配置更加合理和高效,医院的管理决策更加科学和准确。

(六) 医药卫生体制改革需求

通过信息化建设,医院能够更好地契合医药卫生体制改革的要求,公立医院改革更加适应事业发展要求,区域内卫生资源的配置更为合理高效,从而能为人民群众提供更好的医疗服务。

二、医院信息化的核心要素

信息化管理需要在一定方法学的基础上,遵循相关的标准和规范,在合理的医院信息化组织架构下,有效组织人才及人才梯队的培养和建设,是现代医院信息化管理必不可少的核心要素。

(一)医院信息化管理的组织架构

伴随着日新月异的技术革命和行业认知水平的不断攀升,现代医院的信息化管理也与传统方式出现差异。总体来说,有以下几个特点:

1. 以院领导为核心的医院管理决策层,开始更多的依赖"数据信息"做出有针对性的决策。

2. 从传统以 IT 技术为中心的方式,逐渐转向以"医疗 IT 技术"为中心转变。典型如现代医院信息化比以往更加关注互联网、大数据、人工智能等前沿技术。

3. 从传统医院管理模式,逐渐增加一些高科技企业中提出的管理角色和岗位。

目前现代医院的信息化管理中,相对较为合理的组织人员构成,大体可按照图 6-2 架构进行设计。

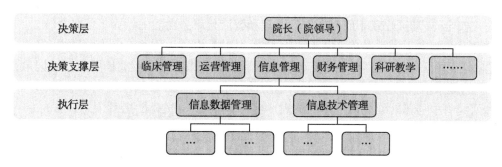

图 6-2　医院信息化管理和执行机构

信息管理:对上,为院领导提供医院管理中信息方面的决策支撑,包括医院的信息技术、数据等,为医院最高决策层提供最直接最准确的信息支撑;横向,为临床、运营管理、财务、科研教学等提供技术及数据信息的服务;对下,组织并管理信息技术和信息数据。可以视为现代医院管理中的首席信息官(chief information officer,CIO)。CIO 领导院内 IT 部门,并制订计划如何处理越来越多的信息。一般情况下,在提交一个新的技术项目或系统更新之前,CIO 来综合考评度量并未决策层提供最合理的信息化建议。

信息数据管理:对上,为信息管理层提供信息数据的各种支撑。包括医院信息数据的收集整理、医疗信息数据的分析、医疗信息数据的统计建模,并完成相应的信息数据安全。其可以视为现代医院管理中的首席数据官(chief data officer,CDO)。一般情况下,现代医院的 CDO 负责带领团队与临床、科研教学、管理等核心部门进行沟通,并从信息数据层面上,给 CIO 提供最直接最准确的意见或建议。

信息技术管理:对上,为信息管理层提供医疗信息技术的各种支撑。包括医疗信息化网络、设备,医院信息系统建设等。同时,保障信息系统的安全及平稳运行。其可视为现代医院管理中的首席技术官(chief technology officer,CTO)。CTO 可以辅助 CIO 从战略角度管理基础设施及操作,而且也担当技术管理的职责,以非技术人员能够理解沟通的方式来说明技术。

(二)医院信息化人才的梯队建设

随着科学技术的不断进步和医院信息化进程的不断发展,医疗信息化人才的缺口也日益增大。在现代医院的信息化团队中,仅了解计算机技术已经不足以胜任医院信息化管理的需要。对于医疗信息化人才的要求,已经从传统的计算机基础技术,拓展到对临床、循证医学、项目管理、医院管理等综合能力的要求。

在实际医院信息化人才中,很难做到某一个或几个人员具备这种综合能力,因此,一个现代医院信息化团队的最佳组成,往往是部分临床(或循证医学)人员、部分计算机人员和部分管理人员的共同组合。其人员占比大约可为 4∶3∶3。以计算机技术为手段,通过临床(或循证医学)人员的临床专业知识,结合医院战略和管理思想,为现代医院的信息化管理提供最佳实践和落地场景。

第三节　电子病历与医院信息化

一、电子病历结构与功能

目前,对电子病历(electronic medical record,EMR)的定义及相关的概念还缺乏统一的认识。不同的国家、组织、机构以及研究者对定义与表述也不尽相同。同时,电子病历是一个继续发展的概念,随着医疗信息化和信息技术的不断发展,电子病历相关的研究的深入。对电子病历的定义将不断地完善和更新。国家卫计委关于电子病历的定义如下(2017):

电子病历是指医务人员在医疗活动过程中,使用信息系统生成的文字、符号、图表、图形、数字、影像等数字化信息,并能实现存储、管理、传输和重现的医疗记录,是病历的一种记录形式,包括门(急)诊病历和住院病历。

电子病历系统是指医疗机构内部支持电子病历信息的采集、存储、访问和在线帮助,并围绕提高医疗质量、保障医疗安全、提高医疗效率而提供信息处理和智能化服务功能的计算机信息系统。

在实际的应用中,电子病历通常指电子病历系统。同时,电子病历常与电子健康档案(electronic health record,EHR)相互通用(parallel)。有些研究者认为电子病历是患者在医院或诊所的就诊记录;电子健康档案是患者一生的健康信息,是患者一生的电子病历的总和。为了更好地理解电子病历,电子病历在不同地域、组织和研究者中还可能使用以下不同的表述名称:基于计算机化的患者记录(computer-based patient record,CPR)、电子化患者记录(electronic patient record,EPR)、个人健康记录(personal health record,PHR)和电子医疗保健记录(electronic health care record,EHCR)。

(一) 电子病历的发展历程

60年代初期,美国的梅奥诊所(Mayo Clinic)和佛蒙特州医疗中心医院(Medical Center Hospital of Vermont)等就开始用计算机管理患者的临床信息,出现了电子病历的雏形。经过数十年的努力,电子化的病历不断地完善和发展。80年代,美国、西欧等国家和地区的一些大型医院都建立了电子病历系统。90年代,开始研发基于医院各个临床科室集成的电子病历系统成为了电子病历发展的主流。为了更好地理解电子病历的发展,通过HIMSS Analytics(美国医学信息和管理协会的一家非营利性附属机构)对电子病历的发展阶段的划分来认识电子病历的发展方向。HIMSS Analytics采用电子病历采纳模式(electronic medical record adaption model,EMRAM)将电子病历从低到高(0~7)划分为八个阶段:

阶段0(stage 0):实验室、药房和放射科均为实施信息系统,可能医院其他部门采用了信息系统,但未整合。

阶段1(stage 1):实验室、药房和放射科信息系统已安装。

阶段2(stage 2):建立了临床数据仓库(clinical data repository,CDR),为医生提供提取和浏览结果的访问功能。该临床数据仓库包含受控医学词汇库和临床决策支持/规则引擎。

阶段3(stage 3):具备临床文档、护理记录、诊疗计划图、和电子化用药管理纪录(electronic medical administration record,eMAR)系统。实现基本的临床决策支持。医生在放射科之外可通过内网(intranet)或其他安全的网络可以访问。

阶段4(stage 4):计算机化的医嘱录入系统(computerized physician order entry,CPOE)。临床决策支持系统提供医疗证据(循证医学)为基础的最新临床建议。

阶段5(stage 5):实现闭环式给药。使用电子用药管理记录系统和条码或其他自动化识别技术,最大程度地保证患者用药安全。

阶段6(stage 6):实现完整的医疗文书(结构化模板)录入。达到高级临床决策支持水平;完整的医学影像存储与传输系统(picture archiving and communication systems,PCAS)可通过内网向医生提供医学影像,取代所有传统的影像胶片。

阶段7(stage 7):全电子化病历、并与外部医疗机构实现信息共享。用临床数据仓库分析临床数据,以支持医疗质量和患者安全管理。

(二)电子病历的结构和功能

1. 电子病历的结构 由于电子病历的内容复杂,电子病历的定义缺乏统一的观点。不同的组织和机构对电子病历的结构也存在不同的表述和理解。电子病历的结构是指根据不同的需求建立病历的描述结构,其内容通常包括以下几个方面:

(1)病历编辑器。

(2)查询和显示。

(3)诊疗操作。

(4)质量管理。

(5)病历归档(病历管理)。

(6)统计分析。

(7)辅助决策(临床决策和医学知识系统等)。

(8)数据接口(互操作性)。

2. 电子病历的功能 目前,关于电子病历的功能还缺乏统一的定义。对电子病历的功能采用了不同的描述和表述。美国医学信息研究所(institute of medicine study,IOM)提出的电子病历八项核心功能;ISO/TC 215 技术报告(第 2 版,2003)电子病历的扩展功能;美国医学信息和管理协会(healthcare information and management systems society,HIMSS)将电子病历的功能特征概括为以下八个方面:

(1)在任何需要患者健康记录信息来支持诊疗时,能随时、随地提供安全、可靠和实时访问患者健康记录的能力。

(2)获取就诊和长期的电子健康记录信息。

(3)在医生诊疗过程,起到主要信息源的作用。

(4)为患者制订诊疗计划和循证决策提供帮助和支持。

(5)获取用于持续诊疗质量改进、应用评价、风险管理、资源规划和绩效管理的数据。

(6)采集用于病案和医疗赔付的患者相关健康信息。

(7)提供纵向的、适当过滤的患者信息以支持临床研究、公共卫生报告和流行病学研究。

(8)支持临床试验与循证研究。

二、医院信息化基础设置建设

(一)硬件基础建设

医院信息基础设施建设中最基础同时也是最重要的是硬件基础建设。硬件基础建设直接决定了医院信息系统的强壮程度。硬件基础包括:机房硬件、数据中心硬件、网络硬件、安全硬件、终端设备、音视频设备。

机房硬件中主要有机房装修,不间断电源,精密空调,消防设备四个方面。机房装修要求机房地面全部使用静电地板,机柜摆放区域地板使用钢架加固。机柜电源线部署在静电地板下,通过 PDU 引入机柜内最终提供设备供电。机柜上方设置网线架,用于部署跨机柜网线。网线架旁需要布置光纤专用线架,将网线和光纤部署通道分开。不间断电源需计算出整体机房设备的功率并配备相应电池组。不间断电源需部署两组并保证线路供电中断后不间断电源通过电池供电不少于 30 分钟,为供电电源切换或开动发电机留出充裕的时间。机房精密空调用于保证整个机房内恒温恒湿。为保证整个机房温度均衡,需要在地板下部署空调冷风通道并通过地板孔洞输出冷风。机房消防设备采用阻燃气体灭火装置,并与烟雾感应器联动。一旦检查到机房内有烟雾产生,灭火装置将在瞬间将机房内部充满阻燃气体。气体灭火装置在达到目的的同时又保护了其他正常设备。

医院主要业务数据库推荐采用经典服务器架构:服务器 - 光纤网络 - 存储设备。经典服务器架构优点在于性能稳定、排除故障迅速、技术人员储备丰富。医院主要业务一般部署在此架构上,如 HIS、LIS、PACS 等对存储有较高要求的系统都在此列。普通业务应用一般部署在虚拟化架构上。虚拟化部署方便灵活,部署周期短,对存储依赖度低。

网络硬件优先选用国际或国内一线厂家设备。网络设备性能稳定、换代速度慢。一但开始使用,网络设备的使用时间通常在 10 年左右。使用过程中网络设备一般不轻易更换,所以网络设备的选型有严格的品质要求。有线网络一般承载医院的主要业务,如 HIS、PACS、LIS 等。相对于有线网络,无线网络设备性能不稳定,更新换代速度快且投入高,一般用作有线网络的补充和供相关人员访问因特网使用。

安全设备通常包括防火墙、防病毒(软)硬件、审计(软)硬件。防火墙具备可精确到端口的访问控制能力另外还有部分抵御攻击的能力。新型防火墙已加入内容过滤、恶意文件检测、和 URL 过滤功能,此种防火墙统称为下一代防火墙。防火墙一般部署在医院的互联网总出口处、第三方机构出口处、分院出口处等边缘出口位置。防病毒(软)硬件一般部署在院内终端机或医院核心设备主干上。审计(软)硬件通常部署用于对操作系统、数据库、中间件的操作审计。

一般医院普遍采用 PC 个人电脑作为最终用户设备。原因是外设较多且扩展方便,外设一般有针式打印机、激光打印机、热敏打印机、加密小键盘、读卡设备等。现今手持终端、瘦客户机发展迅速可以实现 PC 个人电脑的部分功能,但仍然无法完全替代 PC 个人电脑。

音视频设备主要包括会议系统和远程会诊系统。

(二) 网络架构

普通网络架构分为二层或三层交换网络。二层交换网络相对简单并易于部署和管理但仅适合小规模网络,一般终端在 1 000 个以内。三层交换网络结构相对复杂,部署和管理都有较高的要求。三层交换网络适合于中,大规模网络部署,一般终端数范围是 1 000~20 000 个。

二层交换网络使用二层网络交换机作为接入层交换机并通过冗余聚合线路与 L3 交换机相连。L3 交换机作为核心层,所有的子网都终结在三层网络交换机上。整个网络中各子网络间无任何动态网络路由协议。

三层交换网络同样使用二层网络交换机作为接入层交换机并通过冗余聚合线路与三层网络交换机相连(图 6-3)。三层网络交换机作为汇聚层,子网按区域划分终结在对应的三层网络交换机上。汇聚三层网络交换机通过三层网络接口与核心层高性能三层网络交换机互联,并使用动态路由协议连接各区域的子网。

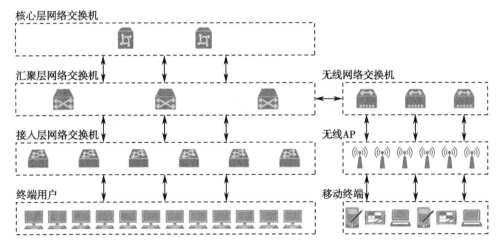

图 6-3 典型的三层网络机构示意图

无线网络附属于有线网络并提供无线网络信号覆盖。对内主要服务于移动查房车、医疗手持设备;对外提供医院员工和病员家属的互联网访问。按转发方式分无线网络主要分为分布式转发和集中式转发两种,对于有综合性业务要求的无线网络一般采用集中式转发。如只提供互联网接入服务则多使用分布式转发方式。无线网带来便利的同时也带来的挑战。无线网络是一个完全开放的网络,如何做好无线接入的认证;如何判断合法接入和非法接入;如何依据用户分组分配相应权限等都需要在无线网络建设阶段就需做好应对。

由于技术力量不足,很多组织使用物理隔离的方式进行网络部署。物理隔离方式部署网络有以下特点:①成本高:需要建设两套完整的二层或三层交换网络;②管理复杂度高:一个组织通常建有内、外两套网络,其至为内、外、安保三套网络;③效果不佳:无法完全隔离互联网威胁,内网杀毒软件无法按时更新导致病毒和恶意软件可快速传播;④内外网转换不够灵活:浪费大量的人力物力。

一个强壮网络的规划通常对内外网进行逻辑隔离,使用命令或界面及可完成端口的内外网切换。内外部网络使用访问控制列表进行终端访问权限控制。终端到服务器、服务器到服务器间通信都将精确到相应端口并做记录和简要描述。部署缓冲(停火区)区域服务器实现互联网和内网的双重访问。在互联网总出口处部署新一代防火墙,对所有流经防火墙的数据进行应用级别的监控和过滤。

与第三方机构边界处部署防火墙,提供端口级别的访问控制。重要的第三方机构多采用不同运营商的双线路方式接入医院。医院核心网络设备部署网络态势感知设备并保持与安全服务提供商互联,随时监控院内网络异常流量。监控对象为网络传播的病毒、恶意软件、非法操作、网络攻击等。还可部署网络态势感知设备与杀毒软件进行联动。

医院业务服务器多采用数据库 - 应用服务器的方式,大型应用采用数据 - 应用服务器 -web 服务器 - 负载均衡设备的方式来减轻数据库压力和应用服务器压力。运维人员使用 KVM 或堡垒机对服务器数据进行维护。

(三) 系统的安全管理

国际标准化委员会给出的定义是:"为数据处理系统而采取的技术的和管理的安全保护,保护计算机硬件、软件、数据不因偶然的或恶意的原因而遭到破坏、更改、泄露,保证信息系统能够连续、可靠、正常地运行,使安全事件对业务造成的影响减少到最小,确保组织业务运行的连续性"。这个定义的安全涉及三个层面:物理层面(硬件)、运行层面(软件)及数据层面(数据);安全属性也有三个:可用性(破坏)、完整性(更改)、保密性(暴露)。

在美国,原先所讲的信息安全一般只包含保密性,随着形势的发展,美国国防部和国家安全局都开始使用信息保障(information assurance,IA)一词,正如 IATF 和 NIST 800 系列中所使用的。安全属性也扩展到五个:保密性、完整性、可用性、真实性和不可抵赖性。

在我国,《中华人民共和国计算机信息系统安全保护条例》(1994 年)第三条规定:"计算机信息系统的安全保护,应当保障计算机及其相关的和配套的设备、设施(含网络)的安全,运行环境的安全,保障信息的安全,保障计算机功能的正常发挥,以维护计算机信息系统的安全运行。"这里所说的信息安全,先对安全对象进行划分,分成计算机、设备、网络、环境、信息和运行,然后分别保障各个部分的安全。

信息安全可分为狭义安全与广义安全两个层次,狭义的安全是建立在以密码论为基础的计算机安全领域;广义的信息安全是从传统的计算机安全到信息安全,安全不再是单纯的技术问题,而是将管理、技术、法律等问题相结合的产物。

1. 信息安全管理体系　信息安全管理体系分为三个层次,最核心的部分就是上层的安全策略,安全策略在整个安全体系的设计、实施、维护和改进过程中都起着重要的指导作用,是一切信息安全实践活动的方针和指南。模型的中间层次体现了信息安全的三个基本要素,即人员、技术和操作,这构成了整个安全体系的骨架,从本质上讲,安全策略的全部内容就是对这三个要素的阐述,当然,三个要素中,人(people)是信息体系的主体,是信息系统的拥有者、管理者和使用者,是信息安全管理体系的核心,是第一位的要素,同时也是最脆弱的。正是基于这样的认识,安全管理在信息安全体系中就愈显重要,可以这么说,信息安全管理体系,实质上就是一个安全管理的体系,其中包括意识培训、组织管理、技术管理和操作管理等多个方面。技术(technology)是实现信息安全管理的重要手段,信息安全管理体系所应具备的各项安全服务就是通过技术机制来实现的。在模型的下层,是构成信息安全完整功能的防护、检测、响应、恢复四个环节,信息安全三要素在这四个环节中都有渗透,并最终表现出信息安全完整的目标形态。

概括来说,信息安全体系各层次间的关系是:在策略核心的指导下,三个要素紧密结合协同作用,最终实现信息安全的四项功能,构成完整的信息安全体系。信息安全体系的核心思想在于:通过人员组织、安全技术以及运行操作三个支撑体系的综合作用,构成一个完整的信息安全管理体系。

2. 信息安全等级保护　对基础信息网络和重要信息系统按其重要程度及实际安全需求,合理投入,分级进行保护,分类指导,分阶段实施,保障信息系统正常运行和信息安全,提高信息安全综合防护能力,保障并促进信息化建设健康发展。信息安全管理工作要坚持从实际出发、保障重点的原则,区分不同情况,分级、分类、分阶段进行信息安全建设和管理。按照《计算机信息系统安全保护等级划分准则》规定的规定,我国实行五级信息安全等级保护。

第一级:用户自主保护级。由用户来决定如何对资源进行保护,以及采用何种方式进行保护。

第二级:系统审计保护级。本级的安全保护机制支持用户具有更强的自主保护能力。特别是具有访问审计能力,即它能创建、维护受保护对象的访问审计跟踪记录,记录与系统安全相关事件发生的日期、时间、用户和事件类型等信息,所有和安全相关的操作都能够被记录下来,以便当系统发生安全问题时,可以根据审计记录,分析追查事故责任人。

第三级:安全标记保护级。具有第二级系统审计保护级的所有功能,并对访问者及其访问对象实施强制访问控制。通过对访问者和访问对象指定不同安全标记,限制访问者的权限。

第四级:结构化保护级。将前三级的安全保护能力扩展到所有访问者和访问对象,支持形式化的安全保护策略。其本身构造也是结构化的,以使之具有相当的抗渗透能力。本级的安全保护机制能够使信息系统实施一种系统化的安全保护。

第五级:访问验证保护级。具备第四级的所有功能,还具有仲裁访问者能否访问某些对象的能力。为此,本级的安全保护机制不能被攻击、被篡改的,具有极强的抗渗透能力。

计算机信息系统安全等级保护标准体系包括:信息系统安全保护等级划分标准、等级设备标准、等级建设标准、等级管理标准等,是实行等级保护制度的重要基础。

信息安全等级保护安全基本要求包括技术、管理要求。其中技术要求包括物理安全、网络安全、主机安全、应用安全、数据安全等。管理要求包括安全管理机构、安全管理制度、人员安全管理、系统建设管理、系统运维管理等。

信息安全等级保护是安全工作的基本制度、基本国策,是国家意志的体现。是开展信息安全工作的基本方法。是促进信息化、维护国家信息安全的根本保障。

信息安全等级评测主要包括等级、建设、备案、测评、整改等环节。每年开展自测评,三级以上系统,需请具有资质的第三方专业测评机构进行测评,三级系统每年测评一次,四级系统每半年测评一次。

第四节　医院数据资源利用

一、医疗数据的概念、内容、特征和价值

(一) 医疗数据的概念和内容

医院信息系统分为医院管理信息系统和临床信息系统,随着业务活动的开展和系统的运行,积累了大量宝贵的数据资源。

从业务领域的划分,医疗数据包含电子病历数据、医嘱数据、费用数据、检验检查数据、药品数据、耗材数据、医保数据、组学数据、随访数据、资源分配数据、管理绩效数据和健康管理数据等;从数据格式的不同,医疗数据包含结构化数据和非结构化数据,非结构化数据有文本数据、音频数据、视频数据、影像数据、图像数据、流数据等,目前被利用的较多的是结构化数据,而非结构化数据中涵盖的宝贵知识急待开发。

随着云计算的兴起、物联网的加入和精准医学的推动,医疗数据正以前所未有的速度积累和扩张,目前正迈入医疗大数据的时代。

（二）医疗数据涵盖的特征和价值

医疗数据资源具有数据规模庞大、数据增长快速、数据结构多样和价值密度多维、数据可信性要求高、数据安全社会关注度高等特性,这些特性正好符合大数据的 5V 特征:大容量(volume)、多样性(variety)、时效性(velocity)、准确性(veracity)、高价值(value)。

我国医疗信息化已有 20 年发展历史,初期的目标是事务管理和流程电子化,从基于模板的病历文档编辑器到以医嘱为核心的临床流程电子病历应用。到如今随着数据资源的积累和应用需求的不断升级,将数据通过深度挖掘转化为知识,是医院信息化发展的重要目标,基于知识库的智能医疗系统是电子病历应用的必然趋势。因此,对医疗数据资源进行挖掘分析,形成知识规则,服务于临床、科研和医院管理,是医疗数据资源利用的重大价值体现。

从临床科研角度看,医疗活动所产生的海量数据可支撑科研项目进行真实世界的探索,经挖掘分析形成的知识库可回馈于临床,进行疾病筛查、辅助诊断、治疗方案建议、风险预测和病情预报等,进一步对患者进行精准治疗。从管理角度看,对医疗数据的分析挖掘可支撑医院精细化管理,如进行患者量预测、住院时长分析等支撑运营精细化管理,通过质量指标后评价、病历相似度分析等支撑医疗质控精细化管理。

二、医疗数据的标准

医学信息标准化是指信息表达上的标准化,实质上就是在一定范围内人们能共同使用的,对医学领域内相关客体抽象的描述与表达。临床信息标准的建立就是为保证医学信息的有效传递、理解,以及互操作性,而其取决于语法、术语及语义三个层面。语法指通信的格式、结构及文法上应具有相同的结构,使不同系统或机构间的数据交换成为可能。术语是指在特定专业领域中,准确、一致地表达信息或概念,并对其提供特定编码的标准。术语中对各个概念及其概念间的逻辑关系描述则为语义,是用于传达通信的根本意义。如不具备语义上的互操作性,即使数据可以交换与共享,也无法保证接受者能正确理解及使用该数据。下面就主流医学信息学标准进行简要介绍。

（一）数据交换标准

数据交换标准是关于格式、数据元素、结构及文法的规范标准,使各个医疗机构在异构系统之间能够进行数据交互。

1. HL7(health level 7)是标准化的卫生信息传输协议,是一系列的标准,涉及信息交换、软件组件、文档与记录架构及医学逻辑等。HL7 汇集了不同厂商用来设计应用软件之间的通信标准格式。

2. DICOM 即医学数字成像和通信标准,其定义图像及其相关信息从图像设备的接口传入与传出,普遍用于 PACS 系统。

（二）术语标准

在医学领域,依据不同的开发策略及服务目的,建立了多套医学术语系统,具有代表性的有:国际医学术语标准化研发组织开发的系统化临床术语集(systematized nomenclature of medicine clinical terms, SNOMED CT),及美国国立医学图书馆开发的一体化医学语言系统(unified medical language system, UMLS)。

1. SNOMED CT 的发展融合了多个术语系统,其目前已成为最广泛全面的临床词表,涵盖了临床医学的大多数方面。SNOMED CT 作为世界上主要的标准临床术语集,由于其可灵活地对临床术语进行表示,能反映临床术语间的逻辑关系,并以关系数据表形式组织等优势,因此在世界上 30 多个国家的电子病历、电子处方、医嘱录入及决策支持系统中得到广泛应用。

2. UMLS 是对生物医学领域内许多受控词表的一部纲目式汇编,其主要应用领域是生物医学信息检索、医学自然语言处理及临床决策支持等。UMLS 的目的是建立一个整合的生物医学概念、术语、词汇及其等级范畴的集成系统,以便解决因各系统的差异性和信息资源的分散性所造成的检索困难。

3. 临床实验室观察结果标识符名称与代码系统(LOINC)为实验室和临床检查、相关医嘱及检查结果提供了一套统一的名称和标识符,从语义和逻辑上支持医学检验、检查结果的交换。

4. 国际疾病分类第十版(ICD-10)是国际上通用的,根据疾病特征按照一定规则将疾病分门别类,并用编码的方法来表示的系统。其广泛用于医院临床诊断的分类、检索与统计。

(三) 文档标准

文档标准表明何种类型的信息包含在文档中的何处位置。HL7 临床文档体系结构(HL7 CDA)是用于临床文档的标准交换模型,具有特别结构和语义的临床文本标准。其为电子病历系统的实现提供了标准。

(四) 概念标准

概念标准是使数据在不同系统间传输而保持原意的准则。HL7 参考信息模型(HL7 RIM)为描述临床数据及其背景提供了一个框架,它是所有 HL7 V3 协议规范标准最根本的来源。

三、医院数据集成平台建设

随着医院信息化水平的不断提升,各医院业务系统逐渐走向专科化、专业化,继而建立起较独立的信息平台与系统。随之而来是医院数据的日益庞杂及无序组织。使得数据标准化、各系统间的互操作性、医院及机构间的信息互联互通均面临极大的困难。

临床数据中心(CDR)是以数据应用为目的的数据组织方式,其以患者的基本信息作为主线,将患者在医院里的历次就诊信息串联起来,以供分析利用。其作为科研平台,本身以 CDR 作为数据源,通过 Hadoop 等大数据架构,以便捷的对海量数据进行查询与提取。临床数据中心围绕患者就诊,从 HIS、LIS、PACS、RIS、PIS 等业务系统的各个功能模块中采集人口学信息、诊疗信息与费用信息等,具体内容包括患者基本信息、入出转管理信息、症状与体征信息、检查信息、检验信息、治疗信息、处置信息、手术麻醉信息、影像信息、随访信息等,以及跨域获取和健康相关的外部环境数据、气象数据、体检数据等。根据采集来源不同,这些信息基本上可以划分为四大部分:

1. 临床数据资源,以病案首页、电子病历信息和医嘱信息为核心的患者个人信息以及诊疗活动概要信息。

2. 影像数据资源,以医学影像数据为核心的患者图像资料。

3. 各种组学数据资源,主要包含人群基因组、蛋白组等组学数据。

4. 科研随访数据资源,是以临床学会或临床医生构建的病种及随访报告表单为数据源。

临床数据中心的目的是高质量的整合数据,其有以下特点:

1. **高度集成**　通过建立统一数据接口或信息集成平台,系统将原有散在各系统的相关数据采集、清理、整合后放入 CDR。

2. **提升结构化、术语化水平**　信息系统中包含文本、图片、影像、音视频等多种非结构化诊疗数据,必须通过各种识别技术,提高其结构化水平。在此基础上依据 SNOMED CT 等临床术语集,将结构化后的数据术语化,以应用其相关语义网络。

3. **建立标准字典库**　建立统一的人员、科室主数据及术语编码服务,实现院内字典、卫生部医疗标准、国际医疗标准的统一访问和应用。支持 ICD-10 疾病诊断字典、SNOMED CT 临床术语集、支持 XML 输出标准、HL7 接口标准等;以达成医院内部各系统以及外部各上报系统间数据交换时语义级别的标准化,平台应对交换数据中的字典数据做映射转换。

4. **患者统一视图**　建立患者唯一主索引(EMPI)以关联患者所有的诊疗相关信息,包括社会信息、过敏信息、家族病史、历次诊疗信息、检验检查信息、随访等诊疗及预后信息、历次电子病历、医嘱收费情况等,同时还可将相关的人员(如家属)的信息进行关联,便于关联分析家族病史与职业病成员的病史。通过患者唯一主索引的建立实现以患者为中心的角度,从时间维度、诊疗事件维度、主要疾病和健康问题维度等三个维度构成的立体视图,进行全生命周期的纵向临床记录浏览,关注患者的整体健康状况和临床信息。

5. **构建临床 CDR 模型**　基于 HL7 V3 RIM 并参考卫生部基于 CDR 的电子病历等相关标准,构建临床数据资源的数据模型,采用成熟的数据库技术及领域模型,实现业务数据的有机整合,并将其转变成各种有价值的信息,以帮助医院实现持续的质量改进和服务创新。

6. 主题数据集及科研平台 在整合的临床数据库的基础上,逐步建立基于疾病、治疗、卫生经济、医生、患者等各方面的主题数据集,为医务人员提供完整、统一的数据展现及一体化科研平台。

四、基于数据集成平台的应用案例

(一)临床应用

1. 临床诊断决策 传统的临床诊断中,医生凭借症状问询、个人实践、检验指标、图像解读进行判断,难免会存在质量与效率的问题。随着医疗领域信息化技术的飞速发展,疾病的诊断和治疗已经不完全由临床医师的个人经验所决定,而是需要有科学证据的支撑。医学知识工程和数据挖掘研究中的热门领域——CDSS(clinical decision support system)应运而生。

CDSS 源于医学专家系统。早期的 CDSS 主要是通过模拟经验丰富的医学专家,依赖医学专家的经验总结和人工抽取整理形成医学知识。现代 CDSS 利用海量医疗数据不仅对现有医学知识进行验证,而且致力于发掘隐含的、未知的医学知识。通过对通过大数据分析研究所制定的临床决策系统 CDSS,根据医疗知识和临床数据对病例进行分析,一方面为临床医生提供辅助决策支持,有效降低医学错误的发生率;另一方面简化诊断判断过程,提高诊疗效率。

世界上第一个功能较为全面的专家系统是 MYCIN,1976 年由美国斯坦福大学开发用于细菌感染病诊断的专家咨询系统,它通过于医生交流,获取患者的症状、病史以及各种检查结果,可在诊断治疗不齐全的情况下进行初步判断,给出诊断结果。随后,1982 年美国匹兹堡大学发表了著名的 Internist-I,一个用于内科疾病诊断的专家系统,其知识库中包含了 570 多种内科疾病,超过 4 000 多种症状。进入 21 世纪后,临床决策支持系统持续高速发展,同时融合人工智能、知识工程和计算机信息技术。近些年,国内也涌现出一大批基于数据挖掘的临床诊断决策系统。例如,利用关联规则挖掘方法,实现了恶性孤立性肺结节影响诊断规则的挖掘,通过对恶性鼓励性肺结节病例的 CT 图像挖掘得出 810 条诊断判断规则,验证了关联规则算法挖掘出来的诊断规则与临床公认的诊断规则是一致的。除此,数据挖掘中的决策表近似算法、基于时间的序列决策树模型等方法都已被运用到临床诊断决策系统中。

临床诊断决策支持系统已经成为大数据技术在医疗领域的重要应用。利用数据挖掘得出的医学知识能够有效提升疾病诊断的准确率,为患者带来更加优质的医疗服务;通过对决策过程、环节进行记录与分析能够为医疗行为监管、解决医疗纠纷、发现诊疗决策支持系统中存在的问题环节、完善诊疗决策支持系统的功能提供依据。

2. 个性化治疗 2009 年,《快公司》发表了一篇专题文章,题目名称为“未来的医生”,文章旁边的配图里,画的是一个医生提着一个黑色的医用大皮包,然而皮包上面连接着各种电源线,以及 USB 接口和电插座。医疗服务实现无线化后,数字采集技术与医学治疗技术相结合,能够持续跟踪患者在院内和院外的复杂生理指标,甚至一些数字成像指标。2011 年,伊利诺伊大学的学者发表了一篇文章,讲到了他们在芯片文身方面的最新成果:他们发明了一种可以与皮肤直接结合的芯片,这种芯片具有很强伸缩性,只要安置在适当的肢体部位(胸、肌肉附近或者额头),就能捕捉到个体的心率和心律、血糖、肌肉活动,甚至脑电波。

以往患者和医生从未获得过的数据,现在每时每刻都从不同的数据采集端源源不断地出现在人们眼前。数据工程师将采集到的各种数据汇聚到人群健康管理系统中,个体的生物学信息、既往史、家族史、诊疗记录、健康体检结果能随时被有权限的医疗服务提供者所查看。药剂师在全面了解患者病情和个体信息后,可以针对病情开出更精准更个性化的处方;急诊出诊前医护人员就能提前看到患者当前的生理指标、既往的病史以及近期健康状况,针对出诊患者备好施救人会员、救护仪器和药材等。与此同时,面对面的问诊、开医嘱、看片工作量将大大减少,患者与数字化医生之间的虚拟互动将大幅增加。

(二)医学研究

1. 指南研究 指南的目的是为了改善临床医疗水平。目前国内外,同一病种诊治方案各异,各学会不同,都不是十全十美。系统的结合当前所有的科学证据以及临床医师的诊疗经验,并且根据患者的实际状况形成临床有效可操作性的诊疗方案,不断改进原有的临床指南,让医疗水平不同的地方都能得到同质的医疗指导,改善全民医疗健康。大数据技术的发展为指南的研究提供了无限可能,医疗健康大数据覆盖许多国家或者地区、医院、卫生机构以及所有人群,通过医院、卫生机构、穿戴设备等所记录的诊疗过程、临床诊断、病程记录、医嘱信息、检验检查结果等都是患者的真实记录,蕴含着极高的价值,背后隐藏着人类未知的医学知识和待挖掘的指南信息。

2. 医药研究　当代社会互联网技术飞速发展,可穿戴设备随处科见。除了医疗服务机构的医疗就诊信息,各种移动采集终端还可以收集到患者不同时期的生理水平、网络购药行为、网络医药咨询等数据。这些数据如果都被人群健康数据中心统一管理起来,那么患者可以随时随地查看自己的就诊信息、用药信息、诊疗结果。医疗机构也可以有效地掌握病情变化、侦查到微小的生理变化等,针对性地调整患者用药信息,在最适合的时间给患者使用最合适的药品,产生最优的治疗效果。同时,基础科研人员也能更充分地研究各种药物的作用机制、适应证、配伍禁忌等,使药物能够更精准的服务于各类人群。

3. 管理决策

(1) 支撑医院运营管理的数据应用系统:对于医院管理来说,管理的中心是运营,运营的重点是决策,而决策分析的基础是准确的数据指标。医院运营决策分析有四个步骤:一是收集决策所需数据和指标,二是进行分析和预测,三是进行决策程序,四是决策计划实施 PDCA。

针对医院运营管理常规决策需要,可将所需数据和指标进行梳理,形成医院医疗财务管理指标、医院资源管理和医院服务管理等医院运营管理所需的一系列指标,构建医院运营管理指标分析系统,从医院管理数据中心中抓取与运营管理相关的数据形成应用主题,嵌入分析、预测等统计模块和监控模块,支撑医院管理者基于真实数据的运营决策行为。

1) 医院财务管理指标分析系统:医院财务管理指标包括医院总收入、医院总支出、门诊收入、急诊收入、住院收入、药品收入、材料收入、治疗收入、药占比、材料占比、门诊患者人均费用、门诊患者药占比、出院患者人均费用、出院患者药占比、出院患者材料占比、出院患者每床日费用、门诊每诊费用等。

医院财务管理指标数据来源于医院收入分析主题和药品耗材使用分析主题。医院收入分析主题支撑医院管理者在患者来源、收入结构等方面的变化掌控,基于数据设定管理指标辅助医院控制药占比、材料占比;从开单科室、接收科室、费用时间、就诊类型、开单医生和执行人等角度分析收入等情况,通过医嘱数量计算科室和个人的工作量等;通过患者的费用信息归集监控门诊次均费用、门诊次均药费、出院次均费用的变化,以控制费用增长,减轻病患负担。药品耗材使用分析主题是为了建立药品、耗材的用量统计,促进药品、耗材的流通过程透明化,满足供应链的科学决策要求。

2) 医院资源管理指标分析系统:医院资源管理指标包括卫生技术人员数、医护比、管理人员数、工勤技能人员数、床位数、医师与床位数之比、耗材占比、护士人员数、医护之比、平均床位周转次数、病床使用率等。

医院资源管理指标数据来源于床位资源利用分析主题和人力资源分析主题。床位资源利用分析主题通过对床位数、床日数、床位费的理论值和实际值进行比较,提供床位数据异常情况的分析和预测。人力资源分析主题提供各类人力资源信息;针对护理人力,可通过护理医嘱的系数测算病房所需配置的理论护士数量,支撑护理部配置护理人力资源。

3) 医院服务管理指标分析系统:医院服务管理指标包括出院人次、门诊人次、急诊人次、手术台次、门诊预约人次、专家门诊人次、门诊开诊人次、门诊预约比例、每诊人次、出院患者平均住院日、手术患者术前等待日、出院患者占用总床日数、门诊患者外国外省外市人次比例、出院患者外国外省外市人次比例、门诊患者初诊人次、门诊患者复诊人次、门诊双向转诊转上人次、住院双向转诊转下人次、门诊入院证开具数量、急诊入院证开具数量、每百门急诊人次入院比例等。

医院服务管理指标数据来源于门诊就诊主题、住院就诊主题、急诊就诊主题、患者来源地分析主题和入院服务分析主题。门诊就诊主题是基于门诊业务的综合数据分析模块,对门诊就诊过程中从办卡、挂号、就诊、取药(检查)、开入院证等流程的分析管理。住院就诊分析主题从患者科室、专业组、患者费用、出院情况、患者病种、手术方式等多维度分析出院患者情况。急诊就诊分析主题需梳理现有急诊业务和急诊流程,形成满足急诊需要的工作量、收入构成、时间段等分析指标。患者来源地分析主题主要抓取系统中多处地址来源,利用文本挖掘技术处理非结构化内容,并探索优先级策略将多处地址内容聚合为一个可供统计分析的结构化地址。入院服务分析主题从患者病情急缓、医院资源使用的角度分析门急诊患者入院情况。

(2) 支撑医疗业务质量管理的数据应用系统:医疗业务质量管理是医院管理的核心内容和永恒主题,是医院管理活动的首要任务。医疗业务质量管理是不断完善、持续改进的过程,体现在医院的各项管理工作中,第一步是建立质控管理组织架构,明确职责,第二步是健全各类质控规章制度,第三步是建立切实可行的管理方案。

医疗业务质量指标分析系统的目标即是根据医院医疗业务质量管理相关要求,从医院管理数据中心中抓取与医疗质控相关的数据构建应用主题,形成手术安全管理、合理用药管理、重返监控、病历书写管理等系列指标,构建医疗质控管理知识库,支撑医疗质控部门监控医疗风险,从而保障全院各科的临床诊疗质量。

1) 手术安全管理指标分析系统:手术安全管理指标包括出院患者择期手术人次、出院患者急诊手术人次、出院患者围术期死亡人次、手术患者并发症发生人次、NNIS分级手术人次、无菌手术感染率、无菌手术甲级愈合率等。

手术安全管理指标分析系统整合病案首页数据、电子病历手术记录单数据、手术器械清点单数据和手术排程数据等,支撑医院质控管理者在手术并发症、手术危险分级和手术感染方面及时了解各科情况。

2) 合理用药管理指标分析系统:合理用药管理指标包括门诊处方数量、门诊处方金额、门诊单处方费用、门诊基药处方比例、门诊人均药嘱笔数、急诊处方数量、急诊处方金额、急诊单处方费用、出院患者抗菌药物使用强度、出院患者使用三线抗菌药物送检率、急诊静脉使用抗菌药物人次、抗菌药物使用品规数、出院患者使用抗菌药物比例等。

合理用药管理指标系统整合病案数据、处方数据和抗菌药物医嘱数据形成分析主题,就住院患者而言,可分析不同药理属性的抗菌药物消耗量、使用强度、患者使用抗菌药物占比,以及在抗菌药物使用前是否有微生物送检、I类手术预防使用抗菌药物比例及抗菌药物费用等;针对门急诊患者而言,可分析不同药理属性的抗菌药物消耗量、抗菌药品使用人次等;还可通过对处方量、处方金额的分析进行合理性处方点评。

3) 重返监控管理指标分析系统:重返监控管理指标包括出院患者当日非计划再入院人次、出院患者两周内非计划再入院人次、出院患者一月内非计划再入院人次、出院患者自动出院人次、手术患者非计划再次手术人次等。

重返监控管理指标分析系统整合病案数据和电子病历手术记录数据,可从重返医院和重返科室两个层级统计重返指标,通过钻取到病人明细进行非计划重返原因的进一步分析和挖掘,加强与临床沟通的及时性,以期降低医疗风险。

4) 病历书写管理指标分析系统:病历书写管理指标包括病程书写相似程度、诊断部位一致性程度等。

病历书写管理通过机器挖掘算法,提供病程相似度、治疗部位一致性等病历书写结果指标结果,为病历质控人员提供病历书写内容的监控和评价功能,降低医疗风险,减少医患纠纷。

(3) 支撑医保管理的数据应用系统:在我国医疗保险对患者覆盖范围越来越大的同时,对医院的医疗行为管控政策也越来越多。医保管控政策除了总额控制以外,还有单病种付费、特殊疾病管控以及智能规则审核扣款等措施,通过医保政策倒逼医院加强费用控制、减少不合理支出、有效利用资源。

在越发严格的监控体系下,医院必须加强自身管理,在规范医疗行为、减少医疗费用的同时,必须实时关注医保金额的使用情况和结余情况。医保数据综合管理分析系统整合医保患者基本信息、实发医嘱数据和经医保联网结算后返回医院的医保数据,以适应数据分析的模型存储数据。

医保数据综合管理分析系统将医保政策相关信息与医院实际医疗行为数据整合分析,构建合理控费的医保规则知识库,在医生诊疗过程中进行智能数据监测以及预警预测等,辅助医院医保控费管理。通过数据分析,一方面将赋予医保管理者实时监控医院 - 患者 - 医保经办机构各方状态的洞察力,另一方面也对四川大学华西医院医保管理工作起到流程优化和质量提升的实际意义。系统可从病种、科室和医保类型等角度分析不同的医保患者发生总费用中申请报销占比、自付占比和患者重返率等情况,可对总控指标进行管理,通过数据分析确定下年度(季度)合理的总控指标,并通过已发生费用情况,对可能存在的扣款风险进行控制。还可通过数据分析比较,辅助病种费用控制、辅助科室绩效指标设置与管理。

第五节　远程医疗和互联网医疗

一、远程医学的发展历程

远程医疗信息系统在国内的建设与应用大致经历了如下四个阶段:

(一)起步阶段

我国具有现代意义的远程医疗活动开展和远程医疗信息系统的建设兴起于 20 世纪 90 年代,多个由行业主管部门主导的远程医疗信息系统相继进行建设并投入使用,其中影响较大的有:全军远程医学信息网(解放军总后勤部"军字二号"工程)、国家卫生信息网络(原卫生部"金卫工程")、卫生卫星科技教育网(原卫生部"双卫网")、上海市白玉兰远程医学网(原上海市卫生局组织)等,这些远程医疗信息系统多采用当时先进的 DDN、ISDN 或卫星通信手段,进行文件与音视频的实时传输,开展远程医疗业务。

这个阶段的远程医疗信息系统多基于各类专用通信线路(DDN、ISDN、卫星线路)的视频会议系统构建的产品。现在看来,这些当时的系统主要存在如下问题:一是这类系统多采用点对点的专用通信线路,线路带宽低(128~512k/bps,低于目前普通家用互联网线路带宽水平),导致图像清晰度低;二是专用通信线路租用资费昂贵,对于当时的基层医院,每月数千元的通信线路费用是一笔不小的支出。

(二)医院主导阶段

从 20 世纪 90 年代起,我国远程医疗尽管已经过 10 多年发展,到 2005 年左右,国内多个大型医院纷纷开展以本院为中心的远程医疗信息系统建设,通过自建的远程医疗信息系统为其他医院提供远程医疗、远程医学教育等服务内容。以下三方面的原因,促成了城市大型医院建设、各级医疗机构应用远程医疗信息系统的热潮:

1. 原卫生部 1999 年 1 月颁布了《关于加强远程医疗会诊管理的通知》,该通知对开展远程会诊的医疗机构资质、人员资质、收费依据、患者知情同意、医疗责任划分等比较重要几个方面内容做了简要的规定。该通知第七条规定"会诊医师与申请会诊医师之间的关系属于医学知识的咨询关系,而申请会诊医师与患者之间则属于通常法律范围内的医患关系。对患者的诊断与治疗的决定权属于收治患者的医疗机构。若出现医疗纠纷仍由申请会诊的医疗机构负责"。

通常远程医疗会诊双方医生在会诊前缺乏必要的沟通,在采集会诊病历资料的过程中,受邀请方医院医生的技术水平和本院医疗技术条件等因素的影响,往往会遗漏一些他们认为并不重要信息,影响了会诊专家对患者病情进行全面、准确的了解;由于专家不能亲临现场,在查体诊断中的几大要素:望、闻、叩、听也都出现了缺失;远程会诊传送的常见医学影像资料也会存在图像清晰度、对比度不足的不足,与亲自阅片相比都会影响诊断的准确性。

《关于加强远程医疗会诊管理的通知》对于打消医院和医生的顾虑,推动大型医疗机构和高水平的专科医生参与到远程医疗活动中来,发挥了巨大的作用。

2. 随着我国从 20 世纪 90 年代后期开始的"电信拆分",到 2004 年以来的"电信重组",打破了固定电话、移动电话、互联网接入的等领域的市场垄断,电信运营商之间的市场竞争日趋激烈,互联网基础设施建设获得了长足的进步,互联网线路带宽、稳定性快速提升,资费水平大幅度降低。

3. 我国信息产业的近年来高速发展,医疗卫生行业的信息化建设与应用水平稳步提高,大型医院已有能力部分或完全依靠本院信息技术团队设计、建设、升级、维护支撑一般远程医疗服务开展的远程医疗信息系统。

在大型医院建设与应用远程医疗信息系统的热潮中，比较成功、有社会影响力的案例有：四川大学华西医院的华西远程医学网络平台、解放军总医院远程医学网、广州中山大学附属第一医院宽带远程医疗网、上海复旦大学医学院远程会诊系统等。大型医疗机构的主动参与，大幅度促进了我国远程医疗信息系统在各地区、各级医疗机构的应用，为解决我国经济社会发展不均衡，优质医疗资源大都集中在东部发达地区和大城市，中西部地区和农村医疗资源相对不足，群众看病难的突出问题，起到了明显而积极的作用。

这个阶段远程医疗信息系统多由各个大型医院独立建设，封闭应用，系统互不兼容。某些基层医院甚至同时拥有五六套不同的远程医疗信息系统终端，才能与不同的大型医院分别开展远程医疗业务，而这些远程医疗信息系统终端的大部分功能都是类似的，导致基层医院重复投入。

(三) 政府推动阶段

2009 年 4 月，国务院发布《关于深化医药卫生体制改革的意见》中明确提出"积极发展面向农村及边远地区的远程医疗"，并提出资源整合、统一高效、互联互通、信息共享的建设原则。2012 年 5 月，国家发改委印发的《"十二五"国家政务信息化工程建设规划》提出要"推动远程医疗试点"，"提高远程医疗服务能力，促进医疗卫生公共服务均等化，满足人民群众多层次、多样化医疗卫生需求"。2012 年 7 月，国务院印发《国家基本公共服务体系"十二五"规划》，要求"推进基层医疗卫生信息化建设，建设三级医院与县级医院远程医疗系统，加强公立医院信息化建设"。

2010 年，原卫生部、财政部利用医改补助资金启动了着眼于提高中西部和农村地区医疗服务水平，方便群众看病就医的远程会诊系统建设项目。各省、自治区也规划和建设了一批省级远程医疗信息系统建设项目。这些项目所建设的远程医疗信息系统除了能支撑开展比较成熟的远程会诊、远程教学活动，还支持开展远程监护、远程手术指导、远程病理诊断等高端远程会诊服务。

这一阶段远程医疗信息系统建设特点有：打破大医院主导的独立建设，业务封闭模式，各级政府出资建设与维护开放的远程医疗信息系统平台，各级医疗机构均可加入平台开展远程医疗业务；原卫生部配套发布的《2010 年远程会诊系统建设项目管理方案》《2010 年远程会诊系统建设项目技术方案》对于各地区的远程医疗信息系统建设工作具有明确的指导作用，各系统的建设、管理、运行、技术方案比较接近，标准化程度相比过去系统建设有了较大的提高。

远程医疗信息系统的建设与应用不仅在医疗机构日常医疗、教学业务开展过程中已具备成熟的应用模式，21 世纪以来我国历次重大自然灾害发生时，应急医疗过程中也发挥了不可替代的独特作用。

(四) 互联网医疗兴起阶段

从现有的远程医疗和互联网医疗各种定义中涉及的各组成要素看，二者在目的、方式、技术、主体、客体上均体现出一致性。因此，从该角度远程医疗等同于互联网医疗。目前，医疗机构互联网医疗的应用功能主要包括：移动技术改善院前、院内、院后患者服务体验；改善促进医患双方的交流沟通等。

我国互联网医疗的发展有以下几个特点：①从后台的、技术的支持性工具，转变为直接服务于患者、直接影响其获得感的重要渠道；②从医疗服务外围向核心渗透，从单纯流程领域向具体诊疗领域拓展；③互联网医疗企业应用模式产品功能综合性不断提升，从单一到综合，从垂直单点到就医全流程覆盖；④移动互联网用户规模逐年增长，互联网医疗发展趋化向移动端倾斜；⑤互联网医疗企业应用模式从线上向线下自建或合作诊所扩展。

医疗机构如何开展互联网医疗，我国在技术、政策、法规、实际应用方面还需不断创新和完善。

二、远程医学系统的功能组成

(一) 远程会诊

我国面积达 960 万平方公里，人口接近 14 亿，在经济急速发展的驱动下，医疗服务的需求也日趋增长。但是，我国沿海与内陆、城市与农村的经济条件、医疗服务水平存在较大差距，使得有限的优质医疗资源在满足众多人口医疗需求的过程中显得捉襟见肘。

发展远程医疗服务,正是解决上述的问题的有效方案。作为远程医疗业务的基础业务,同时也是核心业务——远程会诊,实现了优质医疗资源的辐射和下沉,让更多不具备地理条件的人享受到优质的医疗服务。

远程会诊,可以阐释为通过电子邮件、音视频网络通信、传真、电话等通信方式,医生在异地为患者完成病历分析、病情诊断,进一步确定治疗方案的治疗方式。远程会诊,由于申请方和受邀方往往地理位置相隔较远,因此可大致分为三个组成部分:

1. 医疗服务提供方。

2. 医疗服务需求方。

3. 会诊系统及其他辅助诊疗设备。

目前,远程会诊在放射学、超声学、病理学、心脏病学、外科学、精神病学、护理学等学科中都有应用。传统的远程会诊一般以医疗机构为单位,会诊中心作为独立科室,根据不同临床科室参与会诊可分为单科会诊、多科会诊等。

现代远程会诊的开展通常基于信息系统的支撑。其中一种常见的会诊的流程如下:首先,申请方提出会诊申请,同时准备患者的相关资料(包含患者基础信息和辅助检查信息);然后,受邀方对会诊申请进行审核,检查患者基础资料和上传的辅助检查信息完整性,并安排会诊时间;最后,申请方和受邀方根据约定的时间进行音视频在线会诊,线上完成对患者的诊断建议或者诊疗服务。

根据远程会诊过程中包含的医疗行为不同,往往需要不同程度的线上认证机制,目前比较常见的方式是 CA 认证(在线数字认证),通过 CA 认证,以保证远端会诊的医务人员身份有效性和其医疗行为的有效性。

目前,很多医疗机构在传统远程会诊的基础上,结合地区及自身特点,衍生出联合门诊、联合查房、专科会诊等业务,扩大了传统远程会诊业务的适应性,进一步地丰富了远程会诊的内涵。

联合门诊,将传统的会诊模式扩展到门诊业务中,各级医务人员同时在线上为患者提供诊疗服务,让患者在下级医疗机构享受到上级医疗机构专家的门诊服务。

联合查房,通过查房车、联合查房系统等设备支持,将住院环节中的查房活动挪到线上,可满足疑难病例讨论、教学型查房等需求。

(二) 远程教学

医学远程教学,是广义远程教育中医学方向的一个分支。

首先,远程教学是"institution-based",即"基于组织机构的",这里教学活动的组织者是大学或大型医院;其次,远程教学是"integrated-education",是完整的教育,有完整的教学安排、考核机制;最后,远程教学是"spatial-isolation",即"空间隔离"的,明显有别于传统教学,教学方和学生,学生和学生之间均是分离的,也使得教学过程更加依赖于网络通信系统的支持。

远程教学根据其教学形式不同,可分为远程学历教育和远程继续教育。而由于医学的特殊性、专业性,目前还有没开展在线的远程学历教育,所有医学远程教学均为继续教育形式。

以上两种远程教学均针对医生群体,而针对患者群体,一般称为远程健康教育。通过远程教学的基本方式,对普通人群或患者人群进行医学知识的普及,或者是针对慢患者群,进行慢病预防、康复知识的讲授。

三、互联网医疗服务

随着信息技术、互联网技术、云计算、大数据的发展,医疗行业迎来了一场互联网变革。从早期的医疗业务系统信息化,到远程医学的兴起和发展,再到智能诊断、医疗大数据、医疗云平台,互联网一步步改变着医疗的传统业态。

早期的数字医疗,通过互联网解决医疗机构内或者医疗机构间的通信、共享需求,尝试信息系统的"互联网化",可以说是互联网医疗的前身。20 世纪 70 年代,日本医疗行业提出了 SHIS——共享的医院信息系统的设想,20 世纪 80 年代末 90 年代初,实施了"国立大学医院医疗信息远程传输网络系统计划";欧盟国家也同期实施了"欧洲健康信息网络战略计划(strategic health information network for europe, SHINE)"。

互联网医疗的业务主体是医疗,而业务承载主体是互联网。目前,不管是国内还是国外,许多互联网巨头已经将大量精力投放到医疗领域,进行新环境下互联网医疗的布局。据统计,2015 年,美国约向医疗健康领域的创业公司投资 40 亿美元,同年,中国"两会"政府工作报告中,提到大力支持互联网健康领域的发展,国务院 2015 年发布《关于积极推进"互联网 +"行动的指导意见》中,也明确提到以互联网为载体,加速医疗、健康行业的发展。

中国的互联网医疗行业经过 1 年的井喷式发展,伴随着互联网应用的推陈出新和医疗服务需求的变化,面向患者的互联网医疗应用大量涌现,诸如即时在线问诊、签约家庭医生、疾病风险评估、互联网穿戴设备等互联网医疗业务应运而生。

而这样"粗放"式的发展方式仅仅迎合了互联网时代的趋势,回到本质"医疗服务"来看,必然需要更多规范、严格的约束。2017 年,国家卫计委发布的一份《关于征求互联网诊疗管理办法(试行)》(征求意见稿),对没有开展医疗业务资质的互联网医疗机构和医疗服务模式叫停。从国家的政策导向可以看出,发展潜力巨大的互联网医疗,应该以医疗服务作为核心。

互联网医疗在经历了快速发展期之后,进入了目前更加平稳、健康的发展阶段。

四、远程重症监护与双向转诊

重症监护病房是重症医学学科的临床基地,是医院对重症患者进行集中监护、治疗等医疗活动的重要临床科室,它对因各种原因导致的具有生命危险或潜在高危风险的患者提供及时、系统的医学监护和诊疗技术。重症患者抢救、治疗、康复过程的不确定性、复杂性和连续性,决定 ICU 需配置专业的人员,且费用昂贵、技术专一,保证为重症患者提供规范系统的高质量的生命支持。尽管 ICU 在危重症监护、救治方面的作用不可替代,但是对于许多潜在高危风险的患者以及慢性重症患者的观察和处理仍然难以全面顾及,这类患者长期占用床位,极大地浪费了医疗资源,同时又使那些需要进行临时监护的患者难以得到及时治疗。

专业化的 ICU 需要很高的投入来建设和维持,基层医疗机构医疗由于受到设备、技术及人才等限制,救治水平普遍不高,而转运至上级医院或请求上级医院专家会诊又受到距离、时间和费用等因素的制约。建立远程重症监护系统可以解决此临床难题。

整个远程重症监护系统由上级医院重症监护中心、基层医疗机构的重症监护病房和远程重症监护网络平台组成。上级医院的重症监护中心配有中心服务器和会诊工作站,基层医疗机构重症监护病房配备的远程重症监护终端设备,包括床旁监护仪和移动工作站,移动工作站与基层医疗机构的 HIS、LIS、PACS、UIS 系统对接以获取患者的各项检查信息。

重症监护中心的医疗团队由上级医院重症医学科的主治医生以上级别医生组成;基层医疗机构对重症患者进行 24 小时常规监护,床旁监护仪可实时传输重症患者生命体征(心电图、心率、血压、脉搏、呼吸、血氧饱和度、体温)至监护中心,出现异常立即告警。当患者需要远程会诊咨询时,基层医疗机构医生通过移动工作站向平台发出请求,同时上传重症患者电子病历资料、临床检验信息和超声、放射等影像资料至中心服务器,由值班医生通过会诊工作站获取信息,根据患者病史、辅助检查、当前症状和实时生命体征监护信息进行综合分析,完成病情诊断,确定治疗方案。

远程重症监护系统利用互联网通信技术和云平台,让重症患者在缺乏专业化 ICU 建设的基层医疗机构中得到与上级医院一样的服务,特别是对许多慢性重症患者和潜在高危风险的患者的观察和处理具有极其重要的意义。

目前,我国乡镇卫生院、社区卫生服务机构等基层医疗卫生服务利用率较低,与国际水平还有很大差距。与大医院相比,社区卫生服务机构的软硬件都相差很远,社区医生数量也严重不足。患者不信任社区医生,认为社区卫生服务机构档次较低,相较于大医院的医生水平更是有较大的差距,导致社区卫生服务机构的服务能力不足、服务质量不高,大医院人满为患,基础医疗卫生机构医疗资源得不到合理使用,进一步限制了基层医疗技术水平的可持续发展。

为了建立"小病在社区、大病进医院、康复回社区"的就医新格局,双向转诊是有效配置区域上下级医疗机构间的医疗服务资源,构建合理分层就诊体系的重要举措。在健康"互联网+"的推动下,利用云平台和移动互联网技术,建立"互联网+"双向转诊业务系统,双向转诊业务系统与医院 HIS 系统等对接,能够提取患者病历信息及检验检查结果。

社区卫生服务机构通过双向转诊业务系统填写转诊申请,选择转诊原因,同时上传患者病历信息、检验检查结果等资料,由上级医院管理员了解转诊患者主要病情、转诊要求后对转诊申请进行审核,对于满足转诊条件的申请予与通过,社区卫生服务机构打印转诊证明交给患者,患者即可转诊到上级医院,由社区卫生服务机构人员协助办理相关手续,上级医院提前做好相关准备工作,为急危重症的转诊患者开通绿色通道,使患者能迅速转入上级医院进行救治。对于不满足转诊条件的申请,上级医院管理员给出理由,并拒绝申请。在患者转诊到上级医院就诊,控制住病情以后,上级医院医生通过双向转诊系统设置患者治疗结束,填写下转单,选择下转标准,并打印转诊单交付给患者后,患者即可持转诊单返回社区卫生服务机构,进行康复治疗。

但如果没有规范化的转诊流程,加上转诊双方没有进行有效沟通等原因,可能造成转诊速度慢、效率低,导致部分危重患者错过最佳治疗时机。所以,在业务系统中规范转诊流程,同时转诊双方能够在平台上及时有效沟通,则能以自由联盟、共享共赢的方式更好的整合各级医疗机构的医疗资源,实现医院与医院之间、医生与医生之间、医生与患者之间互动协作的稳定模式。

第六节　医院信息化展望

一、医院信息化展望

信息技术的发展日新月异,大数据、云计算、人工智能等技术正在推动医疗信息化解决方案的优化和升级。医院信息化发展朝着通用化、精细化、全面化的方向发展,并逐步由医疗管理向健康管理的方向发展。

二、人工智能的发展

人工智能亦称机器智能,是指由人工制造出来的系统所表现出来的智能。自 1956 年达特茅斯会议诞生"人工智能"一词以来,距今已有 60 余年。在这期间,虽然人工智能涉及不同的学科、不同技术发展起起伏伏,但人工智能整体上一直处于不断增长的趋势。特别是在 2011 年左右,诞生于 2006 年的"深度学习"的算法产生了效用。从那时开始,人工智能开始具体应用于很多单向领域或具体的行业,并且开始超越了人的水平,再一次掀起了人工智能的热潮。日前,我国首部国家级人工智能发展规划——《新一代人工智能发展规划》近日出台,又将新一代人工智能发展提高到国家战略层面。

三、人工智能在医学领域的应用

人工智能如今无处不在,在医疗行业中也是如此。人工智能和机器学习在医疗健康领域的应用正在重塑着整个行业的形貌,并将曾经的不可能变成可能。大致说来,人工智能可以从以下几个方面变革医疗健康领域:

(一) 智能影像识别

智能医学影像是将人工智能技术应用在医学影像的诊断上。人工智能在医学影像应用主要分为两部分:一是图像识别,应用于感知环节,其主要目的是将影像进行分析,获取一些有意义的信息;二是深度学习,应用于学习和分析环节,通过大量的影像数据和诊断数据,不断对神经元网络进行深度学习训练,促使其掌握诊断能力。

（二）智能诊疗

智能诊疗就是将人工智能技术用于辅助诊疗中,让计算机"学习"专家医生的医疗知识,模拟医生的思维和诊断推理,从而给出可靠诊断和治疗方案。智能诊疗场景是人工智能在医疗领域最重要、也最核心的应用场景。

（三）智能药物研发

智能药物研发是指将人工智能中的深度学习技术应用于药物研究,通过大数据分析等技术手段快速、准确地挖掘和筛选出合适的化合物或生物,达到缩短新药研发周期、降低新药研发成本、提高新药研发成功率的目的。

人工智能通过计算机模拟,可以对药物活性、安全性和副作用进行预测。借助深度学习,人工智能已在心血管药、抗肿瘤药和常见传染病治疗药等多领域取得了新突破。在抗击埃博拉病毒中智能药物研发也发挥了重要的作用。

除以上应用,人工智能在医疗健康领域中的应用领域还包括虚拟助理、营养学、急救室/医院管理、智能健康管理等。其中人工智能+医疗健康各细分领域中,医学影像项目数量最多。

四、大数据在医学领域的应用

对于人工智能的应用,持续大量数据的输入是成功的关键。在过去的十年中,人们生成和收集大量数据、使用技术分析和理解的能力,都取得了巨大的进步。大数据在医学中的作用是建立更好的健康档案和周围个别患者更好的预测模型,更好地诊断和治疗疾病。

在大数据被引入医疗保健系统之前,数据在患者治疗中的作用是有限的。医院将收集诸如姓名、年龄、疾病描述、糖尿病概况、医疗报告和疾病家族病史等患者数据,不论患者是哪种病症。这种数据对患者的健康问题提供的观点是被限制的。例如,对于已被诊断患有心脏病的患者,收集的典型信息将是家庭病史、饮食、症状、年龄和其他现存疾病。虽然这种信息提供了对该疾病的详细情况,但数据无法提供其他观点。大数据为疾病的治疗增加了一个维度。医生现在能够更好地了解疾病,并提供准确、个性化的治疗。他们还能够预测复发并提出预防措施。

当患者被治疗,医疗机构能够获得大量的关于该患者有意义的数据。这些数据可用于预测疾病的复发,具有一定的准确度。例如,如果患者卒中,医院可以有患者卒中的时间,若其为过去多次卒中的情况下,卒中之间的间隙,影响卒中的事件,如心理压力或繁重的体力活动的数据。医院可以提供明确的步骤,基于数据防止卒中。

五、精准医学的应用

2015 年 1 月,美国总统奥巴马在国情咨文演讲中宣布了一个新计划——精准医疗计划。按照美国国立卫生研究院(NIH)对"精准医疗"的定义,"精准医疗"是一个建立在了解个体基因、环境以及生活方式的基础上的新兴疾病治疗和预防方法。基于人类基因组测序技术,生物医学分析技术和大数据分析工具,该计划主要包括两个方面:近期对癌症治疗的关注以及长远对健康和疾病整个范围知识应用的认识。2016 年,美国将在"精准医疗计划"上投资 2.15 亿美元,从逾百万名美国志愿者那里收集数据,找寻科学证据,将"精准医疗"从概念推进到临床应用。

精准医疗的概念并不新颖,即考虑每一个体健康的差异,制订个性化的预防和治疗方案。例如血型分型,在过去的一个多世纪里,以此标准进行输血,但随着近年来大规模生物样本数据库(如人类基因组序列)以及其他强大的医疗技术(如蛋白质组学、代谢组学、基因组学、细胞检验甚至移动医疗)、计算工具、大数据的发展,这一曾被广泛接受的应用,得到显著改善。现在所需要的仅是制订一个广泛的研究计划,用以鼓励接近精准医疗的创造性方法,并最终用它们来构建指导临床实践的基础。

总之,精准医学作为未来发展的方向,将在"癌症治疗""个人健康管理""新药研发""临床实践"等诸多方面产生深远影响。

本章小结

医院信息化是指在特定的医院场景中,围绕医院的战略目标和职能定位,根据医院业务和管理需要,通过相关信息系统和平台的建设,保障医疗质量和安全,提高医院运营效率,促进医院精细化管理的过程。本章主要介绍了医院管理与医院信息化的关系、医院信息化管理的概念、内容和特点,电子病历、医院数据资源利用、远程医疗等内容。

思考题

1. 医院信息系统的基本概念和分类。
2. 远程医疗的应用现状及发展趋势。

(邓 悟 李 楠 杨 毅 张艺鹏 胡诗玮)

参考文献

[1] 李晓雅.卫生部出台电子病历基本规范[J].中国社区医师:医学专业,2010(11):149-149.

[2] 孟群.卫生信息化案例设计与研究[M].北京:人民卫生出版社,2014.

[3] 张小亮,景慎旗,缪姝妹,等.医院数据集成平台建设的关键技术探讨[J].中国数字医学,2016,11(12):72-75.

[4] 郑西川,孙宇,陈霆,等.基于医疗大数据分析的临床电子病历智能化研究[J].中国数字医学,2016,11(11):61-64.

[5] 喻鹤.开放式临床诊疗智能决策支持系统中医学知识挖掘与决策过程分析工具的研究与实现[D],西安电子科技大学,2014.

[6] 宋波,杨艳利,冯云霞.医疗大数据研究进展[J].转化医学杂志,2016,5(5):298-300.

[7] 孙丽萍.远程医疗系统实用教程[M].北京:中国铁道出版社,2013.

[8] 罗忠宁.医学信息学[M].兰州:兰州大学出版社,2012,117-118.

[9] 袁静,顾欣,孔德友,等.数字医疗信息技术[M].石家庄:河北科学技术出版社,2013.

[10] 文丹枫,韦绍锋."互联网+医疗"移动互联网时代的医疗健康革命[M].北京:中国经济出版社,2015.

[11] 陆易,黄正行,俞思伟,等.临床医疗大数据研究现状与展望[J].医疗卫生装备,2017,38(3):112-115.

第七章 医院财务管理

随着医药卫生体制改革的不断深化,各级各类医疗机构的经济运行与经济管理等内容发生了较大变化,对医院财务管理的规范化、科学化、精细化等方面都提出了新要求。医院财务管理作为医院管理的重要组成部分,在提高医院经济管理水平方面的作用日益凸显,其主要内容包括预算管理、成本管理、价格管理、结算管理、内部控制、财务分析与评价等。

第一节 医院预算管理

一、医院全面预算管理基础理论

(一)医院全面预算管理的概念

预算管理(budget management)是指机构在战略目标的指导下,对未来的经营活动和相应财务结果进行充分、全面的预测和筹划,并通过对执行过程的监控,将实际完成情况与预算目标不断对照和分析,从而及时指导经营活动的改善和调整,以帮助管理者更加有效地管理机构和最大程度地实现战略目标。

全面预算管理(comprehensive budget management)是对预算管理的进一步拓展,是对机构各种财务及非财务资源进行分配、考核、控制,以便有效地组织和协调经营活动,完成组织既定目标,主要包括:预算的编制、预算执行、预算控制与预算考核,其实质是通过全体职工的参与,达到对医院经营全流程,全方位的管理,是一种兼具计划、协调、控制、评价、激励等功能为一体的经营战略管理工具。

全面预算管理作为医院财务管理工作的一部分,是医疗改革中财务领域的关键点。2010年新颁布的《医院会计制度》中明确提出"医院要实行全面预算管理,建立健全全面预算管理制度,包括预算编制、审批、执行、调整、决算、分析和考核"。新制度在明确医院预算管理总体措施的基础上,对医院预算编制、执行和考核等各个环节做出了详细规定。2015年,原国家卫计委印发了《公立医院预决算报告制度暂行规定》,进一步明确了医院年度预算报告主要内容、分析方法、报送流程、审核要求、绩效考核等内容,规范了医院年度预算编制说明模板,将全面预算精神落实,为医院建立全面预算体系指明构建思路。

(二)医院全面预算管理的特点

全面预算管理作为现代医院管理手段,具有如下几个特点:

1. 全面性 全面性是全面预算管理具有最鲜明特征之一,主要体现在3个维度,即全员、全流程和全要素。

全员参与是全面预算管理的基础,预算编制、执行过程不应局限于财务人员,需要全院职工在拥有预算意识的前提下,将预算目标层层分解,在预算执行时落实到每个职工。

全流程是指预算管理应涵盖医院所有经营活动,使全面预算管理渗透进日常活动的每个方面。

全要素是指全面预算管理内容包含了医院经营内容的所有要素,不仅有财务方面还有非财务方面,包括人、财、物、信息等资源都需要纳入预算管理。

2. 战略性 战略的制订决定了未来发展方向,同时,在落地阶段需要合理地进行资源配置。预算管理同样是对未来一段期间的资源按照一定原则进行规划,这体现了全面预算管理的战略性。

3. 控制性 医院通常会订立相应的制度准则以保证预算管理的顺利实施,一经批准的单位预算除特殊情况外,一般不得随意调整,确保了预算管理的控制性。

(三)医院全面预算管理的内容

预算管理是一种全过程、全方位、全员性的管理,因此,预算内容体系应当是全面而系统的,新《医院财务制度》提出,"医院预算由收入预算和支出预算组成。医院所有收支应全部纳入预算管理。"明确了医院预算编制的范围,但从医院实施全面预算管理的要求出发,医院编制的全面预算必须涵盖医院经济运行的各方面。

医院的收入主要是财政补助收入、医疗收入、科教收入和其他收入。支出按照业务性质分类主要是:①基本运营支出,包括医药耗材,人员费用,后勤保障支出等;②可持续发展支出,包括医院的基本建设、就医环境的改造、医疗设备的引进更新等。

1. 收入预算 医院按照国家有关预算编制的规定,对以前年度的经营情况进行详细分析,结合政策及医疗市场等外部环境及医院内部环境变化等因素测算下年度收入,并以此为依据合理安排当年的基本运营支出。收入的预测体现着医院运营方向,如就医人数变动,次均费用降低,平均住院日降低等。

2. 基本运营支出预算 基本运营支出预算是医院对维持医院基本运营支出所作的计划和安排。基本运营支出预算是实现合理控制成本的关键部分,需要将指标分解到各责任中心,做到编制要科学、审批要合理、执行要严格,逐步优化支出结构,提高运营效率。编制预算时,各责任科室根据预算年度内事业发展计划、工作任务、人员编制、离退休人数、支出标准、消耗定额、物价因素等为基本预算依据,按经费性质和项目,实行经费归口管理的原则,合理编制科室支出预算,进而形成医院基本运营支出预算。

3. 资产购置预算 资产购置预算是医院资本预算的一部分,是购置医院各类资产形成的支出。资产购置预算先由各科室根据自身需要提交申请,相关管理部门对科室的存量资产、使用情况、是否需要重置、是否需要汰旧更新、可否在科室间调配、设备安装条件及其效益评估等方面进行统筹、审核,然后提交医院装备委员会进行集体决策。

4. 项目预算 项目预算包括医院的基本建设预算和一些改扩建项目预算。在编制项目预算时,需严格按照财政部对项目预算的管理要求执行:即建立项目库、申报时要有可行性论证、较详细的预算构成明细、专家论证、绩效评估等。在对投资期限在 1 年以上的项目预算编制上要体现投资额和当年预算资金的区别,这样一方面可以有计划的安排院内资金,提高资金使用效益,另一方面可以促进项目按照进度计划完成。

为实施全面预算管理,医院需构建三级预算体系。一级预算是医院总体预算,是医院根据自身发展战略、中长期及年度工作计划,编制医院整体收支预算;二级预算是归口职能部门预算,由归口职能部门在医院年度工作计划的整体框架下,制订本部门归口管理业务的工作计划,并据此编制相关经济业务预算;三级预算是业务部门预算,由各临床医疗/医技部门根据预计的工作量及相关的费用信息(如:均次费用、药占比、材料占比等)综合评估,将二级预算中的药品费、卫生材料费、水电支出、洗浆消毒、人员费用等支出,按工作量分解至业务部门。

(四)医院全面预算管理的必要性

全面预算管理是一种集战略性、综合性、全员性、指导性、约束性和效益性于一体的管理方法。通过全面预算管理的编制,将医院的长期战略与短期目标相结合,医院目标与个人目标相结合,有利于医院健康、有序、长远发展;通过全面预算的执行,加强医院的基础管理,强化内控规避风险,提高医院管理精细化水平;通过预算执行结果的分析,对各部门进行考评,并将考评结果与年度奖惩挂钩,有效调动员工的能动性,倒逼责任部门提高工作绩效。总体来说,通过全面预算管理,可以在医院内部建立良好的经济运行和风险管理机制,促使资源合理配置,提高医院运营的综合绩效。

全面预算管理是对医院未来整体经营规划的总体安排,是对医院内部资源的最优配置,是医院战略实施、管理控制、资源配置、决策支持的重要工具。

1. 全面预算管理是细化医院战略目标的重要工具 全面预算管理的过程,就是战略目标分解、实施、控制和实现的精细化管理过程,公立医院通过构建收入支出预算、现金流预算、专项资金预算、责任中心预算等预算控制体系,利用预算的量化方式配置自身可调用的医疗资源,优化医院资源配置,提升医院精细化管理水平,使整个医院的业务活动能按照全面预算管理设定的战略目标井然有序地推进,全面预算管理还可以为医院学科发展提供资源配置规划。

2. 全面预算管理是控制医院经营成本的必要前提 通过全面预算管理建立有效的成本费用管控体系,使全院上下确立战略成本意识。良好的预算控制是降低医院运行成本的重要因素之一,以预算目标为导向,对公立医院各责任科室的成本费用进行监督和控制,使成本费用控制在预定的目标范围之内。

3. 全面预算管理是完善公立医院考核标准的有效措施 全面预算管理货币化、数量化、指标化的表现形式,有利于激发员工的积极性与工作潜力,有利于对各责任科室进行科学的、量化的考核评价,有利于公立医院建立公平合理、正向激励的绩效考核和薪酬体系。全面预算管理使绩效考核指标更趋合理性、可操作性,能够更加有效地激励员工完成医院既定目标。

二、医院全面预算管理实践

(一)医院全面预算管理的背景

随着医疗卫生体制改革的不断深入,医疗市场的进一步开放,公立医院所面临的内外部环境发生了巨大的变化,取消药品加成、分级诊疗、人事薪酬制度改革等政策的叠加,大大加重的公立医院的运营负担,使公立医院面临严峻的挑战。如何降低医疗成本、优化资源配置、改善服务质量、提高竞争力,走"优质、低耗、高效"的质量效益发展道路,其根本途径在于围绕医院发展中的深层次矛盾,积极推进医院内部运行机制改革,建立有效的激励和约束机制。

2014年修订的《预算法》对预算单位的财务预算管理也提出了更高要求,国家财政部、原国家卫生计生委及国家中医药管理局于2015年联合下发了《关于加强公立医院财务和预算管理的指导意见》,《意见》明确了目标:"2016年底,县级公立医院和城市公立医院综合改革试点医院建立并实行全面预算管理制度,2020年底,所有公立医院实行全面预算管理,医院全面实行财务报告第三方审计和财务信息公开制度,向社会公开主要财务指标"。政府利用倒逼机制迫使公立医院加强预算管理,从这一层面看公立医院加强全面预算管理刻不容缓。

(二)医院全面预算管理的基础条件

1. 领导重视与全员参与 领导的重视和支持是实施全面预算管理的重要条件,全面预算管理需要一个良好的环境,只有自上而下的贯彻落实,才能得到各个层面的支持和理解。全员参与是指医院的全体员工都要直接或间接地参与预算管理过程,要将预算管理的理念植入每个人的心中。

2. 健全的预算管理组织体系 全面预算管理是一个涵盖了医院各个层级、各项业务的庞大体系,需要建立一套健全的组织体系,明确预算管理的组织架构以及各个层级、各个部门、各个人员在其中的责任,切实将全面预算管理落到实地,使预算的编制、执行、调整、考核等职能得到充分实现。

3. 科学的预算管理制度保障 全面预算管理的实施除了需要健全的预算管理组织体系还需要科学的预算管理制度保障,将预算管理的具体要求以制度的形式予以明确,全面预算管理当中涉及的所有部门、人员都应当按照制度要求的时限完成编制、执行、调整、考核等工作,医院监督部门如内部审计部门也可以对照制度对相关部门、人员是否按照制度要求完成预算工作进行监督。

4. 完善的信息系统与数据统计 全面预算管理的具体实施中,需要从医院、部门到科室层层落实,调用大量信息,包括科室编码、人员信息等,另外还需要项目编码、核算类别编码、预算金额等,同时各个项目之间勾稽关系复杂,编制要求多,汇总工作量大,还需要大量统计、反馈、调整工作,因此需要完善的信息系统与强大的数据统计能力做支撑。

(三)医院全面预算管理流程

全面预算管理流程主要包含预算编制、执行、控制、分析、调整、考核等环节(图7-1)。医院应将全面预算管理与战略管理相结合,以医院战略规划为起点,预算编制为基础,预算执行控制为重点,预算分析考核为激励,形成事前预测与统筹、事中分析与控制、事后考核与改进的全面预算管理闭环体系,将医院所有收

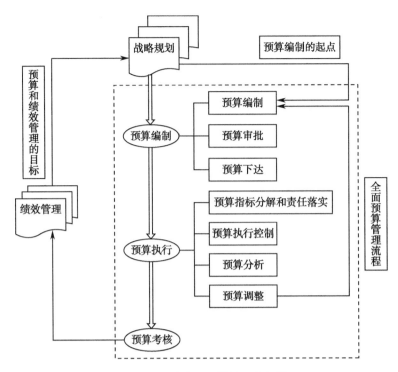

图 7-1　医院全面预算管理流程图

支全部纳入预算统一管理。

1. **医院全面预算管理的编制与审批**　预算编制是全面预算管理的基础,医院预算编制需以医院战略规划为导向,坚持"收支统管、以收定支、收支平衡、统筹兼顾、保证重点,不得编制赤字预算"的原则,将医院所有收支全部纳入预算编制范围,实行年度"两上两下"的三级预算编制模式,即业务科室编制三级科室预算 - 归口职能部门编制二级归口职能部门预算 - 财务部编制一级医院总预算(图 7-2)。"两上两下"是指各业务科室 / 职能部门第一次编制本科室 / 部门预算层层上报医院党政联席会,经党政联席会统筹预算、整体调整后第一次下达预算调整意见,并反馈给各业务科室 / 职能部门,业务科室 / 职能部门再根据党政联席会下达的调整意见对本科室 / 部门预算进行调整,然后再进行第二次上报,党政联席会在第二次审议预算后将最终的预算下达各业务科室 / 职能部门的过程。预算编制需经业务科室 / 职能部门、归口职能部门、预算管理委员会指导、医院党政联席会层层审批。

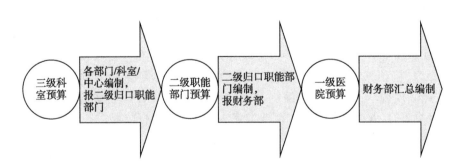

图 7-2　医院三级预算编制模式图

(1) 预算编制前期准备工作:预算的编制过程不是简单的上报下达,要在预算编制前进行科学的预测与分析,在对历年数据进行加工、分析的基础上,全面考虑医院目前和未来的内外部环境对医院发展建设的影响,并进行定量和定性分析,科学预测预算年度收支增减趋势,为编制年度预算奠定基础。

(2) 预算编制方法:预算编制采取的方法多种多样,主要有固定预算、弹性预算、增量预算、零基预算,每种预算编制方法各有优缺点,适合不同的预算项目,各部门/科室/中心可以针对不同预算项目,灵活选择适宜的方法进行预算编制。

(3)预算编制流程:预算编制是一项工作量大、涉及面广、时间性强、操作复杂的工作。医院可主要采取"上下结合、分级编制、逐级汇总"的程序进行,并在此过程中不断调整和修正(图7-3)。①每年4月初(9月初)财务部门向各职能部门/科室/中心下达下年度一上(二上)预算编制通知;②各职能部门/科室/中心根据下一年度工作总目标和实际需要编制三级科室预算,报二级归口职能部门;③由二级归口职能部门编制二级职能部门预算,报财务部门;④由财务部门编制全院总预算,报预算管理委员会审核;⑤预算管理委员会最后将全院年度预算提交医院党政联席会审议;⑥党政联席会审议后,再报上级主管部门;⑦财务部门将批复预算下达各部门/科室/中心执行。

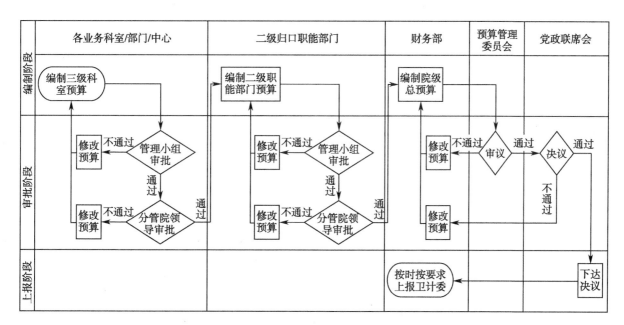

图7-3 预算编制及审批流程图

2. 医院全面预算的执行与控制 预算执行与控制是全面预算管理的重点,在预算执行过程中,医院需严格按批复预算执行,并将预算逐级分解,落实到具体的责任单位或责任人。同时加强对预算执行环节的控制,预算经费支出严格执行审批制度,并建立预算执行分析及预警机制,严禁超预算或无预算资金支出,强化预算约束机制。

医院应形成预算执行情况分析长效机制,按月、季、年度对预算的执行进行分析,对预算执行偏差较大的项目,从政策变化、环境和条件因素、决策评价、责任人履行职责、管理是否到位等多方面进行分析、研究,提出相应的解决办法,纠正预算编制和执行中的偏差,编制预算执行情况及分析报告,定期向院领导汇报。

预算执行过程中,严格执行"无预算或超预算不支出,走预算调整流程"的原则(图7-4)。如遇特殊事项,各部门、科室出现确需调整预算的事项时,应履行相应的报批程序,经医院党政联席会同意后,方可按调整后预算执行。

3. 医院全面预算的考核与评价 预算考核与评价是确保年度预算和医院战略规划按时完成的重要激励手段,是对预算编制、审批、执行、控制、调整等各个管理环节工作的检验,是总结管理经验和落实奖惩措施的基本依据。

预算考核是对医院全面预算管理实施过程和实施效果的考核和评价,是全面预算管理承上启下的关键环节,是进一步改进预算管理、完善预算控制的关键步骤。科学合理的预算绩效考核奖惩机制,既要全面具体,又要突出重点,将预算执行情况与成本控制目标实现情况、业务工作任务完成情况结合起来,坚持

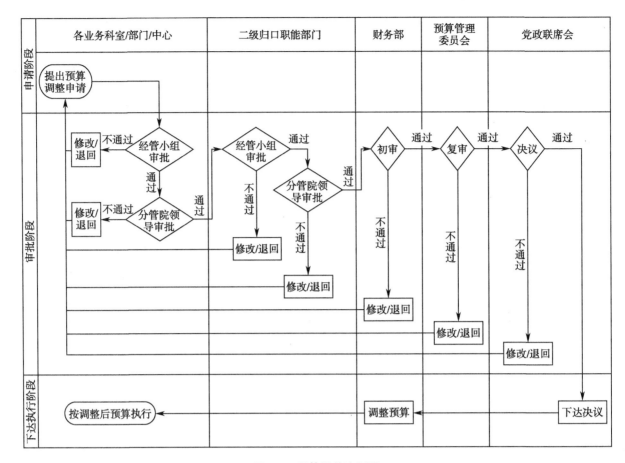

图 7-4 预算调整流程图

以量化指标考核为主,定性指标考核为辅的原则,奖励先进,有利于加强对医院管理过程的有效控制,充分调动医务人员积极性,促进机构持续改进,提高服务质量和工作效率。

(四) 医院全面预算管理信息系统

为更好地实现医院全面预算管理的目标,医院可研发全面预算管理信息系统,该系统应配合医院发展战略规划,符合医院自身业务发展特点、提升医院预算管理水平、助力医院拓展精细化管理模式,为医院全面预算工作的长足发展提供科学合理的信息化工具。

信息系统的架构设计满足医院在收入、支出、项目、资金等方面的预算编制、执行、以及调整工作。主要模块包括基础数据平台、收支预算、项目预算、资金预算等。预算基础数据平台是为满足医院预算业务工作流程而设计的基础数据字典模块,主要涵盖预算科目、组织架构、预算项目、系统权限、业务流程等子模块,为预算业务信息化建设奠定了基础。

医院全面预算管理信息系统主要分为收支预算模块、项目预算模块以及资金预算模块,收支预算模块包括收入预算、支出预算等子模块。收入预算范围为医院所有的临床开单科室,预算类型包括挂号、检查、化验、药品、放射、卫生材料等收入类型。支出预算范围为医院所有归口职能部门以及三级预算科室,预算类型包括人员经费、三公经费、日常运行经费等支出类型。项目预算模块包括设备购置预算、科研课题经费预算、基建及信息开发项目预算等子模块。设备购置预算以年度为单位,针对全院科室设备采购计划设置预算批次、金额等事项,范围涵盖职能部门、临床科室、科研部门等相关部门。科研课题经费预算主要以课题期限为总时间区间,并以年度计划为预算计划。主要预算对象是医院科研课题项目团队。基建及信息开发项目预算主要针对医院基建项目和信息化软件项目进行年度预算立项。资金预算是以全院收支预算为基础,以医院实际资金流动情况为预算标准,主要体现全院流动性资金能否在一定时期内全力满足并支持医院运营管理的资金需求。

（五）医院全面预算管理的成效

医院全面预算管理的实现可以达到三个层面的效果。第一层为基本层面,全面预算管理通过严格的预算约束,避免了资金无计划的使用,加强了对资金的管控与监督;第二层为管理层面,全面预算管理促进了资源的优化配置,使预算管理的理念深入人心,提高了医院财务管理的规范性;第三层为战略层面,由于全面预算管理是从医院战略出发的环形结构,在实施过程中不断修正匹配,提高了医院资源配置的战略配合度,以有效的资源配置最大限度地实现医院战略目标。

第二节　医院成本管理

一、医院成本核算概述

（一）医院成本核算概念

1. **成本的概念**　成本(cost)是指人们在生产经营过程中,所消耗的各种资源,包括人力资源、设备资源、材料资源等。

2. **医疗成本的概念**　医疗成本是指医院在开展医疗服务过程中所消耗的人力成本、药品成本、材料成本及其他相关费用。

3. **医院成本核算的概念**　成本核算(accounting of cost)工作,初期主要是为医院奖酬金分配服务,核算的内容、意义、作用都具有很大的局限性。随着医院经营管理的不断提高,提出了“全成本核算”的概念,即目前的医院成本核算。

医院成本核算作为医院经营管理工作的一部分,已经被赋予更多管理意义。通过成本核算,既可以反映医院、科室成本状况,也可以为推行新的医疗付费方式提供数据依据。

（二）医院成本核算原则

医院成本核算除了应当遵循合法性、可靠性、相关性、分期核算等原则外,还应遵循以下原则:

1. **权责发生制原则**　医院收入、费用核算,科室成本核算均应以权责发生制为核算基础。

2. **收支配比原则**　医院应按照“谁受益谁承担”原则,归集、分配各项成本、费用,使成本核算对象的收入与成本相匹配。

3. **重要性原则**　对重要经济事项及费用(成本构成中所占金额比重较大的费用项目)分别核算、科学计量及分配;对次要事项及费用(成本构成中所占比重很小的费用项目)简化核算方法。

4. **一致性原则**　成本期间与会计期间一致;医院总成本与各科室全成本合计、医疗服务项目成本(cost of medical project)合计、病种成本合计一致;一定时期内的费用分摊方法、提取比例应保持一贯性、一致性。

5. **按实际成本计价原则**　医疗服务过程中耗用的药品、材料、燃料、动力、及提取的固定资产折旧等各项费用均按实际成本(或原始价格)作为计价基础。

（三）医院成本核算体系

根据不同的成本核算对象进行划分,医院成本核算体系主要包括科室成本、医疗服务项目成本、病种成本等核算体系。

科室成本反映科室经营状况及成本耗费情况,帮助科室采取对应措施,对成本进行合理管控,促使科室良好运行。

医疗服务项目成本主要反映医院收费项目的成本,通过调整相应的项目资源,如人员配置、设备配置、材料消耗等来管控成本。

病种成本主要反映在诊疗过程中的资源耗费情况,通过临床路径、诊疗方案的调整,实现病种成本控制。

二、医院成本核算内容与方法

（一）医院科室成本核算内容与方法

1. **科室成本核算内容**　科室成本核算是核算医院科室在开展医疗服务行为中消耗的各类医疗资源,

包括人力、材料、设备等资源。成本核算以科室的角度,涵盖了直接与间接、固定与变动、可控与不可控等成本的核算、分析、控制。同时,为科室的经营状况提供可靠的信息数据,促使科室更加合理的开展医疗业务。

2. 科室成本核算方法 医院科室成本核算常常采用全成本法和分步逐级分项结转法相结合的方法,四级核算三级分摊模型(四级核算即对医院管理科室、医疗辅助科室、医疗技术科室和临床科室等进行成本核算;三级分摊即对医院管理科室成本、医疗辅助科室成本、医疗技术科室成本等实行分摊)为原型,以成本核算科目为数据载体,以从上至下、不循环、逐级逐项规则进行结转分摊,从而对医院进行全面的科室成本核算。

科室成本核算本着"谁受益谁承担"的原则,将全院成本从医院管理科室、医疗辅助科室、医疗技术科室,逐级逐项分摊至临床科室,其计算公式如式 7-1:

$$某科室承担成本 = 承担成本比例 \times 被分摊科室总成本 \qquad (式 7-1)$$

根据实际业务情况,不同科室的承担比例由不同参数计算而来,主要涉及职工人数、房屋面积、收入、支出、业务量等参数。

(二) 医疗服务项目成本核算内容与方法

1. 医疗服务项目成本核算内容 医疗服务项目成本核算是以科室成本为基础,以医疗服务行为为准则,核算开展医疗服务项目(即诊察、化验、检查、手术、治疗、床位等项目)所消耗的医疗资源(成本),包括人力、材料、设备直接成本及间接成本的分摊核算。

医疗服务项目成本核算可以促进科室合理的配置医疗资源,优化成本结构。同时有利于科室间同类项目的资源与效益分析。

2. 医疗服务项目成本核算方法 作业成本法(activity-based costing, ABC)是一种通过对作业活动进行追踪并动态反映,计量作业活动成本,评价作业业绩和资源利用情况的成本计算和管理方法。医疗服务项目成本核算采用作业成本法,以作业为中心,根据作业消耗资源的情况将资源成本分配到作业,再根据医疗服务产品所耗用的作业量,将作业成本归集至医疗服务项目。

利用作业成本法来完成医疗服务项目成本核算,需要三个步骤,即项目直接总成本核算、间接总成本核算、项目单位成本核算等。

(1) 直接总成本计算:项目直接总成本是根据项目与人员、材料、设备等对应关系进行计算,包括人力直接成本、材料直接成本、设备直接折旧等,其核算公式如式 7-2。

$$直接总成本 = 人力直接成本 + 材料直接成本 + 设备直接折旧 \qquad (式 7-2)$$

其中:人力直接成本计算公式如式 7-3:

$$人力直接成本 = 作业时间 \times 单位时间人力成本 \qquad (式 7-3)$$

不收费材料直接成本计算公式如式 7-4:

$$材料直接成本 = 材料数量 \times 材料单价 \times 使用比例 \qquad (式 7-4)$$

设备直接折旧成本计算公式如式 7-5:

$$设备折旧 = 设备操作时间 \times 单位时间折旧 \qquad (式 7-5)$$

(2) 间接成本计算:项目间接总成本计算是对管理成本、医辅成本、其他成本,通过资源动因分摊到作业,最后核算到项目的过程。间接成本计算分两个步骤:

1) 根据作业成本法的原理和机制,以及根据作业占用资源比例进行核算,其核算公式如式 7-6:

$$作业总成本 = 管理成本 \times 管理资源占比 + 医辅成本 \times 医辅资源占比 + 其它成本 \times 其它资源占比 \qquad (式 7-6)$$

2) 从作业到项目的核算过程,根据作业动因对作业成本进行分摊。其核算公式如式 7-7:

$$间接总成本 = 作业总成本 \times 作业动因占比 \qquad (式 7-7)$$

(3) 项目单位成本计算:根据项目直接总成本和间接总成本,利用项目总工作量进行单个医疗服务项目成本(即单位成本)的核算,其核算公式如式 7-8:

$$单位成本 = (直接总成本 + 间接总成本) / 总工作量 \qquad (式 7-8)$$

(三) 病种成本核算内容与方法

1. 病种成本核算内容　病种成本核算(accounting of diseases cost)分三类：①对仅基于主要诊断与操作的单病种的成本核算；②对基于临床路径的标准病种的成本核算；③对基于按疾病相关性分组的 DRG (diagnosis related group)病组的成本核算。

病种成本核算是根据不同病种的定义，核算全院、科室、医疗组所执行病种的成本，以及患者的医疗成本。对于 DRG 病组成本核算来说，在数据条件允许情况下，地区 DRG 病组的成本核算、同等级别医疗机构 DRG 病组的成本核算也在病种成本核算的范围之内。

2. 病种成本核算方法　病种成本核算必须依赖于医疗服务项目成本数据、药品数据、材料数据、病案数据，以及患者的医嘱明细数据来完成。

(1) 单病种成本核算方法：单病种成本核算基于病案数据，对仅含主诊或主操作的病案进行病种定义及成本核算，它是完整且独立的体系。在核算过程中根据项目成本、药品成本、材料成本的数据进行核算，其核算公式如式 7-9。

$$\text{病种平均成本} = \frac{\sum_{i=1}^{n}\text{该病种下医疗服务项目 i 的成本} + \sum_{j=1}^{m}\text{该病种下药品 j 的成本} + \sum_{k=1}^{p}\text{该病种下收费材料 k 的成本}}{\text{该病种的总例数}}$$

(式 7-9)

(2) 标准病种成本核算方法：标准病种成本核算(accounting of standard diseases cost)是对按标准临床路径执行综合治疗程序时所消耗资源的核算，核算模式与单病种核算类似，两者的区别在于：标准病种成本核算所基于的标准临床路径，是全院所有科室所统一遵循、执行的治疗程序(特殊病情情况除外)。

标准病种成本核算过程涉及标准医疗服务项目成本、药品成本、收费材料成本等基础数据，其成本核算的公式如式 7-10：

$$\text{标准病种成本} = \sum_{i=1}^{n}\text{临床路径下医疗服务项目 i 的成本} + \sum_{j=1}^{m}\text{临床路径下的药品 j 的成本} + \sum_{k=1}^{p}\text{临床路径下的收费材料 k 的成本}$$

(式 7-10)

实际核算时，要注意在临床路径下的特殊病情患者可能不适应该临床路径的标准治疗方式。

(3) DRG 病组成本核算方法：DRG 病组成本核算是针对疾病相关组成本进行核算，是国家公立医院按病种支付制度改革措施的重要支撑。其成本核算模式与标准病种、单病种的成本核算模式基本相同，其成本核算公式如式 7-11。

$$\text{DRG 病组成本} = \sum_{i=1}^{n}\text{DRG 病组下项目 i 的成本} + \sum_{j=1}^{m}\text{DRG 病组下药品 j 的成本} + \sum_{k=1}^{p}\text{DRG 病组下收费材料 k 的成本}$$

(式 7-11)

值得注意的是，DRG 病组成本核算中的医疗服务项目成本的核算会受到医院的等级、技术水平、地区经济发展等因素的影响，同时也受患者病情因素(如年龄、性别、并发症与合并症、手术、转归等)的影响。

三、医院成本分析与成本控制

(一) 医院成本分析

医院成本分析主要是对医院及科室经营与发展状况、项目与病种成本效益等方面的分析。通过分析医院、科室、项目、病种等收支关系，找出成本变动规律，从而制订相应的管理与控制方法，为医院管理者提供经营管理决策和措施。

1. 成本分析方法 成本分析目前主要采用比较分析法、比率分析法、本量利分析法、因素分析法等方法。

(1) 比较分析：主要对分析对象在一定期间内的变化趋势进行分析，找出变化规律和趋势，分析其影响因素。其计算公式如式 7-12 和式 7-13：

$$同比分析 = 本期数 / 同期数 \times 100\% \qquad (式 7-12)$$

$$环比分析 = 本期数 / 上期数 \times 100\% \qquad (式 7-13)$$

分析时，既可按绝对数(如增长额)进行分析，也可按相对数(如增长率)进行分析。

比较分析一般用于与历史最高、去年同期等水平的分析中，同时还可用于医院之间的水平比较中，找出期间或同行之间的差异及原因。医院内部的科室水平、预算管理目标、定额管理目标的分析也可利用此方法。

(2) 比率分析：主要是通过比率分析，找出收入或成本在结构上变化规律，分析其构成的合理性。其计算公式如式 7-14。

$$某项成本占总成本的比率 = 该项成本 / 总成本 \times 100\% \qquad (式 7-14)$$

2. 医院成本分析方式

(1) 日常分析

1) 总体分析：主要对医院经营状况进行总体分析，如收入和成本同比增长分析、收入和成本结构分析、收支结余分析、收入和成本趋势分析等。

2) 分类分析：即按收入或成本项目分类进行分析，如能源消耗分析、卫生材料消耗分析等。

3) 科室经营分析：如科室收入同比增长分析；科室收入结构分析；科室收益分析；对科室成本分析还可按可控和不可控成本进行分析、固定成本和变动成本进行分析；科室赢亏排名分析；科室资源消耗分析等。

4) 成本控制分析：即针对医院制订了成本控制方案、成本控制政策、成本控制目标等的控制情况进行的报表分析。

5) 成本预算执行分析：即对科室预算与执行情况等分析。

(2) 专题分析：专题分析主要是对特定因素或项目开展的不定期分析，如医院打印机大量使用硒鼓耗材使用分析。

3. 分析指标 医院成本分析采用的指标包括收入成本率、收入结余率、成本结余率、药品费支出比率、卫生材料支出比率、人员经费支出比率、管理费用比率等。

(二) 医院成本控制

1. 成本控制原则

(1) 经济性原则：经济性原则是指进行成本控制而发生的相应成本，减少的成本不应该超过增加的收益，因此成本控制时要选择其中的关键因素，而不是面面俱到。

(2) 因地制宜原则：因地制宜原则是指成本控制应根据医院的实际情况，选择合适的成本控制方法，即对不同的成本项目，设计不同的成本控制方法和措施。如对科室固定电话费的管控，可以采用定期公布超额话费名单的方法进行管理。

(3) 全员参与原则：医疗活动所产生的成本都属于控制范围，应该加强每个职工的成本控制宣传工作，增强成本控制意识、强化成本控制责任和义务，使全院职工形成成本控制的意愿和习惯。

(4) 领导推动原则：成本控制工作涉及各科室及职工的经济利益，实际工作中会遇到很多阻力和困难，因此需要医院管理层的强力支持和推动,才能顺利进行。

2. 成本控制方法　不同的成本项目及影响因素,采取不同的成本控制方法,具体来说主要有以下几个方面:

(1) 控制人力成本、实现减员增效:医院人力成本占比很大,合理配置人力资源,减少人员闲置与浪费是医院控制成本的重要途径。

1) 合理配置人力资源:根据医疗业务开展情况,对全院科室的工作流程进行整合,设置匹配的工作岗位,实行定员定岗的人事管理制度。在定员定岗时,根据岗位性质配置标准,合理安排不同年资、学历的人员,避免人力资源浪费。

2) 加强信息化建设,减少人力资源投入:随着数字信息时代的快速发展,加大信息化建设,如互联网方式自助挂号、缴费与咨询、自助检查结果领取等方式来减少人力投入,并提高服务质量。

3) 采取后勤服务集团化、专业化的管理模式,将医院在管理上有优势的服务业务,如洗浆业务、供应消毒业务、中央运输业务等,实行专业化管理和集团化管理。同时,优势业务还可以进行社会化发展,争取更多的收益。

(2) 加强流动资产管理,提高资金使用效益:医院加强对流动资产的管理,使流动资产能高效、安全的周转,对医院减少营运成本有着重要意义。

1) 货币资金:医院要合理利用自有及借贷资金,通过评估将医院的货币资金投入到成本效益好的项目,提高货币资金的使用率,加快医院发展步伐。

2) 应收账款债权:一方面应收账款占用医院的货币资金,影响医院资金的周转;另一方面超过期限的债权,容易形成呆账,给医院造成资金损失。故对往来款项的及时清理是加强医院成本管理的一个重要方面。

3) 药品和材料:采购大量的药品和材料,既占用资金,又增加管控难度,因此,加强库存的严格管理,是医院经营管理的重要工作。

合理的储备定额管理是在保证医院物资消耗的前提下,制订合理的库存数量,结合先进的物流方式,最大限度地降低储备,以减少资金占用而降低成本。

公开招标采购管理是通过公开、公平、公正的方式,杜绝采购中的不正之风,降低药品材料的采购成本,减少医院运营成本,提高医院的经济与社会效益。

消耗定额管理是指根据实际占用床日数制订消耗定额,通过超定额率对其进行管理,如对办公用品和不计价医用材料的管理。

(3) 加强固定资产管理,合理配置固定资产:医院要加强对固定资产的管理,充分挖掘资产潜力,提高使用效率,保证固定资产的安全与完整,节约资金支出,就必须建立严格的固定资产管理制度。

1) 建立固定资产专人专管制度、明确责任。

2) 建账立册。

3) 建立定期和不定期财产清查制度,保全国有资产,避免资产流失和浪费。

4) 建立大型设备投资可行性评估制度:大型医疗设备投资,是医院投资行为,其金额相对较大,医院要从源头上杜绝资产重置、闲置现象的发生,避免投资的盲目性。

5) 建立固定资产定期保养制度:固定资产的使用过程中,尤其是大型仪器设备,维修费用较高,因此对出现的故障及时维修并定期保养,保证设备的正常运行,从而降低维修成本。

6) 制度严格的固定资产报损、报废、审批、清查制度:医院固定资产庞大,设备使用频率高,以 CT、磁共振等设备为例,大型医院基本处于满负荷运行,医院如果没有严格的固定资产报损、报废、审批、清查等制度,势必造成固定资产流失。

(4) 实现科室预算管理,降低运行成本:通过实行科室二级预算管理,对科室各种成本和费用进行实时监控,减少不合理开支。

第三节　医院价格管理

一、概述

（一）医院价格管理范畴

医疗服务价格（medical service price），是指向患者提供医疗技术服务时，向被服务的对象按照规定收费项目、收费标准收取的服务费用。主要包括挂号、诊查、检查、治疗、化验、手术、护理、床位、及诊疗过程中所耗用的药品、医用卫生材料费用等。医疗服务价格的具体体现，一是劳动价值的实现，二是设备、检查等成本消耗补偿。

（二）我国医院价格管理历史进程

1. 第一阶段（1949—1957年）　是医疗服务价格低于成本但国家财政能足额补贴阶段。此阶段医疗卫生事业被政府确定为纯福利事业、国家办医院为非营利性机构，预防保健实行免费服务，职工则可享有公费医疗和劳保医疗制度。政府对国家办医院实行差额预算管理，对其经营亏损部分进行补偿。医疗服务收费标准较低，虽不能体现当时医务人员劳动价值，也不能弥补医疗物资耗用，但医院在政府补助下仍能收支平衡。

2. 第二阶段（1958—1980年）　是大幅度降低医疗价格但政府补贴不足阶段。此阶段政府对医疗服务收费标准分别于1958年、1960年、1972年进行了三次调整，进一步提高福利水平，逐渐降低医疗服务价格，使其价格远低于实际成本。因不断降低的医疗服务价格，医院经营亏损愈发严重，政府对医院的财政补贴负担同时愈发加重。为缓解压力，政府允许医院在药品进价基础上加价15%后卖给消费者，并将这部分收入作为医院收入。

3. 第三阶段（1980—2000年）　是向市场经济转轨阶段。在改革开放，经济转轨的背景下，原卫生部以"总量控制、结构调整"为原则，开始进行医疗服务收费标准规范和调整。为减轻医院负担，1983年，政府规定公费劳保医疗患者的收费项目按不含工资的成本收费，自费患者收费标准不变。1992年，政府并轨自费患者与公费劳保患者的收费标准。1997年，政府对医疗服务收费标准进行调整，增设诊疗费，对住院费、护理费、手术费等进行调增，同时对大型设备检查治疗费进行调减，涉及的医疗服务项目为1 500项左右。

4. 第四阶段（2000—2016年）　处于完善医疗服务价格阶段。截至2000年，全国仍无统一规范的服务收费项目。由于各地服务项目名称和数量差异较大，客观上给医疗服务价格监管带来难度。2000年，原国家计委、原卫生部出台指导意见，确定中央管项目、地方订价格的原则。自2007年《全国医疗服务价格项目规范》新增和修订项目（2007版）发布，各地纷纷出台了本省医疗服务价格手册。标志着在全国范围内首次统一了医疗服务项目名称、内涵、除外内容及计价单位等。这在一定程度上理顺了我国医疗服务价格体系。为进一步完善医疗服务价格体系，理顺医疗服务比价关系，国家发展改革委、原卫生部、国家中医药管理局联合印发了《全国医疗服务价格项目规范（2012年版）》。

5. 第五阶段（2016年—至今）　处于医疗服务价格调整阶段。2016年发布了《关于印发推进医疗服务价格改革意见的通知》，要求各地要按照"总量控制、结构调整、有升有降、逐步到位"的原则，统筹考虑各方面承受能力，合理制订和调整医疗服务价格，逐步理顺医疗服务比价关系，并与医保支付、医疗控费政策同步实施，确保群众费用负担总体不增加。在国家政策和现实情况的推动下，各地纷纷开始了医疗服务价格改革。

（三）医院价格与医改政策

公立医院改革是医改的重点，也是难点，而医疗服务价格的形成机制又是公立医院改革的重要内容。2009年新一轮医改方案正式出台，明确提出："通过实行药品购销差别加价、设立药事服务费等多种方式逐步改革或取消药品加成政策"；2010年，原卫生部则进一步明确："合理调整医药价格，逐步取消药品加成政策"；2012年国务院发布关于深化医药卫生体制改革规划的方案中提出，将公立医院补偿由服务收费、药品加成收入和财政补助三个渠道改为服务收费和财政补助两个渠道,医院由此减少的合理收入或形成的亏损通过调整医疗技术服务价格、增加政府投入等途径予以补偿。2014年为推动医改向纵深发展,公立医院改革试点县市达到1 300多个。2015年政府工作报告提出"全面推开县级公立医院综合改革,在100个地级以上城市进行公立医院改革试点,破除以药补医,降低虚高药价,合理调整医疗服务价格,通过医保支付等方式平衡费用,努为减轻群众负担"。可见,医疗服务价格改革问题已经成为我国深化医改工作的重要问题,公立医院运行机制核心问题的破解,迫切需要改革现行医疗服务价格。

二、医院价格管理

(一)组织架构

随着医疗卫生体制改革的不断深入,医院对精细化管理的要求逐步提高,各医院建立了适合自身管理需求的物价管理体系,成立了专门的物价管理部门,设置专门的物价管理员对医院价格进行管理监督。

医院价格管理组织架构根据不同医院的管理需求,大致分作两类:第一类,财务部门设立专职物价管理员,临床科室设立兼职物价管理员,由二者配合共同进行医院价格管理。专职物价管理员对兼职物价管理员负有培训指导其工作的职责;第二类,医院成立价格管理委员会,管理委员会成员包括医院主要领导、职能部门负责人、临床科室负责人;并设立管理委员会办公室,下设于财务部门。财务部门设立专职物价管理部门及管理员对医院价格进行管理。

(二)工作职责

1. 价格管理委员会 价格管理委员会是医院价格管理的最高机构,各部门在委员会的领导下,建立分工明确、互联互通、集体讨论、支持配合的工作机制。其主要职责包括:一是认真贯彻落实国家相关价格法律、法规和政策,执行价格主管部门的有关规定;二是结合本单位实际,建立健全物价管理制度;三是指导医院价格管理并实施全过程监督;四是向价格主管部门提供价格执行情况信息,反馈价格管理的意见和要求等。

2. 物价管理办公室 物价管理办公室是医院价格管理的专职部门,其主要职责包括:一是对医疗服务项目成本调查、价格管理,以及对科室物价制度执行情况的监督及考核;二是及时掌握价格政策信息,定期汇报物价管理情况和积极协助科室申报新增医疗服务项目及收费标准;三是制订和落实医疗服务价格管理的各项工作及检查制度,如价格管理员岗位责任制度、价格政策法规培训制度、价格执行情况自查自纠制度、患方咨询及投诉制度等。

3. 医院专职物价管理员工作职责 医院专职物价管理员作为医院价格管理专职人员,其主要职责包括:

(1)掌握医疗收费价格改革动态,熟悉医疗收费价格文件。

(2)指导并监督科室收费行为,定期组织物价检查,发现问题及时整改。

(3)培训和指导临床科室主管医疗收费的专职(或兼职)物价管理。

(4)协助临床申报新项目收费价格,按政策调整收费项目价格。

(5)负责HIS系统中医疗服务项目收费价格维护和更新。

(6)接受患者价格咨询、费用查询,并处理医疗服务价格及收费等相关投诉。

(7)负责医院设备、物资采购的日常监审,并参与相关招标比选。

(8)负责组织做好价格公示等。

(三)医院价格管理流程与方法

医院价格管理的流程和方法是价格管理的具体实施细则。通过各项管理制度、流程及方法对医院价格进行具体的管理。制订良好的医院价格管理流程与方法,使医院的价格管理工作更加有序地运行,使医院价格管理行为有章可循,有矩可行。根据政策变化,不断更新价格管理制度、流程与方法,改进价格管理方式,提高服务效率。

医院价格的管理主要包括医疗服务收费项目的新增与调整管理、收费价格投诉管理、医疗收费价格公示管理流程、内部监督自查工作流程等多方面。

医疗价格的新增与调整流程:首先由临床科室讨论和申报,交医疗行为主管部门评审,再由运营主管部门(如医院设立的运营管理部)调研,财务部门核算及定价,医院主管成本与定价的院级机构(如医院设立的价格主管委员会)审议、申报,最后交政府主管部门批复。

医疗收费价格投诉管理流程:公示医院的价格投诉及咨询电话,医院投诉主管部门在接到病患投诉后,听取病患投诉内容,查询相关政策及资料进行回复。投诉内容每事都有记载,每件有回复,并向科室进行反馈,使之更好地完善医疗服务工作。

医疗收费价格公示流程:在门急诊大厅,各治疗检查科室窗口显著位置设置宣传价目栏、电子显示屏等,公示相关收费价格,主动接受社会监督。

医疗收费价格自查流程:为了更好规范收费行为,降低收费差错率,定期对临床科室的收费行为进行检查,采取科室复核,月度、季度或半月度自查。进一步降低收费差错,减少病患投诉。

第四节　医院结算管理

一、医疗服务结算概述

医疗服务是医院以患者和一定社会人群为主要服务对象,为其提供门诊、住院等医疗服务而带来实际利益的医疗产出和非物质形态的服务。医疗服务结算是其基本服务手段。

(一) 医疗服务结算类型及方式

目前我国医疗服务结算(settlement of medical services)具有多样性特点,从以前全额支付结算这种单一的结算方式,逐步向如今多元化结算方式发展。现今医院医疗结算方式基本分为全额支付结算方式、医保联网结算方式及其他结算方式。

1. 全额支付结算方式及特点　全额支付结算方式包括纯自费结算以及无法直接在医院联网报销结算。需按要求全额缴纳医疗费用,由医院出具统一的医疗结算票据。现阶段全额结算患者的主要支付方式:现金支付、银行卡支付、支票支付、汇票支付、移动互联支付等。

全额支付结算特点:由于全额支付结算方式的患者需全额支付费用,药品、治疗、检查费用等实用实结,医院无应收账款,能有效防止死账呆账的出现。

2. 医保联网结算方式及特点　医保联网结算指具备在医院进行门诊、住院医疗费用直接报销的患者,只需支付个人的自付部分金额,医保支付部分由医疗机构向相应的医保经办机构收取。

按患者参保经办机构地分类,结算类型分为本地医保、异地医保和异地新农合。

按医保支付方式分类,结算类型分为按服务项目付费支付、按病种定额、限额付费支付、总额预算控制支付和按人头付费支付。

医保联网结算方式的特点:

(1) 医保联网结算将成为结算的主流,是未来医疗结算的趋势。

(2) 医院应收账款比例大幅增加。

(3) 医保机构通过社保基金的拨付对医院进行监督管理。

3. 其他结算方式　其他结算方式主要包括合同记账结算等。合同记账是指与医院签订合同的单位,费用结算采用先记账后付款的方式结算,主要包括外检单位、担保公司。

(二) 医疗服务结算流程

1. 门诊服务结算流程

(1) 门诊收、退费和记账流程:门诊医疗费用结算窗口是患者为完成和接受医疗服务的交易窗口(图7-5)。患者持实名制就诊卡就诊后,凭医生开具的医嘱导诊单到门诊收费窗口缴费并打印发票等。

(2) 门诊账务管理流程:门诊收入是医院收入的重要组成部分,加强账务管理能有效地堵塞财务漏洞,使门诊财务活动合法、有序、规范地运行。财务建立完善业务规则,编制门诊各类收入汇总表,及时、准确、完整地将医院门急诊收入入账,确保门诊账证、账实相符(图7-6)。

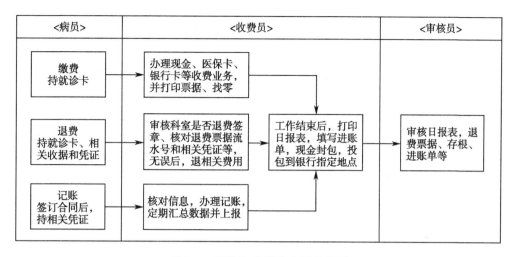

图 7-5　门诊收、退费和记账流程图

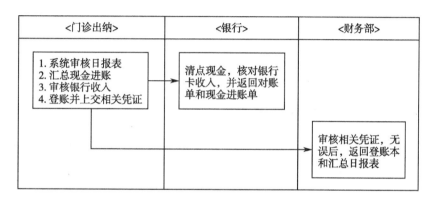

图 7-6　门诊财务账务处理流程图

（3）门诊财务库房管理及备用金管理流程：各类日报表、票据是记录医院的经济业务表现，随着医院的不断发展，加强医院各类报表及票据管理日趋重要，这是强化财务内控制度、保证医院资金安全的一个重要手段，为加强现金安全和风险管控，设专岗对日报表、票据存根整理、装订、保存、并定期销毁，切实做到有账可查，有据可依。建立完善的备用金管理制度，有效地规避了现金安全的问题（图 7-7）。

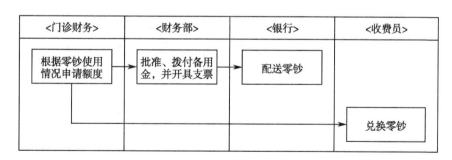

图 7-7　备用金管理流程图

2. 住院服务结算流程　住院服务流程如图 7-8 所示。

（1）自付费用结算患者住院流程：入院时，按预估费用缴纳住院押金。出院时在结算窗口直接进行结算。

（2）医保联网结算患者住院流程：入院时，按预估费用比例缴纳住院押金。患者出院结账，只需支付个人负担费用，其余费用由医保局与医院结账。

（3）其他方式结算患者住院流程：入院时，按预估费用比例缴纳住院押金（部分担保公司担保患者无需

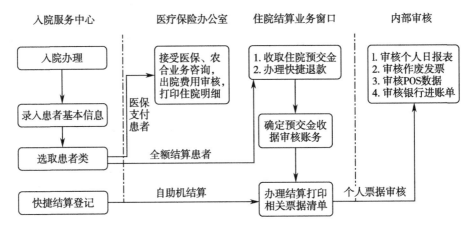

图 7-8　住院服务流程图

缴纳住院押金),患者出院结账,只需支付个人应该负担费用,其余费用由相应报销单位与医院结账。

(三) 医疗服务结算内控管理

医院服务结算内控管理主要包括财务审核管理和医疗应收账款管理。

1. 结算财务审核管理　结算财务审核是对门诊收费员的收费行为的真实性、完整性进行监督、复核过程,医疗机构需要加强内控机制,加强业务收入的监督与管理,避免资产流失。

自助缴费系统对账管理:自助机和互联网＋结算模式得到广泛运用的同时,"单边账"问题日益突出,完善的对账流程并加强审核管理尤其重要。

"单边账"问题的成因:网络信号或系统故障问题,造成医院 HIS 系统并未接收到自助终端传送的相关交易信息,未能在 HIS 系统内生成相应的记录,形成"单边账",即银行系统有交易记录,而医院 HIS 系统没有交易记录。

"单边账"退费问题的特点:缺少票据资料,需经过医院银行各自出具证明材料相互汇总、对比。

"单边账"退费处理:银行和门诊财务共同提供原始数据和相关证明材料→核对数据情况,由双方相关部门负责人在自助终端"单边账"汇总表上签名确认→信息部门复核数据,无误后签名确认→财务部门依据三方签字的"单边账"汇总表返还患者费用。

"单边账"对账目的:保证每一笔退费有据可查,减少退费风险,合理界定医院各部门在"单边账"问题中的职能权责,解决因"单边账"而导致的各部门间账务信息不对称的问题,规避资金安全风险(图 7-9)。

2. 医疗应收账款管理　医疗应收款主要包括医疗保险部门应付款和患者因自身经济等因素形成的欠款(图 7-10)。个别医院只重视收入与工作量的增长,却忽略掉了欠费对医院整体运营的影响,对医疗应收款没有引起足够的重视。医疗保险部门都是按照先诊疗后拨款的原则:患者办理出院联网结报手续时,只需支付自付部分,而医保报销部分由医院先行垫付。次月,再由医疗机构向医疗保险部门提出拨款申请。随着全民医保的普及,参加城镇职工医保、居民医保及新农合医疗保险的人员越来越多。与此同时,近几年国家先后出台多种方案,要求要在 2017 年底基本实现全国联网结报,这样医疗保险部门的欠款在医疗应收款中的比例越来越大。管理好医疗应收款就是管理好医院资金的周转,使财务报表的使用者能更好地做出预测与决策,保证好医院健康、可持续的发展。

二、医疗服务智能创新实践

(一) 医疗服务结算现状及问题分析

目前大型医院就医环境嘈杂、患者及医者长期处于喧闹、浮躁氛围中,极易造成医患纠纷,影响医院服务的整体质量。医疗结算服务从原始的手工记账向电脑结算转变,标志着医疗结算服务信息化时代的到来。但此转变仅仅是简单实现了手工流程"自动化",对于患者,仍需要在就医的多环节中奔走,医疗服务满意度调查的结果差强人意(表 7-1)。

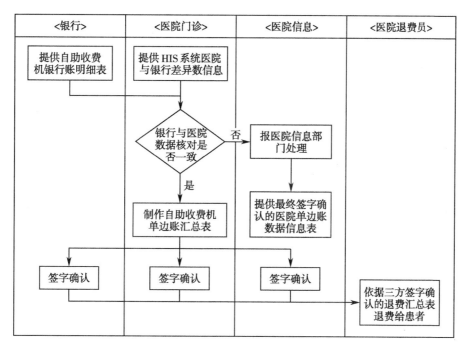

图 7-9　对单边账流程图

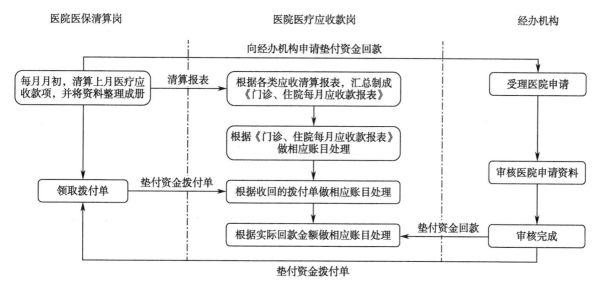

图 7-10　医疗应收款管理流程图

表 7-1　窗口结算服务满意度调查表

内容	人次构成比 /%
结算流程陈旧繁杂	83
窗口服务结算方式单一	47
窗口工作人员服务态度较差	15
结算窗口少	79

如何优化结算流程、提高工作效率、改善医疗服务、减少患者不必要的等待时间是创建良好医疗服务品牌最应思考的问题。

(二) 医疗服务结算智能化背景

随着国家医疗改革的不断发展与创新,医院服务管理、患者的满意度已成为衡量医院综合实力的重要指标(之一),各医院间的竞争早已从医疗设施、技术水平发展到优质服务和管理理念等综合实力的全面较量。2010 年,原卫生部颁发《改善医疗机构服务管理工作的通知》,要求各个医疗机构提前做好患者出院结算的准备工作,强化服务意识,积极改进出院流程,为患者提供及时、便捷的出院服务,使患者的出院结算等候时间不超过 10 分钟,力争做到零等候,其中有条件的医院可对出院患者实行"床旁结算"。

(三) 医疗服务结算智能化模式简介

1. 自助机模式　除了医院日常精细化的管理及精准的医疗诊治之外,医疗服务的人性化、快捷化、便利化是目前发展的重要目标之一。随着医院信息化、数字化建设的不断深入,运用现代化管理手段、基于互联网技术和自助机结算相结合对传统业务流程进行改造,并将之较为广泛地在院内运行,相对于人工而言,使其具备了更加快捷及简单的操作及办理流程。目前主要表现为:自助服务平台集挂号、缴费、打印、查询等功能于一体,包括自助建卡、挂号业务(现场挂号、预约挂号、预约报到及预约取消)、门诊缴费、费用查询、报告打印等,可真正让就诊者享受到就诊流程的"一条龙"优化服务。

2. "互联网 +"模式　移动互联网高速发展,推动并颠覆着各行各业的信息化发展。医院信息化建设也日益朝着互联网的方向发展。近年来,医疗改革政策相继出台,在互联网潮流的推动下,正催生医疗事业向移动化、智能化、信息化前进。在技术及社会需求的共同推动下,"互联网 + 医疗"应需而生。依托"互联网 + 医疗"条件,多家医院都自主研发了 APP,利用移动通信技术和智能终端系统发展,实现医院医疗服务的创新,为患者提供优质的医疗服务,释放窗口劳动力,缓解现场窗口排队现象。

3. 银医直连模式　银医直连模式的开展可以很好地解决医院挂号排队时间长、就诊等候时间长、缴费取药时间长、就诊时间短"三长一短"的问题,优化和简化患者就诊流程,大大方便患者、减轻医院负担,实现银、医、患"三方共赢"。银医直连模式在医院的运用,不仅可以将银行系统与医院信息系统对接,采用银医直连与银行卡支付相结合的方式,实现全流程医疗信息交换和资金结算业务,还可以利用其强大的资金归集功能,在母公司结算账户与子公司的结算户之间建立起上划下拨关系。其灵活的接入方式、清算模式和更加全面的流动性风险管理手段,实现网银互联,支撑新兴电子支付的业务处理和人民币跨境支付结算,实现本外币交易的对等支付(PVP)结算。使医院结算及退款业务具有:统一身份验证、跨行账户管理、跨行资金归集、统一财务管理流程等特色。

第五节　医院内部控制

一、财务内部控制基础理论

(一) 财务内部控制的含义

1. 定义　医院财务内部控制旨在贯彻落实医院经营方针、规范各类经济行为、确保财务信息真实完整,同时促进财务系统高效运行,实现资源的最优化配置,达到既定管理目标。

2. 特点

(1) 目的性:内部控制所制订的制度、计划、程序、方法皆服务于医院财务管理系统,符合医院实际情况,与医院组织结构、运营模式相匹配,从而保证经营目标的有力实现。

(2) 综合性:内部控制存在于医院各部门、各经济活动中,与医院组织结构、运营模式相匹配,充分体现医院管理思想。其通过层级管理,以既定制度与严密流程为纲,团结各部门人员,确保医院经济活动有条不紊地进行。

3. 内容　由于内部控制围绕医院经济活动各个方面,为保证有效监督,应从岗位职责、制度要领、业务流程等各方面管控入手,明确各部门分工,有力保证各经济活动高效、有序开展。

(二) 财务内部控制的目标

医院内部控制目标应当时时注意规范医疗机构各部门经济行为,维护资金、财产的使用安全;贯彻执行相关法律法规,预防欺诈和舞弊行为;坚持监督管控,堵塞漏洞,确保财务信息的真实、完整。最终合理保证医疗机构经济活动,提高公共服务效率和效果。

(三) 财务内部控制的要素

有效的内部控制制度,其内容应涵盖各层级、各科室及各项业务,应至少包含以下五个要素:

1. **控制环境**　控制环境(environments of internal control)指对内部控制影响巨大的各种环境要素,是内部控制实施的导向与基础,包括几个方面:树立诚信道德价值观;保证工作人员专业胜任度;健全部门组织架构、授权方式、管理模式,明确各部门人员责任分工;确立管理哲学和经营风格;推进人力资源政策及实务。

2. **风险评估**　风险评估(risk assessment)是对在实现内部控制目标过程中可能出现的内部或外部风险进行评估,并确定合理的应对策略。风险评估的建立和实施能够有力保证医疗机构经济活动的合法合规,增强其防范风险的能力,促进管控工作精细化、规范化、科学化。风险评估的主要内容包括设置目标、风险识别、风险分析和风险应对,在其实施过程中应有机结合实际情况,考察相关因素如机构财务状况、经营成果、资金资产等,对潜在风险及时识别,合理管控。

3. **控制活动**　控制活动(control activities)是指管理阶层针对已识别的风险及其结果采取的措施、方法、政策、程序,以保证医院管理方针、控制目标、相关指令得以实现,主要内容包括预算控制、职责分工控制、审核批准控制、会计系统控制、内部报告控制、绩效考评控制等。

4. **信息与沟通**　信息与沟通(information and communication)是指为保证管理层和员工能及时取得他们在经营活动时所需的信息,明确分工,履行责任,管理系统需要及时处理与交流内部与外部信息,同时建立有效沟通机制,保持各层级、各部门、内外部沟通顺畅、信息通畅,从而准确高效地完成经营目标。

5. **监督活动**　监督活动(supervision)是指内部控制系统的良好运行离不开监督活动的保驾护航。建立良好的监督机制,严格管控内部设计和实施的过程,合理评价内部系统改革、运行及改进活动,可促进内部控制系统质量提升,确保医院内控有效持续运转。

(四) 财务内部控制的原则

1. **全面性原则**　内部控制建设应当贯穿决策、执行和监督全过程,覆盖医疗机构各组织机构。
2. **重要性原则**　内部控制应将重点进行在全面控制,严格管控高风险领域。
3. **制衡性原则**　内部控制应当保证各部门、各层级间相互制约、相互监督,同时兼顾运营效率。
4. **适应性原则**　内部控制制度应当与医疗机构实际情况等相匹配适应,同时不断调整变化。
5. **成本效益原则**　内部控制应当基于投入成本考虑运营效益,时时管控,保证机构利益产出。
6. **合法性原则**　医疗机构内部控制制度的制订与实施需与相关法律、政策及规定相符合。

二、财务内部控制体系的构建

(一) 业务层面内部控制

1. **预算业务控制**　建立医院领导负责,财务部牵头,相关部门共同参与,分工协作的预算管理机制,是预算业务控制(control of budget)的重点。医院预算编制应结合医院的发展规划和年度事业发展计划,根据上级主管部门下达的相关指标及政策,执行"两上两下"的预算时间和程序要求,再参考上年决算、成本、物价改革等方面的因素,核实医院人力、物力等基础数据,综合平衡、统筹安排。

医院的全部收支必须纳入预算管理,预算批复后应当及时进行细化、分解,上报医院审批后,及时下达到预算执行部门。在整个内部控制环节,监督预算执行,应落实预算执行责任制,控制超预算、无预算支出。监督、检查预算执行的进度,对各科室预算执行情况进行分析、考核,编制预算执行情况报告。将预算执行情况作为科室考评指标,建立预算考评机制,结合医院实际运营情况及预算执行分析情况,找出差异,提出改进,从而及时调整预算方案。

2. **收支业务控制**

(1) 收入控制:收入控制(control of income)是指医院的各项收入必须纳入医院财务统一核算、归口管理。医疗收入按照权责发生制确认、核算;收费项目按照国家规定的收费标准执行。建立严格的退费审批、收入与票据审查、各项收费与会计收入核对的内部控制体系,是健全收入控制的关键点。

(2) 支出控制:支出控制(control of expense)是指医院的各项支出须取得合法凭证,严格审批程序,符合开支范围及标准,对重大经济事项须经医院管理层集体决策,并按流程报批,对纳入预算管理的支出,不得超预算或计划外列支。对医院资金支出的监督和控制,建立责任追究制度,及时报告发现的问题,定期进行效益分析和评估,是健全支出控制的首要任务。

3. 政府采购业务控制 医院的政府采购业务(government procurement)应该严格履行政府采购程序,合理使用该范围内的财政资金及自有资金。财务部门负责编制预算、下达并督办预算执行,负责政府采购资金的审核支付。政府采购项目按照市财政局发布的最新政府采购目录标准及限额执行,做到应采尽采。医院科室不得以任何方式将应履行政府采购程序的项目化整为零,或以其他方式规避政府采购。医院应设置专项监管机构,对政府采购业务流程及资金使用等进行控制和监督。预算批复项目及追加项目均须严格办理项目申报手续。采购档案应妥善保管,不得伪造、编造、隐匿或者销毁档案。

4. 资产控制

(1) 货币资金控制:医院的资金岗位应当遵循不相容岗位互相分离的原则,关键岗位应定期轮岗,加强相互制约与监督。医院的资金应统一归属财务部管理,严禁其他部门及科室违规开立银行账号及隐匿小金库。医院财务应当严格实行库存限额管理,现金超规定限额必须当日送存银行,不得坐支现金,并做到日清月结。建立现金抽查制度,不定期对财务库存现金、门诊及住院备用金、现金及银行日记账、银行对账单、银行存款余额调节表进行抽查,做好抽查情况记录,发现问题及时处理。加强银行账户管理,开立、变更、撤销银行账户时应按规定报批备案,结算起点以上金额须采用银行转账方式结算,定期检查、清理,严禁出借银行账户。

(2) 专项资金控制:专项资金(special fund)是指国家或有关部门或上级部门下拨行政事业单位具有专门指定用途或特殊用途的资金。如专项支出、项目支出、专款等。专项资金支出预算应当按照资金开支范围编制,一般不得增设其他支出科目。医院的财务部门应当对专项资金统一管理,按项目单独核算,同时制订内部管理办法,建立健全内部控制制度,加强对专项资金的监督和管理。专项资金必须专款专用,任何单位和个人不得以任何理由和方式截留、挤占和挪用。严禁使用专项资金支付各种罚款、捐款、赞助、投资等,严禁为在职人员发放工资、津贴、补贴、加班费等各种福利支出。医院财务部门负责按规定编制专项资金年度专项决算,每年定期报送项目主管部门。专项资金年度结存资金,应结转下年度继续使用。

(3) 固定资产控制:购建固定资产(fixed assets)应纳入医院预算统一管理,对大型专用类设备应做好可行性论证、效益追踪和绩效考评。医院设立专门机构对固定资产购置的预算审批、执行控制、大型医用设备配置是否按照准入规定报批审核等进行监督控制。取得时,及时办理验收入库手续;出库时,归口部门批准审核办理出库手续。固定资产的出售、转让、维修、捐赠、报废等应根据规定并按照管理权限逐级审核报批后执行,建立账目备查簿。固定资产年度终了应专人负责组织并开展清查盘点工作,盘盈、盘亏应履行报批手续,确保账账、账实、账卡相符。

5. 建设项目控制 医院财务部门应设置基建会计,参与建设项目的招投标、概预算编制与审核、价款支付、竣工决算等相关事宜。财务部应当与医院基建部门加强沟通,跟踪建设进度,增强价款审核力度,并按照规定支付工程价款。上级主管部门下达的投资计划、预算资金等应当实行专项管控、专款专用,严禁非法截留及超批复内容挪用资金。建设项目竣工后,基建项目的资产及档案移交等工作应当在竣工决算、决算审计后的规定时限内办理完结。对于超期未办结竣工决算但实际已投入使用的基建项目,医院应将其转做相应资产,按实际投资暂估值进行账务处理。

6. 合同控制 医院财务部门应设立合同收付款审核岗,对医院合同的经济业务履行情况进行管控和监督。医院财务部门与合同归口管理部门应当实时建立沟通协调机制,实现合同、预算、收支管理相互结合、相互制约的职能。医院财务部门应当根据合同的实时履行情况办理价款结算和进行账务处理。对于未按合同条款履约的,财务部门应当在付款之前向医院相关部门负责人报告。所有与医院经济活动相关的合同都应当提交财务部门作为账务处理的依据。财务部门应当加强合同信息安全保密工作,未经批准,不得以任何形式泄露合同订立与履行过程中涉及的国家秘密、工作秘密或商业秘密。

(二)内部控制监督评价

医院应当建立健全内部控制监督评价体系,定期对本单位的内部控制体系进行评价,设置专职专岗负责对财务内部控制制度执行情况的监督检查。建立内部控制问责机制和责任追究机制,确保岗位分工明确,责任到人,如有超越权限违规操作的行为,应追究相关人员责任。财务内控专职人员负责不定期对各收、退费点、会计室等出纳岗位的库存现金进行盘点抽查,建立抽查记录。定期检查银行存款日记账、银行对账单、银行存款余额调节表的核对情况及清理未达账项情况,建立抽查记录。定期核查财务各类票据的监管情况,对票据的领用、核销流程建立抽查记录。

第六节　医院财务报表分析

一、基础理论

(一)医院财务报表分析的概念

医院财务报表分析,是医院财务管理重要的组成部分和分析手段。通过财务报表分析,可以评价、预测医院的财务状况和经营成果,揭示医院运营过程中存在的矛盾和问题,为医院经营提供改进建议,提高财务管理精细化水平,促进医院健康可持续发展。

(二)医院财务报表分析的原则

1. 客观性原则　财务分析要以事实为依据,一切从实际出发,根据医院真实发生的经济业务,以账表为基础进行分析,反对主观臆断,结论先行,搞数字游戏。坚持客观性原则,才能保证得出的分析结论是真实可靠的。

2. 全面性原则　财务分析要有全局观,多角度、多层次的看待和分析问题,坚持一分为二的原则,兼顾成功经验与失败教训、有利因素与不利因素、主观因素与客观因素、经济问题与技术问题、外部问题与内部问题。坚持全面性原则,才能避免得出的分析结论太过片面。

3. 相关性原则　财务分析的相关性主要是指医院财务分析应与监管部门、医院管理层、职能部门科室、院内职工、社会公众等信息使用者的需求相关,以满足他们对财务信息的特定需求,如监管需要、经营决策需要等。

4. 可比性原则　医院财务分析要用发展的眼光、全局的眼光看待问题,反对孤立、静止地看问题。这就需要在进行财务分析时,将医院过去、现在和将来联系起来,将医院自身与同行业联系起来,通过自身不同时期的纵向对比及同行业的横向对比,明确医院发展趋势、行业地位、优势亮点与薄弱环节,为医院的经营管理提供有价值的参考意见。坚持可比性原则,才能确保纵横对比分析结论的真实有效。

5. 灵活性原则　随着医疗卫生体制改革的日益深化,以及新旧会计制度的更替,大型公立医院面临的宏观经济环境和内部管理环境都发生了很大变化,经济活动也更加复杂。这就需要在进行财务分析时,灵活处理,结合医改大背景、宏观经济政策制度、以及医院内部精细化管理要求等来对医院整体经营情况进行深入剖析。

(三)医院财务报表分析的方法

1. 结构分析法　结构分析法是分析局部与整体关系的一种方法,通常将整体作为100%,将整体的各个组成部分占整体的比例计算出来,以此判断整体当中各个组成部分的重要程度或者是相对地位。财务报表分析中可以进行各指标的横向对比,也可以对同一指标不同时间点的占比情况进行纵向对比,判断指标的变化趋势。使用结构分析法的前提是各指标或项目之间有整体与局部的关系。

2. 比率分析法　比率分析法是将不同指标相除,计算指标之间的比值,以反映指标之间的关系的方法。该方法可以用于分析指标之间的相关性,揭示某些现象背后的原因,将复杂的信息以简化的形式予以反映,提高分析的效率和效果。

3. 趋势分析法 趋势分析法是以时间为基础,将不同时间点上的同一指标进行对比的分析方法。例如将连续两年的数据进行对比分析,计算出增长率,或者以某一年数据为基础,计算出另一期数据的增长率。通过趋势分析法可以分析某项活动相对于过去的变化情况,也可以预测未来该活动可能的变化区间,具有回顾过去,展望未来的作用。

4. 比较分析法 比较分析法是通过对比发现不同数据或指标之间具有的共同特征或者差异性的方法。比较的具体方法可以是观察、可以是计算差额、可以是计算倍数,也可以是归纳。

5. 因素分析法 因素分析法是分析某一由多个指标组成的指标变化情况及其影响动因的方法。具体分析过程包括总差异计算,指标分解、动因分析、连环替代。通过因素分析法,可以对引起指标变动的相关因素进行层层分解,从而挖掘引起变动的最主要因素。

6. 项目质量分析法 项目质量分析法是以项目特点和管理要求为基础分析经济活动的质量的方法。分析中首先要选取影响最大、关注最多、性质最特殊的项目,然后对项目进行性质分析、内容分解和组合、金额分析,结合单位具体经营环境和经营战略对各个项目的具体质量进行评价。

(四) 财务报表分析体系建设的必要性

1. 有利于为监管部门制定政策提供现实依据 报表数据是重要的信息资源,为卫生健康管理部门经济决策及政策制定提供信息是各医疗机构编制年报的重要目的之一。各级医疗机构结合年度卫生财务报表分析和卫生发展状况,对年报数据进行全面的、有重点的、有针对性的分析,结合医院实际运行现状为医改政策的制定建言献策,才能为监管部门的正确决策和政策的制定提供科学依据。国家有关部门可以通过财务报表掌握医院经济活动和财务收支状况,检查医院预算执行情况,考核医院对财经纪律、法规、制度的遵守情况,分析不同类型、不同地区、不同规模医院在经营中存在的问题,作为确定医院发展和财政预算收支的依据,以利于制定相应的政策进行宏观调控。

2. 有利于医院管理层制定医院战略发展目标 医院财务报表分析,不仅是医院财务管理的重要手段,也是医院达到预期经济目标,实现医院战略目的的重要管理方法。通过财务报表分析,医院管理者可以对医院的财务状况和经营绩效等内容进行全面的了解,对财务报表的数据进行科学分析,并挖掘出这些财务数据中的经济内涵,进而辅助进行决策和战略调整。医院通过对不同时期收入、支出、结余进行对比分析,找出差距;通过因素分析,可测定各因素变化的影响;通过经济批量分析,可掌握药品、库存物资的使用情况;通过趋势动态对比,可对医院的发展趋势进行测定;通过对大型设备投资项目进行专题分析,可减少盲目投资带来的损失,防范和规避财务风险。财务报表分析通过一系列科学的财务分析方法,充分利用医院财务会计资料及其相关资料进行分析,促进医院改进管理水平,加强内部经济管理,强化内部控制,增强医疗市场竞争风险抵御能力,提升医院核心竞争力,提高医院社会效益和经济效益,促使医院走优质、高效、低耗可持续发展之路。

3. 有利于医院各科室加强科室运营管理 科室是医院构成医疗服务体系的基本单元,是医院经营运作的载体,科室综合效益的提升正是医院经营发展的关键所在。通过加强科室内部成本核算,报表分析以及各科室间的经营状况对比分析,加大管控力度,从而提升科室运行质量,提高管理水平是报表分析的主要目的之一。报表分析不仅能提供医院的各项财务数据,而且还能进一步挖掘运营管理中存在的问题,梳理出责任部门和科室,帮助各科室寻找管理和业务中的薄弱环节,指导科室加强经济管理,防控风险,进一步降低可控成本,促进科室管理科学化、现代化。

4. 有利于医院员工改进自身实际工作 医院的整体经营情况与每一位医院员工息息相关,通过财务报表分析可以帮助员工了解医院的经营状况、预算管理、收入管理、支出管理、成本管控、资产管理、对外投资、货币资金等一系列医院经济运行情况,有利于员工将医院的整体发展与自身具体工作相结合,促进员工树立主人翁意识,增强科室员工的成本管理意识,节支降耗,降低服务成本。

5. 有利于社会公众了解医院经营状况 加强财务报表分析,将专业化的财务数据用文字予以描述,并配以图表分析能促进社会公众了解医院经营的现状、难点、困难以及医院发展的动向,通过社会公众的监督促使医院规范医疗、改进质量、控制医药费用,改善服务环境,优化就医流程,加强医患沟通,促进公立医院回归公益性本途。

二、体系建设实践

(一) 财务报表分析体系建设的目标

财务报表分析是医院财务管理工作的重要组成部分,是医院财务管理工作不可缺少的内容。通过财务报表分析体系的建立以及优化,促进政府监管部门了解医疗机构的整体经营状况,利于制定相应的政策进行宏观调控;及时发现医院运营管理中存在的问题,为医院管理层提供相关的财务与分析数据和信息,帮助管理层进行经济决策以及医院发展战略调整;及时、全面、真实、客观地反映科室经济管理状况,指导科室加强成本管控和经济核算管理,促进科室管理科学化;促进员工关心医院整体发展,树立主人翁意识;建立起社会公众与医院沟通的桥梁,加强医患沟通,改进医疗服务质量。

(二) 财务报表分析体系建设的步骤

1. 明确财务报表分析目的及服务对象 医院财务报表主要包含资产负债表、收入费用总表、医疗费用明细表、现金流量表、财政补助收支情况表、成本报表等。医院财务报表揭示了医院各项经营活动所产生的经济后果,但由于其反映的内容高度浓缩和概括,比较专业和抽象,单纯从财务报表上的数据还不能直接或全面说明医院财务状况,特别是不能说明医院经营状况的好坏和经营成果的高低。因此需要采用科学系统的方法来剖析和挖掘报表数据背后所隐藏和传递的经济内容,通过财务报表分析将财务数据与非财务数据信息结合起来,为报表使用者提供更加全面、可靠、相关的决策信息。

医院财务分析主要运用医院的预算计划、会计核算、财务报表及其他相关资料等信息,采用一定的分析方法和分析工具,对过去一段时间内医院的财务状况、经营效率进行剖析与评价,从而为医院财务信息不同使用者提供相关财务信息。医院财务分析的主要服务对象有:上级监管部门、医院管理层、各职能部门科室、院内职工、社会公众等。明确了主要服务对象,才能根据不同服务对象的关注重点,有针对性的对医院财务数据进行挖掘与分析,以满足不同服务对象的信息需求。

2. 明确财务报表分析原则 财务分析的结论,最终是要供不同服务对象使用的,尤其是医院管理层需要运用财务分析结论改进医院管理工作及进行经济决策。因此在进行财务分析时,必须坚持客观性、全面性、相关性、可比性、灵活性等分析原则,以提高分析结论的实用价值。

3. 确定财务报表分析体系整体框架 财务报表分析不是零散的数据解释,也不是支离破碎的片段组合,而是一个能够反映医院全局的整体构架,应当事先进行精心设计。同时分析体系应当结合上级监管部门、医院管理层、各职能部门科室、院内职工、社会公众等对医院财务信息的需求。分析框架可以包括但不限于医院基本情况介绍、医院经营情况分析、财政补偿情况分析、预算执行情况分析、年末结转(结余)情况分析、资产负债情况分析、医院财务指标分析、医院经济管理绩效分析、医院社会效益分析、经济管理意见及建议等部分。

(1) 医院基本情况介绍:主要从机构和人员配备、医疗情况、教学情况、科研情况、管理情况、区域辐射能力等六个方面对医院概况进行介绍。可以让报表分析使用者,尤其是对医院不熟悉的外部人员,对医院的发展历史、发展规模、人员配备、医教研管发展水平、以及社会责任等各方面的信息有所了解和认识。

(2) 医院经营情况分析

1) 收入情况分析:收入是医院持续发展的生命源泉,因此对医院收入的规模、结构、增速、发展趋势等进行深入分析,有利于了解医院整体服务能力与发展潜力。收入情况分析主要包括收入结构分析、收入同期对比分析、收入趋势分析等。

2) 支出情况分析:通过对支出规模、结构、发展趋势等进行深入分析,了解医院的资源配置情况,对各成本费用指标进行系统分析,特别是药品、耗材等关键指标,对照管控目标,查找医院经营方面尚存在的差距,提出进一步调整的建议;对管理费用、三公经费、能耗支出等进行深入分析,挖掘成本控制的潜力。对分析过程中发现的不良指标,层层深挖原因,从而为医院管理层提供管理改进建议。

3) 结余情况分析:结余可以反映医院的整体经营成果及经营效率,并结合国家政策规定,对医院结余情况的合理性进行判断,为医院管理层的经营决策提供数据基础。

4) 科室成本效益分析:通过科室成本效益分析,可以反映医院内部各科室经营管理质量,促进与支持优势科室的进一步发展,同时对管理效益不好的科室进行原因分析,并寻找改进措施,以指导临床科室改进与提高管理。

(3) 财政补偿情况分析:通过财政补偿情况分析,可以了解国家财政对医院基本人员经费和项目支出的资金支持情况,结合医院服务量、承担的社会责任,以及当前医疗体制改革政策变化对医院经营产生的影响,来分析财政补偿投入对医院的支持力度。

(4) 预算执行情况分析:通过对医院收支预算执行情况及财政资金预算执行情况分析,一方面可以满足上级部门对医院预算执行情况的监管需求;另一方面通过深入分析查找预算执行差异原因,为进一步提高医院预算编制准确性及预算执行效果提供管理改进建议。

(5) 年末结转(结余)情况分析:通过对医院年末基本支出和项目支出的结转(结余)情况分析,了解医院结转(结余)资金的构成情况,并结合国家结转(结余)资金管理办法,对医院结转(结余)资金的形成原因进行深入分析,尤其是对财政项目结转(结余)资金的分析。通过结转(结余)分析,一方面有利于做好结转(结余)资金下一年度的使用计划安排,促进医院按质按量按时完成财政资金执行任务;另一方面可以为上级主管部门优化财政资源配置,提高财政资金使用效益提供基础数据。

(6) 资产负债情况分析:通过对医院资产、负债、净资产的结构分析,及各明细项目同期变动对比分析,重点对变化异常项目进行深入分析查找原因,以全面掌握医院资产配置及增长变化情况。同时通过分析对医院资产质量进行评价,及时发现医院资产状况存在的潜在风险,为优化医院资产配置提供改进建议。

(7) 医院财务指标分析:通过对医院成长能力、偿债能力和持续经营能力等方面的财务指标进行深入分析,来对医院经营发展潜力、财务风险、资产效益等进行判断,对发现的医院优良指标应继续保持,对不良指标进一步层层深入,查找原因,并提供有效的管理建议,促进医院可持续健康发展。

(8) 医院经济管理绩效分析:通过对每职工业务收入、百元固定资产医疗收入、每床位占用固定资产、管理费用占业务支出比例、病床使用率等医院经济管理绩效指标进行分析,反映医院经济管理的效率和效果,对发现的医院经济管理薄弱方面,进一步深入分析原因,为医院管理层提供管理改进建议。

(9) 医院社会效益分析:通过对医院服务量的完成情况、工作效率指标、次均费用、药占比等社会效益指标进行分析,反映医院承担的医疗卫生任务及社会效益情况。通过近三年的指标对比分析,了解医院服务量、人均效率、医疗费用等的变化情况,为医院持续努力调结构、控费用提供依据,以更好履行医院的社会责任,充分体现医院的公益性。

4. 构建财务报表分析指标体系 在构建财务报表分析指标体系时,需根据财务分析目的及分析内容,选取适当的指标来全面反映医院的运营情况。指标可以分为结构指标、比率指标、趋势指标等。结构指标主要反映一个整体中某一部分的占比情况,例如医疗收入占总收入比、门诊收入占医疗收入比,通过这些指标可以看出医院收入结构,明确医院收入的主要来源。比率指标反映某一变量与另一变量的比例关系,例如资产负债率,反映了医院资产中有多大比例是由负债构成,也就反映了医院的财务风险。趋势指标反映某一变量的增长情况,例如总资产增长率、医疗收入增长率等,通过这些指标可以看出医院的成长情况。另外,在对医院进行财务分析过程中,要根据分析内容的具体情况,在基础指标分析之上,再进一步层层深入挖掘,对更细更具体的指标项目进行分析。

5. 选取财务报表分析方法 财务分析常用的分析方法较多,可以根据分析目的及各分析内容、项目、指标的具体情况,选择一种或多种分析方法进行分析。不同的项目适合不同的分析方法,例如对变动情况进行分析比较适合趋势分析法,对营运能力、偿债能力等分析比较适合比率分析法。

6. 运用分析结果,提出管理改进建议 财务分析的最终目的在于运用,对于医院财务分析而言,一方面通过分析,在调整医院收支结构、规范医护人员行为、降低患者负担等方面为医院管理层提供决策依据,同时通过分析及时发现医院经营发展过程中,存在的问题与潜在风险,为改进医院管理、规避经营风险提供建议,促进医院健康持续发展。另一方面,结合医改背景、医改政策,从医院财务角度出发,通过深入思考与探索,向上级监管部门提出意见与建议,并呼吁相关部门对行业发展及医院发展提供相应的政策支持。

第七节 医院财务管理实践案例

案例1 不计价医用材料管控

(一) 背景

不计价医用材料在医院的医用材料消耗中,虽然所占的份额不大,其消耗容易失控,因此,医院应该加强不计价医用材料的控制和管理。

以某医院为例:不计价医用材料一般情况下应与医疗业务量保持同步增加或减少,而该院医用材料与卫生材料收入相比较,增长幅度较大。其中低值不计价医用材料分别增长45.84%,远高于卫生材料收入的22.52%。因此,有必要对不计价医用材料进行管控(表7-2)。

表7-2 某年上半年卫生材料收入及医用材料对比分析表

项目		本年发生数		上年发生数		增长额/万元	增长率/%
		金额/万元	比重/%	金额/万元	比重/%		
材料收入		1 052		858		193	22.52
医用材料	X线材料	48	4.04	38	4.18	10	26.87
	高值可计价	751	63.37	617	68.16	134	21.78
	低值可计价	301	25.38	242	20.09	59	24.42
	低值不计价	85	7.20	59	7.57	27	45.84
	合计	1 185	100.00	955	100.00	230	24.12

(二) 控制方法

1. 医用材料管控范围 某医院医用材料管控目前主要针对不计价医用材料,首批进行管控品种的明细清单如表7-3所示。

表7-3 管控品种的明细清单表

配送部门	材料编码	材料名称
设备部	110103331	纸胶布
	110103332	一次性备皮刀
	110103333	一次性口罩帽子
	110103334	绷带
	110103335	一次性治疗巾
供应室	210103333	一次性1ml空针
	210103334	一次性2ml空针
	210103335	一次性5ml空针
	210103336	一次性10ml空针
	210103337	双插输液器

不计价医用材料控制品种首批选择10个品种进行试点,实施后将根据科室的使用情况进行调整

2. 管控对象 管控对象为各个护理单元。

3. 管控指标

(1) 管控指标为"不计价医用材料消耗超定额率"。

（2）管控指标计算方法。

不计价医用材料消耗超定额率是经过长期实践总结出来的,它是一种适合医院在不计价医用类材料使用过程中采用的计算方法,计算方法如式7-15:

$$不计价医用材料平均超定频率 = \frac{\sum 本月单品种实际消耗额}{\dfrac{\sum 单品种医用材料前三月平均消耗额}{\sum 前三月平均床日数} \times 当月床日数}$$

（式7-15）

说明:若结果小于1,表示当月每床日不计价医用材料消耗低于前三月每床日不计价医用材料消耗;若结果大于1,表示当月每床日不计价医用材料消耗高于前三月每床日不计价医用材料消耗;若结果等于1,表示当月每床日不计价医用材料消耗与前三月每床日不计价医用材料消耗相当。

（三）绩效考核

每月对护理单元消耗的不计价医用材料按平均超定额率进行考核排名,并向护理部进行通报,考核结果纳入各护理单元月度和年度奖金分配。按照"奖优罚劣"的原则,在护理单元奖金总额不变的情况下,对不计价医用用材料消耗超定额率高的护理单元扣发当月奖金,其扣除额将用于不计价医用材料控制好的护理单元(超额率20%以内,视为合理范围)。

（四）控制成效

从表7-4可以看出,材料收入1 465万元,同比增长39.32%,但同期医用材料成本增长了37.39%,低于材料收入增长幅度。尤其不计价医用材料同比只增长14.72%,控制取得了显著成绩。

表7-4 某年度卫生材料收入及医用材料对比分析表

项目		本年发生数		上年发生数		增长额/万元	增长率/%
		金额/万元	比重/%	金额/万元	比重/%		
材料收入		1 465		1 052		414	39.32
医用材料	X线材料	65	3.99	48	4.05	17	35.42
	高值可计价	1 078	66.19	751	63.37	327	43.51
	低值可计价	388	23.80	301	25.38	87	28.85
	低值不可收	98	6.01	85	7.20	13	14.72
	合计	1 628		1 185		443	37.39

案例2 医疗服务智能化实践案例

要改变传统服务结算理念,需在数字化软硬件设备、信息化资源整合、流程优化再造等方面进行探索和尝试。例如华西医院利用新兴科技与技术,转变传统结算观念,逐步实现由现场结算转向远程结算,由人工结算转向智能结算,由固定结算转向移动结算,由收费结算转向费用管理,以此来满足不同类型患者需求,使医院服务结算更加人性化、高效化和安全化。

1. 自助机模式在医疗服务中的应用 在日常医疗服务中,患者在就诊过程中可以通过自助服务平台及设备完成办卡、挂号、缴费、信息查询、报告打印、费用结算等操作,通过实践证明在释放窗口劳动力、缓解窗口"排队长"、提高患者满意度及窗口工作效率等方面取得了实效与进步。

同时结合住院业量不断增长的现状,医院面向患者的出院结算流程进行优化,通过业务流程再造与自助机结算相结合,构建了一套完整的出院自助机结算体系,有效地减少了患者往返财务结算窗口、病区的次数,减少了患者非诊疗时间,使患者免去了排队的困扰(图7-11)。

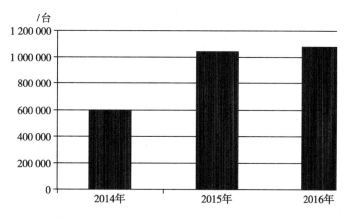

图 7-11　2014—2016 年自助机总笔数对比图

开展自助机结算模式从提高工作效率、方便患者结算出发,在现有业务基础上优化精简结算流程并将部分操作环节移至自助机上,在很大程度上方便了患者结算,使患者免去排队困扰,优化了患者的就医体验(图 7-12)。

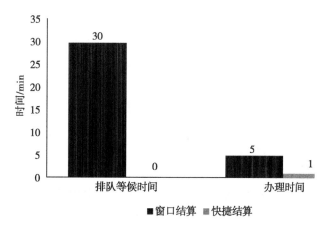

图 7-12　出院结算耗时对比图

2. "互联网 +"模式在医疗服务中的应用　网络挂号收费逐步上线,实现"互联网 +"支付模式,月收费笔数最高约 2 万笔左右,每年呈逐步上升趋势。

在网络化、信息化的就医流程改造下,原需要在现场完成的各个环节被放到互联网及各种媒介上,突破传统结算方法的限制,在简化结算流程、消除信息壁垒、确保资金安全、提升工作效率、改善患者就诊体验方面确实起到了积极的作用。

3. 银医直连模式在医疗服务中的应用　目前大多数医院出院结算后退款,一直采用现金退款模式,每天需要向银行大量取现用于退款,科室及患者的资金安全都不能得到很好的保障。为降低患者现金携带风险,保证患者资金安全;减少医院现金收付量和零钞的支出量,规避现金收取产生的假钞风险,部分医院开始探索退款新模式。例如华西医院结合医院实际情况与银行合作,研发了出院结算后"联机退款模式",即出院退款原渠道返回,但此渠道还存在原卡退回次数、金额限制,退款到账时间不一等一系列问题。

总结上述经验,经过多方调研讨论,开通了超级网银模式下的出院快捷退款。鉴于超级网银的强大退款功能,将其运用到出院结算后退款中,操作后再进行四重审核,保证账、务一致。再充分利用银行在资金管理、清算等方面的专业能力,保障了医院及患者的资金安全。

超级网银的另一个重要功能便是实时到账。它拥有跨行清算系统,各商业银行可实现互联互通,因此跨行转账、支付能够实现实时到账,单笔业务 20 秒内即可处理完成。

通过该系统项目在实际运用中的具体实践,其主要具有:

(1) 实时到账,提高效率:该系统的运用,实现了出院后结算余款到所有银行(含他行)收款账户的实时到账,大大提高了退款支付效率,压缩了退款支付周期。

(2) 信息及时反馈,确保安全:超级网银在出院退款中的实际运用,HIS系统将实时反馈退款错误信息及原因,帮助准确找到症结点以提高工作效率,并进一步保证了退款的安全。

(3) 实时监管,封闭管理:通过运用该系统,四重审核对退款进行实时监管,落实了退款的安全封闭管理。

目前,超级网银支付在实际运行过程中,其支付的准确率及成功率均达到100%。基于其良好的退款功能,现金支付及联机退款支付比例日均下降。

案例3 财务内部控制实践案例

下文将以开展内部控制所包含的基本要素入手,以某医院财务部为例,探讨在合同付款的内部控制中,如何加强管理,提高管控水平。

(一) 建立合同付款内部控制的管理环境

为促进医院财务会计内部控制的制度建设,医院根据财政部下发的《行政事业单位内部控制规范(试行)》(财会〔2012〕21号)的规定建立了《医院财务内部控制制度》,并在实际的工作中,不断进行修订与完善。医院财务部承担着医院资金上亿的设备、耗材、药品等不间断的结算付款工作,其中大部分都是已经签订了合同的业务,这就使得合同的审核付款尤为重要。为此,财务部设置了专职的合同付款审核岗位,同时,明确合同付款所涉及的各相关部门人员的职责与分工,确保各岗位之间形成科学有效的制衡机制。财务部对相关岗位人员进行岗前培训,使其学习并掌握相关的知识与技能。此外,财务部还注重定期或不定期的举办业务培训,不断地提高部门人员的道德修养与专业知识水平,不断降低合同付款风险,维护医院资产的安全与完整,保证管控水平的不断提升。

(二) 做好合同付款内部控制的风险评估工作

风险评估工作应以风险为导向,在对风险及其内部控制系统进行充分了解和评价的基础上,分析、判断风险发生的可能性及其影响程度,制订与之相适应的内部审计策略,将内部控制资源重点配置于高风险领域,例如与资金相关的领域、与权力相关的领域、与外界接触相关的领域、与自主判断相关的领域等,以较小的成本实现较大的控制效果。

医院财务部以流程为标准,对合同付款的每个岗位进行流程梳理,查找各个环节中的薄弱部分。以采购合同为例,从采供部门提出申请,到会计科付出款项,以及付款文件的归档,各环节的风险点如下:

1. **各业务部门经办人员** 与商家串通,不依照合同条款申请付款,或者报销手续不完整(合同、付款申请单、发票、入库单、签章、签字等)。

2. **财务部合同审核人员** 与商家串通,不严格审核合同条款,或通过复印件多次审核付款,套取资金,导致医院资金外流,从中获取利益。

3. **财务部部长审核签批** 资金审批不严,讲人情,不该支出的随意支出,多支出,没有经过审核直接签批。

4. **会计科审核人员再次审核** 与商家串通,没有通过审核的让其通过。

5. **出纳付款** 与商家勾结,变更收款账号和名称,使资金流向变化,或串通他人多付款,涂改对账单,为他人或自己谋取利益。

付款文件归档 抽走票据,协助再次付款,协助对方偷逃税款,套取资金,获取个人利益。

(三) 完善合同付款内部控制的管控措施

针对以上合同付款环节的风险点,控制措施如下:

1. **业务部门经办人员** 严格按照合同条款提出付款申请。以采购合同为例,所购货物都收到后,采购部门将仓储人员办妥的"验收入库单"连同审核签章后的进货发票、通过审核的采购计划、购货合同等一并送交财务部审核。

2. **财务部合同审核人员**　财务部门收到采购部门转来的以上相关资料,合同审核付款人员对上述资料进行审核,重点关注是否按协议执行,各相关部门签字是否齐全,合同中关于付款的时间以及金额是否正确,是否重复申请付款。审核无误签字后,送交财务部部长审核。

3. **财务部部长**　确认合同审核人员的签字,审核签字。

4. **财务部会计**　对上述资料再次进行审核,避免前期审核人员因疏漏造成的错误,审核无误签字后,作为付款依据。

5. **财务部出纳**　根据会计审核的付款依据办理付款,再次核对支付凭证上的金额、收款单位、审核批准手续、相关原始凭证、会计凭证。同时,财务部采用按月集中支付的方式,减少错账的发生。

6. **付款文件归档管理**　妥善保管相关原始资料。

（四）与其他部门的沟通

医院业务量大,合同种类繁多,有些合同是一次性付款,有些合同则可能会约定质保金,有些合同则时间跨度长达几年,合同中约定的付款次数较多,并且每一次的付款金额都可能不同,因此,对于各类合同付款的管理难度很大。医院财务部借助合同管理软件,发挥财务在合同付款业务中的枢纽作用,实现多部门信息共享,特别是在合同发生了变更或者终止的情况下,合同签订部门、合同执行部门与财务部门之间,通过管理软件,能够更好地沟通与协调。此外,财务部在完善付款信息化管理的同时,将涉及预算执行情况的信息反馈给合同执行部门,帮助并监督业务部门更好地完成预算的执行。

（五）加强合同付款内部控制的监督检查

医院对合同付款内部控制的运行情况进行定期和不定期的监督检查。在日常抽查的基础上,加大抽查的范围和内容,加强抽查的突击性,对材料采购付款、设备采购付款等方面进行专项检查,检查人员将发现的问题及时作了汇报和反馈,形成检查报告,并要求相关人员及时梳理流程,提出改进措施,进行整改,提交整改报告。此外,还委托第三方专业机构开展内部控制评价,对医院内控体系设计的健全和合理性、运行的有效性做出全面、客观、专业的评价。

本章小结

医院财务管理作为医院管理的重要组成部分,在医院经营、管理、决策过程中发挥着重要作用。随着新医院财务准则的颁布实施及医药卫生体制改革的不断深化,医院财务管理面临新的挑战。因此传统的医院财务管理模式和理念将不再适应现代化医院的快速发展。在现代化环境背景下,其主要任务包括:科学合理编制预算,真实反映财务状况;依法依规组织收入,努力节约支出;健全财务管理制度,完善内部控制机制;加强经济管理,实行成本核算,强化成本控制,加强经济活动的财务控制和监督,防范财务风险等。

思考题

1. 医院全面预算管理的概念、特点和主要内容是什么?
2. 医院财务内部控制体系包括的主要内容是什么?

（金　辉　冯骊琛　伍咏梅）

参考文献

[1] 中华人民共和国财政部 . 医院会计制度[M].北京:经济科学出版社,2011:.

[2] 王娟 . 医院全面预算管理的现状与对策[J]. 管理视野 .2013(8):164-165.

[3] 姚萍 . 关于公立医院全面预算管理的几点思考[J]. 中国卫生资源 .2014(3):107-109.

[4] 朱红媛,柯江,黎坚,等 . 医院全面预算管理实施难点及对策思考[J]. 卫生软科学 .2013(12):739-742.

[5] 徐寿森 . 医院实施全面预算管理探析[J]. 财会通讯 .2013(10):102-103.

[6] 陈涛,潘荷君 . 新环境下的医院全成本核算[M]. 镇江:江苏大学出版社,2014.

［7］赵力杰.我国医院成本核算与成本管理研究［M］.石家庄:河北经贸大学,2011.

［8］我国医疗卫生服务价格政策的演变［J］.地方财政研究,2007,（10）:12.

［9］王兴鹏.公立医院内部控制建议［M］.上海:上海交通大学出版社,2016.

［10］莫次峰.新医院会计制度下如何撰写财务分析［J］.中国卫生经济,2012,31（6）:91-93.

［11］佟红英.新会计制度下医院财务报表分析及应用［J］.财务管理,2014（25）:128-129.

第八章　医院后勤管理

随着国家医疗卫生事业的发展和医疗水平的提升,国家和人民对医院后勤管理工作也提出了更高的要求。医院的后勤管理主要是为医院一线的医疗工作提供更多基础性的保障服务,是医院发展过程中最根本的支持系统。在整个医院的管理体系中,后勤管理发挥着非常重要的作用,其不仅能够为医院的日常发展提供重要的支持与保障,而且还能够为医院的医疗工作和科研任务起到重要的协助作用。因为医院后勤管理水平的高低直接影响到医院工作效率的高低,所以强化医院后勤管理具有非常重要的意义。

第一节　医院设备物资管理

一、医院设备采购管理

(一) 医院设备分类

医院设备一般分为四大类:医疗设备、科研教学实验室设备、信息类设备及通用设备。

1. 医疗设备　医疗设备是医院的主流设备,也是医院在运营过程中使用的主要工具,包括 X 射线诊断设备、超声诊断设备、功能检查设备、内镜检查设备、核医学设备、病理诊断装备、病房护理设备、手术设备以及放射治疗设备等。

2. 科研教学实验室设备　科研教学实验室设备指在实验室进行课题研究、项目研发所使用的实验设备,如质谱仪、流式细胞仪、PCR 仪及基因分析仪等。

3. 信息类设备　大多为办公设备,以 IT 类产品为主。如服务器、交换机、磁盘阵列、数据库软件、电脑、打印机、传真机、复印机以及投影仪等。

4. 通用设备　主要包括办公用品及后勤保障设备。

(二) 医院设备采购

公立医院设备采购不是简单的钱、物交换,必须按照相关法律法规,根据不同的采购规模、采购对象等,采用不同的采购方式和程序。

1. 设备采购分类　医院设备采购主要分为两大类:政府采购和医院采购。

(1) 政府采购:政府采购是指各级国家机关、事业单位和团体组织,使用财政性资金(纳入预算管理的资金)采购依法制定的集中采购目录以内的或者采购限额标准以上的货物、工程和服务的行为。比较常用的采购方式是招标采购。

我国的招标投标形式发展历史不长,起源于 20 世纪 80 年代。陆续在国家基本建设项目、机械成套设备、进口机电设备、科研课题、项目融资等领域推行招标投标制度。国务院有关部委先后制定了一系列的招标投标的条例、规章、制度、法律等,规范招标投标制度。有关部门先后发布了《申请进口机电设备国内招标暂行办法》《机电设备招标投标指南》《机电设备招标投标管理办法》《政府采购法》等相关法律法规及规范性文件(表 8-1)。

招标可以分成两种方式:公开招标和邀请招标。

1) 公开招标:公开招标,是指招标人以招标公告的方式邀请不特定的法人或者其他组织投标,这种招

表 8-1　政府采购法律法规

法律	行政法规	财政部规章	规范性文件
中华人民共和国政府采购法 中华人民共和国招标投标法	中华人民共和国采购法实施条例 中华人民共和国招标投标法实施条例	政府采购货物和服务招标投标管理办法(87号令) 政府采购信息公告管理办法(19号令) 政府采购供应商投诉处理办法(20号令) 政府采购非招标采购方式管理办法(74号令)	1. 采购目录及标准 2. 采购当事人管理 集中采购机构监督考核管理办法 评审专家管理办法 3. 规范采购活动和程序 关于加强政府采购货物和服务项目评审价格管理的通知(财库〔2007〕2号) 政府采购竞争性磋商采购方式管理暂行办法(财库〔2014〕214号) 中央预算单位批量集中采购管理暂行办法(财库〔2013〕109号) 中央预算单位变更政府采购方式审批管理办法(财库〔2015〕36号) 4. 采购政策 中小企业、节能产品、环境标志产品、进口产品、自主创新等 5. 质疑投诉 加强政府采购供应商投诉受理审查工作的通知

标是一种无限竞争性招标,即由招标人在规定的媒体上刊登招标公告,吸引众多企业单位参加投标竞争,招标人从中择优选择中标单位的招标方式。

2)邀请招标:邀请招标,是指招标人以投标邀请书的方式邀请特定的法人或其他组织投标,也称有限竞争性招标或选择性招标,即由招标单位选择一定数目的企业,向其发出投标邀请书,邀请他们参加招标竞争。由于被邀请参加的投标竞争者有限,不仅可以节约招标费用,而且提高了每个投标者的中标机会。然而,由于邀请招标限制了充分的竞争,因此招标投标法规一般都规定,招标人应尽量采用公开招标。邀请招标的特点是:①邀请投标不使用公开的公告形式;②接受邀请的单位才是合格投标人;③投标人的数量有限。

这两种招标方式除邀请方式不同以外,其他步骤都大体相同,如图 8-1 所示。

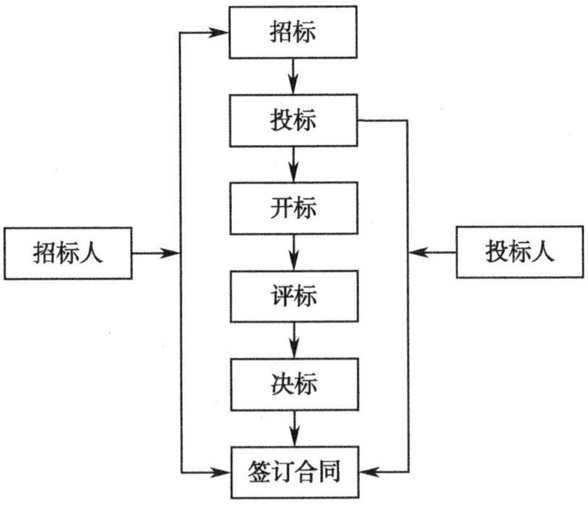

招标采购的优越性:①体现了公开、公正和公平原则;②体现了竞争原则;③体现了优化原则。

除了招标采购,政府采购方式还有竞争性谈判、单一来源采购、询价以及国务院政府采购监督管理部门认定的其他采购方式。

(2)医院采购:医院采购是指医院采购集中目录以外且采购限额标准以下的货物、工程和服务的行为。医院采购应当参考政府采购相关法律法规规定,结合工作实际,制订本单位采购制度。医院采购主要环节包括:需求论证、预算申请、采购执行、合同签订、验收入库。

图 8-1　招标采购主要步骤

1)需求论证:医院各部门根据自身需求提交设备需求,医院装备委员会相关部门从投资效益预测、市场调研、配套设施条件、使用人员与技术售后服务与运行成本等方面进行论证。

2)预算申请:按照相关法律要求,公立医院原则上所有需求均应当提前申报并纳入年度计划,待预算上报财政部并获得批复后执行采购。

3)采购执行:医院采购执行小组按照医院制度规定的采购方式执行采购,采购执行小组一般由采购部门、财务部门、审计部门、需求科室、设备专家等人员组成。

4）合同签订：医院按照采购执行结果与中标供应商签订供货合同。合同主要对货物名称、数量、金额、原产地、运输责任、到货时间、保修年限、付款方式、争议解决方式等内容进行约定。

5）验收入库：验收主要由需求科室、设备采购部门等人员参与，对设备数量、运行状态等进行确认。达到固定资产标准的设备需要建立医院资产台账。

2. 医院设备采购原则　设备的购置要与医院医疗、教学、科研紧密结合，同时要正确理解和掌握国家的有关方针政策、法律法规。

(1) 严格执行区域卫生资源配置计划。

(2) 紧密结合医院的中长期发展规划。

(3) 突出重点科室的学科建设尽快形成医院的特色。

(4) 优化基础医疗设施促进医院整体水平的提高。

(5) 准确掌握市场信息及时引进新技术、新设备。

(6) 严格审批程序公开、公平、公正地进行采购。

除以上原则外，设备购置还应当从投资效益预测、市场调研、配套设施条件、使用人员与技术售后服务与运行成本等方面进行论证。

3. 医院设备采购目标　总的来说，采购的目标是寻找、跟踪、评估产品与供应商，监督实物供给活动，避免由于供给中断或质量不合规定给企业生产、运作带来灾难性的影响。具体说，采购的目标可分为四方面，获取所需数量和质量的产品和服务；以尽可能低的成本获取这些产品和服务；确保供应商按要求供货，提供其他相关服务；巩固与供应商之间良好的供需关系，寻求替补供应商。

为了达到上述目标，采购应该完成以下几项具体内容：

(1) 采购要为整个医院提供所需产品和服务。设备和零部件必须在需要时及时供应。

(2) 达到医院所需的质量标准。与传统企业相比，安全是医院的首要责任。因此，在降低价格的同时绝对不能在产品质量上妥协。

(3) 寻找或培养可靠的供应商。好的供应商不仅能保证供给的整体效率，同时也能相互促进，共同提升竞争力。

(4) 将采购物品标准化。将需求统一化、标准化，可以适当降低库存、储运成本，而且可以使采购部门在"定的质量上与供应商洽谈价格，降低对某些供应商的依赖性。

(5) 以最低价格购买所需产品和服务。所谓最低价格，是根据所购买产品的时间限制、所消耗的资源以及采购成本限制等条件来决定的，不可能有统一的规定，也不会自动达成。

总之，采购的目标不仅仅是以最少的钱买到最好的商品，同时需要发挥采购的战略职能，为医院降低成本、提高产品质量、提升医院竞争力等方面做出积极的贡献。

二、医疗设备使用管理

医疗设备使用管理是医疗设备管理的关键一环，医疗设备使用管理包括操作使用管理、维护管理、维修管理、计量管理、质量控制管理和固定资产管理。医疗设备使用管理的目标是保证医疗设备的安全性、有效性和经济性，其主要体现为提高设备的性能、降低设备的故障率、提高设备的使用率和延长设备的使用寿命等方面。

（一）操作使用管理

医疗设备的操作使用管理目的为保障医疗设备的操作使用质量，广义上是指医疗设备使用阶段，其设计目标和使用愿望能够完全实现，狭义上是指医疗设备在使用阶段利用最大化，即效益最大化。医疗设备的操作使用质量不仅取决于其前期设计、制造工艺、组件等内部因素，还取决于操作者正确使用医疗设备的能力、操作者的使用熟练度、工程技术人员的维修维护技能水平及日常管理等人为因素。

为保证医疗设备的使用质量，医疗设备操作使用管理，应该做好以下几个方面的工作：

1. 建立健全安全操作相关规章制度，明确责任。

2. 配备合格的操作者,医学工程技术人员和医疗设备操作人员必须持证上岗。

3. 规范操作,制订操作流程和使用规程。

4. 建立操作人员培训考核机制,操作人员需接受新机培训和持续在职培训。

(二) 维护管理

研究表明,医疗设备因维护不到位造成的故障约占20%,仪器设备设计缺陷或制造问题造成的故障约21%,操作不当约占28%,其他因素造成故障占31%,而其中近50%的故障可以通过预防性维护减少或避免。可见,维护工作有利于降低医疗设备故障率、有利于保证医疗设备安全、有利于提高设备使用效率。

医院医疗设备种类多、数量大,而工程技术人员有限,如何利用医院的有限资源对各式各样的维护工作做出最佳安排,让维护工作达到预期的结果。制订维护工作计划应当遵循以下内容:

1. 明确风险与损害的关系,排除高风险低损害的设备。

2. 确定因故障给患者带来集体严重损害的设备,排除维护不能降低损害的设备。

3. 设定医疗设备的维护优先级。

4. 确定维护的内容和周期。

5. 确定维护的方式,医院内包、院外配件包、院外人工包、院外全包。

6. 维护后的电气安全测试和性能测试。

(三) 维修管理

这里所指的维修是事后维修,即故障发生后维修,是目前大多医院医疗设备维修的主要工作,也是使用过程中产生费用最多的环节,故障停机也会给医院带来巨大的经济损失。

维修管理主要包括配件来源管理和故障管理,配件的来源主要包括原厂配件、拆机配件、第三方配件和自主加工配件。原厂配件稳定可靠,维修及时,价格昂贵;拆机配件,维修最快,稳定性不足;第三方配件,价格适中,质量不能保证;自主加工配件,改进式维修,耗时过长。需要根据医疗设备故障后的替代程度、治疗中的重要性、对预约周期和出院率的影响等方面,做出选用配件来源的维修决策。

医疗设备故障管理可指导其维护管理和操作使用管理,医疗设备故障管理包括故障资料的收集、储存、统计、分析、处理和反馈等。

(四) 计量管理

医学计量是指对医学领域所配备的仪器、设备、器械、量具等工作计量器具进行测量,医疗计量器具在使用期间要依据国家计量有关规定,定期进行计量检定,未列入强制检定项目的医院可自检。医学计量是科学诊断的保障,是药物治疗的科学依据,是理化治疗的保证,是生化检验分析的基础,是抢救危重患者的重要参数。

医学计量管理是国家计量管理的组成部分,也是卫生事业管理的重要内容,医学计量管理的核心是保证各传递环节医学量值的统一与单位一致。医疗机构应当从以下几个方面做好计量管理工作:

1. 建立医院医学计量管理委员会,贯彻计量法,宣传计量法规,提高法制计量意识。

2. 成立医院医学计量室,设置计量管理员和科室计量监督员。

3. 对本院各科室强制检定器具和非强制检定器具造册登记,做好台账管理。

4. 对列入强制检定目录的计量器具由法定计量机构实施周期检定。

5. 对非强制检定计量器具,医院根据自身情况,决定由法定计量机构实施检定或自检。

6. 不得使用检定不合格的计量器具或非检定计量器具。

(五) 质量控制管理

医疗设备质量控制管理的基础手段是技术性检测,包括电气安全检测和性能测试,以此规避医疗设备的风险,保障医疗设备的质量。医疗设备质量控制有别于医学计量,其区别如表8-2所示。

电气安全测试分为定性检测和定量检测两部分,其中定性检测主要包括电源线是否老化、接触是否良好以及设备外壳损坏。定量检测的参考标准为IEC-60601.1-1988《医用电气安全通则》以及医疗设备相对应的专用安全标准。性能测试是在电气安全性基础上的技术性能的验证、测试和评价,多数是现场测试,

表8-2　医疗设备质量控制和医学计量的区别

类别	实施主体	实施目的	实施内容	周期	标准	设备分类
医学计量	法定机构	实施计量法	准确性	定期	固定	强检、非强检
质量控制	非法定机构	规避风险	精度、报警、安全性	不定期	适应性	风险分级

对环境条件的控制没有计量要求严格。

医疗设备质量控制操作流程：

1. 建立健全医院质量控制体系,包括制度、检测空间、检测仪器和检测专职人员。

2. 对医疗设备进行风险评估,确定质量控制对象,制订质量检测计划。

3. 制订质量检测标准和检测流程。

4. 实施质量检测计划,做好质量检测记录。

5. 整理检测资料,评价分析,归档。

三、医院供应链管理

(一) 基本概念

1. 医院供应链　医院供应链是指以患者需求为出发点,以医院为核心,从供应商的供应商到用户的用户,贯穿整个医疗过程,包括医院设备物资采购、备货、拣选、配送等环节,通过对物流、信息流、资金流的控制,最终满足患者需求的全过程。

2. 医院供应链管理　医院供应链的管理是通过对医院供应链环节中物流、信息流、资金流的管理,在保障物资使用安全、及时供应的基础上,同时使医院成本最低,达到整个供应链的效益最大化的过程。高效合理的医院供应链管理对医院整体运营效率的提升起着至关重要的作用。

(二) 影响医院供应链管理效益的驱动因素

医院供应链管理的基本原则是保证物资的使用安全和及时供应,在此基础上,为改善医院供应链管理效益,必须深入研究影响医院供应链管理效益的驱动因素:采购、库存、运输、信息。这些因素相互影响,决定了医院供应链管理的整体效益。

1. 采购

(1) 在医院供应链管理中的作用:医院供应链中,采购是医院从供应商处获取物资等资源来进行医疗活动的过程,是一整套用来采购物资的流程。采购过程中可具体细分成供应商评分与评估、供应商选择与谈判、采购合同签订、后续采购情况分析等关键环节。结合医院战略规划,制订有效的采购过程能够降低医院供应链成本,增加医院供应链盈余。

(2) 影响采购决策的因素

1) 应付天数:指自签订采购合同起到进行资金支付之间的天数。

2) 平均采购价格:指在一段时间内采购的某种物资的平均价格。在计算平均价格时,每一价格水平都应以采购数量加权。

3) 采购价格范围:指一定时期内采购物资的波动幅度,其目标在于确定采购价格是否与采购数量相关。

4) 平均采购数量:指每次订货平均购买的数量,其目标在于确定采购的数量是否充分满足需求。

5) 供应质量:指采购物资的质量。

6) 交货期:指订货到物资送达之间的平均时间。交货期较长会降低供应链响应及时性,增加供应链中的库存。

7) 准时交货比例:指供应商按时交货的比例。

8) 供应商可靠性:指供应商的交货期以及按计划交货的数量的波动。供应商可靠性差会降低供应链响应及时性,增加供应链中的库存。

(3) 总体权衡:医院在设计采购计划时,综合考虑采购决策因素,清楚确认对绩效有最大影响的因素并着重改进那些因素十分重要。有效的采购决策通过集中订单、提高采购交易效益、实现与供应商的设计协作、推动与供应商的协调预测和计划以及利用供应商之间的竞争降低采购价格等方面来提高医院供应链管理整体效益。

2. 库存

(1) 在医院供应链管理中的作用：供应链中存在库存是因为供给与需求之间的不匹配。对于医院来说，这种不匹配是有意而为的，即通过预测未来一段时间内的需求而持有的库存。库存在医院供应链中的作用是通过备好的物资，在患者需要时，随时可用来满足患者需求。在满足患者需求的前提下，减少所需物资库存数量，可以有效降低医院成本、避免物资积压风险。

(2) 影响库存决策的因素

1) 现金周转期：包括物资耗材库存、应付账款和应收账款的高层次衡量指标。

2) 平均库存：指医院库房内每一种物资库存的平均数量。平均库存按物资单位、需求天数及货币价值衡量。

3) 库存周转率：指一定周期内库存周转的次数。它是物资消耗与平均库存的比例。

4) 超过指定天数库存的产品：指医院库房内库存量大的物资，该指标用于识别供大于求的产品，进而梳理库存过大的原因。

5) 平均订货批量：指平均每次向供应商订货的梳理。可以按照一定时间内（即每次订货周期）所持有的最高及最低库存的平均值来衡量。

6) 安全库存：指订货到达时库房内每一种物资现存的平均库存。可以按照一段时间内每次订货周期中的最小库存的平均值来衡量。

7) 缺货率：指医院库房内物资不能使需求得到准时满足的比例。

(3) 总体权衡：医院在设计库存计划时，应综合考虑库存决策因素。增加库存可以使得医院供应链对患者的响应性提高，降低缺货风险，库存水平越高，越有利于利用规模经济，降低运输成本，但同时也会增加医院库存成本，占用资金利息。

3. 运输

(1) 在医院供应链管理中的作用：运输是为了使物资由医院供应链源头转移至患者身上而发生的物资的空间位移。运输是一个重要的医院供应链驱动因素，因为物资极少在同一地点生产和被使用。运输成本是医院供应链成本的重要组成部分，覆盖医院供应链中从供应商的供应商到用户的用户全过程。本节中运输主要指供应商送货至医院库房后，物资院内运输环节。

(2) 影响运输决策的因素

1) 运输网络的设计：院内运输网络是物资在医院内运输的方式、地点以及线路的集合。医院必须决定运输是从供应源直接运到需求地，还是需要经过中途其他中间集散地。设计决策还包括在单程运输中是否纳入多个供应源或需求地。

2) 运输方式的选择：运输方式是物资在供应链网络中从一个位置移向另一个位置的方式。传统医院物资主要以人工的方式进行运输，近年来气道运输、轨道运输等自动运输方式也逐渐开始在院内实施。

3) 平均院内运输成本：指衡量物资从医院库存转移至需求地的成本，理想的情况是用到达需求地的每个单位物资的成本来衡量，但实际操作中难度较大，一般按照配送人员数来衡量。

4) 平均院内运输规模：指每次院内运输中，物资的平均单位数量。

(3) 总体权衡：医院在制订运输计划时，应综合考虑运输决策因素。利用快速运输方式会提高医院运输成本，但也会降低医院库存持有成本。制订合理的运输计划可以使医院合理的调整医院内物资供应源与需求地的地理位置，以求得运输成本与运输速度的适当平衡。

4. 信息

(1) 在医院供应链管理中的作用：信息能够促使医院供应链中其他驱动因素共同努力以建立一条整合的、协调的医院供应链。没有信息，医院管理者不知道患者需求是什么、有多少库存、什么时候应该采购物资、应采取什么样的方式进行运输。

信息技术包括贯穿整个医院供应链中用来收集、分析信息并据此执行策略的硬件、软件和人力。它就像供应链管理的眼睛、鼻子及一部分大脑,由它来获取并分析制订好策略所必需的信息。

(2) 影响信息决策的因素

1) 信息的准确性:指获取的信息所描述的情况至少在方向上是正确的。

2) 获取信息方式的选择:企业资源计划(ERP)系统能够提供交易追踪和来自公司及供应链上信息的全球可视性。该系统原本用于企业管理中,但实践证明,ERP 在医院管理中同样适用,通过 ERP 中的信息有助于提高医院供应链运作决策的质量。

供应链管理(SCM)软件利用 ERP 系统的信息,除了使信息可视化,也提供了决策分析支持。ERP 系统可以反映出医院运行信息,SCM 则可以帮助管理者决定应该怎么做。

射频识别(RFID)技术包括跟踪物资的主动或被动射频(RF)标签和射频阅读器或发射器。被动标签由阅读器补充能量,而主动标签拥有自己的电池并从中汲取能量。全面推进 RFID 技术可以不用进行手工计算以及入库时的条形码扫码。它可以用来精确计算入库物资和库存数。

3) 预测时段:指预测所针对的未来的一段时间。预测时段必须等于预测引发的决策的提前期。

4) 更新频率:指每个预测更新的频率。预测的更新应该比决策的修正更频繁,这样可以减少大的变化对决策的影响,并及时采取纠正措施。

(3) 总体权衡:信息对制订科学的医院供应链决策十分必要,它是采购、库存、运输这些驱动因素决策制订的事实基础。适当、有效的信息可以帮助医院管理者提高供应链效率。但随着供应链信息被更多的分享,信息共享的边际效益随着越来越多的信息被利用而减少。对信息的使用必须与实际需求相结合,提取最有用的信息即可。

第二节 医院基本建设、运行维护与节能管理

医院基本建设指以扩大医疗、教学、科研规模或改善空间环境条件为目的,进行的新建、扩建、改建或改扩建工程的建设及与之相关的(征地、拆迁、勘察、设计等)工作;医院基本建设管理则是对医院基本建设各项工作进行决策、计划、组织、协调和控制的活动。运行维护是指对医院房屋建筑和设备设施进行维修、维护保养管理,为医院各项工作的开展提供保障服务。节能管理则是在运行维护管理中,在保证医院各项工作正常开展的前提下,以降低能源消耗为目的而开展的相关管理活动。

一、管理制度建设

管理制度是为了维护医院正常工作的秩序,保证医院基本建设、运行维护和节能管理等工作的有序开展,依照法律、政策与医院实际情况制订的具有内部约束力的文件。制度建设是现代医院管理链中的重要环节,也是体现医院管水平的一个重要标志。

(一) 制度建设原则

1. **依法制订原则** 管理制度应依据现行国家政策、法律、法规及地方规定而制订。

2. **广泛调研原则** 在制度建设过程中,要广泛征求意见,提高制度建设的针对性、时效性和可操作性。

3. **实事求是原则** 制度建设必须结合医院实际情况,客观分析医院管理方面存在的主要矛盾和问题,研究制订行之有效的对策措施,有计划、分步骤合理安排制度建设工作;同时鼓励制度创新和前瞻性制度措施的制订,解决管理中面临的新问题。

4. **权责一致原则** 在制订制度过程中,在明确职责的基础上,要注意保障相应的权利,在明确处罚措施的同时要注意制订奖励措施,以求责权利相统一,以利提高干部职工执行制度的积极性。

5. **严格执行原则** 制度一经公布实施,非经规定程序,不得随意变更,以保证制度的稳定性;医院相关部门及职工必须严格执行,对于违反制度者,依照制度规定严格追究责任,以保证制度的权威性。

（二）制度制订的程序

由医院基本建设和运行管理的职能部门起草,主管院领导审阅,形成征求意见稿,下发相关各部门征求意见,修改完善形成讨论稿,提交医院院长办公会讨论通过,医院发文公布并予执行。

（三）基本建设管理、运行维护与节能管理主要制度

1. 基本建设管理主要制度 基本建设管理制度一般需涵盖招标采购管理、合同管理、勘察设计管理、质量进度投资与安全管理、竣工验收管理、结(决)算审计管理、档案管理和保修管理等制度。

2. 设备运行维保、房屋维修管理制度 房屋维修、设备运行维保管理制度一般需涵盖给水排水管理、供配电管理、中央空调管理、供热管理、医用气体管理、污水处理管理和房屋维修综合管理等制度。

3. 节能管理制度 节能管理制度一般需涵盖节水管理、节电管理、节气管理、节油管理、节约办公用品管理制度,以及能耗统计制度等。

二、医院基本建设管理

医院基本建设管理是对医院基本建设工程的建设及与之相关的各项工作进行决策、计划、组织、协调和控制的活动。

（一）总体发展建设规划与医院建筑设计理念

总体发展建设规划是指医院根据自身事业发展规划,遵循国家宏观政策、深化医药卫生体制改革要求和城市规划要求等,在建设用地范围内对功能分区、建筑布局、交通流线组织等内容做出的总体规划设计。

1. 医院建设用地和选址

(1) 医院建设用地:包括医疗用地、教学科研用地、行政后勤保障用地、院内生活用地、院前广场及道路交通和停车用地、绿化及休闲用地等。其中,医疗用地包括门诊急、医技和住院用地等,是医疗建设用地的核心部分。

(2) 医院选址:医院建筑作为民生工程和生命线工程,首先应确保其安全性,同时应确保其使用的便利性、投资和运营的高效性。医院建设用地的选择,应尽量考虑用地规整、工程地质和水文地质条件良好、对外交通便利,并能充分利用城市公共服务资源,应选择在市政基础设施的有效供应范围内,且应选择在周边环境安静的地区,尽量避开交通主干道等。

2. 总体发展建设规划编制原则与要点 总体发展建设规划的编制需坚持"适用、经济、安全、绿色"的原则,正确处理近期建设和远期发展需要的关系,并做到以下要点:

(1) 建设规模适当:医院建设规模应与承担的医疗、教学、科研等工作量相匹配。

(2) 功能分区合理:总体发展建设规划的总平面功能分区应与医疗工作特点相适应,一般可分为医疗业务区、教学科研区、行政管理区、院内生活区和后勤保障区等。

(3) 医院内外交通组织有序:尽量减少人、车流线干扰是医院内外交通组织的核心。

(4) 创造良好的院区环境:是促进患者康复并提升医护工作效率的重要条件之一。

(5) 风险防范和应对:当地震、战争等重大自然或人为灾害发生时,医院承担着急救的社会责任,院区内需要足够的空地容纳受灾人群以及应急车辆等。

(6) 预留发展用地:在医院的全生命周期内,存在着较多的不确定因素,在总体发展建设规划编制时应预留适当的发展用地,以利应对不确定的发展需求。

3. 医院建筑设计理念 医院建筑作为民用建筑的一个重要分支,其设计既要符合一般民用建筑的要求,同时还需满足医院特殊功能需要,符合卫生学要求,并能满足患者康复的需要。应坚持以下设计理念:

(1) 以人为本、以患者为中心:随着医疗卫生事业的不断发展和社会的不断进步,人们对健康水平的追求和对医院设备设施、环境的需求也发生了深刻的变化,医院的功能已不再是单纯治疗疾病,还要体现"以人为本、以患者为中心"的理念,为患者和医护人员提供方便、快捷、安静、祥和、温馨的医疗环境。

(2) 可持续发展:医院建筑是一类功能十分复杂的民用建筑,且医学技术发展迅速,医疗设备更新较快。因此,医院建筑设计应坚持可持续发展的理念,在医院建筑设计时既要考虑后期局部改变功能的可能性,还应考虑水、电、气(汽)、污水处理等医院后勤保障系统的扩容等问题。

(3) 绿色医院建筑:医院建筑设计无论是总体规划,还是单体建筑设计,都应坚持"四节一环保"(节地、节能、节水、节材与环境保护)的理念,达到绿色医院建筑的要求。

(二) 基本建设程序与四项基本制度

1. 基本建设程序　指从项目决策、准备、实施到竣工验收、交付使用等全过程中,各项工作依次进行的次序,是项目建设的客观规律和内在要求。其主要程序包括项目建议书、可行性研究、初步设计、施工图设计、工程招投标、施工安装、竣工验收、备案归档和后评价等环节。

2. 四项基本制度　基本建设管理中,应遵循项目法人责任制、招标投标制、工程监理制和合同管理制等四项国家层面的基本制度。

(1) 项目法人责任制:根据国家有关法律和法规新组建的项目法人或既有法人,依法对项目的策划、资金筹措、建设实施、生产经营、债务偿还和资本的保值、增值负责,享有相应权利的责任制度。

(2) 招标投标制:严格按照《中华人民共和国招标投标法》《中华人民共和国招标投标法实施条例》以及有关法律法规的规定和要求,通过招标方式选择建设项目的勘察、设计、施工、监理等单位和采购与工程建设有关的重要设备、材料等。

(3) 工程监理制:项目单位应当依法委托有相应资质等级的监理单位承担工程监理任务,监理机构受项目单位委托,对工程质量、安全、投资、进度等进行监督管理。

(4) 合同管理制:项目单位应当与承担建设项目勘察、设计、施工、监理和材料设备供应等单位订立书面合同,约定双方的权利、义务及履约保证的要求,并严格按照合同条款支付款项。

(三) 各阶段主要工作及管理要点

1. 项目建议书　项目建议书又称立项申请报告,是政府投资(或部分投资)项目单位向项目主管部门申报的项目申请书。需委托具有相应资质的工程咨询单位进行编制,重点阐述项目建设的必要性。项目建议书的呈报可供项目审批机关做出初步决策,减少项目选择的盲目性,为项目可行性研究打下基础。

小型和限额以下的项目,经主管部门同意后,可不单独编制项目建议书,而以可行性研究报告代项目建议书。

2. 项目可行性研究　项目建议书经主管部门审查批准后,项目单位委托咨询单位进行该项目的可行性研究工作。可行性研究是项目前期工作的重要内容,从项目建设和生产运营的全过程分析项目的可行性,目的是进一步分析项目是否有必要建设、建设是否可行和如何进行建设的问题,其研究结论为投资者的最终决策和项目审批部门的批复提供可靠的依据。

可行性研究报告须报上级主管部门(或发展改革部门)批准后方可开展后续工作。

3. 初步设计　项目可行性研究报告经审批同意后,需采取合法方式选定有资质的建筑设计单位承担具体项目的设计任务(包括初步设计和施工图设计)。初步设计文件(含设计概算)需报送相应主管部门审批。

经批准的可行性研究报告中已确定的主要内容(如建设地点、建设规模和建设标准等),在初步设计中不得随意变动。如果确需变动需报请原审批部门同意。

4. 施工图设计　初步设计经主管部门审查批准后,即可开展施工图设计,施工图设计成果包括各专业施工图、重要施工及安装部位的施工操作说明、施工图设计说明和材料设备明细表等。

施工图设计文件应由项目单位送建设行政主管部门认定的具有相应资质的审图机构进行技术审查,同时还需报送相关行业主管部门(规划、消防、卫生、环保、市政、人防等)进行行政审查,并根据审查意见进行相应的修改完善,直至审查合格并备案后方可作为项目施工的依据。

5. 工程招投标　工程建设项目已履行必要的审批手续,工程建设的资金已经落实,并已办理工程报建手续,即可开展工程招标工作,以择优选定工程施工安装单位、监理单位和重要材料设备供应商等,并签订书面合同,为工程开工做好准备工作。

6. 施工安装　项目施工图设计完成并经审查合格,依法选择项目施工和监理单位并签订书面合同,且申领施工许可证后,即可正式开始施工。由施工单位按照审查合格的设计施工图和承包合同约定,进行施工安装;监理单位对工程建设质量、进度和投资进行控制,并进行合同和信息管理,对工程建设相关方的关系进行协调,同时履行建设工程安全生产管理的法定职责。

项目单位在施工安装阶段的管理任务是认真履行各项合同约定的应尽义务,正确行使合同约定的各项权利,重点是督促监理单位认真开展工作,确保工程建设的质量、进度和安全,并有效控制工程建设投资。

7. 项目竣工验收和备案归档　项目施工单位完成工程设计和合同约定的各项内容,有完整的技术和施工资料,有施工单位签署的工程保修书和监理单位编制的质量评估报告,且向项目单位递交竣工验收申请后,应组织项目勘察、设计、施工、监理等单位和其他有关方面的负责人进行工程质量竣工验收,并邀请政府质量监督机构的监督人员对竣工验收程序进行监督。

工程质量竣工验收合格后,项目单位还应申请消防、卫生、市政、环保和规划等政府职能部门进行专项验收,各专项验收合格后报建设行政主管部门进行竣工验收备案,并完成工程竣工决(结)算和全过程建设资料归档工作。

8. 项目后评价　对于中央政府投资项目,竣工验收合格后,应按照国家发展改革委《关于印发中央政府投资项目后评价管理办法》开展后评价工作。

总之,医院基本建设管理是一项系统性和技术性较强的工作,其管理模式也在不断创新和实践,要求管理团队既懂工程技术、又善项目管理、还会组织协调,方能收到好的效果。

三、房屋维修、设备运行维保管理和应急管理

(一) 医院房屋维修管理

医院房屋维修管理是根据国家和地方相应的标准和规定以及科学的管理程序和制度,对房屋进行维护、修缮的管理活动,包括房屋检查、施工管理和维修技术管理。

1. 房屋检查　包括安全性和损坏情况检查,通过定期和不定期的检查,掌握医院房屋使用情况,为正确使用房屋和房屋维修提供依据。

2. 房屋维修施工管理　指按照一定施工程序、施工质量标准和技术经济要求,运用科学的方法对房屋维修施工过程中的各项工作进行科学有效地管理。施工管理分为专业外包施工管理和自行维修施工管理两类:

(1) 专业外包施工管理:包括维修工程的招标、承包合同签订、设计技术交底、施工质量监管、工程竣工验收、价款结算支付等。

(2) 自行维修施工管理:包括编制房屋维修计划和组织实施,以及维修质量、进度、投资、安全控制和组织协调等。

3. 房屋维修技术管理　对房屋维修工程中的各技术环节,按照国家和行业的技术标准进行科学管理。包括制订房屋维修设计和施工方案,以及房屋维修技术档案管理等。

(二) 设备运行维保管理

医院设备运行维保管理要以保障医院工作正常开展为核心,以降低设备故障率、降低安全事故发生率、提高设备运行效率为方向,以提升用户满意度为目标,建立健全设备运行维保体系,以充分发挥设备功能和效益。

1. 设备运行维保管理的基本要求

(1) 建立设备档案资料:包含设备台账、设备技术档案等。

(2) 掌握设备运行状态:包含设备运行日志、设备维修记录等。

(3) 规范设备操作:包含设备操作制度、操作流程、操作人员资格认定等。

(4) 制订设备维保计划:包括年度计划、季度计划、月计划等。

(5) 记录设备维保内容:包括设备及附属设施巡视检查、改造和更换等。

2. 设备运行维保管理的一般内容

(1) 供热及给排水设备

蒸汽锅炉：点火前锅炉本体及安全附件检查,运行时水位、压力、炉膛火焰及安全附件参数记录,定期排污,按既定措施排除运行故障等。

热力管网：定期巡检和定期维护保养。

输水系统：按时巡检和维护保养。

减压系统：运行参数记录、定期巡检和保养、故障处理等。

换热系统：按时巡检和维护保养。

水泵：定期巡检、维护保养或组织更换。

污水处理系统：运行日志、指标检测、维护保养、组织更换等。

(2) 供配电设备

高压系统：设备编号、警示标识、定期巡检、年检预试、故障处理等。

变压器：设备编号、警示标识、巡检记录、保养记录、安全事故处理备案等。

低压系统：设备编号、负荷标识、警示标识、巡检记录、保养记录、运行日志、故障处理备案资料等。

自备及应急电源系统：设备编号、负荷标识、警示标识、运行日志、巡检保养、故障处理等。

(3) 空调设备

冷热源主机：设备编号、警示标识、运行日志、巡检保养、性能测试、废弃制冷剂回收、故障处理等。

水路管道及附属设备：运行日志、定期巡检和维护保养等。

末端设备：生物污染检测、定期清洗消毒、组织更换等。

(4) 医用供气设备

氧气供应源：安全培训、定期巡检和维护保养、故障处理、日志建档等。

空气供应源：定期巡检和维护保养、故障处理、污染检测与防护等。

真空汇：定期巡检和维护保养、故障处理、污物排放、灭菌处理等。

管道系统：警示标识、定期巡检和维护保养、故障处理、资料建档等。

气瓶：运输、储存与配送使等。

(三) 应急管理

1. 建立并实施应急管理体系 建立并实施应急管理体系,能够改进医院应对各类突发事件的应对效果,减少各类突发事件的损失和影响,并有效预防各类突发事件的发生。应急管理体系的建立和运行是一个持续改进的过程,涉及医院的各个层面和各项活动,需要多部门、多岗位协调运作,需要与政府相关职能部门进行联动配合。应急管理体系基于 PDCA 的运行模式。

2. 应急预案 应急预案是应急管理的重要基础,也是应急管理体系建设的首要工作,是针对有可能发生的超常事件或特殊情况所制订的应对计划和组织方案。是根据国家、地方法律法规和各项规章制度,结合本单位的实际情况,针对各种可能的突发事件类型而事先制订的一套能迅速、有效、有序解决问题的行动计划或方案,具体应包括：

- 市政停水应急预案
- 二次供水水质污染应急处置预案
- 天然气停气应急预案
- 停电应急预案
- 医用气体系统应急预案等

(四) 信息管理

信息管理主要目的是建立设备档案,以方便查询和设备维护保养,同时也是为分析和研究设备故障规律而积累信息的一项重要工作。设备档案资料应能全面反映设备运行基本情况和安全管理情况,并需根据变化及时更新。

设备档案可分为以下几类：

1. 管理性档案
- 设备的基本资料及编码
- 人员培训
- 安全与应急管理
- 承包商管理等

2. 技术性档案
- 设备系统图和平面图(竣工图)
- 设备出厂合格证和检验报告
- 设备维护手册和操作使用说明书等

3. 运行记录档案
- 设备运行记录
- 维修保养记录
- 故障分析处理记录
- 安全检查记录
- 劳动纪律记录
- 培训考核记录
- 应急预案演练记录等

四、医院节能管理

随着医疗需求的不断扩大、人民生活水平的不断提高,患者对医疗环境的要求也越来越高,客观上导致了能源资源消耗不断攀升、医院运营成本逐渐增大。在保证医院各项工作正常开展的前提下,如何降低能源资源消耗,是医院管理者必须面对和思考的问题。

(一) 医院用能现状及特点

医院的能源资源消耗以水、电、天燃气、燃油等为主。在能源使用方面具有以下特点:

1. 高耗能设备较多 如医疗设备、锅炉、通风设备、空调设备、洗浆消毒设备、医用气体生产输送设备、餐饮加工设备等。

2. 较多设备和区域需要24小时运行 如医用气体、蒸汽发生及输送设备、病区空调系统等,均需要全天候24小时运行,能源消耗大。

3. 能耗管控难度大 医院建筑系统较多、结构复杂,用能人数众多,节能意识又参差不齐,能源浪费现象较为严重,管控难度较大。

(二) 节能管理措施

1. 管理措施

(1) 定期开展节能宣传和教育,普及节能知识,增强节能意识。

(2) 对办公区、道路用灯每日定时开关,严控建筑物外部照明和装饰照明。

(3) 合理设置电梯开启的数量、停靠楼层和运行时间。

(4) 淘汰高能耗产品,使用低能耗设备。

(5) 定时对供水设施和管网进行巡查,杜绝跑冒滴漏现象。

(6) 尽量使用雨水、再生水或循环用水作为绿化用水,采用节水灌溉方式。

(7) 定期保养燃具、燃气发生器、烟道及换热器等,提高热效率。

(8) 合理使用空调,减少门窗开启次数,下班提前关闭空调。

(9) 合理设定室内温湿度标准和主机进出水温度,并合理控制空调设备运行时间等。

2. 技术措施 技术措施多在楼宇建设过程中采用,若投入使用后再采取技术措施节能,需有一定的资金投入。如:

(1) 对办公照明实行电路智能控制,办公、病房照明尽量采用顶棚照明与台面照明相结合的方式,以减少顶棚照明照度。

(2) 对楼梯、过道、车库、设备层等场所照明安装声、光感应等自控装置。

(3) 应用太阳能灯、无极灯照明和空调变频等节能技术。

(4) 改造低效燃气设备,使用高效节能的燃气设备和节能型供气产品。

(5) 改造淘汰热损失大、能耗高的蒸锅、消毒等设备。

(6) 采用热泵热回收、冰蓄冷等新技术进行节能改造,达到节能目的。

（7）建立能耗监管平台，做好能耗统计和分析，及时发现运行管理上的能耗漏洞，做出相应的节能诊断，深挖节能潜力等。

（三）节能管理案例分析

案例：×× 医院门诊楼空调主机温控节能效果分析。

×× 医院门诊楼中央空调面积约 24 000m²，由 6 台风冷热泵空调主机提供冷热源，空调主机每天运行 11 小时（6:00—17:00），运行管理部门根据当地气候特点，结合风冷热泵空调主机性能，对 6 台空调主机制热时的出水温度进行了适当调整，由国家规定的 45℃降低到 40℃运行，经对比测试，可节能 37.3%。详见表 8-3。

表 8-3　水温调整前后能耗比较表

项目	降低出水温度前	降低出水温度后
主机功率 /kW	6×132	6×132
11 小时耗电 /kWh	5 100	3 200
节电率 /%		37.3

第三节　医院安全保卫管理

随着医疗卫生体制改革出现的新形势、新变化和新要求，医院安全工作面临巨大挑战。如果说医疗安全是医院的立身之本，那么非医疗安全则是医院的护航之翼。医院是开放性的公共场所，具有人流量大、贵重物资多、危险化学品多、治安刑事案发率高、医患纠纷频发以及安全生产事故发生可能性大等特点。近年来，媒体针对医疗机构发生的不良事件报道层出不穷，如医患纠纷引发的涉医暴力事件、号贩子霸占号源、医托欺骗患者扰乱就医秩序、安全重视不足引发火灾等安全生产责任事故等恶性事件，引起了社会各界的广泛关注。现代医院安全保卫工作已经不局限于传统意义上的治安保卫，被赋予更多的重要职责，这种变化在大型综合性医院尤其明显。

2013 年原国家卫生计生委、公安部印发了《关于加强医院安全防范系统建设指导意见》明确提出了安防体系建设的主要内容包括三方面。一是组织制度建设，包括健全组织领导，完善安全防范制度，建立应急处置机制，实现警医联动，确保恶性突发事件的及时有效处置。二是"三防"体系建设，即人防、物防和技防建设。人防主要是医院安保人力配置，包括专职、兼职安全管理员、义务消防员等。物防主要是安全防护物资保障，如安保人员配备的必要的通信设备和防护器械，院区内重点区域和部位的安全防护设施等。技防包括必要的监控、消防、入侵系统等技防设备，以及一键报警系统、门禁系统、人面识别系统等高科技技防设备。三是医患纠纷调处机制建设，包括做好投诉管理工作、定期梳理医患纠纷、建立涉医案事件防范联动机制。

现代医院安全保卫工作总体上包括三个方面：常规治安秩序类、突发事件应急处置类和安全生产监督检查类。常规治安秩序类包括院区内所有人员秩序、物资秩序和环境秩序。突发事件应急处置类主要以常见的医患纠纷处置为主，还包括其他不常见的突发性事件，如反恐防暴、火灾火险、群体性事件等。安全生产监督检查包括消防安全、设备安全、运行安全、食品安全、环境安全等内容。通常来讲医院的保卫部门担负起了上述绝大部分的管理职能。下面就对上述三类安全保卫工作内容结合实际情况进行阐述。

一、医院安全秩序管理

医院秩序分为常规秩序和非常规秩序两类。常规秩序是指公共场所内医务人员的医疗服务行为和患者的就诊行为等，此类秩序根本要靠社会公众的文明自觉性，关键要靠管理者的正确引导和行之有效的维护，需要医务人员、安保人员和患者的共同参与。非常规秩序包括管控院区内的医托、号贩子、乞丐、商贩等闲散人员，违法犯罪分子以及医疗纠纷风险人群。这类秩序的维护除了需要加强对公众的宣传教育，营造和谐文明的社会环境,还需要通过管理者制订相关制度、规范,加强日常工作职责和业务技能的全面培训,进行科学有效的现场管控。

在具体的管理过程中,采取何种措施做好医院秩序管控,特别是非常规秩序的管控呢?针对众多大型三甲医院普遍存在的"号贩子"乱象,一些医院探索出一些标本兼治、行之有效的举措。在号源管控方面,以门诊部牵头严格执行实名制挂号制度,全面取消医生加号,设置了电话预约、官网预约、微信预约、APP预约、自助挂号机预约等多种渠道方便患者挂号就诊。特别针对"号贩子"退号后马上用患者信息抢号的情况,门诊部将所有退号暂时锁定并通过信息系统定时放号,堵上了这一漏洞。在打击"号贩子"方面,医院保卫部门做到"三严",即严密部署、严格落实片区管辖责任制以及严厉打击。建立"号贩子"信息登记库,加强与辖区警方的联动,对贩号嫌疑人严加盘查和管控,形成了常态化的高压打击态势。

打击"号贩子"是一场竞速战,要始终走在"号贩子"前面,不断发现问题,及时堵上漏洞;这是一场持久战,要建立打击"号贩子"的长效机制,始终保持高压态势;这是一场攻坚战,只有始终坚持标本兼治的工作方向,集结各方力量的通力配合,对内部倒号行为零容忍,对外部贩号行为严打击,才能最终赢得这场战役。

二、医院应急处置管理

2016年11月"第二届中国医疗法治论坛"数据显示,2016年全国发生典型暴力伤医案例42起,共导致60余名医务人员受伤或死亡,涉及的医闹人员230人,医患纠纷形势依旧严峻。据统计,医患冲突事件所涉科室排名前3位的分别是急诊科、外科、内科。因为其医疗难度较大,病情变化快,疾病本身和医疗过程所引发的不良后果概率较高。研究显示,恶性伤医事件大多不是医疗纠纷造成的,诊疗结构和期待落差大成为暴力伤医的导火索,对治疗方案、治疗效果、检查结果等不满意迁怒医生的占八成以上。

医患纠纷的处置涉及的部门很多,如涉事科室、安全保卫部门、专业医疗纠纷处置机构、第三方调解机构以及警方,医院应建立切合实际的医患纠纷处置流程,以确保涉医暴力事件得到有效处置。以《四川大学华西医院涉医暴力事件快速处置流程图》为例(图8-2):

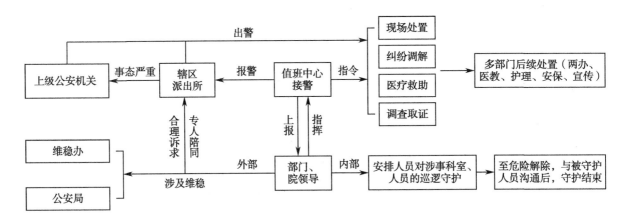

图8-2 四川大学华西医院涉医暴力事件快速处置流程图

值班中心接到报警后,第一时间发出指令,告知事件发生的准确位置和基本情况,由值班管理人员带领安保人员前往现场进行应急处置。应急处置过程中需控制现场,及时救助受伤人员,收集现场证据,将肇事者送往辖区派出所处置。安全保卫部门安排专人陪同受伤医务人员,向警方提出合理诉求;在纠纷未处理完毕之前保持专人守护。若事态严重,警方报请上级公安机关协助处置,同时联系肇事者当地的维稳办等政府单位,形成合力,妥善处置医患纠纷。

三、医院安全生产管理

近年来,安全生产形势越来越严峻,医院安全生产管理越来越受到重视。医院安全生产管理是为了实现医院安全生产管理的目标,运用现代安全生产管理的理念、原理、方法和手段,采取有效的管理措施,来解决和消除医院各种不安全因素,防止各种事故的发生,保护医院职工和患者的生命、财产安全。

医院安全生产管理体系包括组织管理、教育培训、监督检查、隐患整改、事故处理与责任追究等内容。非医疗安全生产工作涉及的管理内容包括治安保卫、消防安全、危险化学品管理和后勤综合保障四个方面。

(一) 消防安全管理

医院是消防安全重点保护单位,一旦火灾发生,造成的社会影响和后果将非常严重。随着医疗服务需求的加大,大型医院住院楼高层化已成为迫不得已的选择,但高层建筑发生火灾,扑救和疏散逃生都非常困难。医院人流密集、流动量大,这其中又有很多门诊患者和住院患者行动困难或无行动能力,增加了灾后逃生难度。医院内大型医疗和电气设备众多,在诊断、治疗过程中使用多种易燃化学品,一旦失火很容易造成群死群伤的恶性事故。

医院内部消防安全管理基本模式:单位法人为第一责任人(按安全生产法"党政同责,一岗双责"的要求,书记也应是第一责任人),要对本单位的消防安全工作全面负责。消防安全分管院领导为主要负责人,分管其他工作的领导和各业务部门,要对分管业务范围内的消防安全工作负责;科室或部门领导,要对本科室、部门的消防安全工作负责,形成纵横交错的消防安全管理网络。

消防管理必须加强对消防安全重点部位的管理,采取有针对性的保护措施,才能有效避免火灾的发生,限制火灾蔓延的范围,避免重大伤亡事故的发生。消防安全重点部位包括以下部位:容易发生火灾的部位(施工作业场所、危化品和易燃易爆品存储处等),发生火灾后对消防安全有重大影响的部位(变配电站、消防控制室、消防水泵房等),性质重要、发生事故影响全局的部位(电子计算机房,锅炉房等),贵重医疗设备集中的部位,人员集中部位(门诊、病房等)。

医院消防重点部位确定以后,应从管理的民主性、系统性、科学性着手做好制度管理、立牌管理、教育培训管理、档案管理、日常管理、应急管理等六个方面,严格落实消防片区责任制,切实完成消防安全教育培训,严格执行日巡月检、隐患排查、消防控制中心管理、消防设施器材维护管理、用火用电安全管理、易燃易爆危险物品和场所防火防爆管理、煤气电气设备管理等制度,组建志愿消防队,建立微型消防站,定期组织开展灭火和应急疏散演练,完善消防奖惩机制,以保障医院的消防安全。

(二) 安全生产监督管理

除去安全保卫部门直管的治安保卫和消防安全外,还需对医院的设备安全(特种设备、防雷设备、公务用车等)、运行控制安全(医用气体、用电管理、空调系统、二次供水、食品安全等)、危险化学品安全等进行安全生产监管。危险化学品和特种设备是近年来安全生产重点监管内容,污水处理系统属于环境保护的重点监管内容,下面对这三部分内容进行重点介绍。

1. 危险化学品　是指具有毒害、腐蚀、爆炸、燃烧、助燃等性质,对人体、设施、环境具有危害的剧毒化学品和其他化学品。依据国家质量技术监督局发布的国家标准将危险化学品分为 8 类 21 项,见表 8-4 危险化学品分类。

医院涉及的危险化学品约百余种,临床主要使用酒精、气瓶、液状石蜡等,教学主要使用甲醛、乙醇、甲醇等,科研主要使用乙醚、正己烷、乙酸乙酯等,后勤主要使用盐酸、油漆等。

医院需对危险化学品从采购、存储、使用、废弃物暂存处置等方面进行管理。采购需满足证照齐全,具有《安全技术说明书》,实行采购与监管双审机制,临床科室按需申报。存储需满足双人双锁、卡账物相符、双人双签、分类存放等。使用需满足岗前培训,穿戴防护用具按规程操作,未使用完的要及时入库等。废弃物暂存要满足分类存放,明确张贴标识标牌,加强对存放空间的管理等,统一交由有资质的机构处置。

2. 特种设备　是指涉及生命安全、危险性较大的承压类特种设备和机电类特种设备。医院涉及的特种设备一般有:锅炉、压力容器(气瓶、液氧罐、消毒灭菌设备、医用氧舱)、压力管道、电梯(直梯、扶梯、消防电梯)、机械式停车设备等。

基本要求:①使用取得许可生产并经检验合格的特种设备,禁止使用国家明令淘汰和已经报废的特种设备;②特种设备使用单位应当在特种设备投入使用前或者投入使用后三十日内,向负责特种设备安全监

表 8-4 危险化学品分类

类别	基本特征	举例
爆炸品	敏感易爆性、自燃危险性、遇热危险性、机械作用危险性、带静电危险性、爆炸破坏性、着火危险性、毒害性	恩梯、硝化甘油、雷酸银、苦味酸、TNT、雷汞、叠氮化铅等
压缩气体和液化气体	易燃易爆性、扩散性、可压缩性和膨胀性、带电性、腐蚀性、窒息性、氧化性	氢气、乙炔、天燃气、氰化氢、氨、氮气、压缩空气等
易燃液体	易燃性、易爆性、高度流动扩散性、受热膨胀性、忌氧化剂和酸、毒性	气油、丙酮、甲苯、甲醇、煤油、一甲苯等
易燃固体、自燃物品和遇湿易燃物品	易燃固体:易被氧化,受热易分解或升华,遇火种、热源常会引起强烈、连续的燃烧。自燃物品:多具有容易氧化、分解的性质,且燃点较低。遇湿易燃物品:遇水分能发生剧烈化学反应,放出易燃气体和热量	磷、硫磺、干喷漆磷、三乙基铝锂、钠、碳化钙等
氧化物和有机过氧化物	遇易燃物品、可燃物、有机物、还原剂、酸、水等会发生剧烈化学反应引起燃烧爆炸	氧化剂、有机过氧化物
有毒品	有毒性。少量进入人、畜体内即能引起中毒,不但口服会中毒,吸入其蒸气也会中毒,有的还能通过皮肤吸收引起中毒	剧毒品和毒害品
放射性物品	放射性、毒害性、不可抑制性、易燃性、氧化性、辐射性生物效应、爆炸性、事故隐蔽性强	^{60}钴、固态硝酸钍、硝酸铀酰等
腐蚀品	强烈的腐蚀性、毒性、易燃性、氧化性	酸性腐蚀品、碱性腐蚀品、其他腐蚀品等

督管理部门办理使用登记,取得使用登记证书;在检验合格有效期届满前一个月向特种设备检验机构提出定期检验要求。登记标志和定期检验标志应当置于该特种设备的显著位置;③应当设置特种设备安全管理机构,或者配备专职的、取得相应资质的特种设备安全管理人员和作业人员;④建立岗位责任制、隐患治理、应急救援、维护保养等安全管理制度、操作流程和应急预案,建立特种设备安全技术档案、安全检查台账,保证特种设备安全运行。

3. 污水处理系统 医院污水属于生活污水的范畴,除具有生活污水的基本特征以外,最大的特点是生物性污染严重,水中含有大量的病毒、病菌、寄生虫卵等,直接排入水体将对人类健康带来严重后果。

医院污水处理方法很多,可用物理方法去除污水中漂浮物或悬浮物(一级处理)。然后,利用好气性微生物群自身的新陈代谢,使有机物分解、氧化(二级处理)。要求高的地区除了一级、二级处理外,还需经过混凝、过滤、活性炭吸附、离子交换法等进一步去除水中的溶解性、悬浮性胶状物质,最后还须进行消毒处理以杀死病原微生物。

基本要求:①建立污水处理管理组织机构及岗位职责,制订安全管理、运行台账、水质检测、维护保养制度等,并完善相关记录;②污水处理设备运行应按照生产厂家提供的技术资料和技术参数编制操作规程;③作业人员严格按照地方、行业排放标准及操作规程进行处理,严禁违规作业、违规排放。

第四节 医院膳食管理

为顺应医院管理的改革和现代化医院的发展,医院膳食管理已成为了现代化医院建设中不可缺少的组成部分,而医院膳食管理水平的高低,对医院的医疗质量有不可估量的后台促进作用,因此提高医院膳食管理水平尤为重要。医院膳食管理是一项任重而道远的长期工作,需要每一位员工的共同参与支持,而各层面的管理者的细节管理将使管理更加有效。这就需要转变传统经验型、非专业化的医院膳食管理模式,有效解决医院膳食管理中出现的问题,提升医院膳食管理成效,提供更优质高效的服务。

一、概念与内涵

膳食是为满足营养需要而经胃肠道摄取的饮食及其营养制剂。而根据人体的基本营养需要和各种疾病的治疗需要而制订的,为住院患者提供的各种膳食统称为医院膳食(hospital diet)。医院膳食是存在于医院中为患者及家属提供饮食的团体膳食,它首先是团体膳食中的一部分,它具有普通食堂的特点——为普通人(消化功能正常、无饮食禁忌的患者)提供普通膳食,但它有别于普通单位食堂、学校食堂,也有别于普通的餐饮企业,具有其独特的特点——为患者提供可辅助其疾病治疗的治疗膳食。医院的膳食种类很多,通常可分基本膳食(普通、软食、半流质、流质),治疗膳食(高热量、高蛋白质、低蛋白、低脂肪、低胆固醇、低盐、无盐低钠、少渣、高膳食纤维、要素膳),特殊治疗膳食(糖尿病、低嘌呤、麦淀粉、低铜、免乳糖、急性肾功能衰竭、肾透析、肝功能衰竭膳食等),试验膳食(潜血、甲状腺摄碘[131]、内生肌酐清除率、胆囊造影膳食等)以及儿科膳食(婴儿膳食、儿科基本膳食、儿科治疗膳食)等。

医院膳食管理(hospital meal management)是根据医院膳食的设计、制作生产的规律和要求,制订可行的规章制度和计划,提高科学合理的工作措施和方法,把相关的人力、物力和财力有机结合,发挥最大作用,获得最高效率,实现最大效益的活动。医院膳食管理从饮食医嘱下达,设计营养治疗方案,编制食谱,采购食品原料,加工烹饪,直至分发到病房的患者,是一项十分复杂而又细致的工作,整个过程衔接紧密,环环相扣,一环有问题,全局受影响。只有通过严密而有效的科学管理,才能使工作有条不紊,效率高,实现临床营养治疗的目的。做好医院膳食管理是医院营养膳食科的重要职责,也是现代医院管理的必然要求。随着现代化社会中医院的先进技术和现金的管理应用以及人民生活水平的提高,要求多元化服务的需求也越来越多,医院膳食的管理水平在不断提高。

二、模式与现状

医院膳食的服务对象不同于普通的团体膳食系统,它服务对象主要是院内就餐的患者、家属和职工。高质量的医院膳食供应保障首先需要保证医院就餐人员在食用医院膳食时是卫生安全的,不会引起食源性疾病;其次就餐人员所摄入的膳食能满足其自身的营养需求。既安全又营养的医院膳食是医院膳食管理所追求的食品质量。然而,在实际工作中发现要真正做好这两方面的工作有相当难度,纵观国内医院膳食管理,二者完美结合的模式并不多见。国内营养膳食科的工作方式一直没有固定的模式,各地区、各级医院差别悬殊。大部分医院自行管理患者食堂,为患者进行营养配餐。为完成一系列工作,医院需要配备大量相关工作人员,由管理员、会计、采购员等组成管理组,由营养师组成的营养治疗组,由厨师、厨工组成的烹调组,由配餐员组成的配餐组。该工作接触面广,任务复杂,患者流动性大,治疗饮食种类繁多,对于医院管理者及营养科实施人员都是一个巨大的挑战。也有部分医院将管理膳食工作逐渐社会化,医院将膳食管理承包给社会单位,承包单位以赚钱为目的,减少操作步骤,降低饮食质量,使得患者的利益受到侵害,影响临床营养治疗效果。还有部分医院使用一种以基于IC卡的膳食管理软件,但IC卡重复使用交叉感染的问题、信息不对称和不及时等,易导致医嘱更新滞后,收费不及时,核算出错等,引起医疗差错。因此作为现代医院后勤管理重要组成部分,如何加强医院膳食管理,提高其对临床工作的辅助作用,已被提到议事日程上来。

近年来,随着经济的迅猛发展和医疗需求的急剧变化,许多发达国家的医院已建立健全医院现代化评价指标。国外医院医疗管理的目标是:降低医疗成本,提高医疗服务水平,降低住院日。为达到这一系列目标,医院对于辅助患者治疗的营养膳食科均作了重大调整。首先是强化了医院营养膳食科在医院整体医疗中的作用。其次是高度发展医院信息化建设。通过信息化整合膳食管理流程,将医院膳食管理工作做到细致、规范和全面。

近几年来,虽然医院膳食管理有所发展,但发展水平不高,在卫生行政和医院管理者中尚未全方位普及,还有很多制约医院膳食管理发展的困难亟待解决。如何建立和实践科学的医院膳食管理模式是一个巨大的挑战。而做好现代医院膳食管理不能局限于传统经验的总结、改进,而是应当广泛的交流、学习先进的膳食管理理念。而通过学习发达国家的医院管理经验,结合国内具体情况,引入现代化的医院膳食管理方法,则是一条有效的途径。使医院营养膳食科步入有责任、有激励、有约束、有竞争、有活力的管理轨道。

三、医院膳食供应保障要点

作为后勤保障部门,所有工作都是围绕如何为一线部门及时提供所需为核心,所以膳食供应是最基本也是必不可少常态性保障部门。医院越大,医疗技术要求越高,所包含的部门也越多,如何保障所有部门人员不同形式的进餐需求,是医院膳食供应工作的重点和难点。而中央厨房(central kitchen)的出现解决了供餐的一系列难题,整合资源,以点盖面,保障医院膳食供应。中央厨房实行计算机网络化管理,从库房管理、菜品制作、营养分析、财务报告等各个部分严格把关,不但很大程度上提高工作效率,使各个环节工作流程清晰明朗,而且节省人力、物力,增加了经济效益。中央厨房的建成使医院膳食供应逐步走向集约化、规模化、标准化、智能化的发展模式,为院内病员以及职工提供良好的就餐条件,高品质安全的和科学营养的食物,同时科室服务范围也从单纯的医院供膳拓展到社会化服务的全方位领域,是实践医院膳食管理信息化的基本保障。

医院营养膳食科从原材料采购、食谱制订、烹调制作到饮食发放等环节均应给予重视。而膳食供应流程环环相扣,需仔细严密的把握每一个环节保障医院膳食供应。

(一)食品原料

原材料的安全、新鲜是医院膳食质量保证的基础。首先,要加强对食品原料采购的监督控制,建立完整的从采购到消耗使用的监控制度;其次,加强食品原料的溯源和索证工作,保证购进原料有明确的质量标准,符合国家或企业标准;再次,加强对食品原料的检验,感官检验是简单有效的方法。包括看色泽、现状、嗅气味、触硬度和弹性,鉴别新鲜程度和是否变质,以及有毒有害物质。采购员做好采购工作,并将进货交予保管员验收入库。保管员做好各类食材的分类存放和保管,定期清点盘库,并完成会计工作。

1. 采购 首先,原材料通过医院招标比选后的协议商家和设备部提供。设备部主要供应非食品类的常用、非常用物资,而科室协议商家主要负责供应生鲜、粮油、干杂等与食品有直接关联的物资。其次,计划部门根据大数据分析并结合医院内部人员变动情况规划原料的供应和依据合理计划原料;库房根据科室使用需求定期对物资进行申购并储存。

2. 验收 根据验收制度对原材料进行检验,并规范商家按照制度进行供货,所有验收数据每日记录并上交质控存档;验收人员参与原料加工工作,便于二次验收。

3. 储存 根据食品属性,即自身质地和保鲜要求等,按照干藏、湿藏、冻藏等方式有计划、有目的的储存。

(二)食谱设计

食谱设计是保证膳食质量的关键,制订符合患者需要,又易于被患者接受的食谱一直是营养科的工作重点之一。具体包括如下要点:

1. 营养师在设计食谱时,了解患者的病情和治疗要求,营养状况,饮食习惯等特点,使提供的膳食既符合营养支持和治疗要求,又可以满足患者的喜好,真正体现个性、多样的人性化服务。

2. 密切关注餐饮价格和市场原料供应价格,使供应膳食符合成本核算要求。

3. 了解厨房的人力、物力,减少膳食配备要求与人力配备之间的矛盾,保证厨房工作有序进行。

4. 食品注意色、香、味、形和多样性,以及刀功、烹饪方法的多样性,使就餐者产生食欲,乐于进食。

5. 要考虑不同疾病对于饮食的影响,制订的食谱要有利于消化吸收,既使食物能使患者有饱足感,又要考虑胃肠道的耐受能力,油腻或刺激性食品应量少用,宜与清淡食品配合。

6. 对胃纳小食欲差的患者,采用加餐增加营养素和能量的摄入。

(三)操作规范

保证各类膳食合理,科学配制与烹饪;严格遵守执行饮食医嘱,不随意改动;保证各种膳食质量符合成本核算,以及食物的色香味形和营养标准;严格执行食品卫生法规,保证食品卫生制度的落实;要求营养治疗膳食制作间的称重、配制设备齐全;厨房各灶位有专人负责检查,设立记录日志;财务制度手续健全,对患者膳食收费合理。其操作主要包括主、副食的加工和灶台烹调制作。主食的操作常规主要包括粥、米饭、花样面食及成品的制作鉴定和生产。副食品的操作常规包括预处理、清洗、切碎、称重、凉拌菜和水果消毒、荤菜清洗处理切割。烹饪操作必须按食谱制作，不准随意更改。

操作规范一旦制订，需定期对食堂工作人员进行培训考核，不定期抽查，确保饮食安全。

（四）供餐服务

配餐员根据饮食医嘱按时、准确、热情地将饮食送到病房。此外，科室值班人员需在规定时间到岗，监管饭菜质量、检查营养食堂卫生情况、监管配餐员着装及送餐情况、抽检餐盘数量及卫生、处理开饭过程中遇到的突发情况、记录当天食材（蔬菜、肉类、豆类、水果）送达的种类及时间等，以确保饮食质量和服务质量。

四、医院膳食安全

医院膳食安全（hospital meal safety）的定义很广，主要分为卫生安全和营养安全。具体包括了工作人员健康、操作行为规范、原料安全、生产环境安全、生产设备安全、食品存放安全、售卖过程安全、就餐人员健康、送餐人员安全、餐品回收安全等。而这一系列的过程中若有一项存在隐患，就会在下一个环节中被放大，甚至会造成食品中毒或一系列的严重后果。同时，医院膳食安全并不是在掌握在某一个部门或某一位人手中，而是掌握在所有参与工作的人员手中，如果不树立正确的安全观念，是无法将安全落到实处的。所以，医院膳食安全是一项具有普遍性、长期性的工作。

（一）卫生安全

医院膳食安全首先是要保证医院就餐者在食用医院膳食时是卫生安全的，不会引起食源性疾病。要做到医院膳食卫生安全，医院营养膳食科必须要制订严格的符合实际的医院膳食卫生规章管理制度。包括对营养专业人员制订食品卫生监督检查制度及食品尝检留样制度，切实保证食谱制订的安全。对食材采购员和食品保管员制订食品采购保管制度，从源头保证原料采购的安全。对厨师和配餐员制订厨具、餐具及整个工作环境的卫生清洁消毒制度，保证厨房的操作规范安全。要严格要求个人卫生及各个环节的卫生状况，确保医院的膳食安全。

在食品卫生危害中，食物中毒是最普遍、最主要的危害，其中由细菌造成的中毒事故占绝大多数。可见食品的卫生管理，重点是对微生物污染的控制。管理者引入世界上最科学的食品卫生安全控制系统——危险分析与关键控制点（hazard analysis and critical control point，HACCP）理论，根据医院膳食的特性，分析在整个管理过程中可能危险的环节，并找出关键控制点进行控制。具体操作如图8-3，显示医院膳食在整个加工、生产及配送过程中的12个关键控制点。

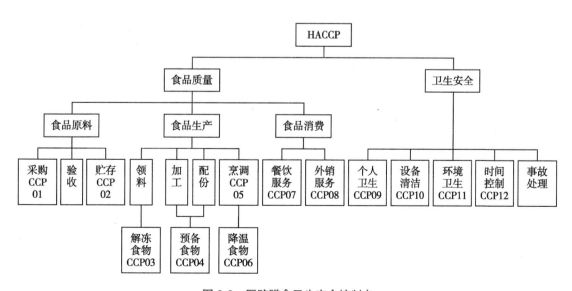

图 8-3　医院膳食卫生安全控制点

在关键控制点具体控制过程中,要真正做到医院膳食卫生安全,重点应放在一线职工方面,教育他们危险因素是什么,如何防止交叉污染,如何从合格的供应商处进货等。为此管理者应该花费较多时间和精力研究如何有效地对员工进行培训,有效地纠正员工的不良行为习惯,更好地通过主动的预防机制达到食品安全控制的目的。然而在从业人员流动率较高、员工文化程度较低的情况下进行人员培训,是实施医院膳食安全质量管理的最大挑战。因为在医院膳食加工过程中,涉及的食品安全方面因素较多,对员工知识面要求是比较高的。为此管理者通过对不同岗位进行有针对性的培训和管理,对重点岗位采取资质认定,制订人岗的职业标准等措施来提高培训的质量。

(二) 营养安全

近年来我国居民膳食结构发生的重大变化,有目共睹。粮食消费量逐年下降,而动物性食物逐年上升,正在向西方膳食模式靠拢。这种由社会发展、经济、生活方式等转变为基础的营养转变及其所带来的这些健康问题,目前在我国正以迅猛的速度发展。在我国经济快速发展的20年间,超重、肥胖、糖尿病、癌症等的发生成倍增加,但整个人群贫血的发病率、微量营养素缺乏以及儿童、青少年营养不良的发生率等问题并没有成倍降低,反而有所增加。

医院膳食是根据疾病的病理特点,按不同的疾病制订符合其特征的饮食治疗方案和特定的饮食配方而制作的饮食。医院患者在住院期间所摄入的膳食必须配合住院患者的临床治疗要求,满足患者的疾病和健康需求。而膳食中的化学物质是营养素,还是毒素,往往和它的含量有关。这个概念对抵抗力普遍低下的住院患者更是重要。比如,40g蛋白质可能对正常健康人是一个不足的量,但是对于肾功能衰竭的患者将可能会导致病情加重,甚至死亡。这就要求给患者的营养配方一方面必须符合病情,另一方面必须随着病情的变化做相应的调整以满足患者不同阶段的需要。

五、医院膳食管理信息化

医院膳食管理软件的开发与应用,建立标准化的营养膳食管理流程,构建营养配餐、点餐、备餐、分餐、退餐、采购、收费等完整的医院膳食管理体系。利用信息平台进行信息化管理,提升管理水平,实现医院膳食管理向科学化、专业化、精细化、信息化方向发展。

第五节 现代医院后勤服务趋势与发展

一、医院后勤的精细化管理趋势

(一) 精细化管理的内涵

长期以来医院的后勤管理工作沿袭着固有的粗放式管理模式,在后勤管理的总层面上缺乏科学、精细的管理理念和方法,表现为对后勤保障系统基础数据不完善;没有建立精细化的工作流程和质量标准;后勤管理目标未细化分解;后勤工作缺乏精细化的质量控制体系;后勤保障的投入没有经过精心的成本核算;工作人员没有经过系统和专业的培训等。为了弥补医院过去粗放式管理模式的缺陷和不足,更好地适应现代医院发展的新要求,有必要大力推行医院后勤保障精细化管理理念和实践方法。

精细化管理是一种管理理念和管理技术,是通过规则的系统化和细化,运用程序化、标准化和数据化的手段,使组织管理各单元精确、高效、协同和持续运行。社会分工精细化和服务质量精细化是现代管理的必然趋势,精细化管理是将常规管理引向深入的关键一步,将管理责任具体化、明确化,并将高标准的工作规范细化到每一个工作步骤。例如医院锅炉管理中的《锅炉排污作业流程》,以精细化管理理念,通过图片化规范工作流程(共17步),实现工作的具体化和标准化(图8-4)。

(二) 精细化管理的三个原则

医院后勤精细化管理应该抓住三个主要原则,即关注精细、立足专业、科学量化。第一个原则是关注精细。这个原则强调三个方面,一是全面管理,管理要体现在各个方面;第二个是全员管理,精细应体现在每个职工的日常工作中去,并依靠全体职工的参与来组织、实施;第三个强调的是过程管理,"精细"两个

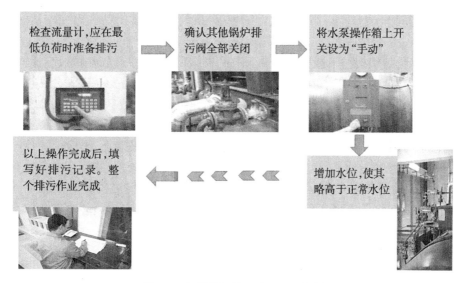

图 8-4　锅炉排污作业流程图（节选）

字体现在管理的各个环节之中,也就是我们常讲的细节管理,现代医院之间的竞争其实就是细节管理功力高低的竞争。第二个原则是立足专业。医院后勤的消防保卫、设施设备保养维修、营养膳食、能源的水、电、气、汽、氧、正负压供应和污水处理等诸方面工作都有专业技术内涵,需要职能化管理,并符合行业技术管理法规。第三个原则是科学量化。要想实现医院的精细化管理,必须首先摸清医院的基础数据,然后进一步进行工作流程梳理等细化工作。另一方面,后勤的所有工作,其结果也需要最终的数据来说明,所以科学量化是精细化管理的重要原则。

（三）医院后勤标准化是精细化管理的基础

要做到医院后勤的精细化管理必须以标准化作为基础,在工作制度之下应该建立具备标准化、可量化、可执行的操作手册和质量标准。医院后勤工作标准化的步骤包括:

1. 标准获取　通过多种渠道获取国家、地方、行业现行的各类标准,这是标准化管理的基础。应该注意的是医院后勤部门繁多,工作种类复杂,所以查询标准的范围不应仅局限于医疗卫生行业,其他相关行业主管部门也会涉及,比如消防、治安、环保、特种设备管理等。

2. 制订标准化工作流程,建立后勤质量体系　这一过程是将各类工作的国家标准、地方标准、行业标准细化为医院内部可执行、可操作的企业标准。医院后勤相关的工作标准包括但不限于:建筑施工、供电和配电工作管理、给排水管理、空调系统工作管理、医用气体、房屋维修管理、节能管理、环境卫生、卫生被服洗涤与发放管理、餐饮服务、停车场、污水处理工作、医疗废物处理管理等 20 余类工作。该项工作也是后勤管理最基础最重要的环节,只有在工作流程细化完成后,才能真正意义上实现后勤质量体系建设。

3. 培训与考核　工作流程细化后可将这些流程张贴悬挂在相关人员和班组办公场所,并装订成册发放到相关后勤保障人员手中,每个程序都详实规定后勤保障人员操作程序和行为规范,实现各岗位的岗位职责与工作流程固化。管理人员也可以根据细化的工作流程对现场进行考核,实现后勤工作的质量控制。

二、医院后勤服务管理理念的发展趋势

（一）从服务角度出发的组织架构变革

传统的后勤管理架构是以职责功能职能来进行设计的,例如保卫部、设备部、总务部等。医院后勤常规运行支持保障业务流程输出的服务产品是一个完整的系统,系统中各因素相互关联,互相影响,需要不同职能部门、不同工种员工之间的相互协作,才能实现服务产品输出的最优化。职能化的后勤组织结构忽略了贯穿组织内部的核心业务流程的运作情况,各职能部门更关注自身内部的业务活动、流程和局部效益,忽略整体资源的共享。另一方面,医院后勤履行的是服务职能,职能分散必然导致临床一线在提

出服务需求时必须分辨接收方是哪一个部门,在需要多部门共同服务时往往出现互相推诿、服务延误等问题。

近年来,由于职能化组织架构下造成的后勤服务的弊端,许多医院开始尝试改变模式,成立了呼叫中心(call center)模式。例如,2009年华西医院成立了后勤呼叫中心,建立以"一站式服务"为中心的模式,用户通过呼叫中心统一服务电话传递需求,服务中心按需求类型传递信息给后勤各服务提供科室。模式的变革提高了服务保障水平,提高了后勤保障的工作效率。

新的后勤保障服务模式以指挥中心为核心,在后勤呼叫中心的基础上,整合消防控制室、治安监视、设备运行监控等功能,对消防、治安、设备运行、物业维修、医疗设备维修、物流中心等直接调度(图8-5)。对于整个医院而言,后勤服务中心是建立在后勤服务需求方和提供方之间的一个纽带、桥梁,是一种依靠现代先进的技术和智能化设备改变医院后勤生产方式的管理模式,是一种以客户为中心的服务理念和文化。

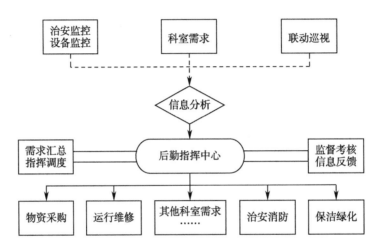

图8-5　后勤指挥中心运作模式图

(二) 团队文化理念

在医院中,后勤部门得不到医院管理层和其他部门的重视与认同,这样的现象存在已久。这样习惯性认识影响着管理者的决策和支持保障人员的认识和行为。

要建立一支优秀的医院后勤支持保障团队,首先应该解决的问题是对后勤员工及后勤岗位的认同,现代化的后勤是高度专业化和复杂性的运营管理系统,后勤员工的专业性也应该得到充分尊重,如何将这些员工转换成医院的财富,体现着管理的文化和管理的水平。其次,应该激励员工的自我认同,管理者应该充分听取员工的意见和建议,并逐步让后勤员工把自己了解到的、掌握的知识在团队中进行分享,传递到团队中去。一个优秀的管理者应该充分激发出员工的潜能,鼓励员工带着问题的解决方法上报。从而形成一种文化,问题上交是不担当、推卸责任的表现,应带着问题解决方案上报,从而形成一种员工敢于面对问题,敢于想办法解决问题的文化氛围。

(三) 循证管理理念

1991年加拿大Gorden Guyatt教授率先在JAMA上提出"循证医学"一词,随着临床医学和社会的飞速发展,循证医学的认识在不断深入,并逐渐地发展到教育学、信息学、工程学、经济学、管理学等学科领域。"循证"是搜寻、遵循最佳证据的意思,循证管理的中心思想就是要把管理决策和管理活动建立在实证的基础之上,通过收集、分析、总结和应用科学证据,结合企业或组织的实际情况,对组织结构、资源分配、运作流程、质量体系和成本运营等做出决策。循证管理将建立在最佳科学证据之上的科学管理原理转化为组织行为,管理者的组织决策则基于充分的社会科学和组织行为研究成果之上,而不是个人偏好和经验。简单来说,循证管理就是遵守科学依据,利用更合理、更深入的逻辑和事实案例,得出正确的决策。

循证管理有三个基本特征：第一，基于事实的决策。循证管理在决策时首先搜寻相关证据，而不是照搬别人的做法，同时管理者可以有自己主观的、个人的观点，但事实则必须是客观的。第二，重视执行，循证管理需要获取事实数据和案例，并将其作为行动指南。第三，关注学习。循证管理需要不断学习，试验，收集证据。学习包括管理者的学习和所有组织成员学习，除了从成功案例中学习，同时也应从失败的错误中学习和总结。循证管理需要培训管理人员、技术骨干，逐步扩展到全员，掌握基础数据管理理论和方法，学习数据分析与实际应用的结合和变化，探寻、实践变化的方法、流程，评估实施的结果，促进不断改进、完善。

后勤管理中面临着很多对医院影响重大的决策，例如医疗建筑设计、设备购置、后勤服务的岗位设定等，当面对目前"流行"或"理所应当"的管理方式和理论时，如果没有依据证据做出管理决策，很容易就会成为"跟风"或"顺其自然"的管理决策者。所以，在后勤管理中贯彻循证管理理念势在必行。

三、医院后勤社会化趋势

党的十五大以后，我国社会主义市场经济体制的逐步完善，医疗保险制度、住房制度、社会保障等方面改革逐步完成，单位不再包办一切。社会服务行业的迅速发展和完善，使得医院引进社会中的优质服务来替代已落后的"小而全"后勤成为可能。国务院办公厅2000年转发了《关于城镇医药卫生体制改革的指导意见》，正式提出"实行医院后勤服务社会化"。

医院后勤服务社会化是有其必然性的。首先是外部需求推动。随着社会的发展，人民群众对医疗卫生事业的发展不断提出了新的需求。国内各大医院为了满足人民群众增长的医疗需求，在医务人员、医疗设备、医疗技术等方面增加了投入。随着医疗核心业务水平的不断提升，对医院后勤保障的要求也不断增加。传统的医院后勤管理工作是属于劳动密集型行业，需要大量人力完成，但医院工作人员编制受限，在此情况下，寻求社会化服务成为了必然。其次，后勤社会化也是医院内部管理的需要。医院后勤管理水平与医疗质量和安全紧密相关，部分还具有较高的技术含量。在没有人员编制的情况之下，从外部引入高水平的专业后勤管理人员的需求越来越迫切。

上海是全国最早开展后勤服务社会化探索实践工作的地区之一，早在2000年8月，上海市卫生局就下发了《关于深化本市公立医疗卫生机构后勤服务社会化改革的意见》。此后，上海市各三级医院积极响应，纷纷探索适合自身发展的后勤服务转轨模式。通过10多年的改革，2013年，上海申康医院发展中心对全市25家市级医院后勤管理情况调查结果显示：各家医院"保洁、运送、保安、餐饮、绿化、被服洗涤、电梯操作"等工作的社会化服务程度都已较高，但动力设备、水、电、通信等维护保障方面的社会化程度较低，仅有2012年底建成的"瑞金北院、华山北院、仁济南院和六院东院"采用外包，其他医院还是以自行维护或者部分单项外包+自行维护管理模式为主。医院药品及耗材管理几乎全部由医院直接负责，没有外包。但从2012年底新建成的几家新医院情况分析，随着各家医院原有后勤服务人员的逐渐退休或现代化医院的新建，后勤服务全外包模式已开始成为医院后勤服务发展新趋势。上海医院后勤保障服务性岗位逐步社会化，如保洁、保安、运送、膳食、停车场、被服洗涤等劳动密集型服务或经营性较强的服务，均已完成社会化；经过近20年的发展，医院后勤的专业化物业服务公司也有了长足的发展，但面对医院后勤保障的核心运行服务或涉及安全的岗位，尚未实现专业的社会化改革，如配电、污水处理、医用气体、医疗设备管理等。

2015年有单位对全国范围内的医院后勤进行了社会化调研，其中有14%的医院完全将后勤服务外包，其余各家医院有75%将后勤中部分内容交由服务供应商管理，总体来看的社会化程度逾90%。从社会化外包的具体项目排名上，位居前十名的外包现状排名：保洁、保安、护工、洗涤消毒、餐饮、电梯驾驶、运送、绿化、医疗废弃物回收和商店。

医院后勤社会化已经成为目前医院后勤管理的必然趋势。首先，医院后勤社会化有效降低后勤运行费用。传统的医院后勤管理统统归于医院管理机构内，在这种管理模式下，后勤机构设置普遍表现为机构臃肿、人员冗杂、工作效率低下，这使得后勤管理运营成本增加，资源也存在严重浪费现象。其次，后勤社会化提高了管理效率。实现医院后勤服务社会化后，通过利用专业机构的优势，一方面可以简化组织结构，大幅缩减编制,工作人员也更为专业,进而改善医院后勤服务效率、提高后勤服务质量、节约后勤运行成本。第三,后勤社会化能够有效降低医院后勤管理风险。医院后勤管理过程中也会面临各种各样的风险,常见的风险包括:用工过程中的劳务纠纷风险,因电压不稳、氧气供应异常等引起生命支持类设施设备故障的医疗事故纠纷风险,医疗废弃物、废水排放等管理不善导致环保处罚风险等。通过服务社会化,以上风险将会由服务提供商与医院共同面对,部分风险和纠纷将由服务提供商着手解决,从而降低了医院后勤管理风险。

医院后勤社会化虽然有诸多优势,但是同样也面临的一系列的问题。包括合格管理人员引入难,医院监管责任重,难度大,医院对后勤服务的直接掌控能力变弱等。总之,医院后勤服务社会化必然是未来的发展趋势之一,如何借助服务提供商为医院后勤提供强有力的保障,可以从以下方面进行思考,首先应充分分析自身条件,选择合适的社会化模式;其次,在选择服务提供商之前,针对自身需求,进行充分的考察和调研;第三,在标书拟定和合同签订时,需要对重要环节或事项做明确约定,避免合作过程中出现责任不明情况发生;第四,加强监管,医院后勤管理部门需加强对服务提供商的考核,遵循 PDCA 的工作机制,督促服务提供商为医院提供优质服务。

四、医疗物联下的智慧医院后勤管理

(一)医院后勤物联网发展历程

最早应用的医院物联网案例应该是医院的消防监控系统,具备了物联网的三个基本要素:全面感知,可靠传送,智能应用,通过烟感器等感知治安和环境变化,传输到中心控制系统,完成火灾报警和响应设施的智能化动作。2013 年全国高校基本完成了能耗监控平台建设之后,国家卫计委启动了全国 44 家委属委管医院的能耗监控平台项目建设,中国医院协会后勤管理专业委员会还负责编写了《医院建筑能耗监管系统运行管理技术导则》,这是第一个从国家层面开展的医院物联网建设项目,也是物联网在医院全面开始应用的标志之一。随后,全国许多家医院开展了多种形式医院后勤信息化的建设与使用探索,开启了我国医院后勤的物联网时代。

(二)物联网技术在医院的应用

医院的物联网通过各种形式的传感器、通信网络,将医疗仪器、各类设备传感器、个人电子设备、报修等系统中收集和储存的分散信息及数据连接起来,进行交互融合和多方共享使用,从而更好地对医疗环境和业务状况实时监控。医院物联网系统的建立,可密切结合临床的实际需要,运用现代信息技术,加强基础数据管理,提高后勤保障的效率,提升后勤服务水平,并使管理更精细化实现成本节约。物联网在医院中的应用归纳起来主要包括以下几类:

1. **基础管理类**　首先是资产管理类,医院资产张贴 RFID 标识,利用移动资产管理系统,可以实现资产定位和在现场进行资产清核。更进一步的使用是设施设备生命周期全过程管理系统,通过基础管理(建立设备台账)、运行管理(运行数据自动采集)、经济管理(设备使用时间、设备能耗、维护费用等)、系统信息管理(设备进行信息采集、自动生成统计分析报告)实现设备生命全周期管理。其次是身份识别类应用,主要是各类卡的应用,包括员工一卡通,员工定位(保安、护理等),重点部位门禁管理,医院停车场管理系统,医院图书馆管理,医院实验室管理,医院会议签到等。

2. **安全及环境监测类**　安防系统仍然是视频监控在医院中最主要的应用,涉及领域包括防火、防盗以及防止人员纠纷以及暴力事件等。医院水、电、气、空调等设备设施传感网,包括设备运行数据采集、能耗采集、环境监测等,以及基于运行数据的故障报警、能耗数据自动分析、基于环境传感监测的自动调节等。另外,对医疗废物、污水处理的管理也是环境监测和医院感染管理控制的重要环节,可采用智能化医疗废物、污水处理监控系统,确保环境安全。

3. **耗材、药品管理类**　通过物联网技术,可以将耗材和药品名称、品种、产地、批次及生产、加工、运输、存储、销售等环节的信息存于感应标签中,当出现质量问题时,可以实现溯源管理。通过信息化实现成本的精细化管理,达到控制成本的目的。

4. **效率提升类**　如与医疗服务相关的基于 HIS 系统的患者检查运送,送检人员可通过物联网更便捷地接受运送任务,实现效率提升。被服清点 RFID 系统将射频芯片置于每件床单元及病衣裤、工作人员制服内,污衣物只要收纳到洗衣袋中,在读卡装置中扫描后即可完成清点,减少病区交叉感染,减轻护士、工人劳动强度,提高效率。

5. 服务提升类　后勤网上报修系统,不仅使后勤报修快捷,而且后勤服务实现了有效的跟踪、监管、反馈机制。

总之,运用现代信息技术,建设后勤物联网系统,能够有效地控制医院运营成本,提高医院的服务质量,提升医院整体形象,也能够为医护人员、工作人员、患者和家属提供快捷、周到的服务。后勤物联网系统对加强医院后勤工作管理,提高后勤保障工作的效率,降低医院维护成本,有着非常重要的意义。

(三)目前物联网在医院后勤运用中存在的问题

1. 对医院后勤物联网的接受程度和意识不足　要完成物联网的应用,需要大量的设备、资金和技术支持,目前部分医院管理者对后勤的精细化管理缺乏足够的认识,这是阻碍医院后勤物联网发展的重用因素。

2. 缺乏统一标准体系　物联网的应用需要充足的无线频谱,以供数量巨大的射频标签、无线传感节点使用;不同的边缘技术之间及数据结构和网络标准之间应具有互操作性,目前这些标准没有国家相关部门研究制订。

3. 医院后勤物联网公司专业化程度不够　如前所述,后勤物联网是涉及面较广的系统之一,比如电力监控、楼宇智控、医用气体监控、能耗监管平台等系统要实现同一平台下的整合技术难度很大,要全面建设医院的物联网,还需要更加专业的医院后勤物联网公司的大量涌现,核心技术还有待于研究突破。

医院物联网化将是未来发展趋势,是社会物联网的重要组成部分,是在综合了信息化医院、智能医院、数字医院的基础上,对医院更加具体、全面、动态的描述。就医院后勤保障来讲,基于物联网技术的医疗系统建设,可实现全面互联互通的信息化保障体系,能对医院后勤内各种联网设备对象进行感知、定位和控制,实现器械、医疗设备、医疗垃圾、医疗场所等资产系统之间的有效互动,从而按照系统化的标准和规范进行有序的管理,保障医疗安全,提高医疗质量、医疗水平和工作效率,最终使得医院管理部门可以全面清晰地了解整个机构设备及人员的运行状态,进而为决策的制订打下了坚实的基础。

本章小结

医院后勤管理工作是医院正常运作的基础和保障,对医院的发展有着重要的作用,表现在很大程度上影响着医院的运行效率、医疗安全质量和医学科研。本章介绍了医院后勤管理的现状与发展趋势、医院设备物资管理、医院基本建设、运行维护与节能管理、医院安全保卫管理、膳食管理等内容。

思考题

1. 医院供应链管理的概念和主要影响因素是什么?
2. 医院后勤的精细化管理的内涵是什么?

(梁海斌　王　增　赵卫东　汪　剑　谢　磊)

参考文献

[1] 查磊. 医院医疗设备采购方式探讨[J]. 中国医学装备.2016,13(2):134-136
[2] 乔普拉,迈因德尔,陈荣秋. 供应链管理[M]. 第 5 版. 北京:中国人民大学出版社,2013.
[3] 张为民,白士强. 采购管理[M]. 北京:化学工业出版社.2010.
[4] 邓莉. 采购管理[M]. 重庆:重庆大学出版社.2013.
[5] 黄锡璆. 中国医院建设指南[M]. 第 3 版. 北京:中国质检出版社/中国标准出版社,2015.
[6] 张建忠. 医院建设项目管理 政府公共工程管理改革与创新[M]. 上海:同济大学出版社,2015.

［7］张朝阳,刘方.卫生计生建设项目管理［M］.北京:人民卫生出版社,2017.

［8］谭西平,梁建岚,陈海勇等.大型综合医院多院区总体发展建设规划探讨［J］.中国医院建筑与准备,2015(1):72-75.

［9］姜明霞,郑锦锋,徐琦.医院膳食质量管理现状与对策［J］.解放军医院管理杂志,2013,20(1):45-47.

［10］李素云,许健,李先锋.基于医院信息化平台的膳食管理新模式构建［J］.中国医院管理,2013,33(12):84-85.

第 九 章　医院文化建设

医院文化建设是现代医院管理中的重要课题。通常认为,医院文化的概念来源于西方组织理论特别是企业文化的相关理论。医院文化建设的实践探索既是组织文化建设内涵与外延的拓展,也是医院管理者不断学习借鉴最新文化理论的过程。

第一节　医院文化理论基础

一、马克思主义文化理论

马克思认为,文化属于上层建筑的范围,是意识形态的具体形式。更宽泛意义则指人类的劳动活动及其所创造出的文明成果。他站在历史和辩证的角度,对资本主义文化观进行了批评与扬弃。马克思主义传入中国以来,以毛泽东同志为代表的中国共产党人对马克思主义的文化观进行了继承和发扬。毛泽东以近代特别是新文化运动以来关于中国往何处去的论争和新民主主义革命斗争的实践为依据,提出了许多关于文化及文化建设的全新观点,形成了一套文化理论体系。他曾指出,"文化是一定政治和经济的反映,又给予伟大影响和作用于一定社会的政治和经济。"可见毛泽东的文化观是以马克思主义为基础的。另一方面,他十分重视文化及文化建设在革命斗争、意识形态与社会建设中的重要作用,主张包括整风来统一思想和认识,以学习和教育提升党员干部的水平,"双百方针"繁荣文化事业,发展民族的、科学的、大众的文化。

改革开放以来,文化建设在经济社会快速发展的映衬下显得进展缓慢。为此,党的十七届六中全会站在历史和全局的战略高度对文化建设进行了部署。出台的《中共中央关于深化文化体制改革、推动社会主义文化大发展大繁荣若干重大问题的决定》明确指出,文化是民族的血脉,是人民的精神家园。要从社会主义核心价值观建设、贯彻"二为"方向和"双百"方针、发展公益性文化事业和文化产业、体制机制改革等方面推进社会主义文化大发展大繁荣。十八大以来,文化建设在"五位一体"总体布局中占据重要地位,文化自信也上升到"四个自信"的范畴。从理论和历史不难看出,马克思主义文化理论对文化的民族性、特殊性、多样性等属性进行了科学的论述,并且显示出与时俱进的强大生命力,是新时期包括推进医院在内的社会文化建设的基本指导思想。

二、麦肯锡 7S 模型理论

麦肯锡 7S 模型(Mckinsey 7S model)是西方组织理论中的经典理论分支之一。它是由美国麦肯锡管理咨询公司的学者基于组织发展的角度对包括 IBM、德州仪器、惠普、杜邦等国际顶尖知名企业的深入调查分析而得出的结论。麦肯锡 7S 模型的核心内容是,组织发展的重要影响因素包括战略(strategy)、结构(structure)、制度(system)、员工(staff)、风格(style)、技能(skill)和共同价值观(shared value)等七个方面。其中,战略(strategy)、结构(structure)、制度(system)被看做是企业的"硬件",员工、风格、技能和共同价值观是"软件"或"软性"。七个因素相互关联,共同影响和推进了优秀企业的卓越成长。

7S 模型中的"软件"实际上就是指企业文化的内容。其中,共同价值观是最为关键和重要的因素,是在组织发展中逐渐形成,成员共同认可的价值判断或行为方式,其他组织无法取代或复制。如果从更宽泛的意义上讲,战略、结构、制度也属于大文化的范畴,对组织发展也至关重要,这对于现代医院管理中的文化建设有很大启示。医院文化建设是与医疗卫生服务、日常管理等活动同步推进的过程,它需要在医者仁心、救死扶伤等普适性价值观的基础上,关注医院中成员的精神旨趣、行为规范等,最终形成独具特色的文化体系,并与医院的物理环境融合以促进医院发展。

三、"能力 - 竞争优势"理论

能力 - 竞争优势理论是西方战略管理理论的重要组成部分。20 世纪 80 年代,在西方战略管理中居于主导地位的是迈克尔·波特的产业结构理论,其核心是基于产业组织经济学的结构 - 行为 - 绩效(structure-conduct-performance,S-C-P)理论框架来研究企业的竞争优势问题。企业的市场绩效是所处的产业结构的函数,由于市场结构决定企业行为,由它再影响企业的市场绩效,因此企业行为可以被忽略,从而企业的市场绩效由产业结构所直接决定。通俗地讲,形成企业竞争力的核心要素在于所处的产业结构,这对于企业的经营成本、战略目标至关重要。在市场对该理论的过度滥用之后,不少企业在 80 年代末期出现了经营管理和发展上的困境。一种新的竞争优势理论应运而生,能力 - 竞争优势理论正是在这样的背景下出现和发展起来的。

与产业结构理论从企业外部环境寻找问题不同的是,能力 - 竞争优势理论转而从企业内部关注对竞争的影响。该理论认为,企业是由资源和能力组合而成的。这种内部能力是企业能够取得超额收益和并且保持持续竞争优势的关键。因此,企业的真正核心竞争力就在于企业管理者将这些资源、技术整合成适应变化的机会的能力。进一步看,这些能力的习得和拥有与组织文化密不可分,甚至组织文化本身也是一种极其重要且不可复制的能力。从医院管理的角度而言,医院是典型的知识密集型服务性组织,人是最重要的影响因素。以内部价值观为核心的组织文化对医院的发展远比外部环境或资源来得更为直接。因此,如果想要保持医院拥有持续的竞争优势,打造强大的医院文化是根本路径。

四、企业文化三层次结构和四层次结构理论

20 世纪 80 年代,美国的企业管理理论酝酿着一场新的变革。自泰勒提出科学管理以来,管理活动以追求效率和利益最大化,强调对管理对象——人进行严格约束与控制。霍桑实验后,传统管理理论受到严峻挑战。新诞生的人际关系理论认为员工的工作动机并非都是经济利益,人与人之间的关系、非正式组织等因素才是影响工作效率的第一因素。但在二战以后,面对科技迅猛发展和企业外部竞争加剧,对企业的战略规划和科学经营决策要求也随之提高,人际关系理论对此力不从心。因此,管理学开始进入到异常繁荣的"丛林"阶段,出现了以西蒙为代表的决策理论学派,以菲德勒为代表的权变理论,以卡斯特罗和罗森茨韦克为代表的系统管理学派等。到 80 年代,美国的企业经营趋于停滞甚至衰落,而日本的企业确在同一时期迅速崛起。美国的管理学者开始把目光投到日本,希望从中汲取经验,企业文化理论正是在这样的背景下发展壮大。

美国的管理学者对日本企业进行了长期和深入的跟踪研究,推出了一系列研究成果,其中最具代表性的当属"四大名著"。一是《日本企业的管理艺术》,其核心观点是日本企业的成功在于将管理的科学性与艺术性有机结合;二是《Z 理论——美国企业界怎样迎接日本的挑战》,提出文化是企业管理最重要的考量因素,而文化的核心指向人与人之间的相互信任;三是《寻找优势——美国最佳公司的经验教训》,通过观察得出优秀企业的共性在于建立共同的价值观、以员工为本、以客户为导向等。四是《企业文化——企业生活中的礼仪》,认为文化是企业持续发展的核心驱动力,优秀的管理者应该善于区别和诊断企业文化,并处理好文化的冲突与融合。综合而言,这些论述为企业文化理论的内涵与外延拓展奠定了基础。企业文化的三层次结构和四层次结构理论也是其凝练和系统性表达。

三层次结构是指企业文化涵盖物质文化、制度文化、精神文化,每个层次相互差别又紧密相联,相互渗透、融为一体。具体来看,物质文化主要指文化建设中的建筑、设备、物资、产品、有形资源、物理设施、生产工具等"硬件",它位于企业最外圈,是最低或最浅层次的驱动力,容易被竞争对手复制、模仿及超越。制

度文化指在企业发展中长期形成的规章制度。其中既包括成文或硬性的制度规范，也涵盖不成文但约定俗成或共同遵守的习惯、行为方式等，它处于企业的中间层，是企业发展的重要驱动力，且可复制性较低。精神文化是企业在长期发展过程中不断积淀而成的，广大员工共同的价值观或信仰。它处于企业最内层，是最核心的发展驱动力，可复制性最低。三层次结构以清晰的视角和逻辑对企业发展的驱动力与竞争优势进行了划分，极大拓展了管理学特别是企业管理的理论意涵，同时也为企业管理者提供了明确的发展和改进方向。

随着经济社会和科技的进一步发展，企业的内外环境又迎来新变化，市场竞争持续加剧。其中典型变化包括：以人为本在企业内部管理中的重要性逐渐凸显，基于顾客导向的差异化、个性化产品需求，对于知识的需求和投入增大，信息传递速度加快等。企业文化三层次结构理论在实践中开始遭遇了问题和困境。比如，物质文化、制度文化、精神文化三个层次难以有效衔接推进，精神文化建设缺乏具体可行的路径。因此，在批评吸收三层次结构理论后，四层次结构理论出现。企业文化四层次结构理论将企业文化划分为物质文化、行为文化、制度文化和精神文化四个层次。物质文化、制度文化、精神文化基本与三层次结构中内涵一致，行为文化指企业中的员工在日常工作、管理、沟通、协作过程中形成的以行为模式或形态表现出来的一种企业文化，涵盖的对象包括企业高级管理人员、一般管理人员、普通员工、模范榜样等。与其他层次不同的是，行为文化更多是一种动态的文化显现，是精神文化的具体表现。

随着人们对企业文化的认识不断加深，此后又出现了两层次说。有学者把企业文化分为精神层和符号层两个层次，符号层主要指企业文化最外在、直观的表现形式或视觉系统。它实际上是把三层次结构和四层次结构中除共同价值观、精神等以外的层次进行的整合，但并不是简单堆砌，而是科学凝练与提取。从上述理论来看，几种不同的企业文化理论实际上都是依据不同的标准而对企业文化结构进行划分。这对于深刻认识和理解企业文化的内涵有着重要作用，同时也指导企业管理者在文化建设中进行科学规划与规范实施。20 世纪 90 年代开始，我国企业文化建设迎来一轮高潮。不少大企业以文化建设推动解决发展困境，助力经营管理，也为医院管理提供了借鉴。

五、文化软实力理论

（一）约瑟夫·奈的软实力

20 世纪 90 年代初，世界政治和国际关系格局发生了重大变化。东欧剧变、苏联解体，以美苏为首的两大阵营结束了长期的冷战对峙。美国政治学者约瑟夫·奈（Joseph Nye）认为，以军事力量为主要标志的传统权力在实现国家安全和政治目标中越来越难以奏效，国际社会融合与依赖加深、跨国集团的增加，弱国的民族主义，工艺的扩展和政治问题的转变，均使权力发生变化。为此，他提出了一种新的权力观——软权力（soft power），也被译为软实力。与传统"硬权力"通过控制、命令达到目标所完全不同，软权力是一个国家通过吸引、影响等软性手段以实现自身意志、意图或意愿的能力。更进一步，他提出了软实力的三个来源：一是文化，二是政治价值观，三是外交政策。考虑到文化是一个较为宽泛的概念，不少学者也把政治价值观、外交政策中的价值成分归纳为文化的范畴，因此后来的学者多用文化软实力指代软实力的概念与意涵。

在约瑟夫·奈提出软实力概念初期，各国对其反应并不热烈，但却引发了学界的关注。软实力基于对20 世纪 90 年代初国际关系的深刻反思，同时亦有着深刻的理论背景。当时关于权力的研究已经进入到新的阶段，特别是不少学者关注到了知识、科技等要素也是权力的基础性因素，传统的权力观显然已经不能解释国际政治中的博弈与战略，亟需对权力的来源、性质等问题进一步阐释。我国学界对软实力最早的关注与研究当属王沪宁教授。他在《作为国家实力的文化：软权力》一文中对约瑟夫·奈的软实力观进行分析，并提出"文化不仅是一个国家政策的背景，而且是一种权力，或者一种实力，可以影响它国的行为。"他认为，政治系统与政治领导、民族士气和民族精神、社会的国际形象、国家的对外战略、确定国际体制的能力、科学技术等可以构成国家实力的基础，影响软权力的主要因素是工业主义、科学主义、民主主义、民族主义。此后，软实力研究进一步拓展。

(二) 我国的文化软实力

我国对文化软实力的研究在 21 世纪初进入繁荣时期。主要沿着两条线索进行:一是对约瑟夫·奈软实力理论的研究与批评。沈壮海认为,从价值取向与思维框架等方面来看,约瑟夫·奈的软实力理论本质上是冷战思维的产物,我国学者要避免"跟着说",而是探讨文化软实力的中国境遇和中国道路。二是从中国传统文化和政治学中寻找文化软实力的理论基础。有学者认为我国文化软实力理论应在马克思主义中国化的基础下寻找出路,如社会主义核心价值体系才是文化软实力的内核。事实上,这种对文化软实力的不同论争与观点非但没有削弱文化软实力的重要意义,也没有抹去文化软实力在国际关系中产生的实际影响,反倒是恰恰推动了我国文化软实力理论的发展成熟。一个重要标志是,文化软实力已成为党和国家重要战略在官方话语中频繁出现。2006 年 11 月 10 日,胡锦涛同志在中国文联第八次全国代表大会、中国作协第七次全国代表大会上,提出"找准我国文化发展的方位,创造民族文化的新辉煌,增强我国文化的国际竞争力,提升国家软实力,是摆在我们面前的一个重大现实课题。"这是中央高层第一次明确提出"国家软实力"概念。此后,"文化软实力"进入到党的十七大报告等中央文件。随后在国家战略推动下,人们对国家软实力的考量逐渐拓展到企业、医院等组织中。企业和医院等组织的文化软实力建设既可看作是国家文化软实力的重要组成部分,也是组织核心竞争力的具体体现,是持续发展的驱动力。

六、社会学制度主义

新制度主义是 20 世纪 80 年代兴起的,旨在解释制度及其在政治学中地位与功能的新理论。新制度主义涵盖内容较广,但以豪尔和泰勒发表《政治科学与三个新制度主义》为标志,一般被分为历史制度主义、理性选择制度主义和社会学制度主义三个流派。与其他两个流派不同的是,社会学制度主义认为制度不仅包含传统意义上的明文规定、规范、规则,还包括非正式的认知、信念、惯例、习俗、甚至道德等。该理论认为"经济人"假设不能完全解释行为动机,人的行为通常置于一定的制度语境下并受其驱动。更关键的是,社会学制度主义认为制度与文化并非"泾渭分明"而是相互融合,作为组织共有价值观或共同偏好的文化,本质上也是制度。也即是说,组织的各种制度实际上是文化的外化形式。这就打破了传统将制度置于组织基础领域,将文化视为组织上层的价值层面的观点。应该说,社会学制度主义不仅对"什么是制度"作出了新的诠释与回答,更拓展了文化的内涵与外延。事实上,政治学中社会学制度主义试图构建一个能充分合理解释组织行为的理论或制度框架,这个框架在某种程度上同组织学家所提出的组织文化是相近概念。对管理者的重要启示在于:应把文化看作是为个体行动或者组织行为提供模板的规范或象征,而不仅仅是与情感或意志相联的价值。组织文化建设一方面要着眼于内部提炼,使其成为组织成员重要的行为规范与驱动;另一方面应在更宏大行业、社会文化语境下推进,以提升组织整体的合法性与竞争力。

七、组织文化模型:文化建设的方法论

企业文化自提出以来得到了广泛响应和热烈追捧,但由于文化的特殊属性,如何有效推进文化建设,特别是基于数据或具体证据而开展企业文化问题评估、诊断、策略或路径设计等问题仍一筹莫展。这一问题直到瑞士洛桑国际管理学院丹尼尔·丹尼森教授创建组织文化模型而得到解决。他通过对上千家公司进行调查研究后发现,一般意义上的企业文化具有参与性、一致性、使命、适应性四大特征,每一个特征包含三个子维度。具体而言,参与性涵盖授权、团队导向、能力发展;一致性涵盖核心价值观、配合、协调与整合;使命涵盖愿景、目标、战略导向与意图;适应性涵盖组织学习、顾客至上、创造变革(图 9-1)。

在组织文化模型中,位于左边的参与性和适应性注重变化与灵活性,右侧的使命和一致性体现出企业在可预测、稳定及可持续发展方面的能力。模型上半部分适应性和使命强调企业对外部环境的适应能力及融合情况,下半部分的参与性和一致性强调内部系统、组织结构及流程的整合问题。因此,根据 12 项指标设计的调查能够全面反映员工、组织及其二者关系,并诊断出在企业发展战略下和特定目标下企业文化存在的缺陷与问题,进而开出文化建设的"良方"。

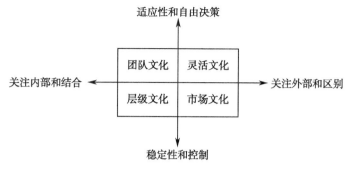

图 9-1　组织文化模型

第二节　医院文化建设的内容

国内外关于文化的定义很多,迄今为止未形成统一共识。关于文化的内涵,广义上认为人活动的痕迹皆为文化;狭义上局限于宣传和娱乐的范畴。

医院文化指医院在长期的实践中逐步形成的具有自身特色的基本理念、价值观念、道德规范、规章制度及行为方式的总和,涵盖了技术、服务、人才、管理、品牌等所有与医院发展相关的文化因素。因此,医院文化是理念形态、行为制度、物质形态的复合体。历史和地域、习俗与仪式、价值观、代表人物、传播网络等构成了医院文化的相关要素。医院文化建设的内涵可以划分为三个层次:理念层、制度行为层和符号层。

一、理念层

理念层是"心"层面的文化,指医院的核心价值观、目标愿景、组织哲学等。文化的终极成果是人格,尤其是集体人格。"君子怀德,小人怀土;君子怀刑,小人怀惠",中国文化推崇君子,君子之道。医疗卫生行业培养的医生是君子中的君子,应怀有利人、利他、利天下的大德。每个医院对文化核心要义的诠释不一样,历史发展过程中故事不一样,被赋予的内涵与延续也不一样。理念层重点回答"我是谁""我从哪里来""我要去哪里"的核心命题。

二、制度行为层

制度行为层是"手"层面的文化,包括医院的制度、规范和约定俗成的习惯等。文化建设的实质就是以制度创新解决制约事业发展的诸多瓶颈问题,将文化理念融入制度建设,贯穿于医院各类业务活动与运营管理的每个过程与环节之中,固化到各级岗位要求与行为规范中,渗透到以资源配置、绩效考核、价值认定等为核心要素的价值链体系之中。一是制度建设中鼓励开拓创新、追求卓越的文化:逐步完善目标管理工作制度和综合绩效考核体系,围绕办院方向、社会效益、医疗服务、经济管理、人才培养、可持续发展等方面,不断改进组织管理。二是制度建设中牢记公益导向、为民服务的文化:以患者就医、员工从业为重点,推进医院各类业务和管理信息与知识的集成共享、高效沟通,做好医疗服务、质量安全、内部审计等制度设计与实施,最大限度地减少因信息共享和沟通障碍、工作流程烦琐带来的患者就医负担和广大医务人员的重复劳动。三是制度建设中彰显公平正义、优劳优得的文化:以育人用人留人、职称评聘、绩效分配三大政策为核心,创新体制机制,以符合国家政策要求、推进医院改革发展、保障员工权益为基本准则,以公平正义、优劳优得的文化导向做好人力资源管理改革的制度设计与实施推进。四是制度建设中宣扬勤俭务实、风清气正的文化:以预算管理、成本核算和成本控制为抓手,建立支付制度导向的精细化财务经济管理制度,为一线业务活动提供卫生经济学方法与政策指导;围绕基础设施、设备物资、能源等资源管理,切实强化医院发展建设规划编制和项目前期论证,建立医学装备采购、使用、维护、保养、处置全生命周期管理制度,探索医院"后勤一站式"服务模式。通过制度建设与保障使"敬佑生命、救死扶伤、甘于奉献、大爱无疆"的职业精神内化为广大医务人员的思想与行为习惯。

三、符号层

符号层是"脸"层面的文化,属于物质文化范畴,涵盖标识、院旗、院歌、环境、活动和传播网络等。以医院环境为例,有些单位的建筑是中西合璧的,有些是现代风格的,装修色调上冷暖也不一致。在医院的标识设计上,每个单位都有自己的寓意和表征,以区别于其他单位。再比如,各家单位文化活动丰富多彩,但各有特色,百花齐放。符号层基本属于显性文化,看得见、摸得着、可辨识,不少单位容易把文化建设的内涵局限理解于符号层的内容。

第三节　医院文化的功能

随着科技创新和发展,不同医院之间特别是大型医院在医疗技术水平、医疗服务环境与基础设施等方面的"硬实力"日益接近甚至趋同,传统的竞争愈发深刻地体现在以文化为核心的软实力上。越来越多的实践和证据表明,文化是高水平医院的必要条件,是可持续发展的根本保证。

一、导向功能

医院文化是在长期发展过程中逐渐形成的群体心理、行为规范或共同价值观,直接反映医院中个体的行为方式及整个团队的价值取向。医院文化一旦形成,就会对医院及其个体产生引导和导向作用。对医院而言,医院文化最核心和关键的因素是共同价值观,它由成员个体价值观经过相互抵触、冲突、融合而形成,最终得到广泛认同。其导向功能体现在,一是医院文化直接影响发展战略、意图、目标的制订,推动医院朝着既定方向与目标发展。二是对发展路径的纠偏、调适与确定。医院发展受到一系列内外环境影响,管理者可能会因为对环境变化的感知先后、深浅等因素作出与长远目标不一致或短期错误的决策。此时,医院文化的适应性和使命两大特征则对偏差和错误进行修正,从而实现与环境的融合。对个体而言,医院文化在体现救死扶伤、患者至上等普适价值的基础上,更承载着自身特有的精神与理念,形成其他医院无法复制或取代的文化体系,对个体思想和行为都产生影响。一是作为最深层次的核心价值观,塑造医院个体的精神、思想与认知。比如新加入的员工能够很快从环境氛围、管理风格、团队相处模式等方面感到文化的感召力,其精神状态、职业或人生追求、道德标准等都将发生潜在变化。二是对与医院文化不一致甚至相冲突的亚文化或个体文化产生协调与整合作用,使二者相互渗透、融为一体。

二、约束功能

医院文化的约束功能主要体现在两个方面:一是刚性约束,也称"硬"约束。三层次结构理论提出的制度文化包含了医院在发展中逐步形成的规章制度,这些成文或硬性的制度规范是个体在医疗、教学、科研、管理等行为中必须遵守的标准和具体要求,且违背后必然受到惩罚。二是软性约束,也称"软"约束。除了成文的制度规范,医院制度文化中不成文但约定俗成与广泛认同或遵守的习惯、行为方式也能够对个体行为进行约束。也即是,医院文化能够对医院全体成员的行为形成一种无形的群体压力,如舆论压力、理智压力和感情压力等。此外,医院文化所形成的环境和氛围还能够促进员工进行自我教育、自我改造、自我管理、自我提升,让每一个人都能够成为医院文化的体现和践行者。

三、激励功能

医院文化的激励指对文化行为主体所产生的激发、鼓励和推动作用。美国心理学家马斯洛指出,人类的需求包括五个层次,由低至高分别是生理需求、安全需求、社交需求、尊重需求和自我实现的需求。只有当低一级的需求得到满足时,高一级的需求才能作为激励的动力和对象。而文化的激励作用主要体现在社交、尊重和自我实现三个层次的需求上。其运作和实现机制为:医院文化的参与性体现涵盖了员工参与、团队导向、员工发展。其中,员工参与的核心是管理权力下放与员工自主性的强化,团队导向的核心是奖惩机制、团队建设和组织氛围,这两者直接满足医院员工的社交需求、尊重需求。员工发展指医院文化为员工自我成长、自我管理、自我进步提供的客观条件、外在环境与氛围等,从而满足员工的自我实现需求,全方位激发员工的工作动机。

四、凝聚功能

医院文化的凝聚功能可从两个方面理解:一是作为共同价值观的文化是医院凝聚的思想基础和心理依据。医院文化实际上是全体成员为实现自我发展而创造出的物质与精神成果,医院是形成这些成果的物理场所或空间。换言之,医院文化总是与不同的个人特别是不同医院相联系,具有差异性。而这种差异具有稳定性和传承性,使其他文化难以渗透和复制,进而构成了医院凝聚力的思想基础和共同心理依据。如北京协和医院在长期的办院办学实践中形成了"求精"文化,四川大学华西医院形成"平民情感"文化,均是各自不同的文化名片与标签,并促使医院中的个体向其要求看齐,这就是产生凝聚力和向心力的过程。二是医院文化所包含的整合、协调、团队协作等是凝聚力的重要来源。医院由许多不同的临床医技科室、实验室、职能部门等单位组成,不同组织有不同的亚文化差异,医院文化则在整体上与宏观层面对这些亚文化进行整合,特别是对冲突进行调和,使之形成一致且得到广泛认同。

五、保障功能

医院文化是软实力,也是生产力,有利于保障医院改革发展。一是方向保障。医院发展需要深刻把握环境变化,并制订战略与目标。在此过程中,医院高级、中层管理者以及一线员工对于长期、中期和短期的目标可能形成认知差异,进而产生发展路径选择差异或矛盾。此时,如何选择正确的发展道路至关重要。这需要充分发挥文化对发展方向的保障作用,如根据医院的文化内涵审视道路是否与之相违背或从优秀医院文化中汲取对改革决策有帮助的证据与支撑。二是思想保障。思想是行动的先导,是一切实践活动的灵魂。对医院而言,无论是医疗服务还是管理活动,都需要正确的思想引导。而文化的核心正是思想,文化的思想保障作用就是通过思想引领来实现。如从宏观和外部来看,医院文化可以提供清晰的愿景与目标,统一全体员工的思想认识。在微观和内部,医院文化可以为组织变革、团队治理、沟通协调等具体实践活动提供理论指导与启示。

第四节　医院文化建设的前沿与热点

一、组织结构理论视角下的企业文化类型

二十世纪六七十年代,随着日本企业的崛起,企业文化作为核心资源和竞争优势得到越来越多的重视。此后,以美国管理学者出版《日本企业的管理艺术》等四本名著为标志,国际上掀起了企业文化研究的热潮。90年代,企业文化的研究重点逐渐从定性转向定量,特别是对企业文化的调查研究、评价分析增多,包括Hofstede、OCP、OSC等测量量表、丹尼森组织文化模型等。其中,美国学者Cameron和Quinn主张分析企业文化与组织绩效二者关系,提出竞争价值观(competing values framework,CVF)框架中的四个象限代表着四种不同类型的组织文化,分别是团队型文化、活力型文化、层级型文化和市场型文化。组织文化类型图的横轴左边和右边分别代表内部与外部关注,纵轴上方和下方分别代表灵活性与稳定性。在此基础上,他们构建了组织文化评价量表(organizational culture assessment instrument,OCAI),从主导特征、领导风格、管理风格、组织凝聚力来源、战略重点和成功准则等6个维度评价企业文化。对于某一特定组织来说,它在某一时点上的组织文化往往是四种类型文化的混合体。通过OCAI测量后,每种类型的文化会汇总成一个得分,可以直观地用四边形剖面图来表示。

(一)团队型文化

在团队型文化中,组织内部凝聚力较强,像一个充满亲情和友爱的大家庭,员工对组织具有高度的忠诚、依赖、认同。员工的自我发展目标与组织目标一致性较强,他们共同关注未来或长期目标的实现。团队型文化重视组织中个体,通过授权、创造条件等让每个成员平等参与公共事物的治理和组织决策。对于

外部环境的变化,也能够及时感知与捕捉。

(二)灵活型文化

灵活型文化一般存在于创业型企业或建立在个人领导魅力较强的组织中。其最大特点就是整个组织是一个充满活力、富有创造性、挑战性的整体。在这种文化下,企业的高层领导和管理者往往具有强大的领导能力和人格魅力,敢于冒险和创新,并且受到广大员工的拥护与追随。企业支持员工积极发现市场机会与环境变化,鼓励他们不断创新、自我管理和自我提升。

(三)层级型文化

层级型文化一般存在于政府部门、国有企业等组织中,其最大特点是具备清晰的组织架构、明确的行政层级以及完善的规章制度,类似于马克思·韦伯的科层制组织结构。在这样的组织文化中,无论是组织决策还是员工行为都按照明确的规范或标准进行,组织发展及其与员工关系呈现出稳定、持续的状态。

(四)市场型文化

市场型文化的最大特点是以绩效或结果为导向。从整体上看,组织关注外部竞争与市场机遇,以扩大产品的市场占有率和获取巨大利润为目的。从组织内部管理来看,员工之间的竞争性较强,个人业绩直接发展和晋升。

二、组织文化变革

组织文化类型并非一成不变,它与组织发展过程及阶段息息相关。Quinn 等学者在基于竞争价值观框架提出四种组织文化类型后,进一步指出这种文化类型与企业发展的生命周期具有一致性。在组织创业和发展初期一般以灵活型文化为主,在进一步发展或整合阶段以团队型文化为主。当组织进入到成熟阶段或稳定期,层级型和市场型文化居多。也即是说,按照其"生命周期 - 效能标准模型"(life cycles-criteria of effectiveness model),组织文化类型变革的一般路径为活力型至团队型,最后至层级型与市场型。

此外,Boisot 等学者亦提出了另一种组织文化变革模型。该模型依据信息编码和传播两个维度划分了 4 种宏观层面的文化类型,即官僚型、市场型、宗族型和封建型。封建型表示信息高度集中,进而意味着权力集中和严格的层级;官僚型虽然信息传播较为集中,但却高度编码。二者的区别在于,官僚层级型的秩序依靠非人格化的正式制度维系,而封建层级型的秩序依靠统治者高度人格化的权威维系。这也是有别于以往层级型文化类型对于具体差异的笼统合并。该观点进一步指出,西方社会的文化变革路径为封建型(即中世纪)到官僚型(资本主义发展早期),在通过分权走向市场型(资本主义成熟期)。考虑到社会制度及环境巨大差异,中国的社会文化变革并未由封建型走向官僚型,而是走向关系和裙带占据主导的宗族型(即网络资本主义)。

三、团队治理——隐匿型文化

(一)文化建设与团队治理的关系

传统的文化建设实践与理论均关注组织的内外环境变化,以及由此给组织发展带来的影响。文化建设的目标是提高组织绩效,其核心路径在于提高个人与组织配适度、员工对组织的认同感。但在新的科技革命推动下,传统文化建设的思路和路径受到了极大限制。众所周知,人才是二十一世纪最重要的资源,人才的竞争力是组织最核心的竞争力。如果一个组织能够集聚一大群高素质人才,并且能够通过高效的管理最大限度发挥其作用与价值,组织就能发展乃至长盛不衰。反之,如果缺乏人才支撑,组织发展举步维艰。但传统文化建设由于缺乏对人才特别是众多人才的强烈关注与深刻回应,在提升组织竞争力和绩效方面的作用逐渐变小。为此,文化建设领域出现一个新课题——团队治理。团队治理主张借鉴管理学领域最前沿的治理理念与策略,对组织中的个人、团队进行控制、引导与激励管理,以期最大限度提升团队绩效。也正因为如此,团队治理也被视作为隐匿型文化建设。

(二)从管理走向治理

何谓治理? 这是认识和理解团队治理的前提。近十年来,治理是管理学特别是公共管理最"时髦"的词语。治理源自于西方,其最初涵义类似于"统治"。它产生的背景在于:20 世纪 80 年代以来,美国经济进入滞涨,政府对经济发展干预不力,民众生活水平急剧下降。与此同时,政府本身庞大的财政支出和赤字、公共服务低效率、贪腐等问题突出,由此加剧民众对政府的批评并导致民众对政府的信任度下降。此后,在新公共管理运动(new public management,NPM)的助推下,政府和市场的界限逐渐模糊,以分权、多元参与为主要内容的统治模式——治理逐渐兴起。但治理与统治和管理有着根本上的差异。有学者认为,统治、管理与治理是人类社会发展至今,权力管控的主要模式。统治依靠强制性力量使得人们屈服于绝对的权威,君主、国王或教皇等是唯一的权力主体。管理是与现代社会化大生产相适应的,特定主体以特定目标为导向开展的计划、组织、协调、控制等。治理则并不依赖于传统的以政府或公共部门为核心的权力主体,它主张包括政府、市场、非政府组织、民众等主体共同参与社会公共事务的处理。

（三）团队治理的路径

团队治理的内涵较广,至少包括以下几个方面:

1. **从管制到服务的理念**　组织的团队管理活动以规范个人行为,发挥员工能力和作用,帮助提升组织绩效和发展水平为目的。其理念既包括刚性的管制,也蕴含以人为本的服务。但在团队治理中,服务的理念居于首要和主导地位。得益于对人力资源和人才的重视,组织管理者把以人为本的服务理念置于决策全过程。在服务理念指导下,团队治理包含一套对员工问题的回应机制与责任追究机制。

2. **从一元到多元的主体**　管理主体是权力行使的基本载体,传统组织管理的主体仅限于决策层和管理者,他们是唯一的权力运行单元。一元治理主体的好处在于决策的高效率,但弊端在于权力的过于集中可能导致个人色彩强烈和独断专权,特别是对于日益变化的外部环境感知不强,容易产生决策失误和管理低效。新型团队治理通过对权力与职责的重新划分,给予员工参与组织公共事务与决策的机会与权力,形成多元自上而下与自下而上相结合的多元共治格局。由于组织发展所面临的环境变化极其迅速,通过广泛性参与可以充分发挥员工对环境变化的感知,适时调整发展目标与战略。同时,也能通过参与强化员工对组织的认同感。

3. **从集中到分散的权力**　组织的发展以权力的有效运行为前提。一元主体意味着权力高度集中,权力结构较为单一,权力运行向度以自上而下为主。多元主体治理的本质是将集中的权力进行分散,划归于组织中的普通员工。比如,决策前与员工进行商议,充分听取、吸纳员工的意见与建议,或通过成立员工自治型组织或协会进行员工自我管理。

第五节　医院文化管理实践案例分享

一、四川大学华西医院文化建设

传承文化　培育作风　激扬精神　引领发展

——四川大学华西医院文化建设的实践与思考

党的十九大报告明确增强文化自信。四川大学华西医院以党的十九大精神为指引,进一步完善全院文化建设管理组织架构与工作机制,以规划、制度、氛围、典范"四大文化建设工程"为抓手,系统推进医院文化建设工作,围绕医院中心工作,统一思想,培育作风,激扬精神,提升"患者就医,员工从业,学生求学"满意度,凝心聚力引领医院事业的持续健康发展。

（一）基本认识

1. **文化是一个单位的精神旗帜**　从西医入川扶危济困到抗日战争赤胆忠诚,从抗美援朝冲锋陷阵到少边地区无私奉献,从非典防治视死如归到汶川地震奋力拼搏,华西 127 年的足迹书写着勤劳朴实的爱党之情、报国之志和效国之行。文化在实践过程中起着思想引领、价值导向、行为规范、人心凝聚和员工激励的作用。

2. 文化是一个单位的核心竞争力 从一个人的医院到4 300张床位的医院,从川人惊恐抵制的西医诊所到辐射西部18省市600余家医院的区域性综合性医院,从"三无医院"到中国最佳医院排行榜第二名,文化的培育与承扬,不断丰富着华西精神的内涵,引领着医院的事业发展,成为单位的核心竞争力。

3. 医院文化与川大文化一脉相承 华西坝上现代的医疗院区与古典的行政、教学院区见证着传统与现代、东方与西方的文化大融合;时代的土壤催生了五大学联合办学、三大学医学院联合办医的辉煌,促使了国内东南西北的文化大融合;两校强强合并铸就了文理工医的文化大融合;走出院际围墙,引领区域发展,华西127年发展的每一步都生动诠释和实践着"海纳百川,有容乃大"的川大文化。

(二) 实践与探索

医院文化建设是一个长期、细致、经常、复杂的系统工程,既要有整体规划,又要有具体项目实施;既要阶段推进,又要重点突出。医院"十二五"、"十三五"规划把"文化建设"放在"创新医院核心竞争力建设"的引领位置,凸显文化建设的重要性。经过反复讨论,文化建设的思路是:系统完善文化建设组织管理架构与工作机制,着力规划、制度、氛围、典范"四大文化建设工程",提升"患者就医,员工从业,学生求学"满意度,凝心聚力引领医院事业的持续健康发展,逐步实施,持续推进。

1. 规划工程 长期以来医院高度重视文化建设,大力倡导"为祖国奉献、为事业创意、为团队进取"的核心价值观,凝炼"家国情怀、平民情感、休休有容、革故鼎新"的文化核心要义。深入学习领会党的十九大精神后,医院更加认识到要做好文化建设必须班子重视,顶层规划,机制保障,项目推进。党政领导班子召开党委常委会研究、中心组(扩大)学习会专题学习,形成共识,明确将"文化建设"放在事业发展"创新医院核心竞争力"的引领位置。为此,医院首先优化完善了文化建设委员会,明确工作职责、任务与工作制度,建立了党委统一领导、党政齐抓共管、党办组织协调、部门分工负责、社会力量参与的文化建设工作机制;二是制订专项规划,在十三五规划的框架下制订医院文化建设专项规划,确立"规划、制度、氛围、典范"四大文化建设工程;三是开展专项调研,完成18所委属委管院校文化建设的现状调研,借鉴、转化国内同行文化建设的优秀成果;四是积极推进具体文化建设项目工作,围绕四大文化建设工程设立项目组落地抓实文化建设项目工作。

2. 制度工程 华西文化实质就是各种规章制度,以及由严格遵守各种规章制度过程中不知不觉养成的为人、为事、为学的态度,既体现在提升"患者就医,员工从业,学生求学"满意度的模式创新与流程优化中,又体现在以用人机制和绩效分配为核心的管理机制改革中。医院现有各类制度300余项,分为党群、行政、医疗、财务、保卫、教学等9个分册,从政策导向、制度制订、执行落实、考核监督中体现并保障医院文化理念与实际运行的统一。一是制度保障"以患者为中心"的关怀服务理念,狠抓医护人员"三基三严"训练,严格督查18项医疗质量和医疗安全的核心制度落实,大力开展医疗服务模式创新,力求持续改善患者就医条件与服务质量。二是制度保障"以员工为中心"的人本理念,如关心员工成长,启动了全员培训计划,分为综合素质、岗位技能、中心专题三个方面的培训,采取在线与在位相结合,模块化设计,菜单式选择推进项目;关心青年成才,制订了《人才培养专项(出国〈境〉基金管理办法》《职工在职提升学位暂行管理办法》《青年员工国际会议资助制度》《青年员工国内外进修学习资助制度》《专业小组短期出国(境)学习资助制度》等系列人才培养制度;关心离退休员工,明确党支部负责,工会小组和团支部具体落实的工作机制,把"一对一"联系人的联络方式制作成精美卡片张贴在离退休员工家里,定期将医院院报、电视晨会光盘送到离退休老师家里,并教会他们登录医院网站,让他们可以关心、理解和支持医院发展。三是制度保障"以学生为中心"的教学教育理念,强化辅导员"九个一"基本功,如做好一个学生社团的指导教师等;进一步加强教风建设,树立教学标杆单位,建设医学教师教学发展中心,严格试讲制度,加强教师教学质控优化教学反馈,制订《教学职能部门服务公约》细化服务承诺;进一步完善学生社团,结合专业特色,引导学生参与社会义工和志愿服务,走进基层,走进社区,走进病房,实践"关怀、服务"。

3. 氛围工程 华西文化氛围的营造主要通过四条主线来推进:

(1) 在环境中感染:进一步优化标识系统和文化视觉系统,聘请专业团队制作视觉系统识别手册,对文字、图形、色彩等方面进行规范化标准设计,通过视觉标识在不同载体上运用的组合和变化,大到户外标识,小到一张信笺纸,都体现出川大华西的文化特色和文化品味。进一步强化全院人文环境建设,在主院区园林绿化景观改造项目的基础上,重点打造"一廊一馆一墙一路"的项目建设:在 $900m^2$ 的院史馆设计中秉承"让每个学科都有自己的位置,让每个员工都有自己的感悟,让每个校友都有自己的回忆"的设计理念,承载 127 年"为平民服务"的文化精髓,在多媒体馆中以学科树的方式呈现各个学科发展历程,在每一届的毕业照中记录每位华西学子的青春理想。进一步拓展载体建设,在院报、网站、电视台改版优化和宣传栏、信息公开栏规范管理的基础上,进一步拓展视频新闻、手机短信平台、官方微博、官方微信和 QQ 群载体建设,全方位、扁平化、高时效地快速传递与交互信息。

(2) 在活动中升华:医院活动围绕中心,主题推进,系统开展集基础性的人文教育、针对性的形势教育、规范性的职业道德教育、专业性的技能规范教育、示范性的典型事迹教育、主题性的专项教育等六大核心内容为一体的职工综合素质教育。如结合国家优质医院评审,发动职工由下至上运用品管圈等管理工具,开展"循环管理、螺旋上升"的医疗质量持续改进主题活动;结合"改善医疗服务行动计划"和"两学一做"学习教育,持续开展"三亮、三比、三评"活动。职工活动由下至上,发动群众,自主管理,在"党政引导、群团共建、集结兴趣、自主管理、全员参与"的思想指导下,全院成立了 18 个兴趣协会吸纳会员 6 000 余名,常年开展缤纷华西文化艺术系列活动。

(3) 在产品中固化:结合医院发展过程中的重点节日、重大事件、重要活动,适时总结,形成具有华西特色的文化产品:出版了《百年华西、世纪名院》画册、《中流砥柱》抗震救灾画册、《华西百年建筑图册》;策划了《健康中国·华西医学大系》系列文化产品;录制了《使命》和抗震救灾专题片,完成了《华西医院史稿》《师尊》等系列书籍,这些书籍的出版已逐步展现其宝贵的社会价值与积极的精神启迪作用。

(4) 在科室中沉淀:充分调动科室的积极性,鼓励科室总结自身的文化特色、文化故事,丰富和发展医院文化内涵。科室党支部书记负责科室文化建设,支持工会小组和团支部工作,在学科发展中崇尚"求实",在学术引领中崇尚"创新",在人才培养中崇尚"精业",在医德教育中崇尚"厚德",形成"尊老爱幼、扶前携后"的科室文化。如结合院区空间调整,医院专门成立了项目工作组推进科室环境文化建设,规划、改造、布置和美化空间,用员工的书法、摄影、诗歌作品装饰工作区域,让普通员工对工作生活的哲理感悟能够上到科室墙面并注明名字,"让员工体面劳动、受到尊重,让员工体会关爱、幸福生活"。

4. 典范工程 紧紧围绕中心工作,建立信息收集的反馈机制,在各方面、各层面抓典型、树标杆,创新并整合宣传资源平台,多角度、多形式传播与弘扬具有华西气质的"精、气、神"。

(1) 传、帮、带传承典范:文化通过言传身教、耳濡目染来传承。医院成立项目工作组,采取老专家口述实录讲故事的方式记录华西的优良传统,让年轻人能够学习、继承和发扬。

(2) 平凡人、平凡事示典范:以身边人、身边事、身边精神宣传院内先进文化、先进业绩、模式方法和经验教训,激发共鸣与热情,培育、传承、弘扬华西精神。例如,天使电视台在每周四的电视晨会上开辟《面孔》栏目,用镜头记录平凡岗位的工作生活,先后推出锅炉房一线班组、睡眠中心普通员工连续七年夜班等身边典型。

(3) 立足岗位,创先争优树典范:不断跟踪、总结、分析和指导各示范支部、示范窗口和示范岗工作,发掘、宣传、树立先进模式创新、先进人物引领、先进文化导向的典型。如创建一站式"入院客服中心",创新入院患者准备、教育和统一排程的新模式;完善医护技一体化常态工作机制,建立基于循证医学共识的临床路径,提供有效、安全、便捷、经济的诊断治疗服务,大力开展日间手术、日间治疗、日间病房等资源节约型服务。在工作中先后树立起一批先进典型:全国五一劳动奖章获得者 1 名、南丁格尔奖章获得者 1 名、全国卫生系统先进个人 4 名、全国医德楷模 1 名、全国职业道德建设标兵 2 名、全国教育系统抗震救灾先进个人 1 名、全国卫生系统抗震救灾先进个人 2 名等。

(4) 从我做起,争做典范:如推进机关服务走基层项目,由党政一把手牵头,以学科建设为主线,党政工团联合服务基层。每到一个科室调研,相关职能部门先做功课,整理好该学科国内同行竞争对手在人才队伍、学科方向、科学研究、对外交流等方面的信息提供给科室,并现场答疑、政策咨询;把科室最关心的用人、办事、公共资源使用等规定制作成员工服务手册送到科室。在新员工入院时改进让员工跑路的做法,集中职能部门,提供一站服务。又如,坚持全院性工作先试点,后推广;要求临床做的,机关先做;要求其他部门做的,自己部门先示范。如推进的廉政风险防控机制建设就是基于这种思路,牵头的审计处先晒出自己的风险点,先讲清楚自己的权力如何制约。

文化建设是医院管理永恒的主题。制度总有管不到位的时候和地方,文化却无孔不入、无处不在。在新时代,医院将努力打造文化软实力,以文化引领医院事业的持续健康发展,使华西精神在新时代同样流光溢彩,激励华西人以更加昂扬向上的精神状态奋力推进双一流建设!

二、梅奥诊所的团队建设

梅奥诊所(Mayo Clinic)由梅奥医生于 1863 年在美国明尼苏达州罗切斯特市创建,多次位居美国最佳医院排行榜第一,是全球最具影响力和代表世界最高医疗水平的医疗机构之一。目前在美国三地建有 4 个院区,床位 3 300 床,雇员超 6 万余人。

梅奥诊所致力于"关怀、信心和希望""医疗知识的宝库,终极医学关怀,隧道末端的亮光",用最有效的体系和技术,支持临床治疗护理;通过研究和教育,提高医学水平,被评价为"为患者提供无与伦比的最值得信赖的医疗服务""如果真得了大病值得一去的医院""最后能求助的法庭—医学诊断的最高法院"。

因此,梅奥诊所不仅是"世界级的标杆医院",而且有"现代医学所需要的一切"。梅奥的传统是:革新、合作、变应、患者至上。与一般的私立医院不同,梅奥医院给医生付固定的工资,工资不受患者数量的影响,从而使医生能在每个患者身上多花时间。医生的工资根据当时其他大的私立医院工资的一般水平来决定(85%)。科室主任最多担任两届。多学科团队工作提供高质量的医疗服务,充分尊重和关怀患者,满足患者需要,实现质、效、费最优。2014 年全院的收入为 79 亿美金,其中医疗仅占 67 亿,7.9 亿的收入来源于社会和患者捐赠。

受到社会、员工一致认同的核心价值观(医院文化)的建设是长久影响医院的大事,是树立一个品牌的根本。真正的品牌价值会远远超越医院能看得到的价值,因此核心价值观的树立应在医院眼前利益之上。因价值观而产生的品牌效应,以及医院的文化建设和传承,是员工产生自豪感,并融入医院,而全力工作的重要动力。爱员工的医院才会有爱医院的员工。经济萧条时期梅奥坚持给员工涨薪,换来第二年员工对医院节约活动的积极响应,使节约的金额大大超过前一年医院给员工涨薪的金额。走在梅奥诊所的院区里,你会发现医、护、技、管每一名员工发自内心的自信与微笑,如果你问他们梅奥的成功之道,他会毫不犹豫地告诉你"文化"。

本章小结

医院文化是医院的名片和标志,是核心竞争力所在。本章回顾了医院文化的马克思主义文化理论、麦肯锡 7S 模型、能力-竞争优势理论、企业文化三层次结构和四层次结构理论、文化软实力理论、社会学制度主义等理论基础和组织文化模型,强调医院文化具有导向、约束、激励、凝聚、保障等功能。随着医院文化建设得到越来越多的认同,其前沿热点包括对文化类型、文化变革、团队治理等方面。国内外知名医院的案例给予我们可借鉴的实践经验和启示。未来,健康中国建设背景下的健康文化将是关注的重点。

思考题

1. 结合本章内容请谈谈传统医院文化建设的不足或误区是什么?
2. 你是否认同医院之间的竞争实质是文化软实力的竞争? 理由是?
3. 你认为未来医院文化建设的趋势和重点是什么?

(姜　洁　付玉联)

参考文献

[1] 毛泽东. 毛泽东选集(第 2 卷)[M].北京:人民出版社,1991.
[2] 陈耀. 竞争优势:产业结构理论与企业能力理论的不同分析[J].学术月刊,2002,(12):26-31.

［3］李怡靖.企业能力理论综述［J］.云南财贸学院学报,2003,(05):36-40.

［4］陈小先.西方管理学理论的流变、现状与发展趋势［J］.发展研究,2010,(05):104-106.

［5］姜瑛.企业文化四层次结构的演进关系研究［D］.首都经济贸易大学,2012.

［6］邓兆明.企业文化的层次结构及其特点［J］.开发研究,1995,(03):39-40.

［7］李继先.企业文化结构层次新论［J］.中州学刊,2010,(06):44-47.

［8］王沪宁.作为国家实力的文化:软权力［J］.复旦学报(社会科学版),1993,(03):91-96+75.

［9］胡键.文化软实力研究:中国的视角［J］.社会科学,2011,(05):4-13.

［10］沈壮海.文化软实力的中国话语、中国境遇与中国道路［J］.马克思主义研究,2009,(11):120-127+138+160.

［11］卓越,张珉.新制度经济学与政治学新制度主义的三个流派［J］.教学与研究,2007,(11):80-87.

［12］吴晓文.政治学视野中的社会学制度主义学派:一个文献综述［J］.四川师范大学学报(社会科学版),2008,(03):23-26.

［13］以文化"软数据"改善发展"硬指标"北京移动客服中心建立基于丹尼森组织文化模型的企业文化评估体系［J］.通信企业管理,2015,(02):28-32.

［14］杨国斌,夏合金.现代医院文化的功能［J］.解放军医院管理杂志,2000,(01):17-18.

［15］高朝辉,许苹,连斌,等.如何构建优秀医院文化［J］.中国卫生质量管理,2004,(02):44-45.

［16］张勉,李海,魏钧.企业文化和企业绩效的关系研究———致性和均衡性的观点［J］.科学学与科学技术管理,2007,(08):140-148.

［17］于天远,吴能全.组织文化变革路径与政商关系——基于珠三角民营高科技企业的多案例研究［J］.管理世界,2012,(08):129-146+188.

［18］姜洁,敬静,黄勇,等.传承文化　培育作风　激扬精神　引领发展［J］.中国医院,2013,17(3):37-39.

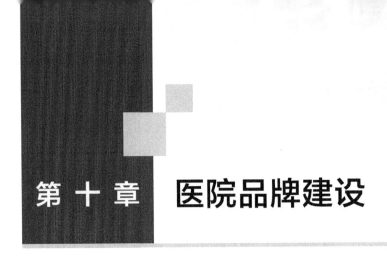

第十章 医院品牌建设

我国的医院管理正逐步进入以患者满意度、忠诚度和医院知名度、美誉度为中心的品牌经营时代。医院只有加强品牌建设,实施品牌经营战略,才能创造优势,增强核心竞争力,保证其获得更好的社会效益和经济效益。本章分别从医院传播与品牌建设、医院传播的组织与管理、医院传统媒体的建设与管理、医院新媒体的建设与管理、医院舆情和新闻危机管理进行阐述。

第一节 医院传播与品牌建设

一、什么是医院品牌

若某男生对某女生很心仪,希望对方成为自己的女朋友,并最终变成自己的妻子。可能会有以下四种表白方式:男生对女生说,我是很棒的,保证你幸福,跟我吧(这是推销);男生对女生说,我有三处房子,跟我好,都是你的(这是促销);男生未对女生表白,但女生被男生的气质和风度所迷倒(这是营销);女生不认识男生,但她的所有朋友都对那个男生夸赞不已,使该女生产生非他不嫁的冲动(这是品牌)。

对于医院传播管理,以上四种方式其实都是医院传播和品牌建设的具体方法。在实践中,有的医院通过打广告来吸引患者,这类似于推销;有的医院搞慈善项目,或者在"爱眼日""爱耳日"这样的节点上组织义诊,这是促销;还有的医院虽不做广告,但还是经常通过新闻报道,宣传科技进步,宣传新技术或者是涌现出来的先进典型,让社会知晓这个医院水平好、服务好,这就是营销。通过上述三种方式,经过长期积累而形成的社会对医院的口碑、美誉和同行之间的认同,这就是品牌了。

那什么是医院品牌呢? 只要上网搜索一下,定义会有很多。总结起来,医院的品牌价值应包括:医院的从业者在没获得高薪承诺情况下,也愿意聚在她旗下,并以此为光荣;医院的服务对象,历尽万难也希望获得她的服务,并以此为满足;假设这个医院某天突然遭灭顶之灾,曾在这里工作过的人会自动聚集在一起,扛起医院大旗继续前进,并以此为使命。所谓医院品牌,就是由医院的内聚力、公信力和扩张力支撑起来的医院文化软实力。医院品牌传播需要制订适宜的传播策略,运用大数据理念对受众的媒体接触习惯、信息传播行为和传播效果进行分析,实现信息的精准推送,提升医院品牌的忠诚度。

成功的企业或著名的医院肯定都希望形成自己的品牌,而品牌的形成是一个漫长而且复杂的过程,这个过程中宣传和营销是其必要的手段。所以在医院品牌影销的整套计划里不会排斥任何一种方式,适时、适当、能满足需要,而且有能力去做的方法都可以尝试;最终的目标就是形成医院品牌及品牌凝聚的强大的软实力。

对于北京协和医院,社会上有"全国患者上协和"的说法;在成都,"生在华西是名气,死在华西是福气";在武汉,有这么一句顺口溜"只要还有一口气,赶快、赶快到同济";这种来自民间的说法,其实就是品牌力量的一种表达载体。

二、医生是否需要打造个人品牌

除了医院需要做传播和品牌建设外,医生需不需要品牌建设和宣传营销呢? 答案显然是肯定的。在医院工作的人都知道,医院里有那么一种医生,内部职工自己、亲人看病一定要找他,这就是传说中的"非著名牛人",也是真正的最好的医生。但是这种"非著名牛人"未见得就是医院中名气最大,头衔最多的医生。

为什么会出现这种状况,这就与医生的营销意识有关。一般情况,医生个人品牌和社会、患者、同行、同事四个维度有关;这里面同事这个维度的评价是最为真实可靠的,但同事这个范围太小,因此要形成医生的名气或者品牌还需要在其他维度的拓展,这就是医生的个人营销。

归纳起来,无论是医生、医院,还是我们整个医疗行业,传播营销和品牌建设离我们并不遥远,不能简单地把宣传营销看成是市场行为或者商业行为,在管理医院的时候也应该有宣传营销的意识和品牌建设的方法。

三、医院为什么必须做宣传

随着医药卫生体制改革的不断深入,医院进入一个不断提升自身服务水平,以立足于竞争激烈的医疗市场的全新时期。面对全新的市场格局,各级医院加强了对医院形象的塑造和宣传工作,形成了百花齐放、百舸争流的宣传态势。在我国目前的公立医院里,有专职宣传部门,或者有承担宣传思想教育职能的综合性办公室,但还没有纯粹的企划部、营销部这样的职能部门;而在外资或民营医院里,有的则有企划营销这类的职能部门。

什么是宣传呢?以学术的视角理性分析,宣传可以解释为"通过传播观念或通过实际行动影响人的思想和行为的一种精神交往的形态",它"是运用各种符号,传播一定的观念以影响和引导人们的态度、控制人们行动的一种社会性传播活动"。它的基本职能是传播一种观念,如理论、方针、政策、伦理道德、立场态度等。将这个定义引申到医院,来定义医院宣传:是指让医院需要传播的信息到达希望接受的人群,它是医院中人与人之间、组织与人之间、医院与社会之间信息的流动过程。

这样理解的医院宣传,已经是个广义概念,包括了传播、教化、营销、品牌建设和管理等内涵。如果我们把医院宣传和营销并列的话,无非营销更多的是对外的宣传,而医院宣传是对内的管理。

我们每个时候都在进行信息沟通,医患之间、医生之间、医护之间的交流。比如:我们给患者进行健康教育,外科医生手术之前和患者的沟通等,是宣传;科主任给全科传达医院会议精神,也是宣传。

新闻和宣传又有什么区别呢?陆定一提出,新闻就是新近发生的事实的报道;范长江认为,新闻就是广大群众欲知应知而未知的重要事实。和新闻相对应的还有传闻,就是大家常说的小道消息。它是通过非正规的新闻传播手段传播的各种消息。

把这几个概念梳理后,就会发现,宣传、新闻和传闻有交集,也有区别。把这几个概念移植到医院管理中来,是为了解释医院为什么必须做宣传。

首先,宣传是医院市场拓展的需要。1892年的秋后的夜里,你如果生活在成都,也许可以听到街道上传来打更匠的吆喝声:"咚——咚——,四圣祠福音堂诊所开业了,洋医生用洋药给大家免费治病,不要钱。"当时的成都人并不知道西医是什么东西,如果不宣传,一个洋人坐在那里,人家怎么知道你干什么呢?因此,请一个打更匠天天这样吆喝,慢慢地让人们了解福音堂诊所、了解西医。这个打更匠可以说是华西医院的第一个宣传者;现在有的医院通过各种宣传活动来告知社会医院的服务信息,就是为了一个目标,吸引患者、拓展市场。

第二,宣传是医院管理的需要。医院领导下达任务可以通过开会传达布置,这是传统的宣传管理手段;但现在医院员工成千上万,开大会极不现实,可以选择电视晨会这种宣传渠道和手段传达布置,更新的还有短信、微博、微信、微信企业号等新媒体。医院管理者们想表达什么,希望员工们做什么,通过这些新的宣传工具、传播途径都可以传达下去,这种内部信息的沟通是医院正常运行的基本保障。

第三,宣传是医院教育的需要。医院倡导或要求员工如何做,往往需要树立一个标杆,让大家学习或效仿。例如,国家通过中央电视台宣传的"最美乡村医生",其实就是国家倡导的我们医疗界学习的榜样。国家花精力去发现并把他们的精神提炼出来,通过国家宣传机器去宣传,就是希望我们医护人员像他们那样为人民群众、为患者去服务,这样的宣传起到的是教育示范的作用。所以抓典型、树标杆,就是宣教教育。

以上种种,无论宣传,还是营销,用比较流行的术语来定义,就是医院的传播战略,属于医院管理的范畴,不可或缺。而且,在当下社会环境中,医院的舆论环境并不十分美妙,关于医院的坏消息、负面新闻、社会差评在舆论场还有不小的市场。因此对于医院来讲,无论你的医院是多好的酒,都需要吆喝,而且越来越需要大声吆喝。

第二节 医院传播的组织与管理

医院传播的组织与管理,就是解决谁来传播、向谁传播、通过什么传播、传播什么内容的问题。医院传播组织与管理的核心内容为:明受众、搭队伍、建渠道、立机制。

一、医院传播的受众

医院传播的第一要义,是要明宣传受众,明确宣传的受众是谁,他们的需求和可接受的话语体系是什么。受众在哪里,宣传报道的触角就要伸向哪。宣传的受众,决定宣传的目的、渠道和手段。所以医院宣传的组织与管理的首要任务,就是搞清楚医院宣传的受众分别是哪些群体。

医院宣传的受众,可以分为社会公众、本院职工、患者三大类。

社会公众,泛指潜在患者、一般公众、同行、媒体从业人员、行政管理机构工作人员等,是医院宣传最大的一个受众群体。医院要通过自己建设管理的对外交流平台以及和公共媒体的合作,提升医院在公众中的美誉度,扩大影响力。这个群体还可以细分为对医院、医疗行业有所了解和完全陌生的两个群体。比如同一条医疗新技术的宣传新闻稿,投放给同行看的,要求严谨细致,让数据和影像资料来说话;投放给没有医学基础知识的一般公众看的,要求通俗易懂,在故事中呈现传达的主题。

对于本院职工这个群体,医院要积极促进院内信息流通,提高职工群体的凝聚力。特别是大型综合性的医院,职工群体达到几千上万的规模,信息不畅、沟通不良,是建设高效团队的最大障碍。一个团队实现高效率和充满生机,赖于下情能为上知,上意能迅速准确地下达;部门、科室之间互通信息,互知甘苦。所以做好院内群体的宣传,是大型综合性医院良性发展的需要。

针对已经来院就诊、住院的患者,要通过各种渠道增进他们对医院方方面面的了解,提升就医的体验和对医院的黏合度。要让他们在短时间内熟悉医院的环境、流程、工作规则,提高患者就诊的效率,提升患者的满意度;提高医院的工作效率,减少重复和无效的环节。

二、医院传播的渠道

医院传播工作通常有媒体大众传播和人际小众传播两种方式,相对于人际传播而言,大众传播具有广泛性、及时性、高效性和较强的渗透性等优势,是医院宣传工作开展的主要方式。大众传播媒介包括有电视、广播、报纸、官方网站,以及新兴的微网站、新媒体。无论是哪种传播媒介,首先都需要利用医院自身的资源,将各种有价值的新闻素材及时地发掘出来,针对各种传播媒介的不同需求"对症下药",然后将编辑后的新闻及时地传播出去。最常见的有传播价值的新闻素材有以下三类:一是临床科室最新的治疗方法、抓人眼球的成功治疗案例,以及先进的治疗技术等;二是医院的知名专家教授,对于民众而言,"名医"是一块巨大的磁石,而对于医院来说,"名医"则是一杆旗帜;三是与民众生活息息相关的科普知识,卫生科普知识的宣传在为民众预防疾病、呵护健康提供一切切实可行途径的同时也扩大了相关专家教授的知名度。

医院宣传的渠道分为:医院的全媒体传播平台、社会大众媒体、医学专业媒体三大类。

1. 医院的全媒体传播平台 是指医院内部建设和管理的信息传播平台,包括由医院宣传部门负责内容组织和平台管理的医院网站、院报、电视台、院科宣传栏、宣传手册、医院官方微博、医院微信服务号、企业号等,广义的还包括各类会议(干部会、院务会、院情通报会……)、短信平台、OA系统、媒咨系统、电视点播系统等渗透到各个职能部门的富有信息传播功能的渠道。这里我们特指一般由医院宣传部门负责的传播渠道。通过内容、渠道和平台的跨媒体整合,医院可以打造出一个无时无刻、无处不在的全媒体传播平台,在这个平台上,社会公众、本院职工、来院患者,都能畅通、便捷地接收到他们需要的各种信息。

2. 社会大众媒体　除了自身建设的信息传播平台,医院必须重视与社会大众媒体的合作。大众传播的特征主要是:传播是针对较大数量的、异质的和匿名的受众;信息是公开传播的,传播是以同时到达大多数受众为目的。社会大众媒体通过大批复制并迅速地传播信息,从而影响庞杂的受众,对社会有着潜移默化的作用,它改变着人们的工作方式和生活方式,改变着传统观念。在现代信息社会中,大众传媒在塑造公众价值观念、强化公众意识、反映和引导社会舆论等诸多方面发挥着巨大的作用,媒体的社会传播通过影响一个机构的形象、知名度、美誉度而影响着机构的经营和发展。在多元化的信息传播渠道中,大众传播媒介无疑具有巨大优势:及时、准确、覆盖面宽、影响范围广等,特别是多年来在公众心目中树立起来的权威性和影响力,是其他传播渠道无法比拟的。医院要擅于通过有权威性和公信力媒体的报道去影响公众、引导舆论。

因此,医院管理者必须重视和科学应对媒介,掌握较好的媒体应对策略。要明白,一个医院品牌的兴衰与新闻媒体的推波助澜有很大的关系,就像水和舟,既能载舟,亦能覆舟。医院应该积极主动地扮演信源的角色,及时、准确、适度地向媒介发出自己的声音。

3. 医学、医疗管理类专业媒体　医疗行业因专业性强的特点,以及员工持续学习、加强交流的需要,一直以来都有医学类专业媒体的存在。一项调查显示,85% 的美国科学家不选择与大众媒体合作,原因是大众媒体不能准确理解或传达最新科学思想。而医学专业媒体的编辑及记者可以较为精准地传播医院、医学院和医生在专业水准方面的信息。随着新媒体手段的应运而生,有越来越多的医学、医疗管理类的专业新媒体,通过这些平台的传播,可以扩大医院、学科、医生和管理者个人在业界的影响力和美誉度。

医学、医疗管理类专业媒体的受众都是医院相关从业人员,这些媒体的编辑、记者也通常具有医学专业知识及临床或基础研究背景,因此在报道的依据、陈述、可读性、客观性、用词等方面,都有着与一般大众媒体截然不同的话语体系。

医学、医疗管理类专业媒体,是行业内大家相互学习、借鉴,提升行业内医院、学科、个人影响力的有力平台。包括:行政管理部门与基层医生之间的桥梁(管理部门颁布的专业法规、继续教育课程……),比如好医生网站;获取医学专业学术信息的渠道,比如《中国医学论坛报》;学术观点沟通的平台,比如丁香园网站;还有医疗资源整合类媒体,包括医学界、健康界。

三、医院宣传队伍的建设与管理

自媒体时代,每个人都是宣传员。医院需要充分运用微博、微信等新技术平台,使每一名医护人员和患者都能成为医院的“宣传员”。医院的官方微博、科室的官方微博、医院工作人员的个人微博,可以形成良好的微博矩阵,快速地形成合力,进行有效传播,这个时候写微博的每一个工作人员,都是宣传员。

医院宣传队伍是医院管理的重要组成部分,是促进医院文化发展和精神文明建设的重要手段。从组织的层面来讲,一个医院的宣传队伍,核心当然是宣传部门的工作人员。但是对于有着近万名员工、几十个基层单位的大型医院来讲,仅靠宣传部门的工作人员来实施整个医院的内外宣传,无论是宣传的及时性、宣传触角的延伸性都是远远不够的。新闻的时效性关系到新闻是否有效,而新闻素材的采集与编辑则是影响新闻时效性的关键因素,仅依靠宣传部门的力量来完成整个医院各个临床科室新闻素材的采集与编辑是全无可能的,这从根本上限制了新闻流通的速度。所以,宣传部门除了建设好本部门的工作团队外,还要建设好医院的信息管理员队伍、通信员队伍,并用好媒体口子记者这支有力的外部团队,四支队伍协同作战,才能赢得医院宣传的良好局面。

为了解决院内新闻来源不够充分而宣传部门人力有限,不可能事事亲力亲为的矛盾,国内多数大型医院都建立起了相对固定的兼职通信员队伍,兼职通信员队伍以各临床科室、医技、科研及管理部门的广大党员为主体,宣传部门负责对兼职通信员进行系统培训,培训内容包括新闻信息的发现、采集、撰写等,宣传部门对通信员上报的可以宣传的信息进行整理、编辑,在医院的各种宣传平台和院外媒体上发布,从而实现新闻的快速流通。例如,华西医院在 2010 年 3 月便成功组建了兼职通信员队伍,是国内最早建立通信员队伍的医院之一,在这支队伍成立当年,新闻报道数量就达到 1 194 条次,较 2009 年的 700 余条次增长了70%;2012年达2 197条,居于国内医院网站新闻数量第一,经过几年的实践,这支队伍提供了医院新闻最及时、最广泛,所有宣传渠道的第一手资讯。

当今,新媒体平台的发展日趋成熟,其形式多样、需求多变的特点对通信员队伍建设提出了新求。为适应公众医疗服务需求的不断提升和网站、微博、微信等新媒体的快速发展,进一步加强医院科室对内交流和对外宣传工作,切实保障医院网络信息安全,维护医院正常的学习、医疗秩序,建立良好的医患关系,提升医院在公众中的影响力和美誉度,华西医院于2013年11月成立了医院信息管理员队伍。信息管理员由医院各科室、部处自行确定人选并报宣传部门备案,原则上一年内不作变动,因工作任务分配、工作调动等原因造成的人员变动,各科室、部处应及时确定新人选并报宣传部门备案。信息管理员在开展工作时,由宣传部门和各科室、部处共同负责管理和指导。信息管理员具备较强的综合素质和相关基本技能,是科室骨干层人员,可以列席科室管理小组会,对科室管理、医疗、教学、科研情况比较熟悉。信息管理员同时负责组织科室新闻通信员对科室新技术、新模式、新做法等进行宣传报道。信息管理员负责组织对医院医疗、信息管理系统提出需求及问题反馈;负责组织对医院门户网站科室相应板块及科室门诊专家信息的维护;负责主持科室二级网站、科室微博、微信等对外宣传媒体的建设和运营,并承担其他与科室信息管理与传播相关的管理工作。信息管理队伍主要由宣传部门负责组织集中学习和培训。这支队伍是新媒体的管理者,是部门、科室宣传的牵头人、负责人、考核指标的落实者。对于新闻通信员和信息管理员这两支院内队伍,宣传部的职责是选对人,让科室管理小组组建有兴趣和战斗力的团队;培训人,通过培训和实时指导,教方法、在实践中成长;激励人,建立考核、奖励机制,让科室对宣传工作由被动变主动。

第四支队伍比较特殊,就是院外的媒体记者队伍。这支队伍能够成为医院重要的宣传力量的基础,是基于双赢的合作目的和模式。合作的目的是:他们得新闻,我们得传播。合作的模式是:医院宣传部门给他们提供线索、素材和专家资源,由他们来写稿、来传播,一方面在媒体平台上传播,一方面也可以修改后在院内的媒体平台上传播。要能达到这样的合作,从宣传部门的角度来讲,要做到两点,一是对媒体运作有正确的认识,媒体"炒作"是主要手段之一,这是不以医院意志为转移的变化,在一定的原则下医院宣传部门应该宽容、理解并支持,抓住时机,适时地策划既有利于医院形象又有利于媒体工作的宣传;二是对媒体性质、记者所长有正确的认识,知道哪种事儿哪类媒体感兴趣,哪个记者擅长写哪类稿子、跟哪个专家哪个科室熟,由此才能充分发挥这支队伍的特殊作用。

以华西医院为例,为加强医院的重要新闻在各级媒体的宣传报道,加强医院与社会媒体之间的联系,通过对外宣传弘扬华西精神、鼓舞职工干劲,塑造医院及医务人员的良好形象和声誉,宣传部门固定专人与新闻媒体记者通过电话、微信、QQ保持沟通和联系;为规范医院对外宣传的服务和管理,各新闻媒体的工作人员来院采访或拍摄,需持有效证件及单位介绍信到宣传部门开具采访介绍信,在为媒体服务的宗旨下,宣传部门认真审阅新闻媒体工作人员的有效证件及单位介绍信,了解他们的工作意图和工作的范围,开具医院内部采访介绍信,新闻采访的接待一般坚持有理、有利、有节的原则,不可生硬、推诿、躲避或说无原则的话。对于医学科普知识、新技术等有利于医院形象的宣传采访,只要不影响科室正常工作,经科室和被采访人同意,可以接受采访;对于抢救工作、重大突破性技术、特殊病例和一些社会事件,需要医生或医院作出介绍、评价、判断的采访,必须经宣传部门的同意,给记者填写"医院采访介绍信"后,科室和个人方可接受采访;重大抢救、灾难事故以及涉及刑事犯罪的事件的采访,原则上由宣传部门和相关部门、科室共同接待采访。

四、医院宣传的工作机制

宣传的工作机制,就是建立一整套从信息采集、分类加工到分渠道推送的流程,让参与这个流程的每个人知道自己在这个流程中处于什么样的位置、应该做什么。

全院的新闻通信员把稿件及时发送到宣传部门的指定邮箱,由宣传部门指定专人进行筛选、审核、修订,完成信息采集的第一步。宣传部门按照各宣传渠道平台的不同受众需求,对信息进行分类加工,分渠道推送,这个环节尤其需要注意的是,宣传工作不是炒大锅菜,信息采集完了就一模一样地推送到所有的宣传平台上,而是根据各个平台的不同受众,同样的食材经过不同的加工方式,端出有特色的小炒分别推送,这样才能获得有效的传播效果。有些医院的网站、微博、微信订阅号上的内容是一样的,不论是主题、内容还是风格,没有任何区别,这样的传播可谓是吃力不讨好。

在信息采集的过程中,宣传部门还要善于发现大众媒体和医学类专业媒体感兴趣的线索和素材,通过协助采访、组稿报送等方式,推送到院外媒体平台,获得更好的传播效果。

五、医院宣传的培训考核机制

考核机制是工作机制能有效运作的前提和基础,就是要让工作环节中的每一个人知道自己的职责和任务是什么,完成不了会有什么样的后果。很多医院也有科室兼职新闻通信员队伍,但是宣传部门的工作人员还是疲于奔命地在写全院的新闻稿,为什么?归根结底就是没有建立落实到位的考核机制,工作环节中某些链条上的人不知道自己具体的职责和任务是什么,或者事实上完成不了也不会有任何影响,那建立的工作机制就等同虚设了。

医院可以把宣传工作的指标纳入了基层党建的考核体系、临床医技科室年度综合考核体系。这意味着,宣传工作要影响整个临床医技科室的年度考评和年终绩效、每个党支部书记的年度考核和绩效。在宣传工作从党委分管领导到宣传部门、到党支部书记、到支部宣传委员、再到信息管理员和新闻通信员的分级责任链条上,党支部书记是承上启下的重要一环,是党委部署、宣传部门推进执行的重要抓手。当基层党建的考核、科室的年度综合考核里明确了宣传工作的考核指标,明确了这些指标的责任人是党支部书记,他就会担起这个责任,把遴选合适的、能胜任工作的信息管理员、新闻通信员选出来,给予要求、支持和协助,齐心协力完成宣传部门制订的考核要求。这样,宣传部门建立的工作机制自然能得到有效的实施和落实。

宣传部门负责对信息管理员工作进行考核。信息管理员岗位由科室党支部书记负领导责任,其工作绩效作为支部书记考核的指标之一。依据科室新闻稿件采用的数量和质量情况,对信息管理员承担的组织宣传报道工作进行考核。依据科室二级网站、微博、微信建设运营情况和医院门户网站科室相应版块及科室门诊专家信息维护的及时、准确程度,对信息管理员承担的科室信息化相应职责进行考核。依据完成全院信息化建设相关工作任务情况,对信息管理员承担的组织对医院医疗、信息管理系统提出需求及问题反馈等职责进行考核。

宣传部门在年终根据考核统计数据,新闻通信员岗位由科室党支部书记负领导责任,其工作绩效作为支部书记考核的指标之一。依据科室新闻稿件采用的数量和质量情况,对新闻通信员承担的组织宣传报道工作进行考核打分。同时,年终根据考核统计数据,向医院申请专项经费,向所有撰写新闻稿件的通信员发放稿费,对业绩突出者进行奖励,同时建议科室配套奖励措施。根据新闻通信员年度考核结果,对工作任务完成不好的,由宣传部门会同相关科室,予以调整。

在工作机制落实的过程中,培训机制的建立也非常重要。作为临床医技科室、职能部门的新闻通信员、信息管理员,都是兼职的,宣传部门除了制订考核指标,告诉大家他们的职责和任务以外,还要教他们如何完成这些职责和任务,这就是培训。既有理念、概念的培训,也要有操作性的培训;既有年度、季度的培训,更要有实时的指导培训。通过培训,切实提高信息管理员、新闻通信员这两支队伍的战斗力和工作实效。

第三节　医院传统媒体的建设与管理

一、医院传统媒体的范畴

传统媒体是相对于近几年兴起的新媒体而言的,传统的大众传播方式。医院的传统媒体包含医院的官方网站、医院院报、医院内部电视台、院区宣传栏、宣传手册等,由医院宣传部门定期向社会公众发布信息或提供教育平台的媒体。

二、官方网站的建设与管理

在医院品牌建设中,医院官方网站是患者了解医院的窗口,在展现医疗技术、患者服务、科研实力和文化等方面发挥了重要作用。目前,医院网站的窗口作用在互联网时代逐步走向了一个技术、服务和文化在新媒体平台集合传播的模式。

医院官方网站主要为患者提供门诊、专家、科室、就医等服务内容,为院内职工提供新闻、通知等日常信息,其渠道主要以官方单方面发布为主。网站还可以提供患者在线挂号、预约记录查询、投诉建议、满意度调查等多项便民服务,真正体现了以患者为中心的社会医学模式特点。

1. 确立以患者为中心的网站建设指导思想　医院是治病救人之所,只有将医院网站建设落实在为病患提供优质医疗服务上,才能满足患者对优质医疗服务的需求,提高患者满意度。

2. 成为体现医院文化的重要载体　医院网站建设应作为医院文化建设的一个重要组成部分,不仅应包含医疗、教学、科研、特色专科技术等医疗实力,体现医院核心竞争力;更应包含医院的文化建设、人文关怀、医院精神等方面。

3. 建立以宣传部门为主,下设各部门、科室的网站信息管理员的扁平化管理模式　医院官方网站由宣传部门总体负责管理,包括网站建设、规划、总体设计、网站信息发布组织与内容审核,以及保密安全管理等。信息部门负责网站软硬件系统建设维护、网站程序的开发、运行维护及安全使用管理等。

4. 门户网站各栏目(网页)信息管理实行责任部门负责制　医院各部门(临床、医技、科研、管理)须指定一名网站信息管理员,具体负责科室栏目信息的搜集、整理,以及信息的安全性和有效性。信息上网发布实行专人管理,由宣传部门授权的网站信息管理员负责对网站信息进行更新。所有职能部门、临床、医技、科研部门责任栏目需更新内容,由其部门、科室网站信息管理员编辑整理完毕,部门、科室负责人审核同意后,由宣传部门授权栏目管理员在院网站上发布。

5. 二级网站的申请和管理　医院官方网站通常下设二级网站,由院内各临床、医技科(室)、部(处)等单位自行运营、管理。宣传部门负责二级网站的整体规划、安全规范以及申请、审核、停用、日常管理等工作;信息部门负责网络软硬件资源的建设和维护。为保证信息发布的及时、准确、真实、可靠,申请开通二级网站的单位还需加强对信息资源和二级网站管理员的管理,做好信息的收集、归类、整理,并对需要发布的信息进行安全性、保密性把关。申请单位主要负责人为本单位二级网站信息发布的责任人,对本单位提交信息内容的准确性和合法性负责。

三、医院院报的建设与管理

当前,全国有数百家医院拥有自己的院报,加入全国医院报刊协会的就有近 300 家。院报作为医院传统主导媒体是宣传医院文化的重要方式,能够表达医院自己的文化内涵和精神面貌,表现医院发展的方向和追求,在对外加强信息传递、树立医院形象,对内增强医院凝聚力、培育医院文化等方面发挥了重要作用。

宣传部门负责所有院报内容的发布和管理,并承担报纸的编辑、排版等工作,健全完善选题送审制度、编辑人员工作职责,加强内部管理,保证院报的按时出版。院报的稿件来源主要有三类:一是医院网站;二是社会媒体重要报道;三是职工和学生投稿。作为承载着医疗技术和人文关怀双重功能,院报已经成为连接医院与职工、医院与患者的重要平台,成为医院管理、文化建设的重要组成部分。

四、宣传栏的建设与管理

医院的宣传栏主要包括设置在院区的宣传栏、信息栏等张贴、展示类渠道,是体现医院文化特色、加强对内宣传和对外传播的最直接的途径,也是患者了解医院、社会了解医院最直接的途径。

宣传栏内容一般由宣传部门围绕时政要闻、卫生方针政策、医院中心工作和职工思想政治教育等内容设计制作,是营造医院良好宣传、学习氛围,为在院区活动人群,包括职工、患者、家属等提供等待的碎片时间的获取信息的一种渠道。

要做好宣传栏的建设必须要做好宣传栏的统一规范设计和管理,按照医院整体规划,总体布局设计、统一风格。部门及科室内部宣传栏的增加均需向宣传部门提出申请,由宣传部门根据医院宣传栏的总体风格统一安排。

以华西医院为例,科室、部门需制作主题(专题)类宣传专栏,例如院务公开、思想教育,先进典型、消防控烟、党风廉政等,提前一周将主题内容、张贴时间、撤除时间报宣传部,由宣传部统一制作、张贴和撤除;宣传海报、公告、公示、感谢信等信息的发布,院内各单位在注明张贴期限的前提下在信息栏发布。宣传部门工作人员每日会根据张贴期限对信息栏进行清理,没有注明张贴期限的只保留三天,医院层面公示公告类信息没有注明撤除时间的,保留半月。

五、电视台的建设与管理

(一) 医院开设电视台的必要性

电视对于传统宣传平台报纸、电台、宣传栏等来说,算是新媒体平台,对于互联网、微博、微信等平台来说,又是属于传统的媒体平台。相对于报纸、互联网来说,电视台的设备投入成本非常高,相对于微博、微信这些掌上新媒体平台来说,电视台的人力成本、设备成本就更是翻了数倍,而且摄像设备更新换代快、电视网络需要时常维护,这都是需要持续的投入。所以是否需要开设电视台,首先需要医院决策层进行投入产出的核算。

但是,值得注意的是,如果仅仅是多院区的会议需要,安装电视电话会议系统更加快捷便宜;如果仅仅是内部影视资料的留存,高端的照相机已经完全可以兼顾摄像的需求;如果仅仅是医院内部的信息发布、新闻推送等功能,那么企业号从覆盖率、关注度、影响力来说更加适合。

(二) 医院电视台的管理运行

1. 电视新闻信息发布层级

(1) 院级发布:由医院级领导主讲或接受采访,内容为涉及全院的中心工作、重大事件、分管工作的相关情况,原则上每个院领导每学期不少于一次,需要增加次数的可根据实际需求安排,内容和时间由医院办公室确定,并提前通知组织拍摄编辑。

(2) 职能部门级发布:由医院职能部门发布或接受采访,内容为涉及医院各口、各部门重要工作、重要政策、重要事件的相关情况,原则上每个部门每学期不得少于一次,需要增加次数的可根据实际需求安排,内容和时间由部门向宣传部申报或由主管院领导安排,部门提前通知组织拍摄编辑。

(3) 科室级发布:由全院各科室发布或接受采访,内容为各科室、各单位的各类新闻、好人好事、突出成绩、先进经验等,由各科室支部书记或科室负责人督促、提示通信员及时向宣传部发布新闻,宣传部根据相关线索进行采访报道,每周及时发布。

2. 电视栏目设置

(1) 新闻类:新闻类节目一般有以下三种形式,包括舆情通报(文字形式),院内短新闻(图片 + 文字形式),院内视频新闻(视频拍摄形式)。

(2) 专题类:专题类节目以报道先进人物、先进集体为主,包括医院、科室先进经验和管理模式推广。

(3) 服务类:服务类节目主要指各类通知、信息通报等。

3. 电视节目信息来源

(1) 新闻类:新闻类栏目主要来源于各科室通信员新闻报道,以及主管部门拍摄要求。

(2) 专题类:专题类栏目主要来源于各通信员报道,媒体报道,以及相关职能部门推荐。

(3) 服务类:临床专业信息服务类主要来源于人力资源部收集和反馈,临床工作创意服务类主要来源于各科室通信员报道,职能部门管理信息服务类主要来源于各职能部门要求。

4. 利用院内电视网组织电视会议,加强院级层面重大信息通报与沟通　电视节目有声音、有画面、信息承载量大,直观感受强,观众印象深刻,因此一些内容比较多、信息复杂的重大信息通报,利用电视这个载体是非常好的选择,比如以下三类内容:

(1) 每位院领导每学期不少于一次电视重大信息通报。内容包括:做的什么工作,怎样进行组织、发动,工作成果通报,存在的问题,通过相关数据对好的科室和经验进行表彰,对于差的科室进行鞭策。

(2) 医院其他重大事件通报。

(3) 职能部门重大事件通报。内容包括:各职能部门涉及的,与全院各科室医、教、研、管理各项工作密切相关,与各教职员工密切相关的重大事件、重大信息。

以上三类重大事件通报,都可以办公室负责收集各院领导信息,或者由各职能部门定期向办公室汇报,通知宣传部门,宣传部门负责相关采访报道工作。

第四节 医院新媒体的建设与管理

一、新媒体概论

到底什么是新媒体?目前新媒体的定义林林总总,五花八门,笼统来说,就是相对于传统媒体而言,是报刊、广播、电视等传统媒体以后发展起来的新的媒体形态,是利用数字技术,网络技术,移动技术,通过互联网,无线通信网,有线网络等渠道以及电脑、手机、数字电视机等终端,向用户提供信息和娱乐的传播形态和媒体形态。

随着科技的飞速发展,新媒体越来越受到人们的关注,成为人们议论的热门话题。新媒体在业界的繁荣也蔓延到了医疗界,它的交互性与即时性,海量性与共享性,多媒体与超文本,个性化与社群化的特点,受到了广大医院、医务人员和患者朋友的欢迎。

然而弱水三千,只需取一瓢饮之,而且是最对症的那一瓢。在众多新媒体媒介中,微博和微信公众号以它的低经营成本、低人力投入、高传播率、高回报率应该作为医院新媒体媒介当中的首选。

1. 微博并没有势微 曾几何时,微博作为一种分享和交流平台,因其更注重时效性和随意性,更能表达出每时每刻的思想和最新动态而广受欢迎,用户趋之若鹜。而近几年来,随着各种新传播媒介的崛起尤其是微信的风靡,微博似乎有势微的倾向。但是,微博并未被微信取代,而是以其泛传播、强曝光、浅社交、弱关系的特征,与微信互为补充。

微博仍然应该作为医院的首选新闻发声平台,原因有四:①微博的活跃用户庞大,以新浪微博为例,2017年3月的月活跃用户数(MAU)较上年同期增长30%,至3.40亿。2017年3月的日均活跃用户数(DAU)较上年同期增长28%,至1.54亿。进入2016年后,随着视频、直播等新产品的推出,新浪微博在一线城市、二线城市、三线城市增长势头不减,一线城市涨幅接近50%,二线城市已经领跑。国际知名投行摩根士丹利之前预计,从2015年到2018年,微博月活跃用户数的年均增长率为19%,2018年微博月活跃用户将达到4亿;②微博的裂变传播规律,微博最大的特点就是:因其裂变传播,发布信息快速,信息传播的速度快。例如你有20万粉丝,你发布的信息会在瞬间传播给20万人,而这其中如果哪怕只有500人转发,每一个转发的人只有500个粉丝,也能瞬间传播给下一个层级的25万人,以此类推,层层速递。这就是为什么每一个热点事件,类例于一些大的突发事件或引起全球关注的大事,总是在微博率先引爆,其实时性、现场感以及快捷性甚至超过所有媒体;③微博的草根性兼容强大,只需要140个字的内容提交,在任何时间、任何地点都可以即时发布信息,无缝连接各种网络平台,使其信息发布非常容易被掌握,其传播速度远远超过传统纸媒及网站;④微博矩阵的互动力影响,在微博这个平台上,多种类型的用户集结,包括政府、媒体或媒体人、企业、以及个人,16万个政务微博账号平均每天发布20.5万条信息,数据量相当庞大。这些微博中,原创微博占比达到38%,转发微博占比62%,转发占比高,说明政务微博矩阵的互动性比较好。政务微博所发内容的每日阅读量可以达到7亿次。医疗卫生机构微博属于政务微博类型,大约有1.5万个,其中卫计委微博有2 064个,公立医院微博有1 407个,2016年全年发布微博69万条,全年总阅读量达到了18亿。

因此,医院应该把微博作为主要的对外信息发布平台进行经营,提升微博内容与质量,增大粉丝数量,增强粉丝的黏性,才能更加牢固占领医院对外信息发布、对外传播的主动权与话语权。

2. 微信订阅号和服务号的选择 微信公众平台上线于2012年8月底,在2013年8月的时候分成订阅号和服务号。

订阅号和服务号的区别主要在以下三点:首先是推送频率上,服务号每月能推送4条消息,订阅号每天可推送一条消息。第二个差别在于提供的功能上,服务号开放出了更多高级功能,而订阅号开放的功能相对有限。第三个差别体现在消息接收上，服务号是直接推送客户微信页面，点开即看，订阅号是所有的订阅号集成在手机微信的订阅栏目里，必须要找到订阅的订阅号栏目，看到内容。

经营者对公众平台的定位和用途的不同是决定两种号区别的本质，服务号提供功能服务，订阅号传播咨询。所以我们认为，对于医院来说，服务号更加适用，可以兼顾功能服务与对外传播。①首先服务号功能强大，现在许多医院服务号都推出了办理就诊卡、预约挂号、缴费、问卷调查、在线问诊等功能，而这些功能，订阅号是不具备的；②从推送频次来看，虽然服务号1个月只能推4条，订阅号是每天1条。但是任何事物都有两面性，订阅号每一天推送一次消息，在一级页面会影响顾客的生活，容易造成读者取消关注。而服务号一个月只推送4次消息，它每次推送的消息都是干货，非常重要，放在微信对话框基本不会被用户遗漏。同时因为它是提供功能服务的，往往是用户主动去找到它、使用它，更容易吸引粉丝关注；③从内容品质来看，现在传统媒体、新媒体平台越来越多，网站、报纸、电视台、微博、微信等，各大医院的宣传工作者都超负荷运转，如果官方公众号降低到每周推送一次图文信息（不限于一条），更容易做到精益求精，条条都是精品，把粉丝培养成忠实客户。

3. 院内宣教最好的新媒体平台——微信企业号　微信企业号是2014年底微信继订阅号、服务号之后，为企业客户提供的移动服务，微有别于公众号开放式的信息推送功能，微信企业号旨在帮助企业、政府机关、学校、医院等事业单位和非政府组织建立与员工、上下游合作伙伴及内部信息系统间的连接，并有效简化管理流程、提高信息的沟通和协同效率、提升对一线员工的服务及管理能力、加强企业文化建设。

和微信订阅号、服务号相比，企业号的特点决定了其更适用于医院的内部宣教平台。

（1）关注更安全：只有企业通信录的成员才能关注企业号，这个通信录的成员可由医院的人力资源部提供。这样许多医院内部信息交流更加安全。

（2）消息推送及时准确：传统的网站、报纸式微，医务人员的工作繁忙，许多内部信息无法第一时间传达到个人，企业号完美地解决了这个问题。每一条信息都可以直接推送到企业号员工的手机上，如果工作需要，还可以建立分层级，定向推送信息。

（3）信息无限制：和手机短信的数字限制不一样，企业号的每一条信息推送是可以是图文式的，也可以是视频推送，而且条数没有限制。

（4）强大的应用功能：企业号可以自主开发强大的应用功能，实现诸如会议室预订、汽车预订、胸卡查询、线上报账等办公移动化功能。而对于院内宣教来说，除了通过各类新闻、深入报道、相关信息的推送营造院内文化氛围，还可以开发诸如员工问卷调查、职工思想教育培训、线上奖励的相应应用模块。

现代医院对协同办公便捷性的需求非常高，因为工作场景的特殊性，很多情况下，医护人员无法随时使用电脑登录协同获取信息或提交需求，而且大多数协同办公系统的登录仅限于内部IP地址，脱离医院网络环境后，无法登录使用；其次，大中型医院的员工人数较多，及时获取信息显得尤为重要，传统的社交群很难精准传递信息；最后，现代医院需要积极打造适宜于现实土壤的医院文化，引领员工达成共识，围绕中心开展工作。以上几方面的需求，微信企业号都可以满足。

二、医院新媒体的建设

1. 官方微信公众号、官方微博的队伍建设　无论是微信公众号还是微博，都是医院新媒体平台的重要宣传阵地，不仅做健康知识的科普，就诊信息的推广以及医院文化的宣传，还可以提供预约挂号、缴费、查询等医疗实用功能的服务。因此负责微信、微博运营、建设、管理的账号管理员，就显得尤为重要。

目前看来，大多数医院自己有官方的微信公众号、官方微博账号，很多科室及部门也申请了科室层面的微信公众号和微博账号，无论是医院官方的，还是科室的微信公众号、微博账号，都需要设置总负责人、账号管理员及多个子账号负责人、子账号管理员。

（1）人员设置：医院的官方公众号和官方微博的总负责人由主管宣传工作的相关部门长负责，具体的账号管理员由宣传部相关员工担任。主要负责整个微信公众号的运营、建设、审核等管理工作，并对各微信、微博的子账号管理员进行管理。科室的微信公众号和微博账号的总负责人，建议由科室支部书记或宣传委员担任,具体的微信、微博子账号管理员由信息管理员、通信员担任,从子账号的安全性考虑,切忌让岗位流动比较大的人员担任。

对于微信公众号来说,有的医院不仅有订阅号,还有服务号,除了基本的图文信息推送,还需要提供大量应用服务。在这两种情况下,医院层面除了设置负责宣传的子账号管理员之外,还需要设置负责信息技术维护的子账号管理员,一般应由医院信息中心或者信息科指派固定员工担任。

(2) 素质要求:医院官方微信公众号、官方微博的总负责人或者具体管理员,由于都是由专职宣传人员担任,具备基本新闻宣传相关素养,在这里不再赘述。科室微信公众号、微博的账号管理员,可分设几人,可由一人兼任,需要满足以下基本要求:热爱新媒体工作,对新媒体传播方式及效果有基础了解;有一定的文字功底;熟悉医院/科室情况;有政治意识和敏感性。

(3) 具体职责:负责宣传信息推送的医院官方或者是科室的微信公众号、微博账号管理员,主要负责采访、撰写、图文编辑和信息推送,需要经常与粉丝互动,同时对微信、微博平台进行日常的管理及运营。而负责技术维护的微信账号管理员,要做好网络与信息的安全防护工作,还保持服务功能如预约挂号、缴费等功能的正常运转,同时定期收集、整理微信运营相关数据,增进应用服务。

2. 微信企业号的队伍建设

(1) 构建院级管理团队:医院在确定开通微信企业号后,为保证工作推进及时,院级层面应该成立企业号工作小组,分管院领导任组长,相关职能部门负责人自动纳入工作小组,一般包括有:党委办公室、院长办公室、宣传部、信息中心、人力资源部、设备物资部等。

党委办公室和院长办公室是窗口单位,可作为工作组办公室的挂靠部门,定期组织工作组成员召开推进会;宣传部负责各类新闻、通知类板块的信息推送、管理;信息中心根据各职能部门工作需要,或者临床业务需求,负责企业号各板块的构建,以及与医院各类数据系统的对接;人力资源部负责院内职工基本信息的搜集和整理,以及职工信息数据的批量导入;设备物资部等后勤部门负责相应业务板块的构建和日常管理。

企业号的名称可以个性化设置,例如四川大学华西医院微信企业号名称为:华西微家,有助于体现氛围增强凝聚力。

(2) 构建分级管理团队:以科室为基础的分级管理团队的构建,是企业号能够良好有序运行的基本条件。现代医院的信息化工作繁重复杂,仅仅依靠信息中心的力量是无以为继的,各科室都应该确定一个负责信息化工作的岗位,构建成分级团队来支撑医院信息化工作的推进,例如华西医院早在 2008 年就在各科室设立了兼职信息管理员岗位,由各科室医护人员或行政人员兼任,配备专门的工作手机,负责各科室官方新媒体平台、HIS 系统等的管理维护和故障反馈,根据各科室具体情况提出信息化需求到相关职能部门,进一步提升科室信息化水平。

在构建微信企业号分级管理团队方面,兼职信息管理员顺理成章地承担起这个职责,他们的第一项任务就是在职工基本信息录入完成后,通知、指导科室员工扫描二维码关注企业号,并进行企业号科室版块内容的日常信息沟通、日常管理维护。

3. 微博的内容组织　关于院、科两级官方微博发布的内容范围,有以下五个方面:相关新闻推送,包括院、科两级学术会议消息、服务新举措、医疗新技术、医务人员正能量等;医学科普知识;院、科两级形象宣传、文化建设、公益活动、文体活动、各种赛事等;经管理员提出,院、科两级相关负责人批准发布的信息;结合工作需要,认定需发布或转发的其他信息。

除此之外,院级官方微博还具有更重要的功能,面对突发舆情事件时及时发声,将负面影响降至最低。

基于微博平台,即使是相同的健康科普知识,医院可以与时俱进的选择用最新的形式来表达,例如微博直播、短视频等,有着意想不到的效果。例如在医院官方新媒体平台已经趋于成熟、具备较高影响力的基础之上,华西医院宣传部新媒体团队积极思考如何打造更为立体、更符合传播规律的科普阵地,让高水平的健康科普覆盖到更多的人民群众,为实现健康中国的美好愿景贡献华西力量。新媒体团队将视线瞄准到时下最有活力的网络直播,经过前三期直播的尝试与探索,逐渐找到了最符合医院实际的工作模式——与华西都市报 & 封面直播深度合作,团队提供焦点素材、联络相关科室,并仔细探讨确定直播流程和细节。

4. 微信公众号的内容组织　由于医院官方微信公众号和科室的微信公众号功能及目的有所区别,所以在内容组织上也有所不同:

(1) 医院官方微信公众号:根据微信公众号关注者的群体占比来看,关注者最多的是患者或者潜在患者,所以根据他们的需求,医院官方微信给公众号主要发布以下三类信息:

健康科普文章。科普大众容易出现的一些医学知识误区,以及对传播广泛的健康类谣言进行辟谣。稿件主要由各科室医生撰写基础材料,宣传部负责编辑和推送,专业术语要少,要保证可看性和趣味性。有研究显示,基于良好运营模式的新媒体为医疗领域健康传播构建新秩序,对提升公民健康素养起到推动作用。

服务信息类文章。最新的医院就诊功攻略,医院门诊、检查、入院、出院等流程有变化时,及时提前通过微信公众号向广大患者发布。这部分内容主要由相关职级部门提供基础材料,宣传部负责编辑和推送。

体现文化正能量的新闻。这一部分内容是对医院正能量、医院文化的宣传,如医患之间感人的故事,多学科交叉医生团队为救患者齐心协力攻克难关等。因为关注者大多关心与自己息息相关的健康、就诊类信息,所以发布此类文章的数量不宜太多,推送的频率也不宜太频繁。这部分内容主要由宣传部在医院各类新闻中发掘,持续跟进报道、最后撰写、编辑、推送。

(2) 科室微信公众号:由于关注科室微信公众号的多是科室相关专业、相关疾病的患者,甚至是某专家教授的粉丝,所以发送的内容也要有所针对性。

与科室疾病相关的健康科普信息。如患者出院后该怎么吃?入院前的宣教及注意事项等,这一部分是患者最关心的内容。

科室就诊服务信息。如科室义诊信息,科室专家门诊时间表,入院及出院流程等与患者息息相关的内容。

很多科室的微信公众号都喜欢发送科室的新闻,科室举办、参加的学术会议等,其实这部分内容正好是患者及家属群体最不会去关注的内容,所以这部分建议最好不要发,或者少发,或者通过科普疾病的方式发送。

5. 微信企业号的内容组织　企业号的内容板块设置大致上可分为应用类和信息发布类两个类别。

信息发布类板块由相关部门负责,信息发布要规范审核流程,由需求科室提交申请,科室负责人签字后交由宣传部门相关责任人审核,审核后由宣传部工作人员编辑推送。

应用类板块由相应职能部门负责,但是信息中心或者信息科应对应用的安全性进行评估和把关,避免出现重要信息的泄露等。应用类板块,医院可以自行组织开发,也可以直接购买第三方公司的成熟产品。

例如:四川大学华西医院的微信企业号"华西微家"目前设置的信息发布类板块有:院内通知、华西故事、华西要闻、员工公告等,由宣传部工作人员负责日常管理维护,其中院内通知内容主要来自于其他机关行政部门,需求提交申请到宣传部,宣传部分管副部长审核后交由工作人员编辑并推送,华西故事、华西要闻由宣传部自行确定主题,讲华西人的故事,传播院内发生的重要新闻,员工公告是科室自行负责的板块,兼职信息管理员可通过后台向科室员工发布各类信息。

应用类的板块有:本科教学、医疗设备保修平台、下载专区、问卷投票、及时奖励等,本科教学由教务部负责,医院职工可以通过该应用查询课表、教学计划等,医疗设备保修平台由设备物资部负责,设备出现故障时,医院职工可以通过此应用在线扫码一键报修,大大提高了工作效率,及时奖励是党委办公室负责的板块,用于在线申报奖项。

此外,科室信息管理员也可以根据实际情况,提出需求,与工作小组共同完善应用。手术室为了解决手术工时统计难的问题,利用"华西微家"三方应用"超级表单"在线填报统计工时,免去繁碎的流程。心理卫生中心为了定期对护理人员进行专业培训,利用"华西微家"三方应用"考试测评"在线考试,巩固所学知识。

6. 人员培训　为了规范医院新媒体平台管理,需要定期对院科两级新媒体管理员(包括微博管理员和微信管理员)进行培训。对企业号管理员的培训,主要是围绕微信企业号和第三方平台的操作,企业号持续完善各项板块,每一次的完善都需要对企业号管理员进行专题培训,以便于各类应用能够更好地落地,服务于医院职工。另外,科室层面有相关需求,宣传部也会组织人员到科室展开培训,培训对象不只是局限于新媒体管理员,当下人人都是自媒体,必须具备一定的媒体素养。

例如,企业号的职工基本信息的搜集和整理,是企业号构建推进过程之中最基础也是最关键的步骤。在搜集职工信息尤其是个人微信号之前,需要培训新媒体管理员,做好解释工作,告知其真实原因,避免产生负面误解,误以为医院是为了窥探职工隐私,不提交或故意提交错误的微信号,影响信息录入的成功率。职工基本信息搜集和整理完成后,需要新媒体管理员批量导入已经认证过的微信企业号,导入后仔细浏览操作日志,确保每名员工都被成功录入信息,如果有录入失败的,应该及时核准信息再次录入。每一年新员工入职,员工离职,都需要新媒体管理员对其科室基础数据进行更新和维护。

三、医院新媒体的管理

为充分发挥医院及临床科室微信公众号、微博的对外宣传和信息交流作用,体现内部的规范管理,必须要严格审核内容发布,规范管理各个平台,树立良好形象,结合医院实际,需要制订具体管理实施办法。

微信企业号的发布平台由于是由相关职能部门进行总的渠道管控,内部平台相关消息也不易外传,除了在员工内部开展交流,基本不会形成向外影响力,所以暂不讨论管理措施。

第五节　医院舆情和新闻危机管理

一、什么是医院舆情

舆情是"舆论情况"的简称,是指公众关于社会中各种现象、问题所表达的信念、态度、意见和情绪等表现的总和。在网络高速发展与网民高度参与的时代背景下,由突发事件引发的政务舆情呈现出集聚效应、放大效应、极化效应、衍生效应等新的态势,做好政务舆情回应已然成为现代应急管理的题中之意。医院舆情就是社会关于医院的社情民意以及对医院事件的关注和各种解读,即我们常说的社会口碑或思想动态。回顾这些年来医疗行业的某些尴尬,多与舆情误读医疗有关,如"八毛门""绿茶门"等,因此医院舆情管理,是医院管理中应该重视的课题之一。

二、医院的舆情管理

正面宣传报道和负面新闻舆论是医院传播这块硬币的两面,如何把负面新闻舆论的影响降至最低的,首先必须重视舆情管理。

左丘明《国语·召公谏厉王弭谤》中说:"防民之口,甚于防川,川壅而溃,伤人必多,民亦如之。是故为川者,决之使导;为民者,宣之使言。"这证明,中国古代就十分重视舆情管理和疏导。

在医院新闻危机管理中,怎么进行舆情管理呢?凡事,预、则立,不预、则废。《孙子·谋攻》中说:"知己知彼,百战不殆;不知彼而知己,一胜一负;不知彼,不知己,每战必殆。"应用到医院舆情和负面新闻危机管理中,亦然。

舆情管理最简单最原始的办法就是医院有关管理部门和人员经常、乃至每天用医院名称加你想要知道的关键词,在互联网的论坛、新闻、微博、图片、视频中搜索,比如"某某医院""某某医生""某某医院收红包""某某医生收红包"等。

搜索到的结果会很多,包括正面表扬信息和负面批评信息。对于正面新闻报道、网络帖子、微博赞扬等正向舆情,管理部门应收集归类,上传下达,让领导知道,让被表扬的人和科室产生荣誉感自豪感,乃至获得奖赏,用正向舆情进行正向激励。当收集到遇到批评和抱怨的舆情,就要认真关注、分析,并根据内容指出问题的严重程度采取相应的措施,这是负面情况的信息采集。

第二种舆情采集方式可以委托外包给专业舆情信息服务公司做专业采集和舆情分析。因为信息量和费用问题,这种方式不建议小医院采用,大型医院可以作为一种选择。自从有了互联网后,舆情采集已经不是太难的事情;其实,即使在没有互联网的时代,这样的工作也该做,因为舆情事实上就是反映医院工作的一面镜子,你关注或者是不关注,它都在那里;如果硬要装没看见,那很有可能出更大的状况。

三、舆情管理和应用实践案例

华西医院历来比较关注舆情,同时重视对舆情信息有效管理和应用。最初,华西医院宣传部是通过收集整理媒体报道医院的新闻来研判医院舆情。这个工作可以追溯到 90 年代中期,到现在已经积累了几十本报刊资料剪辑;但是因视野窄小,且当时广播电视新闻采集困难,从而导致舆情掌握量是有限的。

而关于群众的对医院的社情民意调查,基本靠问卷调查等形式收集,疏漏颇多,也很难真实全面地反映情况。随着互联网广泛使用,大数据时代的到来,我们可以有更科学的方法,比如云抓取等,从网络上的大数据中获得社会对一医院的真实舆情。

在医院舆情的采集手段中,我们开始增加网络搜索这个手段,以获得更多的舆情信息,舆情采集范围也从新闻报道拓展到网站论坛、BBS、微博、微信等网上舆论场。并根据采集到的信息资料,在医院官方网站开设“媒体报道华西”专栏,在医院电视台开设“微播华西”等栏目,定期公布相关信息。

对一些重要的信息,在整理汇总分析后,及时汇报领导或协调相关部门做进一步的处理。例如,好的典型经验加大推广宣传力度;负面信息及时协调处理,把危机处理在萌芽状态,把危机消灭于星火阶段。

上述做法是华西医院还处在舆情信息管理初级阶段的自发行为,那么现在对舆情的管理已经发展到了建设并运用长效机制管理的自觉阶段。

在传统方法和工具的基础上,从 2009 年开始,华西医院开始尝试与专业信息公司合作,在他们能够提供的服务项目中选择我们需求的信息类别,同时联合开发我们需要,但他们还没有开发的项目;实现了舆情信息的精准采集和专业化管理。多年来,华西医院与专业信息公司的合作正逐步使医院舆情信息的采集个性化、专业化、行业化,可以实现与全国同行之间的相互对比。

舆情信息采集后,华西医院宣传部对舆情进行分类编辑,并根据不同类型的信息制作成信息产品,提供给相应的人和单位;目前我们的医院舆情信息产品有三种。

1. 档案文献类的《华西医院报刊剪辑》　主要作用是供日常查阅,作为上级相关检查的支撑证明材料,存档的历史档案文献实物资料。

2. 信息发布类的宣传内容　包括医院官方网站的栏目“媒体报道华西”和医院电视台电视晨会栏目“医院舆情通报”“微播华西”,前者每半月一期,后者每周发布;其主要内容是华西医院当前有哪些好人好事、好经验好措施被社会媒体关注和报道,要点是什么;其作用是宣传先进典型、鼓舞职工。被社会表扬了,再通过我们内部的宣传平台推送,让全院领导和职工知道,对科室和职工的正面激励效果非常好;这其实也可以看成是一种有效思想教育方式,一种激励机制。

3. 医院管理决策参考的类信息汇编《华西医院舆情周报》,每周一期　《舆情周报》最初仅供院级领导参阅,后来发现它在医院管理中有重要价值,因此放开,发放到部门和科室领导小组,供全院中层以上干部传阅。栏目设置包括:“院内新闻动态”“本周院内先进典型”“业界动态”“行业舆情对比”“媒体报道华西”“负面舆情报告”等。通过这份《舆情周报》,管理干部基本上可以在十分钟的时间内大致了解:全院各单位本周在做什么,有哪些好人好事和先进经验,还有哪些不足,患者在关心、议论医院的什么问题,有哪些需要改进。同时我们也可以了解同行在做什么,有哪些好的经验值得我们学习借鉴。

编辑《舆情周报》最主要的目标是宣传推广先进经验,表扬鼓励好人好事,或者提示问题并促进解决,以提升我们的服务和管理水平。

华西医院通过舆情的管理、研究和应用,发现关于医院的负面舆情,包括尖锐批评和“牢骚式”抱怨呈大幅度下降趋势;以 2012 年为例,年初每月总能收集 40 多个,半年以后每月基本就降到 10 个左右。许多原来一定会是批评或抱怨的议论,现在已经变成“无法接受但可以理解”式的议论了。这种变化,与我们的医务人员和舆情管理者利用微博等现代沟通工具,和患者及社会平等、理性的沟通有直接关系。

医院舆情是一面镜子,无论你照不照这面镜子,医院怎么样,群众满不满意,都会从这面镜子中反映出来,只要我们本着提升医院管理水平、促进医院服务进步的思路来管理和应用舆情信息,我们就一定能获得更多的理解、认同和美誉。同时,加强医院舆情管理和应用,也是医院精细化管理的一个重要内容。

四、医院新闻危机管理的基本原则及案例

医院负面舆情的极端状态,就是医院的新闻危机。所谓医院新闻危机,就是医院相关的人和事,在与新闻媒体发生关系后导致的医院危机事件,说白了就是医院的负面新闻及其导致负面结果。

这个定义的边界是"医院相关的人和事",而不是医疗事故或医疗纠纷。为什么? 医院新闻危机往往不只是起源于医疗纠纷和医疗事故,有时候医院甚至会"无缘无故"就陷入危机,正如网民发明的新词——"躺枪",躺着也中枪。

新闻危机对医院来说,犹如埋在人行道上的地雷,没有踩爆,纯属偶然和运气。以上结论看似极端,但也非信口胡说,是医院新闻危机的特征使然。医院新闻危机的一个重要特征是某种程度上的必然性和永久性。

首先,医疗活动和医学事业本身是一个发展的、不完美的、高风险的行业,同时还是有很多未知领域有待探索的一门科学。虽然有过往的经验和知识积累,也有未来科技的进步,但医学还没有也不可能终极生命的全部。医学本身的规律决定了它是一门有缺陷的科学,而现实中,一些别有用心的人还会在一切合理正常的情况下"找茬儿"。当他们拿着放大镜找医生工作中的瑕疵,甚至恶意曲解,有意误导舆论,以及只要有患者的不满意,就可能存在新闻危机。

其次,医疗管理不能做到尽善尽美,所有的规章制度也不能保证都科学合理,所以才会有不断"完善"的提法,加之制度执行人并非都是圣贤,执行力也难免会打折扣。诸多因素相加,才会发生医疗事故,尽管我们渴望杜绝它,但事实上医疗事故是客观存在的,也将会一直存在下去。

最后,任何行业的从业人员的道德水平、对法律法规的遵守度和敬畏度、职业道德的忠诚度都是参差不齐的。

上述三点,任何一环出了问题,一旦被媒体过度关注、暴露、炒作,都会是负面新闻,可能导致医院的新闻危机,这是医院新闻危机的必然性;上述三种问题,过去有,现在有,将来同样不可能把这些问题彻底解决,这是医院新闻危机的永久性。

既然医院新闻危机具有必然新和永久性,那么当医院发生新闻危机以后应该怎样处理,该遵循哪些原则呢?

基本原则:快速反应、积极主动、以人为本、诚实守信。

基本目标:止损。

快速反应。一旦发现和自己医院相关的负面新闻,或者可能成为负面新闻的负面舆情,必须第一时间反应;新闻发言可以快说事实,慎说原因,比如:我们已经注意到什么,现在的情况是什么,具体的原因我们正在调查,我们将适时发布相关信息。禁忌是:全世界都知道了你们医院摊事了,你们自己才知道。而且自己知道后还坚决不说话。

积极主动。医院内部各部门间相互联动、互通信息,第一时间搞清楚事实真相。这一点有助于之后应对态度、措施、方法的抉择。切忌部门间相互推诿扯皮,不通气、甚至内部隐瞒真相。统一口径,一个声音对外发言。这是基于调查后,制订统一的口径,内容发布尺度,然后由一个人对媒体发言。禁忌是:内部多个声音对外讲话,还相互矛盾。

以人为本。患者原本不是来和我们闹纠纷的。我们和患者、和记者、和社会沟通对话,应该站在道德制高点、找到情感情感共鸣处、寻求身份平等时;要学会把记者变成队友,而不是对手;处理内部危机不能与职工乃至同行互为对手。

诚实守信。态度诚恳、内容诚实,并根据问题依法担责的担当精神,是医院危机管理最重要的原则,也是控制局面、不让事情扩大的重要方法。因为记者调查事实真相的能力比医院想象的强大,所以不诚实危害更大。你可以不讲,但讲出来的一定要是事实。

下面我们用以仁医院护士输错液体这一案例来解读上述的某些原则。

护士输错液体后的电视采访接待

2014年的一天下午,以仁医院普外科病房突然传出大吵大闹的声音,原来是护士误把15床患者的液体输给了同病房的16床患者,当液体快输完时,家属发现了这个错误。其他患者围观,当事家属情绪激动,拿着电话拨打电视台的新闻热线,邀请记者来见证、报道这起医疗事故。

大约晚上18点,电视台《深夜新闻》的记者赶到以仁医院普外科病房,对当事患者、家属及其他患者、家属进行采访。住院总医师是个年轻的女医生,第一次经历这样的阵势,都吓哭了,向该院宣传部长求助该怎么接受采访。

宣传部长首先要求住院总医师详细汇报了这件事的起因、过程,以及把液体输错最严重的后果是什么?最好的后果是什么?现在患者情况如何?你们做了些什么?"

住院总医师汇报:"最严重的后果应该是可能出现过敏反应,因为没有做这种抗生素的皮试就把药用了,如果有过敏反应后果会非常严重;当然如果运气好没有过敏反应,则不会有太严重的后果,毕竟都是预防感染的抗生素。目前的情况是,液体已经快要输完了,没有发生过敏反应,按皮试的常规过敏反应时间,结果可能会比较乐观;而当前患者基本情况良好,没有强烈生理反应,自述头晕。现在最大的问题是,患者家属大吵大闹,依从性很差,不相信医生,不配合处置,按照科主任指示已经安排其他护士重点特级护理该患者,发现情况及时报告,立即按抢救方案执行。"

了解实际情况后,宣传部长指挥住院总医师如何接受采访。

1. 任由记者采访患者、家属及其他患者,不用干涉。

2. 记者完成对患者及家属的采访后,住院总医师主动找记者,由她代表医院、医生、护士接受记者采访,当事护士就不用接受采访了,医院由一个人发出一个声音就好。

3. 采访地点安排在病房会议室或者医生办公室,原则上不要其他人参加,尤其不能让当事患者家属和其他人围观。

4. 接受采访的步骤 第一步是请记者到办公室,礼貌接待,如给记者倒水等;第二步是客气地请记者出示记者证、采访介绍信或者名片等,以准确了解记者来自哪家媒体,姓甚名谁;第三步才开始接受采访。

5. 接受采访的步骤和必须向记者表达清楚的内容

一是承认输液错误这个事实,只说事实,慎说原因,如果记者追问原因,可以回答医院将展开调查,到时候才会有准确的原因报告,欢迎记者追踪报道。

二是表示医院会承担因为这次失误导致的全部相关后果和责任,而且是必须承担,欢迎记者持续监督。

三是向记者科普,说明这次液体输错后可能给患者带来的后果,包括最坏后果、一般后果、最好后果。

四是向记者介绍医生对该患者后果的基本判断,以及医生在事发后做出的积极治疗行为,包括出现更严重后果的抢救预案。

五是向记者反馈患者目前敌视医生的状态,希望并建议记者支持医生的工作,一起说服患者配合医生处置,以避免或者减少最坏结果发生的概率,争取获得最好的补救。尽管错在医院,责任在医院,但无论是患者方面,还是医院方面都不希望发生最坏的后果,从这个角度出发,医院、患者乃至记者的利益应该是完全一致的。

六是请记者和医生一起回到病房,当着记者和其他患者的面,与当事患者和家属再次沟通,希望其配合医生的处理,并现场安排医生护士特别关注该患者的任何病情变化。

一个多小时后,住院总向宣传部长报告了采访过程及记者的电话,反馈说和记者沟通得很好,记者采访后态度改变很大,而且积极配合医生说服患者及家属,目前患者家属的态度也改变了,依从性也变高了。

一场把记者由对手变成队友的新闻采访结束了,这条新闻播出后,没有给以仁医院带来什么负面影响,患者也因为医院后期的服务而放弃了责任追究。

那么记者为什么可以成为队友?

下面笔者就上述案例进行详细分析,说说这么做的原由。

首先,住院总医师不要干涉记者采访患者和其他患者及家属,为什么?

记者虽然是患者家属叫来的,但记者身份本质上是第三方。如果医生护士强行干涉甚至拒绝记者采访,很可能引发医者和记者的冲突,而这个冲突本身不仅会给新闻加料,还把记者变成了对手。试想,记者接到新闻热线,受单位安排来采写新闻,如果采访顺利,即完成了任务;如果采访不顺利,记者一定会另寻他法完成任务,这时医生阻止记者采访的行为也会成为新闻内容。

因此,住院总医师首先不能去干涉记者,事实上也干涉不了。

第二,住院总医师在记者采访完患者后主动找到记者,代表医院接受采访。这是把记者变成队友的第一招。

主动找记者并接受采访,一方面是要发出医院方面的声音,同时这也是把记者变成队友的一个机会。

采访中的细节,如在医生办公室单独接受记者采访,主要是为了内容表达更清楚准确,同时也能避免因患者家属和医生对事件叙述的不一致性而引起的采访局面混乱。给记者倒水,礼貌地请记者出示相关证件,这些都是待人接物的基本礼仪和接受采访的基本原则,不仅可以调节和记者之间的关系,同时也能获得更多记者信息。

第三步接受记者的采访,就是循序渐进引导记者成为队友的一步。

首先承认错误是必须的,这既是态度也是不容否认的事实,承担因输液错误导致的相应责任也是必须的态度和解决问题的基础。医院出问题,责任既逃避不了也推脱不掉,不如主动表态。

科普输液错误可能导致的各种后果,既是让记者了解更多的知识,同时也表达清楚医院、患方的共同目标。患方的目标可能是纠正错误,得到补偿,医院的目标是解决问题,记者的目标是报道事件,三者最一致的目标就是患者不出更大问题。

阐明共同目标后,就可以大胆地向记者提出帮助医生说服患者配合治疗的请求了。绝大多数记者不仅是第三方,同时还应是冷静的观察者和热心的帮助者,当他们知道可以为患者和医者的共同利益出力的时候,一般没有理由拒绝,甚至还会为了新闻的正能量而促进共同目标的达成。

第四步是医生和记者一起回到病房共同说服患者,安排落实医院的有关处理预防措施。这个流程让记者和患者两方看到医院的态度和采取的措施,同时也是把记者当成队友的客观呈现。

第五步是向医院宣传主管汇报,由宣传主管善后,这是新闻危机的职责和专业。

这个案例说明了一个道理:医者、记者、患者之间,合作是最有益关系,只有合作才能多赢。至少可伤害更少。

本章小结

医院的品牌建设将是今后一个时期医院竞争的着力点。通过强化管理,实施品牌战略,以新媒体结合传统媒体为抓手,加强品牌建设,保持品牌的竞争力,医院才能树立和创建医院自身的品牌形象,从而进一步保证医院持续、健康发展,为保障人民健康做出更大的贡献。

思考题

1. 如何调动兼职新闻通信员队伍的积极性?

2. 什么样的宣传营销略和品牌建设才算是优秀的传播管理? 请结合实际案例说明。

3. 如果您所在的医院发生了一起严重的伤医事件,该事件已引发各路媒体的强力关注,作为医院宣传部门负责人,您将如何应对?

4. 如何基于医院传统媒体进行宣传创新?

5. 如何增强医院官方微博、微信公众号粉丝的活力?

6. 如何更好地发挥医院新媒体矩阵的作用?

(廖志林　朱方　郑源　卢添林　刘欢　刘琴)

参考文献

［1］王蕾,赵国光,杜孟凯.医院品牌的全媒体整合营销研究［J］.中国医院,2016(08):51-52.

［2］赵立春,杨洁,梁健.新时期医院宣传工作创新思路探讨［J］.现代医院,2014(01):117-118.

［3］陈力丹.精神交往论［M］.北京:开明出版社,2002.

［4］姚林.大众媒体传播力分析［J］.传媒,2006(09):20-21.

［5］庞亮,高琰.新媒体环境下医院宣传应对策略研究［J］.医院管理论坛,2015(03):21-23.

［6］梅嘉.新媒体时代医院通讯员队伍建设的实践探索［J］.中国继续医学教育,2017(09):62-65.

［7］齐璐璐.医院品牌构建的自媒体传播［J］.中国卫生质量管理,2017(5):124-125.

［8］孙静,仰东萍.某大型公立医院新媒体传播干预效果分析与策略建议［J］.中国健康教育,201733(12):1136-1138.

［9］肖文涛,曾煌林.突发事件政务舆情回应:面临态势、困局与对策思路［J］.中国行政管理,2017(12):111-116.

随着服务经济时代的来临,服务业扮演着越来越重要的角色,服务管理理论的研究也迅速发展。医院服务管理作为服务管理在医疗行业的重要分支,其将现代服务理念、先进的管理技术和方法引入到医院管理体系中,激励医院管理层改善其管理方式,以适应不断变换的医院卫生服务新环境。本章借鉴现代服务管理理论和方法,阐述了医院服务管理内涵、特点、分类等基本知识点,并梳理了现代医院服务管理研究现状,在此基础上重点探讨了从医疗服务需求出发的医疗服务营销策略、医疗服务创新和医院服务管理方法,最后给出华西医院服务流程优化的案例。

第一节　概　　述

医院服务作为现代医院管理不可或缺的一部分,与一般性的服务相比,具有其独特性,因此,本节试图从医疗服务相关概念的界定,透视医疗服务的特征、构成及其分类,阐明现代医院服务管理在医院管理的作用,并梳理现代医院服务管理的研究进展。

一、医院服务的内涵及特征

本节将结合医疗服务行业的特殊性来介绍医院服务的内涵和特有特征。

(一) 医院服务的内涵

医院服务(hospital service)通常包括医疗产出(服务产出)和非物质形态的服务。医疗产出主要包括医疗服务实体及其质量,它们能够满足人们对医疗服务使用价值的需要。非物质形态的服务主要包括服务态度、承诺、医院精神、医院形象等,可以为患者带来附加利益和心理上的满足感及信任感,能满足人们精神及心理上的需要。

医院服务由三个层次构成:即核心服务、便利服务(形式服务)和附加服务。核心服务是医院服务的最基本的层次,是医院服务的实质,为患者提供最基本的效用和利益,也是患者最为关心的问题。对于医院服务来讲,核心服务一般指医疗技术服务。形式服务是医院服务的第二层次,医院核心服务的外在质量,是患者需求的医疗服务实体,能满足同类患者的不同需求,比如医院医疗服务的项目、设备新旧、技术水平等。附加服务是医疗服务各种附加值利益的总和,也是患者需求的医疗服务延伸部分与更广泛的医疗服务,是医院对核心医疗服务另外附加上去的内容,能给患者带来更多的利益和更大的满意度,比如医学知识的介绍、病情的咨询、服务态度、就医环境等。(图 11-1)

医院服务应该区别于医疗(技术)服务。医院服务的核心服务、形式服务和附加服务这三个层次就构成了医院服务的内涵。很显然前者包括了后者。核心服务在一定程度上等同于我们所说的医疗服务。但医院服务不仅包括医疗技术服务还应该包括非技术服务,为患者提供除了疾病治疗之外的其他价值,比如关照患者精神和心理的人文关怀服务,服务的态度、语言、行为、规范等。非技术服务能向患者传递信任感、满足感等。

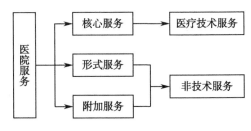

图 11-1　医院服务的构成

综合上述,本节将医院服务的结构整理成图 11-1。

综上,医院服务本质是有形服务和无形服务的结合。而在某种环境下提供的一系列产品和服务的组合则组成了一个服务包。以服务体验为核心的医院服务包由以下 5 大要素构成:

(1) 支持性设施:在提供服务前必须到位的物质资源。包括支持性设备、建筑的适当性以及设施布局等,如医院的基础设施,候诊区等。

(2) 辅助物品:顾客购买和消费的物质产品。主要是指物品的一致性,数量以及可供选择的物品。医院服务中的辅助物品可以是可供选择的功效类似的药品等。

(3) 显性服务:那些可以用感官察觉到的和构成服务基本或本质特性的利益。

(4) 隐性服务:顾客能模糊感到服务带来的精神上的收获,或服务的非本质特征。

(5) 信息:由享受高效服务和按其具体要求定制服务的顾客提供的运营数据或信息。

以一所大型公立医院为例:支持性设施是若干栋混凝土大楼或停车场;辅助物品是一系列配套的医疗设备和可供选择的药品;显性服务是医疗技术服务,如医生为患者补牙后疼痛感消失了;隐性服务可能是一位和蔼可亲的前台咨询服务人员或便利的预约服务等;信息则是医院 HIS 系统里面存储的数据。

在现代医院经营中,医院所开展的服务绝不仅仅只是特定的使用价值,而必须反映医院结构的一个系统。我们需要从系统和动态的视角来理解医院服务。系统性是指医院作为一个庞大的服务系统,其又可以划分为不同子系统。每一位患者在接受服务的过程中,很可能会涉及不同部门的配合,从患者入院、接受诊疗、手术、术后治疗及出院这一服务流程中,门诊、急诊、住院、手术、出院检查等子系统的工作人员都会协同工作,共同为患者提供对应的服务。动态性体现在医院服务是永无止境的持续改进过程。社会的发展、时代的变迁已不容许现代医院管理者再把服务停留在传统的医疗行为的层面上来认识,而必须要把服务提升到战略的高度来把握,从服务理念、服务技巧、服务规范、服务流程等各方面层层推进,持续改进。

因此,综合医院服务和医院服务包的构成,本书认为医院服务应该是以一定的社会群体为主要服务对象,以医疗服务为核心,以非技术服务为辅,并强调系统和动态的,包含医疗投入、服务过程及医疗产出等阶段的有形服务和无形服务的有机结合体。

(二) 医院服务的特征

医院服务也是服务的其中一类,因此医院服务本身也具有一般服务的特征。

(1) 无形性:患者接受治疗前,无法预知治疗效果。治疗后,也很难准确把握服务质量的评价,很大程度上取决于患者的心理感受和主观评价。医院的社会声誉及患者的经验影响患者对医院的选择,医务人员的介绍和承诺影响患者对医院的选择。无形性是服务最显著的特征。

(2) 同步性:服务的制造过程与消费过程同步进行,医疗服务产生于医务人员、医疗设备以及医用物品等与顾客之间互动的有机联系,并由此形成一定的活动过程,最终体现整个服务。

(3) 差别性:服务的同步性和无形性的融合,决定了服务制造的本质,也就是服务的制造者是人。所以,服务有较大的变化性,服务会伴随单位、时间、个体的不同而出现差异。

(4) 不可存储性:区别于有形产品,医疗服务无法保存。只有面临真正的需求时,医疗服务的提供者(医务人员、医院设施和医疗设备)才会提供其服务,否则就会产生闲置。

(5) 所有权不可转移性:服务和所有权没有关系,这是由于服务是没有形状的,无法储存,交易结束后便消失了。所以,服务的无形性决定了服务不具有实物商品买卖后的所有权转移特点。患者的利益只能体现在接受医疗服务的过程,具有一定的天然风险。即如果发生不良后果是无法改变的,有些错误甚至是无法纠正和补救的。

(6) 质量控制与评价的困难性:由于医疗服务提供和接受的同时性,有些错误可能是无法纠正和补救的,如误造成被手术者的健康损害甚至生命的丧失。对于患者来说,所选择的医疗服务究竟具有什么样的质量,只有在接受之后才知道,甚至因为医疗知识的缺乏,对有些最终结果究竟是否存在人为错误无法做出恰当的评价。正是由于这种无法确认性而有可能引发对服务提供技术质量的怀疑,这也正是许多医疗纠纷的发生原因。

医院服务业是一个特殊的服务行业,它除了上述服务的一般特征外,由于疾病本身的复杂、服务提供者能力的有限性以及人们对其认识的局限性等都导致了医疗服务具有以下独有特征。

(1) 生命的至高无上性：人们在追求医疗服务时具有优先选择、压制其他需求的倾向，甚至不计代价。任何医疗行为都关系到人的生命安全，务必严肃认真执行技术操作规程与要求。要防范诱导需求，提供患者真正需要的服务。

(2) 公益性与伦理性：一般服务可以根据目标市场和目标顾客的确定，选择那些他们所"喜欢"的顾客，但是医院服务则是以"救死扶伤"为宗旨，致力于满足人群的健康。这种不同，反映了医疗服务业的公益性要求。伦理性则要求医务人员发扬救死扶伤、人道主义精神，树立对医疗事业无私奉献的价值观念。医疗服务的伦理性、公益性共同决定了医疗服务的社会效益。

(3) 广泛性与复杂性：首先，医院服务要面向不同的患者，患者各式各样且病种繁多，他们对健康的理解与需求也千差万别，这充分说明了医疗服务的广泛性。也正是这种广泛性，导致了医疗服务的复杂性。

(4) 衡量产出的困难性：医院作为一个复杂系统，加上其本身兼具公益性，对单个医疗服务组织的产出进行衡量是相当复杂的。我们无法用单一的指标如最大化利润来评估医疗服务组织的业绩，而多指标评估则存在诸多指标难以量化。

(5) 医患关系的特殊性：不同于一般服务业中，顾客与服务人员的关系。医院服务中大部分岗位的入职门槛较高，一位医生的成长需要投入大量的精力学习医学知识，并通过实践积累大量的经验。因此，医务人员与患者在对疾病的认识程度上是极度地不对称。又由于现实生活中医院服务供需矛盾突出，形成了独特的医患关系。

二、医院服务的分类

简单来看，美国哈佛大学的托马斯认为服务可以划分为设备提供的服务和人工提供的服务。很明显，医院服务应该属于人工提供的服务，虽然医院也有医疗机械设备，但是设备的使用离不开医务人员的选择和控制，其结果的分析和解答也离不开医务工作人员的专业知识储备，机械只是起到了辅助的功能。

瑞士洛桑国际管理发展学院的洛夫洛克认为应根据服务行动的性质、服务性企业与顾客的关系、服务定制化程度和服务人员主观判断程度、服务需求性质、服务传递方式对服务进行分类。这种从不同的切入点对服务进行分类的方法，对于我们深入了解服务的特殊性、了解如何通过把握服务特性提高服务管理水平具有积极意义，其中有两种分类方法值得关注。

一是根据服务行动的性质和对象，可将服务划分为四种类型：①为顾客人身服务的有形活动；②为顾客的物品或其他有形财产服务的有形活动；③针对顾客思想的无形活动；④为顾客的无形财产服务的无形活动。医院服务很明显是为顾客服务的有形活动，在这种类型的服务中，患者必须到服务的现场，即医院，顾客与服务人员之间的相互交往，服务设施或其他顾客的特点都会影响顾客的感知质量，顾客所接受的服务时间和服务设施的地点同样也会影响顾客的感知。

二是根据服务组织同顾客的关系，将服务分为会员制持续传递型服务、持续传递但没有正式关系的服务、会员制间断交易型服务和间断的非正式关系的交易型服务。医院服务应该属于会员制持续传递型服务。因为医院为患者提供的是一种连续型的服务，而且可以和患者建立会员制或类似会员制的关系。医院可以实行"一对一服务"，利用以往患者就诊数据更好地为患者服务，医院也能更好地掌握患者的生命状态，提供专业化的个性服务。虽然目前医院没有达到这种理想的持续型的会员服务，但这是医院所努力的方向。

美国亚利桑那大学的蔡斯教授根据顾客和服务体系接触程度划分服务体系为纯服务体系、混合服务体系和准制造体系。接触程度是指服务体系为顾客服务的时间与顾客必须留在服务现场的时间之比。这个比率越高，在服务过程中，顾客与服务体系之间的接触程度也越高。医院服务明显属于纯服务体系。在这种高接触度的服务行为中，顾客参与服务过程，影响服务需要的时间、服务的性质和服务质量。因为这类服务行为较难控制，较难提高生产效率。

美国印第安纳大学商学院的施曼纳认为，应根据服务性企业劳动密集程度、顾客与服务人员相互交往程度和服务定制化程度，对服务进行分类。劳动密集程度是指服务过程中发生的人工成本与固定资产之比。劳动密集程度高的企业会使用较少固定资产,员工需花费大量时间和精力才能完成工作,人工成本很高。交往程度是指顾客是否积极地参与服务的过程、经常要求服务人员增减服务工作。定制化程度是指服务人员是否尽量满足顾客的特殊需求。医院服务显而易见是属于劳动密集程度、相互交往和定制化程度都非常高的服务。这对医院控制成本、保持服务质量、根据顾客要求提供服务、员工时间安排、服务网点安排都提出了挑战。

三、医院服务管理在现代医院管理的作用

医院服务管理,尤其是卓越服务是现代医院管理的一个崭新课题,它是在汲取医院优质服务经验的基础上,提出的全新服务理念,旨在将医院服务标准化、科学化、流程化、规范化,这在现代医院管理中是一种创新。而现代医院的卓越服务管理就是要将现代人的服务理念引入到医院现代管理体系中,激励医院管理层改善其管理方式,以适应不断变换的医院卫生服务新环境。随着医院卫生体制改革不断深化,医疗市场的竞争日趋激烈。而市场竞争不仅仅在于医疗技术、设备等硬件设施的竞争,更重要的是服务和管理等软文化的竞争。而医院服务管理在现代医院管理中的作用也越来越凸显。

(一)医院服务管理有助于发挥品牌效应,是医院竞争的新要素

通过优化医院服务,能使医院的整体优势得以集聚,发挥出更大的效力,从而形成医院品牌效应。现代医院管理者日益认识到,技术与服务是医院发展的翅膀,医院要加快发展就必须使这两个翅膀都要硬。同时随着医疗市场的竞争日趋激烈,在医院管理者优化资源配置过程中,提升医院服务能力和水平能更好地满足患者的需求,可以吸引更多的患者,增强医院的竞争力。所以医院服务已经成为医院竞争的新要素,也是医院赢得医疗市场竞争的关键之所在。

(二)医院服务管理有利于构建和谐的医患关系

卓越医院服务的背后离不开一支良好职业素质的员工队伍。当员工把"以患者为中心"作为所有工作的出发点和落脚点时,患者在体验医疗服务的同时,可以更好地了解医院职工的精神面貌、技术水平、服务理念和医德风范,从而更加理解医院、支持医院的各项制度和决策,在一定程度上缓解紧张的医患关系。

(三)医院服务是医院适应现代化发展的新内涵

在患者需求瞬间变化、感觉化、个性化的变化中,要想提高医院的竞争优势,医院管理者要尽快树立卓越医院服务观念。高效快速的医疗、细致入微的护理、深入浅出的解释、合理有效的检查、舒适安全的病房条件、温馨舒适的绿色环境、周密完整的生活保障以及和蔼可亲的服务态度体现在医院活动的方方面面。确立有形服务与无形服务相结合的全方位服务理念,是医院适应现代化发展的必然要求。

四、现代医院服务管理研究现状

(一)医院服务管理的产生

1. 服务管理理论的产生　服务管理理论经历了长达 30 多年的研究过程,虽然至今尚未形成完整的学科体系,但在一些理论探讨方面取得了众多的研究成果。服务管理理论是伴随着西方管理学界对服务特征和服务管理的认识、理解而逐步形成和发展起来的,经历了一个从早期概念性的争论到如今对一些具体问题进行深入细致的研究的过程。

20 世纪 70 年代西方国家对服务业开始放松管制,服务业的竞争日益激烈。此时,产生了越来越多的基于服务特性的新的理论和方法。20 世纪 70 年代的北欧诺丁服务学派对如何管理服务组织提出了全新的方法,这就是被 Normann 称为"服务管理的开端"。Johnson 1969 年在其论文中首次提出"产品和服务真的不同吗?"的疑问后,营销学者开始致力于服务同有形产品的比较以及服务特征的识别和界定。其中由 Bateson,Shostack,Berry 等人归纳出的服务的四大特征,即无形性、同时性、差异性、易逝性,作为研究服务问题的理论基础被沿用至今。服务营销作为服务管理的一个研究领域,为服务管理理论体系的形成起到了重要的开创作用。这一时期服务管理研究主要集中在以制造业管理模式为基础的服务研究领域,学者们关注的是服务业的某些生产运作环节与制造业生产的相似之处,而没有从根本上意识到服务业与制造业在管理方法上的差异。因此,当时的理论研究成果在服务业缺乏普遍的适用性,只是对于一些技术密集

型、标准化的服务类型企业才有意义。此外,这个时期的服务业运作管理研究与营销研究是互不牵涉的,跨学科研究也很少,但这两方面的研究都为服务管理理论的发展奠定了基石。

进入 80 年代之后,服务与产品是有区别的观点已得到普遍的认可,研究者也不再停留在一般性的描述上,而是通过提出一些概念模型使人们更好地理解服务和服务管理的特征。80 年代服务管理理论的发展呈现出了两个明显的特点:其一,关于服务运作的研究开始摆脱制造业管理理论的框架,不同学科分支,如营销、人力资源管理、运营管理等,相互渗透和融合。其二,大量研究从服务的特征入手,展开了一系列的专题探讨,其中服务质量、服务接触与服务设计成为主要的研究主题。80 年代末期,服务运作管理作为研究各种服务业企业管理的一个专门分支开始被承认,如 1987 年美国的决策科学学会(Decision Science Institute)将服务运作管理正式列为一个学术分支;1990 年,世界第一个关于服务运作管理的国际学术会议召开,这次会议为了突出服务管理的多学科整合性,避免与制造业"运作"概念相混淆,大会决定将"运作"二字从"服务运作管理"中删除。至此,"服务管理"这门新兴的学科作为一个整体初步形成。

2. 医院服务管理理念的产生　20 世纪 90 年代至今这一时期,服务管理研究工作转向以行业为基础的调查、案例研究,大量研究者更倾向于采用实证、定量的研究方法。在原有理论深入发展的同时,服务管理理论的范畴被逐渐拓宽,各个学科领域的结合也更加密切。医疗行业作为一种特殊的服务业,也引起了许多学者的关注。很多学者利用制造业中积累的服务管理的理论和方法,进一步对医疗服务业中的具体问题进行了理论探索,研究的主题也越来越丰富。医院服务管理作为一般服务管理理论在其他服务行业的衍生和分支,其研究问题几乎涉及了服务管理问题的方方面面,如医院服务营销、医院服务设计和医疗服务质量等。

(二) 医院服务管理的研究现状

正如上文所描述,医院服务管理是服务管理理论在医疗服务行业的分支或扩展。因此医院服务管理所涉及的研究问题基本上涵盖了服务管理的各方面(如医院需求管理、医院服务营销、医院服务设计、医院服务生产能力、医疗服务质量和医疗服务修复等)。本书根据第一节医院服务的构成,将医院服务管理的研究内容划分为两大类:医疗技术服务管理和非技术服务管理。

医疗技术服务是患者最为关心的问题,为患者提供最基本的效用和利益。医院服务管理本质是提高医院服务质量,尤其是医疗市场的竞争日趋激烈的今天,现代医院服务管理的核心是医院的服务质量管理。因此第一类医疗技术服务管理主要涉及医院服务质量评价,服务质量的评价对于医院而言,既是责任又是激励,没有评价等于没有质量。因此在医院服务质量管理中,对服务质量的评价是一个重要领域。完整的医院服务质量的评价考虑三方面:即从服务的接受方(患者)、服务提供方(医院或医护人员)以及第三方的角度(第三方机构)。国内外大部分研究主要是集中在前两个方面,尤其是考虑顾客感知的服务质量评价。1988 年 A. Parasuramn,Valarie A. Zeithaml 和 LeonardL. Berry(简称 PZB)三人合作的题为 SERVQUAL 的论文中第一次提出了一种多变量的顾客感知服务质量度量的服务质量评价方法,在此基础上很多学者开始将 SERVQUAL 量表运用到医院服务质量的评价中。

非医疗技术服务是指为患者提供疾病治疗之外的其他服务,如医疗设备的新旧、就医环境、医疗项目流程等方面。非技术服务管理研究可以包括医院服务营销,医院服务设计、医院服务流程改进、医院服务修复等研究问题。其中医院服务流程再造属于非技术服务的核心,研究较为丰富。

自 20 世纪 90 年代开始,国外医院接触了流程管理的理论,并根据患者和市场竞争的需求来制订不同的流程再造方案,建立以患者为中心的流程型组织,以达到改善管理模式、提高管理绩效的目的。如瑞典的 Stockholm 医院对原有的门诊作业系统通过运用工业企业管理技术围绕患者流(Patient Flow)进行了重组,这一措施解决了手术室遇到的瓶颈问题。近年来,国外的医院运用多种方法改进和优化门诊流程,比如通过分析影响患者满意度的因素、决策树方法论、过程管理和患者爽约的原因分析及解决办法等研究来寻找门诊问题的突破方法。英国伦敦的 Hillingdon 医院为了缩短血液检查的等待时间,对医院的部分流程进行重组,在患者所在的临床科室进行血液检查来替代在中心化验室检验。为了保证医院流程重组的效果还建立了高质量的应急队伍来监控对卫生服务流程中的各个环节。

相比于国外,我国绝大多数医疗机构都是公立医院的属性,导致了其医疗流程再造启动晚,再造力度也不大,大多数医院的流程再造都停留在局部变动或者是单个环节的改变。目前,我国对于流程再造的研究大多以门急诊流程再造为主,集中讨论了以下几个方面:一是在流程再造中充分利用信息化。如史苏静在《医院门诊一卡通使用初探》一文中阐明"一卡通系统"是医院门诊流程再造的一项重要的举措,通过一卡通系统完成预约、就诊、缴费等传统诊疗模式下的复杂就诊流程,通过减少患者等候时间来提高就诊满意度。二是设立功能齐备的一站式门诊服务中心。如夏燕静等的《门诊"一站式服务中心"的实践与体会》介绍了其医院自 2007 年来实施"一站式服务"的具体服务项目的体会,并分析现阶段存在的不足提出针对性的改进措施。三是门诊就医过程中导医服务和标识的作用。如邹艳辉的《从新医疗改革谈优化门诊流程》综合分析了如何充分利用医院标识使患者就医更加方便快捷。四是利用工业工程的理论方法来对医院服务流程进行改进。如林珊和强瑞以实现顾客满意作为医院改进的一个目标,通过流程程序分析法、价值流图、ECRS [取消(eliminate)、合并(combine)、调整顺序(rearrange)、简化(simplify)]等改善手法,以福建省人民医院门诊就诊流程为例,提出对该院门诊流程的改善方案,以期提高该院门诊的运作效率。

医疗服务业在服务行业有其特殊性,医院的服务质量管理是现代医院服务管理的精髓,加强医院服务质量管理,提高医院的服务质量,才能在医疗市场竞争中处于不败之地,它同时也是各个医疗机构研究的重要课题。现代医院服务管理的发展是一个不断渐进的过程,医院服务管理经历了由"以医疗为中心"到"以患者为中心"的不同阶段。

第二节　医疗服务营销

医疗服务营销是现代医院服务管理的重要组成部分,本节将从患者需求、医疗服务营销组合策略、患者关系管理、患者满意度和医疗服务补救五个方面进行介绍。其中了解患者需求是开展医院服务营销的前提;制订医疗服务营销组合策略是实施医疗服务营销的手段;患者关系管理是实施服务营销策略的重要环节和基础;获取并维持高的患者满意度是实施服务营销组合策略的重要目的;医疗服务补救是维系良好的医患关系和提高患者满意度的重要手段,其对医疗服务营销组合策略的制订和实施也具有重要意义。

一、患者需求

医院服务是医院核心竞争力的重要组成部分,其优劣将直接影响医院的生存和发展,而能否最大限度地满足不同层次患者的需求是决定医院服务优劣的关键。因此,医院服务营销策略的实施应该建立在对患者需求充分了解的基础上。

(一) 患者需求的概念

患者需求(patient's demand)是指在一定的生活和医疗环境中,由于患者某种生理或心理体验的缺乏状态,直接表现出的患者对以医疗服务形式存在的消费对象的要求和欲望,有广义与狭义之分。广义的患者需求是指在日常的生活中,人们对于健康及疾病治疗的需求,包括健康知识的获取、健康维持与促进、疾病的预防与康复以及得了疾病如何进行有效诊治等;狭义的患者需求则是患者在医院对各种医疗服务的需求。本书关注的是狭义的患者需求。

(二) 患者需求的特点

患者需求除了具有消费者需求的共性——多样性、差异性、层次性、发展性、伸缩性和周期性以外,还具有自身的特点。

1. 缺乏价格弹性　一般的消费品价格弹性较大,当某种商品价格上涨时,消费者会寻求其替代品,转而消费其他的商品。维持生命健康权利的基本医疗消费需求,具有不可替代性和紧迫性,消费者在购买力不足的情况下,大多不能自动抑制消费欲望,减少消费需求量。因此相较其他产品而言,患者需求缺乏价格弹性,呈现刚性。

2. 高度不确定性　患者需求具有高度的不确定性。首先,需求发生具有随机性和不可预测性,人们无法预见自己何时生病、病情如何,最多只能通过预防保健降低患病的可能性;其次,需求的满足过程具有不确定性,医生在治疗过程中,可能会发现其他并发症或者其他之前没有发现的病症等;最后,治疗结果具有不确定性,受到医生技术和经验、患者体质和心理、医患配合程度、医药、医技等多种因素的影响。需要指出的是,虽然个体患者需求难以预测,群体患者需求由于具有共性特征,却是可以根据当前情况和历史数据进行预测的(见本章第四节)。

3. 极易被诱导性　由于医疗服务高度的专业性和技术性,医生对患者患病程度、治疗过程及治疗结果具有信息垄断优势。这种"信息不对称"导致医患双方地位不平等,具有绝对主导权的医生利用处方权决定着患者是否进行医疗消费以及消费的程度,而缺乏消费者主权的患者不能判断自己是否真正需要医生推荐的服务,为健康着想,他们一般会接受医生意见,采取医生推荐的治疗方式。此外,由于治疗结果的不确定性,患者也无法对医生的服务质量进行客观的评价。因此,相较其他消费品需求而言,患者需求极易被医生所诱导,被诱导程度与信息不对称程度的大小有关,信息不对称程度越大,需求受诱导就越强。

二、医疗服务营销组合策略

患者需求特点虽然决定了医疗服务提供者的强势地位,但也为医患对立、医患矛盾的发生埋下了伏笔。患者容易倾向于以治愈与否作为评判医疗服务质量的唯一标准,一旦治疗失败,就会引致极度的不满意。美国纽约东北部的撒拉纳克湖畔,E.L.Trudeau 医师的墓志铭镌刻着 "To Cure Sometimes, To Relieve Often, To Comfort Always." 用中文描述就是"有时,去治愈;常常,去帮助;总是,去安慰"。这段铭言一针见血地告诉了一个人们无法回避的事实,医学不能治愈每一个疾病,不能治愈每一个患者。医疗服务的目标不仅仅是要治疗、治愈疾病,更多的是要去帮助和去安慰患者。因而,作为医疗服务市场强势方的医院更应该以患者需求为中心,开展服务营销,提供更为优质的服务体验。这也是医疗服务市场竞争的需要。

(一)医疗服务营销的概念

服务营销(service marketing)是企业在充分认识满足消费者需求的前提下,为充分满足消费者需要在营销过程中所采取的一系列活动。医疗行业属于服务业的一种,医疗服务营销(healthcare service marketing)是指医院通过创造,同服务对象交换有价值的卫生服务产品(包括服务和有形物品),以满足消费者健康的需求和欲望,同时满足医院目标和需要的一种管理过程。

由上述概念可知,成功的医疗服务营销策略必须立足于医院战略目标的大前提,深刻了解患者需求。因此,在制订医疗服务营销策略之前,必须进行细致而广泛的医疗服务市场调查,根据医院战略目标结合医院外部环境、内部条件进行准确的医疗服务市场细分与定位,从而拟定相应的医疗服务营销组合策略。

(二)医疗服务营销组合策略

医疗服务营销组合策略(healthcare service marketing mix strategy)是指医疗机构为了占领目标市场,针对接受医疗服务对象的需求,在综合考虑环境、竞争以及医疗机构自身条件的基础上,对医疗机构的可控因素进行优化组合,以实现医疗机构的营销目标。完整的医疗服务营销组合包括七个要素,即服务产品(product)、服务定价(price)、服务渠道或网点(place)、服务沟通或促销(promotion)、服务人员与顾客(people)、服务的有形展示(physical evidence)、服务过程(process)。具体而言,可从以下七个方面着手。

1. 设计差异化、个性化的医疗服务产品　有针对性地研究患者不同的、不断变化的需求,提供差异化、个性化的医疗服务产品。一是满足患者的不同需求。医院应实施市场细分战略,对需求进行划分。针对不同的需求群体提供能够满足他们需求的医疗服务。二是满足患者不断变化的需求。医疗服务项目同样存在着研发期、临床试用期、成熟期、衰退期。需要医院根据市场需求的变化不断推出新项目,以满足人民不断增长的健康需求。

2. 根据医院市场营销目标,选择相应的定价方法　目前在服务业实践中最常用的定价方法有成本导向定价法、竞争导向定价法和需求导向定价法,医院可在政策允许范围内综合考虑。今后,支付方式将从现在的按项目付费转变到按人头付费、按病种付费,医院的定价权限将更大。

3. 提供更多的服务渠道及网点　现代信息技术的发展为医院服务渠道及网点的建设提供了新思路。医院应在需求调研的基础上,进行服务渠道及网点的规划及布局,通过远程医疗、在线医疗,与下级医院、社区卫生服务中心组建医联体等多种形式,提高医疗服务的可及性。

4. 进行良好的沟通　医患双方围绕伤病、诊疗、健康及相关因素等主题,以医方为主导,进行全方位良好的沟通不仅是制订有效诊疗方案的前提,更是优质医疗服务的重要组成部分。在实践中,患者常常抱怨"三长一短",一短就是指看病时间短、双方沟通不充分。因此,医院可通过延长沟通时间(如在门诊中让高年资护士与患者充分沟通)、提高医务人员沟通技巧、在患者就医后通过 APP、电话、邮件等方式持续沟通,以改善患者就医体验,提高市场竞争力。

5. 树立全员营销的理念　医疗服务需要医疗机构的工作人员共同参与、共同完成,涉及多个部门、多个环节,某一个环节出问题就可能影响到医疗服务最终产品的形成,还可能影响到就医者对医疗服务的"满意程度"。因此,医疗服务要树立全员营销的观念,把每一位医疗服务提供参与者作为推销者。

6. 医院服务的有形展示　医院服务是无形的,通过良好的有形展示可以让医院的服务更为深刻地被消费者感知,促进消费者对医院服务的理解和接受,从而增强消费者在享用服务时的愉悦感和舒适度。医院服务有形展示的设计可从服务环境优化、信息沟通有形化等方面入手。

7. 优化服务流程　服务流程不但决定着整个医院的运行效率,影响着医院成本,也对患者满意度有着重大影响,因此应予以关注和优化。

三、患者关系管理

患者关系管理是医院实施服务营销策略的重要环节和基础。通过实施患者关系管理可以及时有效地了解患者需求,从而保证服务产品创新、产品价格策略选择、服务网点和渠道布局、快速反应沟通渠道建立、全员营销实施、医院服务的有形展示、服务流程优化能够做到有的放矢,行之有效,从而获得患者更高的满意度和信任度,最终有效提升医院核心竞争力。

(一)患者关系管理的概念

客户关系管理(customer relationship management,CRM)理论源于市场营销理论,是指利用现代信息技术,通过人力资源、业务流程与专业技术的有效整合,与客户建立起基于学习型关系基础上的一对一营销模式,以建立长期优质的客户关系、不断挖掘新的销售机会,帮助企业规避经营风险、获得稳定利润。

患者关系管理(patient relationship management,PRM)概念来源于客户关系管理,是指医院通过将人力资源、医疗业务流程与医学专业技术进行有效的整合,满足医院患者的需求,并与健康需求者建立起基于协作性关系基础上的一对一营销模式。患者关系管理旨在改善医院与患者之间的关系,坚持以患者为导向,通过向患者提供方便、快捷、优质和价格合理的医疗技术服务来吸引和保持更多的现有患者及潜在患者,以达到患者满意进而形成对医院的忠诚,实现医院和患者的双赢。

(二)患者关系管理的意义

具体说来,患者关系管理的核心价值主要体现在如下方面:

1. 帮助医院有效地挖掘患者的终身价值(customer lifetime value,CLV),包括已经和正在就医的价值、患者未来就医的价值、患者的口碑传播效应等。

2. 了解患者需求,制订明确的细分患者策略,有利于医院技术创新、服务项目创新以及推动新技术、新项目在现有患者中的推广。

3. 帮助医院主动完善服务流程,有效地提高工作效率,降低医院成本。

4. 增加患者维系,挽回已流失或将要流失的患者。

5. 在提高患者满意度的基础上,提高患者忠诚度。

6. 为医院构筑起不可复制、模仿、转移的竞争优势。

(三)患者关系管理实施的基本步骤

患者关系管理系统的成功实施必须有一些前提和基础,其中最重要的是必须得到高层领导的支持。医院院长应该是项目的支持者和推动者,他为 PRM 项目设定明确的目标,并为项目提供达到目标所需的时间、资金和其他资源的支持,在项目实施遇到瓶颈时,激励全员并保证各种矛盾和争执得到尽快的解决。

其次,建立组织良好的团队。这个团队的成员充分了解医院的业务流程和技术解决方案,善于将技术与需要改善的特定问题联系起来,同时,擅长于沟通,以使掌握更多的事实,保证开发的 PRM 系统能最大程度上适应本医院的需要,使用户更快地适应和接受未来的新业务流程。

第三,在医院上下培养"全员、全程"的服务理念。实施患者关系管理不仅仅是客户服务部门的事务,它的实施主体是医院的所有部门及所有员工。也就是说,从医院的院长、临床科室主任和各个职能部门的管理者,到临床一线、职能科室的医务人员,都必须参与到医院患者关系管理中来。

在这三个前提之下,PRM 项目实施的基本步骤如下:

1. **确立业务计划** 在准确把握和描述医院应用需求的基础上,医院应站在战略的高度,制订一份最高级别的业务计划,力争实现合理的技术解决方案与企业资源的有机结合。

2. **建立 PRM 团队** 团队成员可以从每个拟使用 PRM 系统的临床科室、辅助科室及管理职能部门中选拔。为保证团队的工作能力,应当进行计划的早期培训和 PRM 概念的推广。

3. **分析患者需求,开展信息系统初建** 在患者就医时要注意搜集患者的相关情况,如地址、联系方式、经济状况、为什么选择本院就医、希望达到的效果和特殊要求等,并将这些信息录入医院患者关系管理系统。在此基础上,对患者进行识别、区分,分为老患者、定点患者、现实患者和特殊患者等,为不同的患者提供不同的服务。

4. **评估服务过程,明确医院应用需求** 在清楚了解患者需求的情况下,对医院原有医疗服务流程进行分析、评估和重构,制订规范合理的新业务处理流程。在这个过程中,应该重视基层医务人员的意见和建议。

5. **选择和实施方案** 选择能够适应患者需求变化的弹性方案,以渐进的方式分段实施,保证 PRM 系统既能动态满足患者需求变化又不会被随时打断。为保证方案的实施,应对临床科室、医技辅助科室及管理职能科室的相关人员进行培训,培训目的主要是确保系统的使用对象掌握使用方法,了解方案实现后的管理与维护方面的需要,以使 PRM 系统能成功运行。

6. **实施后的方案评估和持续改进** 主要是对实施 PRM 后的管理绩效进行评价,对使用中发现问题进行解决,以不断提高其适用程度。

四、患者满意度

无论是医院服务营销组合策略的实施,还是 PRM 系统的引入,其主要目的都是为了获得高的患者满意度,进而获得高的忠诚度与美誉度,以提升医院形象和市场竞争力,最终将带来医院经济效益和社会效益的提高。

(一)患者满意度的概念

患者满意度(patient satisfaction)是指人们由于健康、疾病、生命质量等诸方面的要求而对医疗保健服务产生某种期望,基于这种期望,对所经历的医疗保健服务情况进行的评价。它是患者对其医疗经验包括结果、内容等各方面的反映,是同主观性感受相关联的,包含对过去接受的医疗保健服务的平均感受,患者由经验值形成他认为医疗服务应该达到的水平。公式表示为:患者满意度 = 患者感受值 / 期望值。由此可见患者满意度的大小由患者感受值和期望值的相对大小所决定,呈现出如下逻辑关系,如表 11-1 所示。

表 11-1 患者感受值、期望值相对大小与满意度关系

相对关系	满意度大小	结果
患者感受值 ≪ 期望值	低	严重医院服务失误,引发医患矛盾
患者感受值 < 期望值	较低	轻度医务服务失误,引起患者及家属不满
患者感受值 = 期望值	中立	患者及家属无所谓
患者感受值 > 期望值	较高	患者及家属满意
患者感受值 ≫ 期望值	高	患者及家属非常满意,医院社会声誉度明显提升

(二)患者满意度的影响因素

由概念可见,患者满意度包含着患者对服务质量的评价和个人对所获服务的期望,是一个多维的评估指标。具体来说,患者期望、医院形象、感知质量、感知公平、感知价格是其重要的影响因素。

1. **患者期望** 患者期望(patient expectation)是指患者在就诊的过程中,对药品和医疗项目的使用、医疗服务质量以及治疗效果等方面的预期。受到患者健康状态、经济状况、教育水平尤其是医学知识丰富程度、参保情况等因素的影响。医院形象和医院主动通过网站、报刊对特色专科、知名专家及新开展的业务和技术的宣传,公众媒体对医院重大事件的报道都对患者期望产生影响。

2. **医院形象** 医院形象(hospital identity)包括环境形象、人员形象、质量形象和服务形象。优美的就医环境、如家的病房设计、着装整洁的医务人员、规范的医疗文书、完备的技术操作规范都能带来高的患者满意度。

3. **感知质量** 患者感知质量(patient perceived quality)由技术质量(technical quality),即服务的结果和功能质量(functional quality),即服务过程质量构成。与技术质量不同,功能质量一般是不能用客观标准来衡量的,患者通常会采用主观的方式来感知服务质量,因此具有极强的差异性。服务感知质量可以分解为两层,即服务接触质量和服务关系质量。前者从服务接触的角度,考察感知质量的构成和量度,而随着顾客关系管理理论的兴起,越来越多的人已经意识到,关系质量对于顾客来讲,在很多情况下,可能比服务接触质量更为重要。

4. **感知公平** 感知公平(perceived justice)是指顾客与企业在交易中的利益及成本贡献的比例或是与其他顾客关于对产品或服务绩效的相对知觉之比,也即顾客在交易中对公平处理消费过程的心理感觉。顾客感知公平包括结果公平、程序公平与交往公平三部分内容。具体到医疗服务领域,结果公平(distributive justice)指患者对医疗服务结果的公平感知,当预期的服务或产品与实际的输出有差距时,就会产生不公平知觉。程序公平(procedural justice)指患者对接受服务流程是否公平的判断,重点在于流程和结果的控制。交往公平(interactional justice)指患者在接受医疗服务过程中对人际关系的无形部分及互动品质的感知。

5. **感知价格** 患者在消费医疗服务产品过程中会判断价格是否公平,主要受三个因素影响——竞争者的价格、顾客以往的经验、医院广告和促销。参考一般性的顾客公平理论,顾客的公平标准具有社会习得性,人们往往认为使用越多的规则越公平,那些已经成为了市场习惯的规则是最公平的。例如,人们普遍认同成本加合理利润的定价方法。因为在人们心中普遍公认一个双方权利对等原则:企业有权获得合理的利润,顾客有权以合理的价格获得所需的消费价值。如果企业因为成本上升而加价,多数顾客会认为这是合理的。相反如果企业加价非基于成本原因,容易引起顾客不满。感知价格理论提示医院在制订服务营销价格策略的时候,必须要考虑患者感知价格公平。

五、医疗服务补救

医院以高度专业化的医疗技术、通过团队协作为人们提供复合性的、多样性的、时效性的、互动性的产品。这就决定了医疗服务的质量受到多种因素的影响,难以保证持久无缺陷。因此,医院在服务接触的各个环节都有可能出现失误,从而引发患者不满。医疗服务失误对患者满意度、忠诚度、信任度产生重大影响,进而影响医院声誉和市场竞争力,因此必须及时予以补救。

(一) 医疗服务失误

1. **医疗服务失误的概念与分类** 医疗服务失误(healthcare service failure)是指医疗服务表现未达到患者对医疗服务的评价标准。从这一定义中我们可以看出,医疗服务失误取决于两方面:一是患者对服务的评价标准,即患者的服务预期所得;二是服务表现,即患者对服务真实经历的感受,也就是患者对服务过程中的实际所得。只要患者认为其需求未被满足,或是医疗机构的服务低于其预期水平,就预示着医疗机构有可能发生服务失误。医疗服务失误可从多个角度进行分类。

(1)结果失误和过程失误:服务失误的结果维度涉及患者实际从服务中得到(或损失)的经济利益,而过程维度涉及的是患者如何获得服务,其获得服务的方式。因此,所谓的结果失误是指医疗机构没有能够满足患者的基本需求,或者说没有完成核心服务。例如,医生误诊、开错处方。而过程失误则是指在履行核心服务的过程中出现了瑕疵,或提供方式出现某种程度的损失。例如,医生在为患者检查身体时未设置屏风遮挡患者隐蔽部分,从而引起患者不满。

（2）医源性原因和非医源性原因导致的服务失误：医源性服务失误是指造成失误的原因来自医疗机构和医务人员方面。从医院的管理、医疗工作的实施到后勤服务部门，任何一个环节的任何一个人都有出现失误的可能。医源性服务失误又可以分为与医疗失误有关和与其他方面的原因有关两部分。前者由医疗事故或医疗差错引起，常常带来严重的后果，而后者虽然有时后果并不严重甚至不会损害患者健康，但也能招致极度不满，例如，医务人员的服务态度粗暴恶劣、在医患之间故意搬弄是非"说长道短"。

非医源性服务失误是指造成失误的原因并非来自医疗机构和医务人员，而是由患者或是其他因素所引致的失误。非医源性服务失误常见于以下几种情况：①病情或患者体质特殊；②患者不配合治疗；③患者对医疗结果或医疗费用不正确的预期。

（3）医院有过失和无过失的服务失误：医院有过失和无过失的服务失误是从失误归因的维度进行考量。医源性服务失误并不总是归因于医院过失，例如医疗设备偶然故障，引起患者不能及时检查或延长等候时间等，而非医源性服务失误则均为医院无过失的服务失误。

2. 医疗服务失误的原因　医疗服务失误源于医疗服务质量差距的变化，当差距超出患者预期的可容忍范围，则形成医疗服务失误。从医院方来看，影响医疗服务质量形成的医疗服务要素、过程和结果都可能成为医疗服务失误的原因。在有些情况下，患者对于医疗服务失误也负有责任。具体来说，医疗服务失误可分为三类，如表 11-2 所示。

表 11-2　医疗服务失误的原因

医疗服务失误的原因分类		具体原因
1）来自医院方的服务失误	医疗服务要素	人员：①医护人员技术欠缺、经验不足；②精神因素，没有集中精力专心工作；③分工不明；④纪律观念淡漠，没有严格执行操作技术规程
		技术：医院囿于技术能力限制不能处置相应病症
		物资：医院硬件设施、药品种类不能满足患者需求
		规章制度：没有建立健全规章制度和科学管理流程
		时间：等待时间短、有效服务时间长则更符合患者预期
	内部服务环节	门诊环节：患者挂号、候诊、就医、检查、取药或治疗过程中的体验
		住院环节：患者就诊、入院、诊断、治疗、疗效评价及出院过程中的体验
	医疗服务结果	医疗服务产出或效果，如诊断符合率、治愈率、死亡率等
2）来自患者方的服务失误		患者的服务期望中既有显性的服务需要，也有隐性的服务欲求，还有模糊的服务期盼。如果没有正确地表述自己的服务期望，就会带来服务失误与失败
3）随机因素导致的服务失误		如突然停电，造成医疗设备无法使用，或电脑病毒突然发作，引发医院信息系统瘫痪，导致患者长时间排队等候而引发的不满

（二）医疗服务补救

1. 服务补救的内涵　医疗服务补救（health service recovery）是在出现医疗服务失误时，医院及医务人员所做出的一种即时性和主动性的反应。其目的是通过这种反应，将医疗服务失误对患者感知医疗服务质量、患者满意和所带来的负面影响减少到最低限度。

2. 服务补救的意义　医疗服务失误的后果，不仅可以造成患者的身体损害，而且可以带来患者流失。对医疗服务不满意的患者中"坏口碑"的形成与传播，使医院形象受到严重的伤害。医院的社会信誉是医院的无形资产，在市场经济条件下，社会信誉的作用十分重要，直接影响到医院的发展。医院的医疗服务失误传播到社会上以后，会带来严重的不利影响。损害医疗机构的形象，大大减弱医疗机构在医疗市场上的竞争实力。所以，提高医疗服务补救水平，是保持患者满意和提高医院形象一个非常重要的手段。

3. 服务补救的原则　恰当、及时和正确的医疗服务补救可以减弱患者的不满情绪，并部分地恢复患

者满意度和忠诚度,个别情况甚至可以大幅度提升患者满意度和忠诚度。在医疗服务补救过程中,以下原则必须遵循:

(1)防微杜渐、积极主动:建立服务失误预警系统,及时识别医疗服务失误,不回避、不掩盖问题和矛盾;主动解决医疗服务失误问题,不要等患者提出来再被动地去解决。

(2)敢于担责、真诚以待:发现并改正医疗服务失误是医疗服务提供者无法推卸的责任,如果失误归因于医院,医院方应立即道歉,并及时、合理的解决患者因医疗服务失误所造成的损失;即使失误非归因于医院,医院方也应做到"以人为本、以患者为中心",妥善解决患者问题,尽量做到让患者对医院处理医疗服务失误的结果满意。

(3)畅通渠道、及时沟通:畅通医患双方沟通渠道,保证患者能够轻松容易地进行抱怨并在解决医疗服务失误的过程中及时了解处理进展。

第三节 医疗服务设计与服务创新

随着人民生活水平的日益提高,对医疗服务的需求内涵不断发生着变化。作为一种特殊的服务,医疗服务提供者——医院及众多医疗机构需要进一步优化医疗服务设计,从流程、质量、设施等众多因素入手不断推进服务创新,以更好地传递这些服务。

一、医疗服务质量的概念与评价

目前国际上具有代表性的医疗服务质量概念有两个:一是美国技术评估局于1988年提出的医疗服务质量,其是指利用医学及有关科学的知识和技术,在现有医疗条件下,医疗服务过程增加患者期望结果和减少患者非期望结果的程度;另一个是多那比第安(Donabedian)于1988年提出的医疗服务质量,其是指利用合理的方法(医疗服务的各个方面)实现期望目标(恢复患者身心健康和令患者满意)的能力。这两个概念虽然表述不同,但都准确反映了医疗服务质量观念的关键:医疗服务质量体现在医疗服务在恢复患者身心健康和令患者满意方面所达到的程度。本书将从医疗服务质量的评价角度来谈如何设计优质的医疗服务。

医疗服务质量的评价主要运用医疗统计指标,如:诊断符合率、治愈率、好转率、死亡率、无菌手术感染率、出院者平均住院天数、病床使用率、病床工作天数等。这些指标虽然在一定程度上可以反映特定医院医疗质量的整体水平,但是由于其是一个动态和持续的过程,上述指标无法兼顾其动态性和持续性。另外,这些指标的选取和理论方法多是从医院实践工作者的经验总结而来,缺乏质量管理相关理论的系统支撑,导致指标选取无法涵盖医疗服务质量的全过程。基于上述问题,从当前质量管理相关理论出发,主流的质量管理理论可以归纳为:ISO9000族标准管理、JCI医院评审标准、全面质量管理、持续质量改进、临床路径管理、6 Sigma管理、国际医疗质量与安全指标体系管理、SPO医疗质量与安全三层级管理等。

ISO9000族标准是国际标准化组织(The International Organization For Standardization)在总结发达国家先进质量管理经验的基础上编制并发布的质量标准,其特点是建立一套科学的质量管理体系,以顾客为中心,强调预防为主、过程控制和持续的质量改进。研究指出ISO9000认为文件化是质量管理体系建立的标志。建立一套体系文件,包括质量手册、程序文件、各部门工作手册及质量记录是质量体系运行的直接证据。研究指出以色列Western Galilee医院成为世界上第一个通过ISO9000标准质量体系认证的医院后,美国、新加坡、中国台湾台湾等各大医院也陆续引进ISO9000族质量体系。虽然ISO9000族标准在提高医院管理水平上有一定的成效,但是缺少对医院的针对性,另外由于临床服务差异性较大,患者病情、转归变化不易,较难用整齐划一的标准予以规范。此外,ISO9000族标准无法对临床上医疗护理服务给予具体的标准规范,在医疗机构的应用过程中产生诸多不适应。

与ISO9000族标准相较而言,JCI医院评审标准为医院量身打造,充分考虑到医疗服务过程中的特殊性、患者病情的多变性与叠加性,有研究学者认为JCI医院评审标准比ISO9000族标准更为适用于医院质量与安全管理评价(陈烈平和黄渊清,2004)。JCI医院评审标准主要包含以患者为中心的标准、医疗机构管理标准和组织管理标准等,各个大的标准下设置相应的管理细则,具有一定的参考价值。但是该标准是针对医院整体质量与安全管理评价而言,对某一特殊的医疗服务其管理作用有限。

SPO 医疗质量与安全三层级管理是指通过结构 - 过程 - 结果三个维度制订的医疗服务质量的理论研究和实践框架。结构维度的内涵是指基础条件质量,过程维度的内涵是指工作环节质量,结果维度的内涵是指服务终末质量。自该研究在 *the lancet* 杂志上发表后,Donabedian A 进一步完善该理论体系,并在 *Science* 等权威期刊上进行报道,形成论著(《医疗质量评估与监测》),该论著是其一生学术成就的集中代表,被誉为医疗质量与安全管理的圣经,学界将 Donabedian A 称为医疗质量管理之父,该管理理论已经成为医疗质量与安全管理、医疗质量与安全评价的公认模式。从医疗质量与安全管理的评价上来看,SPO 理论给出分析和整合性的概念分析方法,医疗质量与安全评价的 Holzemer's 模型(1994)是基于 SPO 理论而产生的。Clarke 和 Donaldson(2008),Loan et al.(2011)在 SPO 理论上对护理过程中的医疗质量与安全评价提出优质护理服务评价模型。Tvedt et al.(2012)在研究患者差异性中,提出对 SPO 理论框架的改进模式。并指出结构分为内外部环境,特别是内部环境应研究如何组织医疗服务开展,过程是实现服务的过程,结果是预期达到的服务效果。同时也有学者指出全面质量管理、临床路径质量管理、6Sigma 质量管理可以为 SPO 理论所涵盖,从结构质量管理、环节质量管理和终末质量管理分别实现。综上所述,SOP 理论不仅能够在宏观上对医疗服务质量的评价进行研究,也可以充分考虑到某一特殊医疗服务自身的特性,从微观上对其进行系统而深入的分析。

随着时代推演,医疗服务机构越来越重视从患者角度来思考与考察医疗服务质量,体现以患者为中心这一理念。例如,柯丁顿(Coddington)等提出医疗服务质量应关注服务热情、医护人员的技术和专业化程度,以及服务的获得性及最终的治疗结果。医疗服务机构评审联合委员会(Joint Commission on Accreditation of Health Organizations,JCAHO)提出用 9 个维度对医疗服务质量进行评价,即功效、适宜性、效率、尊重与关心、安全、连续性、效果、及时性、可获取性。Sower 等提出了医院关键质量评价法,他们认为医院的服务质量可以从关心与尊重、效果与连续性、适宜性、信息、效率、饮食等方面进行评价。芬兰学者 Hiidenhovi 等提出,可以通过 12 个问题(疗程信息、守约、专业技能、礼貌、服务意识、检验信息、药物信息、治疗方案信息、病情发展信息、隐私保护、检验效率、总体治疗成功率)对医疗服务质量进行评价。

二、医疗服务设计与服务创新的因素

(一) 医疗服务设计的因素

服务设计包含结构性的和管理或者运作性的因素,具体见表 11-3 所示。

表 11-3　服务设计的因素

设计因素	内容	设计因素	内容
结构性的		管理或者运作性的	
传递系统	流程结构,服务蓝图,战略定位	信息	技术,可扩展性,网络应用
设施设计	服务场景,建筑,工艺流程,布局	质量	测量,设计质量,补救,工具,六西格玛
选址	地理需求,选址工作,选址策略	服务境遇	接触三元组合,文化,供应关系,外购
能力规划	战略角色,排队模型,规划原则	管理能力和需求	战略,收益管理,排队管理

接下来,我们将以加拿大多伦多的一家仅承担腹股沟疝气手术的医院的成功案例来说明医疗服务设计的各个因素及其对战略使命达成的贡献。苏第斯医院是一家私人医院,它以特殊的手术程序来成功治疗腹股沟疝气而著称。它的成功是通过复发率来衡量的——复发率低于竞争对手的 1/12。

苏第斯医院在支持其解除腹股沟疝气患者痛苦的战略的服务中的结构性因素为:

(1) 传递系统:苏第斯医院在服务流程的各个方面都体现出顾客参与的特点。例如,患者在术前自己刮除体毛,自己从手术台走回恢复区,在术后的晚上医院鼓励患者与新患者讨论自己的经历以消除后者的术前恐惧。

（2）设施设计：在设施上有意识地进行设计以鼓励锻炼和使患者在四天内迅速恢复，它所提供的恢复到正常状态的活动锻炼时间是传统医院的大约 1.5 倍。在医院的房间里完全没有如电话和电视之类的令人方便和享受之物，患者必须自己步行去休闲室、淋浴室和自助餐厅。

（3）地点：苏第斯医院坐落于具备优良航空服务的大城市多伦多，这使它能够与国际市场接轨。同时，当地的巨大人口也为该医院提供了患者的来源，患者能够在短期预约的时间表上做登记，这样就可以在有人取消预约时能够及时治疗。

（4）能力设计：由于疝气手术是选择性程序，因此根据手术可以进行的时间将患者们分批次进行手术，这样能够使得医院的治疗能力得到最大化利用。同样，这种手术时间安排上的便利性使得医院满负荷运行，带动了其支持性活动（总务和食品服务等）的充分利用。

苏第斯医院的服务思想中的管理性因素同样支持其提供高质量的医疗过程的战略：

（1）信息：苏第斯服务的一个独一无二的特征在于其每年的院友联谊会，这表现出医院与其患者之间连续不断的关系。保持着患者的信息使得苏第斯建立起一个忠实的顾客基础，这是一个有效的口头的广告媒介。提供每年免费的身体检查也使得苏第斯为他的治疗程序建立起一个独一无二的数据库。

（2）质量：其最重要的质量特征是所有医师对苏第斯医院疝气治疗方法的坚持达到了患者的低复发率。另外，当患者遇到困难的时候，医院会把他安排给承担其治疗过程的医生。患者感知到的质量通过在苏第斯的经历得到了强化，这种经历比起传统的住院治疗，更像是一个短暂的假期。

（3）服务境遇：医院通过员工和患者共同就餐的形式来加强培养家庭氛围的服务文化。医院的所有员工都能得到向患者进行鼓励以帮助患者迅速康复的培训。已经做完手术的患者会被鼓励在早餐时与那些第二天才做手术的患者进行讨论，以消除后者术前的恐惧心理。

（4）能力和需求管理：医院通过患者邮寄回的问卷对患者进行安排，并只接受预约。由此，患者有关时间性和适当性的要求就能够被有效地控制。在等候名单上的自行来医院治疗的或者当地的患者可以填补由于取消预约而出现的空缺。因此，医院能力的全部利用便得到了保证。

（二）医疗服务创新的因素

互联网技术、大数据分析、云计算等新兴技术手段的兴起和飞速发展，推动着医疗服务进行新一轮的革新，促使诸多医院探索新型的服务模式。

1. 双向转诊　不同医院之间通过建立医联体，形成畅通的双向转诊通道。能够使得急症重症患者能够快速向中心医院转移，而社区医院等承担中心医院的康复环节的下转工作。同时，对于交通不便的医院之间，通过远程医疗的形式，使得各科室专家能够对危急患者进行会诊，提高了患者治疗的成效。

2. 在线医疗　好大夫，华医通，乐乐医等第三方手机 APP 的兴起和广泛应用使得患者不必亲临医院而能够得到有效的医生建议，对于缓解患者焦虑情绪、降低医院拥挤程度、提高患者满意度起到积极的作用。

3. 大数据支持诊疗决策优化　利用历史数据对某种特定疾病的诊断治疗进行分析验证，并通过不断与医生交互进而形成科学有效的诊疗决策支持方案。

4. 流程优化和信息整合　医院采用更多的患者自助服务系统能够方便地提供各种预约缴费服务。医院内部不同信息系统的整合，使得患者在任何一个就诊环节，都能得到医生全面的指导。

三、医疗服务流程设计的工具和方法

（一）服务流程设计的分类

服务流程设计采用差异化概念、服务活动指向的客体、顾客参与的程度等来进行分类（表 11-4）。针对不同的特点，采取不同的工具方法进行服务设计。

从顾客参与的类型来看，在医疗服务创造的过程中，顾客（患者）直接参与并与服务提供者直接互动。直接顾客参与又可分为两类：与服务人员无互动（自助服务）和与服务人员有互动。

目前，医院通过优化流程管理，引进了更多的自助服务系统，例如自助办卡、预约、缴费机，自助检验排号机，自助取报告机等。同时，将更多的服务纳入在线平台，使得患者具有更多的自主选择权，能够及时预约、获知其就诊、检验信息,不必因为工作人员工作时间的限制而导致某些活动不能进行。

而患者在就诊、检查环节则与医师等充分互动,使其充分了解患者情况之后进行准确判断,为患者提供医疗服务。由于这类服务的"高接触"性,使得医师技能水平、服务态度、沟通技巧、诊室就诊环境等诸多因素共同影响着患者的就医体验。

而从差异性程度进一步可细分为标准化服务(低差异性)和定制服务(高差异性)。一般而言,自助服务属于标准化服务,由于服务性质的简单重复性,越来越多地用来替代人力。而定制服务,由于完成该工作需要较多的专业技能、判断力和灵活性,因此需要患者与医师之间需要更多的信息沟通。此类过程无固定模式可循,且未被严格界定,因此需要高水平的技巧和分析技能。

表 11-4　服务流程的分类

顾客接触的程度		低差异性服务(标准服务)			高差异性服务(定制服务)		
		产品加工	信息或形象处理	人员处理	产品加工	信息或形象处理	人员加工
无顾客参与		干洗,自动贩卖机	还信用卡		汽车维修、定制衣服	计算机程序设计	
间接的顾客参与			用家庭计算机订货			航空管理员监督飞机着陆	
直接的顾客参与	顾客与服务工人间无交互(自助)	组装预制家具	从自动柜员机中提取现金	乘坐自动扶梯		医疗中心处理病历	驾驶一辆租用的汽车
	顾客与服务工人间有交互作用	餐馆用餐服务	召开讲座	接种疫苗	家庭地毯清洗	肖像绘画	理发,做外科手术

(二)服务流程设计的一般方法

根据前面的介绍,将医疗服务包(medical service package)定义为顾客所感知的一系列特性,其中包括五个方面的特征:支持性设施、辅助物品、信息、显性服务和隐性服务。因此,服务包定义是设计服务系统自身的关键。

例行服务能够通过生产线方式进行传递。此时,为保证稳定的质量和高效地运转,例行工作在一种受控的环境中完成。另外一种方法是鼓励顾客积极参与,允许其在服务过程中扮演积极的角色。一般而言,可以将服务分为高顾客参与和低顾客参与。在低顾客参与的条件下,服务过程的设计以技术为核心,与顾客分开来考虑。在高顾客参与的条件下,应该更注重顾客的服务体验。下面将具体说明几种服务设计的一般方法,同时,这几种方法也可以结合起来使用以达到更好的效果。

1. 生产线方法　生产线方法的核心思想是将总的工作分成许多简单的工作,此方法已经在制造行业得到广泛应用并取得重大成功。服务系统设计的生产线方式试图将其引用到服务业。个人有限的自主权、劳动分工、用技术取代人力、标准化服务是其成功的关键。

2. 顾客成为合作生产商　对大多数服务系统,当顾客出现时,服务才能开始。顾客并不是被动的旁观者,当需要的时候,顾客也可称为积极的劳动力,这样就可以通过将某些服务活动转移给顾客以提高效率,即将顾客变成合作生产者。一般而言,自助服务、理顺服务需求、由顾客创造新的内容这几个方面表明了顾客对服务传递过程的贡献。

3. 顾客接触方法　顾客接触是指顾客亲自出现在服务系统中。在高度接触的服务中,顾客通过直接接触服务过程而决定了需求的时机和服务的性质。服务感知质量在很大程度上由顾客的感知决定。而在低接触系统中,顾客因不在过程中直接出现而不会对生产过程产生影响。因此通过对高低接触系统的划分,可以使得每个领域单独设计,以达到改进服务的目的。

4. 信息授权　信息技术使得员工和顾客双方能够更为积极地参与到服务过程中。以医疗服务为例,患者要经过一系列诊断病情的检查才能最终确诊。在线技术的发展使其能够在线获取检查报告,其后选取合适的方式(在线预约挂号或是将检查报告共享给医生进行在线问诊)进行后续操作。此时,患者不需要亲自去医师所在医院而能够得到医师的帮助,医师能够通过业余时间的专业技能服务获取额外的酬劳。

四、医疗服务设施设计

医疗服务设施的设计和布局代表服务包的支持设施要素。以前面提到的多伦多苏第斯医院为例,其疝气治疗的高成功率源于精心的设施设计和布局。例如,手术室被集中在一起以便外科医生能够在手术过程中相互咨询。由于早期的活动利于康复,医院提供了充足的散步场所——甚至台阶。只能在公共餐厅而不是在病房里进餐,因为这样需要更多的走动,附带的好处是可以使患者聚集在一起交流意见。在功能性和舒适性方面,病房内不设电话机之类的多余物品,因为这类物品会方便患者躺在床上接听。

下列六个因素影响着设施设计:①服务组织的性质和目标;②地面的有效性和空间的需要;③柔性;④安全性;⑤美学因素;⑥社会和环境。

1. 服务组织的性质和目标　核心服务的性质应该决定其设计的参数。例如,内科医生的办公室虽然大小和形状各异,但其涉及必须能够在某种程度上保护患者的隐私。除了基本的需要外,设施设计还能对定义服务做出进一步的贡献,设计得当同样重要。例如,医院要预留出急诊车通道以挽救危急重症患者。

2. 地面的有效性和空间的需要　由于服务设施的土地资源通常受到很多限制,比如成本、规划要求以及实际面积。良好的设计必须充分考虑所有这些限制。同时,为将来的扩展留出空间。

3. 柔性　成功的服务机构是可以适应需求数量和性质变化的动态组织。服务对需求的适应能力在很大程度取决于当初设计时赋予的柔性。在设计阶段提出的问题可能有:怎样设计才能满足当前服务的未来扩展;怎样设计设施才能适用于未来新的不同的服务。对未来的设计常常能够转化成为财务上的节约。

4. 安全性　服务设施的最基本前提即为顾客提供安全的服务环境。例如,机场、地铁站等公共交通入口处设置安全检查环节以规避安全隐患发生。安保人员、灭火器、安全须知等也是一些常见的保护手段。此外,安全性也可以通过安装监视摄像得以提高。

5. 美学因素　在医院等医疗服务场所,醒目的标识牌及其不同的颜色搭配都充分体现着美学因素。此外,医护人员得体的衣着和言语,有序的就医环境,对于缓解患者焦虑的情绪,优质的就医体验起着重要的作用。

6. 社会和环境　在服务设计过程中,要充分考虑其与社会和环境的相容性。例如,医院通过遵循合理的医疗废弃物回收流程以避免影响周围环境。

第四节　医院服务管理方法

随着医疗服务需求与供给不平衡的矛盾日益突出,越来越多的医院管理人员注重医院服务管理水平和技术提升,以求达到提升医疗资源利用率、缩短患者等待时间等目标。而要提高医院服务管理的水平和技术,需要借助相关的管理方法,基于此,本节主要针对医院服务管理方法展开论述。

一、医疗服务需求预测

需求预测(demand forecasting)是根据当前和历史数据,考虑需求影响因素,对特定产品和服务在未来一定时间内的需求量进行预测,从而根据需求预测结果制订合理的需求计划,减小资源的浪费或闲置。

医疗服务需求相对于一般的服务需求具有较大的特殊性,主要体现在专业性强、患者信息不完全、需求多样化、需求波动性大等,这为医疗服务需求的预测带来了诸多的挑战。但对于整体患者群体而言,疾病的发生又存在一定的规律性,如可以通过对患者的患病率或就诊率来寻找医疗服务需求的特性,进而可以根据医疗服务需求的特性探索其规律性,并对未来的医疗服务需求进行预测。因此,针对医疗行业的服务需求预测需要根据医疗行业的特点进行分析,进而为医疗实践提供一定的指导和建议。

医疗服务需求的预测需要采用合理的预测方法,接下来我们主要从定性预测和定量预测两个方面介绍服务需求预测的方法及其在医疗领域的应用。

(一) 定性预测方法

定性预测方法就是依靠熟悉业务知识、具有丰富经验和综合分析能力的人员或专家，根据已经掌握的历史资料和直观材料，运用人的知识、经验和分析判断能力，对事物的未来发展趋势做出性质和程度上的判断；然后再通过一定的形式综合各方面的判断，得出统一的预测结论。医疗服务过程中会产生大量的数据，但当缺少足够或合适的数据时，就需要采用主观的定性预测方法，主要有德尔菲法、头脑风暴法和交互影响法。

1. 德尔菲法 德尔菲法(Delphi method)，是采用背对背的通信方式征询专家小组成员的预测意见，经过几轮征询，使专家小组的预测意见趋于集中，最后做出符合市场未来发展趋势的预测结论。德尔菲法又名专家意见法或专家函询调查法，是依据系统的程序，采用匿名发表意见的方式，即团队成员之间不得互相讨论，不发生横向联系，只能与调查人员发生关系，以反复的填写问卷，以集结问卷填写人的共识及搜集各方意见，可用来构造团队沟通流程，应对复杂任务难题的管理技术。德尔菲法(Delphi Method)，又称专家规定程序调查法。该方法主要是由调查者拟定调查表，按照既定程序，以函件的方式分别向专家组成员进行征询；而专家组成员又以匿名的方式(函件)提交意见。经过几次反复征询和反馈，专家组成员的意见逐步趋于集中，最后获得具有很高准确率的集体判断结果。

由此可见，德尔菲法是一种利用函询形式进行的集体匿名思想交流过程。它有三个明显区别于其他

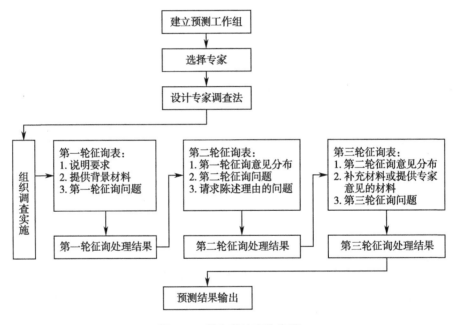

图 11-2 德尔菲法实施步骤

专家预测方法的特点，即匿名性、多次反馈、小组的统计回答。德尔菲法的具体实施步骤如图 11-2 所示。

采用德尔菲法可以避免群体决策的一些可能缺点，声音最大或地位最高的人没有机会控制群体意志，因为每个人的观点都会被收集，另外，管理者可以保证在征集意见以便做出决策时，没有忽视重要观点。

2. 头脑风暴法 头脑风暴法出自"头脑风暴"一词。所谓头脑风暴(brain-storming)，最早是精神病理学上的用语，指精神病患者的精神错乱状态而言的。而现在则成为无限制的自由联想和讨论的代名词，其目的在于产生新观念或激发创新设想。该方法是由美国创造学家 A·F·奥斯本于 1939 年首次提出、1953年正式发表的一种激发性思维的方法。此法经各国创造学研究者的实践和发展，至今已经形成了一个发明技法群，如奥斯本智力激励法、默写式智力激励法、卡片式智力激励法等。

在群体决策中，由于群体成员心理相互作用影响，易屈于权威或大多数人意见，形成所谓的"群体思维"。群体思维削弱了群体的批判精神和创造力，损害了决策的质量。为了保证群体决策的创造性，提高

决策质量,管理上发展了一系列改善群体决策的方法,头脑风暴法是较为典型的一个。

采用头脑风暴法组织群体决策时,要集中有关专家召开专题会议,主持者以明确的方式向所有参与者阐明问题,说明会议的规则,尽力创造在融洽轻松的会议气氛。一般不发表意见,以免影响会议的自由气氛。由专家们"自由"提出尽可能多的方案。采用头脑风暴何以能激发创新思维? 根据 A·F·奥斯本本人及其他研究者的看法,主要有以下几点:

第一,联想反应。联想是产生新观念的基本过程。在集体讨论问题的过程中,每提出一个新的观念,都能引发他人的联想。相继产生一连串的新观念,产生连锁反应,形成新观念堆,为创造性地解决问题提供了更多的可能性。

第二,热情感染。在不受任何限制的情况下,集体讨论问题能激发人的热情。人人自由发言、相互影响、相互感染,能形成热潮,突破固有观念的束缚,最大限度地发挥创造性地思维能力。

第三,竞争意识。在有竞争意识情况下,人人争先恐后,竞相发言,不断地开动思维机器,力求有独到见解,新奇观念。心理学的原理告诉我们,人类有争强好胜心理,在有竞争意识的情况下,人的心理活动效率可增加 50% 或更多。

第四,个人欲望。在集体讨论解决问题过程中,个人的欲望自由,不受任何干扰和控制,是非常重要的。头脑风暴法有一条原则,不得批评仓促的发言,甚至不许有任何怀疑的表情、动作、神色。这就能使每个人畅所欲言,提出大量的新观念。

对于头脑风暴法的组织形式,为便提供一个良好的创造性思维环境,应该确定专家会议的最佳人数和会议进行的时间。经验证明,专家小组规模以 10~15 人为宜,会议时间一般以 20~60 分钟效果最佳。专家的人选应严格限制,便于参加者把注意力集中于所涉及的问题。

具体应按照下述三个原则选取:

(1) 如果参加者相互认识,要从同一职位(职称或级别)的人员中选取。领导人员不应参加,否则可能对参加者造成某种压力。

(2) 如果参加者互不认识,可从不同职位(职称或级别)的人员中选取。这时不应宣布参加人员职称,不论成员的职称或级别的高低,都应同等对待。

(3) 参加者的专业应力求与所论及的决策问题相一致,这并不是专家组成员的必要条件。但是,专家中最好包括一些学识渊博,对所论及问题有较深理解的其他领域的专家。

实践经验表明,头脑风暴法可以排除折衷方案,对所讨论问题通过客观、连续的分析,找到一组切实可行的方案,因而头脑风暴法也得出了较广泛的应用。

当然,头脑风暴法实施的成本(时间、费用等)是很高的,另外,头脑风暴法要求参与者有较好的素质。这些因素是否满足会影响头脑风暴法实施的效果。

3. 交互影响法　交互影响法是在德尔菲法和主观概率法基础上发展起来的一种新的预测方法。这种方法是主观估计每种新事物在未来出现的概率,以及新事物之间相互影响的概率,对事物发展前景进行预测的方法。

交互影响法用于预测一系列事件 $D_j(D_1, D_2..., D_n)$ 及其概率 $P_j(P_1, P_2..., P_n)$ 之间相互关系的方法,其方法步骤下:

(1) 确定其他事件对某一事件的影响关系。

(2) 专家调查,评定影响程度。

(3) 计算变化概率并得出分析结果。

(4) 用变化概率代替 P_n 进行风险决策。

交叉影响法主要应用于风险决策的效果分析:

(1) 交叉影响法抓住了风险决策中最关键的问题,即自然状态出现的概率问题。

(2) 由于概率的变化可以充分辨明影响方向,给决策者指明了明确的决策方向,使决策目标更为清楚。

(3) 自然状态变化的概率趋于准确,虽然变化后的状态概率仍属不完全信息,但大大地减少了不确定性。因为计算出来的变化后的自然状态出现的概率是多数专家的意见,加之取各位专家的平均值,使之变化后的自然状态概率更趋于准确。在某种意义上说平均值趋于真值,尤其是样本个数无穷多的时候,平均值可认为真值。

(4) 交叉影响法应用于风险决策,对决策问题的影响事件做了全面的考虑。既考虑了正面影响,又考虑了负面影响,是一种综合分析问题的思想方法,避免了片面性,减少了决策失误。

由此可以看出,交叉影响法完全可以用于风险决策,可降低决策风险,可为决策者参考应用。

而交叉影响分析法也有其自身的优缺点,优点有:①能考虑事件之间的相互影响及其程度和方向;②能把有大量可能结果的数据,有系统地整理成易于分析的形式。缺点有:①根据主观判断的数据,利用公式将初始概率转变成校正概率,有相当的主观任意性;②交叉影响因素的定义还需更加明确、具体、更加严格地确定。

(二) 定量预测方法

定量预测法是基于已有的数据对未来的需求进行预测,主要有因果模型和时间序列模型,其中因果模型包括了回归模型和计量经济模型,时间序列模型包括了移动平均法和指数平滑法。而因果模型适用于中长期预测,时间序列模型适用于短期预测。下面分别对这两类预测模型进行介绍。

1. 因果模型

(1) 回归模型:回归分析预测法,是在分析自变量和因变量之间相关关系的基础上,建立变量之间的回归方程,并将回归方程作为预测模型,根据自变量在预测期的数量变化来预测因变量关系大多表现为相关关系,因此,回归分析预测法是一种重要的预测方法,当我们医疗服务在未来发展状况和水平进行预测时,如果能将预测对象的主要因素找到,并且能够取得其数量资料,就可以采用回归分析预测法进行预测。它是一种具体的、行之有效的、实用价值很高的常用预测方法。

回归分析预测法有多种类型。依据相关关系中自变量的个数不同分类,可分为一元回归分析预测法和多元回归分析预测法。在一元回归分析预测法中,自变量只有一个,而在多元回归分析预测法中,自变量有两个以上。依据自变量和因变量之间的相关关系不同,可分为线性回归预测和非线性回归预测。

回归分析预测法的主要步骤如下:

1) 根据预测目标,确定自变量和因变量。

2) 建立回归预测模型。

3) 进行相关分析。

4) 检验回归预测模型,计算预测误差。

5) 计算并确定预测值。

(2) 计量经济模型:计量经济模型包括一个或一个以上的随机方程式,它是回归模型的变形。它简洁有效地描述、概括某个真实经济系统的数量特征,更深刻地揭示出该经济系统的数量变化规律,是由一组联立方程组成,方程由变量和系数组成。计量经济模型需要大量的数据并要运用复杂的分析方法。因此,一般适用于长期预测。

对于计量经济模型的建立,需要对所要研究的经济现象进行深入的分析,根据研究的目的,选择模型中将包含的因素,根据数据的可得性选择适当的变量来表征这些因素,并根据经济行为理论和样本数据显示出的变量间的关系,设定描述这些变量之间关系的数学表达式,即理论模型。理论模型的设计主要包含三部分工作,即选择变量、确定变量之间的数学关系、拟定模型中待估计参数的数值范围。

如计量经济学模型可用于医疗政策评价。所谓政策评价是指从许多不同的经济政策中选择较好的政策予以实行,或者说是研究不同的经济政策对经济目标所产生的影响的差异。主要有以下三种方法:

1) 工具——目标法:给定目标变量的预期值,即我们希望达到的目标,通过求解模型,得到政策变量值。

2) 政策模拟:即将不同的政策代入模型,计算各自的目标值,然后比较,决定政策的取舍。

3) 最优控制方法:将计量经济学模型与最优化方法结合起来,选择使得目标最优的政策或政策组合。

2. 时间序列模型 时间序列预测法是一种历史资料延伸预测的方法,也称历史引申预测法。是以时间数列所能反映的社会经济现象的发展过程和规律性,进行引申外推,预测其发展趋势的方法。在医疗服务管理当中,较常用的方法有移动平均法、指数平滑法、季节性趋势预测法,下面针对这几种方法进行介绍。

(1) 移动平均法:移动平均法(moving average method)是根据时间序列,逐项推移,依次计算包含一定项数的序时平均数,以此进行预测的方法。移动平均法根据预测时使用的各元素的权重不同,可以分为:简单移动平均和加权移动平均。

1) 简单移动平均:简单移动平均是预测将来某一时期的平均预测值的一种方法。该方法按对过去若干历史数据求算术平均数,并把该数据作为以后时期的预测值。简单移动平均的各元素的权重都相等,其计算公式可以表述为式 11-1:

$$F_t = (A_{t-1} + A_{t-2} + A_{t-3} + \cdots + A_{t-n})/n \tag{式 11-1}$$

其中,F_t—— 对下一期的预测值;

　　　n—— 在计算移动平均值时所使用的历史数据的数目,即移动时间的长度;

　　　A_{t-1}—— 前期实际值;

　　　A_{t-2},A_{t-3} 和 A_{t-n} 分别表示前两期、前三期直至前 n 期的实际值。

2) 加权移动平均:加权移动平均给固定跨越期限内的每个变量值以不同的权重。其原理是:历史各期产品需求的数据信息对预测未来期内的需求量的作用是不一样的。除了以 n 为周期的周期性变化外,远离目标期的变量值的影响力相对较低,故应给予较低的权重。加权移动平均法的计算公式如式 11-2:

$$F_t = w_1 A_{t-1} + w_2 A_{t-2} + w_3 A_{t-3} + \cdots + w_n A_{t-n} \tag{式 11-2}$$

式中,w_1—— 第 t-1 期实际销售额的权重;

　　　w_2—— 第 t-2 期实际销售额的权重;

　　　w_n—— 第 t-n 期实际销售额的权重;

　　　n—— 预测的时期数;$w_1 + w_2 + \cdots + w_n = 1$

在运用加权平均法时,权重的选择是一个应该注意的问题,经验法和试算法是选择权重的最简单的方法。一般而言,最近期的数据最能预示未来的情况,因而权重应大些。但是,如果数据是季节性的,则权重也应是季节性的。

(2) 指数平滑法:指数平滑法(exponential smoothing,ES)是布朗(Robert G.Brown)所提出,布朗认为时间序列的态势具有稳定性或规则性,所以时间序列可被合理地顺势推延;他认为最近的过去态势,在某种程度上会持续到未来,所以将较大的权数放在最近的资料。指数平滑法是在移动平均法基础上发展起来的一种时间序列分析预测法,它是通过计算指数平滑值,配合一定的时间序列预测模型对现象的未来进行预测。其原理是任一期的指数平滑值都是本期实际观察值与前一期指数平滑值的加权平均。

1) 指数平滑法的基本公式:指数平滑法的基本公式是式 11-3

$$S_t = a \times y_t + (1-a) \times S_{t-1} \tag{式 11-3}$$

式中,S_t—— 时间 t(本期)的平滑值;

　　　y_t—— 时间 t 的实际值;

　　　S_{t-1}—— 时间 t-1 的平滑值;

　　　a—— 平滑常数,其取值范围为 $[0,1]$;

2) 指数平滑法的预测公式:据平滑次数不同,指数平滑法分为:一次指数平滑法、二次指数平滑法和三次指数平滑法等。

A. 一次指数平滑预测:当时间数列无明显的趋势变化,可用一次指数平滑预测。其预测公式为式 11-4

$$y'_{t+1} = a \times y_t + (1-a) \times y'_t \tag{式 11-4}$$

式中,y'_{t+1}——t+1 期的预测值,即本期(t 期)的平滑值 S_t;

　　　y_t——t 期的实际值;

　　　y'_t——t 期的预测值,即上期的平滑值 S_{t-1}。

该公式又可以写作:$y'_{t+1} = y'_t + a(y_t - y'_t)$。可见,下期预测值又是本期预测值与以 a 为折扣的本期实际值与预测值误差之和。

B. 二次指数平滑预测:二次指数平滑是对一次指数平滑的再平滑。它适用于具线性趋势的时间数列。其计算公式为式 11-5

$$S_t^{(2)} = a S_t^{(1)} + (1-a) S_{t-1}^{(2)}$$ 　　　（式 11-5）

式中, $S_t^{(2)}$ ——第 t 周期的二次指数平滑值;

　　　 $S_t^{(1)}$ ——第 t 周期的一次指数平滑值;

　　　 $S_{t-1}^{(2)}$ ——第 t-1 周期的二次指数平滑值;

　　　 a——加权系数(也称为平滑系数)。

二次指数平滑法不能单独地进行预测,必须与一次指数平滑法配合,建立预测的数学模型,然后运用数学模型确定预测值。

二次指数平滑数学模型为式 11-6

$$\hat{Y}_{t+T} = a_t + b_t \cdot T$$
$$S_t^{(2)} = a S_t^{(1)} + (1-a) S_{t-1}^{(2)}$$
$$a_t = 2 S_t^{(1)} - S_t^{(2)}$$
$$b_t = \frac{a}{1-a}(S_t^{(1)} - S_t^{(2)})$$ 　　　（式 11-6）

C. 三次指数平滑预测:若时间序列的变动呈现出二次曲线趋势,则需要采用三次指数平滑法进行预测。三次指数平滑预测是二次平滑基础上的再平滑,其计算公式是式 11-7

$$S_t^{(3)} = a S_t^{(2)} + (1-a) S_{t-1}^{(3)}$$ 　　　（式 11-7）

三次指数平滑的预测模型为式 11-8

$$\hat{y}_{t+T} = a_t + b_t T + c_t T^2$$
$$a_t = 3 S_t^{(1)} - 3 S_t^{(2)} + S_t^{(3)}$$
$$b_t = \frac{a}{2(1-a)^2}[(6-5a) S_t^{(1)} - 2(5-4a) S_t^{(2)} + (4-3a) S_t^{(3)}]$$
$$c_t = \frac{a}{2(1-a)^2}[S_t^{(1)} - 2 S_t^{(2)} + S_t^{(3)}]$$ 　　　（式 11-8）

(3) 季节性趋势预测法:季节变动是指价格由于自然条件、生产条件和生活习惯等因素的影响,随着季节的转变而呈现的周期性变动。这种周期通常为 1 年。季节变动的特点是有规律性的,每年重复出现,其表现为逐年同月(或季)有相同的变化方向和大致相同的变化幅度。

进行季节变动的分析和预测,要注意其要点:首先,利用统计方法计算出预测目标的季节指数,以测定季节变动的规律性。季节指数的计算公式为:(历年同季平均数 / 趋势值)× 100%。然后,在已知季节的平均值的条件下,预测未来某个月(季)的预测值。

季节变动预测操作的一般步骤如下:

1) 收集历年(通常至少有三年)各月或各季的统计资料(观察值)。

2) 求出各年同月或同季观察值的平均数(用 A 表示)。

3) 求出历年间所有月份或季度的平均值(用 B 表示)。

4) 计算各月或各季度的季节指数,即 S=A/B。

5) 根据未来年度的全年趋势预测值,求出各月或各季度的平均趋势预测值,然后乘以相应季节指数,即得出未来年度内各月和各季度包含季节变动的预测值。

二、医疗服务能力和需求管理

医疗服务能力管理即医疗服务供给侧管理,从我国整体情况看,我国医疗服务供给和需求严重不平衡,需求远大于供给,导致"看病难,看病贵"的现象严重,使得患者等待时间较长,同时也带给医院很大的压力和挑战,因此有必要对医疗服务能力和需求进行合理有效的管理。

(一) 医疗服务能力管理

服务能力(service capacity)是指一个服务系统提供服务的能力程度,通常被定义为系统的最大产出率(output rate)。医疗服务的两个基本特点是:第一,产品是无形的;第二,服务难以标准化,存在较大的差异性。这是导致衡量服务产出难度的两大难点。第三个难点在于服务组织很少提供单一的、统一的服务。那么,如何衡量医院的产出能力呢? 如门诊通常用就诊量衡量,医技检查用检查量衡量,病床管理用住院量和出院量来衡量等。但是,一般情况下,工作日的医院患者量比周末要多,尤其是周一和周二,且在一天的不同时段患者的数量也不同。因此,为了使医疗服务能力尽可能地满足需求,需要通过调节服务供给使其与需求尽量匹配。我们可以通过以下几种方法实现这一目标。

1. 需求分析　要对医疗服务能力进行管理,对需求的分析是至关重要的。大量的研究证明患者的就诊呈现了一定的规律性,如工作日和周末的需求变化、季节性变化等。因此,可以基于医院信息管理系统的大量数据,通过上一节的需求预测方法,可以对患者就诊的规律性进行详细的分析,进而根据预测结果采取相应的措施。

2. 合理的工作班次计划　医疗服务作为特殊的服务类型,必须每天24小时提供服务,因此对医疗工作人员的班次进行合理安排,对患者需求的变化做出灵活的反应是至关重要的。整数线性规划是解决排班问题的一个数学方法,能够对班次的科学合理安排进行准确的表述,得出多个可行方案,进而从中选择较好的方案。

(二) 医疗服务需求管理

医疗服务的最基本的功能就是满足人民群众的医疗、保健、预防和康复等需求,就医者到医院求治,最基本的目的就是希望能够治好病,确保身体和心理康复。但由于医疗供给能力的有限性,医院拥挤、患者等待时间长等问题严重,为缓解这些状况,需要对医疗服务需求进行有效管理。预约制是当前医疗服务中常用的策略,通过预约制可对医疗服务需求进行有效的管理,可通过以下方法对预约机制进行合理的设置。

1. 预约调度策略　预约患者是可以控制的,非预约患者随机到达,是不可以控制的。为了使医疗服务供给能力与需求相匹配,需要对可控制的预约患者进行有效的管理。如何设计预约策略是进行预约管理的核心,如华西医院放射科医技部门的预约策略是下午三点之前预约门诊患者,三点之后预约住院患者,避免了两类患者交叉预约带来的拥堵,同时为急诊患者预留一些产能以满足这类患者的随机需求。

2. 预约提前期　预约提前期的设置对预约效果有很大的影响,预约提前期过长会导致患者爽约或取消的概率较大,预约提前期过短会导致患者预约困难,因此合理的预约提前期对于预约是至关重要的。如医院门诊,较长的预约提前期导致服务当天患者爽约或取消的较多,从而造成医生资源的浪费等问题。

三、收益管理

收益管理(revenue management)是一种谋求收入最大化的新经营管理技术。它诞生于二十世纪八十年代,最早由民航开发。收益管理,又称产出管理、价格弹性管理;亦称"效益管理"或"实时定价",它主要通过建立实时预测模型和对以市场细分为基础的需求行为分析,确定最佳的销售或服务价格。收益管理把科学的预测技术和优化技术与现代计算机技术完美地结合在一起,将市场细分、定价等营销理论深入应用到了非常细致的水平,形成了一套系统的管理理念和方法,是营销达到很高的精确化程度。它在航空、酒店、汽车租赁等行业均得到了广泛的应用。

收益管理的方法主要包括超订、存量控制、动态定价和拍卖等。随着医疗服务的不断发展和供需矛盾的突出,收益管理也广泛应用于医疗行业,在医疗服务中,常用的方法主要是超订理论和存量控制理论。

(一) 超订理论

对于顾客的爽约,超订是非常重要的一种应对策略,且已在航空业和酒店业得到了广泛的应用。为了弥补爽约,服务提供商通常采用收益管理中应用很成熟的一种工具——超订策略。超订作为易逝商品的一种收益管理方式,Talluri 和 VanRyzin(2005)对收益管理的内容进行了广泛的探讨。

超订在航空业已实施了许多年,其目标在于保留预定的乘客使得航班的利益最大化。一般来说,航线的定位问题由一个具有固定成本、容量及乘客限制条件下的单一航段规划所组成,而预约订位的要求则在起飞前根据乘客需求的随机过程而出现。预约订位的乘客有可能会要求取消或在登机时未出现,航空公司则给予其不定数量的退费。超订被广泛运用是由于在航段中因顾客未出现而产生的空座位将直接导致收益减少,但若有乘客因超额预定而在登机时因该航班超过运载量以致被拒绝登机,航空公司也将受到一定的损失。在航空业,超订模型从一个静态的模型发展成为了动态模型,这是由于动态模型能够较好的捕捉到航空业的预约流程。

最近收益管理领域的研究重点逐渐从航空业转向了医院管理领域。虽然超订理论在航空业和酒店业得到了广泛的应用,但是直接将航空业和酒店业的超订模型套用至医疗服务系统不可行,主要的原因是规划环境的差异。医疗服务业有其独一无二的特点:①航空、酒店和油轮航线的能力通常是固定的。而医疗诊所却可以很轻松地通过医生和工作人员的加班来增加能力;②运输业如航空、油轮航线的超订研究几乎不考虑现场达到顾客(walk-in)的影响,而现场挂号(walk-in)在医疗行业中却非常常见,并且影响也较大;③大多数航空公司将其运输能力划分成不同的部分,针对这些部分虽然给予相同的服务但是却收取不同的费用(如打折机票)。但是,由于强烈的社会道德和公益性,使得医疗服务业不能这样做;④医疗服务业的成本构成也与航空业和酒店业不同。在医疗服务业主要的成本是人工费,而在运输业主要的成本是物资(如航班的油费)。由于在医院中经常出现患者爽约或取消的情况,为了避免资源浪费,医院会采取超订的策略来填补有可能出现的空缺。

在国外,Muthuraman 和 Lawley(2008)从3个方面总结了两类问题的不同:目标函数、决策变量和系统的动态。他们模型的目标函数由患者的等待时间、医生的加班时间和患者的收益组成。Laganga 和 Lawrence(2007)建立了一个超订模型,在模型中患者的爽约率、超订率均为随机变量。基于丰富的数值算例,他们成功地将超订模型应用于门诊调度中。Zeng(2009)等通过建立超订模型来减少患者爽约对预约系统的影响。他们根据爽约率的不同将患者进行分类,并且得到超订模型有益于开放式预约系统的结论。

在国内,阎崇均(2014)等在 Muthuraman 和 Lawley(2008)的基础上,加入了患者的公平性约束条件,以提高医疗系统的服务效率和患者满意度为目标,确定了门诊每天最优预约患者的数量以及每位患者的预约时段。数值算例验证了模型具有单峰性,并分析了预约系统的性能指标。

(二)存量控制

存量是指供应商保有产品或服务的数量。根据短期内供应商的供给能力是否具有可调节性可分为固定容量和不固定容量两种情况。

存量控制是指为不同的价格水平分配合适的产品数量,是一个基于预订请求的时间和特征来决定其收到的预订请求是该接受还是拒绝的过程。那么,医疗服务中的存量控制就应该是针对不同类型患者的需求,并考虑急诊患者的随机性,进行产能分配的过程。

为了实现对医疗服务产能有效地分配,大致分为两种机制:一是为不同优先级的服务产能分别设置限制,称为独立分配,也称为非嵌套控制机制;二是允许具有较高优先级的需求类型可以使用较低优先级服务产能的预订控制,称为嵌套控制机制。嵌套控制机制可以有效避免高优先级服务需求得不到满足,而低优先级服务的存量有剩余的情况发生。

1. 非嵌套控制机制 非嵌套存量控制是指在开始产品开始销售或服务开始预定之前就严格确定准备销售给每种类型顾客的产品或服务的预订限制和保留水平。在这里,保留水平与预订限制是等同的。根据这种控制机制,存量被划分为不同的部分,每一部分对应一个需求类型,每一部分存量只能销售给对应的需求类型。显然这种控制机制在市场环境中是不科学的。

2. 嵌套控制机制 嵌套控制机制就是把需求类型按照优先级从高到低的顺序排列,先为最低优先级类型设定一个预订上限,依次确定,直到最高优先级类型。这样具有较高优先级的需求类型就可以使用较低优先级类型的预订限制。该机制可以有效地保证高优先级需求的供应,减少因预定过多低优先级而造成的损失。多等级的嵌套控制是服务管理形式中较为常见的一种方式,其关键是如何将服务产能分配到各个等级当中,即确定可以预定的各个优先级的产能上限。

医疗服务中面临着不同类型的患者需求,且不同类型的患者具有不同的优先级,如急诊患者,这类患者具有最高优先级,因此在医疗服务需求调度过程中使用嵌套策略有利于服务水平的提升,缩短患者的等待时间,且也有很多的学者针对此问题进行了研究。Gupta 和 Denton(2008)论述了预约在门诊、手术室等医院资源中应用的机遇与挑战,指出了门诊预约计划管理中的两大特点:第一,由于急诊患者需尽快接受看诊服务,在门诊服务中享有更高的优先级,因此,门诊预约计划管理要为急诊需求预留医疗产能;第二,门诊预约管理要实现专家门诊这种紧俏资源的高利用率。同时,Gupta 和 Denton(2008)提出将医生的服务时间划分为一个个时间段(slot),预约人员可根据患者需求大小来确定这些时间段的数量,并通过存量控制给急诊患者预留一定量的时间段。在国内,陈超和林琦(2009)在经典两阶段容量控制模型的基础上,结合社区医院的特点,分别建立了病床管理中的两阶段和多阶段容量控制模型。罗太波等(2010)综合考虑医院收益与患者成本,运用马尔科夫决策过程理论和动态规划方法,建立了包含普通医生与专家两种医生类型的门诊预约挂号的存量控制优化模型。Zhuang et al.(2016)采用嵌套机制研究了 CT 设备的急诊预留策略,并运用医院的实际数据进行仿真,发现本文提出的嵌套策略优于医院现行的策略。

由此可见,超订和存量控制策略在医疗服务中有助于降低由于患者需求的不确定性而引起的医疗资源的浪费,从而提高医疗资源的利用效率。

四、医疗服务供应链管理

供应链管理(Supply Chain Management,SCM)就是指在满足一定的客户服务水平的条件下,为了使整个供应链系统成本达到最小而把供应商、制造商、仓库、配送中心和渠道商等有效地组织在一起来进行的产品制造、转运、分销及销售的管理方法。我们一般所说的供应链管理是产品供应链管理,而对服务供应链管理则关注较少。服务产品与制造业产品相比存在无形性、不可分割性、异质性、易逝性、顾客影响、劳动密集性六大主要区别,因此,其运营管理模式和方法也存在较大的差异,加强对服务供应链运营的基础理论研究将成为今后的发展趋势。由于服务供应链涉及较多的服务行业,而不同服务行业的实际特征又有所区别,因此,开展对不同行业的服务供应链的共性研究以及针对不同服务行业的个性研究已逐步成为研究潮流。

医疗服务作为一类特殊的服务行业,其供应链管理应结合自身的特殊性展开。随着科技的发展,新技术不断应用于医疗服务行业患者的治愈率不断提高,为进一步提升医疗管理的效率和服务质量,需要构建系统的医疗服务供应链,从而改进医疗服务面临的问题,提升患者的认可度。

医疗服务供应链是由最终顾客的需求开始,医院通过对从采购医疗设备、器械及药品到提供医疗服务这一过程的信息流、物流和资金流的控制从而将供应商、医院和最终顾客连成一个整体的功能网链结构模型,如图 11-3 所示。

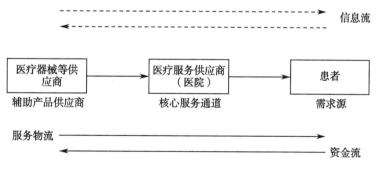

图 11-3　医疗服务供应链结构

供应链的建立或者重构应该以患者需求为根本出发点,以核心组织(即医院)为供应链管理中心,选择优秀的辅助服务的供应商,并优化整体的医疗服务供应过程。对于国内医院而言可以通过医疗服务供应链管理来提升医疗服务质量管理的有效性和顾客满意度,实现健康良性的发展。

五、排队管理

排队论又称为随机服务系统理论,其研究的内容主要有 3 个方面:①系统的性态,即与排队有关的数量指标的概率规律性;②系统的优化问题;③统计推断,根据资料合理建立模型,其目的是正确设计和有效运行各个服务系统,使之发挥最佳效益。

排队也可以被定义为等待被服务,而等待是令顾客不满意的。因此,研究者们需要建立排队模型帮助管理者深入的理解排队形成的原因以便更好地决策。顾客到达和服务的随机性是产生排队的主要原因,因此对于队列的管理和决策要以顾客的到达率和服务台的服务速率为基础。排队论在解决单台服务器的预约调度问题方面取得了非常多的成果,如工厂生产线、运输和医疗卫生系统的调度。

排队在我们的日常生活中无处不在,由于服务的生产和消费是同时进行的,当有顾客到达时,所有的服务能力均被占用,那么顾客就需要等待。在医疗服务中,排队现象尤为严重,且患者等待时间越来越长,该现象在全球普遍存在;加上医疗资源的有限性及不同医疗机构之间医疗服务质量和水平的差异,致使大医院排队过长,拥堵现象严重,为缓解这样的情况,需要对医疗服务排队系统进行有效的管理。Blendon(2004)等在 5 个国家做了问卷调查,发现加拿大、英国和美国的患者的平均等待时间超过 2 小时。在中国香港特别行政区公立医院,Aharonson(1996)等发现患者在诊所的最长等待时间是等待看病的时间,该时间占患者在医院逗留时间的 82%。Heckerling(1984)在伊利诺斯州发现 84% 的患者等待时间超过 1 个小时。

排队系统包括需求群体、到达过程、排队结构、排队规则和服务过程 5 个基本特征,下面主要针对医疗服务排队系统中的 5 个特征进行分析。

(一) 需求群体

医院的需求群体是患者,但由于患者的疾病类型不同,每一类患者的疾病紧急程度也不同。如到达门诊的患者可能是未预约的患者、已预约的患者和急诊患者;到达医技检查部门的患者有已预约的门诊患者和住院患者,及未预约的急诊患者;手术类型有紧急手术和非紧急手术,其中非紧急手术包括分为择期手术和日间手术等。不同类型的患者对接受医疗服务的需求不同,且对等待时间的预期也有显著的差异。

(二) 到达过程

要对医疗服务排队系统进行分析,必须了解服务需求时间分布和空间分布。医疗服务的时间分布和空间分布可以基于患者到达的实际数据,采用数据统计的方法进行模拟。研究证明,患者的到达过程一般服从泊松分布,到达的时间间隔服从指数分布,这与实际情况是吻合的,因为患者是随机到达的。

指数分布是连续型的概率密度函数(式 11-9):

$$f(t) = \lambda_t e^{-\lambda t} (t \geqslant 0) \tag{式 11-9}$$

其中,λ 是一定间隔时间内的平均到达率(如分钟、小时、天);t 是到达时间间隔;e 是自然对数的底数(2.718…)。

累加的分布函数(式 11-10):

$$F(t) = 1 - e^{-\lambda t} (t \geqslant 0) \tag{式 11-10}$$

泊松分布是与指数分布有着密切的关系,它是一种离散型的概率函数(式 11-11):

$$f(n) = \frac{(\lambda t)^n e^{-\lambda t}}{n!} n = 0, 1, 2, 3, \cdots \tag{式 11-11}$$

其中,λ 是一定间隔时间内的平均到达率(如分钟、小时、天);t 是观测的时间段的个数;n 是到达次数(0, 1, 2…),e 是自然对数的底数(2.718…)。

泊松分布和指数分布存在着密切的关系,它们代表了同一过程的两个方面,到达的时间间隔服从均值为 $1/\lambda$ 的指数分布,相当于每个时段到达数服从均值为 λ 的泊松分布。

(三) 排队结构

排队结构(queuing structure)是指排队的数量、位置、空间要求及其对顾客行为的影响。一般包含多队列、单队列和领号三种排队结构。但医疗服务的排队结构与一般的排队结构如银行、机场、餐馆等是有一定差异的,由于医疗服务的特殊性和医疗资源的有限性,医疗服务的排队结构需要结合这些特点。医疗服务排队结构主要有单队列、多队列和队列转移几种情况。

针对单队列,患者在等待序列上等待,当有可用资源时,则通知等待序列上的患者接受服务。如入院服务中心等待入院的患者序列,患者在入院服务中心登记之后,等待入院,登记服务中心采取一定的策略(如患者等待时间长度)来决定患者的入院次序。

多队列在医院服务系统中是常见的,由于患者的病情严重程度不同,需要不同的医疗人员进行处理。如门诊部门有专家医生和普通医生,一些患者在挂号时选择专家医生,另一些患者选择普通医生,这样就形成了专家医生的队列和普通医生的队列。

队列转移是指当一个队列上的患者被服务完成时,另一个队列上的患者可以转移到该队列,从而减少患者的等待时间,提高服务效率。如医技部门 CT 检查,患者的检查分为平扫和增强,做平扫的设备只能检查平扫患者,增强设备既可以检查平扫患者,也可以检查增强患者,因此,当增强设备出现空闲时,可以将平扫患者转移到增强设备上。

(四) 排队规则

排队规则(queuing discipline)由管理者制订,是从排队的客户中挑选下一个接受服务的政策。一般排队规则有先到先服务(FCFS)、最短运行时间(SPT)、最高优先权法则三种。在医疗服务过程中,常用的规则是先到先服务和最高优先权法则,因为最短运行时间会使运行时间较长的患者无限的搁置下去,会导致需要较长时间服务的患者过多等待,患者满意度降低,不利于医患关系的和谐发展。

先到先服务(FCFS)是一种静态规则,这种规则对所有患者一视同仁,对于排队等待服务的患者是公平的,而公平性也是医院需要考虑的重要一点,这一方面只根据患者在队伍中的位置来确定下一位接受服务的患者,除此以外不需要其他信息。

最高优先权法则也是一种动态排队法则,它的特征是一项正在进行的服务会被中断,先为刚刚到达的具有最高优先权的患者提供服务。在医疗服务过程中,急诊患者是随机到达的,而急诊患者危急性非常高,因此急诊患者在患者类型中具有最高优先权。

(五) 服务过程

影响服务行为的因素有:服务时间的分布、服务台的设置、管理政策和提供服务人员的行为。在医院服务过程中,医生给患者的诊断时间或医技设备的检查时间均是服从指数分布;医院中服务台的安排既有纵式也有平行式的,不同的患者可能使用不同的形式,纵式即患者需要多个诊疗环节,平行式即多个服务台为患者同类的服务;提供服务者对待顾客的行为方式对于组织的成功至关重要,当等待的队伍较长时,会使患者接受服务的时间减少,同时也有可能使服务者有失常态,这在医疗服务中非常普遍,因此需要有效控制患者到达量,使需求和供给达到平衡状态。

第五节　华西医院服务流程管理与优化

一、案例背景

本节以华西医院放射科 CT 检查为例,探索优化模型理论与方法在医疗检查设备预约优化中的实际应用。华西医院第一住院大楼共有五台 CT 检查设备,检查量在医技各种类型的检查中位于第一位,比重超过了 48%(日服务量:普放约 700 人次 /d,CT 约 800 人次 /d,MRI 约 131 人次 /d,介入手术约 11 人次 /d),CT 检查的一个重要特征是急诊患者比重较大,超过了 41%(表 11-5),甚至已略微超过了门诊患者,这与已有的包含多种患者的医疗资源调度研究中的假设相差很大(7%~10%)。华西医院 CT 检查有如此大的急诊患者比重主要是由于有大量即将进行手术的患者,需要 CT 扫描的结果来实施手术,因此会以急诊患者的形式出现。由于急诊患者享有较高的优先级进行检查,大量的急诊患者势必会导致频繁的急诊患者插队现象出现,对非紧急患者的预约调度干扰极大。

表 11-5　华西医院 CT 检查患者类型

患者类型	定义及特征	预约时段	检查量所占百分比
急诊患者	来自院外或院内的紧急患者,随机单个到达,需尽快检查	周一至周日 00:00-24:00	41.53%
门诊患者	来自院外的常规患者,随机单个到达,择期进行检查	周一至周五 07:30-21:00	41.51%
住院患者	来自院内的常规患者,随机单个或批量到达,择期进行检查	周一至周五 08:00-21:00	16.96%

华西医院 CT 检查中,门诊患者和住院患者的平均延迟时间均超过了 2 小时,仅有 34% 的门诊患者可以在预约时间的 1 小时内完成检查,在预约时间 2 小时后完成检查的患者比例为 27%,55% 的住院患者可以在预约时间的 1 小时内完成检查,但仍有 31% 的住院患者检查延迟时间超过了 2 小时(表 11-6)。

表 11-6　患者检查延迟时间

患者类型	延迟时间 /min				
所有患者	83.4				
急诊患者	3.7				
门诊患者	163.2				
	<30	30~60	60~90	90~120	>120
	13%	21%	32%	7%	27%
住院患者	144.7				
	<30	30~60	60~90	90~120	>120
	31%	24%	8%	7%	31%

二、优化策略

(一) 基于 slot 的预约规则设计

一个预约调度系统的预约规则可以用三个变量进行描述:slot、slot-size、begin-slot,这三个变量可以有多种取值的情况,将其任意组合,均可构成一种预约规则,该预约调度系统一段时期内的预约量也随之确定。slot、slot-size、begin-slot 的含义和可能的取值情况如下:

(1) a_i:预约间隔时间(appointment interval),两个连续预约时间之间的间隔。

(2) n_i:每个预约间隔时间中预约的患者数量。

(3) n_1:就诊时段开始时段预约的患者数量。

三种变量取值的可能情况如表 11-7 所示。

表 11-7　预约系统设计要素

系统要素	说明
a_i	(1) 间隔固定 (2) 间隔可变
n_i	(1) 同一 slot 里预约量为 1 (2) 同一 slot 里预约量大于 1 且固定 (3) 同一 slot 里预约量大于 1 且可变
n_1	(1) 大于等于 1 (2) 0

这三种变量(a_i, n_i, n_1)的任意组合都可成为一种预约规则。如图 11-4 所示:

(1) Single-block rule:将所有患者预约到就诊时段的开始,例如,将所有上午的患者预约到早上 9:00,

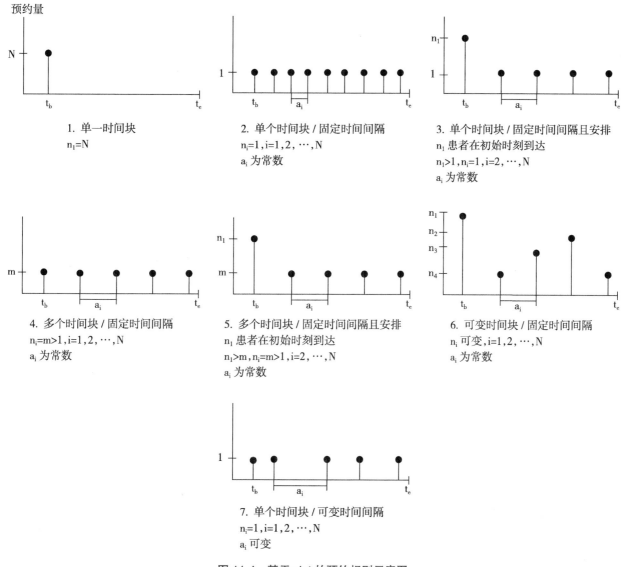

图 11-4　基于 slot 的预约规则示意图

然后以先到先服务的顺序就诊。这是预约系统的最初形式,患者只被预约到某一天,而没有具体的预约时刻。显然,这种预约形式会保证医生或设备等资源不会出现空闲,但患者则需较长的等待。

（2）individual-block/fixed-interval rule:预约时间均衡分布在整个就诊时段中,每个预约间隔中只分配一位患者。

（3）individual-block/fixed-interval rule with an initial block:在前一规则的基础上安排 n_1（$n_1>1$）位患者在就诊时间开始时到达。目的是为防止第一位患者迟到或爽约导致医生或设备等资源出现空闲。

（4）multiple-block/fixed-interval rule:预约时间均衡分布在整个就诊时段中,每个预约间隔中分配多位患者。

（5）multiple-block/fixed interval rule with an initial block:在前一规则的基础上安排 n_1（$n_1>1$）位患者在就诊时间开始时到达。

（6）variable-block/fixed-interval rule:预约时间均衡分布在整个就诊时段中,每个预约间隔中分配的患者数不同。

（7）individual-block/variable-interval rule:预约间隔时间可变,每个预约间隔只预约一位患者。

（二）预留急诊容量设计

对急诊容量进行预留,一方面考虑各时刻急诊需求到达规律,另一方面尽可能避免设备空闲。首先对日均急诊需求进行分布拟合,再建立报童模型,以设备空闲和超时成本总和最小为目标,设计日均需预留的急诊容量,再根据一天各时刻急诊到达规律,确定各时刻需预留的急诊容量。

设预留急诊容量为 E,当实际到达急诊患者数 D_E 小于时 E,预留的急诊容量会出现空闲,产生设备和医务人员的闲置成本,当实际到达急诊患者数 D_E 大于 E 时,则会造成非急诊患者延迟检查,预约的患者不能在预约时间范围内完成检查,产生设备和医务人员的超时成本,故需求得最优急诊容量 E,使得闲置成本与超时成本之和最小。这个问题与经典的报童模型所解决问题类似,建模与求解过程如下:

(1) 参数和变量

$E(ES)$:空闲 slots 期望值;

D_E:急诊患者需求量;

λ^E:急诊患者到达泊松分布参数;

$E(OT)$:超时 slots 期望值;

β:超时 slots 数量上限;

E:预留急诊 slots 数量。

(2) 模型的建立:案例中优化目标之一为设备的使用尽量均衡,即超时时间和闲置时间都尽可能短,但结合实际调研情况,相比设备闲置,医院更倾向于让其超时,因此在模型参数设定时考虑该实际问题,设设备闲置成本:超时成本 =2 : 1,闲置成本设置高于超时成本,同时为避免出现超时过长的情况,规定超时 slots 数量上限为 30 个(即超时时间不超过 1 小时)。

Min(式 11-12)

$$TC=2E(ES)+E(OT) \tag{式 11-12}$$

Subject to(式 11-13)

$$E(OT) \leqslant 30 \tag{式 11-13}$$

其中,

$$
\begin{aligned}
E(ES) &= \sum_{k=0}^{E} k \cdot P(D_E=E-k) \\
&= \sum_{k=0}^{E} k \cdot \frac{(\lambda_E)^{E-k} e^{-\lambda_E}}{(E-k)!}
\end{aligned}
$$

$$
\begin{aligned}
E(OT) &= \sum_{k=0}^{\infty} k \cdot P(D_E=E+k) \\
&= \sum_{k=0}^{\infty} k \cdot \frac{(\lambda_E)^{E+k} e^{-\lambda_E}}{(E+k)!}
\end{aligned}
$$

运用 Matlab 12.0 求解,可得 E=131。即日均预留急诊容量为 131 人次时,设备空闲与超时总成本最小。由于急诊患者在一天各时刻均有到达,因此在对急诊容量进行预留时,还需进一步确定一天中各时刻应预留的量。对一天各时刻急诊需求数量进行单因素方差分析,以判断各时刻急诊需求是否有显著差异。结果表明各时刻急诊需求的均值并不完全相同,因此需要根据一天各时刻急诊需求的变化确定各时刻预留急诊的容量,如表 11-8 所示。

确定这些急诊容量在这 1 小时内的分布位置,有四种方案可供考虑:1 小时的开始阶段、1 小时的结束阶段、1 小时的中间阶段、1 小时中平均分配。已知预约间隔时间为 2 分钟,每个预约间隔预约 1 位患者,以及各小时预留的急诊容量,可得出四种急诊容量预留的四种方案。

表 11-8　各时刻预约急诊容量

一天各时刻	预留容量 / 人次	一天各时刻	预留容量 / 人次
8:00-9:00	5	15:00-16:00	10
9:00-10:00	10	16:00-17:00	12
10:00-11:00	15	17:00-18:00	8
11:00-12:00	9	18:00-19:00	8
12:00-13:00	10	19:00-20:00	11
13:00-14:00	11	20:00-21:00	11
14:00-15:00	10		

三、应用效果

运用仿真模型运行优化策略给出的优化方案,得出优化前后的效果对比,如表 11-9 所示。

表 11-9　效果对比

评价指标		历史数据	方案 0	方案			
				1	2	3	4
检查量 / 人次	总和	327.0	326.9	321.3	324.6	324.0	324.0
	急诊	132.6	132.6	134.1	133.2	132.7	132.0
	门诊	129.3	127.4	122.3	126.2	125.4	125.0
	住院	65.1	66.8	64.9	65.1	65.9	67.0
延迟时间 /min	总体	83.4	53.9	29.3	30.4	31.1	30.1
	急诊	3.7	1.8	2.0	1.9	2.0	1.9
	门诊	163.2	96.6	53.6	54.7	56.6	54.8
	住院	144.7	78.0	43.0	44.5	45.8	44.2
设备利用率 /%		大于 99	99.3	97.9	98.8	98.5	98.7

(一) 检查量及设备利用率分析

采取急诊容量预留策略后,相比方案 0,方案 1 至方案 4 的日均检查量略有下降,下降百分比分别为 1.7%、0.7%、0.9%、0.9%(图 11-5),同时设备利用率也略有下降(图 11-6)。这是因为在报童模型求解急诊预留容量时,除了考虑资源的闲置成本,也考虑了资源的超时成本,若资源的闲置成本与超时成本总和最小,则设备会出现一定的空闲。

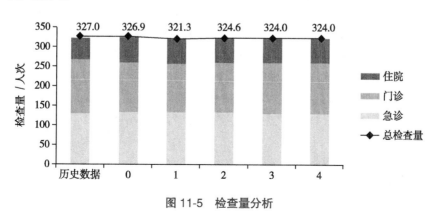

图 11-5　检查量分析

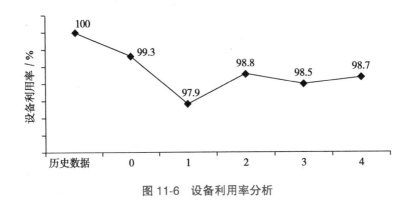

图 11-6　设备利用率分析

(二) 延迟时间分析

采取急诊容量预留策略后,总延迟时间、门诊患者延迟时间和住院患者延迟时间均有所下降。其中,总延迟时间相比历史数据,方案 1 至方案 4 分别下降了 64.9%、63.6%、62.7%、63.9%,相比方案 0,分别下降了 45.6%、43.7%、42.3%、44.1%;门诊患者延迟时间相比历史数据,方案 1 至方案 4 分别下降了 67.2%、66.5%、65.3%、66.4%,相比方案 0,分别下降了 44.5%、43.4%、41.4%、43.2%;住院患者延迟时间相比历史数据,方案 1 至方案 4 分别下降了 70.3%、69.2%、68.3%、69.5%,相比方案 0,分别下降了 44.9%、42.9%、41.2%、43.4%(图 11-7)。急诊容量预约策略对于减少患者检查延迟时间效果显著。

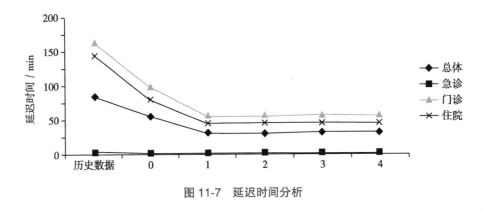

图 11-7　延迟时间分析

采取急诊容量预留策略后,虽然日均检查量和设备利用率略有下降,但延迟时间显著减少,分别比不采取急诊容量预留策略的历史数据和方案 0 下降了约 60% 和 40%。说明急诊容量预留策略可在基本不影响设备利用率的情况下,进一步减少非急诊患者的延迟时间。

四、案例总结

本节以华西医技 CT 科室为例,分析了华西 CT 科室的现状及问题,根据其实际情况提出了缩短患者检查延误时间的管理建议,并对比了其采用建议前后 CT 科室的设备利用率及患者检查延误时间,证明所提建议是十分有效的。结果表明,建立需求与能力匹配的预约规则可以在不降低资源利用率的情况下有效减少患者检查延迟时间,合理的急诊容量预留可以进一步提高预约的准确性,减少非急诊患者的检查延迟时间,提高其就诊体验和满意度。通过该案例得到结论,合理的预约调度管理是实现医技资源高效利用,满足不确定、多类型患者需求的有效途径。进行预约规则优化时,应结合设备能力考虑需求的不确定性;面对多种优先级的患者需求,应考虑较高优先级患者需求的容量预留问题。

本章小结

如今,"服务"已成为整个社会不可或缺的人际关系的基础。而医院服务也成为现代医院管理不可或缺的一部分。本章第一节首先是对医院服务的内涵、特征、分类等相关概念进行介绍,并阐明现代医院服务在医院管理中的作用,同时梳理现代医院服务管理的研究现状和进展。医院服务的优劣直接影响医院的生存和发展,而能否最大限度地满足不同层次患者的需求是决定医院服务优劣的关键。因此,第二节则是从消费者需求的角度出发,从了解患者需求、患者关系管理患者满意度评价和医疗服务补救等方面展开阐述。第三节从医疗服务运作层面,对医疗服务创新、服务流程设计、服务质量设计和服务设施设计进行了阐述,第四节则是从方法论的角度,简要介绍了医院服务管理中常用的方法。最后一节以华西医院放射科 CT 检查为例,对华西医院的服务流程管理与优化的案例进行分析。

思考题

1. 通过一项你所熟悉的医疗服务说明医院服务具有的特征。
2. 选择一项医疗服务,讨论如何对设施进行设计和布局,以满足医疗服务设计的要素?
3. 举例说明一项具体的医院服务是如何成功的实施和体现患者关系管理的。
4. 除了本章所提到的医院服务管理方法外,还有哪些管理方法可以应用到医院管理中?

(罗 利　李佳玲　肖 茜　张雨萌　孔瑞晓)

参考文献

［1］Chase R B. The Customer Contact Approach to Services: Theoretical Bases and Practical Extensions ［J］. Operations Research, 1981, 29 (4): 698.

［2］Clarke S P, Donaldson N E. Nurse Staffing and Patient Care Quality and Safety- Patient Safety and Quality- NCBI Bookshelf. ［J］. Agency for Healthcare Research & Quality, 2008.

［3］Dan R E T. Strategy is different in service business ［J］. Harvard Business Review, 1978, 56.

［4］Donabedian A. Quality, cost, and cost containment. ［J］. Nursing Outlook, 1984, 32 (3): 142.

［5］Donabedian A. The Quality of Care. ［J］. JAMA, 1988, 260 (12): 1743.

［6］Donabedian A. The Quality of Medical Care. ［J］. Science, 1993, 19 (3): 856-864.

［7］Gupta D, Denton B. Appointment scheduling in healthcare: Challenges and opportunities ［J］. IIE Transactions, 2008, 40: 800-819.

［8］Gupta D, Wang L. Revenue management for a primary-care clinic in the presence of patient choice ［J］. Operations Research, 2008, 56 (3): 576-592.

［9］Kenneth J, Reena Y. Appointment system design with interruptions and physician lateness ［J］. International Journal of Operations and Production Management, 2013, 33 (4): 394-414.

［10］LaGanga L R, Lawrence S R. An appointment overbooking model to improve client access and provider productivity ［C］. POMS College of Service Operations Meeting, 2007.

［11］LaGanga L R, Lawrence S R. Clinic overbooking to improve patient access and increase provider productivity ［J］. Decision Science, 2007, 38 (2): 251-276.

［12］Lotfi V, Torres E. Improving an outpatient clinic utilization using decision analysis-based patient scheduling ［J］. Socio-Economic Planning Sciences, 2014, 48 (2): 115-126.

［13］Mohd A, Chakravarty A. Patient satisfaction with services of the outpatient department. ［J］. Medical Journal Armed Forces India, 2014, 70 (3): 237.

［14］Muthuraman K, Lawley M. A stochastic overbooking model for outpatient clinical scheduling with no-shows ［J］. IIE Transactions, 2008, 40 (9): 820-837.

［15］Schmenner R W. How can service businesses survive and prosper? ［J］. Sloan Management Review, 1986, 27 (3): 21.

［16］Talluri K T, VanRyzin G. The theory and practice of revenue management ［M］. Springer, Berlin, 2005.

［17］Tvedt C, Sjetne I S, Helgeland J, et al. A cross-sectional study to identify organisational processes associated with nurse-reported quality and patient safety. ［J］. BMJ Open, 2012, 2 (6): 1-10.

［18］Yoo S, Cho M, Kim E, et al. Assessment of hospital processes using a process mining technique: Outpatient process analysis at a tertiary hospital ［J］. International Journal of Medical Informatics, 2016, 88: 34-43.

［19］Youssef A, Alharthi H, Khaldi O A, et al. Effectiveness of text message reminders on nonattendance of outpatient clinic appointments in three different specialties:A randomized controlled trial in a Saudi Hospital [J]. Journal of Taibah University Medical Sciences,2014,9(1):23-29.

[20] Zeng B,Turkcan A,Lin J,et al. Clinic scheduling models with overbooking for patients with heterogeneous no-show probabilities [J]. Annual Operation Resource,2009,178(1):121-144.

[21] Zhan S,Wang L,Yin A,et al. Revenue-driven in TB control-three cases in China. [J]. The International Journal of Health Planning and Management,2004,19(S1):S63 - S78.

[22] 曾鹏艳. 新形势下的医院服务管理研究[J]. 中国集体经济月刊,2007(6):74-75.

[23] 陈超,林琦. 能力分配模型在中国社区医院病房管理中的应用[J]. 清华大学学报,2010,50(6):961-964.

[24] 陈烈平,黄渊清. 谈美国联合委员会国际部的新版《医院评审标准》[J]. 中国医院管理,2004,24(3):53-54.

[25] 杜祥,杜学美,邵鲁宁. 医疗服务供应链的价值分析与管理模式[J]. 上海质量,2008(3):46-49.

[26] 李欣,于渤. 服务质量评价特征及服务补救策略[J]. 管理科学,2004,17(3):72-75.

[27] 林珊,强瑞. 基于业务流程优化的医院就诊流程改善[J]. 科技和产业,2012,12(12):136-139.

[28] 凌娟. 基于服务接触的合肥市医院服务质量测评[D]. 中国科学技术大学,2011.

[29] 刘月,罗利. 服务管理理论研究进展[J]. 管理评论,2004,16(4):33-38.

[30] 罗利,石应康. 医疗服务资源调度优化理论、方法及应用[M]. 北京:科学出版社,2014.

[31] 罗太波,罗利,刘姿. 基于收益管理方法的医院门诊预约挂号优化模型[J]. 系统工程,2011,29(9):78-84.

[32] 洛夫洛克. 服务营销[M]. 北京:机械工业出版社,2014.

[33] 任真年,白继庚. 现代医院卓越服务管理[M]. 北京:清华大学出版社,2008.

[34] 史苏静. 医院门诊一卡通使用初探[J]. 中国病案,2014,15(1):55-57.

[35] 夏燕静,费金华,张瑶琴. 门诊"一站式服务中心"的实践与体会[J]. 临床医学工程,2011,18(9):1471-1472.

[36] 阎崇钧,唐加福,姜博文,等. 考虑患者选择和公平性的序列预约调度方法[J]. 系统工程学报,2014,29(1):104-112.

[37] 张鹏,黄建始,叶玉琴,等. 改善门诊服务流程的几种方案[J]. 中华现代医院管理杂志,2007.

[38] 张鹏,黄建始,叶玉琴,等. 改善门诊服务流程的几种方案[J]. 中华现代医院管理杂志,2007.

[39] 周颖,罗利,罗永. 考虑患者爽约的门诊预约号源分配优化策略研究[J]. 工业工程与管理,2016,21(1):136-142.

[40] 邹艳辉. 从新医疗改革谈优化门诊流程[J]. 中华现代医院管理杂志,2009,(11):5.

第十二章　医务管理

医院的主要职责是医疗。无论哪一级的医疗机构,也无论其机构如何设置,其主要目的都是为了更好地为医疗服务。医院的医疗卫生工作的高质量、高效率、低风险运行,取决于医院的有效管理。医务管理和医疗安全管理工作在其中起着决定性作用。本章对医务管理的历史沿革、医务管理概念、医疗安全管理等方面内容阐述如下。

第一节　医　务　管　理

一、概述

医疗工作是医院的核心业务,医务管理维护医院医疗秩序,保障医疗质量和医疗安全具有非常重要的作用,也是医院综合管理水平的重要体现。管理(management)是一种活动,即执行某些特定的功能,以获得对人力和物资资源的有效采购、配置和利用,从而达到某个目标。医务管理(medical management)是指医院相关管理部门对全院医疗系统活动全过程进行的计划、组织、协调和控制,使之经常处于工作状态,并能够快速适应客观环境的变化,从而达到最佳的医疗效果和医疗效率。

(一)医务管理发展的历史沿革

医务管理的范畴是在不断变化的,大致可以分为三个阶段。

第一阶段:19世纪中叶至20世纪50年代。社会经济的发展和工业革命的完成推进近代医院的建设,社会化大生产促使社会医疗卫生需求的增长,也对医院建设与发展提出进一步要求。医院成为医疗卫生服务的主要形式,并形成了专业分工、医护分工、医技分工和集体协作的格局,也催生了规范化的管理制度和技术性规章制度的建立。但医务管理维度大部分都仅包含医疗档案管理、医疗行为规范和非常简单的医疗资质准入。

第二阶段:20世纪50年代至20世纪80年代。随着二战之后重建及经济的复苏,社会生产不断扩大,社会生产力得到空前的发展,各家医院的规模也随之不断增加,从而使近代医院向现代医院转变。为了更好地管理医疗行为,现代管理学开始与医学相结合,发展出了医院管理学,医务管理维度随之扩展为医疗资质准入、医疗服务组织、医疗行为规范、医疗资源协调、医疗档案管理等。

第三阶段:20世纪80年后以后。随着电子信息技术的不断发展,通过信息化监控和数据提取开展评价及医疗流程改善成为现代医院建设的必备要求。管理维度逐渐引入医疗流程改进、医疗质量评价、医疗安全改善等内容,适应医院管理的总体发展。国内医务管理加强了对外医疗服务组织和医疗质量评价等维度的强调力度,比如卫生应急管理、对口支援管理和临床路径管理都属于比较有中国特色的管理工作。

(二)医务管理的主要职能

通常,由于各个医疗机构规模、类别、科室设置等不同,其对医务管理部门所赋予的相应工作职责也会有所差异,医务管理的工作职能大体可以概括为计划、组织、控制和协调职能。

1. **计划职能**　即根据医院总体工作计划拟定符合医院实际情况和发展特点的业务计划。

2. **组织职能**　即根据有关法律、法规、条例、标准及医院的规章制度,组织全院医技人员认真贯彻执行,保证医疗业务工作的常规运行,杜绝医疗事故,减少医疗缺陷。

3. 控制职能 即负责医疗工作的宏观管理,制订医疗质量标准和考核办法,并对全院医疗质量进行检查、监督和控制,确保医疗安全。

4. 协调职能 即正确处理医院内外各种关系,为医院正常运转创造良好的条件和环境,促进医院整体目标的实现。

(三) 医务管理面临的最主要问题——管理效率

在管理实践过程中我们常常发现,需要进行协同完成的工作,往往是整个管理流程中最可能出现各种问题的环节。管理问题有各种各样的表现形式,譬如相互推诿、流程不清、责任不明、执行力不强,但其最终的表现形式,均体现为项目推进效率低下。原因之一是因为在组织管理,尤其是多部门涉及的组织管理过程中存在一个非常重要的概念被忽视——"命令链"。

命令链(chain of command)是一种连续的、不间断的权力运行路线,从组织最高层扩展到最基层,不可见但实际存在。它可以回答:谁向谁报告工作。例如有问题时,"我去找谁?"和"我对谁负责?"。命令链的运行效率直接决定了组织执行力的效果。

国内的医院无一例外都是典型的科层制组织,在这样的组织架构中,讨论命令链的重要性一定要理清两个附属概念:权威性和命令统一性。权威性(authority)是指管理岗位所固有的发布命令并期望命令被执行的权力。为了促进协作,每个管理岗位在命令链中都有自己的位置,每位管理者为完成自己的职责任务,都要被授予一定的权威;命令统一性(unity of command)原则有助于保持权威链条的连续性。它意味着,一个人应对一个且只对一个主管直接负责。如果命令链的统一性遭到破坏,一个下属可能就不得不疲于应付多个主管不同命令之间的冲突或优先次序的选择,直接降低效率。

国内各公立医院的现行体制,决定了在医务管理命令链的信号传递中,权威性是没有异议的,但是由于管理维度和科室职责之间的不匹配,导致很多具体的管理实务需要两个以上的部门或个人协同处理,命令统一性就存在较大的分歧,因此多部门协作的工作往往缺乏效率。

这里,就引申出了一个非常重要的问题,如何保障医务管理工作的有序推进且保有效率?

(四) 现代医院医务管理的核心——制度

如何提高医务管理效率?需要体制机制做支撑,关键是需要制度体系做保障。在人类的社会互动过程中,每个人所拥有的有关他人行为的信息均是不完全的,因此,有必要制订一种旨在简化处理过程的规则和程序,通过结构化人们的互动、限制人们的选择集合来规范人的行为。

这种规则和程序,就是制度。往往需要协同完成的医务管理呈现出效率低下的特点,原因是命令统一性出现了问题,实质就在于多方的参与使得事务的执行出现了不确定性从而影响效率。而制度最大的作用,是通过建立一个人们互动的稳定结构来减少不确定性。因此,对于现代医院医务管理而言,制度设计和建设尤为重要。

在进行制度设计时,为了保证制度的完整和全面,尤其是制度的可执行性,通常情况下要兼顾到下列几个方面的问题:

1. 设计的目的 制度本质上是一种人为设计的、型塑人们互动关系的约束。因此在每一项制度设计之初就应该有明确的管理对象、内容、流程、目的。

2. 权威的明确 制度应该界定一套位置与每一个位置上参与者的命令归属关系。让参与其中的人能够依照这样的归属关系明确其本人命令链的上下游,从而避免决策、意见的冲突和混乱。

3. 行为的界定 在制度设计中,最为重要的,是要对所涉及的各个环节给出明确的规则,让人知晓其对"约束"的界定。任何人通过对制度的学习即可明确合规与违规之间的区别、界限。

4. 流程的规范 制度必须提供一个框架,包含标准的执行流程和大概率出现异常情况时的应急处置方案。每一种不同的处置方案均有明确的指令发出者和指令执行人,保证制度执行的畅通。

5. 交流的渠道 在制度被执行时,一定会出现不同位置上参与者之间观念、意识、行为的冲突。因此在设计时,要充分考虑到不同参与人的交流渠道,并且能够界定所使用的方式和流程上的约束。

6. 依从的监督 制度在被设计时,一定要将依从成本考虑在内。因为任何制度都存在依从与违反两种结果。必须在设计之初就要考虑到如何识别那些违反制度的行为,并衡量其违反的程度,尤其重要的是,知道谁在违规。

精巧的制度设计是提高医务管理效率水平的最优方式,此外,对于医务管理而言,制度的设计固然重要,制度的全面性也是现代医院医务管理的重要保障。

二、组织架构

组织架构(organizational structure)是指,一个组织整体的结构。医务管理的组织架构一般是指与医务管理有关的科室设定、分工安排、人员权责以及各个环节之间的相互关系。医务管理组织架构的本质是为了实现医院管理目标而进行的分工与协作的安排,组织架构的设计要受到内外部环境、组织文化、组织内人员的技术技能等因素的影响,并且在不同的环境、不同的时期、不同的使命下有不同的组织架构模式。

(一)医务管理组织架构将随着多院区发展模式发生相应变化

按照国家深化医药体制改革相关文件精神,未来公立医院改革方向会有两个:"医院合理规模控制"和"医院集团化趋势"。随着分级医疗政策的推进,由单体医疗中心规模扩张模式转为医联体多院区模式将是必然的趋势。

要适应这样的变化,医务管理要做两方面的准备:①医务管理人员应对整个医务管理的内容做到去芜存菁,洞悉医务管理的内涵和实质,然后对各项管理工作开展制度化、体系化、标准化改造以利于快速复制,同时将医务管理从管理实务性工作上升到学术理论高度,保证同一医务管理理论在不同医疗机构中管理水平与质量的同质化;②开始探索有效的医生集团管理模式,为了解决优质医疗资源的不均衡,除了行政性的拆分优质大型医院,还有一种有效的方法就是利用市场的力量调配医疗资源,医生集团模式就是一种有益的尝试。但是现有的医生集团模式存在以下几点问题:①组织内医师晋升机制和继续教育机制缺失;②组织结构松散成员黏度低;③缺乏明确的战略目标和盈利模式;④缺乏实体医院作为依托;⑤目标客户没有明确的市场区分。这几个缺点都可以通过与传统的大型医院结合,也即"联合执业"来弥补。但是,以下几个新的问题就需要医务管理人员认真思考:①责任与收益的分配模式;②集团内医师的再培训机制;③"联合执业"中相关法律法规的适用问题;④"联合执业"中组织有效性如何解决。

(二)MDT医疗模式对医务管理组织架构的可塑性提出了更高要求

医学学科整合,是继学科细分后的又一学科发展趋势。在历史上,随着科学技术的进步,医学学科不断细分,这样的分化在初期确实有利于医学研究的深入和发展,但是在临床实际诊疗过程中一方面因为不同专精方向的医生给出的诊疗计划不尽相同,仅让患者独立选择诊疗方案造成极大的困扰;另一方面对医学生的全面培养、医疗基本技术的掌握也面临很大的缺陷。因此,国内外先进的医疗机构都开始了对学科设置的重组,开展学科发展中心化的探索。

将学科进行重组,如将心外科与心内科重组建立心脏疾病中心、将神经内科与神经外科融合组建神经疾病中心、胸外科与呼吸科组建胸部疑难危重症疾病诊治中心,甚至以老年、免疫等综合性疾病为中心建设综合性科室等,都是国内部分医疗机构已经开展了的对学科融合的尝试。这样做不仅有利于患者得到联合支持治疗,也可以执行高效的MDT诊疗模式,打破科室间的壁垒,提高危重患者的救治经验和科研能力,带动学科整体发展。现代化医院管理必然会进入医学学科整合时代,医务管理也要随之改变甚至先于医院做出调整以适应时代的变化和临床工作中对效率需求的提高。

医务管理群组化,可能是一种切实可行的解决方案。必须要认识到的是,无论医学学科如何整合,医务管理维度也不会发生太大的变化,只是会出现不同的管理项目组合形式,比如以"授权管理"为例,原来可以分为门诊资质授权、手术资质授权、药物资质授权、会诊资质授权等,因为医学学科整合的自下而上性,管理部门的设置应该随临床需求而变化,因此可能会将各类授权工作从原有的职能部门剥离出来组建成为一个新的"授权管理办公室",全面负责医院授权管理,保证效率与质量;再比如,随着学科整合医学新技术势必会蓬勃发展,可以将医疗技术管理、医学伦理审查、医学技术转化组建成一个综合性办公室,简化流程,提高医院新技术转化效率。

（三）人工智能等技术革命可能颠覆传统的管理组织架构

随着国民经济的发展和技术水平的提高,互联网概念和信息技术开始渗透进入生活中的方方面面,医疗卫生行业也不例外。

传统的医疗体系中有六大利益相关方:医生、患者、医院、医药流通企业、医药制造企业、医疗保险机构。随着互联网概念的介入,将会重构或新建一些关系连接模式,如表 12-1 所示。

表 12-1　医疗体系利益相关方在互联网概念介入后的关系重构

关系	发展模式
医生 - 患者	线上问诊 / 慢病管理
医院 - 患者	网络医院就医体验 /O2O 就医服务
医药流通企业 - 患者	医药电商 B2C 或 O2O
医药制造企业 - 患者	定向药品、器械制作
医生 - 医生	医生交流论坛、社群
医院 - 医生	远程医疗
医院 - 医院	医联体、联盟医院
医药流通企业 - 医药制造企业	医药电商 B2B
医药制造企业 - 医疗保险机构	药品福利管理
医院 - 医疗保险机构	管理式医疗、健康管理模式

可以看出,在互联网概念介入后与医务管理相关的发展模式主要有以下几种:O2O 就医服务、远程医疗、医疗联合体改革、新型健康管理模式发展等。面对这些变化,医务管理人员应该进行思考和积极改变,梳理管理体系,改变管理流程,重组医务管理模式,适应市场变化。

（四）科学合理的医务管理组织架构要求执行力强的职业化管理人员

客观地讲,长期以来中国的公立医院一直处于半计划经济体制时代,行政管理接受上级卫生主管部门管理,医院收益绩效接受市场检验。在这样的体制下,公立医院内部管理体制和运行机制中存在的明显的官僚化和行政化。随着医疗体制改革的深入和开放社会资本进入医疗行业,公立医院必然会面临市场经济的冲击,当面临生存考验的时候各个医院就需要精简人员、缩编机构,这时就要求每一个医务管理从业人员不仅拥有医学知识,还需要具备现代化管理思维及管理水平,否则一定会被市场所淘汰。医务管理需要从以下入手:

1. 对医务管理人员的管理学、社会学、法律知识等方面的培训优于医学知识的培训,基本的医学知识和医院运行体系、规则仍然是继续培训的重点。

2. 医务管理团队要注意学科背景的构成,加强团队异质性方面的考量,强化医务管理中多学科交叉所带来的创新收益。

3. 借鉴企业管理中的职业经理人模式,参考企业的在职业化上的管理经验和绩效考核方法,开拓管理思路、提高管理水平。

在搭建好医务管理组织架构后,着重开展以下医务管理工作。

三、主要内容

（一）依法执业管理

依法执业(lawful practice)是指医疗机构按照《医疗机构管理条例》《医疗机构管理条例实施细则》《医疗机构诊疗科目名录》等卫生法律、法规、规章、规范和相关标准要求开展一系列诊疗活动的行为,主要包括机构合法、人员合法、设备合法和行为合法 4 个内容。其中,机构合法是指医疗机构必须依据《医疗机构管理条例》《医疗机构管理条例实施细则》等国家相关法律法规规定,经登记取得《医疗机构执业许可证》;

人员合法是指在医疗机构内从事需要特许准入的工作人员必须按照国家有关法律、法规和规章规定依法取得相应资格或职称,如从事临床医疗服务的医生必须依法取得执业医师资格并注册在医疗机构内;设备合法是指医疗机构不得使用无注册证、无合格证明、过期、失效或按照国家规定在技术上淘汰的医疗器械。医疗器械新产品的临床誓言或者试用按照相关规定执行;行为合法是指医疗机构和医疗机构内的有关人员必须按照国家有关法律、法规和规章的要求开展相关工作。

1. 医疗机构依法执业的意义 医疗服务涉及公民的生命健康权,是《宪法》明确规定的公民最基本权利,任何人不得侵害;同时,医务人员在提供医疗服务过程中往往又涉及对患者进行检查、用药、甚至手术等。由于医患双方在专业知识方面的差异,导致患方往往只能"被动"接受服务。因此,国家、卫生行政部门为确保医务人员的医疗行为所导致的结果不与患者的生命健康权相违背,从不同层面出台了一系列法律法规、规章制度,对医方的主动权加以约束,对患方的被动权加以保护。但实际生活中由于这些法律法规又不够健全完善,医务人员法制意识相对薄弱,而人民维权意识在不断增强,导致医务人员在发生医疗纠纷、诉讼时,往往拿不出有利于自己的证据。因此,在全面深化依法治国的大背景下,加强医疗机构依法执业管理应该成为医院管理的重要工具和组成部分,也是防范医疗事故,保障医疗安全,促进医疗机构健康发展的重要保证。

据不完全统计,目前,与医疗机构执业相关的法律共 11 部、行政法规 39 部、部门规章 138 部,还有形形色色的行业规范、技术规程、技术指南以及行业标准等。但其中使用较多的主要有《中华人民共和国执业医师法》《医疗机构管理条例》《医疗事故处理条例》《人体器官移植条例》《医疗机构病历管理规定》《医疗机构临床用血管理办法》《放射诊疗管理规定》等。

2. 医疗机构常见违法违规行为

(1) 未取得《医疗机构执业许可证》擅自执业。主要表现形式有:①未经许可,擅自从事诊疗活动:如黑诊所、药店坐堂行医等;②使用通过买卖、转让、租借等非法手段获取的《医疗机构执业许可证》开展诊疗活动的;③使用伪造、变造的《医疗机构执业许可证》开展诊疗活动的;④医疗机构未经批准在登记的执业地点以外开展诊疗活动的;⑤非本医疗机构人员或者其他机构承包、承租医疗机构科室或房屋并以该医疗机构名义开展诊疗活动的。

(2) 使用非卫生技术人员:卫生技术人员(medical personnel)是指按照国家有关法律、法规和规章的规定依法取得卫生技术人员资格或者职称的人员;非卫生技术人员(The non-health technical personnel)是指未取得上述任职资格(资质或者职称)的人员在医疗机构从事医疗技术活动的。医疗机构使用非卫生技术人员的主要表现形式有:①医疗机构使用未取得相应卫生专业技术人员资格或职称(务)的人员从事医疗卫生技术工作的;②医疗机构使用取得《医师资格证书》但未经注册或被注销、吊销《医师执业证书》的人员从事医师工作的;③医疗机构使用卫生技术人员从事本专业以外的诊疗活动麻醉药品和第一类精神药品处方资格的医师开具麻醉药品和第一类精神药品处方的;④医疗机构使用未取得医师资格的医学毕业生独立从事医疗活动的;⑤医疗机构使用未取得药学专业技术任职资格(执业资格或者职称必须均无)从事处方调剂工作;⑥医疗机构使用使用取得《医师执业证书》但未取得相应特定资质的人员从事特定岗位工作的;⑦医疗机构使用未变更注册执业地点的执业医师、执业护士开展诊疗或护理工作的;⑧医疗机构使用未获得《外国医师短期行医许可证》的外国医师从事诊疗活动的;⑨其他。

(3) 超范围行医:超范围行医(exceeding practice)是指医疗机构超出《医疗机构执业许可证》核准登记的诊疗科目范围开展诊疗活动的行为。主要表现形式:①未经核准从事计划生育专项技术服务;②未经核准开展医疗美容服务;③未经核准擅自开展性病专科诊治业务;④未经批准开展人类辅助生殖技术;⑤擅自从事人体器官移植;⑥未经医疗技术登记擅自在临床应用医疗技术;⑦其他。

(4) 非法发布医疗广告:医疗广告(medical advertisement)是指利用各种媒介或形式直接或间接介绍医疗机构或医疗服务的广告。医疗机构非法发布医疗广告的主要表现形式有:①未经取得《医疗广告审查证明》发布医疗广告;②虽取得《医疗广告审查证明》,但医疗广告内容或发布媒体与《医疗广告审查证明》内容不一致;③医疗机构以内部科室名义发布医疗广告;④利用新闻形式、医疗资讯服务类专题节(栏)目发布或变相发布医疗广告;⑤其他。

3. 医师多点执业带来的影响 2009年4月《中共中央国务院关于深化医药卫生体制改革的意见》中首次提出医师多点执业概念,此后,陆续出台相关政策大力推进医师多点执业得到有效落实。然而,医师多点执业后,医师从定点执业向多点执业的转变,身份由"单位人"向"社会人"的转变必然会促进医务管理工作发生变化。第一,医师多点执业对传统医师培训模式也将产生重要影响,目前而言,医师的毕业后教育主要发生在医院,而医院也遵循"谁培养谁收益"的原则,掌握了对医生技术劳务价值使用的控制权。而多点执业政策执行后,既有格局将可能被打破,出现"为他人作嫁衣裳"的局面。第二,在不同地点执业过程中,参与多点医师面临的医疗纠纷和医疗安全问题等医疗风险和责任的分担也将是新形势下医务管理部门即将面对的问题,特别是在医师执业相关法律法规不完善的情况下这一问题将更加凸显。第三,医师多点执业对传统的工作评价模式也将产生挑战,多点执业后医师的工作将在多个执业点进行,对其执业绩效考核变成一个相对动态的过程,无论是工作数量和质量还是数据收集的全面性、及时性都将面临新的挑战;第四,医师的流动虽然能够扩大医院的影响力,但也有可能会带走部分病源,从而影响到主执业机构的既得利益。

4. 如何加强依法执业(管理实例)——四川大学华西医院放射防护管理 随着现代医学技术不断发展,放射诊疗设备被广泛运用到各级医疗机构,在提高患者疾病放射诊断与治疗质量同时存在放射设备无证经营、从放人员非法执业、放射性职业病、过量照射或防护不当引起患者投诉、医疗纠纷、放射事故等问题。华西医院从管理机制、从放人员、放射设备及受检者防护管理等几方面开展放射防护管理工作。

(1) 完善管理组织架构:医院成立以分管院领导为主任委员,相关临床、医技科室和有关职能部门负责人为委员的放射防护委员会,管理办公室设在医务部,安排专人负责放射防护管理工作;相关科室成立了放射防护管理小组,安排兼职人员负责本科室的放射防护管理工作,从院、科两级构建了放射防护组织体系,委员会建立了工作制度,明确了部门职责,放射防护委员会实行例会制度,定期对放射防护管理工作存在的问题进行总结并提出整改意见和办法。

(2) 健全规章制度:按照国家相关法律法规规定,并结合实际编写了《四川大学华西医院放射卫生防护若干管理规定》《四川大学华西医院放射源、放射设备准入及退出制度》《四川大学华西医院放射事故应急救援预案》等,对新、改、扩建放射工作场所,放射设备的引进、换源、退出,放射防护用品的规范使用均做出明确规定,同时,各科室还根据设备分类制订了放射设备操作规程,由医院统一修订后下发并上墙,为强化放射防护管理提供了制度、规程保障。

(3) 强化过程管理

1) 规范从放人员管理:医院对所有从事放射工作人员均进行了职业健康岗前、在岗及离岗体检,其中在岗体检不超过2年进行一次;每2年进行一次工作培训,每4年进行一次辐射安全与防护培训,通过加强放射防护安全培训,降低了职业照射和提高了放射防护水平。工作人员在体检、培训合格取得《放射工作人员证》后方能从事放射诊疗工作。从放人员进入放射工作场所必须按要求佩戴个人剂量计,医院委托第三方检测机构每季度进行一次个人剂量检测,针对剂量超过1.25mSv的人员进行调查,并填写分析调查记录表。同时,医院为每位从放人员建立职业健康档案,包括职业健康检查记录、放射培训记录、个人剂量监测数据等资料,为规范从放人员管理提供了资料保障。

2) 重视放射设备管理:医院凡新增放射设备均按要求委托第三方有资质的卫生技术服务机构及环评机构进行职业病危害预评价与环境影响评价,对新增放射设备项目可能存在的职业放射危害因素及项目拟采取的防护措施、防护用品分析评价。评价报告完成后报卫生、环保主管部门进行审批,审批通过完成项目建设后再进行职业病危害控制效果评价与环境验收监测,再报卫生、环保行政主管部门审批并通过专家验收后,放射设备在取得《放射诊疗许可证》《辐射安全许可证》后正式投入运营使用。在用放射设备每年定期进行一次设备性能及防护状态检测,检测合格后方能继续使用。严格做到放射设备依法执业管理。

3) 加强工作场所管理:放射工作场所防护门、观察窗厚度均按规定达到与墙体相同防护厚度,进出口设置醒目的电离辐射警示标志,工作指示灯有文字说明。按照放射工作场所分类:放射治疗场设置了多重安全联锁系统、剂量监测系统、影像监控、对讲装置、固定式剂量报警装置,剂量扫描装置和个人剂量报警仪等;核医学设置了专门的放射性同位素分装、注射、储存场所与放射性固体废物存储室及放射性废水衰变池,配备了活度计及表面污染监测仪;介入放射及 X 射线诊断场所配备了工作人员及受检者的铅围裙、铅围脖、铅帽、铅眼镜等防护用品。

4) 强化受检者管理:受检者在进行放射诊疗前,工作人员告知放射检查的危害,检查时对其他非检查的敏感部位(如甲状腺、性腺等)采取屏蔽防护,如受检者较为危重检查时需陪伴,工作人员也为陪伴提供并使用了相应的防护用品,由于受检者防护意识较为薄弱,医院在每个放射检查室设置了防护用品使用示意图指导受检者及陪护如何正确使用防护用品。

(4) 管理成效:通过规范放射防护管理,健全组织构架,完善管理工作机制,优化工作流程,提升人员防护意识等措施。历年来,在放射诊疗人次数持续快速增长的同时,医院未发生 1 例放射事故,未发生 1 例疑是放射职业病患者,未发生因放射防护引发的纠纷投诉。从放人员职业健康体检率、放射防护培训率、个人剂量监测率均从初期的 80% 提升到 99.9%,基本达到从放人员放射体检、培训、剂量监测全覆盖。

(二) 医疗技术管理

医疗技术(medical technology)是指医疗机构及其医务人员以诊断和治疗疾病为目的,对疾病做出判断和消除疾病、缓解病情、减轻痛苦、改善功能、延长生命、帮助患者恢复健康而采取的诊断、治疗措施。

1. 医疗技术管理的重要性 医药卫生是高新技术密集型领域,现代生命科学技术的飞速发展,推动了组学技术、系统生物学技术、干细胞和再生医学、生物治疗等高新技术迅速发展,高新技术的发展是把双刃剑,为疾病治疗和健康维护带来了曙光的同时,也会产生一些如医学伦理等方面的影响。我国医疗技术准入管理和监督制度发展相对落后,医疗技术的发展和管理步调的不一致,致使少数涉及重大伦理问题、存在高风险或安全有效性有待进一步验证的医疗技术管理与监管存在一定风险。因此,对医疗技术实行规范化管理,是医院伦理管理的必然要求,也是医疗机构保障医疗安全、规避风险、承担社会责任的具体体现。对此,2008 年原卫生部颁布《医院管理评价指南(2008 年版)》,将医疗技术管理列为医院管理评价体系中的一项重要考核指标,也是十八项医疗核心制度和三级医院等级评审中重要评价指标之一。

2. 医疗技术管理的现状和难点 医疗技术的监管,是全球化的难题,为更好实现对医疗技术的有效管理,各国采取了包括医疗技术评估、行政规划和干预、专科医师培训制度、医疗保险制度等各种综合手段和方法。2009 年之前,我国仅有《人类辅助生殖技术管理办法》《人体器官移植条例》等几部针对专项技术管理的特别规定,尚无一部系统性规定。2009 年卫生部颁布了《医疗技术临床应用管理办法》,对医疗技术实行分类分级管理:将医疗技术分为三类,并对第二类、第三类技术实施准入管理和临床应用前第三方技术审核制度(图 12-1)。2015 年以后,我国医疗技术管理逐渐进入创新转型阶段。在政府简政放权的大环境下,原第三类医疗技术管理规范已不适应当前医疗技术管理要求。对此,原国家卫生计生委印发《关于取消第三类医疗技术临床应用准入审批有关工作的通知》取消第三类医疗技术临床应用准入审批,

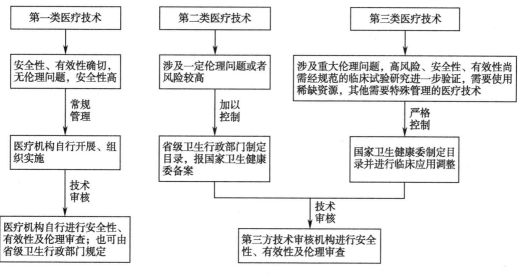

图 12-1 我国医疗技术管理

并对医疗技术的管理由"准入审批"改为"备案管理",医疗机构对本机构医疗技术临床应用和管理承担主体责任。

2018年11月1日,国家卫生健康委员会公布《医疗技术临床应用管理办法(2018版)》,目的在于加强医疗技术临床应用管理,建立医疗技术准入和管控制度,促进医学发展、技术进步、提高质量,保障安全。此管理办法以部门规章的形式下发,旨在加强医疗技术应用管理顶层设计、建立制度和机制、强化主体责任和监管责任。

3. 医疗技术管理实务 以四川大学华西医院对医疗技术管理为例阐述医疗技术的分层分类管理:四川大学华西医院将医疗技术中两大类进行重点把控,分别是高风险医疗技术和医疗新技术。

(1)高风险医疗技术管理:高风险医疗技术(high risk medical technology)广义上是指安全性、有效性确切,但技术难度大、风险高,对医疗机构服务能力、人员水平有较高要求;或者存在重大伦理风险,需要严格管理的医疗技术。相对于普通医疗技术,具有高危险性、高难度操作性,具有准入要求。以华西医院为例,将麻醉、器官移植、限制类医疗技术(包括原部分二、三类医疗技术、介入技术、三级以上内镜技术)纳入高风险医疗技术进行管理。

高风险医疗技术管理,是医院医疗技术管理工作的重要组成部分,应当遵循科学、安全、规范、有效、经济、符合伦理的原则。科室开展高风险医疗技术,应当与其功能任务相适应,具有符合资质并获得医院高风险技术授权的专业技术人员,相应的设备、设施和质量控制体系,并严格遵守技术管理规范。在高风险医疗技术管理中,应该建立相配的医疗技术准入和管理制度,同时对开展高风险技术的医务人员进行动态授权,以提高医疗质量,保障医疗安全。

(2)医疗新技术:医疗新技术(new medical technology)主要是指医疗机构此前从未开展过的,对治疗、诊断疾病确切有效的,具有一定创新性并且具有一定技术含量的,有临床应用价值的新技术和新方法。包括对各类医技检查、临床诊断和临床治疗过程中相关的器械设备、药物、检验检测试剂、手术耗材等的技术创新,改造和扩展功能、医疗新技术开展临床应用涉及设备、药剂、运营及伦理审查等多个方面。

四川大学华西医院医疗新技术申报-审核-审批流程:

(1)加强制度建设:制订《新技术和新项目准入管理制度》。

(2)完善组织构架:医院设立医疗质量安全管理委员会,下设由医务部、设备物资部以及临床科室组成的医疗新技术管理专委会,其中,医务部负责组织具体审核、审批工作,包括检查项目的实施、完成情况和项目的跟踪管理、审批、基金使用有关重要事项等;设备、药剂等职能部门负责医疗新技术涉及的相关设备、药剂的论证工作。同时,医院临床试验与生物医学伦理委员会负责医疗新技术临床应用伦理审查。

(3)强化过程管理(图12-2)。

1)申报管理:新技术审核实施院科两级审核。申报人所在科室对申报者资质、能力、技术条件、安全性、有效性及伦理风险等进行可行性论证,医务部组织专家进行可行性论证,专家论证严格实行回避、保密制度;医院伦理办公室进行伦理审查;医疗新技术管理专委会审批。

2)审批管理:医疗新技术管理专委会定期对通过专家论证和伦理审查的新技术/新项目进行审批,经委员讨论投票通过后正式开展实施。

3)应用管理:经批准开展的新技术/项目在临床应用中,严格履行告知义务,征得患方书面同意后方可实施;实施过程中一旦发生不良医疗事件,严格按照"不良损害应急处置预案"相关规定进行处置,并立即停止该项目,收集相关证据资料,查找原因,报告医教部,医务部组织相关人员开展调查后报医疗新技术管理专委会决定该技术/项目是否继续开展。

4)追踪管理:经批准开展的新技术/项目,项目负责人定期向医务部提交《诊疗新技术/新项目进展报告》,内容包括诊治患者情况、质量和安全分析、成本效益分析等。

5)保障支撑:医院将临床新技术/项目申报、开展情况纳入科室年终考核评分;同时,对技术新颖、成熟度较高、临床应用前景好的新技术/项目,可申请医院临床新技术基金资助。

(三)医疗授权管理

医学作为一门实践科学,需长期实践经验的积累。依法取得执业资格、并进行注册,是一名医生能够

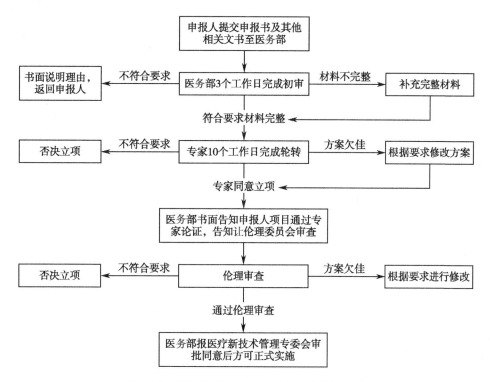

图 12-2　医疗新技术临床应用申报审批流程图

从事医疗活动的基本条件,通常并非所有满足执业医师从业条件的医生都能独立完全所有与自身专业相关的临床工作,按照不同工作能力、岗位职责及岗位管理要求,医师的资质水平对质量安全影响重大,根据资质实施授权是有效手段。

1. 医疗授权管理的界定　20世纪50~60年代,许多企业特别是一些大的公司已经提出了授权的概念。授权(authorization)是指将权利转移出去,让他人共担,以实现更大的管理效益,授权管理目前广泛应用于金融、信息、企业等行业管理中。由于患者疾病的个体差异性、医疗救治的时效性、医疗专科的独特性,对患者的诊疗活动采取统一固定的模式会脱离临床实际。因此,对医疗服务主体(如医生、护士等)进行分权、授权的程度,远远大于其他行业,即每位医疗组长有权力决定其诊治的患者所需的医疗服务项目。但由于医疗服务的不可逆行,没有约束的授权又容易导致医师对同一种疾病可能采取各种不同的治疗方案,使得治疗效果与治疗成本参差不齐,势必造成患者的利益损害,影响医疗质量和医疗安全。

2. 医疗授权管理的必要性　医疗管理的最终目的在于提高医院的社会和经济效益。因此,医院管理者进行决策时,应充分运用授权与目标管理的理念,达到管理的专门化与人性化。

(1) 医疗授权是规范执业人员行为的基础:授权是完成目标责任的基础,权力伴随责任者,用权是尽责的需要,权责对应或权责统一,才能保证责任者有效地实现目标,进而规范执业人员的行为。

(2) 医疗授权是调动执业人员积极性的需要:通过赋予权力,实现目标,激发执业人员的潜在动力,调动被授权者的积极性和主动性。

(3) 医疗授权是提高下级人员能力的途径:通过授予具备相应岗位素质要求的医师从事相应岗位工作的权利,实现自我控制与自我管理,在一定程度上改变完全在上级医师指导或指挥下做事的局面,有利于下级人员发挥临床工作和协调能力。

(4) 医疗授权是增强应变能力的条件:现代医疗管理环境的复杂多变性,对医院组织管理提出了更高的要求:必须具备较强的适应和应变能力。而具备这种能力的重要条件即相应岗位素质要求的医师应被赋予相应的自主权。

3. 医疗授权的原则　开展医疗授权管理以医疗授权为手段,健全机制,理顺流程,对影响医疗质量和医疗安全的重要环节(如岗位),技术开展评估、实施准入,强化考核,从而实现全过程监管。通过提高执业人员素质和能力,规范医师行为,合理、安全、有效地应用医疗技术,规避可避免的医疗风险,从而持续改进

医疗质量,保障医疗安全。医疗授权管理具有以下特点:

(1) 明确授权:授权以责任为前提,授权的同时应明确其职责,责任范围和权限范围,包括行使权力的前提、时间、对象、方式、规范等。同时,还需要建立处罚机制,对超越授权范围开展医疗行为进行处罚。

(2) 视能授权:医疗服务的授权标准必须以医师、技师的自身能力水平为主体,依据工作的需要和授权对象能力大小、水平高低制订授权标准,不可超越授权对象能力和水平所能承受的限度,以保证医疗安全为前提,最大限度地发挥授权对象的能力。

(3) 完整授权:"疑人不用,用人不疑",卫生技术人员一旦达到授权的标准,医疗管理部门就应向其授予对应的权利,并为其行使对应的医疗诊疗权利提供支持和便利。

(4) 动态授权:授权不是弃权,在授权以后,应对医师、技师等行使医疗权限的行为进行持续动态追踪的监管,同时定期对医疗权限进行清理和重新评定,针对不同环境,不同条件、不同时间、授予不同的权力。如果出现权力使用不当或违反规章制度者,应及时缩减或终止授权。

4. 医疗授权的实施

(1) 搭平台,建制度:医院层面应成立医疗授权管理委员会,成员应包括院领导、医务、质控、护理等行政部门负责人以及各临床、医技科室主任。同时,应该建立工作制度,明确权限申请、审批、调整和终止程序;建立工作例会制度,定期对全院各级授权进行调整。

(2) 抓重点,分类管:医疗业务过程环节千头万绪,将医疗授权工作全面铺开势必不具可操作性,医疗授权管理工作是否能落到实处,关键在于抓住重点环节,进行重点管理。以华西医院为例,目前开展的授权管理主要包括以下4类:①岗位授权(医疗组长和总住院医师);②技术授权(手术分级、高风险医疗技术);③医嘱处方授权(抗菌药物、精麻药品、化疗药物);④门诊专家级别授权。

(3) 强监督,勤考核:授权不等于弃权,如何确保被授权者合理使用取得的授权,必须建立与之配套的考核评价体系,不合格者及时终止授权。医院应建立完整的考核评价体系,确保被授权者合理使用被授予的权力,组织多部门进行动态管理,定期或不定期对各级授权人员进行考核,考核不合格者及时终止授权。同时,取得医疗授权意味着医院对其医疗业务水平的认可,取得岗位和技术授权也意味着要付出更多的努力,承担更重要的责任。为保证每一位被授权者以积极的态度认真履职,必要的激励机制不可或缺。

5. 管理实例——四川大学华西医院医疗组长授权管理 华西医院实施的是科主任领导下医疗组长负责制的诊疗模式,医疗组长是医疗组患者诊断治疗方案的直接决策者和执行者,其水平高低对患者的诊疗结果起着决定性的作用。因此,职责十分重大,一名成熟的医疗组长,必须具备良好的业务素质:即具备熟练的临床操作技能,能独立组织领导医疗组的诊断治疗工作;具备丰富的临床经验,能较好地解决本专业各类疑难疾病的诊治;具备独立处置急重症疾病的能力;具备良好的医患沟通能力,能做好医患沟通工作,防范医患纠纷;具备独立完成院内外会诊的能力;服从科室院、内外会诊安排;能结合典型病例进行教学查房,完成实习教学工作;能熟练指导下级医师完成各项医疗活动;能紧跟学科发展的新趋势,开展临床治疗新技术;能服从科室对医疗组长的管理要求并协助科主任做好病房管理工作;具备良好的职业道德、敬业精神和团结协作精神。医院实施资格授权,严格准入,科室择优选拔上岗,从资质准入来保证医疗质量。

如何实施医疗组长授权,医院搭建了医疗授权管理分委会,制订了医疗组长授权管理办法,明确了医疗组长的条件:即具备医学或临床医学本科或以上学历,且执业地点在华西医院,原则上应具备副高及以上职称,且至少从事本专业临床工作8年以上;需完成专科医师培训和总住院医师培训(1年),且必须经过科室和二级学科专家组的评估。建立了考核体系,对医疗组长实施动态管理:着重考核医疗组长日常执行医疗规章制度的情况及服务态度、医德医风情况等,对考核不合格尤其是反复出现技术问题引发纠纷投诉和经医疗事故鉴定分委会认定纠纷中存在责任的医疗组长将及时实施终止或暂停授权。具体流程如图12-3所示,申报表模板参照表12-2。

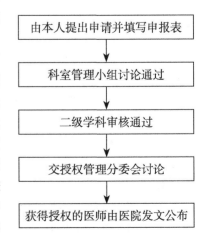

图12-3 医疗组长岗位授权流程

表 12-2 四川大学华西医院科室医疗组长上岗申报表

科 室		姓 名		性 别		年 龄	
最高学历		学 位		毕业学校		毕业时间	
技术职称		获得时间		职 务		电 话	

个人临床工作经历（请注明住院总时间）	医院名称	等 级	科 室	起止时间	职 务

亚专业方向	
科室意见（请注明上岗时间）	医疗副主任签名：　　　　　　科主任签名： 　　　年　月　日　　　　　　　年　月　日
二级学科意见	医疗副主任签名：　　　　　　主任签名： 　　　年　月　日　　　　　　　年　月　日
授权委员会意见	医疗院长签名：　　　　　　　　年　月　日

注：请复印学位证书、职称证书（职称文件）、医师资格证及执业证

（四）医务流程管理

医务流程管理（process management）是医务管理的重要内容之一，流程一词指的是主体为达到某种特定目标，按照一定形式进行的连续不断的一系列动作或行为。通过分析流程中的各个环节，保留有价值的环节，尽量减少没有价值或阻碍流程运行的环节，最终达到每个步骤都能够为流程创造价值的目的。医院流程优化通过借鉴流程管理在生产中的成功经验，从而利用其理念和工具对医院管理流程进行优化和改善，以满足广大患者的需求和医院自身发展的需要。目前，医务管理的流程主要涉及：资质审核、任务指派、应急处置、风险预警等。其业务流程的正常运行需以流程管理方法论的运用为基础，以"规范、培训、总结、改进"的实施为保障（图 12-4）。

在医务管理中推进流程管理是一个循序渐进的过程。应重点做好宣传引导，在医疗相关部门统一思想，在流程管理的重要性上达成共识。具体操作层面，应根据管理实际情况，明确管理目标，对现有流程进行分析，判断现有流程与管理目标的协调程度，从而决定是否设计新流程，舍弃一些比较陈旧的流程，设计

273

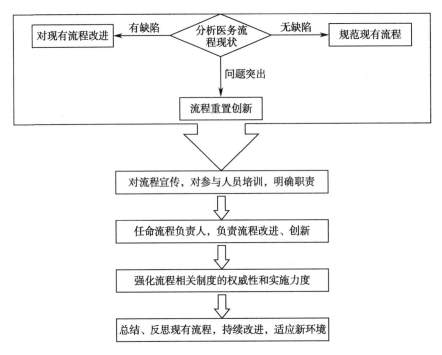

图 12-4 医务流程管理的方法论模型图

过程中要注意流程的可操作性;如果现有流程无明显缺陷,则仅需对其进一步规范,可通过加强日常宣讲、培训,强化流程管理意识,保证全院职工认可管理的各个环节,从而确保流程管理的全面展开、有序推进。同时,在流程管理中,要任命流程负责人或成立管理小组,负责整个流程的规范、改进、革新;新的流程在设计结束后,需要对其进行全面检查,并加强制度建设,总结经验,反思流程的可行性和最优化探索,持续改进,构建流程优化长效机制。以下以院内科间会诊管理优化为例浅谈医务管理流程优化。

1. 院内科间会诊流程优化背景 会诊(consultation)是在临床诊疗过程中,对疑难危重患者的诊治,仅凭本医院、本科室医疗水平不能解决,需要其他医院、科室医务人员协助时,由科室发出会诊邀请,被邀医院、科室相关专业医务人员前往会诊并共同确定诊疗意见的医疗过程。其目的是为了帮助解决疑难病症的诊断和治疗,是发挥综合医院协作医疗功能的重要方式。会诊作为集多学科力量、加强学科间技术交流、保证优势互补、提升临床诊治水平的关键环节和手段,其重要性和不可替代性毋庸置疑。会诊质量的高低已成为衡量医院医疗环节质量水平的重要指标,尤其是会诊的时效性,是医疗环节质量控制的重要指标。不断提高会诊质量管理水平是医疗质量持续改进,确保医疗安全的重要内容。

2. 会诊流程改进思路和重点 会诊流程管理重点在于及时发现现有管理中的问题、找到问题根源,并及时解决请会诊质量和会诊质效两方面的问题,从而不断提升医院会诊质量。从找问题的角度出发,目前运用最多的是鱼骨图(图 12-5),它是一种发现问题"根本原因"的方法,也可以称之为"Ishikawa"或者"因果图"。其特点是简捷实用,深入直观。

以四川大学华西医院为例,针对上述存在的问题,医院在加强制度建设,严修订了《四川大学华西医院会诊管理制度》,组织编写了《临床会诊指南》,做到有章可循、有法可依。对会诊人员资质做了明确规定,通过准入保证会诊质量,发挥信息化优势,保证了会诊信息传递的及时有效,加强了监控,在电子会诊系统增设了不良事件提醒、会诊任务智能排序、患者检查结果等便捷链接,以便于临床查询、提高会诊效率。建立了评价指标,实现会诊结束后"请会诊—会诊"双向评价单方可见的会诊质效评价,为会诊相关医疗质量的评价提供客观依据。将院内科间会诊纳入医疗质量考核指标,会诊及时率和满意度大幅度提高。

3. 流程改进中的注意事项

(1)加强宣传,转变观念:为确保医务流程管理工作扎实有效开展,制订全面流程管理计划,对医务管理人员、医务人员进行专题讨论,进一步统一思想,达成共识;同时,做好宣传教育培训工作,加强对流程管

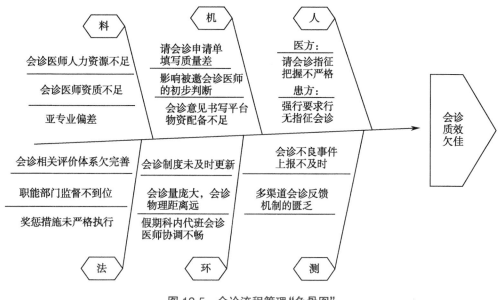

图 12-5 会诊流程管理"鱼骨图"

理重要性的认识,举办专题讲座,使流程管理的核心理念渗透到全体医务人员,确保此项工作顺利开展。

(2) 完善机制,确保成功:最优医疗服务流程的实现,依赖于相应管理机制的建立和完善,如多科会诊督导人员设置及会诊质效考评等,而相关工作的经济效益核算及合理分配是重要因素,要以强有力的组织措施和合理激励机制保障流程管理顺利进行。

(3) 以点带面,逐步推广:医务流程管理的推行是一个循序渐进的过程,相关制度的制订和实施为其提供了有力保障,推行后认真总结、及时反馈、逐步推广。流程管理改造的出发点和立足点要基于简化流程的原则,同时也要注意改进的新流程是否能有效降低成本和提高质量,也要考虑医院自身的承受能力。

(五)医师培训管理

1. 医师培训的重要性 如前所述,医务管理的范畴是在不断变化的,有着鲜明的时代特点和文化特点。但是,医务管理的重要对象则一直是临床医师,临床医师是提供医疗服务的核心,临床医师的水平和素质直接决定着医院的医疗质量和医疗安全。因此,对医院而言,全方位高水平人才的持续性培养是医院持续发展的重要保障,是提高医院核心竞争力的关键。开展医师培训正是医院人才培养的重要形式。

医学作为一门实践科学,需不断学习和长期实践经验的积累。尤其随着医学科学技术的迅速发展,各种医疗新技术、新方法不断涌现;随着医改的深入,医联体多院区模式和医院集团化趋势明显,医师多点执业法律法规的出台;医务人员法制意识相对薄弱,而人民维权意识在不断增强,医疗纠纷事件层出不穷等时代背景下,如何做好医师培训机制建设,通过医师培训,提升临床医师专业理论和技能,提升医院整体医疗质量,防范医疗事故,保障医疗安全,捍卫医师权益等是医务管理者急待思考的问题。

2. 目前我国医师培训发展现状 基于医师培训的重要性,我国各大医院非常重视院内医师的培训工作,开展了多种形式的培训,但培训效果不尽人意。针对培训内容来说,目前我国医院主要侧重于知识和技能等基本胜任力的培训,对于医德医风、医患沟通能力、医疗相关法律法规、科研、教学以及团队合作能力等人文素质的培训较少;针对培训形式,缺乏分层分类培训,导致培训的内容缺乏系统性和针对性,不适应时代发展和临床实际需求;同时医师培训缺乏有效的监督和考核制度,使培训流于形式,不能调动临床医师参加培训的积极性。

所以,大型综合性医院要做好医师培训工作就应积极响应国家号召,顺应时代发展,深入挖掘临床医师需求,合理设置培训课程及内容,优化医师培训模式,开展分层分类的医师培训工作。医院应根据本院医师、规培医师、研究生、进修生等人员类别的不同、岗位的不同以及职称的不同来开展培训,应坚持分阶段、分层次、分类别、全面覆盖原则全面开展培训。具体做法:

(1) 设立医师分级培训管理和监督机构。由机构负责培训工作的总体规划、组织、实施和协调工作。

负责督导各专科专业理论和临床技能培训计划的落实和完成,督导各专科培训管理小组的考核并提出指导意见。

(2) 成立培训指导委员会,专门负责确定医师培训总体目标、实施计划与考核办法,制订医师培训相关政策,审核各专科、各级别、各类别人员的培训计划及培训合格的认定。

(3) 建立系统的、有针对性的医师分级培训、考核和监督体系。

由医院负责引导,各专科培训管理小组负责落地各专科培训计划的制订、实施和考核,并提供本专科各级医师培训与考核情况。

1) 制订培训计划:全院各专科首先分别确定本专科初、中、高级培训医师名单,再按照医院规定的统一格式和模板分别制订本专科各级人员培训细则。医院将各专科的培训细则整理成册。各部门、专科各尽其责,严格按照培训计划实施培训内容。将专科培训工作制度化、常态化,使培训工作有据可依。

2) 执行培训内容,监督培训过程:各专科培训管理小组按照培训计划,督促科内各级医师按要求进行培训,切实把培训内容贯穿于平时工作。培训内容既有基础理论、基础技能,又有专科手术操作技能,同时涉及科研、教学能力的培养和创造性思维的培养。科室负责所有培训人员的考核并及时组织上报。医院督导培训过程及考核情况并提出指导意见。

(4) 立足专业培训基础,医院牵头开展综合素质培训:医师培训中综合素质培训及专业技术培训两手抓两手都要硬。对于专科培训,医院在组织开展时除了建立系统的、有针对性的医师分级培训、考核和监督体系,积极引导及督导科室落地培训外还应丰富培训形式,提高培训积极性。对于综合素质培训,医院则应发挥更大的主导性,从医院层面提供更多的通用课程设置,比如:医学基础理论和操作培训,包括内、外科基础临床技能、急救技能、放射检查报告解读、临床检验新项目概览、医学人文教育、医疗核心制度解读、医疗相关最新法律法规解读、医疗机构常见违法违规行为案例分析、多点执业相关法律解读、医患沟通与纠纷防范、新技术申报以及合理用药等,旨在通过培训提高临床医师执业相关法律意识、人文素养并推进医务管理制度的落实,提高制度执行效率,培养全面复合型高水平人才。

(5) 以信息化手段为支撑,提高培训效率:医院信息化建设是提高质量效率的必由之路,医师培训同样需要信息化建设为支撑,医师的分层分类安排、培训细则、培训计划、讲课安排、授课课件以及考核情况等信息都应达到标准化、信息化建档,通过信息系统查询便可快速得到所需数据,为科学决策提供服务。同时可利用信息化手段创新培训方式,增加在线在位培训方式,扩大培训辐射面以及培训时间选择的灵活性。

3. 管理实例——四川大学华西医院进修生岗前培训管理 以四川大学华西医院进修医师岗前培训为例阐述医师培训管理。

进修医师岗前培训是院内医师分层分类培训的一种重要形式。进修生岗前培训的目的在于向新到院的临床进修学员,系统介绍医院基本情况,开展规章制度、医德医风教育,以及基本工作流程、规范、标准等要求的系统培训,帮助进修生依法依规参与临床工作,最大限度地降低医疗风险,规避医疗纠纷,圆满完成临床进修学习计划。所以我院历来对进修生岗前培训十分重视。

我院近年每年约 2 000 人次医、技进修生,600 余名护理进修生,学员来自全国各地,其思想素质、业务水平、生活习惯等各方面都存在差异。为使进修学员尽快熟悉医院环境、规章制度、工作流程,满足各临床医技科室临床一线工作的需要,每次均在进修生报到后尽快举行岗前培训。但是由于进修人数日益增多,培训场地不足,部分课程重复等情况逐步显现,既往在培训中发生过场地、师资安排的冲突,对培训质量构成一定的影响,为了持续提升岗前培训质量,医院医教部和护理部联合,创新性的对全院所以医、技、护进修学员实行了一体化岗前培训。"医、技、护一体岗前培训"模式较传统的医技、护理分开的培训模式相比,有以下培训改进点:

(1) 对培训师资、课程进行了有效整合,课程包括医院基本情况介绍、进修管理制度宣讲、医患沟通及纠纷防范、合理用药、病历书写规范、院内感染与职业防护、医疗护理核心制度解读及护理礼仪培训、HIS系统培训(仅限医师)等,课程整合不仅节约了师资还提高了培训质效,有利于医、技、护理学员在今后进修学习工作中的密切协作、共同提高。

（2）利用信息化手段试行了主会场培训，分会场多媒体同步直播的场地安排对人员进行了合理分流，收到了良好效果，参加培训的学员人数创新高但秩序井然，减少了安全隐患。

（3）利用扫码答题的方式对培训内容进行分类考核，很快实现对考核结果的评定，只有考核合格者才可正式进入科室学习。另外，进修生进入科室后，科室层面还会由分管主任或兼职进修管理员对学员进行学科主要诊疗疾病、医疗文书规范书写、专科用药特点、专科检查、技能操作及科室日常管理制度等方面的宣教。院科两级培训及监管保证我院医疗质量和医疗安全。

（六）关键环节实施项目管理——合理用血管理

患者在医院中进行的诊疗经过，本质上是一种流程，带有明显的时间属性和逻辑属性。医务管理对患者的诊疗行为进行全程管控，也即是一种流程管理。整个医务管理流程由若干个环节构成，其中部分环节对于患者诊疗效果、医疗质量影响巨大，我们将其称之为"医疗关键环节"。在现代企业管理学与工程管理学中，有一个原理叫"控制关键点原理"，是指管理者越是尽可能选择计划的关键点作为控制标准，控制工作就越有效。控制关键点原理是管理工作中的一个重要理念。对一个肩负管理职责的人员来说，随时注意计划执行情况的每一个细节，通常是费时且低效的。管理人员应当也只能够将注意力集中于计划执行中的一些主要影响因素和节点上。而且事实上，控制住了关键点，也就控制住了最终的效果。

正如本章第一节我们谈到的，医务管理工作纷繁复杂，管理项目多，管理难度大，通常都需要多部门科室进行协作联动解决，关键环节的项目种类也不胜枚举。在此，鉴于篇幅原因，我们以"合理用血管理"这一医务管理关键环节为例，给大家展示如何对关键环节实施项目管理。

案例：

输血是现代医学的重要组成部分，如果应用得当，可以挽救患者生命和改善生命体征。但血液供应、血液保管、血液传播疾病和输血不良反应对患者健康的威胁又使得合理用血管理成为医务管理中最重要的关键节点之一。

运用项目制推进关键环节工作，首先要设立明确、可行的工作目标。例如在合理用血管理项目"技术创新结合科学管理，大力推广合理用血"中，项目目标被设置为以下内容：

1. 根据各科室年度用血量以及合理用血指数制订详细的临床合理用血评分细则，每月对各临床科室进行合理用血评分，准备把该评分纳入科室医疗质量考核。

2. 建立定期反馈机制：包括各临床科室总用血量、相比上月的增减率等；以医疗组为单位分析评估治疗用血液的合理性、平均输血前血红蛋白等，要求科室将该指标纳入科室医疗质量管理，定期分析评估改进。

3. 紧密跟踪创新性技术，促进合理用血相关转化医学研究成果的推广应用和制度化实施。如：围手术期的输血指征评分（perioperative transfusion score，POTTS）。

4. 完善合理用血分析评估制度，督导临床科室持续改进。

之后项目组按照既定计划和目标，逐条进行项目推进，并做期中阶段成果总结。总结结果如下：

1. 输血科已拟定临床合理用血评分细则（试行），对输血量大及不合理输血例数较多的科室和个人定期公示。

2. 医教部根据每月评分情况及分析数据，向科室反馈合理用血相关数据、督导整改。通过院内信息系统、即时通信工具等方式加强管理部门、输血科及各临床科室的联系和沟通；注重加大合理用血培训的强度和重点科室的针对性培训。

3. 创新性合理用血相关转化研究成果的专项宣教以及制度改进，已依据研究进展试行制度化实施。

4. 阶段性成果已形成改善医疗服务行动计划全国擂台赛案例，报医院审核后提交。

进入到一定阶段以后，项目组对研究的工作亮点、创新结果、优秀经验、未按计划完成部分及原因、以及下一阶段工作推进安排进行总结和讨论。

最终，该项目通过引入革新性的输血理念（如国际上首创以围手术期的输血指征评分指导临床用血）、持续增加日间手术病种及比例，推行外科快速康复模式、大力发展微创技术、改进自体输血技术等方法，在手术台次逐年增加的同时，用血量呈下降趋势，有力保障了患者就医需求。

（七）多院区医务管理

根据国务院日前印发的《"十三五"卫生与健康规划》和《"健康中国 2030"规划纲要》相关精神,在今后的医疗体制改革中会逐步建立"体系完整、分工明确、功能互补、密切协作、运行高效的整合型医疗卫生服务体系",建立不同层级、不同类别、不同举办主体医疗卫生机构间目标明确、权责清晰的分工协作机制,引导三级公立医院逐步减少普通门诊,重点发展危急重症、疑难病症诊疗。完善医疗联合体、医院集团等多种分工协作模式,提高服务体系整体绩效。

从上述文件精神可以看出,下一阶段的公立医院改革将会出现"医院合理规模控制"和"医院集团化趋势"两个方向。这是为了适应现代医院的发展趋势,确定地区内医院的规模,保证医疗资源的合理分配。按照国外医院管理经验,现代化医院的床位在 1 500~2 000 床位之间为宜,保持管理幅度和管理层级规模效应最佳。随着分级医疗政策的推进,由单体医疗中心规模扩张模式转为医联体多院区模式将是必然的趋势。

1. 多院区发展历史沿革 早在 20 世纪 80 年代初期,我国医疗卫生领域曾以医疗合作联合体的形式,进行过一场医疗资源的重组,医疗联合体模式下的各个院区主要以技术上的互助形式松散联结;到 90 年代中后期开始,国内很多医院开始尝试医院集团化发展道路,通过采用合作共建、委托管理等多种方式,形成了以资本或长期的经营管理权等为纽带并拥有两个及以上院区的医院。需要说明的是:目前国内多院区医院通常组织形式为核心院区 + 一个或多个分院区,由核心院区向其他院区输出人力、技术、管理等各类资源要素,这与由产权独立的医疗机构组成的松散医联体仍有本质差别。随着大型公立医院多院区发展趋势日趋明显,医联体建设步入快速、纵深发展阶段的,纯粹意义上的单体医院将越来越少。

2. 多院区模式的优势 多院区医院的出现和发展与既往我国优质医疗资源主要集中于各大型公立医院有着密切联系。首先,位于城市中心的大型医院发展空间往往受到地域的严重限制,医院在扩张战略中不得不选择迁建或新建院区的多院区模式;其次,可提高资源利用效率,降低服务成本是医院发展多院区的重要目标;另外,多个院区同时运行,使多院区医院医疗服务提供能力增强,服务覆盖人群更广,从而使得医院品牌知晓度提高等。

3. 多院区医务管理的难点和对策 一体化管理难度大几乎是所有多院区医院发展过程中的共性问题,具体包括:院区间文化整合问题、学科布局的科学性和前瞻性问题、成本控制问题、医疗同质化问题等。

对于医务管理而言,核心仍然是如何在多院区模式下保证整体的医疗质量和安全,促进医疗同质化。必须正视各个院区由于人员质量文化认同差异、技术水平参差不齐、医疗设备配置不同、各自有学科重点发展方向等因素对于医务管理带来的挑战,一般而言,可从以下几个方面入手提高医务管理质效:

一是尽力建立统一的医疗质量标准、医疗服务流程和医疗质量考核体系。由此需要充分发挥核心院区的引领作用,合理配置各分院区的人力资源、医疗设备。

二是针对性进行人员培训和院区间交流,促进医疗质量文化的整合。可依据现有人员的技术水平差异采取集中培训、鼓励院区间科室 - 人员互访、医院自媒体平台及时发布各院区建设发展信息等方式,以实现整体质量安全文化的整合。

三是强调前置风险管理,合理界定不同层级医务管理部门权限。对于层次化管理模式的院区,有适度赋予其医务管理权限,以提高对医疗风险前置处理效率;同时也要注重医疗质量核心指标数据的信息共享,以保证及时介入干预。

第二节 医疗安全管理

一、概述

（一）概念

医疗安全管理是指通过积极的手段、方式设计和运用以防止医疗错误及其带来的不良后果的行动。

《"健康中国2030"规划纲要》中明确提出，"持续改进医疗质量和医疗安全,提升医疗服务同质化程度,再住院率、抗菌药物使用率等主要医疗服务质量指标达到或接近世界先进水平"的工作目标,为了顺利推进"健康中国战略"的实施,习近平主席在中共第十九次全国代表大会上也明确提出"全面建立优质高效的医疗卫生服务体系,健全现代医院管理制度",医疗质量安全和医疗服务被放在了十分突出重要的位置。

(二)医疗安全管理现况及进展

近年来,随着医药卫生体制改革工作的不断深化,我国在努力满足人民群众日益增长的医疗卫生服务需求的同时,医疗安全风险隐患也随之增加,挑战日益严峻。

1. 医疗资源配置和就医格局的改变给医疗质量安全带来的挑战 随着分级诊疗制度建设不断推进,政府对社会办医的鼓励和扶持力度日益加大,患者的就医地点选择呈现向基层和民营医疗机构集中的趋势,但基层和民营医疗机构的医疗技术、医疗质量安全管理基础较为薄弱,服务能力不足,医疗质量安全隐患也随之增加。

2. 医疗发展模式和社会相关领域的变革给医疗质量安全带来的挑战 随着我国经济发展和社会进步,环境变化、人口老龄化以及生活方式转变等,使得我国疾病谱从以感染性疾病为主向以心脑血管疾病以及恶性肿瘤等慢性病为主转变。医学模式的转变和"大卫生概念"的确立,医疗服务范围的领域拓展,医疗机构的功能向院前和院后延伸,日常工作也从院内医疗向院外社区服务扩展。医疗机构的服务质量应在内涵上不断深化,外延上不断拓展,不仅仅体现在"治好病",还要在预防保健、服务方式、设施环境、医疗费用等方面让患者满意,得到社会的认可。健康服务业、社会办医、医师多点执业、医药电子商务、互联网医疗等新生事物蓬勃发展,医疗相关法律法规及配套设施建设相对滞后的矛盾越来越凸显。这些变化,对医疗卫生行业,特别是医院的医疗质量安全管理提出了更高要求。

3. 医院外延式发展阶段的后续效应给医疗质量安全带来的挑战 医院的规模扩大,优质资源摊薄效应导致医疗质量安全同质化水平下滑,管理机制落后和管理人才不足导致有效的质量安全管理工作难以为继,服务量的超负荷增长导致的质量安全问题愈加突出,管理理念、管理手段、管理模式、管理能力和管理水平仍滞后于发展需要。

(三)组织构架

医疗安全管理是医院管理的重要组成部分,医疗安全管理需打破碎片化管理的模式,应形成相应的组织管理体系。至少包含医疗机构决策层、医疗安全管理专职部门、临床科室管理小组三位一体的组织构架模式,决策层由医疗安全专委会统筹全局,医疗安全管理专职部门负责日常管理事务,各科医疗主任作负责科室常规医疗安全防控,各个环节履行相应的职责,还需建立与之相对应的风险预警、质量控制、授权管理的平台,保障医疗安全落到实处。

二、前期风险防范措施

(一)医疗安全培训

1. 培训目的 医疗安全培训的目的旨在提高医务人员临床服务能力、医患沟通技巧、医疗安全(不良)事件的处置能力,提高医疗风险防范意识,减少和避免医疗纠纷,保障医疗安全。

2. 培训对象 医疗安全培训对象应包含各级医师、护士、技师、药师、实习生、进修生以及行政工勤人员、新进职工等,教学性质的医院还应包括医学生等。

3. 培训形式 根据医院的培训目标和要求,医疗安全的培训形式是多样化的,针对不同层级、不同类别的人员进行针对性的培训,包括自己组织培训或者委托给企业、管理机构代为培训。方式有理论培训(授课)、实践培训(在医院的职能部门轮岗)、卫生行政监督执法培训(参与执法调查)、参加医疗争议案件的鉴定或诉讼程序。

4. 培训内容 医疗安全培训内容包括医患双方的权利与义务、患者安全目标、依法执业、医疗质量、医疗文书、医患沟通、保护患者隐私等。培训内容围绕牢固树立以患者为中心的服务理念,加强医德医风教育,注重医学人文教育和医疗服务的科学性、艺术性。

(二) 医疗安全(不良)事件管理

1. 定义及分类

(1) 定义:临床诊疗工作中以及医院运行过程中,任何可能影响患者的诊疗结果、增加患者痛苦和负担,并可能引发医疗纠纷或医疗事故,以及影响医疗工作的正常运行和医务人员人身安全的因素和事件称为医疗安全(不良)事件。

妥善处理医疗安全(不良)事件也是医疗风险防范工作的关键环节。目前医疗行业将医疗安全(不良)事件按事件的严重程度分4个等级。

Ⅰ级事件(警告事件):非预期的死亡,或是非疾病自然进展过程中造成永久性功能丧失。Ⅱ级事件(不良后果事件):在疾病医疗过程中是因诊疗活动而非疾病本身造成的患者机体与功能损害。Ⅲ级事件(未造成后果事件):虽然发生了错误事实,但未给患者机体与功能造成任何损害,或有轻微后果而不需任何处理可完全康复。Ⅳ级事件(隐患事件):由于及时发现错误,但未形成损害事实。

但是在实际操作过程中,医疗安全(不良)事件报告的原则和流程就决定了医疗安全(不良)事件需要再划分到Ⅴ级。因为免责和鼓励报告原则尽可能的激发了医务人员的主动性,所以如欠费、三无人员等无任何医疗安全隐患的事件也在报告事件范围内。

(2) 分类:医疗安全(不良)事件的分类没有统一明确的规定,医疗机构可结合实际情况来进行分类,从四川某大型医院的经验来看,把医疗安全(不良)事件先分等级后再进行分类,类别主要有诊疗相关、用药相关、手术相关、辅助检查相关、医患沟通相关、意外事件、体液暴露、跌倒、医疗器械相关、院感相关、费用相关、院内流程相关、备案等13类。

2. 报告流程及处理 医疗安全(不良)事件的报告流程根据医院的发展程度应满足多渠道的上报方式,包括手工、邮箱、电话或电子信息系统填报等。满足一个原则,即医疗安全(不良)事件的填报方式和处理的流程是快速和通畅的。医院职能部门就医疗安全(不良)事件应尽量做到事件个个击破,且不同类型的报告由专业的职能部门介入处理,做到专事专管,提高医疗安全(不良)事件处理的效率。这样不仅能鼓励临床医务人员的报告积极性,还有利于医院管理部门对全院医疗安全(不良)事件的知晓情况。因为每个医疗机构的处理模式不同,且没有统一的规定,某医院医疗安全(不良)事件的报告和处理流程如图12-6所示。

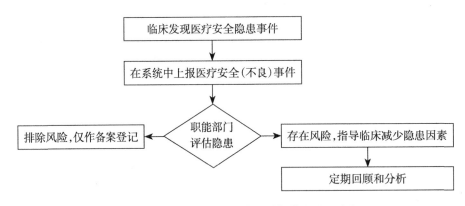

图 12-6 医疗安全(不良)事件的报告和处理流程

3. 分析 医疗安全(不良)事件是内部主动发现和报告的,该数据会明显高于医疗纠纷的数据,从医院管理的角度讲,有明显的分析意义,从医疗安全(不良)事件发生的时间、类型、具体科室等作为划分标准,做到前后对比和典型医疗安全(不良)事件 PDCA 的循环管理。

4. 奖罚机制 鼓励报告医疗安全(不良)事件的态度及免责报告的原则就决定了医疗安全(不良)事件主要是奖励的管理模式。按照三级医院综合评审要求,每百张床位年报告≥20件。现阶段难以从质上评价医疗安全(不良)事件报告的好与差,但是可以做到量上的评价,对达到标准的科室进行适当的奖励,发生医疗纠纷反查漏报的科室进行考核。

三、医疗纠纷及投诉管理

(一) 医疗纠纷的现状分析

医疗纠纷可以做广义和狭义的不同理解,广义上强调纠纷双方当事人的身份,即一方是患方,一方是医疗机构,就可以称之为医疗纠纷;狭义上说更强调的是纠纷的内容,指患者因购买、使用或接受医疗服务与医疗机构发生的纠纷称之为医疗纠纷。近几年来,我国医疗纠纷的医患关系仍呈现紧张状态,尤其职业医闹的出现、媒体的不实报道,使医患之间的关系恶化。医疗纠纷的现状可归纳为:数量多、类型广、索赔高、处理难。该态势短期内不会改变。

(二) 医疗纠纷处理

1. 医疗纠纷常规处理模式 我国目前常见医疗纠纷的处理有四种模式:分别为医患双方协商、人民调解委员会调解、医疗争议行政处理(医疗事故技术鉴定)和民事诉讼。

(1) 医患双方协商:协商解决医疗纠纷是法律赋予医患双方在意思表示真实且完全自愿的条件下,进行沟通协商,协议内容不违背现行法律和社会公序良俗,如图 12-7 所示。

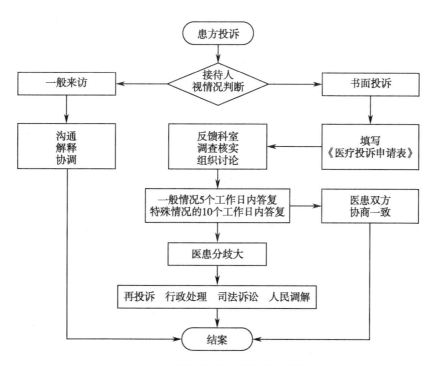

图 12-7　医患协商内部处理流程图

(2) 人民调解委员会调解:人民调解委员会为医患双方搭建了沟通平台,有利于医患双方矛盾的缓冲。但由于我国的调解制度运行时间较短,尤其是医疗纠纷调解中往往涉及专业性很强的医学、法律知识,调解员队伍及素质还有待提高。

(3) 医疗争议行政处理(医疗事故技术鉴定):医疗事故技术鉴定是围绕是否构成医疗事故及事故等级展开的。医疗事故技术鉴定是由各级医学会主持进行的,鉴定专家都是具有一定临床经验的专科医师,鉴定的科学性较高。同时也是判断患方能否依据《医疗事故处理条例》获得赔偿的关键。但由于医院与医学会及鉴定人员的关系特殊,且医疗事故技术鉴定是集体负责制,使患方对医疗事故技术鉴定的中立性和公正性大打折扣。我国现行医疗鉴定体制是二元化的鉴定体制,即医疗事故技术鉴定和医疗过错的司法鉴定并行。既有医学会作为官方代表进行医疗事故责任鉴定,又有司法鉴定机构进行医疗过错责任鉴定。

(4) 民事诉讼:民事诉讼是医疗纠纷处理最权威的解决方式,也是医疗纠纷处理的最后一道防线。医疗纠纷启动诉讼程序后,卫生行政部门及其他机构不再受理,若已受理的,应当终止处理。由于诉讼程序性极强,医疗鉴定专业性强,这种模式成本高、周期长,易造成案件久拖不决。此外,诉讼的强对抗性及专注于法律问题而忽视灵活性,不利于医患关系的和谐。

2. 重大、突发医疗纠纷事件及应急事件处置 重大、突发医疗纠纷出现苗头或已发生后,医疗机构应启动医疗纠纷处置预案,并按程序处置,防止医疗纠纷矛盾激化升级。处置程序包括医疗机构和上级卫生行政部门的联合接访;患方情绪失控与医务人员发生纠纷后,医疗机构和警方加强警医联动,并向上级主管单位报备(图12-8)。

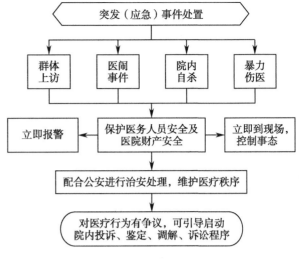

图 12-8 突发(应急)事件处置

在我国,暴力伤医、辱医及其他突发公共卫生应急事件时有发生,在处置该类事件中,应当做好以下几点:①端正意识,提高防范能力;②做好应急预案;③梳理隐患,妥善处置纠纷;④善安保措施;⑤合理应对新媒体;⑥依法处置伤医者。

3. 涉及医疗纠纷的尸体处置《医疗事故处理条例》明文规定患者在医疗机构内死亡的,尸体应当立即移放太平间。但部分医疗纠纷患者家属拒绝移动尸体,以此给医疗机构施压。为维护病房正常秩序,医院应立即启动院内应急预案,多部门联动,包括保卫部、医教部,必要时报警处置。若患方对患者死亡原因有异议要求尸检,医疗机构应当予以配合。

4. 医疗纠纷病历的复印和封存 根据《中华人民共和国侵权责任法》《医疗事故处理条例》相关规定,患方有权复印或封存患者住院病历资料。目前行业内习惯将病历分为主观病历和客观病历。实践操作中,患方可复印客观病历,封存主观病历。

5. 医疗纠纷的分析、考核、整改 医疗纠纷充分反映了医院医疗服务过程中存在的问题和缺陷,以及潜在的医疗服务需求。重视投诉处理既是提高医疗服务质量、改进服务水平的一项措施,也是构建和谐医患关系的重要手段。将PDCA循环运用于医疗投诉处理中,能使投诉的接待和处理更加规范化和程序化,对医院的可持续发展具有重要意义。建立医疗投诉处理PDCA质量管理流程需注意以下几点:

1) 疏通渠道,明确目标:为保障投诉渠道的通畅,在院内公布院内各类型纠纷的投诉电话。同时,制订医疗安全管理制度,优化投诉处理流程。

2) 明确职责,执行目标:投诉接待实行"首诉负责制"。在听取投诉人意见后,核实相关信息,并如实填写《医院投诉登记表》,并经投诉人签字(或盖章)确认。对于涉及医疗质量安全、可能危及患者健康的投诉,组织相关专业专家及被投诉科室管理小组成员进行讨论。

3) 依照指标,检查落实:每起投诉处理后,须向相关科室反馈处理结果及医疗过错中待改善的地方,要求科室定期进行整改。定期以典型的医疗投诉、医疗不良医疗安全事件为重点,进行院内展示,对相应科室整改再进行督导,提高全院医务人员的防范意识。与此同时,利用临床科室晨交班时间,进行宣教。

4) 反馈处理,评价总结:①各科室落实检查阶段中针对医疗安全工作制订的各类规章制度,医院定期组织科室质量大查房及机关、专家查房等方式对科室的整改情况进行监督;②建立医疗投诉预警机制,该机制主要通过对医院往年的医疗投诉发生率、医疗数量、质量及效率指标进行统计分析,得出医院在各个时段不同的患者收治数量下,医院发生医疗隐患的预警指数,并划分出预警级别,针对不同的预警级别采用检查阶段制订的各种整改措施。

本章小结

医疗工作是医院发展的核心工作,医务管理是完成医疗任务的主要手段,是影响整个医院管理水平的中心环节。医务管理的工作职能大体可以概括为:计划、组织、控制和协调职能。医疗安全管理对于医院,甚至对于全社会来说有着非常重要的意义,医院领导的高度重视和医院安全管理体系在医疗安全管理方面起着至关重要的作用。

思考题

1. 医务管理主要包括哪些方面内容?
2. 简述医师多点执业对医务管理的影响?
3. 医疗技术进行科学化、规范化管理的重要意义?
4. 医疗授权的必要性及授权原则?
5. 如何利用现代化的技术手段和理念来促进医疗流程的优化及流程再造?
6. 新医改背景下,如何建立分层分类培训体系来培养高水平医疗人才?

(李大江 刘 凯 李 念 冉隆耀 刘 丽 彭兰雅)

参考文献

[1] 张鹭鹭.王羽.医院管理学[M].第2版.北京:人民卫生出版社,2014.
[2] 易丽丹,刘庭芳.我国综合性公立医院医疗质量管理组织架构调查研究:以深圳市为例[J].中国医院,2017,21(12): 28-32.
[3] 谢宇,杨顺心,陈瑶,等.我国医师多点执业研究综述[J].中国卫生政策研究,2014,7(01):8-13.
[4] 文强,张卫东,李大江,等.大型综合医院放射防护规范化管理探索与实践[J].华西医学2012,27(06):943-946.
[5] 吕兰婷,付荣华.我国医疗技术管理中引入医疗技术评估的路径探讨[J].中国医院管理,2016,36(12):17-20.
[6] 刘侃,成于珈,葛名欢,等.某三甲医院实行医师授权管理的策略与实践[J].中国医院,2016,20(07):78-80.
[7] 李大江,钟彦,张卫东,等.医疗授权管理的探索与实践[J].中国医院管理,2010,30(04):21-22.
[8] 唐锦辉,郝敏,张佳惠,等.医疗授权管理在综合性医院的应用与探讨[J].中国医院管理,2014,34(04):37-39.
[9] 郝昱文,李晓雪,赵喆,等.远程会诊系统综述[J].中国数字医学,2015,10(10):85-87,91.
[10] 张翠萍,曾绍文.基于胜任力的公立医院临床医师培训体系设计[J].中国卫生事业管理,2016,33(02):130-132.
[11] 汪杨.医师分级培训体系在医院的实践应用[J].中国医院,2016,20(12):38-39.
[12] 耿莉.医疗纠纷的概念、性质与特点[J].中国卫生法制,2008,16(06):33-34.
[13] 贾同英,袁蕙芸.多院区医院管理难点与对策探析[J].中国医院,2014,18(08):28-30.
[14] 欧阳英,刘凯,李大江,等.基于精细化管理模式的多科会诊质量持续改进[J].华西医学,2017,32(10):1589-1593.
[15] 蒋璐,刘凯,刘敏,等.全面托管模式下某新建医院医疗质量管理的探索[J].华西医学,2016,31(09):1602-1605.

第十三章　门急诊及入院管理

门急诊是医院服务的第一线,是医院和患者接触最早、人数最多的环节,也是患者感受一所医院服务水平、体验服务质量的第一站。门急诊与入院管理工作对完成医院的社会职能具有重要意义。本章对门诊与入院管理、急诊与急救管理的定义、目的、现状与进展、内容与特点等方面进行概括阐述,并介绍门诊管理体系及创新举措、急诊床旁操作的质量与安全管理和急性胸痛患者救治流程改进等。

第一节　门诊及入院管理

门诊是医院的窗口,85%以上的住院患者来自门诊,且绝大多数患者就医仅限于接受门诊诊疗服务,其重要性不言而喻。当前,门诊管理面临诸多挑战与机遇:一方面,门诊是分级诊疗、双向转诊政策落地的重要组成部分与关键抓手,也受到人口老龄化、疾病谱改变等带来的医疗需求释放下的直接影响,在资源利用、医疗机构间协同方面任务艰巨;另一方面,基于以患者为中心的导向需求,基于信息技术与医疗自身的发展,传统的门诊诊疗服务模式已难以适应当前的环境,如何通过创新与变革以更好满足患者的需求和促进医疗的发展是每位门诊管理者所要思考的问题;另外,近年来以微医、春雨为代表的互联网医疗迅速发展,不管是跨界的颠覆还是医疗服务工具的升华,都对传统的门诊诊疗服务模式与门诊管理带来了较大的影响,这些挑战与机遇决定了当前门诊诊疗服务与管理模式处于变革期,需要不断创新去满足新时期门诊诊疗服务与综合管理的具体需求。

一、"互联网+"人性化预约挂号平台构建

(一) 预约挂号现状

预约挂号是预约诊疗的重要组成部分,通常是指患者通过电话热线、移动客户端、访问医院网站等途径而实现的远程挂号以及在医院现场提前完成的挂号。欧美发达国家在就医流程中很少有现场挂号的说法,基于分级诊疗体系的构建,大部分家庭都会有属于自己的家庭医生。一旦生病,患者可以通过电话或发送电子邮件的方式联系家庭医生,预约好上门看诊的时间;若患者病情复杂,家庭医生评估后认为应转至医院就诊,便会开具介绍信或转诊单,随后由家庭医生或患者直接电话联系医院预约就诊时间,也可登录医院官方网站预约。也就是说,在欧美发达国家的医院普遍构建了预约诊疗平台,除紧急情况以外,常规的就诊都是通过预约平台实现,而不是由患者亲自到现场排队挂号。

长期以来,在我国传统的医疗过程中,由于分级诊疗体系不健全、信息化技术落后等多种原因,导致民众对预约诊疗的概念相对薄弱,大部分患者都是就诊当日才到医院现场挂号。随着人们物质生活水平的不断提高及医疗保障覆盖的逐步扩大,人民群众对医疗服务的需求大幅度增加,对医疗服务水平的期待也越来越高,患者挂号难、看病难的问题日显突出,特别是在优质医疗资源集中的大型医院,"一号难求"的现象比较普遍。传统现场挂号的门诊诊疗模式及流程,不但使"挂号难"的矛盾更显尖锐,也成为门诊管理的潜在安全隐患。因此,从二十世纪九十年代开始,部分大型医院逐步尝试推行预约挂号,国家卫生行政主管部门也在近10年来逐步加大预约诊疗的推广力度,以期改善患者就医体验。随着我国医疗服务体制改革的不断深入,预约诊疗体系建设已成为全国各大医院门诊流程优化的重要组成部分,预约挂号平台

的构建也正在逐步完善与不断优化。

(二) 互联网信息技术在预约诊疗中应用

自从李克强总理在两会期间的政府工作报告中提出"互联网+"行动计划后,"互联网+"俨然已成为2015年以来互联网行业最为热门的名词。所谓的"互联网+"就是以互联网为主的一整套信息技术(包括移动互联网、云计算、大数据技术等)在经济、社会生活各领域的扩散及应用过程,即在互联网平台上加上一个传统行业,相当于给传统行业加上一双"互联网"的翅膀,助飞传统行业。"互联网+"的本质是传统产业的在线化、数据化。目前互联网平台在医疗服务中的应用主要体现在患者的在线问医、在线挂号、就医流程优化及医疗机构之间的远程教育、远程会诊等方面,互联网技术的充分利用是人性化预约挂号平台构建的基础,也是预约诊疗体系不断完善与推进发展的根本保障。

目前,在预约挂号平台上使用最多、最常见的互联网技术除网上预约挂号以外,还包含微信、手机APP等移动终端的预约挂号。此外,互联网技术的支撑使医疗机构整合利用社会公共服务平台(如电信、银行等)、延伸医疗服务时间及空间、为患者提供更加方便快捷的医疗服务成为可能。互联网信息技术在医疗服务行业中的这些应用,使患者不用到医院现场就可以全面了解医师特长及出诊信息,在自己家里就可以完成预约挂号,极大提升了患者的就医体验。

(三) 常见预约挂号方式

1. 现场预约

(1) 挂号窗口预约。

(2) 自助机预约。

(3) 诊区护士站预约。

(4) 诊间医生工作站预约。

(5) 住院病房医师工作站预约。

2. 公共服务平台预约

(1) 电话(电信公众服务号码、银行服务热线)平台预约。

(2) 银行终端预约(银医卡)。

3. 网络预约

(1) 医疗机构转诊预约:支持网络医院和社区卫生服务中心转诊需要。

(2) 医院官网预约。

4. 移动终端预约

(1) 手机APP预约。

(2) 微信预约。

(四) 预约挂号平台的建设及管理

预约挂号平台建设是一项系统工程,包括信息系统、服务系统、管理系统及评价系统等四大方面的建设。信息系统的建设是平台运行的基础,包括医院内门诊HIS系统的建设及优化、与社会公共服务平台的数据交换对接、相关医疗资源(含人员、设备、空间等)在系统内的设置及管理等;服务系统主要是指利用互联网技术支撑各种预约挂号方式实现并落实相关管理规则、完成流程设定及优化实施、提供预约挂号服务方之间及与患者信息沟通协调等;管理系统在预约挂号平台的建设中至关重要,包含医师出诊计划的管理、预约号源统计管理、退号及爽约号管理、预约情况监控及异常管理等;评价系统是预约挂号平台的重要组成部分,是整个平台不断完善的保证,患者需求分析、爽约原因分析及对策研究、患者对预约诊疗认知情况及对策研究、优质医疗资源利用及预约效益评价等,可对预约挂号规则的调整及管理完善提供坚实的基础。

1. 实名制就诊的管理　随着信息技术在医疗服务领域中的逐步应用、推广及成熟,越来越多的医院开始借助信息技术对传统就医流程进行优化,门诊HIS系统已广泛应用于各大医院,其应用基础就是实名制就诊。在我国传统的就医流程中,门诊患者就诊是不需要实名的(挂号时不需要提供患者姓名),看诊医师只是根据患者提供的姓名书写纸质门诊病历及开具纸质的检验检查单和处方,医院一般不保存门诊患者的就诊信息。

实名制就诊不仅是预约诊疗及门诊 HIS 系统顺利运行的基础,也是国家卫生行政管理部门近年来大力推进的工作之一。在最初推行阶段,大部分医院都要求患者凭有效身份证件办理实名制就诊卡,以便患者就诊相关信息能在医院系统中进行准确的传递。为了方便患者办卡,越来越多的医院选择与网点分布较广的银行合作,使患者除了到医院现场办理就诊卡以外,还能到住家附近的银行网点办理就诊卡,也可以通过银行卡签约后增加医院就诊卡功能,且还可通过布置在银行网点的专用设备预约挂号,极大地方便了患者就医。目前,实名制已是国内绝大多数医院要求及执行的就诊模式,但由于多种因素的影响,患者就诊时身份的核实还存在较多问题。

随着信息技术的进步,实名制就诊卡不再是实名制就诊的必须载体,有医院已借助互联网开通虚拟卡就医功能,使患者持移动终端(手机)即可顺利完成门诊全部就医流程,也有医院直接使用患者第二代身份证或医保卡等作为患者就诊相关信息的载体。

2. 医师出诊管理　预约挂号是预约诊疗的第一个环节,需要医患双方共同履行预约契约,故稳定的门诊医师排班是预约诊疗可持续开展的重要基础。但在实际运行中,医生因临时公派任务、教学及医疗工作调整、学术交流活动、继续教育或深造、家庭及个人等多种不确定性因素影响,会或多或少发生不能按计划出诊的情况,由此而发生医师停诊或替诊现象。为尽量减少坐诊医师停替诊发生率,医院必须加强行政管理,制订并严格执行《门诊医师行为规范》及《门诊医师停替诊管理办法》,同时定期考核,加强制度的执行力,并在全院范围内形成不轻易停替诊,一旦已放出号源供患者预约、原则上一切工作都围绕门诊出诊时间安排的良好氛围。门诊应制订停替诊管理流程,当出诊医师确实因特殊情况需要停替诊时,必须以适当的方式提前通知患者,且借助信息技术支撑妥善解决患者后续的看诊问题。

3. 预约周期与号源管理　目前,全国各大医院预约周期各不相同,大多数医院提前放号的周期在1~4周之间。确定预约周期需要考虑的因素主要包括几个方面:医院管理需求、医院目标患者定位、患者需求及方便性等。预约周期长一些,可以使复诊患者更加方便,增加患者就诊计划性;预约周期短一些,医师排班灵活性增加,可降低停替诊率,减少停替诊发生后的相关后续工作,同时,在目前预约诊疗理念尚未普及、分级诊疗尚未完善的大环境下,有利于提高初诊患者对号源的可及性。因此,医院应根据自身情况权衡利弊,从而确定及调整预约周期。

号源管理是预约挂号平台的核心组成部分。首先,医院应根据患者需求适当安排并实时调整各科室医师出诊时间,特别是优质医疗资源比较集中的城市大型"三甲"医院,患者众多,医疗服务需求量大,目前放号量均处于供不应求的状态,患者"看病难"的矛盾仍然比较突出,医院更需要加强内部管理,采取多种措施,鼓励医师积极出诊,增加号源供应。

其次,坐诊医师每诊放号量应根据医师看诊能力及速度来进行设定。因专科性质不同,各科医师每诊能接诊患者的数量存在差异;医师个体行为习惯不同也会使每位坐诊医师每诊接待患者数量存在差异。医院管理者应主要使用绩效等手段进行引导,在充分征求医师意见的基础上、在保证看诊质量的前提下确定医师看诊量,行政命令或"一刀切"等强制性手段将可能引发看诊质量、医患满意度、医疗资源运行效率等出现问题。

另外,长期以来,国内大多数医院均默许诊间加号的存在,即公开放出来供患者预约或现场挂号的量并不是医师每诊能接待处理患者的最大量,总会有部分号源由坐诊医师控制,由坐诊医师决定是否给未挂上号的患者临时加号。目前,对"诊间加号是否合理"这一问题存在较大争议。反对者认为,"诊间加号"会使诊疗现场候诊秩序受到影响,同时还可能让熟悉医院情况的个别人有空子可钻,借机倒号,也不利于维护患者就医的公平性及医院内部的廉政风险防控。支持者则认为,"诊间加号"给了医师自主判断的空间,有利于患者快速找到正确的医师,也有利于医师找到目标患者,使重症患者得到及时治疗。目前,国家卫生行政管理部门对此无明确规定,较多医院仍存在诊间加号现象。

针对各种预约方式下号源量的分配,在最初实行预约挂号阶段,因缺乏信息技术支持,大部分医院会根据患者构成情况,为不同渠道的预约方式分配一定比例的预约号源。但随着信息技术的发展,越来越多的医院不再按比例分配号源,而是将所有号源放入同一号池,供患者通过各种渠道进行预约,其成功率都保持一致,这样既方便了患者预约,也在一定程度上保证了患者获得医疗资源的可及性与公平性。

4. 预约规则的设置

(1) 分时段预约:分时段预约是近年来国家卫生健康委在全国推进改善医疗服务行动中要求的重点措施之一。分时段预约就是预估医师看诊一个患者需要的时长,将医师连续坐诊的时间分为几段,再按患者挂号的顺序,预估患者看诊时点,通过消息推送、短信提示等方式告知并要求患者按提示时间前来医院候诊。其根本目的就是避免患者在医院长时间等待,使患者就诊中“三长一短”现象得到改善;同时,患者分批到达、缩短在医院的停留时间,有利于控制医院人流量,改善医院就医环境。分时段预约是预约诊疗精细化发展的方向和趋势,但必须与分时段取号同时推行才能达到预期目的。一般情况下,医师每诊坐诊时长为4小时左右,目前较多医院以小时为单位进行预约安排(医师看诊时长根据患者情况不同而有所变化),也有医院报道预约挂号精确到分钟,但在实际运行中,常常会有多种原因导致医生不能准时看诊、患者不能准时到诊的情况发生,从而可能导致医患之间产生矛盾的频率增加。

(2) 爽约管理:患者爽约是预约诊疗管理中必须面对的问题。即患者预约挂号后,未按照约定时间前来医院就诊,而医院也只能在患者就诊当日且临近其就诊时段才能知晓患者爽约,如果此时将爽约号临时放出,也可能存在不能完全被利用而造成医疗资源的浪费。因此,在预约挂号平台构建时,与出诊医师管理相对应的,也必须考虑设置相关规则约束患者遵守约定,并通过多种渠道进行宣传。如患者若连续多次无故爽约,可设置系统自动将其纳入“黑名单”管理,在一定时期内取消该患者预约挂号权限,仅保留现场挂号功能(具体细则可根据医院实际情况制订)。

(3) 退号管理:预约挂号成功后患者退号的相关管理也必须明确规则。由于从预约挂号到就诊有一段时间间隔,期间诸多不确定因素均可能导致患者就诊计划发生改变,比如病情好转不需要再就诊,或病情突变已到急诊科或其他医院就诊,或因有要事不能脱身,无法按预约时间就诊等。从人性化角度考虑,医院应允许患者在一定时间范围内提前退号,这样做可使该部分号源被再利用从而尽可能减少号源浪费,惠及更多患者。但也有部分大型医院为防止“倒号”等诸多原因而规定挂号成功后均不得退号,该做法尚存在一些争议,也引发过民事诉讼及纠纷。北京市已有法院判决案例认为,通过平台预约挂号成功并已取得就诊号源,即表明医疗服务合同成立,患者单方面要求解除合同并要求全额退费的行为属于违约而不予支持。

(4) 倒号控制:“黄牛”倒号是国内综合实力强、优质医疗资源集中的各大型医院均面临的管理难题。倒号是一个社会问题,是资源供需矛盾冲突的产物,单纯依靠医院自身力量无法完全消除这一现象,但为了维护医疗的公平性及自身形象,医院必须采取积极措施,在预约挂号平台设置相关预约规则,尽量防止囤积、恶意占用号源等倒号行为的发生。如:严格实名制就诊管理、同一就诊卡挂号次数在1天及预约周期内的合理限制、就诊当日原则上不退号、在预约周期内不得反复多次非正常挂号退号、同一手机绑定就诊卡数量限制等。同时,技术管控还包括对号源预约及使用轨迹的监测、溯源挂号各环节的信息平台功能设置等,以能针对运行中的异常情况进行监控、锁定,并及时修改完善相关系统功能。

5. 预约挂号服务评价与反馈

评价与反馈机制的建立是进一步优化完善预约挂号服务体系的必要措施。具体来说,分为主观评价和客观评价,主观评价包括对预约患者的需求调查与满意度分析,客观评价包括对资源的利用率分析、实际节省时间和效益评估、爽约率分析、各渠道预约情况分析、各预约渠道环节流程及完善性评估(如操作、取消、票据、退号)等。另外,还应根据实际工作中遇到的问题,实时增减评价反馈内容的设定。

(五) 预约挂号平台构建展望

互联网＋人性化预约平台的构建一方面为患者提供了更加方便、快捷、多元的服务,另一方面也以优越的医疗资源调节能力及承载力,为医院门诊安全有效运行提供了坚实的系统保障。但预约挂号平台的构建不是一蹴而就的,其建设是一个长期、持续、不断完善的过程。现阶段,随着新媒体、新科技的发展,预约挂号平台不断得到优化及完善,并更加充分体现人性化特点,但这些优化及变革,大多数均需要互联网技术的支撑,即预约挂号平台的构建及完善,必须依靠互联网等信息化技术才能很好地得到实现。

目前,预约挂号平台还有以下几个比较突出的问题需要进一步完善。一方面,部分患者缺乏医学知识,预约挂号时准确定位到正确的医师存在一定困难,故患者预约挂号存在一定的盲目性,智能导诊将是解决这一难题的发展方向,目前虽然有类似软件在尝试运行,但均缺乏系统性及完整性,科学化、合理化程度也不高,难以得到大面积推广。此外,仍有较多患者或对新兴移动医疗挂号平台操作不熟悉,或对医院的各种宣传资料和就诊引导、标识不注意,影响预约挂号平台的使用及推广;另一方面,控制“黄牛”倒号、与“双向转诊”制度对接、医院各类预约平台的后期运行维护、异常情况监测、问题反馈及处理、优化拓展等机制在多数医院均不十分完善,常常出现系统漏洞,影响患者正常就诊,如何确保服务器顺畅运行、故障得到及时处理、利用大数据进行相关分析等,都需要进一步优化及探索。

二、院内分层就诊及疑难重症诊疗体系构建

2015 年,国务院办公厅《关于推进分级诊疗制度建设的指导意见》(以下简称指导意见)中明确了推进分级诊疗制度的举措,旨在逐步建立符合国情的分级诊疗制度,形成基层首诊、双向转诊、急慢分治、上下联动的分级诊疗模式,切实促进基本医疗卫生服务的公平可及。指导意见还明确了各级各类医疗机构诊疗服务功能定位,基于此,各医疗机构门诊患者来源、疾病构成、就诊路径都发生着改变,包括从无序向有序、从“单打独斗”向协同、从医生为导向向疾病为导向的门诊就医模式、从粗犷向精细高效的医疗资源利用等改变。各级医院作为分级医疗服务体系的一个环节,构建院内分层就诊、疑难重症的门诊诊疗体系是必要的,也是患者、医学、医院、医改的需要。

(一) 院内分层就诊

院内分层就诊旨在针对性的配置医疗资源,建立分层级的门诊设置、导引体系,以满足复诊患者、初诊患者、常见多发疾病患者、慢病患者、疑难重症患者的不同诊疗需求,形成门诊诊疗的协同。目前,我国医院的分层门诊设置多为便民门诊、专科门诊、专家门诊三个层次,部分大医院在此基础上,增设了初诊门诊或普通门诊、疑难重症诊疗联合门诊,可概括为 5 个层次的门诊设置,各层次门诊的主要功能如表 13-1 所示。

表 13-1　门诊种类设置及功能

门诊设置	主要功能
便民门诊	开具常规检查(如检验、心电图、X 线照片、彩超等),部分医院便民门诊开具药品
初诊门诊或普通门诊	初诊、初检、初治,筛查专科专病,为专科治疗完善基础检查
专科门诊	专科疾病诊疗
专家门诊	疑难重症专科疾病诊疗
疑难重症诊疗联合门诊	疑难重症涉及多学科的诊疗

院内分层就诊与分级诊疗下医疗机构诊疗服务功能定位并不矛盾,且有着多方面益处。一方面是医院医疗资源合理、有效利用的重要举措,另一方面可减少患者盲目“追专家”所造成的时间、经济耗费,同时,在对年轻医师能力培养上也能避免“专科思维”、进而习惯从整体来思考问题。另外,在院内分层就诊下,医院需结合自身情况,构建合理的分层导引、院内转诊机制,确保分层诊疗的协同。

(二) 疑难重症诊疗体系

疑难、复杂、罕见疾病患者就诊多坎坷、辗转、耗时,且往往涉及多学科问题,急危重患者对诊疗的时效性有更高的要求,因此,为提高疑难重症诊治效率,降低此类患者的就诊难度,构建疑难重症诊疗体系是必要的,尤其是分级诊疗下诊疗服务功能定位为急危重症和疑难复杂疾病的城市三级医院。

疑难重症诊疗体系旨在构建平台,合理整合、调度医疗资源,为疑难、复杂、罕见疾病患者提供最佳的诊疗方案,尽可能缩短急危重症患者诊治的等候时间。例如,四川大学华西医院即构建了服务于疑难重症患者的集疑难疾病会诊、多学科联合门诊、重大阳性检验检查结果绿色就医通道、重大疾病绿色就医通道、罕见病诊治中心为一体的诊疗体系。

1. 疑难疾病会诊　疑难疾病会诊是以患者病情为导向(一是多个专科就诊尚未明确诊断者;二是病情涉及多学科、多系统、多器官,需要多个专科协同会诊;三是专科诊断明确,但极其疑难者),由首诊专科

医生提出申请,相关专科医师会诊的诊疗模式,开展形式包括点名会诊、专科会诊、多科疑难会诊三种。点名会诊、多科疑难会诊多依托于门诊会诊中心开展,中心负责专家库遴选与更新、患者接待与资料审核,依据病情组织会诊专家、会诊挂号、信息录入等相关工作。专科会诊则可依托于科室疑难病例讨论开展。

2. 多学科联合门诊　多学科联合门诊(multiple disciplinary team,MDT)是由多学科专家围绕某一疾病(病种)组成团队,在综合各学科意见的基础上为患者制订最佳诊断和治疗方案的诊疗模式。随着学科不断发展,各学科之间交叉、融合,相互会诊的案例持续增多,门诊疑难疾病(病种)多学科联合诊疗的需求日益突出,目前,部分医院开展了门诊的多学科联合诊疗,行业内通常称之为多学科联合门诊。目前,国内开展的多学科联合门诊已基本涵盖各个学科,尤以肿瘤多学科为最。在组织、开展形式上,各医院有所差异,区别在于谁来组织、申请流程、会诊形式等,如四川大学华西医院19个病种的多学科联合门诊为时间固定、地点固定、医师相对固定、可预约的开展形式,一些医院则在有必要时临时召集,但多学科联合门诊核心均在于为患者提供一站式的医疗服务,诊疗实质上是无差别的。

3. 重大阳性检验检查结果绿色就医通道　该通道是指针对临床检查检验结果中出现危急值的门诊患者,构建导引体系,将其分流、引导至绿色通道服务部门,及时协调、安排患者就诊或住院,以保障患者生命安全。该通道的顺利运行需要医院各临床医技科室、急诊、门诊、入院服务等多部门的协作。

4. 重大疾病绿色就医通道　该通道是指针对重大疾病患者设立的快捷就医通道,由专门机构和人员及时协调、安排患者的门诊诊疗或入院等事务。以四川大学华西医院为例,其重大疾病绿色就医通道病种包括各脏器实质性占位,或者已确诊恶性肿瘤;非急性期主动脉夹层;脑动脉瘤;冠心病,不稳定性心绞痛;慢性心力衰竭;难以控制的高血压;糖尿病伴严重器官并发症;不明原因发热;各种原因所致脑卒中;重型精神障碍。

5. 罕见病诊治中心　按WHO的定义,罕见病是指流行率很低、很少见的疾病,患者数在总人口0.65‰~1‰之间,一般为慢性、严重性疾病,常危及生命。目前,国际上罕见病有16大类共约6 000种,约占人类疾病的10%,大多是由于基因缺陷或突变导致,多属于先天遗传性疾病。这些罕见病由于常累及多个器官系统,专科性不强,早期诊断困难,患者常辗转于多个科室之间难以得到及时诊治,而且普遍缺乏有效的治疗方案,在已发现的罕见病当中,目前仅有1.5%的病种具备治疗手段,1%的病种可获得有效的治疗药物,但药品费用高,绝大多数罕见病治疗处于"无药可用"的局面。

2015年12月,为加强罕见病管理,促进罕见病规范化诊疗,保障罕见病用药基本需求,维护罕见病患者的健康权益,国家卫计委组建了罕见病诊疗与保障专家委员会,其工作职责为:研究提出符合我国国情的罕见病定义和病种范围,组织制订罕见病防治有关技术规范和临床路径,对罕见病的预防、筛查、诊疗、用药、康复及保障等工作提出建议。

目前,国内医院挂牌的罕见病诊治平台还极少,仅有少数几家大型三甲医院设立了专门的诊疗中心,这些中心旨在通过多学科、跨专业的临床专家及医学遗传学专家的协作,借助精准医学的发展来实现罕见病的诊治或开展罕见病流行病学研究。总的来看,目前罕见病的诊治还处于起步阶段,但随着政府及各医院罕见病防治的探索,罕见病的流行病学调查、预防、筛查、诊疗、用药、康复、保障及慈善救助等方面一定会取得长足的进步。

三、基于信息化的网络门诊建设

21世纪以来,互联网信息技术及应用发展迅猛。"互联网+"概念提出后,传统行业与互联网结合的模式逐渐应用于各个领域,信息处理技术可有效优化资源配置。基于互联网技术的网络诊疗模式能突破时间和空间的限制,提高诊疗的方便性。

(一)信息化网络门诊建设现状与进展

1. 网络化医疗模式的发展　20世纪50年代后期,美国人Wittson率先在医疗领域运用了双向电视系统技术,Jutra也在同一时期利用通信和电子技术创建了远程放射医学。20世纪60年代,远程医疗因为受到信息技术水平的制约,发展缓慢,直到20世纪80年代,远程病例会诊开始出现。80年代后期,随着互联网技术的应用,许多学校和企业也开始关注并推动网络化医疗模式的发展。进入21世纪,互联网和移动互联网全面覆盖,家庭计算机和移动设备得到普及,医疗行业也在新的载体上衍生出新的模式,例如互联网平台下的网络门诊建设,形成专业医疗管理团队领航、强大医疗技术团队支撑的线上医疗服务模式。

2. 相关政策规范　近年来,政府对传统医疗领域的网络化、信息化探索和发展给予了政策支持。

2015 年 3 月,国务院办公厅印发〔2015〕14 号《全国医疗卫生服务体系规划纲要(2015-2020)》,明确提出开展健康中国云服务计划。

2015 年 9 月,国务院办公厅印发〔2015〕70 号《关于推进分级诊疗制度建设的指导意见》明确"加快推进医疗卫生信息化建设",要求"发展基于互联网的医疗卫生服务,充分发挥互联网、大数据等信息技术手段在分级诊疗中的作用"。

2015 年 7 月,国务院印发〔2015〕40 号《关于积极推进"互联网 +"行动的指导意见》,明确指出在互联网的基础上发展医疗卫生服务。

2016 年 3 月,国务院印发〔2016〕11 号《国务院办公厅关于促进医药产业健康发展的指导意见》,要求"规范医疗物联网和健康医疗应用程序(APP)管理"。

(二) 信息化网络门诊建设的内容与特点

1. 网络联合会诊(B2B)　网络联合会诊是基于互联网信息技术发展而来的全新 B2B 诊疗咨询模式,其建立于大型综合性医疗机构与基层医疗机构之间,以"医疗机构"连接"医疗机构"的模式,依托互联网实现。

(1) 服务模式:基层医疗机构医生通过网络联合会诊系统,与上级医院医生共同开展联合诊疗,并为有需要的门诊患者提供上转大型综合性医疗机构的通道(图 13-1)。网络联合会诊主要服务对象为基层医疗机构诊治困难的门诊患者。

(2) 运行方式:网络联合会诊通过信息系统连通基层医疗机构与大型综合性医疗机构,包括以下模块:

1) 联合会诊管理:大型综合性医疗机构根据基层医疗机构需求在网络联合会诊平台开设相应专科,设置专人协调对接基层医疗机构和信息技术人员,保障顺利开诊。

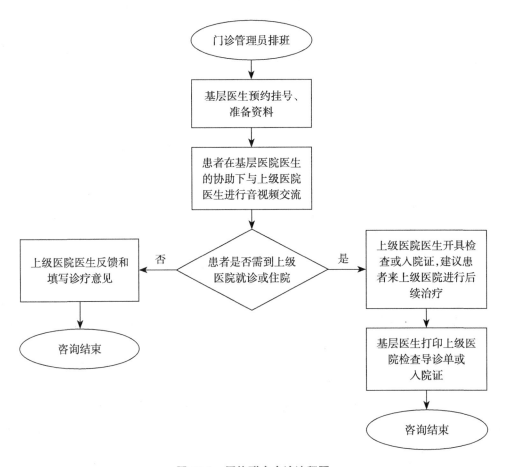

图 13-1　网络联合会诊流程图

2）基层医疗机构:基层医生负责为有需要的患者预约号源;就诊前填写患者信息,上传病情资料;联合视频诊疗中陪同患者就诊,协助完成诊疗服务。

3）大型综合性医疗机构:医生在系统中查看患者资料并接入视频看诊;看诊结束后填写诊疗建议,为需要上转的患者开具检查单或入院证。

4）信息系统:支撑患者病情资料的传输与管理;实现预约管理;提供文字与音视频等多种即时通信功能;对接大型综合性医疗机构 HIS、LIS 等系统,保障检验数据和检查图像的传输。

2. 网络门诊(C2C) 网络门诊是新兴的 C2C 诊疗咨询模式,依托互联网和手机、电脑等终端设备,直接连接医生和患者,实现医患在线视频"面对面"。

(1) 服务模式:网络门诊凭借网络特性为患者提供视频咨询和图文咨询服务,部分互联网医院可提供治疗服务并开具处方医嘱。视频咨询需要患者与医生同时登录平台,医生通过 PC 端与患者移动设备端连接,实现视频实时沟通;图文咨询是医患双方在平台上以留言方式进行对话,医生根据患者提供的症状描述和发送的检验检查报告结果给予文字咨询意见。

该门诊服务对象为:门诊初诊患者、已有检查报告或需定期复诊的专科慢病患者、术后随访患者。初诊患者可通过该模式进行预检分诊,明确下一步就诊方向;复诊或术后随访患者可通过平台解析检查报告或调整药物剂量使用方案。

(2) 运行方式:网络门诊在运行过程中可划分为医生端、患者端,在信息平台、院内系统的支撑以及专人管理下,完成在线视频咨询(图 13-2)。其运行功能模块包括:

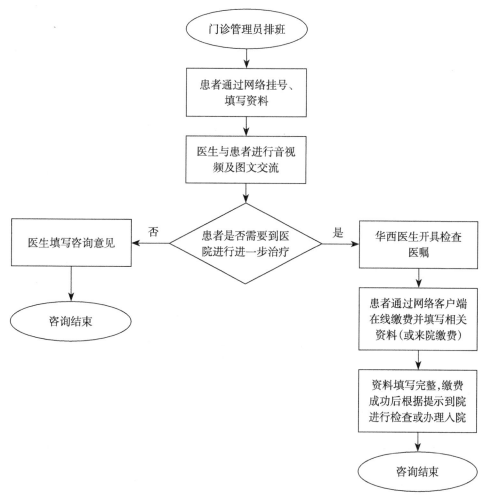

图 13-2　网络门诊系统流程图

1) 网络门诊管理:设置专人按照各科室医生出诊时间进行排班,并在医院预约挂号平台进行展示;定期收集医生和患者的意见及建议,不断优化门诊流程。

2) 患者端:网络门诊采用预约制,看诊前需要患者提前登录信息平台,录入个人信息,上传资料。患者在就诊时段上线候诊,接受医生的视频邀请,进行对话。图文咨询患者仅需按照系统提示,查看医生回复即可。

3) 医生端:根据网络门诊排班时间,通过视频方式,与患者"面对面"沟通,并给予咨询建议,根据病情需要开具检查或收治入院。图文咨询允许医生移动办公,仅需登录移动设备医生端,利用碎片时间查看患者病情描述和图片资料,在规定时限内给予文字咨询回复。

4) 信息系统:作为运行平台,信息系统主要承载了在线音视频实时通信功能,实现在线咨询对话;对看诊任务进行管理调度,同时对看诊数据进行整理存储;此外,网络门诊系统也连接院内 His、Lis 等系统,方便调取患者历史就诊信息以及开具检查、入院医嘱。

3. 网络便民门诊

(1) 概念和服务模式:网络便民门诊是线下便民门诊在线上的服务延伸,借助信息化技术,为患者提供的线上便民服务。其服务对象与线下便民门诊服务对象相同,为明确所需检验、检查项目的患者。其服务内容则是在线上开具检验、检查医嘱。

(2) 运行方式:网络便民门诊在运行过程中主要依托以下各部分。

1) 便民门诊管理:医疗机构审核医生权限,并为符合条件的医生安排坐诊时间。为保障医疗安全,建议网络便民门诊不开具药物和专科特殊检查。

2) 患者端:患者从网络平台患者端入口登录,系统识别个人信息后完成挂号费用支付,然后选择需要开具的检验检查项目,等待医生审核通过后再支付检查检验费用。

3) 医生端:医生在线审核患者申请。对符合标准的申请予以通过,不符合标准的申请在留言区内说明拒绝原因。

4) 信息系统:信息系统支持检验检查项目选择,医嘱费用在线支付;系统自动生成导诊单,引导患者到院完成检验、检查。实现便民开具医嘱线上一站式自助服务办理。

(三) 信息化网络门诊建设的优势和局限

1. 优势　信息化网络门诊建设是我国医疗事业发展的创新尝试,为互联网技术在医疗行业的运用带来了新的发展契机。优势主要体现于以下方面:

(1) 大型综合性医院:网络门诊的建设在一定程度上扩大了优质医疗资源的辐射范围,促进了优质医疗资源有效下沉。远程医疗不要求患者到医院就诊,系统通过预约机制,可提前收集患者需求信息,根据医院资源情况进行配置,从而减少院区流量,改善就医环境,提高患者就医感受。

(2) 基层医疗机构:借助大型综合性医院的技术力量和影响力,吸引患者,扩大知名度。联合会诊也带动了基层医生的继续教育,医生在实际看诊过程中学习,提高业务水平。

(3) 患者:多样的就诊方式使患者有了更大的选择空间,获得更多就医机会,一定程度上缓解大医院挂号难的问题,获得更好的就医体验。

(4) 医生:可合理利用碎片化时间提供医疗服务,使更多患者受益。利用信息系统管理患者信息。

(5) 医疗行业整体发展:基于信息化的网络门诊建设,有助于提高患者对基层医疗机构的信任度,逐步改变百姓就诊习惯,形成"小病在基层,大病上医院"的分级诊疗新格局。

2. 局限　近年来,虽然信息化在医疗领域的应用逐渐展开,但目前信息化网络门诊的建设仍处于起步阶段,具体表现在:

(1) 医生不能直接接触患者,存在无法触诊的局限,为医生的诊断造成一定困难和风险。

(2) 信息化设备环境的限制:在网络门诊的多种应用中,需要大量的实时音视频通信,这对于编解码技术、终端设备以及网络环境都有较高的要求,特别是在一些网络条件欠发达地区,这一限制尤为明显。

四、分层次集中入院管理

入院管理是医院业务流程中的一个重要组成部分,也是医院管理中的关键环节。在国内诸多大型综合医院中,医院床位管理与入院排程由各临床科室自行负责,当患者需要从门诊就诊后转到住院治疗时,医院通常未提供中间服务环节,患者需要依靠自身的主动性来实现这一过程。医院的服务窗口通常按照内部的职能部门分工来进行区域规划,需要患者围绕以医院设置的单一部门、功能窗口为中心来回往返,通常要围绕在门诊、急诊、临床科室、不同职能部门服务窗口经过登记、咨询、办理相关手续等多个环节(图13-3),耗时较长。

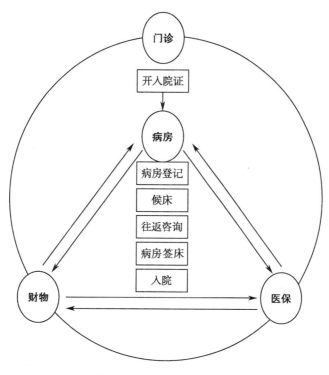

图 13-3　入院流程示意图

改革开放以来,随着经济的增长、城市化进程的加快、人口数量及人口结构的变化、教育程度的提高以及生活环境的变化,人们对健康问题越来越重视,住院医疗服务的需求总量不断增加,对医疗的效率、质量和满意度有了更高的要求。虽然我国近十年医院床位规模在不断增加,但依然无法满足人民群众对住院医疗的需求,以三级甲等综合医院为代表的优质医疗资源供给与民众需求之间的矛盾更加突出。以四川大学华西医院为例,该医院是一家三级甲等医院,其医疗、教学、科研各方面均达到国内先进水平,由于医院的品牌效应、学科发展、社会美誉度等与日俱增,区域内及邻近省市的患者均选择到该院就诊,致使医院的医疗资源供不应求。既往数据显示,门诊就诊患者中约有 6.5%~6.9% 需要进一步住院治疗,2017 年需要住院治疗的患者达 31.6 万人次,而实际入院治疗的患者仅为 22.8 万人次,从医疗服务供给能力来看,该院目前的床位资源仅能满足门诊就诊患者 70% 的住院诉求。

上述现象表明:一方面是入院流程动线复杂,耗时长,患者满意度低,具体表现为每天大量前往科室预约登记、咨询的患者在病房护士站聚集,环境嘈杂,办理入院时围绕多部门往返、多处排队等候,潜在安全隐患突出。另一方面,大型医院的医疗资源供不应求,服务产能远不能满足患者的需求,从疾病的严重程度及诊疗资源的获得性与可及性来看,入院治疗的患者中,部分应该由基层医疗机构承担的诊疗任务却占用了三级甲等医院的优质医疗资源,进一步加重了大型医院医疗资源本身就供不应求的矛盾;同时,区域内其他医院发展较慢,服务的患者比较少,医疗资源被相对闲置,造成了固有医疗资源的相对浪费。因此,建立一个以床位资源为基础的分层次集中入院管理模式有助于破解上述难题。

(一)建立分层次集中入院管理模式

集中入院管理模式旨在以患者为中心,整合医院内部资源,调整医院内部组织构架,建立统一的、集中的床位资源管理与入院流程优化的一体化服务模式(图 13-4)。目前国内较多大型医院均建立了这样的机构,分别称为"入院服务中心""床位调配中心""床位资源中心""院前服务中心"等,该模式简化了患者在医院的多点往返,耗时短,可大幅提升患者对入院管理的满意度。

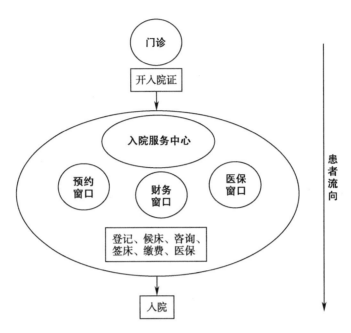

图 13-4　优化后的一体化入院流程

分层次入院旨在从医院乃至入院层面将患者进行分级,在入院管理中实现疑难复杂疾病、危急重症能优先入院、常见病与慢性病能自然分流到基层医院的一种分级服务模式,这种模式需要以信息化手段为基础,建立一个以影响入院排程的关键指标为依据的决策模型来实现不同的优先级决策规则,实现医疗资源与疾病诉求相匹配,进一步提升医院的资源效率。

目前,国内外尚无通用的患者入院优先级决策的评价指标体系,相关研究亦较少,文献报道中仅仅局限于某具体专科疾病的研究,用于探索择期手术患者的优先级排序。四川大学华西医院入院服务管理团队通过文献检索、专家咨询论证等多种途径,提出了以临床与功能障碍、预期成效、学科价值与科研发展等 4 项为一级指标,以疾病严重程度、自然恶化速率、疼痛程度等 16 项为二级指标的分层次入院管理指标体系。

(二) 分层次集中入院管理的意义与作用

1. 有利于优化入院流程,改善患者就医体验　大型医疗机构出入院流程动线复杂,资源效率低下。通过整合资源,调整管理构架,简化流程,建立以患者为中心的服务模式,实现集中入院管理,有利于减少入院办理环节,避免患者围绕科室签床、入院办理、医保审核等多环节多地点流动,缩短入院办理时间,从而有利于改善患者就医体验,提升满意度。

2. 有利于合理分流患者,优化医疗资源配置使用效率　大型医疗机构资源供需矛盾尤其突出,如何通过优化医疗卫生资源、最大化利用现有的医疗资源,提高医院运行效率和社会效益,维护患者的切身利益,是当前医疗卫生工作中亟待解决的重要问题。面对有限的医疗资源与日益增长的诊疗需要存在不匹配时,通过构建分层次入院管理模式能促进患者合理分流,疑难重症到大医院住院治疗,基层医疗服务机构负责一般常见病、多发病、慢性病和发挥预防保健功能,使各级医疗服务机构的服务量相对稳定,功能优势互补、协调。基于住院治疗层面建立合理有序的分级医疗服务机制,有助于进一步解决医疗资源绝对数量不足与相对浪费的矛盾,使得分级诊疗政策在住院诊疗层面落地,在微观上使医疗服务机构明确定位,服务功能清晰,可促使其集中精力根据自身功能优化内部资源配置,提高服务效率与服务质量。

五、综合管理

(一) 科室及环境设置

门诊是医院为广大患者提供诊疗服务的场所,是医院面向患者的第一窗口,其管理质量、医疗质量、服务质量的高低直接影响着社会对医院的评价。随着社会的发展和进步,人民生活质量以及对医疗质量要求的提高,患者对于医院的需求不再是简单的"看病拿药",亦愈加重视就诊体验,因而对医院看诊的方便性、人性化服务、创新服务等有较高的要求。门诊环境设置则是患者看诊的第一直观感受,不仅要满足基本的诊疗活动,保障医疗安全,同时还要能够体现诊疗特色,提高看诊效率。门诊区域的合理划分和配置,可以体现医院的管理水平和理念,减少患者就医过程的负面情绪,提高患者满意度和舒适感,同时也能提高工作人员的满意度。

门诊环境设置应当符合国家相关规定,并根据医院总体规划进行安排,需满足安全、卫生、动线简单等基本要求,并提供看诊、检查、治疗等服务。按照各区域功能,可将门诊划分为公共区域、诊疗区域、检查检验区域与后勤区域。

1. 公共区域 包括患者休息区、通道及楼梯、电梯等。在该区域内,应设立为患者提供咨询服务的综合服务台、门诊办公室,同时部分诊疗环节如挂号、收费、取药窗口也面向公共区域。

2. 诊疗区 包括候诊区与就诊区,是医院门诊为患者提供诊疗服务的主要区域。就诊区的设置既要考虑门诊空间的整体利用,同时也要考虑科室的专业特点、患者人流量、院感的合理性等要求。同时为保证诊断室秩序和安全,应配备相应人力,随时巡视患者病情及协调看诊过程中的各种问题,提高看诊效率。

候诊区应根据患者人流量提供相应的座椅,并安置视频健康教育设施。

3. 检查检验与后勤区 各医院应根据专科特点以及患者量开设相应的辅助检查科室及规模。

门诊后勤区是指与诊疗区相对分隔、单独针对工作人员开放的区域,该区域应设立专用通道,最好能安装门禁系统,既可减少医患交叉,也能为工作人员提供一个舒适、安静的休息环境。通常门诊后勤区包括医护休息室、更衣室、库房等。

由于门诊环境复杂,涉及的部门和流程较多,因此应当建立完善的标识系统,起到定位、指引、服务、管理等功能,包括门诊平面图、楼层分布索引、各区域地面标识、墙面标识以及各个房间、服务设施门牌等,从而引导患者有序就诊,减少患者看诊过程中的无助与茫然以及焦虑,提高就医体验。

(二) 门诊医疗质量管理与考核

医疗质量是医院至关重要的管理工作,而门诊医疗质量可以极大地反映医院的医疗技术水平,是医院医疗质量的重要体现。门诊医疗质量包括诊断质量、治疗质量、服务质量,即诊断是否正确、迅速、全面;治疗是否有效、及时;服务是否规范、温馨、到位。为了做好门诊质量管理和考核,应从以下几方面开展工作:

1. 建立合理的门诊医疗质量管理体系 包括医院层面的门诊管理委员会,承担制订相应制度、明确评价标准、督导检查工作的职责;执行层面的门诊部和医务部作为职能部门具体落实管理委员会布置的工作,并对门诊医师的工作进行动态考核和管理。

2. 制订门诊医师管理制度 制度中应对门诊医师资质、门诊挂号量、病历书写、处方合理规范、劳动纪律、医德医风等提出明确要求。门诊部与医务管理部门共同制订相应的考核办法和指标,并定期进行考核,结果可与科室和个人绩效、门诊医师级别调整或职业晋升挂钩,以强化医师的重视度。

3. 根据医院实际情况 可制订相应的门诊质量管理制度或办法,涉及危重患者优先处置及抢救、门诊病历书写、门诊病情证明书开具、投诉管理等方面。

4. 加强门诊员工服务能力和专业技能的培训 以提高服务意识和业务水平,强化服务规范,为患者提供优质的服务。同时可根据患者有效投诉量、工作中的不良事件、劳动纪律等对员工进行考核。

(三) 开展志愿者服务、改善患者就医体验

由于大型综合医院门诊患者多,就诊流程较为复杂,患者就诊体验不高。为进一步提高患者体验,妥善解决患者的各项疑问,可通过招募有爱心、有责任感、主动服务意识强的个人或团体加入志愿者队伍,通过阶梯式的能力建设培训与实践后,将其安排在门诊各人员密集的岗位,为患者提供咨询、导医、陪同就医

等服务。此外,还需建立志愿者考评、激励体系,形成长效机制,不断提高志愿服务资源的利用及服务质量。

(四) 安全管理

由于门诊是开放的场所,人流量大、人员及就诊环境复杂、拥挤,是医患矛盾突出的区域,突发事件也时有发生。因此,安全管理也是门诊管理的重要内容。

1. 建立门诊安全管理体系　门诊安全管理可实行属地管理原则,各单元护士长为相应单元的安全管理第一责任人,向上为门诊部科护士长、副主任、主任、以及主管院长,安保部门作为辅助部门协助门诊进行安全管理。

2. 制订安全管理制度　门诊安全管理范畴包括治安防范管理、灾害事故的防范和应对、消防安全管理、网络信息安全管理和危重患者安全管理。安全管理制度应包括安全事件的具体范畴、等级与危害、责任人、预警机制、防范措施、培训计划与内容、常见安全事件应对处置流程以及事后的分析与整改等。

3. 加强安全管理宣传、培训与演练　管理人员应该利用各种学习机会,加强对门诊工作人员安全管理的宣传和培训,并定期对常见安全事件进行演练,以提高工作人员的安全防范意识与应对能力。

(1) 治安防范管理:有条件的医院应该配备充分的安保人员,以保障患者与医院工作人员的人身与财产安全。

1) 门诊护士、安保人员应当加强巡视,及时发现和排查跌倒、欺诈、盗窃等安全隐患。

2) 广播、口头提醒患者防范诈骗、小偷、医托、号贩子等。

3) 各诊断室、咨询台设置一键报警器,尽量做到门诊无死角安装摄像装置。

4) 有条件者,派出所入驻医院,及时解决各项治安事件。

5) 对治安事件定期进行多部门分析讨论,优化防范措施。

(2) 灾害事故的防范与应对:根据医院所在地区常出现的灾害类型,制订相应的灾害防范和应对措施。例如,在地震高发地区,应当对地震相关知识进行培训,包括地震发生征兆的识别、躲避地震伤害以及自救互救的方法等,制订地震应急预案,定期培训演练,以提高灾害发生时员工与部门的应对能力,减少人员伤亡。同时,在医院层面总结灾害发生时的应对经验与教训,并加强宣传培训。

(3) 消防安全管理:火灾是相对较常见的安全问题,由于门诊区域人员聚集,一旦发生火灾,容易引起恐慌,若应对不当,小则影响正常看诊,大则出现财产损失、人员伤亡。防范火灾,应做到以下几个方面:

1) 医院建筑符合安全疏散要求:①设立安全疏散通道,有地图与标识;②保持安全通道畅通,疏散通道上应设置疏散照明与灭火设备,以便火灾时进行疏散和扑救;③医院所有的安全疏散出口、门须向外开启,不设置门槛,不能锁闭;④医院的安全疏散出口数量不应少于2个。

2) 医院电器设备和消防设施要求:①电器设备必须由专业人员规范合理的安装,专业人员应定期对电器设备、开关线路等进行检查,不符合安全的设备或线路应当立即维修或更换;②院内不得私拉乱接电线;③治疗用的红外线、频谱仪等电加热器械,不可靠近窗帘、被褥等可燃物,并应有专人负责管理,用后切断电源,确保安全;④门诊各区域都应按照规定配备灭火装置。

3) 明火管理:①医院建筑内要严格控制火种,禁止吸烟;②各区域设置控烟人员,及时制止院内吸烟;③禁止使用取暖器。

4) 消防培训与演练:定期对工作人员进行火灾发生时的处理流程及不同火种灭火方法的培训,要求其熟悉各单元的安全通道、疏散路线及灭火器位置,掌握灭火器使用方法,掌握火灾发生时的自救和互救措施。定期对火灾发生时的应急处置进行演练,提升工作人员的应急处置能力和熟练度。

(4) 门诊网络安全管理:门诊网络安全管理主要是指医院相关职能部门应避免人为因素通过候诊区健康教育视频或电子屏,对外发布不符合国家或医院要求的信息,以及避免门诊网络业务系统受到有意的攻击而影响正常医疗工作的情况发生。由于门诊人流量大,又属公共区域,若一旦发布异常信息,影响极大。因此,门诊部应当指定可靠的专人进行信息审核和发布,对上传信息的设备应当做好安全设置,并在该区域安装摄像头。对于门诊业务网络的安全保障应由信息部门加以关注,包括根据医院网络安全级别设置相应的防护措施,以及定期进行维护,保证网络系统安全顺利运行。医院层面应制订不同程度门诊网络故障的应急预案并进行演练,目的是规范和指导门诊办公室、挂号室、各诊区、财务室、各辅助科室以及药剂部门在网络发生故障时能有效应对,最大程度的满足患者就诊需求,保障患者就诊过程顺畅。

(5) 危重患者安全管理:为确保门诊患者安全,门诊部应制订危急重症患者优先处置制度、危急重症患者抢救制度等管理办法,各类人员应加强对候诊区患者的巡视,严格按相关的制度及管理流程处置危急重患者。

此外,还应重视对门诊患者的危急值处理,制订与检查检验科室、急诊科的信息沟通和处理流程,以保障此类患者能得到及时治疗。

六、门诊管理实践案例

实例1　多学科联合门诊提高患者就诊时效性和满意度

患者女,4 岁,因反复间断性发笑 1 年在外院行头部伽马刀治疗,术后辅以德巴金、奥卡西平等药物,病态性发笑无明显改善,期间反复于多个医院就诊未获明确诊断和治疗方案。术后 2 年到华西医院就诊,经检查发现为下丘脑病变,通过癫痫多学科联合门诊讨论(图 13-5)后决定行外科手术治疗,术后病理证实为下丘脑错构瘤,术后患者症状明显好转。

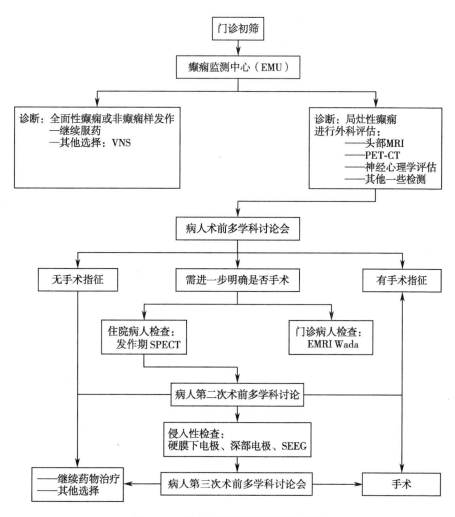

图 13-5　癫痫多学科联合门诊流程图

该患者的经历是 2016 年四川大学华西医院多学科联合门诊诊治 1 993 例患者的一个缩影。经回顾性调查,患者对多学科联合门诊诊疗模式的满意度达 100%,对治疗方案满意度为 91.2%。该模式极大地缩短了患者最佳治疗方案确定的时间,以手术后复发的结直肠癌为例,可由原来的 7.72 天缩短至 2.12 天。

实例2　网络门诊提高外地患者对优质医疗资源的可及性

患者何某,女,31岁,孕28周⁺,因孕早期发现免疫异常,在当地医院多次检查就诊,治疗收效甚微,拟转上级医院进一步诊疗。因孕期身体状况欠佳行动不便,即使用华西医院网络门诊就诊。患者在家中通过手机端登录就诊平台与医生视频连线,医生根据患者情况给予了咨询意见和检查建议。患者根据建议在当地医院进一步检查后,通过网络门诊平台复诊,并获得治疗方案。在当地医院进行了一个月的系统治疗后,患者何某的病情得到有效控制。

本案例提示,信息化支撑的网络门诊可以为患者提供及时方便的诊疗咨询和建议,使患者不出家门即可获得上级医院专家的帮助,降低了患者的就医时间和成本,使优质医疗资源惠及广大病患。

第二节　急诊与急救管理

一、概述

(一) 开展急诊与急救管理的必要性

急诊医学作为临床医学的二级学科,不同于各专科,他是以现代医学科学的发展为基础,以临床医学的诊治措施为手段,在机体整体角度上,研究和从事急危重症的及时快速救治及其科学管理体系的一门新兴的临床综合学科。无论是学科发展、功能设置还是社会效益,开展急诊与急救管理都势在必行。

1. 急诊科的功能定位决定必须强化急诊管理

(1) 医院收治患者入院的通道只有门诊与急诊,急诊科承接八小时外、周末节假日患者的分检、评估与救治。其诊疗效率、对危重患者的救治水平反映医院对危重患者救治的综合实力。

(2) 急诊科是国家建设的EMS系统中,衔接院前急救与院内治疗的重要纽带,加强其管理,对时效性突出的急诊危重患者、重点病种(如急性胸痛、卒中、创伤等)的救治,突发事件的卫生应急有着无可替代的作用。

(3) 急诊科作为一个平台科室,也是多学科相互协作的典型示范。通过开展急诊与急救管理,有助于使急诊与专科无缝隙连接、改善患者就医体验、提升患者就治成功率、获得医学同行认可。

2. 急诊医学学科的飞速发展需要急诊管理内涵建设,急诊医疗品质的提升需要加强管理

(1) 资源管理是每位急诊医务人员都必须掌握的基本功:所有因急性发病、急性恶化或急性创伤需要医学服务的人都属急诊救治范畴,因此,急诊患者常常涉及内、外、妇、儿、神经、精神等多个系统的问题。由此给急诊医务人员带来的突出矛盾是:一方面,急诊疾病谱广、合并症多,另一方面,判断、评估、救治的时间有限。此时如何评估、选择并高效合理分配急诊资源是急诊医务人员必须掌握的基本功,进一步提升急诊医疗品质。

(2) 突发事件的应对需要高水平的管理品质:急诊科随时都会面临各种突发事件,必须具有应对短时间内大量患者涌入急诊的能力。在日常时间,加强急诊与急救管理有助于及时开展灾害脆弱性分析,合理调配资源,提升其应对激增能力。

3. 细化急诊与急救管理带来的诸多收益

(1) 细化急诊与急救管理,改善患者就医体验:急诊医护人员工作的核心内容是在现有医学知识的基础上和现有条件下,最大限度地利用资源,为急、危重患者提供及时、安全、便捷的诊治,达到降低伤残率、死亡率和并发症发生率的可能性。而事实上,急诊患者常常病情急而复杂,患者及家属心情焦急,各种愿望难以立即得到满足,加之就诊环境不佳,导致患方就医体验差、纠纷多、投诉多。细化急诊与急救管理,提高患者就诊各环节效率和质量,将最大限度满足患者就诊期望,有助于整体提升患者就医体验、社会对医院整体服务的满意度。

(2) 细化急诊与急救管理,改善医护人员医疗服务品质:急诊患者以其病情因素和社会因素的复杂性,对急诊医护人员的基本功和硬实力提出更高的要求。急诊全年都处于高负荷、快节奏运转状态,医护人员面对日益增多的就诊量和危重患者量,工作带来的身体和心理压力与日俱增。细化急诊与急救管理,通过改善工作环境、合理的人员调配、劳动力调度安排、激励团队士气等多种方式,为医护人员减压。

为医护人员减压同时,通过细化急诊管理,督促和激励急诊医护人员主动学习、认知迭代,着手培养急诊医护人员综合能力,提高急诊科每一个成员的自我管理与团队协作管理能力,提高团队整体素质和凝聚力,推动学科发展,控制科室运作成本。

(二) 急诊与急救管理的现状与进展

1. 我国急诊急救管理的现状　随着人类社会和经济的迅速发展、人口老龄化问题的日益突出,急伤、急病、慢病急性加重的发生数量与日俱增,人类对生存质量的渴求和对各种突发事件的应对救援所带来的效益也提出了更高的需求。医疗应急救援系统建设、急诊医学发展的紧迫性日益凸显,大力建设与发展世界关注、群众需求的医疗应急救援系统势在必行。近几十年的发展实践证明,这一新兴学科的建设和发展在诊治疾病,救治生命中发挥着不可估量的重要作用。

目前急诊医学已经成为成熟的二级临床学科,全国县及县以上医院的急诊科和大中城市建立的独立或附属于医院的急救中心都在逐步规范建制,急诊医学的学科体系已初见雏形。随着急诊医疗体系及灾难事故的应急救援系统的快速发展,我国的急诊医学已经开始走上飞速发展的道路。

与急诊医学发展现状相对应的,是急诊医学科的管理,高质量的急诊急救体系运作,需要高质量的急诊管理进行质量控制。由于各地区、各医院急诊科建制和模式有所不同,急诊管理标准体系尚未建立,因此对于工作制度、医疗流程、医疗设备、技术力量、人员素质等的管理水平也参差不齐。随着医疗应急救援系统建设、急诊医学发展势头日盛,传统急诊松散管理模式将难以适应新形式的需求,因此迫切需要进行急诊急救管理创新的探索和实践。可见,尽管目前我国急诊急救管理仍处于欠成熟阶段,然而也是具有无限可能、不断探索、快速发展的阶段。

2. 国际上急诊急救管理的现状　西方国家急诊医学起步较国内早,其管理制度相对完善,也各具特色。例如,澳大利亚急诊急救网络的管理原则,遵循分级设置与管理、区域设置与管理、资源共享与统一指挥、急救车服务系统独立设置、追求人群最大健康利益等原则实施。美国急诊科模式的最大特点则是规范化,无论是急诊科规模、配置、预检分诊流程、诊治模式,还是人员培训、科研管理,都具有相同标准和规范。欧洲的急诊急救管理由政府最高卫生行政部门直接负责,因此急诊急救网络体系层次分明、监督有力、协调缜密,指挥调动权限有保障。

由国际上的急诊急救管理现状可见,不同国家,均需要根据本国国情,探索和发展适于本国急诊急救管理的道路。

(三) 急诊急救管理的持续改进

正是由于急诊急救管理将迎来结合国情的飞速发展阶段,持续改进将势在必行。这要求急诊成员加强管理意识,为优化操作流程献计献策,制订计划、在实践中不断检验,进行相应信息监控与反馈,持续改进,提升急诊整体品质。鼓励急诊每一名成员将管理意识渗透于每一件科室事务,参与临床、教学及学科建设管理,多方位培养管理能力。在此基础上,发现和整理关键问题,提出整改措施,动态修订规章制度、技术标准,优化急诊流程,落实质量监管,不断反馈管理措施实施后效能,提升急诊医疗服务品质。

二、概念与特点

(一) 急诊与急救管理的定义

管理是对特定系统(或组织、事物)拥有管辖权,为使特定系统(或组织、事物)达到最佳状态及维持最佳状态以实现特定价值目标而进行的协调活动。"管"是高层行为,指管辖、掌管,强调的是对被管理的系统、组织或事物拥有的社会权力。"理"是以"管"为前提的行为,指调理、理顺,强调的是遵循和运用科学规律对被管理的系统(或组织、事物)进行相关的活动,以实现特定的目的。

急诊与急救管理,则是针对急诊科职能,包括常规院内医疗、院前急救、灾难应急等,所对应的人员和事务进行的管理活动。

(二) 急诊与急救管理的特点

1. 以人为本是急诊与急救管理的基石　"以人为本",涵盖着以患者为中心和以医护人员为中心这两个维度。

急诊科患者量大、病种繁多、病情复杂、情况紧急多变、心理状态焦急且不稳定,而某一位患者不满情绪的暴发,极可能导致众多患者的集体响应,这对于急诊整体医疗环境将带来极为负面的影响。因此,在患者管理过程中强调"以人为本",就是强调以患者为中心,及时发现患方诉求,最大程度满足患方期望值。

另一方面,医患共赢才是硬道理。医护人员作为急诊与急救工作的承担者,日复一日面对紧张繁重的急诊工作,每一名成员都是急诊科的主人。在医护人员管理过程中强调"以人为本",就是强调以医护人员为中心,通过每一名成员的自我管理和科室管理,减压与不断充实自我相结合,为员工赋能,提升每个成员的个人综合实力,提高员工整体幸福感。

2. **促进学科发展是急诊与急救管理关注的核心要素**　在急诊与急救管理过程中,无论是从患者角度,还是从员工角度;无论是针对硬件设施,还是针对制度保障;无论是强调医疗质量,还是强调服务意识,从根本上,都是以管理推动急诊医学学科发展。只有整个学科持续发展,才能达到医患共赢的局面。

3. **以团队协作为提升急诊与急救管理的抓手**　由于急诊科为急危重症患者聚集的科室,为做到以人为本、以患者为中心,需要医护人员乃至护工团队通力合作,组成集抢救生命、治疗疾病、人文关怀为一体的相互配合、紧密协作的团队。同时,要做到以医护人员为中心,也需要提升团队凝聚力,团队成员间相互信任、及时沟通、紧密配合,发挥团队协作的互助互补作用,使团队没有短板。通过各层面团队协作,形成充满凝聚力和正能量的团队,随时保持团队士气,使急诊科具有应对各种突发事件的韧性与张力。

4. **以医疗品质提升为评价急诊与急救管理水平的具体指标**　医疗品质体现着医疗系统本身对健康促进目标,以及对受治疗者健康合理期待达成的水准。随着医疗行业不断探索创新,医疗品质内涵不断丰富,对医疗品质的强调也逐步渗透到急诊与急救管理评价的各个方面。目前,医疗品质内涵已包括对临床路径的要求、对医疗品质指标的监测、对各医疗环节的考评等诸多方面。

急诊医学专业突出特点是"急",与此对应,急诊与急救管理更为强调时效性。急诊与急救管理在对医护人员整体素质进行提升,对医疗硬件设施与空间格局进行布局,对医疗质量与安全进行改进,对各种急诊与急救流程优化中所拟定的制度与施行的措施中,都强调短周期的强反馈,也就是强调时效性,以达到在未来时间战场上取得先机,为学科发展争取效率。

三、基本要素与关键环节

(一) 以学科管理为切入点

学科建设与发展是急诊与急救管理的灵魂,因此学科管理在急诊与急救管理中具有运筹帷幄的作用。

学科管理的内涵丰富,包括学科顶层设计与规划、学科发展方向制订、人才培养目标与方式探索、硬件设施保障、管理流程制订与实施、以及急诊与急救专业技能规范管理等。学科管理的宗旨,是通过精细化管理提高受控程度,通过流程的优化提高工作效率,通过制度或规范使隐性知识显性化,通过流程化管理提高资源合理配置程度,其后快速实现管理复制。

急诊与急救的学科管理,是急诊医学得以立本、继而蓬勃发展延伸的核心。

(二) 细化人员管理

包括科室员工自我管理与科室对人员的管理两个层面。

员工自我管理,指科室内每个个体对自己的思想、心理和行为等表现进行的主动约束、组织和管理,最终实现自我奋斗目标的一个过程。其内容可细化至起居饮食、时间安排、健康管控、情绪调整、学习求知、精神面貌、职业财富、人际关系、社会活动等诸多方面。

科室对人员的管理则侧重于对不同层次人员进行分层培养、因材施教,使科室和学科实现可持续发展、厚积而薄发。目前,国家十分重视急诊人才素质培养,要求医院对急诊人力资源配置有规划、有落实措施,要求完成急诊医护人员梯队建设,急诊人力资源配置满足实际工作需要。这要求科室管理层根据每位成员层次特点,做好顶层设计,帮助成员做好自我职业前景规划,督促其完成自我约束和成长规划,让科室成员在达到自我实现的同时,达到与科室发展同步的要求。

(三) 落实医疗质量与安全管理

急诊医疗质量与安全管理是科室管理的重要组成部分,其内涵非常丰富。提高医疗质量与安全,保障其持续改进,降低医疗护理工作中的风险,已成为急诊与急救管理的重要目标。

急诊医疗质量包括多个方面:基础质量、环节质量、终末质量和服务质量。医疗基础质量又包括人员质量、法规制度、医疗技术常规与质量、设备物资与质量等方面。医疗环节质量,是对医疗过程每个具体环节的评价。医疗终末质量则是医疗过程终结时的医疗质量评价,即对医疗行为结局的评价。服务质量则是充斥于医疗基础质量、环节质量和终末质量之中,需与三者同时进行评价。

急诊医疗质量与安全管理的重点环节,在于切实执行与落实医院十八项核心制度,严抓合理用药、合理用血、病历质量、临床路径、医疗技术准入与临床应用、医疗风险管控与纠纷防范处理等各个方面。

(四) 完善空间和设备物资管理

各级医院急诊科应根据所在地区需求、医院级别和特色、急诊科职能特点,对科室进行精准定位与顶层设计,继而对急诊科所需空间、科内设备物资、院前出诊物资、应对突发事件储备物资等进行详细规划,使所需硬件配置既能适应该区域内患者需求,又符合急诊科医护人员能力范围。同时,任何硬件设备均需配备相应的保障制度与管理流程,以有效应对各类突发事件。

(五) 优化急诊与急救流程

急诊急救流程如同科室高效运行的神经通路,优化流程可以提高科室整体运作效率,利于科室运营的绩效管理,因此急诊急救流程管理决定着医疗质量目标能否实现。

急诊流程管理的目的是关注时间、成本与质量,对各流程进行优化,以便在现有团队力量及硬件装备的条件下,达到最佳的医疗服务效果。流程管理需包括以下内容:①明确和细化流程中各组成部分的职责、任务分工、具体指标;②明确各环节规划、组织与控制;③确定各环节责任承担者;④拟定恰当的执行步骤,考虑执行中可能出现的问题;⑤针对发现的问题找到解决方案。急诊流程管理的切实实施,通常需要多个步骤环环相扣实现,包括方案制订、现状分析、流程设计与改进、流程实施、效果评估与反馈。

流程管理绝不只是勾勒流程图,而是站在学科发展蓝图的格局高度进行规划,为急诊科发展进行定位、定向和定速,将急诊学科发展不断引领至新的高度。

四、典型案例分析

(一) 案例一:多角度规范管理床旁操作提升急诊床旁操作的质量与安全

在抢救危重患者时,急诊医师常常需要在非常短的接诊时间内,在病情资料并不充足的情况下,做出紧急操作的决策,但又由于急诊工作繁忙,人力资源紧张,时常会出现低年资年轻医生实施操作的情况。但由于低年资医师对基础技能操作知识不熟悉,无菌观念淡薄,医患沟通意识不强,在实践操作中不仔细、忽视诊疗操作的程序等,导致操作不良事件时有发生。

为控制急诊各项床旁技能操作的风险,规范科室各项临床技能操作流程,提升医疗质量与效率,促进青年医生成长,在经过头脑风暴以及鱼骨图进一步对问题进行分析后,采取以下措施:调整工作流程,实施全科有创操作统一分级排程;调整空间,充分利用清创手术间;变革组织架构,设专人(技能岗)督导,建立岗位人员职责、工作细则;系统化人员培训,岗前制度流程、模拟培训;定时开展各类有创操作的不良事件分析等措施。自上述措施实施后,在技能岗医师床旁培训、指导及监督下,低年资一线医师独立完成操作比率大幅度增加,低年资一线医师由不敢做、不愿做转变为愿意做、规范做、高质量做;同时监管、质控与安全均有保障。急诊床旁技能操作的不良事件发生率明显降低。

(二) 案例二:重塑急性胸痛流程,提速重点病种救治时效

在救治急性胸痛患者的过程中,我们发现从接诊患者到完成心电图,从分诊登记到完成挂号,从通知入院到完成入院,从开具医嘱到执行医嘱,从通知会诊到完成会诊,从通知转运工人到完成患者转运的多

个环节,可能因为现行流程复杂,影响急性胸痛诊治的时效性。因此,科室首先进行医护一体的现状剖析,树立医疗系统整体化概念,打破各机构、各科室、各部门间的任务分割和管理权限,制订前后衔接一致的评价体系,强调首次医疗接触时间(FMC)为起点,并对广大群众进行科普教育,全方位、多角度进行理念转变。其后,搭建平台、建立制度、完善硬件和软件、多环节细化和优化流程(图 13-6~ 图 13-10),提高急性胸痛诊疗品质。

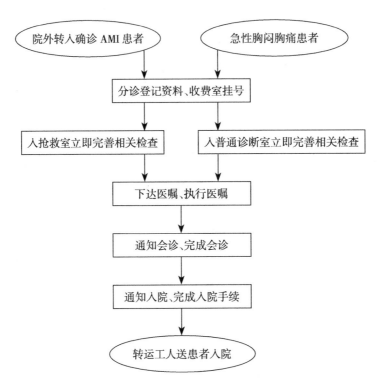

图 13-6　细化流程前急性胸痛患者就诊流程

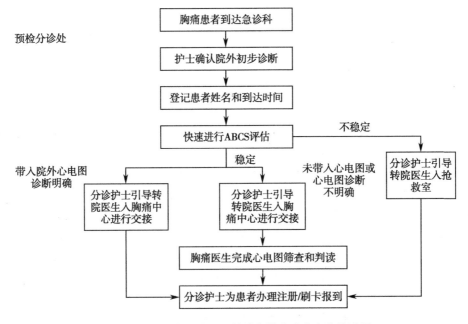

图 13-7　细化流程后 120 转诊急性胸痛患者分诊流程

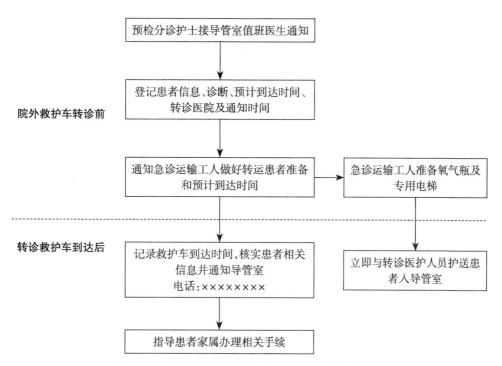

图 13-8 细化流程后绕行急诊 STEMI 患者接诊流程

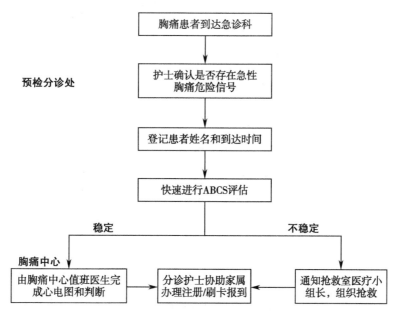

图 13-9 细化流程后自行来院急性胸痛分诊流程

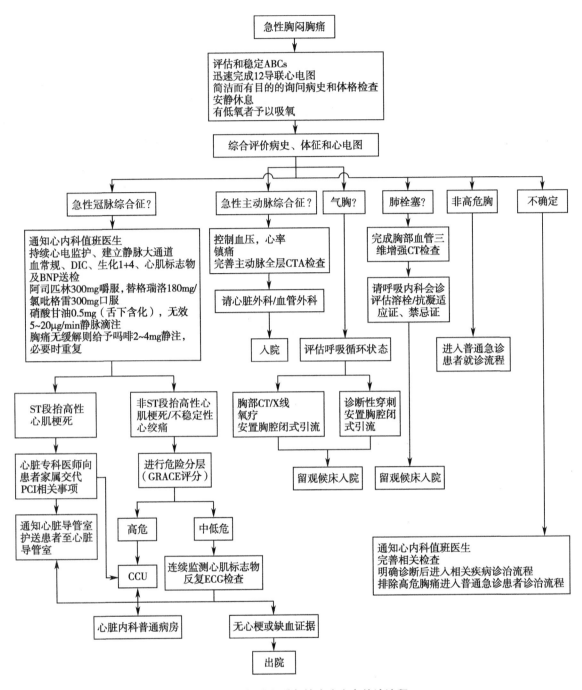

图 13-10 细化流程后急性胸痛患者就诊流程

本章小结

门急诊工作和入院服务工作的质量和效率既是各学科综合技术水平的体现,又是医院管理水平的综合反映。随着医学科学技术的进展和医疗工作效率的提高,加之基于互联网技术的信息化网络建设工作的开展,门急诊与入院管理在医院的地位日益重要。加强门急诊与入院管理工作,创新服务与管理模式,提高其工作质量和效率,优化利用医疗资源,提升患者满意度,已成为各级医院管理工作者不可忽视的重要课题。

思考题

1. 急诊与急救管理的困难在哪些方面?

2. 急诊与急救管理包括哪些层面的内容？你认为还可以有哪些拓展？

3. 试列举工作中所遇实例，反映急诊与急救管理的重要性。

（袁 璐 胥伶杰 曹 钰 税章林 李 森）

参考文献

［1］申文武. 从外循环到内循环破解出入院服务困局［M］. 现代医院管理,2017,15(1):1-4.

［2］申文武,朱婷,张欣莉. 大型综合医院患者预约候床忠诚度调查［J］. 中国循证医学杂志,2015,15(3):253-258.

［3］Meng Fanwen,Qi Jin,Zhang Meilin.A robust optimization model for managing elective zdmission in a public hospital.Operations research［J］.2015,63(6):1452-1467.

［4］Rym Ben Bachouch,Alain Guinet,Sonia Hajri-Gabouj. An integer linear model for hospital bed planning.International Journal of Production Economics［J］.2012,140(2):833-843.

［5］Solans-Domènech M,Adam P,Tebé C,et al.Developing a universal tool for the prioritization of patients waiting for elective surgery.Health Policy［J］.2013,113(12):118-126.

［6］Rahimi S A,Jamshidi A,Ruiz A,et al. A new Dynamic integrated framework for Surgical Patients' Prioritization Considering Risks and Uncertainties.Decision Support Systems［J］.2016,88:112-120.

［7］马全福,王发强,黄茂辉。现代医院门诊管理［M］. 第2版. 北京:化学工业出版社/医学出版分社,2007.

［8］沈鑫,苏晓东,李晓晴,等. 基于HIS系统的门诊病历质量评价和控制［J］. 现代医院,2017,17(3):344-348.

［9］姚峥,赵国光,刘德海,等. 加强综合医院专家门诊管理,改善医疗服务实践［J］门急诊管理,2016,20(6):53-55.

［10］刘惠君,黎檀实,刘钰,等. 急诊管理标准化的解读和应用框架［J］. 中国医院,2013(11):73-74.

［11］赖勋耀. 医院急诊科建设定位与急诊科发展分析［J］. 深圳中西医结合杂志,2017,27(06):174-175.

［12］张昱,张锦. 急诊医疗设备管理系统的构建［J］. 中国医疗设备,2016,31(05):133-134.

［13］谢志葵,谢慧玲,刘尧赛,等. 医疗联合体模式下急诊医学服务体系的构建及策略研究［J］. 实用医技杂志,2016,23(03):311-312.

［14］张祎欢,王宇. 北京市某三级甲等医院急诊协同管理模式探讨［J］. 中国病案,2017,(12):48-51.

第十四章　日间手术管理

日间手术是一项新的医疗服务模式。因日间手术能有效降低医疗费用,缩短患者住院天数,促使有限的医院资源得以充分利用,并可切实缓解"看病难、住院难、等待手术时间长、医疗费用高"等问题,近年来在我国得到快速发展。

第一节　日间手术国内外发展简史

日间手术(ambulatory surgery 或 day surgery)的概念最早是由苏格兰格拉斯哥皇家儿童医院小儿外科医生 James Nicoll(1864—1921)提出的。1909 年他在 *The British Medical Journal*,报道了以日间手术模式治疗的 8 988 个儿外科病例,包括:腹股沟疝、包茎或包皮过长、乳突炎、腭裂、马蹄足等手术。但是,由于传统诊疗习惯和很多外科医生对术后医疗安全和质量的担忧,在当时没能推动日间手术模式的发展。

到了 20 世纪 50 年代及 60 年代初期,才又有人开始尝试开展日间手术,爱丁堡医学院的 Farquharson 医生在 *the Lancet* 报道了其以日间手术模式开展的成人疝修补手术的成功病例,1966 年和 1968 年,华盛顿大学和罗得岛普罗维登斯分别成立了日间手术中心,20 世纪 70~80 年代,开展日间手术的医疗机构及日间手术中心逐渐增加,日间手术得到了初步的发展。近 20 多年来,住院治疗模式向非住院治疗模式的加速转变已成为医疗服务模式的重大变革,日间手术诊疗模式正是这一变化的体现。由于医学技术的不断发展,尤其是微创外科的大力发展和普及以及麻醉技术、麻醉复苏技术的日臻成熟,医疗支付方式向预期支付制度(prospective payment system,PPS)的转变,人口老龄化所致医疗需求增长等影响,日间手术在许多国家得到了迅速发展,部分欧美发达国家日间手术占其择期手术的比例超过 80%,已成为具有高质量、高安全、高效益、低成本的外科治疗模式,备受各国卫生行政部门的重视。

原国家卫生计生委卫生发展研究中心,组织了上海申康医院发展中心、四川大学华西医院、北京同仁医院、武汉儿童医院、中南大学湘雅医院、上海市第一人民医院、上海交通大学医学院附属仁济医院等单位成立了日间手术协作组。2012 年 3 月,在此基础上扩大成立了中国日间手术合作联盟(China Ambulatory Surgery Alliance,CASA),并于 2013 年 3 月正式向 IAAS 提交中国作为成员国加入的申请,于同年 5 月正式通过,标志着中国日间手术的发展正式步入国际组织。

我国日间手术发展的几个阶段:第一阶段,医疗机构自发开展阶段(2013 年以前)我国日间手术起步较晚,初期开展日间手术的医院大多是为了在现有规模下有效提高自身医疗效率、降低平均住院日,目前部分日间手术开展较成熟的医院日间手术占择期手术比例已达 25% 左右;第二阶段,有组织地快速发展时期(2013 年 1 月—2015 年 4 月)。CASA 自 2013 年起开始举办全国学术年会,于 2015 年 10 月第三届全国日间手术学术年会上,正式推出了中国日间手术的定义和 56 个首批推荐的日间手术术式,规范化地引领全国日间手术发展;第三阶段,列入国家医改重点内容全面铺开(2015 年 5 月至今),原国家卫生计生委、国家中医药管理局关于改善医疗服务行动计划连续三年将其定为重要工作之一,为日间手术在我国的发展起到巨大的推动作用。

第二节 日间手术的定义和模式

在 2003 年,国际日间手术协会推荐日间手术定义为:患者入院、手术和出院在 1 个工作日中完成的手术,除外在医师诊所或医院开展的门诊手术。对需要过夜观察的患者,则建议称为"日间手术—延期恢复患者",其定义是"在日间手术中心/单元(独立的或者在医院内的)治疗的患者,需要延期过夜恢复,次日出院。

2015 年中国日间手术合作联盟(China Ambulatory Surgery Alliance,CASA)在北京召开的第三届全国日间手术学术年会上正式推出中国日间手术定义:"日间手术指患者在一日(24 小时)内入、出院完成的手术或操作"。有两点补充说明:一是日间手术是对患者有计划进行的手术和操作,不含门诊手术;二是关于日间手术住院延期患者,指特殊病例由于病情需要延期住院的患者,住院最长 时间不超过 48 小时。

日间手术运行模式国内与国外亦不完全一样。国际上日间手术模式包括:

(1) 综合性医疗机构内部设置的日间手术中心:医院内设置有独立的病房、独立的手术室、独立的日间手术、独立的管理人员和医护人员,在欧洲主要以这种模式为主。

(2) 独立的日间手术中心:与医院内的日间手术中心一样,但中心设置在医院以外的区域,这种模式以美国为代表,目前已有超过 4 000 家的独立日间手术中心。

(3) 医生诊室内日间手术,通常是较小的手术或操作,在医生诊室内完成。

中国日间手术模式目前主要是综合性医院内部开展的日间手术模式,细分为三种类型:

(1) 集中收治、集中管理:医院内部设立有独立的病房、独立的手术室的日间手术中心,多科患者汇集到中心,以集中收入院、集中安排手术及集中随访的模式进行管理;

(2) 分散收治、分散管理:科室根据具体情况安排一定的床位作为日间手术病床,按日间手术流程运行,共用医院手术室,预约排程及随访由科室自行完成;

(3) 分散收治、集中管理:科室根据具体情况安排一定的床位作为日间手术病床,共用医院手术室,住院期间的患者管理由病房医护人员完成,日间手术的预约排程及随访由日间手术管理部门统一完成。

第三节 日间手术流程管理

日间手术得以实施主要就是改变传统的就医流程,患者的术前检查,麻醉评估,健康教育等均在住院前完成;手术后的康复主要在家中或社区完成。这样一来才使过去需要住院几天的手术 1 日内就可出院,流程改变必然带动管理的改变,尤其患者的入院前管理和出院后的管理,也就是患者在医院外的管理,这点是日间手术得以安全实施的重要保障。

(一)入院前管理

有效的入院前管理是日间手术顺利实施的根本,包括手术指征的认定、患者筛查标准、检查结果的收集,麻醉评估、预约住院、手术排程、患者的健康教育以及患者爽约的管理等。术前健康教育可缓解患者术前紧张情绪,对手术有个正确全面的认识,做好充分的思想准备,有利于术后的快速康复;术前检查、麻醉评估可筛查手术不安全因素;术前预约排程可计划性地利用有效的床位资源和手术室资源;爽约管理是避免医院资源浪费的重要手段之一,日间手术的目的就是提高医疗资源的使用效率,如果由于爽约率高而造成本已经紧缺的医疗资源浪费会使日间手术的发展受到一定的限制。

(二)住院管理

1. 术前再评估 患者到达日间手术中心入院的当日,外科医生与麻醉医生需对患者再次评估,目的是降低患者围手术期风险、相关并发症发生率与死亡率,使患者术后尽快恢复至理想状态。手术前再评估时,还应完成三方核查表上的相应内容,手术标识等,比如:对麻醉方式的再次确认是否已建立静脉通道、抗生素的皮试结果、手术所需材料是否准备到位等情况进行仔细核对与评估。

2. 医疗管理 病房的医疗管理是日间手术医疗管理的重要工作内容,建立规范化的管理模式是日间手术中心医疗工作顺利、有序开展,保障患者的医疗质量和安全的基石。尤其对于集中收治,集中管理模式的日间手术中心,病房管理有别于传统专科病房,其作为平台科室涉及多个临床专科,手术种类及术式广泛,导致日常的医疗流程牵涉的因素较多。为保障日间手术病房的医疗安全,必须构建相应的日间手术准入制度、评估标准和应急预案。建立标准化的临床路径,按照临床路径将诊疗活动细分到了日间手术团队的每个人员身上,确保患者在正确的时间,正确的地点,得到正确的诊疗服务。

3. 护理管理 日间手术护理涉及各个专科手术的护理工作,护理人员必须在具备全科护士能力的基础上熟练掌握专科手术患者的护理。前移后延的护理工作是日间手术护理独特的工作模式。日间手术护理流程主要包括三部分:入院前护理、住院护理及出院后的延伸护理。日间护理工作的重点主要包括:有效沟通,术前术后心理辅导以及健康教育;基于多学科协作的团队模式,培养一支护理技能熟练、知识全面、沟通能力强、综合素质高的护理团队。

4. 麻醉管理 为保障日间手术患者安全,尤其是全身麻醉、监测下麻醉、静脉镇静及椎管内麻醉的患者,术后应送至麻醉后复苏室(PACU)复苏,直至患者恢复完全清醒的状态,经评估达到离开 PACU 的标准,患者转运至日间病房,并继续给予低水平监护至确认达到出院标准方可离院回家。日间手术中心的 PACU 由麻醉科统一管理,并建立健全管理制度和岗位制度,设置患者转入、转出流程及标准。

(三) 出院管理

患者的术后康复是一个持续的过程,直到其基本恢复至术前的生理功能状态,和社会生活能力。患者术后康复过程大致可以分为两个阶段:

第一阶段,即早期恢复期。包括麻醉后的初期恢复,从手术结束到患者转交给 PACU 开始到患者转运至日间病房结束。在这一阶段应确保患者苏醒后无疼痛、恶心、呕吐等症状,具有准确的定向能力,目的是在确保医疗安全的前提下尽量缩短患者在 PACU 内停留的时间。为了应对患者在 PACU 内可能发生的各种问题,保障患者可以平稳顺利进入第二阶段的恢复,必须制订相关的保障预案。

第二阶段,即中后期恢复期。复苏后患者转移至日间病房进行康复直至达到出院标准。由于绝大部分患者或家属缺乏医疗护理知识,因此在患者出院前要将手术后的基本护理常识和常见并发症的识别技能传授给患者或家属,以保证日间手术患者出院后的安全,这是日间手术非常重要的一个阶段,最能体现出日间手术病房所提供的高质量医疗护理服务。

出院评估:评估患者术后是否可以出院,麻醉医师和外科医师都应在术后查看患者,根据其专业知识及临床经验综合判断。为了保障患者的医疗质量安全,医院应制订有明确的出院评估标准和管理制度,要求所有人员遵照执行,具体包括以下几方面:

1. 生命体征平稳 1 小时。
2. 患者意识清醒,对时间、地点、人物等定向力恢复。
3. 充分控制的术后疼痛,或术后疼痛可用口服的镇痛药物控制。
4. 能够独立或者在家属帮助下穿衣和走动。
5. 无或轻微的可以通过口服药物控制的恶心呕吐症状。
6. 轻微的伤口出血或渗出。
7. 已排尿(限于部分手术)。
8. 有健康成年人陪同离院,保证在出院后 24 小时内有成人陪护。
9. 口头及书面的术后康复指导,包括术后护理指导、门诊随访时间等。
10. 提供 24 小时的紧急联系电话。

(四) 出院后管理

日间手术患者出院后并不意味着就脱离严密的医疗观察,为了确保患者的安全,还需要制订缜密的术后随访制度。通过医护人员与出院患者、患者家属有目的的进行沟通和交流,让患者居家就能享受延续性的医疗护理服务,既能解除患者的后顾之忧,又能预防和及时发现患者术后并发症等情况,改善患者就医体验,增加满意度。具体方法有:电话随访、家庭医生家访以及基于互联网技术的 APP、微信等多种形式。日间手术患者出院随访内容及随访频度由外科医生、麻醉医师及护理团队共同商定,既有近期随访计划亦有远期的随访计划。

为了进一步保障日间手术患者出院后的安全,日间手术的医院社区一体化服务模式值得推广。日间手术患者出院后由社区医护人员通过家访或社区医院就诊等形式观察术后病情的变化、进行康复指导,伤口的换药拆线亦在社区完成。建立"手术在医院、康复在社区"的我国日间手术运行模式。

第四节　日间手术质量安全管理

(一)日间手术质量安全基本保障制度

1. 日间手术准入制度　日间手术的准入制度包括患者准入制度、手术医生准入制度以及手术术式的准入制度。

(1) 患者准入制度:术前评估是通过对患者的基本情况进行评估,以确定能否按日间手术运行,确保患者的安全,避免手术被延误或取消。准入标准内容包括:年龄、肥胖及合并的基础疾病(高血压、糖尿病等)。同时要考虑到患者的社会心理因素,比如患者必须愿意接受日间手术,并且有成年人在术后 24 小时内的陪护等。术前患者均应在外科及麻醉门诊进行充分评估,严格控制其基础疾病,美国麻醉医师协会(ASA)分级≤Ⅱ级。除此之外还需要考虑以下因素:患者是否意识清楚,有无具有责任能力的成人家属陪伴;是否愿意接受日间手术模式,对手术方式及麻醉方式理解认可;患者及家属对手术前、后护理内容能否理解,家属是否有能力协助患者日常生活及护理;患者的住所距离医院较近(一般设为 1 小时车程),是否有 24 小时联系的电话,环境是否适宜患者居家康复等。

(2) 医生准入制度:日间手术应该是由优中选优的医生承担。具体的准入标准包括:高年资的主治医师以上职称;在某一领域的手术中有丰富的经验和较深的造诣;有良好的医德;有较强的沟通能力并愿意开展日间手术。日间手术医生的申请流程是:个人申请后,征得所在临床科室主任同意;医院主管部门同意授权。方可成为日间手术医生。

(3) 术式准入制度:日间手术种类的选择最基本的原则是已证明能保障医疗质量和医疗安全的手术或操作。一般而言,日间手术病种准入的筛选应遵循以下原则:手术风险小,术后并发症发生概率较低;术后气道损伤风险较低;能快速恢复饮食;可以通过口服药物缓解术后疼痛;不需要特殊的术后护理;手术时长最好不超过 2 小时;24 小时内可以离院。

2. 出院随访制度　由于日间手术患者住院时间仅 1 日,尽管医护人员为确保患者安全已经对其进行了充分的出院评估,但是由于患者及陪伴自身缺乏医学知识,返回家庭环境后可能无法及时发现、处理术后并发症或其他异常情况。为了防止上述情况的发生,有必要加强术后与患者的联系,定期随访。医院应根据不同日间手术病种制订完善的随访计划并制度化,由专职的随访人员实施,详细记录患者的病情变化及康复情况,必要时应联系主刀医生或相关专家解决患者的问题。目前,电话随访是一种安全、便捷、有效的随访方式。社区卫生服务中心医护人员随访、APP 或微信随访等亦逐渐趋于成熟。

3. 应急预案管理

(1) 住院期间的应急预案管理:患者术后因并发症无法达到日间手术出院标准,则应按照住院期间应急预案管理。包括:通知主刀医生,评估患者病情并予以相应的处理措施;若病情需要住院时间大于 24 小时,由主刀医生协助安排转入专科病房进一步观察治疗。

(2) 出院后应急预案管理:日间手术患者出院后如果出现严重并发症或其他紧急事件,随访人员需要通知主刀医生或专科病房住院总医生;指导患者及家属做简单的处置或救治;指引患者到急诊就诊,必要时安排入院治疗;同时报告日间手术中心负责人,参与协调和沟通。

(3) 其他应急事件管理:如出现院内感染,按医院院感委员会制订的预案处置;若发生其他突发事件,按医院突发公共事件应急方案处理。

(二)日间手术临床路径管理

日间手术临床路径是日间手术管理与支持的重要手段之一。日间手术临床路径贯穿整个诊疗过程,将诊疗活动细分到日间手术团队的每个成员身上,使得日间手术管理标准化、规范化。实施日间手术临床路径的目的:提高医疗品质,保证患者在诊治的各个环节得到规范的治疗;同时可控制医疗成本,促进医疗质量持续改进。

日间手术临床路径的制订遵循以下原则:严谨的科学性、实用性、可操作性以及可持续改进性。通过路径的具体实施,发现其存在的不足,不断的修订和改进使其逐步完善(附录1)。

(三) 日间手术质量安全监测

国际日间手术协会和美国日间手术质量报告项目要求日间手术医疗机构必须制订质量安全监测标准。利用日间手术质量安全的监测结果可以对日间手术医生以及日间手术医疗机构进行监督,以此促进日间手术质量和安全的可持续性改进。

传统的手术和麻醉质量监测指标是围手术期的并发症发生率和死亡率,这一指标同样被应用于日间手术模式。由于日间手术的特殊性,因此它的测评指标还应包括:患者爽约/取消手术率,延迟出院率,非计划再手术率,出院后30日非计划再就诊/住院,患者满意度,术后患者生活能力和社会能力恢复情况等。

第五节　日间手术绩效管理

激励机制是医疗机构人力资源管理中不可缺少的一部分,也是医院绩效管理的关键环节。在日间手术机构整个运营流程环节中,人力资源配置、空间布局规划、设备购买及使用、材料药品管理等都需要充分评估论证,合理安排,必须符合医院的愿景规划和组织战略,适应国家的医疗政策,不仅强调目标的结果,而且重视目标达成的过程,激励机制贯穿于实现医疗服务的全过程。在日间手术中心资源配置方面,必须充分满足医疗服务全过程的需要,保障医疗服务的效率、服务质量和患者满意度。激励机制管理体现人力资源管理的重要环节,日间手术中心人力资源配置是否合理,直接影响日间手术服务的运营效果。因此,要有明确的日间手术医疗机构岗位上的各类人员的角色和职责,不同的岗位薪酬激励标准不同,建立分系列、分类别、分层、分级资源管理的激励机制。在对照岗位责任和年度工作目标时,应遵循正确的绩效考评方法,规范诊疗行为,调动员工积极性,实现员工利益与医院目标的一致性。

(一) 日间手术的岗位设置

工作内容分析是以岗位设置为依据,决定岗位的类别与数量。日间手术中心作为独立的医疗单元,涉及病种多样,入院与出院频繁,人员流动性大,由于日间手术的特殊性,日间手术中心岗位规划,人力资源的配置和管理尤为重要,时间管理也是日间手术中心的重点,要求准时、准点和人员配置精确到位,由于区域内手术医生来自不同专科病房,所以必须统筹安排。

患者在整个就医过程中,涉及直接接触的医务人员,有门诊医生、病房医生、手术医生、麻醉医生、导诊护士、预约护士、病房护士、手术室护士、中央运输工人、财务人员、随访人员等,涉及后台间接为患者服务的部门,包括:门诊部、医务部、护理部、医保办、运管部、后勤等。

因此,日间手术中心人力资源配置应该按岗定人,强调人员整体结构优化,才能保障医院持续健康发展。

(二) 日间手术的薪酬激励

根据不同的岗位,设置不同的岗位激励薪酬。具体的激励方法包括:薪酬激励、精神激励、环境激励。薪酬激励能有效地提高工作积极性,促进效率的提高,最终能够促进医院整体的发展,员工能力也能得到更好地提升,职业生涯发展也能肯定自我价值。精神激励实质是使环境宽松,生活安定,心情愉悦,人的潜能就能得到充分的发挥,通过改善政治环境、工作环境、生活环境等来吸纳和稳定人才。

日间手术激励机制的建立,首先是以科学建设发展为基础,保证医疗质量、医疗安全;其次是医院运营效率的提高和人力资源的合理配置、动态调度。医疗、护理、教学、科研、管理等考核评价指标具有可操作性,基本上能体现患者满意和职工满意,更能体现公平性、公正性。

通过建立日间手术激励机制,更能适应医疗政策环境和市场环境的变化,折射出内部绩效管理灵活性的优越性,增强了医院可持续性发展的能力。

第六节　日间手术医院层面顶层设计

日间手术的顺利开展,医院的顶层设计是成败的关键。医院根据自身特点和实际情况制订日间手术的发展规划和目标,确定按日间手术模式开展的手术类型,调整优化医院的资源,增加医院管理效率,降低成本。由于日间手术涉及多学科、多部门,需要医院从全局的视角对院内关键医疗资源统筹规划,例如手术室资源、病床资源、人力资源调度与优化。通过集中有效资源、高效快捷地实施日间手术模式,提高医护人员间的整体协同度,促进日间手术可持续发展。

第七节　展　　望

医疗费用的持续上涨、医疗服务供需矛盾是各国卫生系统面临的共同难题。近年来,我国在医疗保障、医疗服务、公共卫生、药物制度、公立医院改革五大领域不断深化改革,但我国医疗卫生行业面对的现状是人口老龄化、疾病谱改变、慢性疾病比例不断增加,现有的医疗资源已经远远不能满足人民群众日益增长的健康需求,患者"看病难、看病贵"矛盾日益突出,老百姓呼吁降低医疗费用、简化就医流程,他们需要安全、快捷、经济的医疗服务;如何降低医疗费用、缩短患者住院等待时间、加快患者周转,合理利用现有医疗资源,已成为公众关心和政府亟待解决的一个重要课题。

国内多地医院积极探索的日间手术模式,经过实践证明是一种对患者、医院和国家都有益处的手术管理模式,近年来也越来越被患者、医生、医疗机构、医保部门、政府所认可,在全国推广日间手术服务模式的条件已成熟,我国日间手术开展已从起步阶段进入快速发展期。

随着医疗技术的不断发展,尤其是微创外科在国内各学科领域的迅猛发展,加之麻醉技术和麻醉复苏技术的日臻成熟,加速康复外科理念的引入,为日间手术的发展提供了技术保证,使很多过去需要较长住院时间的择期手术可以通过日间手术模式完成。在深化医药改革的当下,日间手术势必会像雨后春笋一样茁壮成长。

本章小结

日间手术具有安全、高效、便捷、经济等优点,顺应我国医疗卫生体制改革的方向与环境,符合社会经济发展需求。日间手术的运行与发展基础是诊疗技术创新、服务管理提升、多专科的协作、高素质人才支撑。进一步加强日间手术医疗安全和医疗质量的体系建设,制订适合我国国情的日间手术管理规范和日间手术质量管理评估体系,确保日间手术的安全与质量,实乃当务之急。

思考题

1. 日间手术与传统住院手术、急诊手术以及门诊手术的区别?
2. 如何确定日间手术的适宜范围?
3. 如何看待日间手术对当前全面深化公立医院综合改革背景下,建立现代医院管理的引领作用?
4. 相较传统择期手术,日间手术质量与安全管理存在哪些新问题与新挑战?
5. 如何看待三级医院开展日间手术模式与分级诊疗制度的关系?
6. 日间手术改变传统的就医流程,其特点是手术量大、日程安排紧张,患者在手术前后得到直接的医疗照护相对住院治疗要少,如何保障患者围手术期的医疗质量和安全?

(马洪升　李志超)

参考文献

［1］Nicoll JH.The surgery of infancy［J］.BMJ,1909,2(2542):753-754.

［2］Farquharson E L. Early ambulation with special reference to herniorrhaphy as an outpatient procedure［J］.The Lancet,1955,266(6889):517-519.

［3］Philip B K. Day Care Surgery:The United States Model of Health Care［J］.Ambulatory Surgery,2012,17(4):81-82.

［4］Toftgaard C,Parmentier G. International terminology in ambulatory surgery and its worldwide practice［M］.Day Surgery Development and Practice,London,2006:35-59.

［5］国际日间手术学会,中国日间手术合作联盟.日间手术手册(中文版)［M］.北京:人民卫生出版社,2015.

［6］于丽华.中国日间手术发展的历程与展望[J].中国医院管理,2016,36(6):16-18.

［7］白雪,马洪升,罗利.中外日间手术发展对比研究及展望[J].中国医院管理,2014,34(5):35-37.

［8］税章林,石应康,马洪升,等.日间手术诊疗模式的实践与本土化的思考[J].中国医院,2012(4):38-40.

［9］马洪升.日间手术［M］.北京:人民卫生出版社,2016.

［10］国家卫生计生委医政医管局.关于印发进一步改善医疗服务行动计划的通知[EB/OL].(2015-01-28)［2015-01-12］http://www.nhfpc.gov.cn/yzygj/s3593g/201501/5584853cfa254d1aa4e38de0700891fa.shtml.

［11］中国日间手术合作联盟.《中国日间手术合作联盟首批推荐56个适宜日间手术》[EB/OL].［2016-10-15］.http://www.chinaasa.org/Content/index/id/1756.

［12］中国日间手术合作联盟.《中国日间手术合作联盟关于日间手术定义》[EB/OL].［2016-12-08］.http://www.chinaasa.org/Aboutus/index/id/1022.

［13］Castoro C,Bertinato L,Baccaglini U,et al. Day surgery:making it happen［J］.WHO in conjunction with European observatory on health systems and policies. Copenhagen,2007:1-32.

［14］李志超,庄磊雪,马洪升,等.日间手术患者出院管理[J].重庆医学,2015,44(27):3858-3860.

［15］陈衡.临床路径概述[J].医学信息(中旬刊),2011(2011年09):4940-4841.

［16］Simó M R,Albasini J L A. Major ambulatory surgery and clinical pathways:a stimulating combination［J］.Cirugía Española(English Edition),2010,88(4):228-231.

［17］Mezei G,Chung F. Return hospital visits and hospital readmissions after ambulatory surgery［J］.Annals of surgery,1999,230(5):721.

［18］Warner M A,Shields S E,Chute C G. Major morbidity and mortality within 1 month of ambulatory surgery and anesthesia［J］.Jama,1993,270(12):1437-1441.

［19］Beverly K P. National USA Incentives for Quality in Ambulatory Surgery［C］.10th International Congress International Association For Ambulatory Surgery,Budapest,Hungary,2013.

［20］陆志聪.日间手术在香港的发展[J].中国医院管理,1997,17(7):31-31.

［21］孔庆健.我眼中的新加坡日间手术中心[J].中国医院院长,2007(6):28-30.

［22］李志超,刘洋,马洪升,等.戴明环在日间腹腔镜下胆囊切除术临床路径关键环节的持续改进[J].重庆医学,2017,46(23):3258-3260.

［23］林夏,马洪升,王琪,等.提升我国日间手术管理水平的思考与建议[J].中国医院管理,2017,37(7):41-42.

［24］李志超,马洪升,杨建超,等.日间手术医疗质量与安全保障系统构建的对策研究[J].华西医学,2017(4):493-496.

［25］Dahlberg,Karuna,et al. "Cost-effectiveness of a systematic e-assessed follow-up of postoperative recovery after day surgery:a multicentre randomized trial." BJA:British Journal of Anaesthesia 119.5(2017):1039-1046.

［26］Chang,J. "Day-case Surgery:Is it safe to go out of town?." British Journal of Surgery 103(2016):73.

［27］Felsby S. Discharge criteria after ambulatory surgery［J］.Day Surgery Australia,2016,15(1):24.

［28］Mitchell M. Day surgery nurses' selection of patient preoperative information［J］.Journal of clinical nursing,2017,26(1-2):225-237.

附录 1 日间手术临床路径范例——腹腔镜下胆囊切除术临床路径

四川大学华西医院

日间腹腔镜胆囊切除术(LC)临床路径

病 人 信 息	路 径 管 理
住院号 _____	预计住院天数　≤24 小时_____
入院时间：_____年___月___日	
病室 _____ 床号 _____	医疗组长 _____
姓名 _____ 性别 _____	住院医师 _____
年龄 _____ 职业 _____	主管护士 _____
诊断	
□ 慢性胆囊炎伴胆囊结石 K80.102	个案管理员 _____
□ 胆囊息肉 K82.808	
□ 胆囊固醇沉积征 K82.402	
手术 腹腔镜胆囊切除术 51.2202	

临床路径患者选择标准：

1. 年龄 <65 岁,一般情况较好,病情相对较轻;
2. 近一周内无急性发作,无黄疸,排除 Mirizzi 综合征
3. 无右上腹手术史;
4. 无严重合并疾病,重要脏器功能无明显异常,ASA<3 级。

临床路径使用注释：

1. 该临床路径用于选择日间腹腔镜胆囊切除术(LC)者。
2. 该临床路径开始于患者入院时。
3. 合并需要治疗的基础疾病者不纳入本临床路径。
4. 在执行本路径时,如出现变异情况,按要求填写临床路径变化情况记录。
5. 该临床路径中涉及的任何文件的使用或停止都应通知主管医师和个案管理者。
6. 本临床路径是一个具有法律效应的医学文件,凡路径内容中的有关项目在执行时,均应填写执行人的姓名及时间。
7. 疾病诊断、手术后面字母和数字为该疾病 ICD-10 编码和 ICD-9-CM-3 手术编码。
8. 根据患者体重等情况酌情调节药物用量。

手术记录	**术中发现:** 腹腔镜探查肝、脾未见明显异常,肠道无穿刺副损伤,胆囊与大网膜较粘连程度;胆囊　×　×　cm,胆囊壁无明显充血水肿,胆囊管外径　cm,长约　cm;胆囊壁厚　cm,胆汁墨绿色,内有结石　个,大小约　×　cm。 手术医生:
	手术步骤: 1. 仰卧位,气管插管静脉复合麻醉,常规消毒铺巾; 2. 建立气腹,压力 12-14kPa; 3. 在脐部、剑突下、右肋锁骨中线及腋前线分别打孔,置入穿刺鞘,进入器械; 4. 术中发现见"术中发现"; 5. 解剖胆囊三角,分离出胆囊管和胆囊动脉; 6. 在距汇入肝总管部 0.5cm 处用 2 枚可吸收夹夹闭胆囊管;2 枚可吸收夹夹闭胆囊动脉。 7. 切断胆囊管和胆囊动脉; 8. 使用电钩顺行将胆囊自肝床剥下; 9. 胆囊床彻底止血;

手术记录	10. 从脐部或剑突下切口取出胆囊； 11. 解剖胆囊，检查胆囊管、胆囊壁有无异常、明确结石及息肉与术前检查是否一致； 12. 清点纱条器械无误，缝合切口，切口覆盖无菌敷料，结束手术，术后胆囊由手术室送病理检查； 整台手术经过顺利，历时　分钟，出血　ml，未输血，生命体征平稳，麻醉满意，术后安返病房。 主刀医生：

出院病程记录

患者因"　　　　"入院。根据症状、体征及辅助检查，诊断为：　　　　。入院后经讨论，患者诊断明确，有手术指征，拟行手术治疗。术前已向患者及家属交代术中、术后可能发生的并发症及手术风险，患者家属签署手术同意书。于　年　月　日在全麻下行"腹腔镜胆囊切除术"。手术经过顺利，生命体征平稳，术后安返病房，予以预防感染、补液治疗。术后诊断：　　　　。

出院时情况：患者生命体征平稳，无发热、腹痛、黄疸，伤口无渗出，术后　　小时已下床活动，进食流质饮食，经　　医生评估后达到出院条件，准予今日出院，并告知患者如有特殊情况需及时与本院联系或至急诊科就诊，并于术后 7 日左右门诊病理科打印病理报告复件后，门诊复查。

医师签名：　　　　　　　　　　　　　　　　　　　　　　日期：　　年 月 日

四川大学华西医院(2015 版)
日间腹腔镜胆囊切除术(LC)临床路径(一)

项目	手术当日(1)		执行人		执行
	路径内容		医师	护士	时间
术前 准备	□ 患者到日间病房办理入院，签署住院相关文书				
	□ 入院宣教				
	□ 测量生命体征：				
	T　　P　　R　　BP　　/　　mmHg				
	□ 通知手术医生患者到达和预计手术时间				
	□ 日间病房医生完成病历				
	□ 手术医生访视患者，查看术前相关检查，签署手术知情同意书				
	□ 术前麻醉医师访视患者，签署麻醉知情同意书				
	□ 治疗小组内进行讨论				
	□ 皮肤准备				
	□ 心理护理，执行术前医嘱				
	接台手术患者静脉滴注：				
	□ 平衡液　500ml	□ GNS　500ml			
护理 耗材	□ 一次性氧气管	□ 一次性心电电极			
	□ 留置针	□ 敷贴			
	□ 一次性便器	□ 肝素帽			
	□ 口含雾化器				
	□ 其他：				

续表

| 项目 | 手术当日(1) | 执行人 | | 执行 |
	路径内容	医师	护士	时间
术中耗材	□ 可吸收夹 __AP401(自费项目签署知情同意书)			
	□ 金属穿刺鞘			
	□ 滑线 4/0(强生 8521H)			
	□ 滑线 4/0(强生 W8761)			
	□ 螺纹管 1 套			
	□ 细菌虑器 1 只			
	□ 压力延长管 2 根			
	□ 一次性吸痰管(进口)2 根			
	□ 笑气 2 小时			
	□ 一次性麻醉面罩 1 个			
	□ 单腔气管导管 1 根			
	□ 其他(以下为特殊需要时选择;如果尚需使用其他耗材请自行添加,但必须注明理由):□			
	□ 进口纤丝速即纱(2.5×2.5)			
	□ 标本取出袋			

| 项目 | 手术当日(2) | 执行人 | | 执行 |
	路径内容	医师	护士	时间
麻醉用药	□ 阿托品 0.5mg×2 支			
	□ 鲁米那钠 100mg×1 支			
	□ 咪达唑仑注射液 10mg×1 支			
	□ 丙泊酚注射液 500mg×1 支			
	□ 甲硫酸新斯的明注射液 1mg×1 支			
	□ 注射用顺苯磺酸阿曲库铵 10mg×1 支			
	□ 聚明胶肽注射液 500ml×1 瓶			
	□ 乳酸钠林格注射液 500ml×4 瓶			
	□ 注射用盐酸瑞芬太尼 1mg×1 支			
	□ 吸入用七氟烷 20ml			
	□ 枸橼酸芬太尼 0.5mg×1 支			
	□ 盐酸曲马多注射液 100mg×1 支			
	□ 盐酸格拉斯琼注射液 3mg×1 支			
	□ 麻黄素 30mg×1 支			
	□ 肾上腺素 1mg×1 支			
	□ 氯化琥珀酰胆碱注射液 100mg×1 支			
	□ 帕瑞昔布钠注射液 40mg×1 支			

续表

项目	手术当日(2)		执行人		执行
	路径内容		医师	护士	时间
	其他：				
	□ 术毕切口局部浸润罗哌卡因				
	□ PACU 一级监护 2 小时				
	□ 一级护理　　　　　□ 吸氧 2L/min				
	□ 心电监护 4h　　T　　P　　R　　BP　　SPO2　　%				
	□ 禁食 2 小时后适量饮水(无恶心、呕吐者，≤50ml)				
	□ 返回病房 4 小时后流质饮食(无恶心、呕吐者)				
	□ 观察呼吸状态及腹部体征				
	□ 观察伤口渗液　　　　　　　□ 无　□ 有				
	□ 引流管护理:是否通畅　　　　□ 是　□ 否				
	□ 观察患者排小便是否顺畅　　□ 是　□ 否				
	□ 保留尿管				
	□ 静滴:　□ 术后不常规补液				
	□ 帕瑞昔布钠注射液 40mg iv 或 im(间隔 4h,磺胺过敏患者禁用) □ 曲马多 100mg　　　im　　prn				
	□ 雾化吸入 qn				

四川大学华西医院
日间腹腔镜胆囊切除术(LC)临床路径(二)

项目	术后第　　小时		执行人		执行
	路径内容		医师	护士	时间
心理 社会 护理	□ 手术医生告诉患者及家属手术的情况				
	□ 手术医生告诉患者及家属术后的注意事项				
	□ 健康教育				
活动	□ 下床轻微活动				
术后 医嘱	□ 停一级护理改二级护理				
	□ 低脂半流饮食　　　　　□ 低脂流质饮食				
	□ 停心电监护				
	□ 停吸氧				
	□ 测 T　　、P　　、R　　、BP　　q　　h				
	□ 观察腹部体征				
	□ 观察伤口情况				
	□ 渗液渗血　　　　　□ 无　□ 有				
	□ 异常情况:　　　　　□ 无　□ 有:_____				
	□ 观察有无黄疸　　　　　□ 无　□ 有				

续表

| 项目 | 术后第 小时 | | 执行人 | | 执行 |
	路径内容		医师	护士	时间
术后医嘱	□ 恶心、呕吐　　　　　□ 无　□ 有				
	□ 引流管护理 是否通畅　　□ 是　□ 否				
	□ 停保留尿管				
	□ 其他				
	□ 静脉滴注：				
心理社会护理	□ 就患者担心的问题给予解答				
活动	□ 下床活动				
健康教育	□ 饮食宜忌				
	□ 伤口护理指导				
其他	□ 书写出院病情证明				
	□ 术后随访建议				
	□ 出院评估				
	□ 出院护理指导				

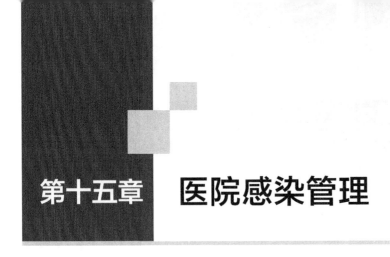

第十五章　医院感染管理

随着医院感染预防与控制工作不断深入,医院感染防控措施的有效落实,使得医院感染及医源性感染的发病率逐年下降。"循证感控、科学防控"理念得到普遍认可。医院感染管理越来越受到卫生行政部门、医院管理者及广大医务人员的高度重视和关注,已经成为医疗质量和患者安全的重要组成部分。本章就医院感染管理概念、现状与进展、感控内容和特点等进行阐述。

第一节　概　　述

(一) 医院感染管理的定义

医院感染管理是各级卫生行政部门、医疗机构及医务人员针对诊疗活动中存在的医院感染、医源性感染及相关的危险因素进行的预防、诊断和控制活动。

(二) 医院感染管理的意义

医院感染管理的意义重大,是保障患者安全,提高医疗质量以及维护医务人员职业健康的基本措施。医院感染管理涉及医疗安全、职业健康和环境保护三个方面,具体而言,医院感染管理的目的在于①在医疗活动中不给接受医疗服务者(如患者、孕产妇、接受疫苗接种或体检的健康者等)带来新的感染或者使其原有的潜在感染(如结核、疱疹病毒感染等)激活;②不给提供医疗服务者(如医务人员)和医疗机构中其他工作者(如保洁人员、行政管理人员等)带来新的感染或者使其原有的潜在感染激活;③不给社会带来感染危险(如感染性废物丢失、污水未经充分处理而排放、有生物危害的微生物泄漏等)。

(三) 医院感染管理的法律、法规、规章、标准和规范

医院感染管理本身尚无专门法律,但医院感染管理涉及面广,相关法律包括《中华人民共和国传染病防治法》《中华人民共和国职业病防治法》《中华人民共和国环境保护法》和《中华人民共和国固体废物污染环境防治法》,相关法规(国务院令)包括《突发公共卫生事件应急条例》《医疗废物管理条例》《病原微生物实验室生物安全管理条例》《艾滋病防治条例》和《医疗器械监督管理条例》等。

医院感染管理方面有许多规章(部令),包括《医院感染管理办法》《消毒管理办法》,以及约25项国家标准(国家标准 GB 和国家职业卫生标准 GBZ)、行业标准(卫生行业标准 WS、医药行业标准 YY 和环境保护标准 HJ;标准编号中 /T 表示为推荐标准;医院感染管理相关的卫生行业标准见卫健委官网卫生计生标准 - 卫生标准 - 医院感染控制标准)和国家卫生健康委颁发的规范性文件40多项。

(四) 医院感染管理的组织架构

对于住院床位总数在 100 张以上的医院为三级机构,包括医院感染管理委员会、独立的医院感染管理部门和病区医院感染管理小组。

对于住院床位总数在 100 张以下的医院则应当指定分管医院感染管理工作的部门、设有病区的应建立病区医院感染管理小组。

对于其他医疗机构应当有医院感染管理专(兼)职人员。

医院感染管理委员会由医院感染管理部门、医务部门、护理部门、临床科室、消毒供应室、手术室、临床检验部门、药事管理部门、设备管理部门、后勤管理部门及其他有关部门的主要负责人组成,主任委员由医

院院长或者主管医疗工作的副院长担任。其职责是：

(1) 认真贯彻医院感染管理方面的法律法规及技术规范、标准,制订本医院预防和控制医院感染的规章制度、医院感染诊断标准并监督实施。

(2) 根据预防医院感染和卫生学要求,对本医院的建筑设计、重点科室建设的基本标准、基本设施和工作流程进行审查并提出意见。

(3) 研究并确定本医院的医院感染管理工作计划,并对计划的实施进行考核和评价。

(4) 研究并确定本医院的医院感染重点部门、重点环节、重点流程、危险因素以及采取的干预措施,明确各有关部门、人员在预防和控制医院感染工作中的责任。

(5) 研究并制订本医院发生医院感染暴发及出现不明原因传染性疾病或者特殊病原体感染病例等事件时的控制预案。

(6) 建立会议制度,定期研究、协调和解决有关医院感染管理方面的问题。

(7) 根据本医院病原体特点和耐药现状,配合药事管理委员会提出合理使用抗菌药物的指导意见。

(8) 其他有关医院感染管理的重要事宜。

医院感染管理部门、分管部门及医院感染管理专(兼)职人员具体负责医院感染预防与控制方面的管理和业务工作。主要职责是：

(1) 对有关预防和控制医院感染管理规章制度的落实情况进行检查和指导。

(2) 对医院感染及其相关危险因素进行监测、分析和反馈,针对问题提出控制措施并指导实施。

(3) 对医院感染发生状况进行调查、统计分析,并向医院感染管理委员会或者医疗机构负责人报告。

(4) 对医院的清洁、消毒灭菌与隔离、无菌操作技术、医疗废物管理等工作提供指导。

(5) 对传染病的医院感染控制工作提供指导。

(6) 对医务人员有关预防医院感染的职业卫生安全防护工作提供指导。

(7) 对医院感染暴发事件进行报告和调查分析,提出控制措施并协调、组织有关部门进行处理。

(8) 对医务人员进行预防和控制医院感染的培训工作。

(9) 参与抗菌药物临床应用的管理工作。

(10) 对消毒药械和一次性使用医疗器械、器具的相关证明进行审核。

(11) 组织开展医院感染预防与控制方面的科研工作。

(12) 完成医院感染管理委员会或者医疗机构负责人交办的其他工作。

病区医院感染管理小组应包括医生和护士,成员宜为病区内相对固定人员,医生宜为主治医师以上职称。病区负责人应为本病区医院感染管理第一责任人。病区医院感染管理小组的职责是：

(1) 医院感染管理小组负责本病区医院感染管理的各项工作,结合本病区医院感染防控工作特点,制订相应的医院感染管理制度,并组织实施。

(2) 根据本病区主要医院感染特点,如医院感染的主要部位、主要病原体、主要侵袭性操作和多重耐药菌感染,制订相应的医院感染预防与控制措施及流程,并组织落实。

(3) 配合医院感染管理部门进行本病区的医院感染监测,及时报告医院感染病例,并应定期对医院感染监测、防控工作的落实情况进行自查、分析,发现问题及时改进,并做好相应记录。

(4) 结合本病区多重耐药菌感染及细菌耐药情况,落实医院抗菌药物管理的相关规定。

(5) 负责对本病区工作人员医院感染管理知识和技能的培训。

(6) 接受医院对本病区医院感染管理工作的监督、检查与指导,落实医院感染管理相关改进措施,评价改进效果,做好相应记录。

第二节　医院感染管理现状与进展

(一) 我国医院感染管理的现状

我国自 1986 年在全国范围内有组织地开展医院感染管理工作,迄今已有 30 年。我国医院感染管理工作在政策法规、组织管理、人才队伍建设和专业发展等诸多方面取得了长足进展，多方共同努力，医院感染的发生率显著降低，为保障以我国有限医疗资源满足超过13亿人民群众的健康需求做出了重要贡献。

在政策法规建设上，我国已经构建了医院感染管理方面相对完整的法律和政策体系，形成了有力的保障。不过，医院感染管理相关的规章、标准和规范名目较多，令出多头，相互之间还存在一些不一致之处，还需要加强顶层设计统一协调。我国医疗机构也基本上都按照要求依据这些法律、法规、规章、标准和规范构建了自身的制度，不过许多医疗机构的制度存在照搬规范，未按照其实际情况细化使这些制度在可操作性上存在较大问题。

在组织管理建设上，我国医疗机构大都按照《医院感染管理办法》建立了相应组织架构。不过也存在①医院感染管理委员会流于形式，未发挥其应有作用；②医院感染管理部门未独立，人员配置不足等常见问题。

随着我国医疗机构近年来对医院感染管理的日益重视，在资源配置上也日益加强。但总体上"医院感染花钱而不挣钱"的观念并未得到根本扭转，不少医疗机构未配备医院感染管理相适应的足够资源，包括但不限于①医院感染管理专兼职人员配备不足；②临床一线的医务人员护配置不足；③手卫生设施（洗手池、擦手纸、速干手消毒液等）配置不足；④个人防护用品（手套、口罩、护目镜或防护面屏、隔离衣等）配置不足。此外，由于医学快速发展、人民健康需求提高、过度医疗、利益驱动等诸多正面和负面因素驱动，高值耗材使用变得日益频繁；然而许多耗材标注为一次性使用，但由于相应收费未跟上，医疗机构中存在部分标注为一次性使用的耗材重复使用的情况。当然，相应部门也需要加强对耗材是否确为一次性还是能够被复用的认定，毕竟我国将在未来很长时间内仍将是发展中国家，大量生产和丢弃一次性耗材所带来环境压力不能不考虑。

在医院感染防控措施的依从性上，近年来经过一些医院感染暴发事件的警示、大量教育培训和医务人员意识逐渐提高，医务人员对手卫生、环境物表清洁消毒、安全注射等医院感染防控措施执行的依从性有了较大提高。然而，观察依从性时常受到霍桑效应（观察者效应；如被观察时做，不被观察时就不做）影响，观察到的依从性常虚高。由于安全文化尚未建立，重治疗轻预防的观念未根本转变，我国医务人员中医院感染防控措施的真实依从性仍然较低。

尽管近年来我国医院感染管理上取得了巨大进步，发展形势令人鼓舞；但不可否认地是医院感染暴发事件或者门诊患者中的医疗保健相关感染暴发事件仍然层出不穷。而且报道出来的这些事件实际上也是冰山一角。这一方面反映了部分医疗机构重视不足、医务人员违规操作；另一方面，由于这些事件发生的原因带有普遍性，也反映出了整个医疗、医保和教育体系乃至社会文化中的系统性问题；如医疗机构为发展过度追求利润、人力配置不足导致过于繁忙、收费不足使得物品违规复用、医务人员缺乏规则意识等。一方面，我们要理性地认识到即使在发达国家投入了巨大医疗资源，医院感染暴发也很常见；另一方面，我们必须承认我国医院感染管理还存在大量问题，有极大的改进空间，其改进在很大程度上有赖于整个社会的进步。

(二) 国际上医院感染管理的进展

1. **公开报告医院感染相关指标** 公开报告（public reporting）医院感染相关指标在理论上将给医疗机构带来压力，促进其改进而降低医院感染率。目前在美国、英国、法国、挪威和爱尔兰等部分西方发达国家制定了政策，要求医疗机构公开其医院感染相关指标（主要是医院感染发生率），大多数欧洲国家中的医院感染管理专家也支持在其国家实施公开报告医院感染相关指标。不过公开报告的内容和形式却各不相同，有些国家关注结果指标（医院感染率），有些国家关注过程指标（如含酒精速干手消毒剂的用量）。由于医院感染类型多样，多数国家只要求医疗机构报告特定感染类型的发生情况，而非所有的医院感染类型。在英国，各医疗机构被要求报告金黄色葡萄球菌（包括耐甲氧西林［MRSA］和不耐甲氧西林［MSSA］菌株）血流感染发生率、艰难梭菌感染（CDI）发生率和外科手术部位感染（SSI，主要是报告骨科手术部位感染）发生率。在爱尔兰，除了医疗机构的金黄色葡萄球菌血流感染和艰难梭菌感染发生率会被公开之外，医疗机构每季度的含酒精速干手消毒剂用量也被公开。在挪威，所有医疗机构的医院感染两年患病率在网站上公布。在法国，对医疗机构依据其是否有医院感染管理委员会、参加监测的外科病房百分比和速干手消毒剂用量进行公开的排名。在美国,情况更为复杂,各州有自己的规定。例如,在加利福尼亚州,有专门网站可以将各医院导管相关血流感染、MRSA 和耐万古霉素肠球菌(VRE)与该州的平均水平进行比较,将各医院的 SSI 与全美国平均水平进行比较,了解该医院所处水平,但并没有提供实际的数据;绝大多数医院比较后都处于平均水平。在宾夕法尼亚州,则以年度报告的形式公布其 165 家监测医院的每 1 000 入院患者数中所有医院感染例次数。在华盛顿州,各家医院的导管相关血流感染发生率可以通过网站进行比较。值得注意的是,这些国家和美国的州关于公开报告的政策常有变化。

不过,目前尚缺乏有说服力的证据证明公开报告医院感染相关指标能降低医院感染率,但现有发现公开报告有助于促使医疗机构发现显著性改变。对各种不同的公开报告策略和方式,还需要进一步研究以明确公开报告的实际影响和找出相对较好的报告方式。公开报告也面临许多挑战,包括选择合适的指标、公开的程度和报告方式等。指标公开后必然面临不同医疗机构间的比较;然而专科医院和综合医院之间、三级医院与非三级医院之间、大学教学医院和市级医院之间所收治患者病种和病情常不同,这些患者发生医院感染的风险也差异较大。因此,需要选择尽可能客观、可靠的指标以及比较方式,避免造成感染率高就一定代表医院感染防控差的错误印象。公众也难准确掌握公开指标所代表的意义,因此公开报告还需要配套相应的解释。

2. 对部分感染医保拒付　对服务提供者达到某些质量目标后追加部分付费的经济奖励常被称为按工作效果付费(pay for performance)。按效果付费常被作为提升医疗质量和保障医疗安全的重要;然而其对患者预后的实际影响常与预期不一致,一些研究发现该措施实际上无效。2008 年 10 月 1 日起,美国医保与医助服务中心(Centers for Medicare and Medicaid Services)对两种医院感染类型(导尿管相关尿路感染和导管相关血流感染)采取不付费政策,基于这两种感染类型基本上都可以被预防,期望通过拒付诱导改变医院行为,而带来更好健康后果。但对于其他医院感染类型(如呼吸机相关肺炎、手术部位感染)尚未采取不付费政策。

医保拒付部分医院感染带来的费用是医院感染管理方面一大新举措。然而,一项发表在新英格兰医学杂志的研究却发现执行医保拒付并未带来医院感染率的降低。分析其原因可能包括:①上有政策下有对策:因为美国医保与医助服务中心是通过医疗账单上疾病的 ICD-9(国际疾病分类第 9 版)编码付费,而研究已经发现 ICD-9 编码系统在识别医院感染上的敏感性低,医院可通过修改账单将医院感染标注为"入院时就存在"而躲避拒付;②美国的导尿管相关尿路感染和导管相关血流感染已经通过多年的努力,通过实施集束化的感控措施而已经降低到很低的水平(1~2 例 /1 000 导管室),通过医保拒付再使感染率降低有一定困难;由于我国的相应感染率较高,医保拒付是否有效尚值得研究;③医保拒付两种感染类型多带来的经济影响很小,不超过医院从医保来的收入的 0.6%。是否更大范围的医保拒付会对感染率有影响也还值得深入研究。

3. 医院感染监测进展到医院感染相关事件的监测　医院感染管理需要大量数据以便于发现问题和评估干预措施的效果等,这就需要进行相应监测。医院感染监测包括全院综合性监测(持续不断地对所有临床科室的全部住院患者和医务人员进行医院感染及其有关危险因素的监测)、目标性监测(针对高危人群、高发感染部位等开展的医院感染及其危险因素的监测,如重症监护病房医院感染监测、新生儿病房医院感染监测、手术部位感染监测、抗菌药物临床应用与细菌耐药性监测等)。此外,医疗机构还可开展横断面(现患率)调查作为医院感染监测的补充。现代医院管理日益依赖各种数据,这就要求数据真实可靠,但数据常经不起拷问;其原因很多,包括判断标准主观等。

美国全国医疗保健安全网络(NHSN)近年来将目标性的感染监测改称为事件(events)监测,其中血透事件(dialysis events)和呼吸机相关事件(ventilator associated events, VAE)代表了两种不同的改变。

血透事件监测名称中没有感染,其监测 3 种事件[静脉使用抗菌药物、血培养阳性、穿刺点感染征象(脓、红或者肿胀加剧)],然后据此推断出 4 种感染类型(血流感染、血管穿刺部位感染、血管通路相关性血流感染和血管通路感染)。这种两步法监测有助于在判断感染时能有据可依,避免随意性;也包括了静脉使用抗菌药物这个与感染相关但并非感染本身的指标,以期避免判断感染时由于医疗文书记录不详等多种原因,导致达不到感染判断标准而致感染率虚低的情况。

　　呼吸机相关事件(VAE)监测是对原有医院感染监测突破性的改变。对于呼吸机相关性肺炎(VAP)这一重要的医院感染类型,其监测面临特异性差(多达50%的VAP患者在死后尸检中未发现肺炎证据)、主观性强(不同监测者往往得出截然不同的结论)等瓶颈。因此,美国疾病预防控制中心组织了专门的专家小组开发除了替代VAP监测的VAE监测。VAE分为层层递进的三层事件,包括呼吸机相关并发症、感染相关呼吸机相关并发症和疑诊的呼吸机相关性肺炎。VAE的突破性改变不仅在于其不依赖医生听诊、X线结果等易造成主观性的指标,关键在于其突破了感染这一框架,将能够导致患者呼吸恶化的各类并发症均纳入了监测,包括液体复合过多、成人呼吸窘迫综合征、咯血、肺栓塞等,从而将患者视为一个整体,不再孤立关注感染这一负性事件,而将感染纳入到众多医疗相关负性事件之中。

　　4. 重视行为改变　医院感染管理的关键在于落实防控措施,这就需要改变医务人员的行为。然而行为改变非常复杂,往往需要多种措施并举。近年来,发达国家重视行为学改变,以下对几项进展进行举例说明。

　　正向偏差(positive deviance)被发现能在一定程度上促进行为改变。正向偏差是基于实践观察中发现,在社区或社群中,总有一部分特定的人或者群体在面临同样问题和挑战时,在拥有同样资源条件下,其与众不同的行为或策略使得其能找到解决问题的更好方法。有些类似于我们常说的"智慧在民间"。在美国和加拿大的数项研究和实践发现:通过发动一线临床工作人员自行提出和实践解决医院感染方面的问题,也就是让临床医务人员寻找"如果是你,对这个问题你会怎么做"的答案,在很大程度上找到了更好解决问题的方法和有更高的医院感染防控措施的依从性。

　　社会化营销(social marketing)借鉴商业营销的理念和操作方式而推动行为改变。社会化营销也被成功用于推动部分医院感染防控措施(如手卫生)的执行,其通过借鉴营销理念,全面深入分析"顾客"(医务人员个体或某个病房的医务人员整体)的行为模式,并深入分析"产品"(防控措施)的优缺点,通过扬长避短和采取有针对性的个性化措施(如对不同病房或者不同医务人员群体[医生、护士和技师等])而推动行为改变。

　　患者授权(patient empowerment)是另一个被发现可能行之有效的行为改变措施,类似于"人民战争"的理念。授权患者监督医务人员的医院感染防控措施(如手卫生)的依从性,当医务人员未执行某项措施时,患者可以提醒医务人员,甚至拒绝服务并反馈给其主管。

第三节　医院感染管理内容与特点

(一) 医院感染防控方面的主要措施

　　医院感染防控包括多种措施,分为普遍适用的措施和针对某些特定感染类型、特定病原体、特定人群和特定医疗环节的针对性措施。

　　普遍使用的措施常包括:

　　(1) 教育培训。

　　(2) 标准预防(standard precaution):是针对医院所有患者和医务人员采取的一组预防感染措施。包括手卫生,根据预期可能的暴露选用手套、隔离衣、口罩、护目镜或防护面屏,以及安全注射。也包括穿戴合适的防护用品处理患者环境中污染的物品与医疗器械。标准预防基于患者的血液、体液、分泌物(不包括汗液)、非完整皮肤和黏膜均可能含有感染性因子的原则。

　　(3) 无菌操作。

　　(4) 环境和物表的清洁和消毒。

　　(5) 可复用用品的清洁(清洗)、消毒和灭菌。

　　(6) 使用后物品的正确处理。

　　(7) 空气净化(通风、空气洁净和空气消毒等)。

　　(8) 咳嗽礼仪/呼吸道卫生(呼吸道感染患者佩戴医用外科口罩、在咳嗽或打喷嚏时用纸巾盖住口鼻、接触呼吸道分泌物后实施手卫生,并与其他人保持1m以上距离的一组措施)。

（9）缩短患者住院时间。

针对性措施常包括多种措施并举,常见的有:

（1）隔离:对传染病和多重耐药菌定植／感染者依据病原体传播的途径（空气、飞沫和接触）采取隔离措施;对有感染高风险的特定患者（如大面积烧伤患者、免疫严重受限者）可采取保护性隔离。

（2）抗菌药物管理。

（3）针对导管相关感染（如导管相关血流感染、呼吸机相关性肺炎、导尿管相关尿路感染）和手术部位感染的集束化措施;例如针对导管相关血流感染需要采取置管时最大化无菌屏障（操作者穿手术衣或隔离衣、戴口罩、帽子和手套;对患者铺大巾）、用含洗必泰酒精进行皮肤准备和超声引导下穿刺等,在维护时每日评估导管留置必要性、导管接口一用一消毒、定期更换敷料等。

有些措施常用于特定患者,但在资源充足的情况下也可能被用于所有患者,如①主动筛查:患者尚未发生感染,而对特定具有潜在致病性的微生物进行主动筛查;②去定植:采用特定的消毒剂（如洗必泰）或药物（如莫匹罗星）对所有病原菌（如洗必泰针对所有病原菌）或者特定病原菌（如莫匹罗星针对金黄色葡萄球菌）进行去定植。

在众多的措施中,手卫生常被认为是最简单有效的单个措施。

（二）医院感染管理方面的主要措施

医院感染管理除了包括以上防控措施之外,还包括如何使这些防控措施落实的各项活动、方法和措施,主要包括以下几个方面。

1. 制订制度（set up rules）,并及时和定期更新　通过制度告诉医院工作人员什么应该或者最好做而什么不应该做,约束工作人员行为。由于医院感染管理进展很快,国家层面不断新推出规章、标准和规范等;而各行业学会或协会也不断推出指南和专家共识。因此,应依据新颁布的规章及时更新制度;同时应定期检视现有制度并更新（如每 2 年一次）。

2. 配置资源（match resources）　医院感染管理需要有相应资源,主要有①人力:包括充足的临床一线医务人员以保质保量完成医疗工作、充足的医院感染防控专兼职人员以推动医院感染管理工作的落实（按《医院感染监测规范》规定医疗机构中每 250 张开放床位应配置一名医院感染管理专职人员,而在西方发达国家要求为每 100~150 张开放床位配备一名专职人员;医疗机构中每个病区应指定医院感染管理兼职人员）;②经费:为医院感染管理活动,如教育培训（包括人员外出进修学习）、奖励机制等配置适宜的经费,如医院感染管理部门制订预算;③设施和物品:包括手卫生用品和设施（洗手槽、洗手液、非手触式水龙头［用于手术室和 ICU 等感染高风险区域］、擦手纸或干手设备、速干手消毒液等）,消毒药械（消毒剂、消毒器械、生物指示剂、化学指示物、灭菌包装物）,清洁用具和清洗用品（酶、刷子、超声波清洗机等）,灭菌设备（或寻求第三方服务）,个人防护用品（外科口罩、医用防护口罩、手套、护目镜、防护面屏、隔离衣、防护服、防水围裙等）,环境卫生学采样和检测的设施（或者寻求第三方服务）等;④微生物实验室:医院感染管理在很大程度上依赖强有力的微生物实验室,对于规模较小的医疗机构也常将微生物检验服务外包;⑤信息系统。

3. 教育培训（education and training）　通过形式多样的教育培训告诉工作人员为什么要做医院感染防控以及如何做等。现在证据表明单纯说教式的教育培训效果差,应尽可能针对不同人群（外科医生、内科医生、护士、技师、实习生等）设计其应该重点掌握的内容,尽可能结合案例（而不仅是理论）和图片开展教育培训。

4. 监督管理（inspection and audit）　其是医院感染管理的基石,通过监督管理掌握规章制度的落实情况,落实所面临的障碍,并发现解决这些障碍的方法。监督管理常包括对工作人员手卫生、环境物表清洁消毒、无菌操作、隔离措施、医疗废物处置、特定感染类型的集束化防控措施等方面的依从性进行监督,包括现场观察、环境采样、采用特定设备进行检测等多种方法。要让监督管理有效,医疗机构负责人应对医院感染管理管理团队充分授权,并且在医疗机构需要逐步形成"speak out"（说出来）的文化。

5. 监测（surveillance）　监督管理更多是关注医院感染管理的过程,而监测更多是针对结果指标（感染与否？什么样的感染？）。通过监测采集相应感染数据,可以便于发现问题、寻找解决问题的方法、并且评价所采取措施的效果。

6. 集束化干预（intervention using bundle measures）　医院感染管理涉及面极广,需要对所面临的问题基于监测、监管的数据资料,结合国内外形势,通过风险评估、头脑风暴等多种形式细致分析,对面临的问题设置优先次序。对面临的优先问题采用指南、规范、共识等推荐的一系列措施(称为集束化措施)对其进行干预,以期解决该问题或者降低相应感染的发生率。基于目前我国相关规定,加之目前医院感染管理专业能力尚不足,目前的集束化干预往往都集中于导管相关感染、手术部位感染、多重耐药菌定植/感染等。

(三) 医院感染管理的特点和挑战

1. 资源配置　医院感染管理需要消耗大量资源,但我国尚处于发展中阶段,资源极为有限,而且人民日益增长的医疗保健需求则需要更多资源。因此,不可否认,医院感染管理和医疗服务之间对资源有竞争关系。医疗服务的效果往往立竿见影(如明确了诊断,解除了疾病),但医院感染管理的效果(阻止了感染的发生,阻止了暴发)往往看不见摸不着,发生感染后的检查治疗费用往往作为医疗总费用的一部分,常由患者自身(如门急诊患者)或者通过报账而大部分由医保支付(如住院患者);因而,医院感染管理节约的资源往往让医疗机构不易察觉。不少医疗机构在医院感染管理方面只是以不出事为根本要求,在口头上高喊"重视、很重视、非常重视、尤其重视、特别重视"等,但实际上在人力、物品方面则尽可能压缩,难以保障真实有效的医院感染管理工作的开展。

其实,医院感染管理是以较小投入获得较大回报的典型案例。按照北京大学第一医院李六亿组织的对14个省、自治区和直辖市的68家医院资料进行卫生经济学评价发现:每发生1例医院感染,医疗机构则会少收治1.8名患者(因为医院感染病例住院时间长);人力方面投入362元可减少1例医院感染;在医院感染管理上投入1万元,则可获得50万元的直接效益。因此,国家和省市医保政策制订者、医院管理者都应高度重视医院感染管理,梳理底线思维和规则意识,这样才能使得国家和医疗机构有限的资源用在亟需之处,带来更多更好的经济和社会效益。这样的道理易懂,但思想的转变需要假以时日,也需要社会整体进步。

2. 政策规定的制定　好的政策规定应是科学性、先进性、实用性和可操作性的合理妥协。我国在将来很长时间内仍将是发展中国家,而且人口众多,在除了西部地区外,人口密度大。这些国情决定了我们不能照搬西方发达国家医院感染管理方面的规范和指南,更应强调政策规定中的措施其证据是否充分、成本效益比、其对资源的消耗和对环境保护带来的影响。例如,许多医疗物品被标注为一次性,然而一些在实践中被证明其实在灭菌前提下可以被重复使用;因此相应的政策规定应更加明确规定物品是一次性还是可复用。我国国情复杂,各地差异大,有些地方(如部分沿海城市)已经达到发达国家发展水平;然而还有很多地方还是国家级或者省级贫困区域,因此政策规定的制定不能一味追求向发达国家看齐的"先进性",而应结合实际制定适合我们的政策规定("实用性"),在此基础上不断依据情况变化逐步提高。政策规定制定还面临规定含混不清,难以理解或者容易被误解这样的挑战。例如,医院感染管理方面制定了很多标准,这些标准出台后往往需要对专职人员进行培训。"标准需要培训"这一现象在另一个方面往往说明标准中规定不够清晰,专职人员自学时难以理解,因而要进行培训;而要把全国每个专职人员进行培训是不现实的。更关键的是这些规定不仅医院感染管理专职人员需要知晓,广大的医务人员也需要知晓,所以培训不是传达政策规定的最佳方式。而是应尽可能把政策规定说得足够清楚,并且在实行过程中发现问题后可以通过不断更新或者出台解释,让专职人员和医务人员能够通过自学而理解。可操作性是目前医院感染管理方面政策规定的另一个短板。医疗机构在依据国家或者省级卫生行政部门等出台规定制订自身的制度时,需要充分考虑可操作性。这就要求明确"谁去做(who)""做什么(what)""什么时候做(when)""哪里去做(where)""如何去做(how)""不这样做要承担什么后果(so what)"等。好的制度和政策规定都需要在实践中检验和不断完善。因此,制订新制度、政策规定时最好能有一段时间的试行期。

3. 措施执行的依从性　医院感染管理所面临的一大主要挑战是防控措施虽然看似简单,但在实践中执行的依从性常不高。有了指南和规范以及教育培训告诉医务人员为什么要做医院感染防控和如何做,并不代表着医务人员就会这样去做,而现实情况往往恰恰相反。医学的复杂性不仅体现在疾病的病因、诊断和治疗上,还体现在需要改变医务人员的行为来减少或者避免医疗带来的各类不良事件(包括医院感染)。正如美国著名医师和患者安全方面专家 Peter Pronovost 所指出,现代医学严重地忽视了如何将由科学证据支撑的治疗和预防手段在临床中贯彻执行,因为这被视作是艺术而不是科学,而艺术往往需要天赋而且不一定是必需的;而这是"一个错误,严重的错误"。世界卫生组织在 2009 年也指出:说服和影响医务人员改变行为和习惯以遵守能改进患者安全的流程和方案的传统尝试在很大程度上已经失败。现在有至少数千条关于患者安全的指南、共识和规范推荐的意见,但很少有证据显示医务人员依据这些意见而改变了自己的行为和习惯。因此,要让医院感染管理能在临床等一线工作中落地,则需要重视行为学研究,找出打破习惯这一强大力量的方法。而行为学研究在我国医院感染管理中尚处于婴儿期,还亟需高度重视和开展相应研究。

除了行为学研究,另一关键是树立安全文化。虽然在医疗机构中安全文化常被提及,然而实际上尚未树立起来。一方面,医务人员等医院工作人员中常缺乏规则意识,常有"我们没什么问题,有问题也不大""我们不否认有些问题,但这些全国都存在,不用管它们""我们这么多年都这样过来了,也没见发生什么事,何必管呢?""临床这么忙,压力这么大,还要要求这样那样,烦死了"等这样那样的疑问或情绪。另一方面,我国强调治标的处理方式也不利于梳理安全文化。我国近年来医院感染暴发事件仍层出不穷,每次事件发生后几乎都会处罚医疗机构负责人和相关职能负责人。表面上,这样的处理将责任落实到了人,可以给人民群众一个交代。然而,由于普遍存在的侥幸心理,其所起警示作用常极为有限而且持续时间短暂。更为关键的是,这些层出不穷的问题反映出来我国的医疗体系中存在的系统问题。当出了医院感染暴发事件后更应关注的是为什么会出这样的问题,例如:是否是规定不够清楚、不够科学、环节过多导致操作人员可能失误?是否因为医务人员工作量过大、过度疲劳所致?是否有些医疗服务收费过低、成本过高,相应收费未跟上,诱导部分人员违规操作?是否是卫生行政部门的监管不力?等。只有坦率面对问题的本质,认真思考问题背后的深层次原因,才能找出解决问题的方法,避免问题周而复始出现。树立安全文化还有很长的路要走,从医务人员个体和整个医疗体系整体都需要做出相应努力,关键是求真务实。

第四节 医 院 感 染

四川大学华西医院近年来在院内启动了手卫生推广项目,特别是近 5 年来,在综合 ICU 各级医务人员的大力支持下,更是取得了良好的效果。

(一) 手卫生项目推进方法

在医院感染管理部门和综合 ICU 的通力合作下,成立了由综合 ICU 主任、护士长、感控护士和医院感染管理专职人员共同组成的项目推动小组,按照世界卫生组织颁布的《医疗机构手卫生指南》和《WHO 多模式手卫生改进策略的实施指南》中推荐的建议,从系统改变、教育培训、评估反馈、工作场所提醒、建立安全的文化 5 个方面推动手卫生工作。

1. **系统改变** 每床配置了速干手消毒液,并将速干手消毒液和洗手液、干手纸等手卫生用品的成本全部纳入医院的成本核算,以鼓励医务人员使用。

2. **教育培训** 定期对医生、护士、工人以及进修生、实习生等医务工作者进行分层的专题培训和强化培训、加强对探视者、来访者的宣教等方式,强化各级各类人员的手卫生知识和意识。

3. **评估反馈** 综合 ICU 感控护士和医院感染管理专职人员分别按照 WHO《手卫生技术指南》提供的方法,按计划开展医务人员手卫生依从性的监测,观察时当面反馈给当事医务人员,并通过每周三的科室管理小组会议进行反馈,同时将医院感染管理专职人员观察的依从性结果纳入科室医疗质量考核。

4. **工作场所提醒** 制作了内容丰富的海报张贴于科室宣传栏、墙面等区域,同时制作印有手卫生知识的折页、鼠标垫,并将全科的电脑屏保更换为手卫生相关知识的宣传图片,定期更换。

5. **建立安全文化** 由科室主任、护士长主导签署了医务人员手卫生承诺书,并张贴于科室的宣传墙上;科室内部自发组织不定期的医院感染相关知识的教育、培训和宣传活动,同时对患者的家属和访客进行手卫生知识的宣传工作。

（二）项目取得的效果

通过近 5 年的努力，手卫生项目在综合 ICU 内取得了较好的成果。

1. 手卫生依从性和手卫生用品的领用量逐步增加 自 2012 年在综合 ICU 内全面推动手卫生项目以来，该科室手卫生相关的各项指标均呈上升趋势，其中速干手消毒液的领用量从 2012 年的每天 64.5ml/床上升至 2016 年的每天 105.0ml/床，医务人员手卫生的依从性从 2012 年的 49.5% 上升至 2016 年的 94.2%，正确性从 2012 年 80.5% 上升至 2016 年 100%（图 15-1）。

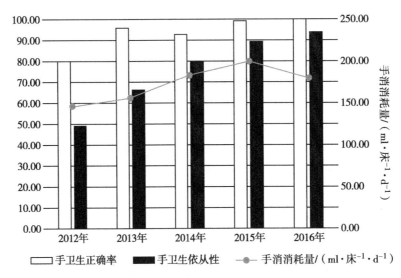

图 15-1 综合 ICU 2012—2016 年手卫生情况

2. 医院感染发病率逐渐降低 综合 ICU 的医院感染目标监测结果显示，在项目实施期间，该科室医院感染发病情况呈下降趋势，其中例次医院感染率从 2012 年的 14.6% 下降至 2016 年的 7.16%（$P<0.001$，图 15-2）。

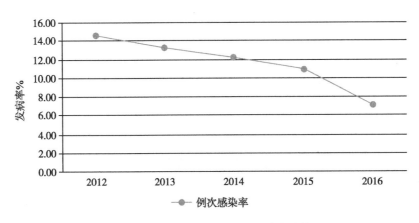

图 15-2 综合 ICU 近 5 年医院感染发病情况

（三）项目实施过程中的成本效果、效益分析

1. 花费情况及成本效果分析 手卫生相关用品的总花费（包括速干手消毒液、洗手液和擦手纸）从 2012 年的 36.15 万元上升至 2016 年 40.51 万元。另外，项目实施期间每年用于设计、制作宣传画、鼠标垫等用品等费用约 2 000 元。经一般线性模型检验，手卫生相关花费的趋势与未发生医院感染的趋势有统计学差异，且未发生医院感染率的上升趋势明显高于手卫生相关花费的增长趋势（图 15-3）。

2. 成本效益分析 以 2012 年患者花费的数据为基线数据进行成本效益分析。虽然发生医院感染患者的 Apache Ⅱ 评分略高于非医院感染组患者（中位数分别为 23 分和 20 分），2012 年发生医院感染的患

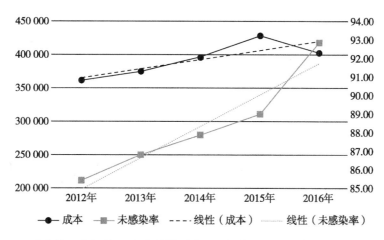

图 15-3　成本效果分析(经一般线性模型检验两条直线斜率有统计学差异,$P<0.001$)

者平均住院天数为 43 天,入住 ICU 期间的平均花费为 161 985.02 元(中位数),显著高于未感染患者的 18 天和 58 600.47 元,全年因医院感染增加医疗支出 15 507 682.5 元,并且由于医院感染的发生导致减少收治患者 208.3 人。在本案例中,由于推行了手卫生项目,通过 5 年的努力,该科室的医院感染率从 2012 年 14.6% 降低至 2016 年的 7.2%,降低幅度达 51.0%。由此计算,仅 2016 年通过降低医院感染,就可以减少 7 497 468.1 元的医疗支出,而同年在综合 ICU 内推动手卫生项目的总花费仅为 405 077 元(含速干手消毒剂、洗手液、擦手纸、宣传画等费用)。整个项目实施期间的成本效益详见表 15-1。

表 15-1　手卫生项目降低医院感染的成本效益比

年份	医院感染率 /%	医院感染率下降幅度 /%	手卫生花费 / 元	医院感染导致的直接医疗支出 / 元	手卫生带来的效益 / 元
2012	14.6		363 496	15 507 682.5	/
2013	13.2	9.5	377 116	14 028 660.8	1 101 905.7
2014	12.1	16.8	398 291	12 894 744.2	2 214 647.3
2015	11.0	24.4	430 523	11 725 748.0	3 351 411.5
2016	7.2	51.0	405 077	7 605 137.4	7 497 468.1
合计			1 974 503	61 761 973.0	14 165 432.5

由此可见,遵循 WHO 的指南,在医院内成功推动手卫生项目,通过多策略模式增加医务人员的手卫生意识,提高其手卫生依从性,能显著降低医院感染的发生率,节约医疗资源,具有良好的成本效益比。

本章小结

医院感染管理是各级卫生行政部门、医疗机构及医务人员针对诊疗活动中存在的医院感染、医源性感染及相关的危险因素进行的预防、诊断和控制活动。医院感染管理的意义重大,是保障患者安全,提高医疗质量以及维护医务人员职业健康的基本措施。医院感染管理涉及医疗安全、职业健康和环境保护三个方面。其中医院感染防控的主要措施有教育培训、包括手卫生和安全注射在内的标准预防、无菌操作、环境和物表的清洁和消毒、可复用用品的清洁(清洗)灭菌、隔离、抗菌药物管理和针对特定感染类型的集束化措施。而医院感染管理的主要措施有制订制度、配置资源、教育培训、监督管理、监测和集束化干预。我国自 1986 年在全国范围内有组织地开展医院感染管理工作,在政策法规、组织管理、人才队伍建设和专业发展等诸多方面取得了长足进展,多方共同努力,医院感染的发生率显著降低,为保障以我国有限医疗资源满足超过 13 亿人民群众的健康需求做出了重要贡献。然而,我国医院感染暴发事件或者门诊患者中的医疗保健相关感染暴发事件仍然层出不穷。因此,在将来很长时间内医院感染管理仍将是我国医疗安全、医务人员职业安全方面的极大挑战。要做好医院感染管理关键在于树立安全文化,这就需要树立求真务实的严谨工作态度,重视行为学研究,开展形式多样且有针对性的教育培训。此外,要做好医院感染管理,也需要投入足够的人力、经费和物品等资源。医院感染管理还有极大的发展空间,将来的发展趋势可能是将其整合入更大范畴的医疗安全范畴内,将患者视作一个完整的人,不是疾病,通过一系列措施来防控包括医院感染在内的各类医疗安全方面的问题。

思考题

1. 什么是医院感染管理? 其有何意义?
2. 如何能推动医院感染管理在临床中落地?
3. 我国有自己的文化和国情,而医院感染管理源于西方发达国家,如何能让医院感染管理更适合我国实情?

(宗志勇　乔　甫　黄文治)

参考文献

[1] Lee GM,Kleinman K,Soumerai SB,et al. Effect of nonpayment for preventable infections in U.S. Hospitals [J]. *N Engl J Med.* 2012;367:1428-1437.

[2] Martin M,Zingg W,Hansen S,et al. Public reporting of healthcare-associated infection data in europe. What are the views of infection prevention opinion leaders [J]? *J Hosp Infect.* 2013;83:94-98.

[3] Haustein T,Gastmeier P,Holmes A,et al. Use of benchmarking and public reporting for infection control in four high-income countries [J]. *Lancet Infect Dis.* 2011;11:471-481.

[4] Mah M,Deshpande S,Rothschild M. Social marketing:A behavior change technology for infection control [J]. *Am J Infect Control* 2006;34:452-7.

[5] 贾会学,侯铁英,李卫光,马红秋,刘卫平,杨芸,吴安华,武迎宏,杨怀,丁丽丽,刘运喜,罗晓黎,建国,邢亚威,张卫红,林玲,李莹,陈美恋,李六亿. 中国 68 所综合医院医院感染的经济损失研究[J]. 中国感染控制杂志 2016;15,637-641.

[6] WHO guidelines on hand hygiene in health care:first global patient safety challenge:clean care is safer care. Geneva,Switzerland:World Health Organization,Patient Safety;2009.

[7] A Guide to the Implementation of the WHO Multimodal Hand Hygiene Improvement Strategy. Geneva,Switzerland:World Health Organization,Patient Safety;2009.

第十六章 危急重症管理

疑难危重患者是医疗管理的重点与难点。危重症患者的管理关系患者生命安危,也事关一家医院的疑难危重患者的救治成功率,是体现一家医院综合实力的重要依据。危重症患者的管理涉及重症患者的早期识别、救治场所、救治团队、救治质量等环节,本节就相关内容逐一讨论。

第一节 危重症患者的管理概述

随着临床医学的专业化发展和专科细分,患者基于不同病因而被收治于不同的临床科室。当患者病情恶化加重,通常表现为生命体征不稳定,一个或多个器官/系统功能损伤甚至障碍,进而危及生命为主要特征。这些患者不仅有原发疾病的临床表现,更拥有共同的器官功能障碍的病理生理变化特点,针对器官功能监测治疗以及患者管理具有明显的一致性,因而将危急重症患者集中到一个区域——重症医学科(intensive care unit,ICU)内,集中相关脏器功能监测与支持设备及技术,由经过规范训练的重症医护人员组织多学科团队实施集中救治,就成为危急重症患者救治的最佳选择。

我国作为最大的发展中国家,重症医学起步较晚,重症救治资源短缺与分布不均衡。经过近十年的快速发展,2015年全国ICU调查结果显示我国ICU床位仅占医院总床位数的1.70%(未发表),尚未达到《中国重症加强治疗病房建设与管理指南(2009)》设置的3%~8%,远不能满足危重症患者的救治需求。而美国2010年这一数据已是16.2%,近年来还有小幅增加。就地理分布而言,北京上海等经济发达地区其每百万人口拥有的ICU床位已经达到中等发达国家水平,而经济欠发达地区这一数据则不容乐观。

2009年我国多中心调查显示,ICU内重症患者来源分布广泛,内科疾病患者占67.5%,其中24.5%来自于急诊科,38.3%来自于普通病房,而外科术后患者占32.5%,其中择期术后占20.5%,急诊术后占12.0%。调查显示我国ICU中的患者病情更加危重,罹患脓毒症、急性呼吸窘迫综合征及急性肾损伤等器官功能障碍比例也比欧美发达国家更高,接受机械通气等脏器支持措施的比例也远高于其他国家。究其主要原因还是由于我国医疗卫生投入受限于国家经济发展水平,以及因此导致的重症医学医疗资源严重不足。

重症医学科是全院危重症患者救治的综合平台,也是保障患者生命安全的最后防线。ICU救治重症患者的首要任务包括,疾病早期进入其他专科病房筛查评估、早期发现、及时转送患者进入ICU,实现早发现早干预;ICU病房内的脏器监测支持及原发疾病救治,降低病死率,保障患者安全,促进危重患者快速康复。而且ICU越来越关注患者脏器功能恢复后的后续健康状况发展,以及如何提高患者的生命质量,包括急性呼吸窘迫综合征患者长期心肺功能随访,急性肾损伤患者肾脏功能监测,脓毒症患者后期炎症、免疫、营养代谢功能的监测干预,转出ICU后躯体、神经、精神方面的长期康复等。

重症患者的救治过程必然是一个多学科团队协作的过程,所有救治环节都涉及与各个专科紧密合作。原发疾病需要经治专科的全程支持,脏器监测与支持需要与营养、肾脏替代治疗、呼吸治疗等团队的通力合作,早期康复需要康复、神经、精神等专科的紧密协作,而这些合作又反哺各个专科,拓展了各个专科的临床实践领域,专科对原发疾病病理生理变化过程的危重阶段向着更深更远的方向升华了认知体系,升级了专科的疾病理论体系。

第二节　重症患者集中救治与重症亚专科建设

(一) 重症患者的集中救治

1952 年,丹麦哥本哈根发生脊髓灰质炎流行,麻醉科医生 Ibsen 组建了集中救治单元——ICU 的雏形,集中医护人员、设备以及重症患者在一个独立区域实施救治,脊髓灰质炎患者病死率降至 40% 以下,这是重症医学的里程碑事件。中国 ICU 起源于 20 世纪 80 年代,2000 年后得到了飞速发展,2015 年全国 ICU 普查各级医院已建成 4 000 余个重症医学科。2008 年,国家标准委员会正式将重症医学确立为临床医学二级学科,2009 年原卫生部在《医疗机构诊疗科目名录》中增加"重症医学科"为一级诊疗科目。ICU 作为集中救治重症患者的临床基地,在保障患者的生命安全方面发挥巨大作用。在非典型肺炎、禽流感、汶川大地震等重大突发灾害事件重症患者救治中也发挥着重要的核心作用。尤其是汶川大地震中总结的集中患者、集中专家、集中资源、集中救治的"四集中"救治原则为救治成功提供了重要保障。集中救治通过规模效应,不仅能增加重症医务人员临床实践机会,促进他们快速掌握重症救治技术,提高医院重症救治水平,从而提高危重患者的救治成功率。重症患者集中救治同样可以促进危重症患者救治体系的结构建设与优化,治疗流程的标准化与同质化,从而保障救治质量的一致性与高水平。由于危重症患者救治技术及设备价格昂贵,集中救治重症患者还能避免全院重症救治资源分散与闲置,提高重症救治资源使用效率,扩大重症医疗服务供给,降低了各项治疗技术设备的运营维护成本。

(二) 国外重症医学亚专科建设现状

随着重症医学的不断发展,根据不同国家地区的医疗卫生体系结构及临床需求差异,部分医院催生了亚专业的出现,重症医学的亚专科是重症医学发展的自然产物,其本质上是多器官功能衰竭在局部系统或器官的体现。在不同国家地区,关于重症医学究竟应该是成为独立的临床专科,还是其他传统专科(如呼吸、神经、心脏、肾脏等)的亚专科,观点与实践经验不一。就发达国家模式而言,欧洲、美国、澳洲等也各不相同,美国早期的重症医学分设在麻醉、内科、呼吸、外科等专科下,而近年来在梅奥诊所、哈佛大学、匹兹堡大学的部分美国医院开始尝试统一全院的重症医学资源,从医院顶层设计着手,建立医院层级的重症医学组织及统一的人才培训计划、质量控制标准等管理体系。而欧洲多数国家总体是重症医学在原有的麻醉科亚专科的基础上,逐渐发展为各个专科的住院医师统一参加由重症医学科组织的重症医学专科培训,现在英国、法国、德国等部分国家已经开始逐渐普及重症医学科统一负责重症医学专科培训而无需先行完成其他传统专科培训后再进入统一的重症医学专科培训。而澳大利亚则从早期单个传统专科的亚专科直接进入独立的重症医学专科模式。

(三) 我国重症医学亚专科发展现状及思考

中国重症医学起步晚,受医院、专科、个人等多种因素影响,目前形成了多种专科架构模式共存的局面,卫生行政部门也通过颁布各项规定指导重症医学专科建设,而其他专科学会则通过发布各类指导性意见来影响各家医院的科室建设。重症医学科认为,危重症是各种疾病恶化累及脏器功能,其临床表现及诊治策略具有更多共性,理应集中到 ICU 进行救治,在 ICU 的基础上划分亚专科。而其他专科认为危重是器官系统原发疾病的自然延续,传统专科可以在原发疾病治疗方面拥有先天优势。其他因素尚包括各个专科之间与重症医学科的利益冲突。美国的调查显示尽管很多住院医师选择参加各个专科的重症医学亚专科培训,但仅有极少数人希望长期从事重症医学事业,其培训经历仅作为其后期职业生涯的一个砝码。国内也呈现除传统专科主任希望建立重症医学亚专科外,普通医生几乎不愿将其作为自己的终身职业。因而比较理想的模式应该是以患者临床需求为中心,建立以重症医学科为平台的亚专科模式,采用重症的诊疗常规及质量管控体系,在此基础上与传统专科开展多学科协作,在我国今后较长时期内重症医学资源都会相对紧缺的预期下,实现重症医学资源的高效整合与利用、重症诊疗流程的规范、以及重症救治效率的稳步提高。

第三节　危重症患者救治管理

(一) 救治团队建立与培训

重症患者需要有专业的重症救治团队实施救治,早在 2002 年就有证据证实拥有专职 ICU 医师的 ICU 能降低重症患者的病死率及住院时间,随后的研究也证实由重症医师领导的多学科团队执行诊疗决策比专科医师能缩短住院时间、降低院内感染发生率。重症患者救治需要由重症医师主导的专业重症医学团队管理。

重症医学团队通常是由科室管理人员、重症医师、重症护士、呼吸治疗师、临床药师、临床营养师、康复治疗师等组成的一个多学科协作团队。团队成员中最适合担任团队领导的无疑是重症医师,作为医疗决策者,他拥有专业的重症医学知识结构和临床思维模式,能够正确实施患者的脏器功能评价及制订得当的治疗方案。护士、呼吸治疗师、药师、临床营养师、康复治疗师这些角色都是重症医学团队不可或缺的重要组成部分,他们在执行治疗方案,提供用药建议,实施规范通气,给予营养支持,早期患者康复等多方面都发挥着重要作用。原发疾病的治疗则通过与传统专科的密切协作进行。

重症医学团队的建设依赖于规范的人才培养制度,我国目前已建立重症医学专科医师培训制度。中华医学会重症医学分会以加强重症医护人员专业化知识和技能为目的的中国重症医学专科资质培训(Chinese critical care certified course,5C)目前已举办约 100 期,总计约培训 18 000 人。但 2015 年全国重症医学普查数据显示我国在重症医学科序列下的重症医学从业医师至少有 26 000 人,这一数据尚不包括其他传统专科的亚专科人员。中国医师协会重症医学医师分会等行业组织也积极与卫生管理部门接洽推动建立国家层面的重症医学住院医师培训制度。重症医学专科护士、呼吸治疗师等培训项目均已开展,重症救治团队培训不仅包括医学专业知识及专业技能,还需要接受医患沟通、团队协作、伦理法律等多方面的综合培训。培训也需要多种形式,包括理论授课、技能训练、模拟教学、病案讨论、读书报告这些传统的医院教学,也需要参加专业学术年会、专项继续教育培训等形式的对外交流。

(二) 规范化救治措施与临床路径

重症患者的救治涉及各个专科。为了实现对重症患者的规范化管理,多个国家、各个专科制定了大量的临床指南及专家共识等规范化诊疗文件,中华医学会也组织各学科专家编写了《临床诊疗指南》与《临床操作技术规范》,所有这些努力都是为了保证患者接受治疗的一致性。大量研究资料证实,随着指南依从性提高,患者的临床预后都得到了明显的改善。然而当前管理者面临的困境是临床医生更多强调治疗措施的个体化,而弱化了诊疗措施的一致性。改善指南的依从性本身也是一项极具挑战性的工作,其本身已涉及医学之外的管理、心理学、人因工程、认知科学等学科,需要组织专门的团队投入大量的精力进行精心的规划实施方可成功。规范诊疗措施也是改进医疗质量,提高救治成功率的关键环节,因此这也需要医院管理者高度重视,从整个医疗系统着手,通过对系统的改造升级,使系统本身利于诊疗的规范化。

临床路径是规范诊疗措施的重要手段,选择实施临床路径管理病种的原则为:常见病、多发病;诊断治疗方案明确,技术成熟,疾病诊疗过程中变异较少。进入临床路径的患者要求诊断明确,没有严重的合并症,预期能够按临床路径设计流程和时间完成诊疗项目。同时规定进入临床路径的患者出现严重并发症需改变原治疗方案的,因合并症或检查发现其他疾病需转科治疗的,应当退出临床路径。从这些要求来看,重症患者进入临床路径例数较少,退出比例高。目前 ICU 中涉及的院内获得性肺炎、急性呼吸窘迫综合征等疾病都存在上述困难。

(三) 危重症患者救治质量管理与持续改善

对于全院患者来讲,重症患者救治质量的主要评价标准是住院病死率,美国医疗体系质量评价标准之一即为标化病死率(住院患者实际病死率与预估病死率之比),其他指标还包括心肺复苏率、复苏失败率、非计划转入 ICU 等指标。

而对于转入 ICU 的重症患者,其救治质量还包括 ICU 标化病死率、脓毒症集束化治疗措施执行率、院内感染(呼吸机相关性肺炎、中心静脉相关性血流感染、尿管相关性感染)发生率、48 小时再入 ICU

率、非计划拔管等质量指标。针对 ICU 常见的脏器支持措施如机械通气、肾脏替代治疗、营养支持、体外膜氧合等技术,以及危重患者分检、每日治疗目标、交接班、院内转运等诊疗常规也需要实施质量控制与改进。

改善重症患者救治质量必然依赖于对质量指标的严格监测与反馈,并讨论质量症结所在,提出改进措施,采用执行清单、团队建设、模拟训练等管理技能,认真贯彻执行,如此周而复始,方可实现救治质量的提升。

第四节　院内重症快速反应小组

大多数住院患者在病情恶化甚至心搏骤停入住 ICU 之前数小时即会出现生命体征紊乱,而院内非预期死亡的主要原因则为病情恶化识别与管理不当,其中最重要的即为未识别病情恶化及采取行动。因此医护人员有责任,也有机会在病情恶化前进行预防性干预,这些干预需要有专业的急救复苏技能的医护人员担任,还需要配备专用的医疗设备,也需要专业的培训与管理,要求团队快速反应,这一团队通常称为快速反应系统(rapid response team,RRT)。由于 ICU 医生长期关注普通病房患者病情恶化甚至心搏骤停前的一段时间内病情进展的原因并试图寻求对策,ICU 医务人员也成为到床旁评估病情、稳定生命体征、制订治疗方案,以及决定是否转入 ICU 治疗的第一人选,因此 RRT 主要由 ICU 来组建和运行,因此也称为院内重症快速反应小组(critical care RRT,CCRRT)。美国卫生政策改进研究所(IHI)将快速反应系统列为拯救十万生命运动的六大支柱措施之一,而美国医院认证联合委员会(JCI)也将快速反应体系作为美国国际患者安全目标之一。

院内重症快速反应小组通常由 ICU 医生领导,重症护士、呼吸治疗师、医疗辅助人员共同参与组成。院内重症快速反应小组需要为普通病房医务人员制订呼叫 RRT 的标准,目前多采用基于呼吸、循环、意识状态等生理学指标,已先后开发出单参数、多参数以及加权参数为基础的危重患者早期预警评分,且这些评分系统都能较好地提前预测患者心搏骤停及死亡。院内 RRT 团队应该提供 7 天 24 小时不间断服务,各级医务人员甚至患者家属都应该得到呼叫 RRT 的授权,一旦医务人员发现患者生命体征异常达到预设标准或只要担心患者状况,都可呼叫 RRT。医务人员呼叫 RRT 的同时应该通知病房主管医疗团队与RRT 共同救治患者,RRT 团队在救治过程中的基本职责是协助病房主管医疗团队而非接管负责患者的救治,除非 RRT 团队认为他们需要接管患者的救治。

加强教育培训是保证院内重症快速反应小组有效运行的首要条件。首先需要针对全院医务人员教育普及 RRT 的临床意义,旨在早期识别病情恶化风险,促使正确呼叫 RRT,信息技术的普及也将有助于降低医务人员判别与呼叫 RRT 的工作负担。RRT 团队的培训则主要是通过训练掌握体格检查及辅助设备识别危及生命的原因、快速实施挽救生命的治疗措施、以及对患者进行快速分检转送 ICU 的能力、培训技能包括重症患者初始快速评价、心肺复苏、气管插管、机械通气、重症超声等技能。

第五节　华西重症医学管理模式介绍

华西医院自 1992 年组建重症医学科以来,一直立足于建立全院危重症患者救治平台,目前已经发展成为具有全国领先水平的重症医学二级学科模式的特色专科,科室集中了全院的重症医学资源,充分实现了院内重症患者的集中救治,同时科室已先后建成重症综合、重症外科、重症神经、重症小儿、重症心脏外科、重症创伤、重症感染与呼吸等多个亚专科,实现了患者的救治细分(图 16-1)。

科室已经建成了完备的人才培训体系,包括住院医师培训、重症医学专科医师培训、初年主治医师培训、出国访学计划、重症专科护士培训、呼吸治疗师规范化培训等培训计划(图 16-2)。科室与呼吸治疗师、临床营养师、临床药师、康复治疗师等治疗团队深化合作,形成了真实可信的多学科协作救治机制。

科室同时拥有我国最为完备的呼吸治疗师团队,通过整合现有麻醉、急诊等科室的院内急救功能,已组建院内重症快速反应团队,建立了基于医院信息系统的院内重症高风险患者自动识别预警体系,在此基

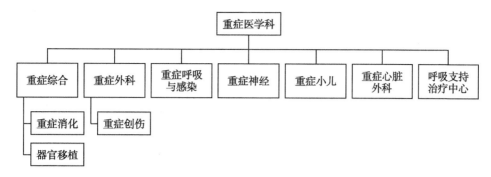

图 16-1 华西医院重症医学科科室架构与亚专科框架图

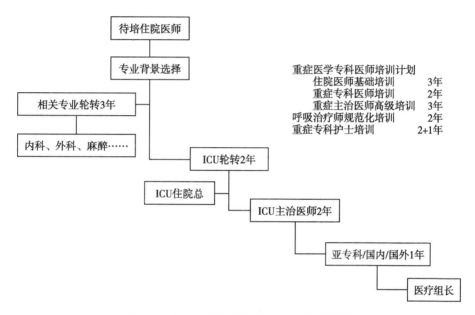

图 16-2 华西医院重症医学科人才培养模式图

础上实现重症患者脏器功能的主动监测与干预,建立的专业的危重患者转运小组,最终实现全院危重患者的有效监控与处置。

◉ 本章小结

对危重症患者进行规范化、系统化管理有利于患者得到及时、有效的救治,以合理医疗减轻患者经济负担。同时通过对重症医学科管理,保证危重症患者安全性、规范医疗行为、降低医院感染,使重症医学科真正成为救治危重症患者的安全场所,可以促进重症医学与其他学科共同进步,形成重症医学与其他学科相得益彰的发展局面。重症医学管理模式必将走向以多学科协作为基础的系统化、规范化管理的时代。

◉ 思考题

1. 危重症患者救治管理的主要内容是什么?
2. 保证医院院内重症快速反应小组有效运作的条件是什么?

（康 焰 王 波）

参考文献

［1］Du B,Xi X,Chen D,et al. Clinical review:critical care medicine in mainland China［J］. Crit Care,2010,14(1):206.

［2］王瑶,于凯江.抓住机遇,迎接挑战:中华医学会重症医学分会的责任与使命［J］.中华重症医学电子杂志,2015,1(1):13-15.

［3］王春耀,杜斌.中国的重症医学:专科抑或亚专科［J］.中华重症医学电子杂志,2015,1(1):149-151.

［4］Jones DA,DeVita MA,Bellomo R. Rapid-response teams［J］. N Engl J Med. 2011;365(2):139-46.

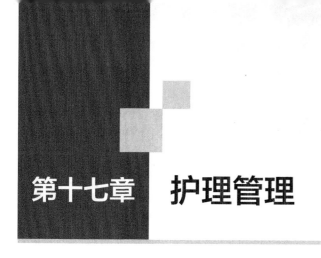

第十七章 护理管理

护理管理（nursing management）是指以提高护理质量和工作效率为主要目标的活动过程。世界卫生组织（WHO）定义的护理管理是为了提高人民的健康水平，系统地利用护士的潜在能力和其他相关人员、设备、环境和社会活动的过程。随着现代医院医疗管理的迅猛发展，护理管理也在大步前行，新的挑战和机遇扑面而来，新的管理理论和方法层出不穷。作为医院管理者，必须充分认识护理管理的特点和内容，并将其灵活应用于医院管理活动中，才能够更好地调动广大护理工作者的积极性，发挥其主观能动性，从而促进护理团队潜力挖掘，创新探索医院管理的流程、技术、服务等方面，为实现医院持续、健康、长远发展贡献力量。

第一节 护理管理特点和内容

一、护理管理的特点

（一）护理学的综合性与交叉性

1. **综合性** 护理学是以自然科学和社会科学理论为基础的一门综合性应用学科，包含了基础医学、临床医学、预防医学、康复医学以及管理学、经济学、社会学、美学、伦理学等，是一门以研究如何维护、促进、恢复人类健康，并为人们生老病死这一生命现象的全过程提供全面、系统、整体服务的一级学科。

护理管理学（nursing management science）是管理学在护理管理工作中的具体应用，是结合护理工作特点研究护理管理活动的普遍规律、基本原理与方法的一门科学。它既属于专业领域管理学，是卫生事业管理中的重要部分，也是现代护理学的分支学科。护理管理学以护理管理专业知识为主，如护理安全、护理质量、护士长执行力、护士长角色、团队建设、绩效考核、培训教学、护理信息管理、护理科研、个人职业发展等，同时涉及其他管理相关知识如人际沟通、时间管理、品管圈应用、法律法规、心理咨询、经济学、人文伦理、计算机使用等内容，是一门综合性应用学科。

2. **交叉性** 护理学交叉性是指由护理学科体系中的一门或一门以上的学科与一门或一门以上的其他学科在研究对象、原理、方法和技术等某些学科要素上跨越原有的学科界限，在一定范围内彼此相交、结合而形成的新的综合理论或系统知识。随着科学技术的发展，护理学科之间表现出既高度细化又高度融合的趋势，通过不同学科之间的交叉渗透占领学术制高点和不断发掘科研创新点，如一方面形成并发展了静疗专科、造口专科、糖尿病专科等高度分化的临床专科；另一方面实践并完善了护理信息学、护理心理学、护理经济学等不同学科交流融合的护理交叉学科。不仅有助于融合不同学科之间的范式，整合学科资源，应对医疗卫生问题的复杂化，提升护理学科的社会服务能力；还有助于打破不同学科之间的壁垒，丰富学科内涵，实现护理学科的可持续性发展，培养高素质复合型护理人才。

护理管理学综合运用多种学科的理论和方法，研究在现有医疗条件下，如何通过各学科交叉融合，合理的组织和配置人、财、物、时间、信息等因素，提高护理服务的水平。护理管理学的交叉性，有利于学科的宽度和深度发展，能够提高护理管理人员的综合素质，培养新时代所需的护理管理人才。

(二) 护理管理的二重性

专业的护理技术与科学的管理方法是提高护理质量的保障,两者相辅相成,缺一不可。不断革新的护理专业技术和方法让护理理念从"以疾病为中心"过渡到"以人为中心",不仅带来了护理学的历史性飞跃,同时创新和拓展了护理管理模式,最终提高了护理质量。因此,护理管理者必须具备相应的护理学专业技术。

护理管理是现代医院管理的重要组成部分,其管理水平也是医院管理水平的重要体现。在护理专业的历史发展进程中,无论是护理专业的创始人南丁格尔在克里米亚战争中通过环境管理有效降低患者的死亡率,还是近期某三甲大型医院因消毒隔离措施等过程管理环节缺失,导致 ICU 患者大面积感染甚至死亡的事件,都表明科学管理手段的应用及护理管理方法是发挥护理专业为人类健康服务的角色的重要基础。因此,护理专业是技术与管理的一个有机结合体。

(三) 护理管理的实践性

护理服务的对象是人,包括基础护理和专科护理等多个层面。护理管理作为护理服务的一个重要方面,也必须在护理工作实践中进行。在护理管理的过程中,其实践范畴包括:运用管理学的基本理论和方法,护理工作的诸要素,如人、财、物、时间、信息等进行科学的管理,并通过管理职能即计划、组织、协调、控制、人力资源管理等以确保护理服务的科学、正确、及时、安全和有效。

(四) 护理管理的广泛性

1. 护理管理内容广泛　护理管理涉及护理服务的每一个方面、每一个环节,管理的内容包括护理质量管理、组织管理、护理安全管理、护理运营管理、护理人力资源管理、护理教学管理等多个方面。

2. 护理管理所涉及的人员广泛　护理管理包括管理者以及各层级护理人员、护生、相关专业医护人员的管理。护理管理者要与医师、医技、后勤、行政管理等部门以及患者、家属、单位等多方面发生联系,形成以患者为中心、以护理工作为主体的工作关系,因此协调好这些关系是护理管理的重要内容。

在新的医疗形式和医改政策下,护理管理的职能还在不断拓展延伸。护理管理者有义务向各级管理部门提供最真实的临床数据和事实,参与到医疗改革的建设中,以帮助制订更加利于人民健康的政策和规范。因此,参政议政也是护理管理广泛性的重要体现。

(五) 现代护理管理发展特点

1. 管理创新(management innovation)　管理创新是指企业把新的管理要素(如新的管理方法、新的管理手段、新的管理模式等)或要素组合引入企业管理系统以更有效地实现组织目标的创新活动。在知识经济高速发展的今天,管理创新已成为医院发展的核心竞争力。如何在工作中制订切实可行的步骤改善流程、如何寻求新的方法提高服务质量、如何在员工工作范畴内进行创新活动、如何鼓励团队在日常工作中寻找创新等问题已经成为现代护理管理内容的重中之重。

护理管理者应从"大处着想,小处着手"出发,从护理管理理念、管理机制、流程、内容、方法等几个方面进行工作创新,及时找出存在问题,提出整改措施,提高管理及服务水平。在创新项目的实际开展过程中,要求护理管理者及项目负责人能采用多部门商讨,多学科交叉,多手段并用,多角度管理,多环节监控,多渠道推动,甚至多中心合作等综合管理模式,找到临床护理与护理创新项目管理的切入点,用有效的判断方法,确定创新的可行性,平衡风险和机会,逐步实现护理服务创新的长久化。

2. 精细化管理(delicacy management)　精细化管理是一种理念,一种文化。它是社会分工精细化、服务质量精细化对现代管理的必然要求。现代管理学认为,科学化管理有三个层次:第一个层次是规范化,第二层次是精细化,第三个层次是个性化。精细化管理也是近年来临床上积极探索的护理管理模式,其主题为"关爱患者、关爱生命",强调"以患者为中心"。精细化护理管理要求护士在护理过程中,充分关注每一项护理细节,具备预见能力,杜绝熟视无睹的危险,消除管理中的死角,及时控制和采取措施,及时发现护理工作中的细节问题,从细节上下工夫,提高护理质量;深入患者,真正了解患者的需要,为患者解决困难,从细节服务上下工夫,从细节上体现护理真情。最终能有效克服传统护理的经验性和盲目性,促使护理人员积极转变护理理念,从被动护理转变为主动护理,改善服务质量,为患者提供全面化、细节化、优质化的护理服务。

3. 信息技术一体化　护理信息系统(nursing information system,NIS)是指一个由护士和计算机组成,能对护理管理和临床业务技术信息进行收集、存储和处理的系统,是医院信息系统的重要组成部分。包括临床护理信息系统和护理管理信息系统。

护理管理信息系统是医院护理信息系统的重要组成部分,其主要任务是实现对护理活动的规范化、科学化以及现代化管理,运用数据来实现对护理活动过程中的全对象、全过程、全方位的管理,其信息主要来源于临床护理信息系统、医院人力系统、财务系统、物资管理系统及医院其他业务管理信息系统。护理管理者利用信息技术手段,及时动态地掌控护理过程中所涉及的所有人、财、物、业务等信息流,利用数据对护理信息资源进行整合和优化配置,辅助临床护理决策,降低护理管理成本,提升护理质量。

随着健康中国上升为国家战略,"健康中国"的蓝图愈加清晰,"互联网+医疗"模式逐步打开。"互联网+医疗"(internet + medicalcare)是互联网在医疗行业的新应用,其包括了以互联网为载体和技术手段的健康教育、医疗信息查询、电子健康档案、疾病风险评估、在线疾病咨询、电子处方、远程会诊、远程治疗和康复等多种形式的健康医疗服务模式。互联网医疗代表了医疗行业新的发展方向,有利于解决中国医疗资源不平衡和人们日益增加的健康医疗需求之间的矛盾,是国家卫生健康委员会积极引导和支持的医疗发展模式。这对护理管理人员的管理能力提出了更高的要求。医院护理管理信息系统正在不断完善和普及,护理管理也逐步向数据化、精细化管理的方向迈进,加快护理管理信息化建设步伐是护理行业发展的必然趋势。

4. 柔性管理(soft management) 柔性管理是一种"以人为中心"的人性化管理模式,它是在研究人的心理和行为规律的基础上,采用非强制性方式,在员工心目中产生一种潜在说服力,从而把组织意志变为个人的自觉行动。柔性管理从本质上说是一种对"稳定和变化"进行管理的新方略。柔性管理的最大特点主要在于不是依靠权力影响力,而是依赖于员工的心理过程,依赖于每个员工内心深处激发的主动性、内在潜力和创造精神,因此具有明显的内在驱动性,柔性管理是面向未来护理管理发展趋势。

5. 分级诊疗制度下的护理管理 "分级诊疗和双向转诊"医疗制度引导了患者合理分流,形成小病、慢性病在社区医院就诊,大病、疑难、危重症患者在城市医院或区域医疗中心诊疗的分布格局,逐步建立起"基层首诊,双向转诊,急慢分治,上下联动"的医疗服务模式。这一新模式使各医疗机构收治疾病种类以及疾病严重程度等局面发生改变,相应的对护理需求亦发生改变,护理管理者面临着新的局面和挑战。大型综合性医院护理以收治疑难、急、危、重症患者为主,开展高、精、尖技术的医疗服务,各科室专业、亚专业的发展日益细化和壮大,因此对重症监护、急诊急救和专科护理需求增加;相反,收治常见病、多发病、慢性病的科室将逐渐萎缩,这些专业的护理岗位将逐渐减少,出现护理人员培训转岗现象。与此同时,社区基层医院护理需求增加,医护人员严重缺编,基层医院资源和服务能力不足,如何提高基层护理人员的业务技能,以满足患者优质护理的需求,是护理管理者亟待解决的问题,这也是双向转诊顺利实施的基本保证。分级诊疗后,护理管理应从加强岗位培训、能力提升培训的投入、绩效考核、设备和人员配置等工作入手,避免问题出现后被动管理,制约分级诊疗的进展,制约护理学的发展。

6. 变革管理(change management) 当组织成长迟缓,内部不良问题产生,无法适应经营环境的变化时,管理者必须做出组织变革策略,将内部层级、工作流程以及文化进行必要的调整与改善管理,以达到顺利转型。近几年护理在变革管理中进行了诸多转变,如从重视工作、操作实施过程管理向不同层次、多元化管理转变,从一维分散管理向系统管理转变,从重视硬件管理向重视软件信息管理转变,从经验决策向科学决策转变,从短期行为目标向长期目标转变,从守业管理向创新管理转变,从重视监督管理向重视激励因素转变,管理人才从技术型的"硬专家"向"软专家"转变等。以上转变促成新的医疗、护理格局,有助于护理专业迎接新的机遇和挑战。变革管理的模式是动态的,它包括 PDCA 模式、BPR 模式和价值链模式。其中 PDCA 模式是一种循环模式,它包括四个循环往复的过程,即计划(plan)、执行(do)、检查(check)、行动(action),目前 PDCA 循环是护理质量管理最基本的方法,已经广泛应用于医疗和护理领域的各项工作中。

二、护理管理的主要内容

(一) 护理管理理念与原理

护理管理是医院管理的重要组成部分,也是最基础和最贴近临床实践的管理行为。科学的护理管理理念对实现医院发展目标具有重要意义。无论是以泰勒的"科学管理理论"、法约尔的"管理过程理论"和韦伯的"行政组织理论"为代表的"古典管理科学理论",还是以"人际关系学说""人类需要层次理论"和"人性管理理论"为代表的"行为科学理论",到以"管理过程学派""系统管理学派""决策理论学派""管理科学学派"为代表的现代管理理论,都给护理管理者提供了诸多指引和经验参考。在现代医院的护理管理过程中,基于"系统原理""人本原理""动态原理""效益原理",护理管理者合理联合运用多种管理理论,以实现护理管理的最终目标,促进医院发展。

(二) 护理管理对象

护理管理对象既遵循管理学的基本原则,也具有其管理的特殊性。护理管理者只有在明确管理对象的前提下,才能够科学运用管理技巧,发挥其管理职能。

1. **人**　人是管理的最主要因素,是管理的核心。传统人的管理包括人员的选择、聘任、培养、考核、晋升,现在延伸到人力资源的开发和利用。对于护理管理者而言,管理对象"人"不仅仅是护士,还包括相关专业从业者和患者及其家属。护理管理需要创造护士以及相关专业从业者之间的友好、融洽相处的氛围,这是促进团队合作和护理发展的重要保障。患者及其家属是管理对象"人"的其他重要组成,有效的管理措施和行为,能够有效提高临床护理行为的安全性,促进患者康复。

2. **财**　财的管理是指对资金的分配和使用,以保证有限的资金产生最大的效益。财的管理应遵守的原则是开源、节流、注重投资效益。护理管理的"财"还包括对患者费用的有效管理,要确保患者费用的准确,避免因费用管理而产生的纠纷隐患,影响医患、护患和谐。

3. **物**　物是指设备、材料、仪器、能源等。物的管理应遵循的原则是保证供应、合理配置、物尽其用、检验维修、监督使用、资源共享。护理管理中的"物"还包括药品、各种医疗护理用品等,需要重视对各种医疗用品有效期、安全性、测量仪器准确性等的管理,从而保障患者安全。

4. **时间**　时间是最珍贵的资源,它没有弹性,没有替代品。管理者要充分利用好组织系统的时间和自己的时间。在护理管理过程中,有效的"时间"管理不仅仅体现在个人工作统筹安排上,更多地体现在对护理排班模式探讨、护理工作流程再造、护理方法革新和改进等方面,从而提高对时间的有效利用。

5. **信息**　信息是管理活动的媒介。信息的管理包括广泛地收集信息,精确地加工和提取信息,快速准确地传递信息,利用和开发信息。信息管理在护理管理中具有显著的特殊性,即患者信息的隐私保护。基于伦理学的基本法则,患者信息务必处于严密保护中,护理管理作为医院管理的基本单元和一线执行者,具有重要的责任。

(三) 护理管理职能

管理的五大职能由管理学家法约尔提出,主要是指计划、组织、指挥、协调和控制,而对于护理管理而言,作为医院最基本的管理单元,将从计划、组织、协调、控制、人力资源管理进行分析。

1. **计划(planning)**　计划是指护理管理者在没有采取行动之前可采用或可实施的方案。计划帮助护理管理者明确待解决的问题或实现已定的工作目标,何时去做、由谁去做、做什么、如何去做等问题。一个好的计划,应具有统一性、连续性、灵活性、精确性等特征。计划有不同的分类体系和方法:根据时间可分为长期计划、中期计划、短期计划;根据内容分为全面计划、单项计划;根据表现形式分为任务计划、目标计划,根据约束力程度分为指令性计划、指导性计划等。在护理管理活动中,护理管理者应根据不同的计划类型,选择适宜的制订计划的方法,包括滚动计划法、关键路径法、组合网络法、线性规划法等,以实现组织管理目标。

目标管理(management by objectives,MBO)亦称"成果管理"。是以目标为导向,以人为中心,以成果为标准,使组织和个人取得最佳业绩的现代管理方法。管理者在组织员工共同的积极参与下,制订具体的、可行的、能够客观衡量效果的工作目标,并在工作中实行"自我控制",自下而上地保证目标实现,并以共同制订的目标为依据进行检查和评价目标达成情况的管理办法。目标管理与传统管理模式不同,注重人的因素,是参与的、民主的、自我控制的管理制度,是把个人需求与组织目标结合起来的管理制度。在临床工作中,护理管理者应通过集思广益制订护理目标,将目标分解,权力下放,在实施目标管理的过程中,制订绩效考核制度和措施,通过检查、考核、反馈信息,加强对各层级护士目标达成的程度定期评价,并在反馈中强调自查自纠,促进护士更好地发挥自身作用,提高控制目标实现的能力,最终共同努力达成总目标。

项目管理(project management)是通过项目相关人的合作,把各种资源应用到项目中,实现项目目标并满足项目相关人的需求。项目管理是对一些成功地达成一系列目标的相关活动的整体检测和管控。包括项目的提出和选择、项目的确定和启动、项目的计划和制订、项目的执行和实施以及项目的追踪和控制等五个阶段,项目管理是一个较新的管理模式,为临床护理管理者提供了全新的思路和管理工具,在运用中应重点关注和把握关键问题和要点,以确保实现项目目标。

2. 组织(organizing)　管理学角度而言,组织有两层含义:一方面,组织为一种机构形式;另一方面,组织则作为一种活动过程。在护理管理职能阐述中,组织将作为一种活动过程而讨论,它指建立工作机构或框架,规定并明确职权范围和工作关系,并组织必要的资源力量去执行既定的计划,以实现管理目标而采取行动的全过程。组织应遵循统一指挥、能级对应、职权匹配、分工协作等基本原则。医院护理管理过程中,根据任务或计划类型建立组织框架,如三级护理管理体系(护理部 - 科护士长 - 护士长),并明确各层级人员的职责,然后基于明确、具体、可操作、可考核的原则分解管理目标,最后根据需要调用包括人力、财力、物力等各方资源合理分配和利用以实现医院发展目标。组织文化的建立是组织行为中的重要部分。组织文化对护理团队的发展具有重要意义,护理管理者应根据组织发展需要,制订适合的组织文化,以达到激励下属共同努力实力组织目标和愿景的目的。

从20世纪90年代末开始,我国学者已经着手对医院管理流程进行研究,尝试医院流程再造(hospital process reengineering,HPR)。近年来护理管理者也开始将流程再造应用于各种护理领域,在现代医院管理工作中,对护理流程进行优化,根据医疗市场和患者需求,重新整合护理服务资源,从患者、竞争、市场变化的顺应性上对服务流程、组织管理经营、文化等进行彻底变革,以达到优化护理工作流程、改善护理服务效果、效能和效益,使护理服务增值最佳化。具体来说护理流程再造(nurse process reengineering,NPR)是对原有护理工作流程的薄弱、隐患、不切合实际的环节业务进行流程再造,对不完善的工作流程实施重建;通过对原工作环节进行整合、重组、删减等,形成以提高整体护理效益、减少医疗意外为核心的护理过程。护理流程再造包括护理业务流程的优化、组织结构的调整、人力资源的重新配置和整合资源,遵循"规范 - 创新 - 再规范 - 再创新"的管理思路,用"扬弃"的观点,不断审核各自专业的工作护理流程再造,支撑着医院核心竞争力,改变护理管理者的观念,改进护理人员整体服务意识,提高护理工作效率,提升患者满意度,降低成本从而推动医院发展。实施护理流程再造是医院管理创新的具体体现,是对组织的资源进行有效整合以达成组织既定目标与责任的动态性创造活动。

3. 协调(coordinating)　协调是护理管理者为有效实现组织既定目标,将各项管理活动进行调节,使之统一,保证各部门、各科室、各环节之间配合默契。协调的本质就是让事情和行动都有合适的比例,方法适应目的。有效协调的组织的特征包括每个部门都与其他部门保持一致、各部门都了解并理解自身的任务、各部门的计划可随情况而动态调整。协调按照执行范围可分为组织内部协调和组织外部协调,按照执行方向可分为平面协调、对下协调、对上协调,按照组织性质可分为正式组织协调和非正式组织协调,按照执行对象和内容可分为人际关系协调、资源协调、利益协调和环境协调。

护理管理者在协调各类事务的过程中,应遵循内部与外部的医护技患管全员参与、成员相互尊重、成员直接接触、正式并有效处理冲突、原则性与灵活性相结合、准确定位与心理调适等原则,以实现组织管理目标。建立相互信任的基础,增进信任感和亲切感,在管理中统一思想、认清目标、体会各自的责任和义务,柔性化管理,营造和谐的工作氛围。

在互联网信息技术高速普及的今天,如何协调信息平台下的医患沟通与冲突已成为护理管理者不可回避的问题。社交网络的出现为医患双方交流提供了一种全新的沟通渠道。广为人知的社交网络如Facebook、Twitter、微信、微博、QQ等,这些信息沟通平台一方面可以发挥巨大优势,但同时也存在一些劣势。网络的开放性和法律约束的缺失,网络信息的发布虽及时但却难以避免片面性和随意性。有些事件未经证实就被网络媒体或网友发布在社交平台上,尤其是一些关于医患关系的不实报道,一经发布,很快会被网友转载跟帖,激起大众的负面情绪。这种对医患关系负面的舆论导向与评价在潜移默化中会给大众留下负面印象,不利于医患关系的缓和。由于医学是一门专业性很强的学科,没有充分的理论知识,很难了解一个疾病的病情发展以及治疗方法,所以患者往往处于信息不对称的被动地位,医患信息不对称也会影响医患沟通效果,进而影响医患关系。作为护理管理者,应顺应时代发展,重视网络信息平台的学习运用及搭建,加强与病患及家属的有效信息沟通,及时消除误解、缓和矛盾。同时也可以充分发挥社交网络的优势,通过网络平台构建新型医患交流和信息传播渠道,提升医患沟通效果,普及医学知识,有助于医患关系的和谐发展。

4. 控制(control) 控制是护理管理者按照计划标准衡量、检查实施工作是否与既定计划要求和标准相符,而采取的必要的纠正行动,以确保计划目标的实现。控制的对象可以是人,也可以是活动本身。护理管理活动涉及医院运行的各个方面,因此控制方法也有多种可运用。包括护理管理者在计划实施前,对将要实施过程中出现的各种可能风险、偏差进行纠正行动,以保证计划目标的实现的预先控制,即前馈控制;护理管理者到护理活动中指挥工作进行的现场控制,即同步控制;以及护理管理者根据结果与计划标准进行比较、分析,总结经验或失误的原因,指导下一步工作的结果控制,即反馈控制。

预算控制(budgetary control)是组织中使用最为广泛和有效的控制手段,它通过制订各项工作的财务支持标准,对照该定量标准进行比较和衡量,并纠正偏差,以确保经营财务目标的实现。预算控制的优点表现在:能够把整个组织内所有部门的活动用可以考核的数量化方式表现出来,非常方便衡量、检查、考核和评价;能够帮助管理者对组织的各项活动进行统筹安排,有效的协调各种资源。但过多地根据预算数字来苛求计划会导致控制缺乏灵活性,过多的费用支出预算,可能会让管理者失去管理部门所有自由,有可能造成管理者仅忙于编制、分析,忽视非量化的信息。

成本控制(cost control)是根据一定时期预先建立的成本管理目标,由成本控制主体在其职权范围内,在生产耗费发生以前和成本控制过程中,对各种影响成本的因素和条件采取的一系列预防和调节措施,以保证成本管理目标实现的管理行为。护理成本控制是指按照既定的成本目标,对构成护理成本的一切耗费进行严格的计算、考核和监督,及时揭示偏差,并采取有效措施,纠正偏差,使成本被限制在预订的目标范围之内的管理行为。我国护理成本核算组织管理体系、内容和核算方法都有待完善,目前缺乏合理的护理价格和收费标准,使护理服务价值难以得到真正的体现,从而影响人力资源配置。

护理质量管理(management of nursing quality)是护理管理的核心,也是护理管理的重要职能和永恒的主题。其按照护理质量形成的过程和规律,对构成护理质量的各要素进行计划、组织、协调和控制,以保证护理工作达到规定的标准和满足服务对象需要的活动过程。常用的护理质量管理方法有 PDCA 循环、品管圈、追踪法、六西格玛和临床路径等。

5. 人力资源管理(human resources management) 人力资源管理是指管理者根据组织内部的人力资源供需状况所进行的人员选择、培训、使用、评价的活动过程,目的是保证组织任务的顺利完成。护理人力资源管理是通过选聘、培训、考评、激励、提升等多种管理措施,对护理人员和相应的事件进行合理安排,以达到调动护士积极性,使其个人潜能得以发挥到最大限度,减低护理人员人力成本,提高组织工作效率,从而实现组织目标的工作过程。护理人力资源管理的目的是建立科学、具有识别筛选功能的护士招聘和选留体系,促进护理人力资源的开发,为医院的持续、健康发展提供动力。在护理人力资源管理过程中,应遵循职务要求明确、责权利一致、公平竞争、用人之长、系统管理等基本原则。

变革、引领、创新是当今世界的三大强音,随着我国经济水平的提高和社会发展的进步,人民健康已上升至战略地位。现代护理管理的内涵还在不断拓展。本章还将详细介绍现代护理管理的发展与面临的挑战、现代医院护理人力资源管理、现代医院的病房与护理单元的管理以及现代医院护理工作模式与管理等内容。管理者需要科学地学习并应用在科室整体运作中,保证护理质量安全,在完成临床护理工作的同时还应承担培训及引领协助团队开展科研工作,使护理管理内涵深度与广度不断得到延伸。

护理管理队伍决定着整个护理专业的前途。护理改革任重而道远。在机遇与挑战面前,我们要敢于变革,善于引领,勤于创新,齐心协力,团结一心,使我国的护理事业再攀新的高峰。

第二节 护理管理发展与面临的挑战

一、护理的各个历史阶段与护理的发展概况

（一）西方护理学的发展及形成过程

1. 古代护理

（1）公元前后的护理：自从有了人类便有了护理活动，在古代，人们以自我保护式、互助式、经验式、家庭式等爱抚手段与疾病和死亡作斗争，并无科学根据，医、药、护不分，这种情况持续了数千年。当时的护理记录主要存在于一些文明古国对医疗及护理发展的记录。在埃及，一名叫查脱的医生，提出了王室尸体的埋葬法即木乃伊制作。受此影响，当时的埃及人已经能够应用各种草药、动物及矿物质制成丸、膏等制剂来治疗疾病，同时也具备了伤口包扎、止血、催吐、灌肠等护理技术。在希腊，医学之父希波克拉底破除了宗教迷信，将医学引入科学发展的轨道，他创造了"体液学说"，并教会了人们应用冷热泥等敷法。公元前1600年，古印度《吠陀经》即载有内科、外科、妇产科、小儿科等疾病的治疗与护理。

（2）公元初期的护理（公元1-500年）：公元初年，基督教兴起后逐渐开始了教会对医护一千多年的影响，这个时期主要是以基督教会的宗教意识来安排及组织护理活动。主要从事护理工作的修女没有接受过正规的护理训练，是出于宗教的博爱、济世宗旨认真护理服务对象。当时，在基督教会的赞助下建立了许多医院、救济院、孤儿院、老人院等慈善机构。公元400年，基督教会组织修女建立了护理团体，从事护理工作，随后又有一些护理团体成立，使护理组织化、社会化。

（3）中世纪：中世纪的护理发展主要以宗教与战争为主题。当时的护理工作环境分为一般医疗机构和以修道院为中心的教会式医疗机构两种。教会式医疗机构遵循一定的护理原则，按照服务对象的病情轻重，将服务对象安排在不同的病房。中世纪后期，护理除重视医疗环境的改善外，还重视护理人员的训练、护理技术的发展、在岗教育、对服务对象的关怀、工作划分等，但护理培训和实践很不正规。

（4）文艺复兴时期：文艺复兴时期，医学领域有了长足的进步与发展，比利时医生维萨留斯（Vasalius）写了第一部人体解剖学书，英国的威廉哈维（William Harvey）发现了血液循环的原理。相比而言，护理工作仍然停留在中世纪状态，由于护理教育缺乏、宗教改革及工业革命的影响，护理事业落入了长达200年的黑暗时期。直到1576年，法国天主教神父圣.文森保罗（St.Vincent De Paul）在巴黎成立慈善姊妹会，使得护理逐渐摆脱教会的束缚，成为一种独立的职业。

2. 现代护理学的发展历程
19世纪后期，欧洲相继开设了一些护士训练班，护理的质量和地位有了一定的提高。1836年，德国牧师西奥多.弗里德尔（Fliendner）在斯瓦茨建立了世界上第一个较为正规的护士训练班。但现代护理学的发展主要是从南丁格尔时代开始的。

（1）南丁格尔时期：南丁格尔对护理发展的贡献主要体现为：

1）明确了护理学的概念和护士的任务，提出了公共卫生的护理思想，重视服务对象的生理及心理护理，为护理向正规的科学化方向发展提供了基础。

2）著书立说，分别写了"医院札记（notes on hospital）"及"护理札记（notes on nursing）"阐述其基本护理思想。

3）致力于创办护士学校，将护理作为一门科学的职业，采用了新的教育体制与方法，为正规的护理教育奠定了基础。

4）创立一整套护理制度，采用系统化的管理方式，在设立医院时先确定相应的政策，要求每个医院必须设立护理部，并由护理部主任来管理护理工作。

5）其他方面：强调了护理伦理及人道主义护理观念，要求平等对待每位护理对象，不分信仰、种族、贫富。

（2）现代护理的形成与发展：19世纪后，现代护理由职业向专业发展，主要表现为：

1）建立完善的护理教育体制：以美国为例，1901年约翰霍普金斯大学开设了专门的护理课程。1924

年耶鲁大学首先成立护理学院,学生毕业后取得护理学士学位,并于 1929 年开设硕士学位。1964 年加州大学旧金山分校开设了第一个护理博士学位课程。1965 年美国护士协会提出凡是专业护士都应该有学士学位。

2) 护理向专业化方向发展:主要表现在护理理论的研究与探讨,对护理科研的重视与投入以及各种专业护理团体的形成。

3) 护理管理体制的建立:世界各国相继应用南丁格尔的护理管理模式,并将管理学的原理与技巧应用到护理管理中,强调护理管理中的人性管理,同时指出护理管理的核心是质量管理。

4) 临床护理分科:从 1841 年开始,随着科技的发展及现代治疗手段的进一步提高,护理专业化趋势越发明显,要求也越来越高。在美国,除了传统的内、外、妇、儿、急症等分科外,还有重症监护、职业病、社区及家庭等不同的护理分科。

(二) 中国护理的发展概况

1. 中国古代护理的产生及发展　中国传统医学的特点是将人看成一个整体,有自己独特的理论体系及治疗方法,医、护、药不分,强调护理及修养的重要性。在中国古代医学书籍中记载了许多护理知识及技术。如《黄帝内经》中提到疾病与饮食调节,心理因素、环境和气候改变的关系,并谈到了要扶正祛邪,即加强自身的抵抗力以防御疾病,同时也提出了"圣人不治已病而治未病"的预防观点。孙思邈《备急千金要方》中提出了凡衣服、巾、枕等不与别人通用的预防观点,并创造了以葱尖去叶,插入尿道的导尿疗法。当时的这些医学观点都没有将护理单独提出。

2. 中国近代护理

(1) 西方护理的传入及影响(1840—1919 年):1840 年以后,西方医学与护理学借助数量可观的传教士、医生及护士以前所未有的势头传入我国。当时的医院环境、护士教材、护理操作技术规程、护士的培训方法都承袭西方的观点和习惯,形成了欧美式的中国护理专业。1835 年广东建立了第一所西医医院,两年后以短期训练班的方法培养护士。1884 年,美国第一位来华护士兼传教士麦克尼奇(Mckechnie EM)在上海妇孺医院率先开办护士训练班。1888 年,美国护士约翰逊女士(Johnson)在福州开办了中国第一所护士学校,开始了较为正规的中国近代护理教育。1912 年,中国护士会在牯岭召开的第三次会议决定,统一中国护士学校的课程,规定全国护士统一考试时间并订立章程,同时成立护士教育委员会,促使我国近代护理向初步规范化迈出了开创性的一步。

(2) 中国近代护理的发展(1920—1949 年):1920 年,北平协和医学院与燕京大学、金陵女子文理学院、东吴大学、岭南大学、齐鲁大学等五所大学合办了高等护士专科学校,成为我国第一所培养高等护理人才的学校。1933 年政府开办的中央护士学校成立。1936 年,教育部成立医学教育委员会,内设医、药、护、牙、助产及卫生等专门委员会,该委员会制订了护理教育课程设置标准、教材大纲等,并要求全国护士学校向教育部办理相关的登记手续。革命战争期间,许多医疗护理工作者满怀激情奔赴革命根据地,护理工作受到党中央的重视和关怀。1931 年底在江西汀州开办了中央红色护士学校。1933 年前后在延安开办了中央医院、和平医院、边区医院,这些医院造就了大批护理工作者。1941 年延安成立了"中华护士学会延安分会"。到 1949 年全国共建立护士学校 183 所,有护士 3 万多人。

3. 中国现代护理(1949 年一至今)

(1) 护理教育:1950 年在北京召开了全国第一届卫生工作会议,护理教育被列为中等专业教育之一,并纳入正规教育系统。招生对象为初中毕业生,同时停办高等护理教育。1966—1976 年期间,护理教育形成断层,全国几乎所有的护士学校全部停办、或解散或被迁往边远地区,校舍及各种仪器设备遭到破坏,护理教育基本停滞。1977 年,恢复高等院校招生,各医学院校纷纷创办起了护理大专教育。

1983 年天津医学院率先在国内开设五年制本科护理专业,学生毕业后获得学士学位。1984 年,原国家教育委员会和卫生部联合召开高等护理专业教育座谈会,明确了高等护理教育的地位和作用,恢复了高等护理教育。1992 年北京医科大学、1993 年第二军医大学护理系被批准为护理硕士学位授予点。2003 年第二军医大学护理系以二级学科独立申报护理博士点,开始培养护理博士生。近 20 多年来,护理教育有了长足的进步与发展,教育层次不断提高,规模不断扩大。截至 2006 年,全国开展护理本科教育的院校有 190 余所;2008 年底开展护理硕士教育院校有 60 余所;2007 年博士教育办学点 4 所,目前已超过 20 所。我国已形成了多层次、多渠道的护理学历教育体系。

(2)岗位教育及继续教育:自 1979 年始,各医疗单位陆续对护士进行了岗位教育,教育手段主要采用邀请国内外护理专家讲课,选派护理骨干到国内先进的医院进修学习,及组织编写有关材料供广大护理人员学习等。

自 1987 年始,国家教育委员会、国家科学技术委员会、国家经济委员会、国家劳动人事部、财政部及中国科学技术学会联合发布了《关于开展大学后继续教育的暂行规定》。以后国家人事部又颁发了相应的文件,规定了继续教育的要求。1996 年,卫生部继续医学教育委员会正式成立。1997 年,卫生部继续教育委员会护理学组成立,标志着我国的护理学继续教育正式纳入国家规范化的管理。1997 年,中华护理学会在无锡召开了继续教育座谈会,制订了护理继续教育的规章制度及学分授予办法,使护理继续教育更加制度化、规范化、标准化。

(3)临床护理工作方面:自 1950 年以来,我国临床护理工作一直受传统医学模式的影响,实行的是以疾病为中心的护理服务。护理人员主要在医院从事护理工作,医护分工明确,护士为医生的助手,处于从属的地位,临床护理规范是以疾病的诊断及治疗为中心而制订的。1979 年以后,由于加强了国内外的学术交流,加上医学模式的转变,护理人员积极探讨以人的健康为中心的整体护理。同时护理的范围也不断扩大,护理人员开始在社区及其他的卫生机构开展护理服务。

(4)国内外学术交流及其他方面:随着改革开放的不断深入,美国、加拿大、澳大利亚、日本、泰国、新加坡等国家的护理专家纷纷来华讲学或进行学术交流。各高等院校的护理系或学院也加强了与国外护理界的学术交流及访问,国家及各地每年选定一定数量的护理人员去国外进修或攻读学位。这些国际交流缩短了我国护理与国外护理之间的差距,提高了我国的护理教育水平及护理质量。

二、医院护理管理的发展

(一)鸦片战争至新中国成立前我国医院护理管理的发展

中国第一所护士学校成立后,教会创办的教会医院里开始有了专门的护士,护理管理也随着护理事业一起进入了现代化进程。1909 年,7 名外国护士和 2 名中国医生筹建了"中国中部看护联合会"随后更名为"中国看护组织联合会",这便是中国护理协会的雏形。1914 年中华护士会第一次全国代表大会在上海召开,从此它成为护理行业的组织者和领导者,在护理发展史上发挥了巨大作用,其历史贡献主要表现为:第一,建立了护校注册制度;第二,成立了教育委员会统管护士统一考试;第三,加入了国际护士会;第四,指导组建了全国各地护士分会;第五,出版了护士专业期刊和书籍。

(二)1949—1986 年我国医院护理管理的发展

新中国成立初期,护理管理工作得到了一定发展,我国护理工作者根据患者病情将患者分为轻、重、危三种情况并提出了与病情相适应的护理方案,形成了早期的分级护理思想。20 世纪 50 年代学习苏联,医院实行科主任负责制,取消护理部,把护理工作置于从属地位,削弱了护理工作的领导,护理工作减速发展。六十年代初期总结了经验教训,恢复了护理部,加强了领导和管理。到 1965 年,我国护理管理体系自上而下为:中央卫生部医政处,省卫生厅医政处,县、市卫生科(局)。由此,护理行政管理机构初步理顺,加强了对护理工作的领导,为护理工作的全面发展奠定了良好的基础。

1966 年至 1976 年,护理部被彻底取消,护士长地位降低,护理工作几乎无人过问,护理工作质量下降,中国护理事业进入无序状态及历史低谷时期。1978 年重新恢复护理部,1979 年原卫生部颁发《卫生技术人员职称及晋升条例(试行)》,明确了护士的技术职称级别。1983 年中华护理学会和各省、自治区、直辖市的护理学会相继恢复。1985 年成立全国护理中心,1986 年第一次全国护理工作会议召开,制定了《关于护理队伍建设的五年规划(1986 年—1990 年)》并决定在医政司内成立护理处,护理管理工作开始走向正轨。

(三)1987—2005 年我国医院护理管理的发展

1985 年我国正式启动医疗卫生改革,医疗机构根据医疗任务需求,自行设置业务科室和人员数量,公开招聘,择优聘用,护理人员可以自由择业。这导致了公立医院对护理人员准入制度控制不严也不注重护理人才的后续培养,同时还产生优秀护理人员集中在个别待遇好的医疗机构中,无法开出高薪的、基层偏远地区的公立医院招不到优秀的护理人员的结构性问题。1993年国家卫生部颁发了新中国成立以来第一个关于护士的执业和注册的部长令与《中华人民共和国护士管理办法(草案)》,对我国护理管理作出了进一步规范。

(四) 2005 年一至今我国医院护理管理的发展

2005年医疗改革逐渐从市场主导回归到政府主导的道路上来,公立医院逐渐回归到公益性质上来。这一定程度上加强了对我国护理发展的管理与规范。2005年起,我国每五年制定全国护理事业发展规划,2008年1月全国人大通过《护士条例》首次从法律层面明确提出维护护士的合法权益,我国护理事业在国家政策的引导下进入了快速发展的轨道。

三、护理管理面临的挑战

(一) 国内外护理管理的比较

1. 管理者的教育层次 发达国家的护理管理者均具有较高的护理教育层次,在护理专业基础上,进一步接受管理课程的教育,分别达到管理学硕士、博士学位,各种不同的职位均有其相应的最低管理学位。我国的护理管理者的教育层次偏低,且大多数没经过专业的管理课程培训。这是阻碍我们护理管理水平提高的一大因素。近些年来已引起了卫生管理部门的重视,并逐渐有了管理课程教育及学位教育。

2. 护理管理者的管理地位 发达国家的护理管理者地位真正体现了护理学科的独立性。有些国家的医院的最高护理领导为护理院院长,医院内设有护理副院长,她(他)们直接参与医院整个行政管理的决策管理,具有相应的经济、物资和人事权。各级护士长也相应具有本部门的经济、物资和招聘、解聘权力,除了直接的上司外,极少有其他人员干预,真正做到了有职有权,并在总的原则基础上能充分发挥每个管理者自己的创造性和自主性,极少强求统一。另外,护理管理体系均属垂直领导,并直接向院长负责。

我国正规的护理管理体系起步较晚,而且没有在真正意义上承认护理是一门独立的学科,是与医生一起为患者的健康服务的合作伙伴。所以大多数医院护理均从属于医疗,护理部仅仅是一个职能部门,受医疗院长和科室主任的领导,这在很大程度上限制了护理专业的发展。

3. 管理行为 国外的护理管理者均受过管理课程的教育,且在护理管理实践中能充分发挥其才干。他们的管理在某种意义上讲充分体现了科学管理和现代化管理,管理者的主要作用是协调各部门、各个个体之间的关系。而且花大量的时间来研究如何促进护理人员的积极性的发挥,如何使护理人员从内心深处喜欢本职工作,是一种非常民主化的管理方法。

我国的护理管理者是在经验式管理的基础上进行工作的,把大量时间花在检查、监督、反复训练基本功的工作中,强求许多统一,在很大程度上限制了广大护理人员的创造性思维,久而久之使我们的护理人员变得非常被动,不会自己思维和判断。目前的人事管理制度也大大增加了护理管理者的难度,因为他们没有进行招聘和解聘其职工的自主权。

4. 管理内容 国外的护理高级管理者参与医院的整个规划、决策,在行政上有一定的地位,所以他的工作内容在很大程度上体现了他的管理方面的内容。当然对护理业务也要有一定的熟悉程度。各级护理管理者也一样,主要的管理内容是对本部门宏观上的控制和计划,包括本部门的预算(人员、物资、设备、消耗、工资)及如何创造一个促进员工职业发展的氛围,以便能把最优秀的护理人员留在自己周围,并促进个体的价值体现。

(二) 我国护理管理面临的挑战

1. 社会环境变迁的挑战

(1) 疾病谱和人口结构变化的影响:随着社会经济和医疗技术的发展,现代医学模式由生物模式向生物、心理、社会和环境相结合模式的转变,疾病谱的变化,与生活方式、心理、社会因素密切相关的慢性非传染性疾病的发病率逐年增高,并成为影响社会人群健康和生活质量的重要因素。人口老龄化、家庭规模小型化和人口流动化等趋势越来越明显,护理服务需求日益突出。人民群众观念的不断提高,对健康的需求和期望不断增长,促使护理服务向高质量、人性化方向发展。因此,在国家卫生事业发展总目标下,制订与之相适应的互利战略目标,研究和发展与我国国情相符合的护理服务模式刻不容缓。

(2) 全球经济化进程及人类活动全球化的影响:随着护理领域的国际交流与合作日益扩大,使我国护理事业的发展面临许多机遇与挑战。经济时代的到来,改变了护理工作模式、卫生服务保健形式以及护理教育的环境和方式。因此,加强护理行业的法制建设,提高科学管理水平,以适应国际间技术、服务、人才相互开放过程中管理方面的需要成为一项紧迫而重要的工作。

(3) 医疗卫生保健体系的影响:完善公共医疗保险体系、增加医疗服务的可及性、满足社会公众的医疗健康服务需求,是政府推行医疗卫生体制改革的主要衡量指标。随着医疗卫生改革与发展,卫生服务由医疗卫生组织内扩展到医疗卫生组织外;健康服务由单纯的医疗性服务扩大到主动指导健康人群的生活方式的卫生保健性服务;医疗保险支付制度的改革对护理工作提出了新的要求。快速变化的服务保健体系要求护理人员具备更多的知识、技能、服务能力和独立的决策等综合能力。如何建立长效的护理服务体系运行机制,满足社会对护理服务的高品质化和多元化需求,成为护理管理者需要思考的问题。

2. 医疗卫生体制改革的挑战　护理专业作为医疗卫生服务的重要组成部分,在医学科学的进步和市场经济的竞争中,护理工作的内涵及外延都有了新的拓展。

(1) 护理专业人力资源:"十一五"期间,是我国历史上护士数量增长最快的时期,医院医护比例倒置的问题逐步扭转。但是相比广大人民群众日益提高的健康服务需求,能够适应社会需要的护理人力资源还处于相对缺乏的状况。另外,由于目前我国护理管理者大多来自基层护理人员,缺乏专门的护理管理培训,经验式管理模式还较为普遍,与国外护理已经形成了不同领域的专业特色的情况相比,我国在形成科学化和专业化的护理管理队伍方面还有较大差距。

(2) 护理经营模式:护理作为不可替代的医疗服务项目,由其工作价值带来的经济效益一直未得到应有的体现。护理服务成本在很大程度上反映了护理服务的社会效益和经济效益,是反映医院工作质量的一个重要指标,因此护理经济作为一个概念逐渐被引入医疗机构。管理者要注重护理价值的研究,逐渐将经济学的经营管理理念和知识渗透到护理管理工作中。要站在护理发展的长远利益和全局高度来思考护理工作发展中面临的问题,利用现代化护理信息管理手段,构建我国的成本核算模型,真实体现护理人员的工作价值。

(3) 护理管理体制:根据我国人口学特点及经济发展现状,护理工作重点从医院扩大到社区已成为发展趋势。但长期以来,我国各级医院护理服务管理体制一直是以临床护理管理为重点,这种模式下的护理管理机制只适用于医院护理管理,缺乏延伸至社区及家庭的护理管理,难以满足社会的广大需求,尤其在老年护理、慢性病护理、临终关怀等方面的服务存在的问题尤为突出。由此可见,改革护理行政管理体制已是摆在各级行政领导和护理管理者面前的一项紧迫的任务。

3. 护理学科发展的挑战　护理学是一门综合性的应用学科,以人、环境、健康和护理作为学科的基本概念框架逐渐形成了自己的护理理论体系。在社会、经济、文化、科学和学科自身实践发展等综合因素的影响下,护理学在护理理念、工作性质和工作范畴方面发生了重大变化,护理实践的独立性和自主性大大提高。鉴于国内外"护理学"的发展需要,尤其国内本科护理学教育现状,经过中国学位与研究生教育学会医药科工作委员会专家反复论证,2011 年初将"护理学"定位国家一级学科,为护理学科的发展提供了更广阔的发展空间,同时也向护理管理人员提出了新的挑战。

(1) 护理教育改革:过去我国护理学科定位为临床医学的二级学科,护理教育呈"医学 + 护理"的两段式课程模式,学科主体意识不强,学科知识体系不完整,护理人才培养缺乏护理学科的专业特色。护理学科成为一级学科后,护理管理者应加快护理教育教学改革的步伐,致力于护理学科体系构建的研究,在护理学科建制规范、学科体系结构、学科的理论基础、研究方法、解决实际问题的思路等方面深入探讨。按照一级学科的培养目标,以实践为导向,以实践需求为先,发展具有护理专业特色的护理教育模式,设置相应的具有护理特色的专业,制订科研型和专业型的高层次人才培养方案,从而形成具有护理学科特色的人才队伍,促进护理事业的不断发展。

(2) 临床护理实践:随着护理改革的不断深入,护理实践领域进一步扩大,实践形式也日趋多样化。一级学科的定位,可以使护理学进一步确立自己的研究和实践方向,在学科自主的条件下,按照专业性学位研究生的培养目标进行高级护理人才的培养,积极发展高级护理实践,提高护理质量和护理绩效,才能满足不断变化的健康护理服务需求。

(3) 护理研究:护理服务是技术性强、内涵丰富、具有一定风险的专业服务,需要科学理论及研究作为基础指南。学科建设是科学研究的基础和推动力,科学研究是学科建设的前提和拉动力,而科研项目则是护理学科建设的载体。在护理学科的发展进程中,我国护理学科的研究相对滞后,研究问题、研究方法和研究对象缺乏学科领域特色,在深度和广度方面存在较大局限。在经济飞速发展和医疗技术快速进步的环境中,管理者要以此为契机,善于发现新的护理现象和护理问题,采用创新护理研究方法和手段进行研究,用循证护理方法指导临床实践,促进护理学知识体系的建立与完善,加快护理学科发展的进程。

(三)现代医院护理管理的发展趋势

随着科学技术的高度发展、知识经济的到来以及护理观念的更新和转变,我国护理事业取得了长足的发展与进步。与此同时,经广大护理工作者的不懈努力,积累了宝贵的护理经验,为加快护理事业发展提供了丰富的实践基础。目前,护理工作受到国家的高度重视,为加快护理事业发展提供了良好的社会基础。加强科学管理、提高管理效率,促进护理事业发展适应社会经济发展和人民群众健康服务需求不断提高的要求,是护理管理未来发展的方向。

1. 护理管理队伍专业化 随着护理学的发展与进步,发达国家高级护理实践领域的实践与发展,推动了护理学科的专业化进程。在医院护理管理改革中,培养和建设一支政策水平较高、管理能力强、综合素质优的护理管理专业化队伍是未来的趋势。各级医疗服务机构应进一步理顺护理管理的职能,按照"统一、精简、高效"的原则,建立完善的责权统一、职责明确、精简高效、领导有力的护理管理体制及运行机制,提高护理管理的科学化、专业化和精细化水平,以适应现代医院和临床护理工作发展的需要。

2. 管理手段信息化 随着信息技术在护理管理中的广泛运用,加快了护理管理的现代化进程。护理信息系统的建立和完善改变了传统的护理工作模式,在护理质量管理、人力资源管理、物资管理、教育培训以及患者安全管理等方面取得了很大成效,对贯彻"以患者为中心"的护理理念,提高护理质量,促进护理管理的科学化、规范化具有重要意义。

管理者要在医院信息系统建设的基础上进一步发展护理信息系统,用科学管理的思想指导和设计护理信息管理系统,建立以护理管理为核心的数据库,实现包括患者识别、医嘱处理、病情观察、危机预警、护理绩效、考核评价、统计查询、质量控制等多功能、广覆盖的护理管理网络,为护理管理者科学决策提供客观准确的数据。

近年来全国大型综合医院建立了电子病历、移动查房系统、床旁护理移动系统等医疗信息化平台,加速了护理信息的共享和护理技术的优势互补,为护理信息在护理管理中的应用提供了广阔的空间,同时也为医院的发展和护理管理工作带来了新的挑战。如何充分利用护理信息系统的功能,合理设定管理指标,在护理绩效管理、岗位管理、人力资源管理、护理质量管理等方面更好地发挥护理管理的职能,为科学预测和正确决策提供客观依据,促进临床护理的变革,提高护理管理效能,成为护理管理者面临的新课题。

3. 管理方法人性化 随着管理有效性研究的深入,制度管理时代开始进入人性化管理的时代。护理管理者需要不断更新管理理念和管理模式,树立人本观念,构建多元的护理组织文化,适应不同护理人员管理的需要,在人文理论的指导下,将科学、人性、和谐的思想用于管理之中,最大限度地发挥管理效益,提高护理专业的核心竞争力。在护理管理过程中,要关注护理人员的成长与发展,创造能够使护理人员得到发展的良好机制和环境,其中包括实行民主管理、参与管理,建立平等的竞争机制,合理配置护理人力资源,基于护理人员发展的绩效评估等制度和措施,提高护理人员职业满意度,激发护士的服务潜能,提升护理的服务品质。

4. 管理研究科学化 当前国际护理科学研究水平逐渐提高,学科特征明显,呈现出研究范围扩大、研究问题深化和研究手段多样化的特点。护理管理的要素具体涉及护理人员、劳动生产率、护理成本核算、物资管理、时间分配等各方面,这些可变因素都会因医院内外环境的变化而变化,给护理管理和决策带来一系列问题和挑战。为了适应日益变革的护理管理体制和履行多元的护理管理者角色,护理管理者需要从经验型管理转向科学型管理,不仅应具备科研思维和技能,科学决策,还应具备管理技能,促进决策方案的有效实施。随着护理管理理念的不断发展,多学科知识的交叉与融合将成为研究的趋势。护理管理研究将突破学科间的传统界限,促进学科间的相互渗透,以获得创新性成果,最终实现管理的标准化、专业化、科学化、现代化。

5. 管理工作多样化 随着护理事业的发展与进步以及社会环境的变化,护理工作的发展面临着新的机遇与挑战,增加了护理管理工作的多样性。在护理事业发展过程中,护理工作的国际化与市场化已成护理发展的新趋势。护理专业目标国际化、职能范围国际化、管理国际化、人才流动国际化、教育国际化以及跨国护理援助和护理合作的增多,为护理管理工作提出了新的要求。同时,随着市场经济的发展,市场竞争的日益激烈,医疗改革带来的护理体制变革和相应政策的推行,护理工作将被推向市场。护理人员的流动和分布将由市场来调节护理服务的内涵和外延也将根据市场的需求发生变化。在这种趋势下,护理管理工作者应不断学习新的知识和技能,提高自己的管理能力和水平,顺应发展趋势,在时代发展的浪潮中推动护理事业的继续发展与进步。

第三节　现代医院护理人力资源管理

护理人力资源是医院人力资源的重要组成部分,指医院里具有专业学历、技术职称或某一专长的从事护理专业相关工作人员总称。分为护理专业技术人员和护理员两类。临床护士是各级医院一线护理人员,是医疗队伍中举足轻重的群体,其数量和质量与医疗安全高度相关。护理人力资源的科学化管理是医院管理的重要内容,良好的护理人力资源管理能有效的激发护士工作活力、提高护理工作效率、保证护理质量、提高患者满意度、促进护理学科发展。

一、护理人力资源管理的特点

(一) 护理人力资源特点

1. 护理人员数量多,群体大 护理人力资源是医疗系统中最重要的成分之一,是系统中最大的一个群体,其多于医疗系统中所有其他专业人数相加的总和。《2015 年我国卫生和计划生育事业发展统计公报》显示,截至 2015 年底,中国注册护士总数达到 324.1 万人,较 2010 年的 205 万人增加了 119.1 万人,增长幅度为 58%,全国医护比从 1∶0.85 提高到 1∶1.07,每千人口护士数从 2012 年的 1.85 提高到了 2015 年的 2.36。

2. 护理人员层次结构复杂 我国新中国成立后以中等护理教育为主,1983 年才恢复高等护理教育,1992 年开始培养护理硕士研究生,造成护理队伍中低学历者所占比例较大。护理人员的素质和技术水平是提升护理质量、推进护理技术发展的重要基础,也是维护大众生命和促进健康必不可少的条件。随着医学的发展,社会的进步,护理专业得到大力发展,目前护理学历教育以大专为主,一部分中专起点的护理人员通过自学考试、电大函授等方式提高自身学历,截至 2015 年底,我国具有大专以上学历的护士占总数的62.5%,其中,本科及以上学历占 14.6%。护理队伍学历的多元性(中专至博士乃至博士后),决定了护理队伍职称的多元性(护士至教授)。

3. 护理人力资源总量不足,分布不均 一直以来护理人力资源相对不足是全球性的问题,据美国劳工部的统计数据显示,2010 年美国护士短缺人数达到 27.5 万人;我国则更为严重,根据原国家卫计委数据截至 2012 年底,中国注册护士总数为 249.7 万人,每千人口护士密度为 1.85,居世界排名倒数第三,排在许多经济欠发达国家之后。近年来,随着医改的进展,优质护理服务的开展,医院的数量和规模得到极大的发展,全国护理人力资源也得到较大改善。合同制护士的出现,使医院实现了用人自主,缓解了护理人员缺编的压力。部分公立医院的合同制护士比例已经超过固定编制护士比例,合同制护士逐渐成为医院护理工作的主力军。在分布方面,护理人力资源的城乡分布差距大,出现了重城市、重医疗,轻农村、轻预防,医院多、社区少,护理人力资源配置集中在城市地区的现象。另外,我国从事护理工作的以女性为主,虽然近年来有越来越多的男性加入到护理队伍中,但女性仍然占到护理队伍的 90% 以上。女性的生理心理特点,对护理人力资源管理的影响是不容忽视的。

(二) 护理人力资源管理内容

医院护理人力资源管理是指医院对护士的有效管理和使用,包括护理人员的就业与录用,人力配置、激励、培训等内容。护理人力资源管理需要做好3匹配:人与岗位的匹配、人与人的科学匹配、人的贡献与工作报酬匹配,实现吸引、开发、留住有效的护理人力。

1. 护理人力资源规划 护理人力资源规划是指医院人力资源管理部门和护理职能部门根据医院总体发展目标与护理业务范围,对护理人力资源需求做出科学的计算和预测,做出人力资源发展策划的过程。其内容包括护理人力资源总体规划和护理人力资源业务规划。护理人力资源规划一般分为4个步骤:医院目前护理人力整体状况分析、护理人力需求预测、护理人力供给分析、制订护理人力规划。

2. 护理人力资源配置 是以医院和护理组织目标为宗旨,对护理人员的数量与质量进行恰当有效的选择,以充实组织机构中各项职务与岗位,完成各项护理任务。主要包含两项活动:一是人员合理分配,二是人员的科学组合。护理人力配置(nurse staffing)是护理人力资源管理的重要环节,护理人力配置是否合理、人员结构是否恰当,直接影响护理工作效率与质量,甚至影响护理人员的流动与流失率。

3. 护理人员招聘 护理人员招聘的依据是护理人力资源规划。护理人员招聘时需了解应聘者的价值取向、个性、情绪及心理健康。护理工作更需要心理健康、情绪稳定、沟通能力强、积极性高的从业者。

4. 护理人员培训与考核 医院护理组织是一个特殊的组织体系,有自己的文化和管理风格,有特定的工作技能要求和协助方式。为了实现组织目标和个人发展,必须让护理人员通过学习获得有利于完成任务的知识、技能、观点、态度、动机、行为,并对这些知识技能的运用进行考核。

5. 护理人员绩效评价与薪酬管理 由于绝大多数护理工作都是团队共同完成,即便是实施责任制护理、分床到人的护理管理模式,也存在夜间、周末轮班的情况,很难准确地将工作量及工作绩效与具体某一护士挂钩,护理人员的工作量计算与绩效评价一直是护理管理者探索的难点。合理的薪酬分配是调动护理人员工作积极性的重要手段,护理管理者需要将护理人员的学历、职称、岗位、工作绩效有机结合进行科学的绩效管理。

6. 护理人员健康和劳动保护 由于长期的护理人力短缺以及护理专业的局限性,护理工作一直存在工作超负荷、社会地位低、收入低的状态。很多相关研究表明我国临床护士的工作满意度较低,职业倦怠发生率高,加之护理工作值夜班的负荷较大,护理人员的身心健康成为人力资源管理的重要内容。同时随着聘用合同护士的增加,劳动关系的管理成为护理人力资源管理的重要任务。

(三) 护理人力资源管理的特点及存在的问题

1. 护理人力资源培养周期长 护理事业是对生命负责的事业,一个合格的能独立胜任普通护理工作的护理人员,培养周期通常是毕业后还需规范化培训两年。

2. 护理人力资源组合复杂 护理工作是团队配合性工作,一项护理工作的完成有赖于各成员的分工,需要协调任务、相互合作的护理人员完成。护理组织中不同学历、不同专业技术、不同岗位的成员比例如何设置,护理人力资源如何组合才能发挥最大效益,这些问题比其他资源的配置要困难。

3. 护理人力资源管理可获得支持较少 由于护理工作长期以来都属于医疗的从属工作,就以目前的医疗收费体系为例,在整个医疗收费体系中护理劳动能收取的费用少之又少,甚至不足护理人力资源成本的30%,作为自负盈亏的医院来讲只能尽可能压缩护理人员配置。这也是护理不受重视、护理人员短缺的原因之一。

二、以护士为主体的护理岗位管理实践

护理岗位(nursing post)管理是以医院护理岗位为对象,科学地进行岗位设置、岗位分析、岗位描述、岗位监控和岗位评估等一系列活动的管理过程。其中护理人力的配置、护理岗位的设置和评估,一直是护理管理者研究的热点。英国是最早建立规范的护理岗位管理制度的国家,并制订了岗位评价手册,作为英国卫生服务系统职工薪酬标准和岗位级别的主要依据。新加坡护士的岗位管理侧重于对各层级岗位护士业务能力及培训效果的评估。随着我国医药卫生事业的发展,医疗卫生改革工作的不断深化,优质护理服务和护士岗位管理工作逐渐得到广泛开展。

（一）医院护理人力配置

1. 护理人力配置依据 护理人力资源配置包括护理人员数量、质量结构的合理配置，一般根据医院的性质、等级、护理工作特点、患者需求、学科发展、实际工作需求等配备。我国护理人力资源配置主要以卫生行政政策要求、相关法律法规为依据，如卫计委颁布的《医疗机构专业技术人员岗位结构比例原则》《综合医院组织编制原则（试行）草案》《综合医院分级管理标准（试行）草案》等都对医院基本护理人力数量作了基本要求。

2. 护理人力配置方法 医院护理人力配置方法主要包括比例配置法、工时测量法和患者分类法。比例配置法是按照医院规模、床位数（或病患数）和护理人员数量的比例确定护理人力配置的方法。如原卫计委《2011 年推广优质护理服务工作方案》中明确规定病房（病区）每张床至少配备 0.4 名护士。每名责任护士平均负责患者数量不超过 8 个。《中国护理事业发展规划纲要（2016—2020 年）》明确要求，到 2020 年全国三级综合医院全院护士总数与实际开放床位（实际收治病患数）比不低于 0.8：1，病区护士总数与实际开放床位比不低于 0.6：1，比例配置法是目前国内医院常用的护理人力配置方法。工时测量法是通过科学测量完成某项护理工作全过程所消耗的时间来确定护理工作量，并据此配置护理人力。常用公式：护士人数 = 病房床位数 × 床位使用率 × 平均护理时数 / 每名护士每日工作时间 + 机动护士数。患者分类法是通过测量和标准化每类患者每天所需的直接和间接护理时间，得出总的护理工作量，作为护理人力配置的依据。

（二）护理岗位分类及职责

早在 2011 年的《中国护理事业发展规划纲要（2011—2015 年）》就提出，加强医院护士队伍的科学管理，实施护理岗位管理，将护理岗位分为护理管理岗位、临床护理岗位、其他护理岗位。有的医院还设置护理教学岗位。

1. 护理管理岗 护理管理岗位是指从事医院护理管理的工作岗位。根据我国卫生健康委等级医院评审要求，护理管理层次根据不同等级医院分为两层或三层：三级医院实行三级护理管理，即护理部主任 - 科护士长 - 护士长；二级医院根据规模可以设两级护理管理，即护理部主任（总护士长）- 护士长。护理管理岗位包括护士长、科护士长、护理部干事、护理部主任等岗位。护理部主任以决策者角色领导医院护理工作的目标和方向，推进护理服务目标的实现，对所在医院的临床护理、护理教学、护理研究与学科发展负责。科护士长又称片区护士长，通常负责多个护理单元的护理管理工作，是衔接护理部主任与护士长的中层护理管理者，负责将医院及护理部的宗旨、目标、规划等传达到本辖区护理人员；负责所辖护理单元的临床护理质量、护理人力资源管理、临床教学与科研、意外事件和特殊任务的协调处理等。护士长作为一线护理管理人员，在所管辖的护理单元内履行护理管理职能。对本护理单元的护理工作目标、任务、计划负责，管理和指导护理单元的护士以患者为中心提供全面整体的护理，保证本护理单元的护理质量与安全，促进专科护理发展与进步。

2. 临床护理岗位 临床护理岗位是指护士为患者提供直接护理服务的岗位。临床护理岗位种类繁多，按部门分类可以分为病房、门诊、急诊、手术室、产房护士等多种岗位系统，若以具体分工可以分总务护士、责任护士、责任组长、临床护理教学老师、办公室护士、伤口护士等。临床护理岗位的分类和设置一直是护理人力资源管理的难点和热点。原国家卫计委关于实施医院护士岗位管理的指导意见指出，医院要根据功能、任务、规模和服务量，将护士从按身份管理逐步转变为按岗位管理，科学设置护理岗位，在此文件的指导下，各医院均积极进行岗位设置的探索与改革。如建立各类护理岗位和各层级护士规范化岗位培训制度；实施岗位绩效管理，将岗位风险、岗位工作强度、岗位工作量和工作质量与绩效直接挂钩；建立护士岗位说明书，明确岗位工作要求和岗位责任等。

3. 其他护理岗位 指注册护士为患者提供间接护理服务的岗位，如：医院消毒供应中心、医院感染管理护士等。

（三）护士层级划分与分层管理

1. 护士层级划分 国内早期常用技术职称对护士进行层级划分，如护士 - 护师 - 主管护师 - 副主任护师 - 主任护师。国外则没有使用技术职称对护士分级，如英国将护士分为助理护士 - 注册护士 - 高级护

士 - 临床护理专家,美国则根据护士受教育程度和临床经历将护士分为助理护士 - 职业护士 - 注册护士 - 开业护士。随着对外交流的增多,国内管理者积极探索除技术职称外的更合理的护士分级方法。一般是根据护士的工作能力、职称、学历和年资,继续教育,工作质量,培训、教学和带教,患者满意度,经验交流,论文,科研,新技术,新业务和科室轮转等项目将护士分为不同层级。如北京医院将病区护士按非行政职务分为 7 个层次,即见习护士、低年资护士、高年资护士、低年资护师、高年资护师、主管护师和副主任护师。四川大学华西医院把护士分 N1~N5 五个层次,12 个级别。上海长宁区中心医院将所有护理人员分为 6 个层次,分别为基础护士、护士、技术护士、护师、主管护师、副主任护师。

2. 护士分层管理 对护士进行分层管理实质是一种职业生涯进阶管理,每个层次均有明确的准入要求和岗位职责,有严格的考核晋升制度,确实实现各层级护士能胜任工作岗位。《三级综合医院评审标准实施细则(2013 年版)》将护士层级划分及分层管理纳入等级医院评审中对护理岗位管理的考核标准,并延用至今。我国各医院积极按要求制订符合我国国情的临床护士层级管理制度、各级护士任职资格和岗位职责、各层级护士晋级的方案等,并按照制度及方案的要求执行护士分层级选拔、考核等管理工作。

三、从功能制到责任制的护理人员的排班

护理人员排班是病区护理管理工作的重要内容。由于护理工作要求全天 24 小时,全年 365 天不间断保证工作连续性,护理人员排班成为护理管理者的重要工作内容。

(一) 功能制护理模式及排班

功能制护理是以各项护理活动为中心的护理工作方法,每个护士从事相对固定的护理工作。一个护士只负责 1~2 个单项护理活动,简单重复,护理工作效率高,可以很好地缓解护理人力不足的情况。功能制护理类似于生产流水线,每一个护士负责同样的单项护理活动,护士长排班时按照作业方式对护理人员进行分工,如治疗护士负责病房的输液、注射等治疗任务,基础护理护士负责患者的生活护理等,一个患者的护理活动由多个护士共同分工协作完成。在很长一段时间我国大多数医院,都采用的功能制护理。由于功能制护理工作是分段式的,一个患者的护理活动由多个护士完成,每名护士只了解患者的某一项问题,对患者整体的生理心理缺乏了解,不能满足患者的整体需求,也不利于护患沟通,患者满意度低。

(二) 责任制整体护理模式及排班

整体护理是将患者作为生理、心理、社会整体的人,并以患者为中心的健康照护方式,在一些国家或地区称为全人护理或以患者为中心的护理。整体护理工作模式的核心是用护理程序的方法解决患者的健康问题,即按照评估、诊断、计划、实施、评价的程序护理患者。责任制整体护理要求护士要对分管患者生理、心理、社会、精神、人文等方面进行全面的帮助和照顾。责任制整体护理要求护士长排班时,按照患者对护理人员分工,即一名护士负责几名患者,并对该患者的整个护理活动负责。责任制整体护理模式对护士的专业知识与技能要求较高,对护士沟通和人文关怀技能也提出更高要求,也相对需要更多的护理人力才能保证护理质量。责任制整体护理的推行,尤其是近年来优质护理服务的广泛开展,患者满意度显著增加,护士的职业生涯发展和职业成就得到提高,充分体现该模式的优点。目前责任制整体护理工作模式被纳入到等级医院评审及考核标准中,是目前我国的主要护理工作模式。

四、护士培训与职业生涯规划

目前,世界各国普遍把医学教育分为院校教育、毕业后教育和继续教育三个阶段。我国护理教育从单一层次的中等护理教育逐步转向中专、大专、本科、研究生等中、高等多层次护理教育体系。因此,护士的年龄、学历层次、职称的跨度较大,年龄 18~60 岁,学历从中专至博士乃至博士后,职称从护士至教授。大多数护士的学历起点较低,护士的培训都是通过毕业后教育和继续教育完成的,毕业后教育在护士培训中占有极为重要的角色。通过工作指导、教育和业务技能训练,使其在职业素质、知识技能等方面得到不断提高和发展。

(一) 护士培训形式与方法

继续教育作为提高护理人员自身和护理队伍素质的重要途径,近年来得到了较快发展,形成了多渠

道、多层次、多形式的成人教育。学历成人教育有高等教育自学考试、函授、电大、夜大等以及脱产进行学历教育。其中高等护理教育自学考试因为学习时间比较自由，这些年来得到了大力推广，为护理专业培养了很多高层次护理人才。脱产培训成本高，培训人员数量有限，护士培训中运用最多的为在职培训。通常医院护理部会建立一套规范的、针对不同层次和岗位护士的继续教育系列讲座、培训体系和考核系统。护士的在职培训通常分为三个层面：护理部—大科—护理单元，每个层面都有一套完整的培训体系，护士一边工作一边接受指导、教育或利用业余时间集中学习。护士工作岗位轮换也是护士在职培训的主要方法之一，通过轮转可以积累更多的临床护理经验，拓宽专业知识与技能，为今后职业生涯发展和岗位轮换打下基础。岗前培训在护士培训中占有不可或缺的地位，可以帮助新上岗护士尽快熟悉工作岗位及环境，学习医院的工作准则和工作流程，尽可能保证新上岗护士的工作质量与安全。

（二）护士规范化培训与专科护士培训

1. 护士规范化培训（standardized training of nurses）　是指在完成护理专业院校基础教育后，在认定的培训基地医院接受系统化、规范化、专业化的护理专业培训。护士规范化培训是毕业后教育的重要组成部分，是护理人才梯队培养的重要环节。规范化培训的对象是护理专业院校刚毕业的护士。原国家卫计委《临床护士规范化培训试行办法》要求，本科毕业培训 1 年，专科毕业培训 2 年，中专毕业培训 5 年。而各级医院根据实际情况和护士学历层次，规范化培训时间一般为 1~5 年。护士规范化培训主要以临床实践为主，实行科室轮转制，纳入科室和护理部统一管理。

2. 专科护士培训　专科护士（specialized nurse）是指在某一特殊或者专门的护理领域具有较高水平和专长的专家型临床护士。专科护士培训涉及临床的许多专业，包括 ICU 护理、急救护理、糖尿病护理、造口护理、癌症护理、老年护理、临终护理、感染控制等领域，其目的是为临床实践培养高质量的专科护士，提高临床护理实践水平，促进护理专业技术水平与诊疗技术、公众的健康需求相适应。这些高素质的护理人才在医院临床护理、家庭护理、社区保健以及护理科研等方面发挥着非常重要的作用。专科护士培训最早在美国提出并实施，继美国之后，加拿大、英国以及新加坡、日本等亚洲国家也开始实施专科护士培养制度。我国原卫生部于 2005 年 7 月颁布的《中国护理事业发展规划纲要（2005—2010）》在阐述护理事业发展的指导思想和基本策略时指出："根据临床专科护理领域的工作需要，有计划地培养临床专业化护理骨干，建立和发展临床专业护士。"《中国护理事业发展规划纲要（2011—2015 年）》中提出卫计委制订统一的培训大纲和培训标准，省级以上卫生行政部门负责实施专科护理岗位护士的规范化培训工作，制订具体培训计划，规范培训内容和要求。争取到 2015 年，在全国建立 10 个国家级重症监护培训基地，10 个国家级急诊急救护理技术培训基地，5 个国家级血液净化护理技术培训基地，5 个国家级肿瘤护理专业培训基地，5 个国家级手术室护理专业培训基地，5 个国家级精神护理专业培训基地。通过实践表明，专科护士在缩短患者住院时间，提供高质量和符合成本效益的护理服务方面发挥了显著作用。我国在等级医院评审标准中明确规定专科护士在护理队伍中需达到的比例。

（三）护理管理人员培训

护理管理人员培养在医院人才队伍建设中具有十分重要的地位。护理管理人员肩负着为患者提供安全护理服务，管理病房，实现医院组织目标等责任。优秀的护理管理人员是高质量护理的必要条件。《中国护理事业发展规划纲要 2011—2015 年》明确指出要建立护理管理岗位培训制度，加强医院管理人员的岗位培训。

欧美国家要求护理管理岗位人才需取得理学学士学位。日本等国对护理管理者也有严格的评估条件。我国目前没有统一的标准，护理管理人员绝大多数是由临床优秀护士中选拔而来，起始学历偏低，上任前没有经过系统的管理知识技能培训，管理经验多来源于实践，缺乏系统的学习，其管理理念、技能与现有的多元化医疗需求无法完全匹配。部分管理人员存在上任后适应不良、能力欠佳等情况。因而对护理管理人员开展系统规范的岗位培训十分必要。

《中国护理事业发展规划纲要（2011—2015 年）》，明确要求以国家和区域的培训基地为支撑，使全国三级医院护理管理骨干、护理部主任和护士长获得培训。并在等级医院评审标准中明确指出，护士长必须经过护理管理岗位培训，并取得合格证。目前对护理管理人员的培训形式有脱产或在职攻读管理类学位、到管理先进单位进修学习等,更多的是参加国家或省级的短期管理岗位培训班。各个省市护理学会都积极组织各类国家级继续教育项目,对各级护理管理人员进行培训,涉及较多的课程为:护理安全、护理质量、护士长执行力、绩效考核、团队建设、人际沟通、护理教学管理、护士长角色、护理信息管理、护理科研、时间管理、个人职业生涯发展等。

(四) 护士职业生涯规划

职业生涯规划是指一个人对自己未来职业发展的历程的计划,职业生涯是个体获得职业能力、培养职业兴趣、进行职业选择、就职等一系列完整职业发展过程。员工的职业满足感对组织的生存和发展起促进作用。由于护理职业的特殊性,工作任务繁重,社会地位偏低,成就感低,护理人员容易流失。因而护士职业生涯管理,是减少护理人员流失的重要手段,人力资源管理的重要内容。科学的职业生涯规划和管理能让护士明确自己的追求和需要,促进其职业发展,满足其自我实现的需要。通过为护士制订公平晋升制度、提供发展性培训、建立护士电子档案系统与提供职业信息以及重视护士职业生涯组织管理等措施,有助于充分发挥护士的潜力,提高护士对护理工作的满意度,从而做好护理工作及提高护理服务质量。护理教育者和研究者。护理管理人员进行职业生涯管理时应采取各种方式促进护士进行继续教育的主动性,并为护士提供更多的继续教育机会。继续教育在护士的职业生涯中起着举足轻重的作用,继续教育可为护士提供多条职业生涯路径:其一是发展成临床专科护理专家;其二是成为护理管理者;其三是成为临床护理教师。

五、护理人力资源管理的发展趋势

(一) 合理配置护理人力资源,逐步实施医院护理岗位管理

建立完善的医院护理岗位管理制度,科学设置护理岗位,建立护士岗位责任制,明确岗位职责和工作标准,合理配置护士人力,实现护士同岗同薪同待遇,激发护士工作热情。以护士临床护理服务能力和专业技术水平为主要指标,结合工作年限、职称和学历等,对护士进行合理分层。将护士分层管理与护士的薪酬分配、晋升晋级等有机结合,明确护士职业发展路径,拓宽护士职业发展空间。实现人事、财务、医务、护理、后勤等多部门联动,建立科学的护士绩效考核和薪酬分配制度,体现多劳多得、优劳优酬。

(二) 加强护理信息化建设

借助大数据、云计算、物联网和移动通信等信息技术的快速发展,推进护理信息化建设,积极探索创新优化护理流程和护理服务形式,充分利用移动医疗设备等护理应用信息体系,提高护理服务效率和质量,减轻护士工作负荷。逐步实现护理资源共享、服务领域拓展,地区间护理工作水平共同提高。通过信息化科技实现护理质量持续改进、护理管理更加科学化、精细化等提供技术支撑。

(三) 护理服务领域向社区、老年护理发展

充分发挥专业技术和人才优势,逐步完善服务内容和方式,为出院患者提供形式多样的延续性护理服务,将护理服务延伸至社区、家庭,保障护理服务的连续性。增加社区护士人力配备和培训,使其在建设分级诊疗制度和推进家庭医生签约服务制度中,充分发挥作用。基层医疗卫生机构发展家庭病床和居家护理,积极应对人口老龄化,逐步建立以机构为支撑、社区为依托、居家为基础的老年护理服务体系。加强老年护理服务队伍建设,开展老年护理从业人员培训,不断提高服务能力。健全完善老年护理相关服务指南和规范,增加老年护理服务机构,为老年患者等人群提供健康管理、康复促进、长期护理等服务。

六、华西案例分析

(一) 华西医院病房护理人力配置方案

运用德尔菲法对全院各护理单元工作负荷等级,通过院内 28 名专家评价技能教育、岗位职责、劳动强度、工作条件 4 个方面 10 项要求,每项要求按 5 分制评分,根据专家评价结果护理单元分为甲、乙、丙、丁 4 类。同时对护理单元的人均工作负荷(出入院患者数、手术台次、危重患者数、输液量等可量化的指标)进行计算,结合客观数据和德尔菲法结果,最终确定护理单元的级别。对于甲级病房的护理人员配置高于乙级病房,以此类推,丁级病房给予的护理人力配置相对最少。

（二）华西护理人员层级划分及岗位管理

华西医院在护理人事改革中,把不同编制护理人员岗位层级并轨,根据职称、任职年限、医教研业绩等分为12级。岗位主要分为护理管理岗和临床护理岗,护理管理岗:护理部主任 / 副主任 - 科护士长 / 副科护士长 - 护理单元护士长 - 护理单元副护士长;临床护理岗:责任护士A,责任护士B,责任护士C,责任护士D,夜班加强班护士,夜班组长,办公室护士,总务护士,专科护士等。护理人员能够胜任的岗位与其所属的级别挂钩,实现护士的分层使用。

第四节　现代医院护理工作模式

伴随老龄化社会的来临以及疾病谱的改变,医疗卫生有限资源和无限需求的矛盾日益凸显,如何为服务对象提供高成本效益的健康服务成为全球共同面临的世纪难题。护士是与患者接触最紧密、最直接的健康照护人员,在医疗服务体系中起到举足轻重的作用。护理服务供给的目标是为服务对象提供质优价廉的临床护理服务,最大程度提高服务对象满意度和改善患者临床结局。为实现这一目标,必须对护理工作进行有效组织和管理,形成一定的护理工作模式并应用于整个组织。

一、概念及内涵

护理工作模式(care delivery model)是一种为了满足患者及其家庭的护理需求,提高护理工作质量和效率,根据护士的工作能力和数量,设计相应结构的护理服务供给方式。护理工作模式应该与护理模式(professional practice models)的概念相区分。护理模式是指用一组概念和假设来阐述与护理有关的现象,阐明护理的目标和范围。护理模式的本质属于护理观,哲学上属于世界观范畴,是解释和描述护理现象,是护理工作模式的核心和基础,对护理工作模式起指导作用。而护理工作模式在哲学上属于方法论,是实现护理模式具体的组织管理形式及方法。护理工作模式的形成受到组织结构、护理过程、健康照护人员的角色、工作环境、工作条件和工作量等因素的影响,是医学护理模式、护理理念在临床护理工作中的具体体现。

二、起源及发展

（一）护理工作模式的发展阶段

医学模式又叫医学观,是人们从总体上认识健康和疾病以及相互转化的哲学观点,影响着某一时期整个医疗护理工作的思维和行为方式。随着医学模式由生物医学模式转变为生物 - 心理 - 社会医学模式,护理的工作范围和内涵随之拓宽,并经历了"以疾病为中心""以患者为中心""以人的健康为中心"三个发展阶段,衍生出与之相适应的各种护理工作模式。

1."以疾病为中心"阶段　此阶段医学在摆脱宗教和神学影响后获得了空前的发展,形成了生物医学模式,认为疾病的发生是生物学因素所致,一切医疗行为都围绕疾病进行。护理已经成为一门专业,协助医生诊断和治疗疾病是护理工作的基本特征。最早的护理工作模式是个案护理(private duty nursing),产生于1890年,主要工作场所在患者家中。但受护理人员短缺限制以及经济萧条使私人护理的需求锐减,这种工作模式难以广泛实施,随后出现了功能制护理(1940—1960年)。该模式是工业化大生产中流水作业管理方式在护理实践中的具体体现,突出特点是以疾病为中心,将护理工作按照功能分成若干任务,护理人员各自负责相应的工作。随着医学模式的转变,功能制护理的弊端逐渐凸显,患者无法获得连续全面的护理,护理人员以技术操作为主,缺乏自主权和独立思维,限制了个人的专业成长。

2."以患者为中心"阶段　随着社会的发展,医学模式从生物医学模式转向生物 - 心理 - 社会医学模式。生物 - 心理 - 社会医学模式认为疾病的发生是生物、社会和心理因素共同作用所致。在新的医学观的影响下,护理模式从"以疾病为中心"转向"以患者为中心"。护理工作不再是单纯执行医嘱和护理技术操作,而是扩展到运用"护理程序"对患者提供全身心的整体护理。小组制护理、责任制护理(primary nursing)和个案管理(case management)都是"以患者为中心"护理理念指导下护理工作模式的不同表现形式。责任制护理模式于 20 世纪 80 年代初引入我国。1995 年,原卫生部提出"整体护理",并在全国逐步完善和推进。2010 年起全国卫生系统开展的"优质护理服务示范工程"活动中,重点对护理工作模式进行了研究和探索,形成"责任制整体护理"模式。

3. "以人的健康为中心"阶段 科技的发展、人类疾病谱的改变以及人们健康需求的日益增长,使得医学社会化和大健康的趋势越来越明显。护理专业的内涵和外延得到拓展,进入了"以人的健康为中心"的护理阶段。护理从医院扩展到了社区和家庭,从患者个体扩展到了社会人群,从注重疾病、患者护理扩展到关注健康、提供生命健康全程护理。护士成为向社会提供初级卫生保健的主要力量。个案管理(case management)等护理工作模式被广泛应用在社区护理领域。2016 年,我国中共中央、国务院颁布实施的《"健康中国 2030"规划纲要》首次把"人民的健康"提升到了国家战略的高度。"家庭医生签约"相当于责任制护理在健康人中的实施,也是"以人的健康为中心"工作模式的新探索。

(二) 护理工作模式的发展趋势

纵观护理工作模式的发展,在现代医学观和护理理念的指引下,护理工作模式在传统的几种基本护理工作模式——个案护理、功能制护理、小组制护理、责任制护理、整体护理的基础上不断演变而形成新的护理工作模式。护理工作模式将围绕"以患者为中心的护理"和"以人的健康为中心的护理"理念,更加关注护理的连续性、系统性、全面性,不断深化发展。未来护理工作模式的研究与发展主要有以下趋势:

1. 以患者 / 人的健康为中心,医护及多学科团队协作。

2. 以质量和安全为导向是不变的主题。

3. 信息大数据时代照护提供者之间高效的沟通交流策略。

4. 人力资源配置模式的转变带来的挑战,例如护患比、医患比等;如何改变强调任务完成的现状;护士和其他照护提供者的人力短缺问题等。

5. 护士专业能力的充分利用,例如降低非专业工作的人力浪费等;培养更多的高级实践护士。

6. 如何增加与患者的接触时间,提高患者护理的连续性。

7. 循证护理实践的个体化应用。

8. 护士工作环境和专业价值对护理工作模式的影响。

美国护士管理协会(The American Organization of Nurse Executives, AONE)已经针对现在和未来的健康照护环境制订出了护理工作模式发展的策略,主要指导原则包括:具备知识和关怀的护理工作、患者 / 照护对象的直接护理、积极获取新的医学信息和技能、批判性思维、充分理解照护关系以及连续照护的管理等。未来护理工作模式的发展面临着许多的挑战,随着护理专业的不断发展,护士作为健康服务的主要提供者,应不断探索适应时代和患者需求的护理工作模式,为服务对象提供符合成本效益的、高质量的健康服务。

三、内容与特点

(一) 护理工作模式的基本要素

护理工作模式涉及以下内容:照护的目标和对象;需要完成的工作内容;照护人员的类别、数量、工作能力等的要求和搭配;照护人员的责任和任务分配;照护人员之间的合作方式等,其基本要素包括护患关系、临床决策、工作安排和患者分配、沟通交流、环境管理、协作等。

(二) 护理工作模式的类型和内容

护理工作模式类型较多,包含传统的护理工作模式和在此基础上发展而来的新的护理工作模式,本文将对常见的几种工作模式进行介绍。

1. 个案护理(private duty nursing) 个案护理是最早的护理工作模式,是一名护士负责一位患者全部护理内容的护理工作模式,又称"私人护理"或"专人护理",最早主要的工作场所在患者家中。在现代护理中,这种护理工作模式主要适用于病情复杂严重、病情变化快、护理服务需求量大,需要 24 小时监护和照顾的患者,如多器官功能障碍、器官移植、大手术或危重抢救等入住 ICU 的患者。护士负责自己当班时该患者的全部护理工作。

2. 功能制护理(functional nursing) 功能制护理是以护理工作任务为中心,以完成护理任务为目标,将患者的护理工作内容分为处理医嘱、打针发药、病情观察等若干功能模块,每个护士承担功能模块中的一部分内容。例如护士按临床护理、治疗需要被分配到"治疗护士""基础护理护士""办公室护士""总务护士"等工作岗位,她们各自按岗位责任进行工作(图17-1)。每个护士有单一的工作内容,如治疗护士负责所有患者的治疗任务,基础护理护士则承担患者的各种生活护理,办公室护士负责处理医嘱。这种模式如同工业中的分段式流水作业。护士分工明确,技术相对熟练,便于组织管理,节约时间和人力成本。但护士工作机械,对患者的病情、疗效、心理状态等缺乏系统的了解。护士关心的只是疾病而不是患有疾病的人,整个护理过程被"切割"而变得碎片化。患者接受的是不同护士的片段护理,而不是固定护士的完整护理,不能很好满足服务对象的整体需要。

3. **小组制护理**(team nursing) 小组制护理是以护理小组的形式对一组患者进行护理的工作模式。小组由一位业务技术能力强、临床经验丰富的护士担任组长,配以3~4位组员,负责10~20位患者的护理(图17-2)。小组成员可由护师、护士、护理员、实习护士等不同等级人员组成。这种护理工作模式的特点是护理小组成员可以同心协力、有计划、有步骤地开展护理工作。但也存在以下不足:由于每个护士没有确定的护理对象,会影响护士的责任心;整个小组的护理工作质量受小组长的能力、水平和经验的影响比较大;也可能因护理过程的不连续性和护士的交替过程脱节而影响护理质量。

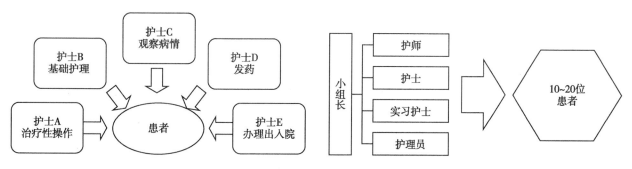

图 17-1　某病房功能制护理工作模式示意图　　　图 17-2　某病房小组制护理工作模式示意图

4. **责任制护理**(primary nursing) 责任制护理是指患者从入院到出院的所有护理工作由责任护士全面负责,要求责任护士实行8小时在岗,24小时负责制,责任护士8小时工作外由其他护士按照责任护士制订的护理计划完成护理工作,实施全面的护理(包括心理护理和健康教育)(图17-3)。责任制护理强调以患者为中心,患者可以得到持续全面的护理,护患关系密切,护理质量较高。同时,护士有更多的自主权,能独立进行独立的临床判断和决策。因24小时负责难以实现,更多医院改为谁在岗谁负责。

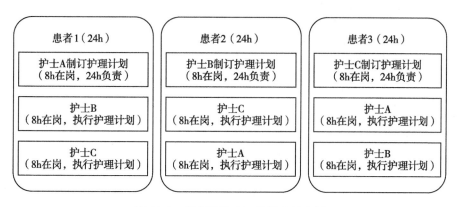

图 17-3　责任制护理工作模式示意图

5. **整体护理**(integrated nursing) 整体护理是以人的功能为整体论的健康照顾方式,又称全人护理(total patient care)或以患者为中心的护理(patient-centered care)。护士不仅要关注患者,还要关注环境、心理因素等对患者疾病康复的影响。整体护理是一种护理理念,也是一种工作方法,其宗旨是以服务对象为中心,对服务对象的生理、心理、社会、精神、人文等方面进行全面的帮助和照顾。在整体护理模式,护理人员采用护理程序(评估、诊断、计划、实施、评价)评估服务对象生理、心理、社会、文化等方面的特点和需求和问题,提供针对性护理。20 世纪 80 年代,我国开始探索整体护理工作模式。2010 年,原卫生部提出优质护理服务模式,其核心就是提倡落实整体护理,这对促进临床护理工作模式改革,丰富护理内涵,突出护理专业特点,提高和保证临床护理服务质量起到积极的作用。但是,要满足患者的全方面需求,不仅需要护士全面的帮助和照顾,还需要医生和其他医务工作者的共同协作。因此,在整体护理的基础上,以患者为中心,医生、护士和其他医务工作者通过相互协作,共同解决患者的医疗护理问题,形成了"医护一体化"(integration of medical care)工作模式、"多学科协作"(multi - disciplinary team,MDT)工作模式等。

(三) 护理工作模式的特点

护理工作模式的发生、发展受不同历史时期经济、政治、社会价值、管理思想等的影响,具有鲜明的时代特征。各个护理工作模式的优缺点详见表 17-1。

表 17-1 常见护理工作模式的优缺点

护理工作模式	优点	缺点
个案护理	(1) 护理质量高,患者的病情观察细致、全面 (2) 护患交流增加,关系融洽 (3) 患者需求可以得到快速回应 (4) 护士职责明确,独立设计和组织实施护理工作,自主权高,易产生责任感和成就感	(1) 护理工作缺乏连续性,护士只能做到当班负责 (2) 对护士能力要求高 (3) 耗费人力、物力、财力,经济资源要求高,成本效益低
功能制护理	(1) 护士分工明确,便于组织和管理 (2) 工作效率高 (3) 节省护士人力 (4) 护士熟悉所承担的工作	(1) 每个护士只关注患者的局部,为患者提供的是片段性的护理,非常容易忽略危重患者的需要和病情变化 (2) 工作连续性差,患者容易盲目,有问题不知道找谁 (3) 易产生疲劳感,不利于发挥护士的工作积极性
小组制护理	(1) 护理的系统性、连续性较好 (2) 小组成员间容易沟通和协调 (3) 有利于充分发挥小组成员的智慧与经验	(1) 工作质量受组织的能力、水平和经验影响 (2) 对组长的业务能力和组织能力要求高 (3) 小组成员没有确定的护理对象,缺乏自主权 (4) 小组成员间需要花费较多时间进行沟通 (5) 耗费人、财、物
责任制护理	(1) 护士责任明确 (2) 患者归属感和安全感增加,可以得到持续全面的护理,护理质量较高 (3) 有利于建立良好的护患关系 (4) 护士有更多自主权,有利于护士进行独立的临床判断和决策	(1) 难以实现护士 24 小时负责,责任护士压力较大 (2) 护患比例要求高,人力、财力消耗较大
整体护理	(1) 有利于护士对患者实施整体护理 (2) 工作效率高 (3) 注重成本效益 (4) 增加护士责任感 (5) 护士个人发展空间大,成就感强	(1) 对护士素质要求高 (2) 规范表格和标准计划的制订有一定难度 (3) 需要投入较多护士

四、案例分析

"以患者为中心"的伤口管理模式案例分析

(一) 背景

随着老年人口的不断增加,糖尿病足溃疡、血管型溃疡和压力性损伤等所致的各种慢性伤口越来越多,且疑难复杂程度越来越高,对伤口管理专业化技术提出了更高的要求。传统的伤口管理由医生完成,护士的主要角色是协助医生完成换药或者被动完成换药工作,未参与患者伤口管理方案的制订。由于医生忙于手术等医疗专业性工作,对伤口管理的关注度不高,导致治疗质量参差不齐,影响伤口的治疗效果。

(二)"以患者为中心"的伤口管理模式

基于以上情况,四川大学华西医院以患者为中心,充分落实责任制整体护理,构建了"以患者为中心"的伤口管理模式。具体举措如下:①组建伤口护理小组,培养伤口护理专业人才。伤口小组包括伤口专业护士、国际伤口治疗师、伤口护理专家等各层次伤口护士,共同为患者提供伤口护理服务。②强调和医生的交流和合作,明确在不同类型的伤口管理中,医生和护士的工作职责和内容。一期愈合手术切口等普通伤口由伤口专科护士或伤口专科护士指导医学生或进修医师完成;糖尿病足溃疡、压力性损伤、延期愈合手术切口等由伤口专科护士完成;各专科疑难复杂伤口由伤口治疗师和专科医师共同完成。在管理过程中,伤口专科护理人员根据患者需求提供全程服务,以保障患者安全并促进伤口愈合。③将伤口护理从医院延伸至社区,建立医院 - 社区的延续护理。伤口专科护士加强与社区和家庭的联系,通过定期随访和开设伤口专科门诊,保障伤口专科护理的连续性。

(三)成效

"以患者为中心"的伤口管理模式实施后,四川大学华西医院伤口专科护理服务能力不断增强。伤口治疗中心年门诊量由 2010 年约 2.4 万人次上升至 2016 年的约 6.5 万人次。患者对伤口管理的满意度显著提高,由 91.3% 提升至 97.6%;医师对伤口专科护士的工作质量满意度也不断提升,由 89.7% 提升至 98.2%。同时,患者的伤口管理质量也不断提升,以 128 例Ⅲ级以上压力性损伤管理效果为例,患者伤口愈合时间缩短了 30.9%,患者换药频率降低了 59.2%,伤口管理费用降低了 68.5%;以 526 例骨科术后切口感染率为例,骨科Ⅰ类切口感染率由 3.6% 降至 1.9%,Ⅱ类切口感染率由 12.3% 降至 5.6%。

(四)案例分析

四川大学华西医院以患者为中心,以提升伤口照护质量为目的,充分考虑工作效率、资源耗费、成本效益、患者需求、护士需求以及医生需求等因素,切实落实整体护理,构建"以患者为中心"的伤口管理模式。在实施过程中,注重多学科的分工合作,根据患者情况和伤口类型决定医护人员的职责和分工。同时,兼顾护士的分层次培养和使用,充分发挥专科护理人才的作用,拓展了护士职业发展路径。在效果评价方面,本案例也是从患者满意度、医护人员满意度、伤口愈合情况、并发症发生率和费用等方面进行多维度综合评价,体现了护理工作模式的成本效益。

第五节 现代医院病区管理

医院是向人们提供诊疗护理服务为主要目的医疗机构,是对特定人群进行防病治病的场所,一般是由门诊、急诊、住院、医技、后勤保障、行政办公及医院内生活等七大功能区组成。住院部分为若干病区,病区是住院患者接受诊疗、护理和生活的场所。病区环境、设施设备、人员配置以及管理等,将影响患者的诊疗护理、康复和休养。创造和维护一个有利于患者诊疗康复和医务人员工作的环境,在医院管理中占有重要的地位。

一、病区管理的基本原则

(一)病区与护理单元概述

1. 病区与护理单元定义

(1)病区与病室:病区(word area)是由一个护士站统一管理的多个病室(房)组成的住院临床医疗区域,与住院部公用区域或公用通道由门分隔。一般包括病室(房)、护士站、医生办公室、医务人员值班室、治疗室、污物间等。病室(房)(inpatient room)是病区内住院患者接受医学观察、诊疗、睡眠、休息和就餐的房间,一般配备床单元、隔离帘、座椅、呼叫系统、氧源、负压吸引系统、手卫生设施、卫生间、非医疗废物桶等。床单元(bed unit)是病室(房)内为每位住院患者配备的基本服务设施,一般包括病床及其床上用品、床头柜、床头设备带等。

病区内病室、治疗室等各功能区域类的房间应布局合理,洁污分区明确,收治传染病患者的医院应具备隔离条件,独立设区,病房内通风良好,利于诊疗工作的顺利开展和患者的康复。

不同医院的病区应该根据收治患者的特点、医院的管理效率、医护人员能力以及空间布局等设定床位数,一般设 40~50 张床位。病室床位数单排不应超过 3 床,双排不应超过 6 床,多人房的床间距不得小于 0.8m,床单元之间可设置隔帘以便于患者休息和隐私保护,病区床位过少,不利于资源的合理使用;而床位数过多,不利于管理,可能会带来质量和效率的下降。每个病区收住一个病种或几个医疗专科的病种。在我国,病区的负责人是科主任和护士长,建立有病区党支部时党支部书记协同负责。

(2) 护理单元:护理单元是特定的场所、设施、设备和实现护理职能的护理管理单位,管理单位的负责人是护士长。护理单元不只限于患者住院的病区,在门诊、急诊、消毒供应中心等科室和部门都可含有护理单元。

2. 病区与护理单元组成

(1) 空间(space):每个人都需要一个适合其成长、发展及活动的空间。医院在设置空间时,应综合考虑患者的需求和医务人员的工作需要。病区应设置病室、治疗室、抢救室、医生办公室、护士站、卫生间、配餐室。处置间、库房、配餐室、医护人员休息室和示教室等。护士站应设在病区的中央位置,与治疗室、抢救室邻近,便于掌控全病区情况,同时有利于危重患者病情观察和处置,有利于治疗护理操作。每个病室安置 2~6 张病床,或设置单人间,床间距不得小于 0.8m,床间应有遮隔设备,便于保护患者隐私,有利于患者休息。

(2) 设施设备:包括各种诊疗护理设施设备、办公设施设备、生活设施设备等。

(3) 人员:病区人员包括患方人员,即患者、家属、陪伴探视人员;医方人员,即医师、护士、治疗师、工人等,还包含实习医生和实习护士、规范化培训医师学员和护士学员。

(二) 病区与护理单元管理

医院环境是医务人员为患者提供诊疗和护理服务的场所,也是患者休养康复的地方,医院的环境直接影响患者的身心舒适和治疗效果,也影响医务人员工作的顺利开展。依据性质不同,医院环境可分为物理环境和社会文化环境;依据地点不同,可分为门诊环境、急诊环境、病区环境以及办公后勤环境等。

1. 物理环境设置与管理　物理环境是指医院的建筑设计、基础设施以及院容院貌等为主的物质环境,是医院存在和发展的基础。物理环境营造应遵循整洁、安静、舒适、安全、美观的"十字"原则,做到管理制度化、陈设规范化、维护流程化。

(1) 环境整洁:主要是指病区的空间环境及各类陈设的规格统一,布局整齐;各种设备和用物设置合理,清洁卫生。保持环境整洁的措施包括设施设备和物品定位定数存放,用后归位;地面及所有物品采用湿式清扫法,并随时保持清洁整齐;及时清除诊疗护理后的废弃物及患者的排泄物;非必需的患者生活用品及非必需的医疗护理用物一律不得带入和存放于病区。

(2) 环境安静:能减轻患者的烦躁不安,使之身心闲适地充分休息和睡眠,同进也是患者(尤其是重症患者)康复、医护人员能够专注有序地投入工作的重要保证。根据国际噪声标准规定,白天病区的噪声不超过 38dB;为保持环境安静,医护人员自身应做到走路轻、说话轻、操作轻、关门轻;对易发出响声的椅脚应钉橡胶垫,推车的轮轴、门窗交合链应定期滴注润滑油;地面应采用防噪声的材料;积极开展保持环境安静的教育和管理。

(3) 环境舒适:置身于恬静、温湿适宜、空气清新、阳光充足、清洁便捷的环境中,能使人感觉安宁、惬意。

1) 温度与湿度:病室适宜的温度一般为 18~22℃,新生儿室、产房、手术室等以 22~24℃为宜,相对湿度介于 50%~60% 之间。室温过高使神经系统易受抑制,干扰人体功能,影响人体散热;室温过低,使机体肌肉紧张、冷气袭人,导致患者容易受凉,也容易使人畏缩、缺乏动力。湿度过高,有利于病原微生物繁殖,且机体散热慢,使人感到湿闷不适;湿度过低,则空气干燥,人体水分蒸发快,易致呼吸道黏膜干燥。

2）通风：通风可以增加室内空气流动，调节室内温湿度，增加空气中的含氧量，降低二氧化碳浓度和微生物的密度，降低或消除异味，使患者感到舒适宜人，避免产生烦闷、倦怠、头晕、食欲不振等症状，有利于康复。通风效果受通风面积、室内外温差、通风时间及室外气流速度等因素的影响，一般每次通风30分钟左右即可达到置换室内空气的目的。

3）光线：病室内的光线来自于自然光源和人工光源。适量的光线能保证日常工作和生活的正常进行。利用阳光中的紫外线，发挥其杀菌作用，可净化室内空气；适当的"阳光浴"还可以增进患者的体质，但必须注意阳光不宜直射眼睛，以免引起目眩；午睡时宜用窗帘遮挡阳光，有利于患者午休；室内的人工光源的亮度和位置，既要保证工作、生活照明，又不可影响患者睡眠。

（4）安全：病区管理工作中应全力消除一切妨碍患者安全的因素，避免各种因素所致的意外损伤。如卫生间地面潮湿，致使患者滑倒跌伤；意识不清患者未加床档、保护具而坠床或撞伤；不恰当的电器使用导致失火等。要高度重视安全管理工作，完善病区的安全设施，如卫生间、走廊设置扶手，电源插座远离神志不清的患者，夜间设有地灯照明，方便患者的生活；设置规范的流水洗手设备，加强手卫生管理，严格执行清洁、消毒和灭菌制度，遵循无菌技术原则，防止医院感染发生。

（5）美观：美的感受，好的体验，能调适医患心理距离，满足患者的精神心理需要。病区美化包括环境美和生活美两方面的内容。环境美主要指布局、设施、用品整洁美、色调美、和谐美。一般多采用浅蓝、浅绿等冷色，能给人以沉静、富有生气的感受；在病室和病区内走廊亦可摆设绿色盆景植物、花卉、壁画等，借以点缀美化环境，调节患者的精神生活，儿童病区应能体现儿童的特色；生活美主要指患者休养生活涉及的各个环节和器具，如护理工具、餐具等生活用品，美观适用；医务人员的仪表美、语言美、行为美；患者及医护人员的服饰美，医疗护理技术操作艺术设计美等。

2. 社会文化环境管理　医院是社会的一部分，良好的医院社会文化环境作为医院文化的重要载体和外显形式，是保障医院工作顺利进行的基础。

（1）人际环境管理：医院是社会的组成部分，病区医护人员与患者及其亲属之间，医务人员之间，由于工作的需要，构成了一个特殊的社会人际环境，在这个特定的人际环境中，各项工作的开展，无不与人际交往发生密切联系。因此，做好病区人际环境的管理工作，对于贯彻落实医院的管理制度，维持病区的正常秩序，改善医患关系，增进同事沟通，促进各项工作的有效运行，具有积极的示范、协调和推动作用。

病区人际环境管理的重点是医护关系和医患关系。① 医护关系：医疗、护理工作是医院工作中两个相对独立的系统，服务对象虽都是患者，但工作职责和侧重点不同。因此，协调的医护关系是取得优良医护质量的重要因素之一。理想的医护关系模式应是：交流-协作-互补型，既有分工，又有协作，实施医护一体化的工作模式，促进患者早日康复；② 医患关系：良好的医患关系取决于医患双方的价值观、态度和行为。在医患关系中，医务人员占主导地位，因此，医务人员应做到以患者为中心，尊重患者、理解患者。把患者视为社会的、不同心理与感情的人，重视患者的主诉，关心、满足患者对诊疗护理的合理需求；加强医患沟通，充分发挥患者的主观能动性，邀请患者参与医疗安全活动，一切诊疗护理活动均应取得患者及其家属的理解并知情同意；以疏导、示范的方式帮助患者适应病区环境，积极配合治疗，遵守有关管理规定和制度；同时患者也应尊重、理解医务人员，团结协作共同对付疾病这一"敌人"。

（2）医院规章制度管理：医院规章制度是依据国家相关法律法规、行业标准等并结合医院的具体情况而制订的规则。首先要建立健全各类规章制度、流程和规范，并不断补充完善；其次要培训员工，使其熟悉并掌握内容，以利于正确执行和落实；第三要认真执行。在执行过程中，要注意提供支撑措施，保障规章制度能有效执行，同时要引导督促员工主动执行，发现问题，及时反馈，并定期总结分析，不断改进。

二、护理质量管理

护理质量是衡量医院服务质量的重要标志之一，是医疗质量的重要组成部分，它直接影响着医院的临床医疗质量、社会形象和经济效益等。在医疗市场竞争日益激烈及人们生活水平不断提高的今天，如何把握护理质量管理的重点，确保护理质量的稳步提升，提高患者的满意度，是护理管理者的中心任务，也是医院护理工作的主要目标。

（一）护理质量概述

1. **护理质量（nursing quality）** 护理质量是指护理人员为患者提供护理技术服务和基础护理的效果及满足患者对护理服务一切合理需要的综合，是在护理过程中形成的客观表现，直接反映了护理工作的职业特色和工作内涵。护理质量包括三层含义，即规定质量、要求质量和魅力质量。

2. **护理质量管理（management of nursing quality ）** 护理质量管理是指按照护理质量形成过程和规律，对构成护理质量的各个要素进行计划、组织、协调和控制，以保证护理服务达到规定的标准和满足服务对象需要的活动过程。

护理质量管理首先必须确立护理质量标准，有了标准，管理才有依据，才能协调各项护理工作，用现代科学管理方法，以最佳的技术、最低的成本和时间，提供最优良的护理服务。

3. **护理质量管理的组织架构与管理体系** 护理工作是在主管院长的领导下实行护理分级管理。根据医院的规模和级别，采取护理部 - 科室二级管理或护理部 - 科室 - 护理单元三级管理。

4. **护理质量与医疗质量的关系** 护理质量是医疗质量的重要组成部分，护理质量的高低直接或间接影响医疗质量，如静脉输液治疗不规范，将影响药物的疗效的发挥，甚至出现严重的不良反应和后果。

（二）护理敏感质量指标

测量反映改善的程度，质量管理离不开"数据"，离不开"指标"，作为撬动质量管理与改善的重要工具，敏感性、实用性和可操作性是指标的核心特点。使用什么"指标"来衡量护理重量，并以此为导向引导护理进行系统改善，是护理界一直研究和探索的问题，特别是随着信息化，大数据和全球化时代的来临，护理质量量化管理更需要借助"指标"。从 2014 年起，原国家卫生计生委医院管理研究所护理中心组建了护理质量研究小组，在参考国际做法基础上结合我国实际情况，经过反复研究、应用、修改最终遴选出了 13 个指标，于 2016 年正式发布，作为现阶段护理敏感质量指标。

1. **护理敏感质量指标（nursing-sensitive quality indicators）** 护理敏感质量指标是指用于定量评价和监测影响患者结果的护理管理、护理服务、组织促进等各项程序质量的标准。其结果能够敏感地反映护理质量的水平，是护理质量评价指标的核心、关键内容。当管理目标或管理结果发生微弱的变化，管理者会在某个指标的指标值上看到明显地反映，这个指标便是"敏感指标"。

2. **护理敏感质量指标内容** 国家卫生健康委医院管理研究所护理中心编制的护理敏感质量指标一共 13 项，其中床护比、护患比、每住院患者 24 小时平均护理时数、不同级别护士配置、护士自愿离职率、护士执业环境测评等六项指标属于结构指标；住院患者身体约束率属于过程指标；院内压疮发生率、插管患者非计划性拔管发生率、住院患者跌倒发生率、导管相关尿路感染发生率、中心导管相关血流感染发生率、呼吸机相关性肺炎发生率等为结果指标，它们能敏感地反映护理质量的变化。

（1）护理人力配备与护理时数：护理人力配备与护理质量密切相关，是护理质量的基本保证因素。护理人力配备应关注三个方面的内容，即护士的数量、护士的能力和护理工作意愿。一定的数量保证一定的质量，一定的能力保证一定的品质，护士工作意愿能反映护士工作投入。因此，要关注床护比、护患比、护理时数、不同层级护士配备情况和护士的离职率，以及如何为护士创造一个良好的执业环境，以激发护士工作积极性，提供高质量的护理服务。

（2）患者相关护理质量指标：患者相关护理质量指标能直接反映护理工作的质量和效果，包括住院患者身体约束率、院内压疮发生率、插管患者非计划性拔管发生率、住院患者跌倒发生率、导管相关尿路感染发生率、中心导管相关血流感染发生率、呼吸机相关性肺炎发生率等。

（3）特殊科室护理敏感质量指标：手术室、急诊科、血液透析中心、重症监护室等，由于收治的患者不同，采取的治疗方式不同等，具有不同的护理工作内容和特点。因此，在通用指标的基础上，应有各专科的特殊护理敏感质量指标。如急诊科的敏感质量指标包括预检分诊准确率、急救车、急救药（物品）及药物的完好率、院前急救 / 急诊院内 / 外运送患者意外发生率、急诊护士急救技术考核合格率等；血液透析中心护理敏感质量指标包括患者血压控制合格率，患者营养状况合格率，透析充分性达标率。患者血管通路感染发生率。患者内瘘或人造血管堵塞发生率；新生儿 /NICU 护理敏感质量指标包括新生儿身份识别项目不齐全 / 不清楚发生率、住院新生儿烧伤、烫伤例次数（例）、新生儿呛奶、误吸发生率、气管插管脱出例数、鹅口疮发生率、鼻中隔压伤发生率等。

3. 护理敏感质量指标与医疗质量的关系 护理质量是医疗质量的重要组成部分,护理质量指标在一定程度上和一定侧面上反映医疗指标,如医疗指标中呼吸机相关性肺炎发生率的高低,与使用呼吸机患者的卧位正确率、患者口腔清洁合格率以及人工气道意外脱出发生率等护理指标密切相关,因此,关注护理质量敏感指标,对促进医疗质量提高有密切的关系。

PDCA 是护理质量持续改进的重要管理工具,临床护理工作中出现的高频率、高风险或严重后果 / 重大影响的事件,都应当进行运用 PDCA 来改善,并做好记录。(表 17-2)

表 17-2 PDCA 详细表

护理持续质量改进——PDCA 详细版
——XXX(问题描述)

一、P(plan,计划)
    (一)分析现状(应当有数据支撑)
    (二)提出问题,确定本次需解决的主要问题
    (三)诊断原因
    (四)制订工作计划和具体措施,条款式罗列
    (五)预期目标:列出观察指标,并应有数据目标

二、D(do,执行)
    (一)成立组织
    (二)人员及分工
    (三)运行程序(按照计划进行实施的具体内容)
    (四)记录

三、C(check,检查)
    (一)整改后搜集的资料(需有数据支撑)
    (二)满意程度
    (三)纠正措施
    (四)预防措施

四、A(action,处理)
    (一)将实施结果对照目标,进行效果评价,需有结论性的意见
    (二)如果达到既定目标,则固化整改后的措施、制度、规范,并推广;如果没有达到目标,应讨论修订、进入下一个
        PDCA 循环

五、支撑材料
    (一)PDCA 过程中制订 / 修改的相应制度、规范、流程
    (二)PDCA 前后的数据搜集原始资料
    (三)培训记录、会议记录、签名等

在实际工作,也常采用简表来反馈护理质量改进情况(表 17-3)。

三、特殊科室护理管理

医院内的临床科室,既包括普通住院病区,也包括特殊科室或护理单元,如急诊科、手术室、血液透析室、重症监护病房、新生儿室、消毒供应中心等,这些科室既具有与普通病区相同的护理管理要求,又因其专科特点,有其特殊的要求。

(一)重症监护病房

重症监护病房是医院集中监护和救治危重患者的专业病房,为因各种原因导致一个或多个器官与系统功能障碍危及生命或具有潜在高危因素的患者,及时提供系统的、高质量的医学监护和救治技术。独立设置,床位向全院开放。为保证医疗服务质量,应根据《中华人民共和国执业医师法》《医疗机构管理条例》《护士条例》和《重症医学科建设与管理指南》等有关法律法规,对重症医学科进行管理。

表 17-3 ××医院护理质量考核情况反馈表

科室：

考核项目		考核时间	
主要存在问题			
科室改进措施			
改进效果自评	• 已改进条目： • 部分改进或需持续改进条目(请说明原因)： • 未改进条目(请说明原因)：		
持续质量改进			

注：本表反馈内容只反映抽查当时的情况

1. 重症监护病房设置 具备与其功能和任务相适应的场所、设备、设施和人员条件。病床数量应根据医院功能任务和实际收治重症患者的需要设置，三级综合医院重症医学科床位数为医院病床总数的 2%~8%，床位使用率以 75% 为宜，全年床位使用率平均超过 85% 时，应适度扩大规模。重症医学科每天至少应保留 1 张空床以备应急使用。

2. 空间管理 重症医学科每床使用面积不少于 $15m^2$，床间距大于 1m；每个病区至少配备一个单间病房且使用面积不少于 $18m^2$，用于收治隔离患者。重症医学科位于方便患者转运、检查和治疗的区域，并宜接近手术室、医学影像学科、检验科和输血科(血库)等。

3. 人员配备 重症医学科必须配备足够数量、受过专门训练、掌握重症医学的基本理念、基础知识和基本操作技术，具备独立工作能力的医护人员。其中医师人数与床位数之比应≥0.8∶1，护士人数与床位数之比应≥3∶1；应根据需要配备适当数量的医疗辅助人员，有条件的医院还可配备相关的设备技术与维修人员。至少配备一名具有副高以上专业技术职务任职资格的医师担任主任，全面负责医疗护理工作和质量建设；护士长应当具有中级以上专业技术职务任职资格，在重症监护领域工作 3 年以上，具备一定管理能力。

重症监护室护士应具备的业务能力：

(1) 经过严格的专业理论和技术培训并考核合格。

(2) 掌握重症监护的专业技术：输液泵的临床应用和护理，外科各类导管的护理，给氧治疗、气道管理和人工呼吸机监护技术，循环系统血流动力学监测，心电监测及除颤技术，血液净化技术，水、电解质及酸碱平衡监测技术，胸部物理治疗技术，重症患者营养支持技术，危重症患者抢救配合技术等。

（3）除掌握重症监护的专业技术外,应具备以下能力:各系统疾病重症患者的护理、重症医学科的医院感染预防与控制、重症患者的疼痛管理、重症监护的心理护理等。

4. 配置必要的监测和治疗设备,以保证危重症患者的救治需要 医院相关科室应具备足够的技术支持能力,能随时为重症医学科提供床旁 B 超、血液净化仪、X 线摄片等影像学,以及生化和细菌学等实验室检查。

重症医学科基本设备:

（1）每床配备完善的功能设备带或功能架,提供电、氧气、压缩空气和负压吸引等功能支持。每张监护病床装配电源插座 12 个以上,氧气接口 2 个以上,压缩空气接口 2 个和负压吸引接口 2 个以上。医疗用电和生活照明用电线路分开。每个床位的电源应该是独立的反馈电路供应。重症医学科应有备用的不间断电力系统(UPS)和漏电保护装置;每个电路插座都应在主面板上有独立的电路短路器。

（2）应配备适合的病床,配备防褥疮床垫。

（3）每床配备床旁监护系统,进行心电、血压、脉搏血氧饱和度、有创压力监测等基本生命体征监护。为便于安全转运患者,每个重症加强治疗单元至少配备 1 台便携式监护仪。

（4）三级综合医院的重症医学科原则上应该每床配备 1 台呼吸机,二级综合医院可根据实际需要配备适当数量的呼吸机;每床配备简易呼吸器(复苏呼吸气囊)。为便于安全转运患者,每个重症加强治疗单元至少应有 1 台便携式呼吸机。

（5）每床均应配备输液泵和微量注射泵,其中微量注射泵原则上每床 4 台以上。另配备一定数量的肠内营养输注泵。

（6）其他必配设备:心电图机、血气分析仪、除颤仪、心肺复苏抢救装备车(车上备有喉镜、气管导管、各种管道接头、急救药品以及其他抢救用具等)、纤维支气管镜、升降温设备等。三级医院必须配置血液净化装置、血流动力学与氧代谢监测设备。

5. 重症医学科护理质量管理 建立健全各项规章制度、岗位职责和相关技术规范、操作规程,并严格遵守执行,保证医疗服务质量;指定专(兼)职人员负责医疗质量和安全管理;医院应加强对重症医学科的医疗质量管理与评价,医疗、护理、医院感染等管理部门应履行日常监管职能。

6. 重症医学科收治患者 急性、可逆、已经危及生命的器官或系统功能衰竭,经过严密监护和加强治疗短期内可能得到恢复的患者;存在各种高危因素,具有潜在生命危险,经过严密的监护和有效治疗可能减少死亡风险的患者;在慢性器官或者系统功能不全的基础上,出现急性加重且危及生命,经过严密监护和治疗可能恢复到原来或接近原来状态的患者;其他适合在重症医学科进行监护和治疗的患者。慢性消耗性疾病及肿瘤的终末状态、不可逆性疾病和不能从加强监护治疗中获得益处的患者,一般不是重症医学科的收治范围。

当患者处于下列病理状态时应当转出重症医学科,包括急性器官或系统功能衰竭已基本纠正,需要其他专科进一步诊断治疗;病情转入慢性状态;患者不能从继续加强监护治疗中获益。

7. 医院感染管理

（1）加强医院感染管理,严格执行手卫生规范及对特殊感染患者的隔离。严格执行预防、控制呼吸机相关性肺炎、血管内导管所致血行感染、留置导尿管所致感染的各项措施,加强耐药菌感染管理,对感染及其高危因素实行监控。

（2）整体布局应该使放置病床的医疗区域、医疗辅助用房区域、污物处理区域和医务人员生活辅助用房区域等有相对的独立性,以减少彼此之间的干扰和控制医院感染。

（3）应具备良好的通风、采光条件。医疗区域内的温度应维持在(24 ± 1.5) ℃左右。具备足够的非接触性洗手设施和手部消毒装置,单间每床 1 套,开放式病床至少每 2 床 1 套。

（4）对感染患者应当依据其传染途径实施相应的隔离措施,对经空气感染的患者应当安置负压病房进行隔离治疗。

（5）要有合理的包括人员流动和物流在内的医疗流向,有条件的医院可以设置不同的进出通道。

（6）应当严格限制非医务人员的探访;确需探访的,应穿隔离衣,并遵循有关医院感染预防控制的规定。

(7)建筑应该满足提供医护人员便利的观察条件和在必要时尽快接触患者的通道。装饰必须遵循不产尘、不积尘、耐腐蚀、防潮防霉、防静电、容易清洁和符合防火要求的原则。

(二)手术部(室)

手术部室(operating room,OR)是医院的重要技术部门,是为患者提供手术及抢救的场所,为加强医院手术安全管理,应根据《医疗机构管理条例》《护士条例》《医院感染管理办法》和《手术部(室)建设与管理指南》等有关法规、规章进行规范管理。

1. 手术部(室)的设置 应具备与医院等级、功能和任务相适应的场所、设施、仪器设备、药品、手术器械、相关医疗用品和技术力量,保障手术工作安全、及时、有效地开展。手术部(室)应当设在医院内便于接送手术患者的区域,宜邻近重症医学科、临床手术科室、病理科、输血科(血库)、消毒供应中心等部门,周围环境安静、清洁。医院应当设立急诊手术患者绿色通道。手术间的数量应当根据医院手术科室的床位数及手术量进行设置,满足医院日常手术工作的需要。

2. 手术部(室)的建筑布局 应当遵循医院感染预防与控制的原则,做到布局合理、分区明确、标识清楚,符合功能流程合理和洁污区域分开的基本原则。应设有工作人员出入通道、患者出入通道,物流做到洁污分开,流向合理。

洁净手术部的建筑布局、基本配备、净化标准和用房分级等应当符合《医院洁净手术部建筑技术规范》的标准,辅助用房应当按规定分洁净和非洁净辅助用房,并设置在洁净和非洁净手术部的不同区域内。

3. 手术间内配备常规用药 基本设施、仪器、设备、器械等物品配备齐全,功能完好并处于备用状态。手术间内部设施、温控、湿控要求应当符合环境卫生学管理和医院感染控制的基本要求。

4. 人员配备与管理 根据手术量配备足够数量的手术室护士,人员梯队结构合理。手术室护理人员与手术间之比不低于3∶1,手术室工作经历2年以内护理人员数占总数≤20%。三级医院手术部(室)护士长应当具备主管护师及以上专业技术职务任职资格和≥5年手术室工作经验,具备一定管理能力。二级医院手术部(室)护士长应当具备护师及以上专业技术职务任职资格和≥3年手术室工作经验,具备一定管理能力。应当接受岗位培训并定期接受手术室护理知识与技术的再培训并按照《专科护理领域护士培训大纲》等要求有计划进行专科护士培训。

根据工作需要,手术室应当配备适当数量的辅助工作人员和设备技术人员。应当根据手术分级管理制度安排手术及工作人员。

5. 手术安全管理 手术部(室)应当与临床科室等有关部门加强联系,密切合作,以患者为中心,保证患者围手术期各项工作的顺利进行。

(1)建立手术标本管理制度,规范标本的保存、登记、送检等流程,有效防止标本差错。

(2)建立手术安全核查制度,与临床科室等有关部门共同实施,确保手术患者、部位、术式和用物的正确。

(3)加强手术患者体位安全管理,安置合适体位,防止因体位不当造成手术患者的皮肤、神经、肢体等损伤。

(4)建立并实施手术中安全用药制度,加强特殊药品的管理,指定专人负责,防止用药差错。

(5)建立并实施手术物品清点制度,有效预防患者在手术过程中的意外伤害,保证患者安全。

(6)加强手术安全管理,妥善保管和安全使用易燃易爆设备、设施及气体等,有效预防患者在手术过程中的意外灼伤。

(7)制订并完善各类突发事件应急预案和处置流程,快速有效应对意外事件,并加强消防安全管理,提高防范风险的能力。

6. 医院感染预防与控制 严格按照《医院感染管理办法》及有关文件的要求加强医院感染管理工作,建立并落实医院感染预防与控制相关规章制度和工作规范,并按照医院感染控制原则设置工作流程,降低发生医院感染的风险。通过有效的医院感染监测、空气质量控制、环境清洁管理、医疗设备和手术器械的清洗消毒灭菌等措施,降低发生感染的危险;严格限制非手术人员的进入;使用手术器械、器具及物品,保证医疗安全;医务人员在实施手术过程中,必须遵守无菌技术原则,严格执行手卫生规范,实施标准预防;每24小时清洁消毒工作区域一次。连台手术之间、当天手术全部完毕后,对手术间及时进行清洁消毒处理。实施感染手术的手术间应当严格按照医院感染控制的要求进行清洁消毒处理。

应当与临床科室等有关部门共同实施患者手术部位感染的预防措施,包括正确准备皮肤、有效控制血糖、合理使用抗菌药物以及预防患者在手术过程中发生低体温等。

手术部(室)应当加强医务人员的职业安全防护工作,制订具体措施,提供必要的防护用品,保障医务人员的职业安全;医疗废物管理应当按照《医疗废物管理条例》及有关规定进行分类、处理。

(三)急诊科

急诊科是医院急症诊疗的首诊场所,也是社会医疗服务体系的重要组成部分。是医院中重症患者最集中、病种最多、抢救和管理任务最重的科室,急诊科实行24小时开放,承担来院急诊患者的紧急诊疗服务,为患者及时获得后续的专科诊疗服务提供支持和保障。为保证急诊科医疗质量和医疗安全,根据《中华人民共和国执业医师法》《医疗机构管理条例》《护士条例》和《急诊科建设与管理指南(试行)》等有关法律法规,规范进行急诊科管理。

1. 急诊科的设置 应当具备与医院级别、功能和任务相适应的场所、设施、设备、药品和技术力量,以保障急诊工作及时有效开展;设在医院内便于患者迅速到达的区域,并邻近大型影像检查等急诊医疗依赖较强的部门;入口应当通畅,设有无障碍通道,方便轮椅、平车出入,并设有救护车通道和专用停靠处;有条件的可分设普通急诊患者、危重伤病患者和救护车出入通道;

2. 急诊科布局与分区管理 合理布局,有利于缩短急诊检查和抢救距离半径,设医疗区和支持区。医疗区包括分诊处、就诊室、治疗室、处置室、抢救室和观察室,三级综合医院和有条件的二级综合医院应当设急诊手术室和急诊重症监护室;支持区包括挂号、各类辅助检查部门、药房、收费等部门;急诊科医疗急救应当与院前急救有效衔接,并与紧急诊疗相关科室的服务保持连续与畅通,保障患者获得连贯医疗的可及性。应当有醒目的路标和标识,以方便和引导患者就诊,与手术室、重症医学科等相连接的院内紧急救治绿色通道标识应当清楚明显。在医院挂号、化验、药房、收费等窗口应有抢救患者优先的措施;急诊科应当明亮,通风良好,候诊区宽敞,就诊流程便捷通畅,建筑格局和设施应当符合医院感染管理的要求。儿科急诊应当根据儿童的特点,提供适合患儿的就诊环境;抢救室应当邻近急诊分诊处,根据需要设置相应数量的抢救床,每床净使用面积不少于$12m^2$。抢救室内应当备有急救药品、器械及心肺复苏、监护等抢救设备,并应当具有必要时施行紧急外科处置的功能。

根据急诊患者流量和专业特点设置观察床,收住需要在急诊临时观察的患者,观察床数量应根据医院承担的医疗任务和急诊患者量确定。急诊患者留观时间原则上不超过72小时。

3. 设施设备与药物配备 配备急诊通信装置(电话、传呼、对讲机)。有条件的医院可建立急诊临床信息系统,为医疗、护理、感染控制、医技、保障和保卫等部门及时提供信息,并逐步实现与卫生行政部门和院前急救信息系统的对接。仪器设备及药品配置基本标准如下:

(1)仪器设备:心电图机、心脏起搏/除颤仪、心脏复苏机、简易呼吸器、呼吸机、心电监护仪、负压吸引器(有中心负压吸引可不配备)、给氧设备(中心供氧的急诊科可配备便携式氧气瓶)、洗胃机。三级综合医院还应配备便携式超声仪和床旁X线机。有需求的医院还可以配备血液净化设备和快速床旁检验设备。

(2)急救器械:一般急救搬动、转运器械,各种基本手术器械。

(3)抢救室急救药品:心脏复苏药物;呼吸兴奋药;血管活性药、利尿及脱水药;抗心律失常药、镇静药;止痛、解热药;止血药;常见中毒的解毒药、平喘药、纠正水电解质酸碱失衡类药、各种静脉补液液体、局部麻醉药、激素类药物等。

对抢救设备进行定期检查和维护,保证设备完好率达到100%,并合理摆放,有序管理;常备的抢救药品应当定期检查和更换,保证药品在使用有效期内。麻醉药品和精神药品等特殊药品,应按照国家有关规定管理。

4. 人员配备 根据每日就诊人次、病种和医疗和教学功能等配备医护人员。应当配备足够数量,受过专门训练,掌握急诊医学的基本理论、基础知识和基本操作技能,具备独立工作能力的医护人员。固定的急诊医师不少于在岗医师的75%,医师梯队结构合理。

急诊科护士配备应注意数量适宜,结构梯队合理。固定的急诊护士不少于在岗护士的75%,具有3年以上临床护理工作经验,经规范化培训合格,掌握急诊、危重症患者的急救护理技能,常见急救操作技术的配合及急诊护理工作内涵与流程,并定期接受急救技能的再培训,再培训间隔时间原则上不超过2年;护士长负责本科的护理管理工作,是本科护理质量的第一责任人。三级综合医院急诊科护士长应当由具备主管护师以上任职资格和2年以上急诊临床护理工作经验的护士担任。二级综合医院的急诊科护士长应当由具备护师以上任职资格和1年以上急诊临床护理工作经验的护士担任。

急诊科可根据实际需要配置行政管理和其他辅助人员。

急诊医师应掌握的技术和技能:

(1) 独立处理各种急症(如高热、胸痛、呼吸困难、咯血、休克、急腹症、消化道大出血、黄疸、血尿、抽搐、晕厥、头痛等)的初步诊断和处理原则。

(2) 掌握下列心脏病和心律失常心电图诊断:室颤、宽QRS心动过速、房室传导阻滞、严重的心动过缓等。

(3) 掌握创伤的初步诊断、处理原则和基本技能。

(4) 掌握急性中毒的诊断和救治原则。

(5) 掌握暂时未明确诊断急危重症的抢救治疗技能。

(6) 能掌握心肺脑复苏术,气道开放技术,电除颤,溶栓术,动、静脉穿刺置管术,心、胸、腹腔穿刺术,腰椎穿刺术,胸腔闭式引流术,三腔管放置术等。

(7) 熟练使用呼吸机,多种生理监护仪,快速床旁检验(POCT)技术、血糖、血气快速检测和分析等。

急诊护士应掌握的技术和技能:

(1) 掌握急诊护理工作内涵及流程,急诊分诊。

(2) 掌握急诊科内的医院感染预防与控制原则。

(3) 掌握常见危重症的急救护理。

(4) 掌握创伤患者的急救护理。

(5) 掌握急诊危重症患者的监护技术及急救护理操作技术。

(6) 掌握急诊各种抢救设备、物品及药品的应用和管理。

(7) 掌握急诊患者心理护理要点及沟通技巧。

(8) 掌握突发事件和群体伤的急诊急救配合、协调和管理。

5. 科室管理

(1) 建立健全并严格遵守执行各项规章制度、岗位职责和相关诊疗技术规范、操作规程,保证医疗服务质量及医疗安全。

(2) 根据急诊医疗工作制度与诊疗规范的要求,在规定时间内完成急救诊疗工作。急诊实行首诊负责制,不得以任何理由拒绝或推诿急诊患者,对危重急诊患者按照"先及时救治,后补交费用"的原则救治,确保急诊救治及时有效。

(3) 制订并严格执行分诊程序及分诊原则,按患者的疾病危险程度进行分诊,对可能危及生命安全的患者应当立即实施抢救。

(4) 设立针对不同病情急诊患者的停留区域,保证抢救室危重患者生命体征稳定后能及时转出,使其保持足够空间便于应对突来的其他危重患者急救。

(5) 应当遵循《医院感染管理办法》及相关法律法规的要求,加强医院感染管理,严格执行标准预防及手卫生规范,并对特殊感染患者进行隔离。

(6) 在实施重大抢救时,特别是在应对突发公共卫生事件或群体灾害事件时,应当按规定及时报告医院相关部门,医院根据情况启动相应的处置程序。

医院及医务管理部门应当指定专(兼)职人员负责急诊科管理,帮助协调紧急情况下各科室、部门的协作,指挥与协调重大抢救和急诊患者分流问题。

(四) 新生儿病室

新生儿病室是设置在医疗机构内,收治胎龄 32 周以上或出生体重 1 500g 以上,病情相对稳定不需重症监护治疗新生儿的房间,可以设一间或多间。

1. 新生儿室设置　应当具备与其功能和任务相适应的场所、设施、设备和技术力量。床位数应当满足患儿医疗救治的需要。二级以上综合医院应当在儿科病房内设置新生儿病室。有条件的综合医院以及儿童医院、妇产医院和二级以上妇幼保健院可以设置独立的新生儿病房。

2. 新生儿病室的建筑布局　设置在相对独立的区域,接近新生儿重症监护病房。符合医院感染预防与控制的有关规定,做到洁污区域分开,功能流程合理。新生儿科病房分医疗区和辅助区,医疗区包括普通病室、隔离病室和治疗室等,有条件的可设置早产儿病室。辅助区包括清洗消毒间、接待室、配奶间、新生儿洗澡间(区)等,有条件的可以设置哺乳室。

无陪护病室每床净使用面积不少于 $3m^2$,床间距不小于 1m。有陪护病室应当一患一房,净使用面积不低于 $12m^2$。

3. 设施设备与药品　应当配备负压吸引装置、新生儿监护仪、吸氧装置、氧浓度监护仪、暖箱、辐射式抢救台、蓝光治疗仪、输液泵、静脉推注泵、微量血糖仪、新生儿专用复苏囊与面罩、喉镜和气管导管等基本设备。有条件的可配备吸氧浓度监护仪和供新生儿使用的无创呼吸机。

新生儿病室使用器械、器具及物品,应当遵循以下原则:

(1) 手术使用的医疗器械、器具及物品必须达到灭菌标准。

(2) 一次性使用的医疗器械、器具应当符合国家有关规定,不得重复使用。

(3) 呼吸机湿化瓶、氧气湿化瓶、吸痰瓶应当每日更换清洗消毒,呼吸机管路消毒按照有关规定执行。

(4) 蓝光箱和暖箱应当每日清洁并更换湿化液,一人用后一消毒。同一患儿长期连续使用暖箱和蓝光箱时,应当每周消毒一次,用后终末消毒。

(5) 接触患儿皮肤、黏膜的器械、器具及物品应当一人一用一消毒。如雾化吸入器、面罩、氧气管、体温表、吸痰管、浴巾、浴垫等。

(6) 患儿使用后的奶嘴用清水清洗干净,高温或微波消毒;奶瓶由配奶室统一回收清洗、高温或高压消毒;盛放奶瓶的容器每日必须清洁消毒;保存奶制品的冰箱要定期清洁与消毒。

(7) 新生儿使用的被服、衣物等应当保持清洁,每日至少更换一次,污染后及时更换。患儿出院后床单元要进行终末消毒。

4. 根据床位设置配备足够数量的医师和护士,人员梯队结构合理　其中医师人数与床位数之比应当为 0.3∶1 以上,护士人数与床位数之比应当为 0.6∶1 以上。医师应当有 1 年以上儿科工作经验,并经过新生儿专业培训 6 个月以上,熟练掌握新生儿窒息复苏等基本技能和新生儿病室医院感染控制技术,具备独立处置新生儿常见疾病的基本能力。

三级医院和妇幼保健院新生儿病室负责人应当由具有 3 年以上新生儿专业工作经验并具备儿科副高以上专业技术职务任职资格的医师担任;二级医院和妇幼保健院新生儿病室负责人应当由具有 3 年以上新生儿专业工作经验并具备儿科中级以上专业技术职务任职资格的医师担任。

护士要相对固定,经过新生儿专业培训并考核合格,掌握新生儿常见疾病的护理技能、新生儿急救操作技术和新生儿病室医院感染控制技术。三级医院和妇幼保健院新生儿病室护理组负责人应当由具备主管护师以上专业技术职务任职资格且有 2 年以上新生儿护理工作经验的护士担任;二级医院和妇幼保健院新生儿病室护理组负责人应当由具备护师以上专业技术职务任职资格且有 2 年以上新生儿护理工作经验的护士担任。

新生儿病室可根据实际需要配置其他辅助人员,经过培训并考核合格。

5. 科室管理

(1) 建立健全并严格执行各项规章制度、岗位职责和相关诊疗技术规范、操作流程,保证医疗质量及医疗安全。

(2) 医护人员在进行诊疗、护理过程中应当严格执行查对制度,实施预防和控制感染的措施,确保医疗安全。

(3) 新生儿如出现病情变化需要重症监护者,应当在进行必要的抢救后,及时转入重症监护病房,在转运过程中应当给予患儿基础生命支持。

6. 医院感染管理 加强医院感染管理,建立并落实医院感染预防与控制相关规章制度和工作规范,并按照医院感染控制原则设置工作流程,降低医院感染危险。配备必要的清洁和消毒设施,每个房间内至少设置1套洗手设施、干手设施或干手物品,洗手设施应当为非手触式;对有感染高危因素的新生儿进行相关病原学检测,采取针对性措施,避免造成医院感染;严格限制非工作人员进入,患感染性疾病者严禁入室;配奶间环境设施应当符合国家相关规定,工作人员应当经过消毒技术培训且符合国家相关规定;通过有效的环境卫生学监测和医疗设备消毒灭菌等措施,减少发生感染的危险;针对监测结果,应当进行分析并进行整改。存在严重医院感染隐患时,应当立即停止接收新患儿,并将在院患儿转出。

对患具有传播可能的感染性疾病、有多重耐药菌感染的新生儿应当采取隔离措施并作标识;发现特殊或不明原因感染患儿,要按照传染病管理有关规定实施单间隔离、专人护理,并采取相应消毒措施。所用物品优先选择一次性物品,非一次性物品必须专人专用专消毒,不得交叉使用。

医务人员在接触患儿前后均应当认真实施手卫生。诊疗和护理操作应当以先早产儿后足月儿、先非感染性患儿后感染性患儿的原则进行。接触血液、体液、分泌物、排泄物等操作时应当戴手套,操作结束后应当立即脱掉手套并洗手。

(五) 血液透析室

血液透析室是利用血液透析(hemodialysis,HD)的方式,对因相关疾病导致慢性肾功能衰竭或急性肾功能衰竭的患者进行肾脏替代治疗的场所。通过血液透析治疗达到清除体内代谢废物,排出体内多余的水分,纠正电解质和酸碱失衡,部分或完全恢复肾功能。

1. 设置肾病内科的二级以上医院可以设置血液透析室 并按照《医疗机构血液透析室管理规范》《医疗机构血液透析室基本标准(试行)》进行建设和管理。血液透析室应当具备与其功能和任务相适应的场所、设施、设备和人员等条件。建立血液透析患者登记及病历管理制度。透析病历包括首次病历、透析记录、化验记录、用药记录等。

2. 血液透析室布局 血液透析室由透析治疗区、水处理区、治疗区、候诊区、接诊区、库房和患者更衣室等基本功能区域组成。各功能区域合理布局,区分清洁区与污染区,清洁区包括透析治疗区、治疗区、水处理区和库房等。透析治疗区由若干透析单元组成。每个透析单元由一台透析机和一张透析床(椅)组成,每个透析单元面积不少于 $3.2m^2$,床(椅)间距不小于 0.8m。血液透析室应当设置 4 个以上透析单元;水处理区面积应为水处理机占地面积的 1.5 倍以上,地面承重应符合设备要求,水处理设备应避免日光直射。

3. 设施设备管理 血液透析室配备符合规定的透析机、水处理装置、抢救基本设备、供氧装置、中心负压接口或可移动负压抽吸装置、双路供电系统和通风设备。建立透析设备档案,对透析设备进行日常维护,保证透析机及其他相关设备正常运行。

4. 人员配备 根据透析需要,配备足够数量、经过卫生行政部门指定机构不少于 6 个月的透析专业培训并考核合格的医护人员。根据工作需要,还应配备工程师(技师)和其他工作人员。

(1) 医师配备:独立建制的血液透析室应当至少配备 3 名执业医师,并实行三级医师负责制;设置在相关科室内的血液透析室,其医师可由相关科室统一安排,应当有至少 1 名主治医师负责血液透析室的日常工作;三级医院血液透析室负责人应当由具备副高以上专业技术职务任职资格,并具有丰富透析专业知识和工作经验的执业医师担任。二级医院血液透析室负责人应当具有中级以上专业技术职务任职资格,并具有一定血液透析工作经验的执业医师担任。

(2) 护士配备:血液透析室护士的配备应当根据透析机和患者的数量以及透析环境等合理安排,每名护士负责操作及观察的患者应相对集中且数量不得超过 5 个。护士应当熟练掌握血液透析机及各种血液透析通路的护理、操作,严格执行各项操作规程,定期巡视患者及机器运作情况,做好相关护理记录;三级医院血液透析室护士长或护理组长应由具备一定透析护理工作经验的主管护师担任,二级医院血液透析室护士长或护理组长应由具备一定透析护理工作经验的护师担任。

(3) 工程师(技师)配备:设置 10 台以上透析机的血液透析室应当配备 1 名具备机械和电子学知识及一定的医疗知识、熟悉透析机和水处理设备的性能结构、工作原理和维修技术、具有技师或工程师资质的专职技师。技师负责透析设备日常维护,保证正常运转,定期进行透析用水及透析液的检测,确保其符合质量要求。

5. 科室管理

(1) 建立并严格执行消毒隔离制度、透析液及透析用水质量检测制度、相关诊疗技术规范和操作规程、设备运行记录与检修制度等制度。

(2) 保持空气清新,光线充足,环境安静,符合医院感染控制的要求。清洁区应达到《医院消毒卫生标准》中规定Ⅲ类环境的要求;清洁区应当每日进行有效的空气消毒;每次透析结束应更换床单、被单,对透析间内所有的物品表面及地面进行消毒擦拭。

(3) 建立医院感染控制监测制度,包括环境卫生学监测和感染病例监测,分析原因并进行整改,如存在严重隐患,应当立即停止收治患者,并将在院患者转出。

(4) 设立隔离治疗间或隔离区域,配备专门的透析操作用品车,对乙型肝炎患者进行隔离透析,工作人员相对固定。

(5) 医务人员和患者更衣区应当分开设置,根据实际情况建立医务人员通道和患者通道。医务人员进入清洁区应当穿工作服、换工作鞋,对患者进行治疗或者护理操作时应当遵循医疗护理常规和诊疗规范。

(6) 根据设备的要求定期对水处理系统进行冲洗、消毒,定期进行水质检测,确保符合质量要求。每次消毒和冲洗后测定管路中消毒液残留量,确定在安全范围。建立透析液和透析用水质量监测制度,透析用水每月进行 1 次细菌培养,在水进入血液透析机的位置收集标本,细菌数不能超出 200cfu/ml;透析液每月进行 1 次细菌培养,在透析液进入透析器的位置收集标本,细菌数不能超过 200cfu/ml;透析液每三个月进行 1 次内毒素检测,留取标本方法同细菌培养,内毒素不能超过 2eu/ml;自行配制透析液的单位应定期进行透析液溶质浓度的检测,留取标本方法同细菌培养,结果应当符合规定;透析用水的化学污染物情况至少每年测定一次,软水硬度及游离氯检测至少每周进行 1 次,结果应当符合规定。

(7) 严格执行一次性使用物品的规章制度。经国家食品药品监督管理局批准的可以重复使用的血液透析器应当遵照原卫生部委托中华医学会制定的《血液透析器复用操作规范》进行操作。

(六) 消毒供应中心

消毒供应中心(central sterile supply department,CSSD)是医院内承担各科室所有重复使用诊疗器械、器具和物品清洗、消毒、灭菌以及无菌物品供应的部门。供应物品的质量是医疗安全与质量的基础,为保证物品供应质量和效率,应按照相关的法律法规及《医院消毒供应中心 第 1 部分:管理规范》《消毒供应中心 第 2 部分:清洗消毒及灭菌技术操作规范》《消毒供应中心 第 3 部分:清洗消毒及灭菌效果监测标准》进行规范管理。

为保证物品质量,全院采取集中管理的方式,对所有需要消毒或灭菌后重复使用的诊疗器械、器具和物品由消毒供应中心回收,集中清洗、消毒、灭菌和供应。

1. 消毒供应中心设置 消毒供应中心相对独立,周围环境清洁,无污染源;内部环境整洁,通风、采光良好,分区明确并有间隔。总体分为辅助区域和工作区域,辅助区域包括工作人员更衣室、值班室、办公室、休息室、卫生间等。工作区域包括去污区、检查、包装及灭菌区和无菌物品存放区,各区之间有实际屏障。去污区是 CSSD 内对重复使用的诊疗器械、器具和物品,进行回收、分类、清洗、消毒(包括运送器具的清洗消毒等)的区域,为污染区域。检查包装及灭菌区是 CSSD 内对去污后的诊疗器械、器具和物品,进行检查、装配、包装及灭菌(包括敷料制作等)的区域,为清洁区域。无菌物品存放区是 CSSD 内存放、保管、发放无菌物品的区域,为清洁区域。去污区与检查、包装及灭菌区之间有洁、污物品传递通道;并分别设置人员出入缓冲间(带)。缓冲间(带)应设洗手设施,无菌物品存放区内不应设洗手池。污染物品由污到洁,不交叉、不逆流。空气流向由洁到污。污染物品有污物通道,清洁物品有清洁物品通道。

2. 根据医院消毒供应中心的规模、任务及工作量,合理配置清洗消毒设备及配套设施,符合规范要求。配置有基本消毒灭菌设备设施。根据工作岗位的不同需要,配备相应的个人防护用品。

3. **人员配备** 根据 CSSD 的工作量和各岗位需求,科学、合理地配备人力,包括具有执业资格的护士、消毒员和其他工作人员。CSSD 的工作人员应正确掌握各类诊疗器械、器具和物品的清洗、消毒、灭菌的知识与技能;掌握相关清洗、消毒、灭菌设备的操作规程;掌握职业安全防护原则和方法;掌握医院感染预防与控制的相关知识;掌握相关的法律、法规、标准和规范。建立在职继续教育计划,根据专业进展,开展培训,更新知识。

4. **质量监测** 为保证物品质量,由专人负责对清洗质量、消毒质量和灭菌质量进行监测工作,建立清洗、消毒、灭菌操作的过程记录,记录应具有可追溯性,清洗、消毒监测资料和记录的保存期应≥6 个月,灭菌质量监测资料和记录的保存期应≥3 年,定期对监测资料进行分析和总结,做到持续质量改进。

四、医护一体化构建质量和安全屏障

长期以来,国内医护合作多体现为医生下达医嘱、护士执行,医护各行其事,缺乏高效的沟通与协作。责任护士不能更清晰地掌握患者的诊疗方案与思路,医生也不能更有效的了解患者昼夜病情变化,以至于有时医护口径不一致,从而造成患者困惑,甚至引发医疗纠纷。此现象在患者众多、工作繁忙、医护人员相对不足的大型医院尤为突出。医护之间的良好沟通与协作是多年来关注的重点,其重要性已在患者安全和健康保健的实施效果方面得到证实。有研究发现,医护沟通协作不良对患者护理效果的显著不同。根据美国护理协会的定义:医护合作是医生与护士之间的一种可靠合作过程,医护双方均能认可并接受各自的行为与责任范围,能保护双方利益,并达成共同实现的目标,同时医护之间有合理分工、密切联系、信息交换、相互协作、补充和促进,而非单纯的医护一起工作。通过全新的一体化合作模式使医护双方共同受益,能提升医疗护理质量,提高工作效率,提升患者满意度。

(一) 医护一体化工作模式概述

1. **医护一体化的定义** 医护一体化(doctor-nurse integrated health care model,doctor-nurse integration care management mode)是指以患者为中心,医生和护士形成相对固定的诊疗团队,以医护小组的形式为患者提供治疗、护理、康复一体化的责任制整体医疗服务。医护一体模式是以责任制整体服务模式为基础,以亚专业为核心,以患者及多方需求为导向发展而成的一种新型临床团队式服务模式。医护一体模式强调医生与护士应在平等自主、相互尊重的文化下协同合作。具体包括:①以亚专业为核心,重组医疗和护理团队的人力资源,构建医护一体亚专业团队;②护士长与医疗组长组成决策层,负责患者管理方案的决策和指导;责任护士与责任医师组成实施层,在决策层的指导下完成方案的实施;③护士与医生共同讨论、制订和实施以患者为中心的管理方案;④医护团队聚焦提高医疗安全和质量,减少无效、无益,甚至有害的医护干预,及时评估、预警和处理并发症;⑤强化护士的管理协调职能,承担团队合作中的协调与管理工作,包括联络多科会诊、培训和指导新进医生及实习医生等。

2. **医护一体化工作模式的创新点** "医护一体化"工作模式打破了原有的医患、护患两条平行线的模式,重建医、护、患三位一体的崭新工作格局,护士参与诊疗计划的制订,共同讨论治疗护理方案,医护共同查房及病例讨论,在为患者提供整体护理的基础上提供整体医疗服务。

(二) 医护一体化工作实施

1. **提高对医护一体化工作模式的认识** 在临床工作中,医护人员有各自的执业范围和工作内容,但在实际工作中,却密不可分,应该以患者为中心,多角度全方位保障患者的安全,提升医疗护理质量,改善患者体验,提升患者满意度。

2. **构建医护一体化工作团队** 医护一体化工作团队是由 2 人或 2 人以上医护人员组成,根据患者的需要和科室人员的情况,进行分工协作,开展工作。

3. **团队成员分工与协作** 团队中的每一位成员,都有其明确的工作职责和内容,制订工作路径和流程,明确每个环节中各自的任务,需要协作的内容,谁做? 怎么做? 做到什么程度? 什么时候做?

4. **沟通与协作是医护一体化工作成功的基础** 在传统的工作中,存在各干各事,不清楚对方要干什么? 也不理解为什么要这样做? 即使执行了医嘱,也是机械的、简单的执行,缺乏对患者的评估和观察,缺乏对执行措施的认知,导致发生严重的不良事件的可能。在某医院曾经发过这样的事故:患者因感冒到医院就医,医师诊断清楚,但把氨溴索注射液误写成了肌肉松弛剂维库溴铵,药剂师未按规定审方而发出药物,护士按照医嘱输注给患者,最后患者抢救无效死亡,在这个案例中,医生-护士-药剂师之间缺乏沟通是导致事件发生的重要原因之一。沟通时间、沟通方式、沟通内容等需要进一步的明确。

5. 医护一体化工作的阶段总结与完善 医护一体化工作模式在实施的过程中,能促进质量和效率的提高,但在应用过程中,也可能存在一些问题,如同医疗护理质量要进行 PDCA 循环,医护一体化工作模式也需要不断总结,不断完善,以进一步优化流程,完善模式,实现提高质量、提高效率、提升医患满意度的目的。

案例:

外科手术是现代医院疾病治疗的一个重要手段,但在临床工作中,手术暂停时有发生。手术暂停是指患者手术时间已经进入医院手术排程系统,因各种原因临时发生的延期或停止手术的现象。有研究发现骨科手术暂停发生率为 16.3%,乳腺癌手术暂停率达 20% 以上。手术暂停不仅可以造成不良心理刺激,直接影响疾病生理病理过程,甚至影响诊疗效果,也会延长患者住院时间,增加住院费用,降低患者就医满意度;同时手术暂停会延长平均住院日,降低床位周转率,浪费医疗资源,增加患者医院感染风险。近年来,华西医院胃肠外科医护人员实行医护一体术前准备双核查,降低了手术暂停发生率。

医护一体化术前双核查是指在术前一日由医生、护士分别对术前准备情况,运用《术前准备双核查表》对患者的术前准备情况,包括术前各种检查评估完成情况、输血前全套检查及备血情况、文书签署情况、手术部位标识等,进行核查,发现问题及时改正,以达到手术按计划顺利进行的过程。

临床实施结果显示观察组手术暂停发生率低于对照组(3.6% vs 19.7%,$P<0.05$),因此医护一体术前准备双核查是降低患者手术暂停率的有效方法,建议推广使用。

本章小结

加强医院护理管理工作具有十分重要的价值,既有利于提升医疗整体水平,又有利于构建和谐"医患"关系。本章基于护理管理特点,介绍了护理管理工作模式的演变,重点介绍了常见的几种模式——个案护理、功能制护理、小组制护理、责任制护理、整体护理的内容和特点。同时,介绍了护理质量管理和特殊科室护理管理、合理配置和使用护理人力资源、加强现代医院病区管理等内容。医院应该根据实际情况,兼顾患者的需求和护理人员的意愿,选择适合自己的工作模式,进一步健全和完善护理管理体系,将护理管理工作作为提升医院竞争力、医疗水平和构建和谐"医患"关系的战略性举措。

思考题

1. 案例分析题

病房 A 是创伤病房,主要收治颅脑外伤患者,床位 32 张,护士 16 人,其中休产假 4 人。护士的岗位包括办公室护士、总务护士、药配护士、护理组长和临床护士。护士长把 32 位患者分为 2 组,分别由 1 名护理组长带领 1 名临床护士完成患者的护理。具体的分工如下:办公室护士负责转抄和转达医生的医嘱,药配护士负责配药,护理组长负责评估患者、观察病情和护理记录,临床护士负责执行所有治疗性操作和基础护理。患者周转快,每天出入院的患者约占住院患者总数的1/3。最近连续发生 3 例用药差错的不良事件,患者和家属满意度低。

(1) 请分析病房 A 现有的护理工作模式是什么?

(2) 如果你是病房护士长,如何对现有护理工作模式进行重新设计和调整?

2. 医护一体化工作模式中存在的问题和难点?

3. 护理敏感质量指标与医疗指标有什么关系?

(成翼娟 胡秀英 黄浩 谷波 蒋艳 宋锦平)

参考文献

[1] Deravin L, Francis K, Nielsen S, et al. Nursing stress and satisfaction outcomes resulting from implementing a team nursing model of care in a rural setting [J]. Journal of Hospital Administration, 2017, 6(1):60-66.

[2] Franco M, Pessoa N. Careers in nursing:private duty nursing, the lively corpse [J]. Administration & Society, 2014, 46(46):885-907.

[3] Hall L M, Doran D. Nurse staffing, care delivery model, and patient care quality [J]. Journal of Nursing Care Quality, 2004, 19(1):27-33.

[4] Jost S G, Bonnell M, Chacko S J, et al. Integrated primary nursing:a care delivery model for the 21st-century knowledge worker [J]. NursAdm Q, 2010, 34(3):208-216.

[5] Meyer R M, Wang S, Li X, et al. Evaluation of a patient care delivery model:patient outcomes in acute cardiac care. [J]. Journal of Nursing Scholarship, 2009, 41(4):399-410.

[6] Nuño S R, Stein K V. Measuring Integrated Care - The Quest for Disentangling a Gordian Knot. [J]. 2016, 16(3):18.

[7] Uittenbroek R J, Kremer H P H, Spoorenberg S L W, et al. Integrated Care for Older Adults Improves Perceived Quality of Care:Results of a Randomized Controlled Trial of Embrace [J]. Journal of General Internal Medicine, 2017, 32(5):1-8.

[8] 成翼娟. 从敬业到精业:华西护理创新管理[M]. 北京:人民卫生出版社, 2012.

[9] 李玲, 刘义兰. 护理工作模式进展及其思考[J]. 护理学杂志, 2012, 27(7):92-95.

[10] 王玉玲, 秦力君, 李家育. 护理工作模式的现状及发展趋势[J]. 护理管理杂志, 2002, 2(2):28-30.

[11] 卫生部医院管理研究所护理中心, 护理质量指标研发小组, 护理敏感质量指标实用手册[M]. 北京:人民卫生出版社, 2016.

[12] 李小寒, 尚少梅. 基础护理学[M]. 第6版. 北京:人民卫生出版社, 2017.

[13] 吴欣娟, 王艳梅. 护理管理学[M]. 第4版. 北京:人民卫生出版社, 2017.

[14] 叶文琴, 徐筱萍, 徐丽华. 现代医院护理管理学[M]. 北京:人民卫生出版社, 2017.

[15] 曹荣桂. 医院管理学——医院建筑分册[M]. 北京:人民卫生出版社, 2011.

[16] 李卡, 胡艳杰, 汪晓东, 等. 医护一体模式下实施快速流程方案对护理工作环境的影响[J]. 中华护理杂志, 2015, 50(2):141-144.

[17] 冯金华, 杨婕, 胡艳杰, 等, 医护一体术前准备双核查对预防胃肠外科患者手术暂停的影响[J]. 护理学报, 2015, 22(24):7-10.

[18] Lee SY, Kim CW, Kang J, et al. Influence of the nursing practice environment on job satisfaction and turnover intention [J]. J Prev Med Public Health, 2014, 47(5):258-265.

[19] 病区医院感染管理规范, 中华人民共和国卫生行业标准(WS/T, 510-2016), 中华人民共和国卫生计划生育委员会, 2016.

[20] 医院消毒供应中心第1部分:管理规范, 中华人民共和国卫生行业标准(WS 310.1—2016, 代替 WS310.1—2009), 中华人民共和国卫生计划生育委员会, 2016.

[21] 医院消毒供应中心第2部分:清洗消毒及灭菌技术操作规范, 中华人民共和国卫生行业标准(WS 310.2—2016, 代替 WS 310.2—2009), 中华人民共和国卫生计划生育委员会, 2016.

[22] 医院消毒供应中心第3部分:清洗消毒及灭菌效果监测标准, 中华人民共和国卫生行业标准(WS 310.3—2016, 代替 WS 310.3—2009), 中华人民共和国卫生计划生育委员会, 2016.

[23] 重症监护病房医院感染预防与控制规范, 中华人民共和国卫生行业标准(WS/T 509—2016), 中华人民共和国卫生计划生育委员会, 2016.

科研管理已经成为现代医院管理的重要组成部分。不断提高医院科研管理水平,促进科技创新,加大医学科研的力度,提升临床转化应用能力,已经成为打造医院核心竞争力,加快医疗服务供给侧结构性改革,实现医院治理体系和管理能力现代化的重要途径。国务院办公厅 2017 年 7 月印发的《关于建立现代医院管理制度的指导意见》(国办发〔2017〕67 号)明确提出,现代医院要健全科研管理制度,要加强临床医学研究,加快诊疗技术创新突破和应用,大力开展适宜技术推广普及,加强和规范药物临床试验研究,提高医疗技术水平。加强基础学科与临床学科、辅助诊疗学科的交叉融合。建立健全科研项目管理、质量管理、科研奖励、知识产权保护、成果转化推广等制度。

第一节　现代医院科研的定位与发展策略

20 世纪初,随着近现代研究方法的快速发展,医学科学技术取得了巨大进步,医学事业发展取得辉煌成就,医疗水平明显提高。但是,20 世纪 80 年代以来,以肿瘤、心脑血管疾病、遗传和代谢性疾病等为代表的新的疾病谱的变化,使医学发展面临新的挑战。转化医学理念应运而生,并不断深入人心,科技创新再次成为推动医学学科持续发展的主动力。

一、定位

医院作为患者诊断、治疗、康复的场所,是转化医学研究的核心场所,现代医院科研发展的最终目标,是不断提高诊疗水平,服务患者,保障人民健康,增进人民健康福祉。

现代医院在转化医学研究体系中具有重要的地位。一方面,医院是转化研究的起点和终点。根据转化医学的理念,所有的医学研究均应当着眼于解决临床预防、诊断、治疗或康复中的具体困难和问题,而研究结果的最终验证评价也主要是在医院开展,因此,医院在转化医学研究中实际处于转化医学研究链条的轴心位置。其二,以医生科学家(physician-scientist)角色为核心的医学研究团队,具有临床能力优势,同时具备很强的科研工作能力,强调基础与临床相结合的科研工作。其三,生命科学和医学研究是当今科学界的研究重点,是人类社会发展最为关切的领域,医院具有凝聚多学科团队的能力。有利于用先进的设计、先进的技术、先进的科研思维来协同解决临床工作中的困难。

因此,现代医院科研发展有明确的定位:

1. **目标导向**　现代医院科研以应用性研究为主体,重点是"临床研究",强调开发临床实用的新产品、新技术、新方法、新手段,促进医院的医疗技术水平提升。基础或理论性研究要以服务于临床为出发点,紧密围绕临床工作中发现的问题开展工作。基础医学研究的探索性和创造性为临床科研提供丰富的前沿知识、方法和现代化研究工具,提供强大的技术储备和发展后劲。临床研究一方面吸收和应用基础医学的研究成果,另一方面又不断提出新问题,促使基础研究不断获取新知识来满足临床需要,转化医学理念的深化正是目标导向的重要手段。

2. **创新引领**　"科技创新"是现代医院科学研究的灵魂,要坚持需求和问题导向,持续提升医学科技创新能力,强化科技创新对医学与健康事业发展的引领作用和支撑作用。在资金、人才、科研组织、政策等方面进行制度创新。要做到真正意义上的创新,应处理好自身特色与科技前沿的关系,处理好现有基础与创新的关系,注重在学科的融合交叉和综合中体现创新。

3. 规范管理　医学科研除了涉及项目申报立项、过程管理、经费管理、成果转移转化等事宜,还具有其特殊性,如医学伦理审核、医学科研诚信监督、科研绩效评价等诸多方面,需要注重引导和规范管理。

二、发展策略

现代医院应根据国家和区域发展规划及实际情况,确定具有前瞻性的、适宜的科研发展策略,促进医院学科水平整体发展。

1. 建章立制,加强政策引导　管理部门必须强化科技意识,加强组织机构建设,科研管理者也需要加强管理知识的学习和培训,努力提高科研管理的素质和水平。另外,在管理上应当建立健全各种科研制度,让管理更加规范化、科学化。

2. 注重规划,突出优势和特色　准确把握医学科技发展趋势,紧密结合国家和区域发展规划,密切结合精准医学、大数据、人工智能、3D 生物打印、重大疾病诊治新技术、新方法等医学科技前沿和应用重点,制订能发挥自身优势,突出特色的近、中、远期发展规划。

3. 加强科研人才队伍建设　建立专职、兼职科研人才队伍,开展学术活动、专题讲座,提升科研人员的热情和能力。同时,配置科研辅助人员,做好科研服务保障。

4. 以转化医学为契机,构建新型科研支撑平台　以开放共享为导向,加强医学科研平台的建设,促进基础与临床结合,加强学科交叉融合。

5. 加强转化应用,全面提升科技成果转化能力　入实施科技成果转化行动计划,积极推进科技成果处置权、所有权和收益权"三权"改革试点,探索建立有利于加快医学科技成果转化的体制机制,全面提升医院科技成果转化能力。

6. 建立科学合理的科研绩效评估体系　根据医院科研发展的规划要求,结合现阶段医院的实际科研水平,制订科学、合理的科研绩效评估体系,能够有效引导和促进医院科研的发展。

第二节　现代医院科研条件平台建设

科研平台作为医院科研、教学工作的重要组成部分,具有学生培养、医学研究、学术交流合作等复合性功能,是医学科学创新的有效载体,是带动学科建设的硬件支撑。医学科研平台建设通常以"一流"为目标,以"辐射""引领"为方向,建成后能够激发学术交流、服务应用推广,对促进医学进步具有举足轻重的作用。

一、医学科研平台建设概述

在《国家中长期科学和技术发展规划纲要》《国家创新驱动发展战略纲要》《"十三五"国家科技创新基地与条件保障能力建设专项规划》《关于国家重大科研基础设施和大型科研仪器向社会开放的意见》等文件指导下,现代医院以共享机制为核心、资源整合为主线、以人为本、遵循市场经济规律、充分运用现代信息技术、利用国际资源,搭建具有公益性、基础性、战略性的医学科研平台,为大项目的承接、大成果的实现、创新的突破提供大规模的基础设施条件。医学科研平台建设的主要任务是整合、重组和优化现有大型科学仪器、科技文献、科学数据和实验动物等科技资源,有效改善科技创新环境,增强持续发展能力,使平台拥有的设备设施达到一定规模,使集中、优化配置科研资源成为可能。

现代医学科研平台为开展高水平医学科研提供科学仪器设备和信息资源,其核心主要包括实验平台和条件平台。实验平台根据建设投入不同主体,分为各级各类实验室,如国家实验室、国家重点实验室等。条件平台为探索重大、热点科学问题提供集成式的智力帮助、可追踪的信息资源和大型科研设施硬件支撑;其核心在于构建完整的技术链,通过建立生命医学基础研究和临床医学、预防医学实践的有效联系,把临床实践中发现的问题凝炼成基础生物医学课题,组织多学科合作研究与攻关,从而建立"B2B(bench to bedside-从实验台到病床;bedside to bench-从病床到试验台)"以及"B2C(bench/bedside to community,从实验室/病床到社区)"的快速转化通道,及时把生物医学基础研究获得的知识成果转化为临床疾病诊疗实用技术及公共卫生预防技术,从根本上转变基础研究与临床研究之间的脱节状况,加强基础科学研究成果的转化应用。

二、现代医院科研基地建设及运行管理

(一)医学科研实验平台概述

国外医学科研实验平台大多由各个相对独立的实验室构成,以美国为例,多数医院都设置了人员众多、设备先进的科研机构,其机构下设有实验室,实验室一般采用课题负责人(principal investigation,PI)负责制,PI负责管理自己的实验室,承担实验室租金,招聘研究人员及支付其工资和实验试剂、日常运行的费用、公共仪器费用的分担及实验室环境安全管理等,是实验室技术、管理及安全的第一责任人。

(二)现代医院科研基地建设策略

现代医院科研基地的建设策略可概括为四点:一是应突出共享,制度先行。以资源共享为核心,打破资源分散、封闭和垄断的状况,积极探索新的管理体制和运行机制。加快推进制定和修改有关法律、法规、规章和标准,理顺各种关系。二是统筹规划,分步实施。强化顶层设计和统一规划。按照不同类型科技基础条件资源的特点和发展规律,结合东、中、西部地区的发展需求,突出重点,试点先行,分阶段积极稳妥地推进平台建设。三是综合集成,优化配置。按照整合、共享、完善、提高的要求,有效调控增量资源,激活存量资源,最大限度发挥现有资源的潜能。四是政府主导,多方共建。中央和地方政府在公共科技资源供给中发挥主导作用的同时,充分调动高等院校、科研院所、中介机构、行业协会、企业等各方面的积极性,参与资源整合与建设。

其建设要素包含四点:一是学科带头人,现代医院科研基地是由多个实验室构成的学科交叉融合基地,这就要求其建设能够吸引、培养、聚集一批优秀的学术人才,引领学科卓越发展。二是队伍建设,实验室资源主要包括仪器设备及技术人才资源,其中仪器设备是实验室的基础,而技术人才资源师实验室的关键和主导。需要培养适应新技术发展、掌握核心实验技术的专业人员才能保障实验平台良好运行。三是体制创新,从人才培养和教学改革的需要出发,及时调整实验室结构,理顺实验室的隶属关系,切实改变"各自为政、小而全"的状况。四是保障实验室安全,医学实验平台开展的实验种类多,拥有大量精密仪器设备,人流量较大,且实验用试剂种类繁多,因此,实验安全管理尤为重要,需要在建设之初就明确安全规章制度,提高人员安全意识,重视安全教育,建立健全各种保障措施。

(三)现代医院科研基地运行管理

现代医院科研基地运行管理一般遵守以下原则:

(1)以目标为导向:现代医院科研基地下的各个实验室需与实现培养优秀人才、多出先进科技成果的总体大目标联系,实现优化的目标管理,为医学科研整体水平的提高服务。

(2)全局为重:现代医院科研基地管理不能缺少全面规划,需提高协同创新能力,构建网络化资源共享平台,提高仪器设备的知晓率和利用率。

(3)分层管理:现代医院科研基地应落实实验室责任制,人尽其责,任务、责任落实到人。实验技能培训常态化,提高各层次人员的基本素养,避免违规操作等造成的安全事故发生。保证维护、保养、使用均有记录,确保实验室井然有序开展工作。

(4)动态监管:在现代医院科研基地实施动态监管,制订完善的实验室预约申请制度,实行假期值班制,打破封闭模式,在时间上更宽松,确保科研实验平台全年开放,有利于资源共享、学科交叉、资源充分利用,为医院各项科研课题的顺利实施提供基础保障。实施实验室准入制,对药品试剂的安全管理采取统一采购、统一保管、登记造册、按需领取,购买专门的毒品药品柜存放危化品等方式。实施门禁制度,避免外来人员流入,保障实验环境安全。

(5)价值管理:现代医院科研基地创造的是经济价值和社会价值的统一,教学和科研实验室最直接的成果,是既产生了经济效益,也取得了良好的社会效益,这集中体现在培养人才的质量和科学研究成果的

水平上。

（6）有效性管理原则：现代医院科研基地实验设备采购、使用、管理均应有规范的统筹管理，对大型精密仪器应有专人专管，并由标准操作文件（SOP），保证实验的有效性和科研资源的合理利用，避免实验室仪器、人员消耗的浪费。

三、我国部分医学科研平台简介

科技创新基地和科技基础条件保障能力是国家科技创新能力建设的重要组成部分，是实施创新驱动发展战略的重要基础和保障，是提高国家综合竞争力的关键。为满足国家重大战略需求，立足世界科技前沿，推动基础研究和应用基础研究快速发展。

1. 国家重点实验室和国家实验室　我国 1984 年启动国家重点实验室计划，目前已有国家生物医学类国家重点实验室 75 个。成为各学科领域的领先团队，成为本领域承担国家重大任务的骨干基地，凝聚、吸引并培养了一批优秀科技人才，造就了一批科学前沿的领军人才。取得了一大批科研成果，成为原始性创新的重要源泉。2000 年，我国启动试点国家实验室建设，包括重大疾病研究、蛋白质科学在内的试点国家实验室筹建，这些战略性科研平台建设，带动了蛋白质、干细胞、发育生殖等领域的重大原始创新。

2. 转化医学国家重大科技基础设施　"十二五"期间，我国在北京、上海、西安和成都优先布局建设内容和研究方向各有侧重的转化医学重大科技基础设施，这些设施从规划设计到建成应用全过程贯彻开放共享理念，建成后将为实施创新驱动发展战略，构建高效协同的创新生态环境，打造区域创新高地，增强引领辐射带动作用奠定良好基础。

3. 国家临床医学研究中心　2012 年底，为加强医学科技创新体系建设，打造一批临床医学和转化研究的高地，以新的组织模式和运行机制加快推进疾病防治技术发展，科技部会同卫生部和总后卫生部，启动试点建设一批国家临床医学研究中心和疾病防治协同研究网络。国家临床医学研究中心突出我国重大临床需求，以临床应用为导向，以医疗机构为主体，以协同网络为支撑，开展临床研究、协同创新、学术交流、人才培养、成果转化、推广应用。已经成为我国重要的医学科技创新与成果转化基地。截至 2016 年，已批准建设三批共 32 个国家临床医学研究中心，形成了联合 260 个地级以上城市的 2 100 余家医疗机构的协同创新网络。中心的建设有力提升了基层医疗卫生机构的服务水平，在推动大医院的优质医疗资源和技术下沉、支撑分级诊疗实施、降低医疗费用等方面发挥了积极的作用。

第三节　现代医院科研项目管理

科研项目管理涉及的环节多，加强科研项目和资金配置的统筹协调，改进科研项目管理流程，加强项目验收和结题等工作，加强科研项目资金监管，可以有效促进医学科研项目管理工作水平的提高。

一、现代医院科研项目管理概述

（一）医院科研项目的特点

1. 研究对象的特殊性　医学科学研究是探索人类的生命本质及其疾病与健康关系的科学，以人为研究对象是医学科研的重要特点之一。因此，要求科研人员必须具备高尚的职业道德和严谨的科研作风，从事医学研究要符合伦理原则，保证安全可靠，绝不允许直接、间接地有损人的健康。凡涉及人体试验的，都必须在严肃的道德准则和严格的法纪规定下进行，国际上共同遵守的"人体试验准则"、美国的食品、药品管理法和我国原卫生部制订的药品临床试验管理规范等都对人体试验做了严格的规定，如知情同意原则、实验设计及进行过程的道德原则等，是每个医学科研人员应遵循的。

2. 多学科交叉综合性　开展医学科研项目必须重视对跨学科、跨系统联合攻关的管理研究。要大力促进学科间的交叉渗透，贯彻理工医结合、中西医结合、基础与临床结合、高新技术与提高我国医疗卫生事业整体科技水平相结合的发展方针。对于科技实力不强的中小型医院，还应重视加强与上级医院及科研院校的横向联系和科技协作，利用他人的人才、技术、信息和设备优势来提升自身的科研水平。

3. 研究人员受客观条件的限制性 医院医疗、教学任务繁重,科研人员多为兼职,最为突出的是科研时间得不到充分保证,科研工作连续性差。因此医院应为科技人员创造良好的科研环境,并制订相应激励政策。如根据实际情况给临床科技人员每年安排一定时间的"科研假"脱产从事科学研究,并保证从事科研期间的福利待遇不低于临床工作,对发挥科技人员积极性、保证科研工作顺利开展很有必要。

4. 研究目的和结果的社会公益性 医学科研的目的是保护人的健康,是直接为社会生产力中最重要的要素"劳动力"服务的,同社会生产有着直接的联系,属社会公益性事业。如牛痘的发明使天花在全世界范围内得以消灭,抗生素的发现使无数受病菌感染的垂危患者重获新生。

(二) 医院科研项目类型

医院科研项目按任务来源、资助部门级别、科技活动类型等可归纳为以下几方面。

1. 按任务来源分类

(1) 指令性课题:是指各级政府主管部门直接下达的课题 / 项目。包括国家发展规划中确定的科研任务,或行业部门尤其是卫生部门根据医药卫生事业发展的要求和在防病治病工作中紧急遇到的科学和技术难点而提出的科研课题 / 项目。这类课题拟实现的目标应准确可行。

(2) 指导性课题:是根据各级主管部门下达的申报通知和指南要求,医院科技人员提出申请并获得批准资助的课题,一般通过专家评审择优立项,并落实到承担单位。包括国家科技重大专项、国家重点研发计划、技术创新引导专项(基金)、国家自然科学基金、及其他各部委、省市级课题等。此类课题获得与否、数量多少是衡量医院或个人科研水平高低的一个重要指标。

(3) 委托课题:是以横向科技合同为依据的,主要由企事业单位委托进行,研究经费一般由委托单位提供。

(4) 自选课题:是医院科技人员根据自身专长和兴趣,结合医疗工作的实际需求,由本人提出的研究课题。其中一部分经过评议、审批等程序,由所在单位给予资助;另一部分可作为储备课题,所在单位可为其积极创造条件,给予支持,以利于争取更高级别的课题。

2. 按我国现行科技计划体系分类 根据国家战略需求、政府科技管理职能和科技创新规律,2016 年国家将原中央各部门管理的科技计划(专项、基金等)整合形成五类科技计划(专项、基金等)(图 18-1)。

(1) 国家自然科学基金:资助基础研究和科学前沿探索,支持人才和团队建设,增强源头创新能力。科学基金资助体系分 3 个系列:研究项目系列(面上项目、重点项目、重大项目、重大研究计划项目);人才项目系列(青年科学基金项目、地区科学基金项目、优秀青年科学基金项目、国家杰出青年科学基

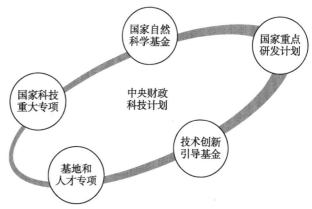

图 18-1 我国中央财政科技计划体系

金项目、创新研究群体项目)、环境条件项目系列(联合基金项目、国家重大科研仪器研制专项、应急管理项目、数学天元基金项目),其定位各有侧重,相辅相成,构成了科学基金目前的资助格局。

(2) 国家科技重大专项:聚焦国家重大战略产品和重大产业化目标,发挥举国体制的优势,在设定时限内进行集成式协同攻关。卫生与健康领域主要有新药创制和传染病防治科技重大专项。

(3) 国家重点研发计划:针对事关国计民生的农业、能源资源、生态环境、健康等领域中需要长期演进的重大社会公益性研究,以及事关产业核心竞争力、整体自主创新能力和国家安全的战略性、基础性、前瞻性重大科学问题、重大共性关键技术和产品、重大国际科技合作,按照重点专项组织实施,加强跨部门、跨行业、跨区域研发布局和协同创新,为国民经济和社会发展主要领域提供持续性的支撑和引领。

(4) 技术创新引导专项(基金):通过风险补偿、后补助、创投引导等方式发挥财政资金的杠杆作用,运用市场机制引导和支持技术创新活动,促进科技成果转移转化和资本化、产业化。

（5）基地和人才专项：优化布局，支持科技创新基地建设和能力提升，促进科技资源开放共享，支持创新人才和优秀团队的科研工作，提高我国科技创新的条件保障能力。

上述五类科技计划（专项、基金等）十三五期间将逐步纳入统一的国家科技管理平台管理，加强项目查重，避免重复申报和重复资助。中央财政将加大对科技计划（专项、基金等）的支持力度，加强对中央级科研机构和高校自主开展科研活动的稳定支持。

另外，教育部、国家卫生和计划生育委员会、国家中医药管理局，以及各省、市科技主管部门，根据规划设立相关科研项目。

3. 按科技活动类型分类

（1）基础研究：是探索自然规律，追求新发现，新发明，创立新学说，积累科学知识，为认识世界，改造世界提供理论和方法的研究。医学基础研究是探索和认识生命活动的基本规律，探索和提示疾病发生、发展的一般规律，为疾病的诊断，治疗与预防提供科学理论依据。目前，随着科学技术的高速发展，科研周期在不断缩短，因此，基础研究在进行选题及计划制订时，越来越应考虑到其后期向应用研究发展的过渡，即具有较明确的后期应用规划。包括国家自然科学基金等。

（2）应用基础研究：是紧密结合经济建设和社会发展的需求，以技术推动和市场牵引为导向，以获取防病治病的新知识、新方法为主要目的的研究。包括国家自然科学基金（少部分）、教育部各类基金等。

（3）应用研究：医药卫生领域中的应用研究是指解决防病治病和保护人民健康中的关键性新技术、新方法的研究，如疾病诊断、治疗和预防方法的研究，新药物、新生物制品、新医疗技术及医疗设备的研制等。包括国家、省、市等科技攻关项目，卫计委临床学科重点项目等。

（4）产业化研究：以企业为主体的科技成果转化与产业化机制，发展高新技术产业，优化调整产业结构为导向，以培育具有自主创新能力的高新技术企业为重点的研究。包括创新药、医疗器械等生产、推广和应用等。

上述四类研究类型紧密联系，相辅相成。在医药卫生领域中，人体结构、生理功能、致病机制、诊疗机制等研究应属应用基础研究，治疗方法、新药研发等属应用研究，而医疗器械、中药与创新药的生产则属产业化研究。

（三）医院科研的过程管理

医院科研过程管理是一项集管理理论、管理方法与具体操作系统为一体的综合项目。它强调对整个科研过程按照不同阶段进行分期，找准各期管理的重点并有针对性地实施有效管理，对提高科研管理质量、提高科技资源配置的有效性有重要作用。广义的"过程管理"涵盖了项目申请、评审与论证、实施与控制、检查和验收等全过程。医院科研项目实施应坚持全过程管理的原则。

1. 目标性原则　医院科研项目往往要求在有限的实施周期和经费投入下，在相对集中的项目总体目标与相对分散的研究任务之间进行不断调整，以便保证研究效率，实现预期目标。对于项目管理工作而言，则重点在于集中有限资源，加强对重点项目的管理与监督，促进资源的合理配置。

2. 节点控制原则　项目实施的过程管理应根据项目的总体设计，按照项目总体目标与分目标、总项目与子课题、原理性研究与工程性研究等类别，逐步分解为阶段顺序，层层实施节点控制。

3. 动态调整原则　项目实施过程是检验项目论证与预期目标能否实现的过程，完成项目阶段任务后，进行阶段性评估，实施优胜劣汰。同时，根据国内外相关项目技术领域的最新动态，对于实施目标不符合项目发展要求的，要及时进行论证，作出合理的计划变更和调整，达到资源的最优配置及最佳投入产出效益。

4. 管理资源有效性原则　科研项目的管理通常采用专家咨询制，非常设的技术咨询专家难以保证管理精力的充分投入与管理行为的有效性，因此对专职科技管理人员的素质提出了更高要求。一般来说，提高管理资源的有效性，就必须采取适当的过程管理方式，节约管理成本。

医院科研过程管理是以过程为管理对象，在项目实施的各个关键环节，系统地运用PDCA法等管理技巧与方法对管理的各个节点建立评价标准并进行信息反馈，及时发现错误和偏差，采取有效措施，预防非预期结果的出现，侧重点在于及时发现问题，分析原因，避免同类问题重复发生，使科研管理过程更加完善,质量得到保证。

二、现代医院科研质量管理

(一)医院科研质量管理概述

质量是指某一事物的一组固有特性满足要求的程度。医学科学研究是围绕人类身心健康,开展与健康相关事物、现象的调查研究、实验、试制等一系列活动,旨在提出新观点、新理论和新产品、新技术、新方法,从而提高对疾病、健康的认识,为改进医疗和保健措施提供科学依据,医学科研的科学性、严谨性、特殊性,对科研质量管理提出更高的要求。

(二)医院科研项目的质量管理要求及主要内容

1. 现代医院科研质量管理要求　现代医院特别是研究型医院,是科技人力资源培养的核心部门,也是进行知识创新、开展科学研究活动的重要基地,医院的科研活动主要通过各类科研项目展开,其质量管理要求主要包括以下内容:

(1)项目启动阶段的要求:①项目负责人提交项目申报书,其内容主要包括项目研究的背景和意义、国内外研究现状和趋势、可行性分析(技术可行性、人力资源可行性、硬件设施可行性)、项目目标、研究内容、关键技术、技术路线图、经费预算、年度计划、预期成果、研究基础等;②项目负责人依据批准的申报书填写合同或计划任务书,其内容主要包括项目编号、名称、密级、合同甲方或项目来源部门、合同乙方或项目承担单位及个人、立项背景和意义、主要任务、关键技术、验收指标、实施方案、技术路线、年度计划、经费预算、承担单位保障条件、有无经费配套、科研成果及知识产权归属等。

(2)项目实施阶段的要求:按照科研项目管理办法、合同和任务计划书的要求,定期开展检查、评审,如以中期检查、重要节点评审、年度总结报告等形式检查项目的执行情况。

(3)项目结题验收阶段的要求:验收交付一般通过召开项目验收会或项目工作报告的形式完成,检查项目执行情况是否与计划任务书或合同中约定的一致,并对研究成果进行认定评价。

(4)项目负责人需要对科研项目的执行情况、经费使用情况、项目组成员、科研成果及知识产权等方面全权负责。项目负责人不能只关注项目申报与结题,更要重视项目的研究过程,对项目实施中遇到的各种问题及时处理、持续改进,以确保各项研究任务能够按时按要求完成。

2. 现代医院科研质量管理主要内容　科研项目的实施是一个过程,具有组织流动性、综合性、协作复杂性,科研项目质量管理的目的在于通过质量计划、质量控制、质量改进所组成的质量管理体系来保证科研项目按任务计划或合同所规定的要求顺利完成。科研项目质量管理主要包括以下工作内容:

(1)建立质量管理责任体系,明确质量职责,确保责任落实。

(2)依据任务计划或合同规定分析项目的进展、质量目标、可能存在的问题等。

(3)分析项目实施过程,包括项目本身从设计到研究到验收的过程以及支持项目顺利完成过程,如科研经费使用活动、人员培训、设施维护等。

(4)质量职责要与岗位职责一同确定,按科研项目的过程、科研活动明确质量的职责,将质量职责层层分配到单位、科室、个人,确定干什么工作负责什么质量责任。

(5)制订科研相关的各个程序和活动的文件,由各项程序或活动负责人负责编写、修改该项程序,使各项程序或活动做到可操作、可检查,确保所有工作都有文件溯源。

(6)在项目实施过程中设置合理节点,对项目进行评审、检验,及时发现问题并查明其原因,采取有效促使预防相同问题再次发生的措施,持续质量改进。

三、科研档案管理与科研管理信息化

(一)医学科研档案的定义、特点及作用

医学科研档案是指在医学科学技术研究过程中形成的具有参考利用价值及保存价值的文字、图表、声像等各种形式的文件材料。国家档案局在《科学技术研究档案管理暂行规定》(国档发〔1987〕6号)中将科研档案定义为科学技术研究活动的真实记录,是科学技术储备的一种形式,是一项重要的信息资源,是

国家的宝贵财富,必须实行集中统一管理,确保完整、准确、系统、安全,以利于开发利用。

医学科研档案有以下特点:

(1) 内容原始性:科研档案是在科研活动中自然形成的原始历史记录,而非人们刻意编写或加工的,是重要的查考凭据。

(2) 载体多样性:档案载体形式多样,包括文字、图表、声像等。

(3) 内容保密性:科研档案中有涉及专利技术或知识产权的内容,要求在一定时间、一定范围内限制使用,因此具有保密性。

科研档案有以下作用:

(1) 科研管理工作的凭证依据:科研档案记录了各类科研活动情况及科研管理中各种行政事务处理情况,为科研管理人员提供了科研活动和科研管理活动各类信息和依据,如核定科研工作人员科研业绩。

(2) 科研活动的参考依据:科研档案记录了科研工作者的科研思想、科研方法、科研成果、科研经验和教训,任何科技创新都离不开对前人研究方法、成果的经验汲取,科研档案跟踪为课题从论证到成果鉴定、再到管理决策都提供了重要的参考依据。

(3) 科研活动的法律依据:科研档案记载了各类科研活动的过程,包括各方权力、义务及权益的归属,具有法律效力。

(二) 科研文件材料的归档范围及要求

1987 年 3 月 20 日公布的《科学技术研究档案管理暂行规定》(以下简称"规定")中指出,科研工作和建档工作要实行"四同步"管理:下达计划任务与提出科研文件材料的归档要求同步;检查计划进度与检查科研文件材料形成情况同步;验收、鉴定科研成果与验收、鉴定科研档案材料同步;上报登记和评审奖励科技成果以及科技人员提职考核与档案部门出具专题归档情况证明材料同步。

规定中将科研文件材料的归档范围归纳为:

(1) 科研准备阶段:科研课题审批文件、任务书、委托书,开题报告,调研报告,方案论证和协议书、合同等文件。

(2) 研究实验阶段:各种载体的重要原始记录,实验报告,计算材料,专利申请的有关文件材料,设计文件、图纸,关键工艺文件,重要的来往技术文件等。

(3) 总结鉴定验收阶段:工作总结,科研报告,论文,专著,参加人员名单,技术鉴定材料,科研投资情况、决算材料等。

(4) 成果和奖励申报阶段:成果和奖励申报材料及审批材料,推广应用的经济效益和社会效益证明材料等。

(5) 推广应用阶段:推广应用方案、总结,扩大生产的设计文件、工艺文件,生产定型鉴定材料,转让合同,用户反馈意见等。各单位可结合本单位实际情况,制订本单位的科研文件材料归档范围。

科研文件材料归档要求包括:

(1) 实行由科研课题(项目)负责人主持立卷归档的责任制。每项科研项目(包括中断或取得负结果的项目)完成或某部分结束后,对所形成的科研文件材料加以系统整理,经审查验收后归档。科研人员应负责科研文件材料的形成、积累、立卷、归档,并作为对其进行考核的内容之一。

(2) 科研文件材料应在科研项目完成后及时归档,研究周期长的项目,可分阶段归档。归档的科研文件材料必须是原件(定稿),根据需要可复制若干份。

(3) 凡归档的科研文件材料,要做到审查手续完备,制成材料优良,格式统一,字迹工整,图样清晰,装订整洁,禁用字迹不牢固的书写工具。

(4) 几个单位协作的科研项目的归档可按《科学技术档案工作条例》第二十二条规定或协议条款立卷归档。如确系涉及协作单位或该单位科技人员的合法权益,应在协议书或委托书中明确科研文件材料归档和归属,协作单位应将承担项目的档案目录提供给主持单位。

(三) 科研档案的收集、分类和鉴定

科研档案的收集有以下具体要求:

（1）归档的文件材料内容完整、页码齐全。

（2）不同年度的文件一般不放在一起立卷。

（3）卷内文件应按照编写的件号进行排序。

（4）案卷标题要简练，能准确地反映案卷内文件的性质、内容。

科研档案的分类对档案的整理工作和管理有重要意义。分类的主要方法包括：

（1）时间分类法，如按年度分类。

（2）来源分类法，如按组织机构分类、按科室分类。

（3）内容分类法，如按课题、成果类型分类。

（四）科研档案的保管和利用

科研档案应有专用库房保管。绝密级科研档案必须严加保管。档案库房门窗要坚固，库房内必须保持适当的温度和湿度，并有防盗、防火、防腐、防光、防有害生物和防污染等安全措施。对破损的档案，须及时修复。

科研档案利用服务是档案管理的重要工作之一。科研档案利用既是科研活动的一部分，又促进科研活动发展。科研档案利用服务好将提高科研成果质量和社会经济效益。如何提高科研档案利用服务成效，给服务提供者提出了以下工作要求：

（1）服务思想端正，全面地、及时地、准确地、有效地为档案用户服务。

（2）正确处理提供服务与保密之间的关系。对于涉密档案，要分清限定的利用对象和范围，既为利用者提供正常合理的利用服务，又保护利用者的合法权益。

（3）建立档案利用情况登记制度。作为履行档案交接手续的凭据，档案利用服务者向利用者提供档案时需要进行登记，如利用者登记卡、档案借出登记簿、档案复制登记簿等。提供档案服务的主要形式包括提供档案原件、提供档案复制件、提供档案信息加工品。

（五）科研管理信息化

随着电子信息技术的高速发展，科研管理信息化的推进提高了科研管理部门对各类科研数据管理的工作效率。科研管理信息化主要涵盖以下功能：

（1）数据收集：项目、经费、成果、奖励的录入、修改、查询等功能。

（2）统计分析功能：项目、经费、成果等数据的统计功能。

（3）科研项目全过程管理功能：如跟踪科研经费使用情况、论文发表情况、科研材料设备使用情况等。

（4）为科研规划决策提供支持依据：对已有数据进行加工利用，通过建模、生成文本图表等形式为管理部门提供科学决策依据，指导医院科研发展规划的制订。

我国科研院所、医院的科研管理信息系统目前基本都实现前两个功能，部分能实现第三个功能，但基本不能实现为科学决策提供依据，还需要进一步推进科研管理信息化的工作。

四、现代医院科研项目经费管理

（一）科研经费管理概述

1. **概念**　医院科研项目经费是指医院科研人员获得由政府、企事业单位或其他组织提供用于解决特定的医学科研项目的费用，医疗科研经费占国家或者地区的比重可以反映一个国家或者地区对医疗科研的重视程度。医学科研经费管理是指运用现代财务管理理念，依据国家的财经政策法规，对科研经费的筹集和运用进行科学有效的管理。科研水平的高低直接反映了医院的核心竞争力和医院发展的潜力，而科研经费的合理与有效使用直接影响着科学研究的质量和科研水平的高低。

2. **医院科研经费管理的原则**

（1）单独核算，经费专款专用：科研经费要纳入医院的财务账户并纳入单位财务部门统一管理，单独核算，杜绝私设账外账和小金库。作为医学研究的专项经费，必须做到专款专用，并建立专项经费管理和使用的追踪问效机制，禁止将课题经费用于与课题研究无关的支出。

（2）精打细算、勤俭节约原则：科研经费使用要精打细算，加强对资金的监控，严格控制开支范围和开支标准,避免铺张浪费,避免重复购置设备,最大限度发挥科研经费的经济效益和社会效益。

(3) 坚持财经政策原则:从课题申报、预算到课题完成后的经费决算都必须严格执行国家的政策法规。加强对经费使用情况的检查和监督,对违反国家政策的行为要坚决予以制止。

(4) 坚持效益原则:医学科技开发研究和应用研究,要以科研成果的转化和应用所产生的经济效益最大化为目标。

3. 当前医院科研经费管理中存在的问题

(1) 存在重申请,轻使用的现象:当前我国医院存在重视课题申请和立项,立项后存在轻经费使用的现象。年度课题经费使用情况占年度下达经费的比例较小,一方面使用效率低下,同时也不利于课题顺利开展。

(2) 科研经费使用不合理:例如①试剂的购买只有发票而没有详细的清单;②涉及大金额的测试加工费用未提供相应的科研协作合同;③专家咨询费、劳务费等发放没有严格按照标准发放等问题。

(3) 管理过程中项目负责人、科研与财务管理部门相脱离的现象:存在以下问题:①负责人未严格按照预算进行报销,在缺乏共享信息平台的前提下,科研管理部门和财务部门未能对预算进行严格监控。②课题开展是独立的过程,负责人有时预先垫付课题支出,课题结题时才统一报销,不利于财务和科研管理部门对课题进行过程监管。此外还有些课题存在结余经费较多的现象。

(4) 经费管理制度较为僵化,无法调动科研人员积极性:如对劳务费的比例设定最高不超过15%;对于医院内部多学科横向合作涉及经费部分也没有明确的鼓励措施,并未对实际参与科研并做出贡献的人员进行奖励,不利于多学科协作与交流。

(5) 科研经费审核烦琐、耗时耗力:科研经费的票据审核、预算报销审核是经费管理的重要组成部分。当前许多医院尚未建立完善的"科研+财务管理信息平台系统",对报销是否在预算范围内的审核等耗时耗力。

4. 对策 医院科研经费的管理要与项目管理紧密结合。简言之,经费管理应为项目管理服务,为成果产出服务。针对以上科研经费管理存在的问题提出以下对策。

(1) 科研经费管理的变革要服务于项目管理:①项目顺利进行,需调动科研工作者的积极性,要充分发挥科研经费管理的调节作用。同时结合实际制订有利于多学科科研人员合作的分配制度,促进多学科发展。②此外科研经费管理要符合课题研究实际。国家已改革科技经费管理办法,使之更加符合实际。对于合理的经费调整将权力下放至依托单位,经负责人申请,单位审核批准后即生效。

(2) 建立科研管理信息平台和财务信息平台的对接:现代医院应建立科研管理信息平台,同时要保证与财务系统实现无缝对接与管理。

(3) 建立统一的科研设备、试剂采购平台:所有试剂、设备以及耗材的购买均在平台,有清晰透明的价格以及设备、试剂种类供选择。一方面为项目负责人提供更多选择,有利于规范经费使用,同时也有利于提高设备的使用效率。

(4) 加强财务验收,规范经费管理:将项目结题和财务验收结合起来,由第三方对预算执行情况以及对经费使用是否合规进行审计,以保证验收客观性和公正性。

(二) 科研经费预算及监督管理

1. 医院科研经费的预结算管理 无论是课题承担单位,还是科研项目本身,都应编制和实行内容翔实、操作性强、科学合理的预算,以规范化、制度化的管理程序管理。

(1) 医院要制订统一的经费预算管理制度,汇总编制好年度经费预算。

(2) 项目负责人与科研管理人员、财务管理人员互相配合,根据科研合同的研究内容和研究目标要求,实事求是地编制项目经费预算,详细分解经费开支内容,尽量做到科目完备,形成科学有效的预算。项目评审阶段,要重点审查经费预算,对于不合理的预算,要及时给予纠正。课题经费预算一经批复,必须严格执行,一般不得调整。如需调整必须按程序上报批准后方可执行。

(3) 课题结题时,应及时清理账目,根据批准的经费预算,如实编报并进行经费决算。

2. 科研经费的开支范围与科目 课题经费是指在课题组织实施过程中与研究活动直接相关的各项

费用。通常,开支范围及具体科目设置如下:

设备费是指在研究过程中购置或试制专用仪器设备,对现有仪器设备进行升级改造,以及租赁外单位仪器设备而发生的费用。对仪器设备鼓励共享、试制、租赁以及对现有仪器设备进行升级改造,原则上不得购置,确有必要购置的,应当对拟购置设备的必要性、现有同样设备的利用情况以及购置设备的开放共享方案等进行单独说明。

材料费是指在研究过程中消耗的各种原材料、辅助材料、低值易耗品等的采购及运输、装卸、整理等费用。

测试化验加工费是指在研究过程中支付给外单位(包括依托单位内部独立经济核算单位)的检验、测试、化验及加工等费用。

燃料动力费是指在研究过程中相关大型仪器设备、专用科学装置等运行发生的可以单独计量的水、电、气、燃料消耗费用等。

差旅费是指在研究过程中开展科学实验(试验)、科学考察、业务调研、学术交流等所发生的外埠差旅费、市内交通费用等。

会议费是指在研究过程中为了组织开展学术研讨、咨询以及协调项目研究工作等活动而发生的会议费用。会议费要严格控制会议规模、参会人员数量和会期。会议费是指主办会议,而非参加会议的费用。

国际合作与交流费是指在研究过程中项目研究人员出国及赴港澳台、外国专家来华及港澳台专家来内地工作的费用。

出版/文献/信息传播/知识产权事务费是指在项目研究过程中,需要支付的出版费、资料费、专用软件购买费、文献检索费、专业通信费、专利申请及其他知识产权事务等费用。

劳务费是指在项目研究过程中支付给项目组成员中没有工资性收入的在校研究生、博士后和临时聘用人员的劳务费用,以及临时聘用人员的社会保险补助费用。

专家咨询费是指在项目研究过程中支付给临时聘请的咨询专家的费用。

其他支出是指在项目研究过程中发生的除上述费用之外的其他支出。其他支出应当在申请预算时单独列示,单独核定。

管理费是指为组织和支持科研项目研究开发而发生的为科研项目服务的管理人员的人员费和其他行政管理支出。

3. 科研经费的核算管理　科研经费核算是医学科研经费管理的主要内容之一,科研经费核算是以货币作为计量尺度,通过报账、记账、算账、核账等手段,连续、系统、全面、综合地核算科研活动的资金流动,在此基础上进行分析和检查,借以反映和监督科研活动过程和成果。

科研经费核算的对象是课题项目,主体是财务部门,核算的内容是科研经济活动,核算的依据是国家有关财务会计制度和科研实施单位的科研项目成本核算方法,核算的目的是要能够准确、全面地反映每个科研项目的科研成本,强化科技人员的成本意识,提高经费的科研效率。

4. 科研经费的监督管理　在科研经费管理中,检查与监督审计是重要的环节,管理离不开监督,监督是为了更好地管理。

(1)要建立由科研管理部门、财务部门和审计部门参加的科研经费的检查与监督体系,对科研经费的使用状况行使监督权,做到审批手续完备,账目清晰、核算准确,确保科研经费的合理使用,并自觉接受上级有关部门组织的监督检查。

除内部审计监督外,在经费管理中应及时引入社会监督,实行课题项目的外部审计制度。在课题项目结题验收前,聘请会计师事务所对课题经费进行审计,审查课题项目经费使用的合法性、合规性、对在审计中发现的问题,要依法追究责任。

(2)建立科研项目的追踪反馈制度。在科研项目的申报、立项、实施与验收的全过程,财务人员自始至终要积极参与其中,科研管理人员和财务人员紧密配合,对科研经费的使用实行有效的跟踪管理和定期的监督检查,发现问题及时纠正。科研项目验收时,除提交科研成果报告外,应同时提交财务决算报告、审计报告和固定资产验收清单,方可进行验收。

(3) 应用信息技术,实现科研部门和财务部门对科研费用的数据共享。财务部门运用财务管理软件进行科研经费核算,可大幅度提高核算效率,提高准确性。通过科研费用开支情况的图表分析,可直观地表现预算的执行情况,有利于强化对经费的监督和管理。

第四节　现代医院科技成果管理

加强医院科研成果的管理,加快医学科技成果转化,一方面直接提升医疗卫生水平,惠及群众。同时,科研成果的价值转化,也充分调动广大医药科技人员工作积极性,提高科研水平,促进医药卫生事业持续发展。

一、医院专利申请与保护

(一) 专利的定义和分类

1. **专利的含义**　专利属于知识产权的一部分,是一种无形的财产,具有与其他财产不同的特点。其含义是申请人基于科学技术的发明创造所拥有的独占权或排他权。

"专利"一词最基本的含义是法律授予的专利权。专利在不同的场合有不同的含义:其一,是指专利权,其二,是指受专利法保护的发明创造;其三,是指登载专利技术信息的专利文献;其四,是指获得独占使用权的专利证书。

专利的两个最基本的特征就是"独占"与"公开",以"公开"换取"独占"是专利制度最基本的核心,这分别代表了权利与义务的两面。"独占"是指法律授予技术发明人在一段时间内享有排他性的独占权利;"公开"是指技术发明人作为对法律授予其独占权的回报而将其技术公之于众,使社会公众可以通过正常渠道获得有关专利信息。

2. **专利的种类**　专利的种类在不同的国家有不同规定,我国专利法将专利分为三种,即发明、实用新型和外观设计。

(1) 发明专利:是指对产品、方法或者其改进所提出的新的技术方案。发明专利包括产品专利和方法专利。

产品发明,是指发明人所提供的解决特定问题的技术方案的直接生产的产品。产品专利只保护产品本身,不保护该产品的制造方法。

方法发明,是指为制造产品或解决某个技术问题而创造的操作方法和技术过程。

(2) 实用新型专利:是指对产品的形状、构造或者其结合所提出的适于实用的新的技术方案。实用新型专利在技术水平上,略低于发明专利。

(3) 外观设计专利:外观设计,也称为"工业品外观设计",是指对产品的形状、图案或者其结合以及色彩与形状、图案的结合所作出的富有美感并适于工业上应用的新设计。

(二) 专利的申请和保护

专利的权利,可以保护我们的知识产权,可以有效提升人们发明创造的热情,在我国专利实行先申请原则,所以要把握好先机,对于有明显优势和显著进步的技术方案,一定要及时申请。

1. **申请专利要求**

(1) 不违反国家法律和不违背自然规律。

(2) 按《中华人民共和国专利法》规定,不授予专利权的内容和技术领域。

1) 科学发现。

2) 智力活动的规则和方法。

3) 疾病的诊断和治疗方法。

4) 动物和植物品种。

5) 用原子核变换方法获得的物质。

但对上款第四项所列产品的生产方法,可以依照《中华人民共和国专利法》规定授予专利权。

（3）申请发明和实用新型专利的发明创造要符合新颖性、创造性、实用性的要求。

2. 专利申请的时机

（1）对准备申请专利的技术方案,首先进行查新,与现有技术相比本发明有何优点;对于有明显优势和显著进步的技术方案,且具备初步实验研究依据,应立即申请;并应当注意在技术鉴定和论文发表或以其他方式公开前提出申请。

（2）确定专利申请类型:我国专利的种类分为发明专利、实用新型、外观设计三种,申请前发明人应确定种类。

（3）确定专利申请的主体:执行本单位任务或利用本单位条件完成的发明创造属于职务发明,申请权和专利权属于单位。

（4）确定发明人或者设计人:专利法所称发明人或者设计人,是指对发明创造的实质性特点作出创造性贡献的人。在完成发明创造过程中,只负责组织工作的人、为物质技术条件的利用提供方便的人或者从事其他辅助工作的人,不是发明人或者设计人。

3. 专利申请流程 专利申请是获得专利权的必须程序。专利权的获得,要由申请人向国家专利机关提出申请,经国家专利机关批准并颁发证书。申请人在向国家专利机关提出专利申请时,还应提交一系列的申请文件,如请求书、说明书、摘要和权利要求书等。在专利的申请方面,世界各国专利法的规定基本一致。可以自己申请或者找代理事务所申请。

依据《中华人民共和国专利法》,发明专利申请的审批程序包括:受理、初步审查阶段、公布、实审以及授权5个阶段,实用新型和外观设计申请不进行早期公布和实质审查,只有3个阶段。

4. 专利保护 专利保护是指在专利权被授予后,未经专利权人的同意,任何人或单位不得对发明进行商业性制造、使用、许诺销售、销售或者进口;在专利权受到侵害后,专利权人通过协商、请求专利行政部门干预或诉讼的方法保护专利权的行为。

发明或者实用新型专利权的保护范围以其权利要求的内容为准,说明书或附图可以用以解释权利要求。外观设计专利权的保护范围以表示在图片或照片中的该外观设计专利产品为准。

一个国家或一个地区所授予的专利保护权仅在该国或地区的范围内有效,除此之外的国家和地区不发生法律效力,专利保护权是不被认可的。专利保护的期限:自申请日起发明专利是20年,实用新型专利和外观设计是10年。专利保护期限届满、未缴付年费或主动提出放弃,专利权不再受到保护。

（三）专利的权属

医院职务发明创造是指发明人或设计人执行医院的任务或者主要利用医院的物质技术条件所完成的发明创造。《中华人民共和国专利法》和《中华人民共和国专利法实施细则》所称的职务发明创造是指:

1. 在本职工作中作出的发明创造。

2. 履行本单位交付的本职工作之外的任务所作出的发明创造。

3. 退休、调离本单位后或者劳动、人事关系终止后1年内作出的,与其在本单位承担的本职工作或者本单位分配的任务有关的发明创造。

4. 主要利用本单位的资金、设备、零部件、原材料或者不向外公开的技术资料所作出的有关发明创造。

职务发明创造成果的所有权归医院所有,鼓励发明人与医院约定使用权、处置权、收益权,进行职务发明创造成果的经营或实施。除法律、行政法规另有规定外,医院可根据职务发明人的申请,与发明人签订协议约定相关权利,其股份、股权或收益比例按照医院科技成果转移转化的相关规定执行。

医院与外单位合作完成的发明创造,其专利等职务发明创造成果的权利归属等,按照相关法律法规签订书面协议约定。职务发明人应按照与医院和外单位协议约定行使权利、履行义务。

二、医院科技成果评奖

（一）科技成果概述

医学科技成果指在医药卫生领域中的创新性或创造性科学技术劳动成果,是科研人员所进行的脑力劳动和体力劳动的创造性结晶,凝聚着科研人员的智慧和心血,集中反映了医学科研的成效,是医药卫生人员为探索防病治病、增进健康等研发的新型药物、新的治疗方法等,是人类健康的宝贵财富,是社会发展的重要资源。随着生命科学和生物技术的发展,医学科技领域正发生着深刻的变革,医学科技成果作为人类共享生物医学知识、促进全民健康的组成部分,正发挥着越来越重要的作用。

而临床医学科技成果的研究是依据人体生理或疾病的某些本质和规律,能直接应用于临床,提供对危害人体健康最主要的常见病、多发病的预防和诊疗措施,将为防治疾病提供有效的方法和手段。临床医学科技成果评价指标体系的研究,将为临床科研、医疗技术的应用提供评价,促进诊疗技术的提高,推动医疗卫生事业发展。

1. 医学科技成果的概述 科学技术研究成果(简称科技成果)是指人类在从事科学技术研究和生产实践过程中,通过研究活动所取得的具有一定学术意义或实用价值的创造性成就或结果。任何行业的科研成果都具有如下共同特征:一是科学性与可重复性;二是创新性与先进性;三是实用性;四是通过鉴定、验收、评审等评价方式,获得社会的承认或实践的检验。

医学科研成果是指在认识人类生命现象、生存环境、疾病发生与生产考核等一系列科研活动中,所取得的有价值、符合规律的创造性劳动结果。这些结果通过引导自身或他人的实践,促进了医学科学技术的发展与进步,产生了社会效益或经济效益,并通过鉴定、验收、评审等评价方式,成为科学成果。对医学界产生了明显的社会效益与经济效益。而医学科技成果管理则具体体现在第四个环节。

2. 医学科研成果的分类 对于科研成果的分类,目前国内外尚无公认统一分类方法。在我国,往往根据实际工作中的需要,从不同角度,按照不同标准进行分类,因而分类方法很多。医学科研成果的分类也基本上是套用一般科研成果的分类方法,大致分为以下几种:

(1) 按功能分类:成果的功能是指成果的用途和作用。按成果功能分类是目前最普遍的一种分类方法,可分为基础理论成果、应用技术成果和软科学研究成果。

1) 基础理论成果:基础理论成果是指在科学上取得进展,发现的自然现象、揭示的科学规律、提出的学术观点或者其研究方法为国内外学术界公认和引用,推动了本学科或者相关学科的发展,或者对经济建设、社会发展有影响的理论性研究成果。包括基础理论研究成果和应用基础理论研究成果。主要表现形式为学术论文、专著或者研究报告等。

2) 应用技术成果:应用技术成果是指解决经济建设和社会发展中的实际科学技术问题,具有新颖性、先进性和实用价值的研究成果。在医学领域,这类成果是指对疾病的预防、诊断、治疗、康复和优生优育等具有实际应用价值的成果。包括新技术、新方法、新方案、新药品、新试剂、新器械、新材料等。

3) 软科学研究成果:软科学研究成果是指推动决策科学化和管理现代化,对促进科技、经济与社会协调发展起重大作用的研究成果。在医学领域,主要是指研究医学与社会的协调发展并发挥实际效应的成果。例如,医院管理、医技水平评价指标的体系,以及疾病的预防体系等。

(2) 按性质分类:成果的性质及成果的属性。按成果的性质分类,可分为科学发现、技术发明和技术进步等三类成果。此种分类与目前我国科技奖励的奖励种类相对应。

1) 科学发现:科学发现是指在基础研究和应用基础研究中阐明自然现象、特征和规律。就医学而言,人体某些疾病的病因、病理变化或某些生理现象的第一次发现,均属于科学发现。科学发现通常是通过基础研究与应用基础研究获得的成果,对推动科学的进步,以及丰富科学知识有重要的价值。

2) 技术发明:技术发明是指运用科学技术在产品、工艺、材料及其系统等方面的重大技术发明。在医学领域,技术发明一般体现在以下方面:预防、诊断、治疗、康复、优生优育等新方法和新技术。

3) 技术进步:技术进步是指对社会生产和发展具有推动作用的综合性科技成果,既包括对已有技术、方法等进行改进、提高与完善,也包括对先进技术的引进、消化与开发。通常以所产生的社会和经济效益来评价。

(3) 其他分类:国际上对科技成果的分类方法有很多,其他比较通用的科技成果分类方法包括以下几类:

1) 技术应用领域分类:①按物质的基本运动形式分,可将技术分为机械技术、物理技术、化学技术和生物技术等,是基础学科领域的技术。②按产业领域分,可将技术分为农林牧渔业技术、采矿业技术、制造业技术、建筑业技术、电力燃气水的生产和供应技术、交通运输存储和邮政业技术等;③按生产劳动过程分,可将技术分为采掘技术、原材料生产技术、机械加工技术、建筑技术、运输技术、信息及处理技术、农牧业耕作和养殖技术等。

2) 以技术的社会功能分类:①基础技术。指各种各样技巧工具的集合。包括两个方面:一是硬件系统——技术基础设施。二是软件系统——技术标准体系。包括技术产品质量标准、环保质量标准、技术测试标准和方法,以引导技术发展的方向。②共性技术。是指该技术与其他技术组合可导致在诸多产业领域的广泛应用,能对一个产业或多个产业的技术进步产生深度影响的技术;是建立在科学基础与基础技术平台之上的,具有产业属性的类技术;是技术产品商业化的前技术基础,是不同企业专有技术的共同技术平台。③专有技术。是被界定为私人物品领域的技术,完全为公司或企业专属,拥有自主知识产权。

3) 按科学研究体系标准分类:可相应地分为基础研究成果、预防医学成果、应用研究成果和发展研究成果等三类。

4) 按学科专业分类:医学科研成果一般可分为基础医学成果、临床医学成果、预防医学成果、药学成果、中医药学成果和军事医学成果等。

3. 医学科研成果管理的主要内容　科技的发展呈现为螺旋式上升,科技成果管理处于一个科技研究计划的终点和下一个研究计划的起点,因而是该螺旋中的一个节点,具有承上启下的功能。科技成果作为知识产品,在现代社会中表现出巨大的社会作用。这种社会作用,一方面体现为生产力功能,用于改造自然和改造社会;另一方面,成果的社会影响可转变为继续进行科研探索的动力,使科学研究得以延续。因此,科技成果管理的任务主要有两个方面:一是促进科技成果向现实生产力转化,满足生产和社会发展的需要;二是使科技成果得到相应的社会承认,进而激发科技人员继续进行科学探索。

医学科研的最终目的,就是将其成果运用于征集健康、造福人类,因而医学科研成果管理无疑是医学科研管理的一项重要任务,做好医学科研成果管理工作,技能体现对科研人员创造性劳动的尊重,又能反映出医学科研造福人类的根本目的。当前,医学科研成果的数量和水平,已成为衡量一个国家、一个地区或单位医学发达程度的主要标志。医学科研成果管理的具体内容包括:医学科研成果的鉴定、登记、奖励、转化、档案、交流以及知识产权保护等。

医学科研成果管理工作可以分为三个重要环节:成果评价,登记与档案管理是基础环节,成果奖励和知识产权保护是中心环节,成果的交流、转化则是目标环节。这就是说,成果的评价、登记与档案管理是成果管理的基础,它为成果管理的各个环节提供依据和保证。成果的交流、转化是成果管理的目的,也是科技促进经济与社会发展的具体体现,通过这一环节的管理,可以检验其他环节管理的作用与效果。可见,医学科研成果管理的范围很宽,绝不限于平常人所说的"鉴定加评奖"。当然,在成果管理的诸多内容中,成果的评价、登记、奖励、转化及知识产权保护是最主要的内容,也是医学科研成果管理的重点所在。

(二) 成果评价

2016 年 8 月,科技部根据《国务院办公厅关于做好行政法规部门规章和文件清理工作有关事项的通知》(国办函〔2016〕12 号)精神,按照依法行政、转变职能、加强监管、优化服务的原则和稳增长、促改革、调结构、惠民生的要求,决定对《科学技术成果鉴定办法》等规章予以废止。

《科学技术成果鉴定办法》被废止后,根据科技部、教育部等五部委发布的《关于改进科学技术评价工作的决定》和《科技部发布的科学技术评价办法》的有关规定,今后各级科技行政管理部门不得再自行组织科技成果评价工作,科技成果评价工作由委托方委托专业评价机构进行。

科技成果评价曾是科技成果转移转化的重要环节,过去由政府科技主管部门对科技成果进行鉴定,但这种做法已经不能适应当前形势的发展需要,通过第三方专业评价机构对科技成果的科学价值、技术价值、经济价值、社会价值进行客观、公正的评价,更有利于获得投资方和合作方的认可,更有利于技术交易的顺利进行,也更有利于获得政府支持。国务院印发的《"十三五"国家科技创新规划的通知》中也把第三方的评价结果作为财政科技经费支持的重要依据。

为探索和建立以市场为导向的新型科技成果评价机制,科技部在 2009 年就启动了科技成果评价试点工作,作为科技成果评价试点机构的代表,成立了一批第三方专业科技成果评价机构,与科技部有关部门、中国标准化研究院等单位制订了科技成果评价指标体系和科技成果评价操作规程。

1. **医学科研成果评价的范围和内容**

(1) 医学科研成果评价范围:《科技成果评价试点暂行办法》中指出,凡经试点地区、部门及行业协会确定范围内的单位或个人所研究开发的科技成果均可按本办法评价。

评价的成果主要分为三大类:技术开发类应用技术成果、社会公益类应用技术成果和软科学研究成果。

应用技术成果。主要指为提高生产力水平和促进社会公益事业而进行的科学研究、技术开发、后续试验和应用推广所产生的具有实用价值的新技术、新工艺、新材料、新设计、新产品及技术标准等,包括可以独立应用的阶段性研究成果和引进技术、设备的消化、吸收再创新的成果。

应用技术成果又分为技术开发类应用技术成果和社会公益类应用技术成果。

软科学研究成果。是指为决策科学化和管理现代化而进行的有关发展战略、政策、规划、评价、预测、科技立法以及管理科学与政策科学的研究成果,主要包括软科学研究报告和著作等。软科学研究成果应具有创造性,对国民经济发展及国家、部门、地区和行业的决策和实际工作具有指导意义。

(2) 科技成果评价的主要内容:技术创新程度、技术指标先进程度;技术难度和复杂程度;成果的重现性和成熟程度;成果应用价值与效果;取得的经济效益与社会效益;进一步推广的条件和前景;存在的问题及改进意见。

2. **医学科技成果评价的形式**　一般分为会议评价和通信评价两种形式。

(1) 会议评价:需要对科技成果进行现场考察、测试,或需要经过答辩和讨论才能做出评价的,可以采用会议评价形式。由评价机构组织评价咨询专家采用会议形式对科技成果做出评价。

由评价机构根据具体情况,聘请 5~9 名专家组成评价咨询专家组,其中同行专家应占 2/3 以上,其余可以为经济、财务或管理专家。每位咨询专家独立提出评价意见。评价负责人综合归纳每位咨询专家的评价意见并形成评价结论,并提请评价咨询专家组通过。

(2) 通信评价:不需要进行现场考察、答辩和讨论即可做出评价的,可以采用通信评价形式。由评价机构聘请专家,通过书面审查有关技术资料,对科技成果做出评价。通信评价必须出具评价专家签字的书面评价意见。

采用通信评价时,由评价机构聘请专家 5~9 人组成函审组,其中同行专家应占 2/3 以上,其余可以为经济、财务或管理专家。各位专家独立提出评价意见。由评价负责人综合归纳每位专家的评价意见并形成评价结论,并将每位专家的评价咨询意见作为附件。

3. **医学科研成果评价需要提交的资料**

(1) 应用技术成果:研制报告。主要包括技术方案论证、技术特征、总体技术性能指标与国内外同类先进技术的比较、技术成熟程度、已推广应用及取得的效益情况,对社会经济发展和行业科技进步的意义、进一步推广应用的条件和前景、存在的问题等内容;国内外相关技术发展的背景材料,引用他人成果或者结论的参考文献;国家法律法规要求的行业审批文件,如医疗器械许可证、新药证书等;推广应用所产生的经济效益或社会效益;用户应用证明;评价机构认为评价所必需的其他技术资料。

(2) 软科学研究成果:研究报告;发表的论文或出版的著作;论文(论著)被收录和被他人论文(论著)正面引用证明;实际应用或采纳单位出具的证明;评价机构认为评价所必需的其他技术资料。

4. **医学科研成果评价的程序**

(1) 委托方向评价机构提出成果评价需求。

(2) 评价机构收到被评价成果材料后,初步审查评价委托方提交的技术资料,判断评价委托方提出的评价要求能否实现。

(3) 接受评价委托,与委托方签订评价合同,约定有关评价的要求、完成时间和费用等事项。

（4）确定成果评价负责人。由其选聘熟悉被评价科技成果行业领域的专家担任评价咨询专家,同一单位的专家不得超过两人。

（5）对于需要具备检测或查新报告才能做出评价结论,但评价委托方又未提供相关报告的,评价机构可以要求评价委托方提交符合要求的检测、查新报告,也可以与评价委托方协商,由评价机构作为检测、查新委托人取得检测、查新报告。

（6）专家评价。由每位咨询专家独立评价,提出评价意见。评价机构工作人员负责汇总每位咨询专家的评分结果,并计算出综合评分。

（7）评价负责人在综合所有咨询专家评价意见的基础上,完成综合评价结论。

（8）按约定的时间、方式和份数向评价委托方交付评价报告。

（三）奖励类型

1. 科技成果奖励概述　科技成果奖励在国际上许多国家都有设立,最著名的国际公认的有诺贝尔奖,该奖由瑞典化学家阿尔菲里德．诺贝尔（Alfred.Nobel,1833—1896 年）于 1895 年在巴黎写下的遗嘱,把他的遗产捐作基金,每年利用年息奖励在物理、化学、生理学或医学、文学以及促进和平事业上功绩卓著的人士,不受国籍与种族的限制。

我国从解放初期就开始实行科技奖励制度,随着社会改革开放的不断深入和科学技术日新月异的进步,对科技奖励制度经过多次修改、调整和完善,国家、地方政府、学会和民间奖励并举,不断加大奖励力度,对全国各行各业广大科研人员起到鼓舞和激励作用。科技奖励制度是我国长期坚持的一项重要制度,是党和国家激励自主创新、激发人才活力、营造良好创新环境的一项重要举措,对于促进科技支撑引领经济社会发展、加快建设创新型国家和世界科技强国具有重要意义。

2017 年 5 月 31 日,国务院下发《关于深化科技奖励制度改革方案的通知》,方案指出,为全面贯彻落实全国科技创新大会精神和《国家创新驱动发展战略纲要》,我国将进一步完善科技奖励制度,调动广大科技工作者的积极性、创造性,深入推进实施创新驱动发展战略,改革完善科技奖励制度,建立公开公平公正的评奖机制,构建既符合科技发展规律又适应我国国情的中国特色科技奖励体系。

2. 奖励类型

（1）国家级奖励:国家科学技术奖是由国务院设立的最高级别奖励,由下列单位和个人推荐:省、自治区、直辖市人民政府;国务院有关组成部门、直属机构;中国人民解放军各总部;经国务院科学技术行政部门认定的符合国务院科学技术行政部门规定的资格条件的其他单位和科学技术专家。设立下列奖励种类:国家最高科学技术奖;国家自然科学奖;国家技术发明奖;国家科学技术进步奖;中华人民共和国国际科学技术合作奖。

国家最高科学技术奖奖励在当代科学技术前沿取得重大突破或者在科学技术发展中有卓越建树的;在科学技术创新、科学技术成果转化和高技术产业化中,创造巨大经济效益或者社会效益的工作者,每年授予人数不超过 2 名。

国家自然科学奖奖励在基础研究和应用基础研究中阐明前人尚未发现或者尚未阐明自然现象、特征和规律,具有重大科学价值,得到国内外自然科学界公认,做出重大科学发现的公民。

国家技术发明奖奖励运用科学技术知识做出前人尚未发明或者尚未公开的、具有先进性和创造性的产品、工艺、材料及其系统等重大技术发明的公民,该发明经实施,创造显著经济效益或者社会效益。

国家科学技术进步奖授予在应用推广先进科学技术成果,完成重大科学技术工程、计划、项目等方面,做出突出贡献的公民、组织;在实施技术开发项目中,完成重大科学技术创新、科学技术成果转化,创造显著经济效益的;在实施社会公益项目中,长期从事科学技术基础性工作和社会公益性科学技术事业,经过实践检验,创造显著社会效益的;在实施国家安全项目中,为推进国防现代化建设、保障国家安全做出重大科学技术贡献的;在实施重大工程项目中,保障工程达到国际先进水平的。

中华人民共和国国际科学技术合作奖奖励对中国科学技术事业做出重要贡献的下列外国人或者外国组织:同中国的公民或者组织合作研究、开发,取得重大科学技术成果的;向中国的公民或者组织传授先进科学技术、培养人才,成效特别显著的;为促进中国与外国的国际科学技术交流与合作,做出重要贡献的。

根据 2017 年 5 月《深化科技奖励制度改革方案》的最新要求,国家将科学技术奖将进行以下方面的改革。

改革完善国家科技奖励制度,包括:实行提名制——实行由专家学者、组织机构、相关部门提名的制度,进一步简化提名程序。建立定标定额的评审制度,包括:定标——自然科学奖围绕原创性、公认度和科学价值,技术发明奖围绕首创性、先进性和技术价值,科技进步奖围绕创新性、应用效益和经济社会价值,分类制订以科技创新质量、贡献为导向的评价指标体系;三大奖一、二等奖项目实行按等级标准提名、独立评审表决的机制;提名者严格依据标准条件提名,说明被提名者的贡献程度及奖项、等级建议;评审专家严格遵照评价标准评审,分别对一等奖、二等奖独立投票表决,一等奖评审落选项目不再降格参评二等奖。定额——大幅减少奖励数量,三大奖总数由不超过 400 项减少到不超过 300 项。调整奖励对象要求——由"公民"改为"个人",同时调整每项获奖成果的授奖人数和单位数要求;分类确定被提名科技成果的实践检验年限要求,杜绝中间成果评奖,同一成果不得重复报奖。明晰专家评审委员会和政府部门的职责——各级专家评审委员会履行对候选成果(人)的科技评审职责,对评审结果负责,充分发挥同行专家独立评审的作用。增强奖励活动的公开透明度。以公开为常态、不公开为例外,向全社会公开奖励政策、评审制度、评审流程和指标数量,对三大奖候选项目及其提名者实行全程公示,接受社会各界特别是科技界监督。建立科技奖励工作后评估制度,每年国家科学技术奖励大会后,委托第三方机构对年度奖励工作进行评估,促进科技奖励工作不断完善。健全科技奖励诚信制度。充分发挥科学技术奖励监督委员会作用,完善异议处理制度,健全评审行为准则与督查办法,严惩学术不端。强化奖励的荣誉性。禁止以营利为目的使用国家科学技术奖名义进行各类营销、宣传等活动。合理运用奖励结果,树立正确的价值导向,坚持"物质利益和精神激励相结合、突出精神激励"的原则,适当提高国家科学技术奖奖金标准,对生活确有困难的获奖科技人员通过专项基金及时予以救助。强化宣传引导。坚持正确的舆论导向,大力宣传科技拔尖人才、优秀成果、杰出团队,弘扬崇尚科学、实事求是、鼓励创新、开放协作的良好社会风尚,激发广大科技工作者的创新热情。

引导省部级科学技术奖高质量发展,包括:省、自治区、直辖市人民政府可设立一项省级科学技术奖(计划单列市人民政府可单独设立一项),国务院有关部门根据国防、国家安全的特殊情况可设立部级科学技术奖。除此之外,国务院其他部门、省级人民政府所属部门、省级以下各级人民政府及其所属部门,其他列入公务员法实施范围的机关,以及参照公务员法管理的机关(单位),不得设立由财政出资的科学技术奖。省部级科学技术奖要充分发挥地方和部门优势,进一步研究完善推荐提名制度和评审规则,控制奖励数量,提高奖励质量。设奖地方和部门要根据国家科学技术奖励改革方向,抓紧制订具体改革方案,明确路线图和时间表。

鼓励社会力量设立的科学技术奖健康发展,包括:坚持公益化、非营利性原则,引导社会力量设立目标定位准确、专业特色鲜明、遵守国家法规、维护国家安全、严格自律管理的科技奖项,在奖励活动中不得收取任何费用。对于具备一定资金实力和组织保障的奖励,鼓励向国际化方向发展,逐步培育若干在国际上具有较大影响力的知名奖项。研究制订扶持政策,鼓励学术团体、行业协会、企业、基金会及个人等各种社会力量设立科学技术奖,鼓励民间资金支持科技奖励活动。加强事中事后监管,逐步构建信息公开、行业自律、政府指导、第三方评价、社会监督的有效模式,提升社会力量科技奖励的整体实力和社会美誉度。

(2) 省部级科学技术奖:省、自治区、直辖市人民政府可设立一项省级科学技术奖(计划单列市人民政府可单独设立一项),国务院有关部门根据国防、国家安全的特殊情况可设立部级科学技术奖,分类奖励在科学研究、技术创新与开发、推广应用先进科学技术成果以及实现高新技术产业化等方面取得重大科学技术成果或者做出突出贡献的个人和组织。 除此之外,国务院其他部门、省级人民政府所属部门、省级以下各级人民政府及其所属部门,其他列入公务员法实施范围的机关,以及参照公务员法管理的机关(单位),不得设立由财政出资的科学技术奖。

设奖者包括省、自治区、直辖市人民政府、计划单列市等政府、国家知识产权局、教育部等。奖项包括省、自治区、直辖市人民政府、计划单列市等科技技术奖、专利奖、高等学校科学研究优秀成果奖等。

（3）社会力量设立科学技术奖：社会力量设奖是指国家机构以外的社会组织或者个人（以下简称设奖者）利用非国家财政性经费，在中华人民共和国境内面向社会设立的经常性的科学技术奖。本办法所称科学技术奖是指以在科学研究、技术创新与开发、科技成果推广应用、实现高新技术产业化、科学技术普及等方面取得成果或者做出贡献的个人、组织为奖励对象而设立和开展的奖励活动。社会力量设立面向社会的科学技术奖，应当依照本办法的规定进行登记。

国务院《关于深化科技奖励制度改革的方案》中提到，鼓励社会力量设立的科学技术奖健康发展。坚持公益化、非营利性原则，引导社会力量设立目标定位准确、专业特色鲜明、遵守国家法规、维护国家安全、严格自律管理的科技奖项，在奖励活动中不得收取任何费用。对于具备一定资金实力和组织保障的奖励，鼓励向国际化方向发展，逐步培育若干在国际上具有较大影响力的知名奖项。研究制定扶持政策，鼓励学术团体、行业协会、企业、基金会及个人等各种社会力量设立科学技术奖，鼓励民间资金支持科技奖励活动。加强事中事后监管，逐步构建信息公开、行业自律、政府指导、第三方评价、社会监督的有效模式，提升社会力量科技奖励的整体实力和社会美誉度。

目前较成熟和规范的社会科学奖励约 237 项，其中与医学相关的有 20 余种，如：中华医学科技奖、何梁何利基金科学与技术奖、吴阶平-保罗·杨森医学药学奖、中国医院协会医院科技创新奖、吴阶平医学奖、华夏医疗保健国际交流促进科技奖等。

其中，中华医学科技奖是医学领域申报数量最多、接受面最广的奖项。该奖是在 2001 年 3 月，由中华医学会设立，面向全国医药卫生行业，奖励在医学科学技术进步活动中做出突出贡献的个人和集体，充分调动广大医学科学技术工作者的积极性和创造性，促进我国医学科学技术事业的发展，提高人民健康水平而设立的。分设中华医学科技奖、卫生管理奖、医学科普奖和国际科技合作奖。每年推荐优秀获奖项目申报国家科学技术奖。

（四）奖励申报程序

1. 成果查新、论文检索　项目组向专业查新机构提出申请，准备查新委托书，提供成果支撑材料，撰写工作总结报告、技术报告，开具应用证明。

2. 成果评价　咨询申请：项目组准备评价材料，了解评价流程和要求，评价机构了解评价的目的和内容。准备科技成果评价相关资料，包括：委托书、工作报告、技术报告、国家和省认定的测试单位出具的分析报告及重要的试验、测试记录；具有科技查新资格的科技查新机构出具的科技查新报告；经济效益分析报告；用户使用情况报告（使用情况证明）；专利、软件著作权证书及其他相关附件材料。初步审核：评价机构对项目组提交的评价资料进行形式审查。签订合同：接受委托后，签订评价合同，约定评价要求和完成时间，确定评价服务费及其他事项。遴选专家：评价机构遴选评价专家并组建评价专家委员会，确定评价负责人。组织评价：评价可采用会议、通信和现场评价三种形式，评价程序按科技部《科学技术评价办法》执行。做出结论：每位评价专家独立打分，评价机构汇总并计算综合评分；综合所有专家评价意见，最终由专家组形成综合评价结论。交付报告：按约定时间、方式和份数向评价委托方交付评价报告。

3. 成果登记　下载安装国家科技成果登记系统，进入填写，准备《科技成果登记表》、评价证明、技术资料、知识产权证明、查新检索报告等相关资料，前往成果登记部门登记。

4. 填报推荐书　在规定时间内完成推荐书正文及附件的填报，并注意阅读填写说明，按要求填写。

（1）项目基本情况：项目名称有字数要求，应紧紧围绕项目核心创新内容，简明、准确地反映出创新技术内容和特征，避免过泛过小。主要完成人和主要完成单位有数量限制。项目起始时间填写立项、任务下达、合同签署等标志项目开始研发的日期；完成时间填写项目整体通过验收或正式投产日期，注意各类奖项要求的完成时间。

（2）推荐单位或推荐专家意见：对科技创新点的创新性、先进性、应用效果和对行业科技进步的作用进行概述，并对照各类科技成果奖授奖条件，写明推荐理由和推荐等级。

（3）项目简介：应包含项目主要技术内容、授权专利情况、技术经济指标、应用推广及效益情况等。

（4）主要科技创新：推荐书的核心内容，应以支持本项目科技创新内容成立的证明材料为依据，客观、真实、准确地阐述项目的立项背景和具有创造性的关键技术内容,对比国内外同类技术的主要参数等,不得涉及评价类文字,科技创新点按重要程度排序。每项科技创新在阐述前应首先说明所属的学科分类名称和支持其成立的专利授权号、论文等相关证明材料。科技局限性。简明、准确地阐述本项目在现阶段还存在的科技局限性及今后的主要研究方向。

(5) 客观评价:围绕科技创新点的创新性、先进性、应用效果和对行业科技进步的作用,做出客观、真实、准确评价。填写的评价意见要有客观依据,主要包括与国内外相关技术的比较,国家相关部门正式作出的技术检测报告、验收意见、鉴定结论,国内外重要科技奖励,国内外同行在重要学术刊物、学术专著和重要国际学术会议公开发表的学术性评价意见等。

(6) 推广应用情况、经济效益和社会效益:推广应用情况应注意奖项要求的完成时间,一般国家奖、省奖、中华医学科技奖完成时间要求 3 年之前,例如 2017 年度申报国家科技进步奖,则该成果整体完成时间应该在 2014 年之前完成。对于临床医学科研成果而言,产生的经济效益一般无法计算,故没有的可以不填。社会效益。说明项目在推动医学科学技术进步所起的作用。

(7) 主要知识产权证明目录:已授权的知识产权,包括发明专利、实用新型专利、计算机软件著作权等。应征得未列入项目主要完成人的权利人(发明专利指发明人)的同意,并由项目第一完成人签名承诺。

(8) 主要完成人情况表:每种奖项对完成人数量有限制,例如四川省科技进步奖推荐一等奖的项目人数不超过 15 人,推荐二等奖的项目人数不超过 10 人。对本项目技术创造性贡献应具体写明完成人对本项目做出的实质性贡献并注明对应第几项科技创新;与他人合作完成的科技创新,要细致说明本人独立于合作者的具体贡献,以及支持本人贡献成立的证明材料。提及的证明材料如存在于主要知识产权证明目录,应写明目录编号,否则应在附件中提供并注明附件编号。

(9) 主要完成单位情况表所列完成单位应为法人单位:不同奖项对数量有限制,如四川省科技进步奖推荐一等奖的项目单位数不超过 10 个,推荐二等奖的项目单位数不超过 7 个。

(五) 激励机制

经调研,为充分调动科研人员科研创新积极性,加强高水平、有影响的标志性科技成果奖的规划和组织,促进重大成果孵育和申报,不同的高校和医学院都制订了相应的激励措施,以我单位举例,制订了《科技成果奖奖励办法》,主要内容包括以下几个方面:

1. 规定奖励范围　一般包括两类:获准奖和组织奖。获准奖励以作为第一完成单位获得的国家级科技成果奖、省部级科技成果奖;组织奖奖励认真组织申报国家奖的项目组。

2. 制订奖励额度　按照不同的奖项级别制订不同的奖金额度。例如我单位如以第一完成单位获得国家级科技成果奖一等奖,奖励项目组 300 万元 / 项;二等奖,奖励项目组 150 万元 / 项。

3. 规范奖金分配　由第一申报人根据贡献大小,分配给项目组成员,并报单位发放。

4. 公平认定科研业绩　应鼓励多学科联合申报高水平成果奖,考虑在跨专业、学科联合报奖的情况下,公平、合理地认定科研业绩。例如:获得国家级成果奖排名前三、省部级成果一等奖排名前二完成人(指不同科室)在职称评聘、科室业绩考核等方面同等对待。

当然,按照《深化科技成果改革方案》的要求,各单位应强化奖励的荣誉性,坚持"物质利益和精神激励相结合、突出精神激励"的原则,制订符合各单位实情的个性化激励政策。

三、现代医院科技成果转移转化

(一) 科技成果转化和技术转移的定义

科技成果转化是指为提高生产力水平而对科技成果所进行的后续试验、开发、应用、推广直至形成新技术、新工艺、新材料、新产品,发展新产业等活动。技术转移是指科学技术通过其载体(人、物、信息)在国家之间、地区之间、行业之间的输出与输入的活动过程,包括:从技术生成部门 / 研究机构向使用部门(企业和商业经营部门)的转移和使用部门之间的转移。

促进科技成果转移转化是实施创新驱动发展战略的重要任务,是加强科技与经济紧密结合的关键环节。医药科技成果转移转化是卫生与健康科技创新的重要内容,对推进"健康中国"建设具有重要意义。

（二）科技成果转移转化的主要方式

1. **实施许可**　是指科技成果产权不变，通过订立许可合同，允许他人有偿使用科技成果的方式；
2. **技术转让**　是指科技成果产权变更，通过订立转让合同，允许他人有偿使用科技成果的方式；
3. **技术入股**　是指科技成果产权变更，以技术成果作为无形资产作价出资入股公司的方式；
4. 符合法律法规规定的其他方式。

（三）医院创新体制机制与工作模式，促进科技成果转移转化

近两年，国家新出台了系列法律法规和政策规定，形成了科技成果转移转化工作"三部曲"；国家卫计委也出台了促进科技创新和加强卫生与健康科技成果转移转化的 2 个指导意见。但是政策的具体落地还存在"最后一公里"的障碍。

四川大学华西医院经过 10 余年的探索，创新体制机制，在科技成果转移转化方面进行了积极探索，并取得了显著成效。见本章案例：创新体制机制与工作模式，大力推动医院科技成果转移转化——四川大学华西医院成果转移转化的探索和实践。

第五节　科 研 评 估

评估是管理的有效手段。科研活动是一个通过投入资金、人力等各类资源产出各类成果的过程，科研评估则是在一定科研目标的基础上，通过一定的原则、标准、程序和指标，对科研活动的投入、产出和结果进行定性及定量的分析，最后得出相对科学、公正、客观的分析和判断。

一、概述

（一）科研评估的功能与意义

科研评估有以下基本功能：

（1）判断功能：评估要求做出是否有价值的判断、价值大小的判断及客体满足主体要求程度的判断。

（2）选择功能：根据主体要求，对客体所具有的价值及满足主题要求程度进行排序，在竞争性的评选中，要能选择出表现优秀者。

（3）预测功能：通过评估科研活动预测可能获得的社会经济效益或价值。

（4）导向功能：管理者通过在建立评估指标及权重的基础上，引导被评估者向着符合价值主体目标的方向发展。

科研管理部门通过对科研院所、科研人员的科研工作投入与产出进行评估，做出客观、真实、公正的分析，将有利于科研工作事实规范化管理，有利于优化资源配置、减少各类资源浪费、最大化有限资源取得的效益，有利于提高科研人员的主观能动性、激励科研人员提高科研产出，有利于为科研管理者制订科研计划、为科研管理决策提供重要依据。

（二）国内外科研评估现状

1. 国外科研评估情况　科研评估作为科研管理的重要手段受到国内外政府部门、科研院所的广泛关注，科研评估已经有大量实践研究工作基础。科研评估起源于 19 世纪的法国，经过评估制度的不断完善和发展，在 20 世纪 60 年代美国的带动下，许多西方国家迎来了科研评估体系构建热潮。

美国、法国、德国、英国、荷兰、瑞士、瑞典、澳大利亚、日本等多个发达国家均建立了较为完善的、较为成熟的、符合本国国情的科研评估理论、方法和指标体系，对科研活动的投入、产出、影响力等方面进行客观地、公正地评估。它们主要评估以下方面：①量化评估发表的论文或专著的数量、被引用次数等指标，量化评估专利等其他科研成果；②经济回报率；③人才培养数量以及质量；④科研活动质量；⑤科研合作情况；⑥科研成果技术转让能力；⑦科研创新能力；⑧科研项目及经费；⑨科研基础设施建设等。国外采用的评估方法多样，以定性与定量的方法相结合为主，确保评估结果客观公正。

2. 我国科研评估情况　我国科研评估虽然起步晚，但是发展快。科技部发布了一系列关于科研评估的规定，包括《科技评估暂行规定》《科技评估规范》《科技评估管理规定（草案）》等。近年来，国内许多

专家也对医学科研评估进行过研究,在借鉴国外科研评估体系的基础上,评估、分析科研投入或科研产出,但大多没有系统的将科研投入、科研活动、科研产出有机地结合起来。因此,着力于建立综合的、系统的科研评估体系,有机地结合科研管理、科研投入、科研活动、科研产出十分必要,只有通过综合的、系统的科研评估体系才能对科研活动进行全面地评估,从而有效提高科研管理水平。

二、指标体系构建

目前各级科研管理部门已建立相对规范、成熟的对科研机构、高校院所进行评估的指标体系,但科研教学型医院还没有全部建立相对完善的针对临床科室、科研人员进行科研活动评估的指标体系。科研院所、各级医院、临床科室、科研人员的科研实力能否得到正确评估十分重要,深入探索评估体系的构建指标及不断优化权重分配方案对确保评估结果的公正性、科学性有重要意义。

(一)医院科研评估指标体系构建原则

医院科研评估指标体系构建应遵循以下原则:

(1)导向性原则:所构建的指标体系应引导医院科研工作向正确的方向有序发展、优化资源配置,提高医院整体科研实力。

(2)科学性原则:在大量文献查阅的基础上,选择定义准确、能客观反映真实情况、分界清楚、有代表性的指标,构建结构层次明确、合理的指标体系。

(3)可比性原则:根据医院、科室等评估对象自身的特点和性质,找出这些特点和性质中的共性来选择入选指标,使评估具有可比性。

(4)可量化原则:尽量选择定量数据,对于定性数据可通过不同方式转换为定量数据。

(5)可操作性原则:所构建的指标体系要便于操作、易于理解、方便使用,要尽可能减少指标数量、避免重复,并且指标相关的数据和资料要易于收集、方便计算。

(6)动态性原则:每隔一段时间都应对构建的科研评估指标体系进行更新,根据实际情况对指标及其权重系数进行适当调整,使指标体系不仅满足当前的评估需求,还要符合长远的、可持续发展的规划。

(二)评估体系构建步骤

首先,通过定性方法确定入选评估体系的指标,指标体系为树状结构,一般分两级或三级,一级指标最为概括,三级指标最为具体,每一级指标所包含的下一级指标一般不超过 6 个。对入选指标进行 2~3 轮定性分析,一般通过专家咨询法完成,看各项指标是否符合指标入选原则,对于不符合的指标,要对其进行修改或者不予采纳,直至形成初步的指标体系框架。

确定指标体系框架后,有必要分析各项指标的重要程度,再根据它们的重要程度赋予不同的权重系数,这通常通过层次分析法实现。同一级指标的权重系数之和应该等于 1,每一级指标内的各项分解指标之和也应等于 1。

最后,计算被评估者的综合得分,使被评估者之间具有可比性,保证评估结果的公正性、客观性和科学性。

(三)医院科研评估体系构建常用的方法

科研评估作为科研管理的重要手段为科研管理决策提供了重要依据,科研评估体系构建的方法有很多,主要包括定性评估法、定量评估法及定性定量相结合的评估方法。

1. **定性评估法** 定性评估主要是依靠相应领域专家的经验,评估、观察、分析对被评者的科研活动的一种简单、应用广泛的方法。该方法受评估者主观影响较大,缺乏客观评价的依据支撑,具有领域局限性。常用的定性评估法包括同行评议法、案例分析法等。

同行评议法(peer review),可定义为通过从事相同领域的专家来对某一项科学研究活动的重要性或科学水平进行评定的一种方法。同行评议法通常用于科研项目申请、科研成果评定等方面。由于本方法依靠相同领域专家对被评者科研活动进行评价,因此同行评议专家的选择十分重要,必要时可以对同行评议专家进行反评审,例如评审同行评议专家的科研背景、对评价标准的理解等可以提高评估的科学性、公正性。

案例分析法(case analysis method)。搜集其他国家、科研院所、医院关于科研评估体系的构建指标等相关文献资料,分析确定适用于本单位的科研评估体系指标,根据实际情况构建本单位科研评估体系。

2. 定量评估法　定量评估主要依靠客观数据进行评估,其优点为能克服主观因素干扰,使结果具有公正性、客观性,适用于公开发表的科研成果的评估,但数据相对刻板、不利于分析数据结果。通过对文章、著作、专利及对其被引用情况等进行计量分析可以看作是定量评估法的一种,一般认为被引用频次越高价值越大。计算投资回报率也是评估科研成果价值的一种定量方法,但操作难度较大。

3. 定性与定量评估相结合的方法　定性评估和定量评估相结合,能发挥各自的优点、弥补各自的缺点,这种互补的方法也被广泛应用。定性和定量相结合的方法主要有德尔菲法、层次分次法、模糊综合评价法、数据包络分析法等。

德尔菲法(Delphi method)起源于 20 世纪 50 年代的美国,是一种专家调查法。德尔菲法结合定性与定量方法,通过匿名调查问卷的方式征求 2~4 轮专家的意见,对每轮专家意见进行分析、归纳和整理,对不统一的意见提出新的意见供专家参考,如此反复使专家组意见不断趋于一致,最终得到一致认可的方案。德尔菲法有以下特点:①匿名性。专家通过调查问卷的方式反馈或发表自己的意见,无需见面,不会受其他专家想法的干扰。②反馈性。德尔菲法一般要经过 2~4 轮,每一轮专家意见都会被分析、整理,分析结果则会反馈给所有专家作为下一轮提供意见的参考依据。③统计性。德尔菲法通过统计学方法对专家意见进行定量处理,最终得到一致认可的意见和方案。德尔菲法由于在定性和定量上都有优势,因此被广泛应用于各类评估指标体系构建,科研评估指标体系构建也同样适用。

层次分次法(analytic hierarchy process,AHP)。层次分析法最早由美国 TL Saaty 提出,该方法通过分解复杂问题为各个组成因素,将这些因素进行两两比较,确定各项因素的优先顺序和权重系数,其优点是方法简单,实用性强,思路清晰,能够将定性与定量方法相结合,客观性强,缺点是计算过程粗糙、过程烦琐。

数据包络分析法(data envelopment analysis,DEA)。将所有评估因素组成被评估群体,通过计算投入产出的比率,对其进行综合分析,以各个因素投入产出指标的权重为变量进行评估、分析,该方法适用于多投入、多产出的复杂系统,能够保持相对客观性,缺点是对数据要求高、缺乏整体考虑。

模糊综合评价法。模糊综合评价法通常用于解决定性资料较多的情况,其优点是利用模糊数学法对多因素组成的复杂问题进行评估,较简单、易掌握,缺点是定量效果较差。模糊综合评价法可与其他方法同时使用,减少定性评估带来的误差。

(四)医院科研评估体系指标

医院科研评估指标的选取可以通过文献分析、案例分析等方法初步确定,医院科研评估体系可以采用科研投入、科研管理、科研产出、科研队伍及人才培养作为评估体系的一级指标。

1. 科研投入　科研投入指的是用于科研活动的各类资源的投入,主要包括以下方面:

(1)人力资源投入:科研人员的学历、职称、年龄、学术任职、投入科研活动时间等都可以作为反映科研人力资源投入的指标,如高级职称占比、研究生以上学历占比、专职科研人员数等。

(2)科研项目及科研经费:医院的科研活动主要通过承担科研项目实现,科研项目是科研活动进行、产出成果的基础,科研经费来源于科研项目,它们都是使科研活动具有可比性的量化指标,是科研院所、科研人员具有科研实力的具体体现。国家级项目数、省部级项目数、科研经费年投入、科研人员人均经费、纵向项目经费占比等均可作为科研项目和科研经费的量化指标。

(3)科研硬件设施:国家级科研基地数量、省部级科研基地数量、科研基地面积、大型仪器设备数量、人均设备价值等可作为反映科研基础设施的具体指标。

(4)重点专科及重点学科:国家级、省部级重点专科及重点学科是反映医院科研实力的重要指标。

2. 科研产出　对科研产出进行评估是评估科研活动的重要环节之一,其指标主要包括以下方面:

(1)论文:论文是医学科研活动的主要科研产出,能够发表的论文相当于接受过同行评议,SCI 论文是经过了国际同行评议,国内核心期刊论文是经过了国内同行专家评议。各类论文数量、SCI 论文占比、人均论文数量、论文被引用频次、高水平论文数量、热点论文数量等都是反映论文发表情况的具体指标。

(2)成果奖励:成果奖励是科研人员通过付出脑力劳动和体力劳动所获得的具有创新性或创造性的科研劳动成果,它集中反映了科研活动的成效,国家级成果奖励数量、省部级成果奖励数量、其他各类奖励数量是反映成果奖励的具体指标。

（3）著作：著作主要分为学术专著、教材、译著、科普工具书等书籍，它们的数量、撰写字数、被引用频次、主编数量、副主编数量等可作为反映著作的指标。

（4）专利：我国专利主要分为发明专利、实用新型专利和外观设计专利。医院科研人员获得专利授权比较多的是实用新型专利，其次是发明专利，发明专利含金量最高，最能体现科研创新能力和科研水平，国际国内各类型专利数量及占比是可以反映专利的指标。

（5）产品：医院科研活动所产出的产品主要为新药、新产品和新技术，它们的数量是反映产品的指标。

（6）技术转移能力：科研活动产生一系列科研产出，通过技术转移加快科技成果转化、实现生产力速度提升，技术转移的金额、合同数是其具体指标。

3. 科研人才队伍及人才培养

（1）科研人才队伍：科研队伍的组成主要包括两院院士、教育部长江学者、国家千人计划获得者、国家自然科学基金杰出青年获得者、国家自然科学基金优秀青年获得者、国家级学会/协会副主委以上任职、博士生研究生导师、硕士研究生导师等，它们的数量可作为反映人才队伍建设的指标。

（2）人才培养：博士、硕士学位授权点数量及培养博士后、博士生、研究生人数等可作为反映人才培养的具体指标。

4. 科研管理保障体系

良好的科研管理能保障科研活动顺利开展，科研管理的指标主要包括以下方面：

（1）科研管理人员：科研管理人员数量、学历构成比、科研项目管理经验等指标是反映科研管理人员情况的具体体现。

（2）管理经费：管理费在科研经费中的占比、有无专项管理经费等指标能体现科研院所、高校对科研管理的重视程度，能在一定程度上体现管理实施的力度。

（3）管理制度：有无完善的、可行的科研管理制度，如有无科研奖励激励政策、科研管理办法、工作流程、规章制度等对科研管理工作能否顺利进行有决定作用。

科研评估指标的选择可根据医院考核的对象进行有针对性地选择，分清考核的主体是科室还是个人，要根据医院实际情况、结合医院发展规划，对指标进行增加或删减，再在此基础上构建相应的评估体系。医院科研评估体系的构建可以采用定性结合定量的方法，建立全面、公正、客观的科研评估体系。

第六节　案 例 分 析

创新体制机制与工作模式，大力推动医院科技成果转移转化

——四川大学华西医院转化医学的探索和实践

科技创新和成果转移转化是医院实践转化医学的核心内容，对推动医学研究成果快速向临床应用转化，提高疾病诊治水平，促进产业发展具有关键作用。四川大学华西医院一直坚持创新发展战略，致力于医学科技创新，加快成果转移转化和产业化，引领精准医学等重点领域创新发展，打通了从基础研究、应用开发、成果转移转化、产业化和临床推广应用的全链条，取得了显著成效。

1. 打造完整的医药产业"创新链、技术链与服务链"　四川大学华西医院经过系统的规划和长期的发展，建立了从基础前沿科学研究、临床前安全性评价研究、临床研究、产品开发，直至技术培训与服务的完整的"创新链"和"服务链"（图18-2）。

在转化医学创新平台建设中，医院重点打造魏于全院士领导的"生物治疗国家重点实验室"。并根据学科发展需要，建立35个专业方向明确的开放实验室和公共技术平台，牵头国家发改委"转化医学重大科技基础设施"。在新药临床前研究阶段，从体制创新入手，组建3家公司化运行的新药临床前研究一站式技术服务平台，包括GLP中心、猕猴基地和药效基地。该平台是国内唯一涵盖灵长类在内的具有多种

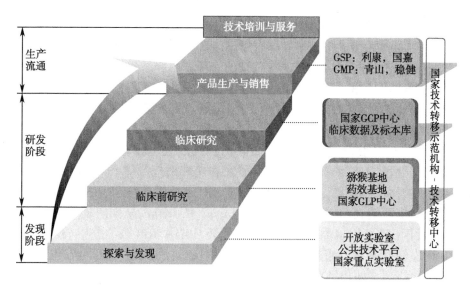

图18-2　四川大学华西医院创新链、技术链与服务链构建

实验动物品系,从事毒理学评价及药代、毒代动力学、药效学研究和猕猴养研一体化的 CRO 平台。在临床研究阶段,医院从机制创新入手,GCP 中心和化妆品评价中心实行经济独立核算,人员自主招聘。

2. 创新体制机制,组建专业化技术转移机构　四川大学华西医院始终把科技成果转移转化工作作为"一把手工程"。2005 年成立"科技发展中心",作为内设职能部门负责医院知识产权与成果转化,推动医院科技产业创新发展。在此基础上,2010 年成立"技术转移办公室",2012 年,华西医院牵头与省市区政府直属机构共同组建具有独立法人资格、非营利性、专业化从事医药科技成果转移转化的科技服务机构——四川西部医药技术转移中心。中心作为医院开展科技成果转移转化工作的重要平台和对外窗口,将医院技术转移工作主要依靠科研管理体系下的行政作为转向为市场化运作的科技中介服务。目前华西拥有 20 余人的技术转移团队,提供从创新研发、临床前研究、临床研究、评估评价、技术培训与学术推广等全产业链的专业化技术转移服务。2014 年获批"国家技术转移示范机构",2015 年获批"四川国际医药技术转移基地",荣获"成都市科技成果转化组织推进奖"。2017 年初,作为四川省推荐的优势产学研单位,参与当地"国家科技成果转化服务示范基地"建设和"重大新药创制国家科技重大专项成果转移转化试点工作"。

3. 制订前瞻性政策和激励机制,大力推动科技成果转移转化　2006 年,华西医院制订并实施了促进科技成果转化、知识产权、专利扶持、横向课题、科技创新基金资助等系列办法和管理制度,正式启动并实施"华西成果转化政策"。其政策亮点包括:科技成果转化经费 80% 归项目团队,其中,净收益的 50% 奖励给项目团队,30% 作为项目团队的后续研发经费;医院仅提取 20% 作为资源占用费和管理费(包括税费);成果转化业绩与纵向项目一样认定;发明专利全额资助和奖励,大力扶持 PCT 专利申请等。华西医院科技人员的知识产权意识和转化意识明显增强,各种专利项目逐渐增加:专利申请数从 2005 年 21 项增至 2016 年 392 项;专利授权数从 5 项增至 214 项。

同时,为缓解早期项目市场资金投入不足、技术成果转化率低的难题,2013 年,华西医院与成都市政府 1:1 比例共同出资 300 万设立了"转化医学创新资金",用于支持具有良好市场和产业化前景的应用研究项目。由西部医药技术转移中心负责项目遴选和跟踪管理,医院财务部和技术转移办公室负责资金管理,市科技局负责实施监督和项目验收。通过该转化医学创新资金支持立项的项目结题验收,形成了系列具有自主知识产权和良好市场、产业化前景的技术成果:5 项科技成果与企业签订转让协议,合同金额逾 5 000 万;共申请专利 53 项,其中 PCT 1 项,发明专利 34 项,实用新型 18 项;授权专利 33 项,其中发明 15 项,实用新型 18 项;获国家软件著作权 1 项;发表 SCI 论文 23 篇。通过该研发资金的设立和实施,作为促进科技成果转移转化的示范样板,迈出了协同创新促进人才、技术、项目、技术转移服务等创新资源要素深度融合的关键一步。

4. 不断加强"政医产学研"协同创新 科技成果转移转化工作作为一个有机整体,要构建全链条的技术转移服务体系,除了搭建专业化的技术转移服务机构之外,技术创新与应用开发能力的持续提升以及"政产学研资用"各要素及资源的整合也是非常关键的一环。西部医药技术转移中心在此充分发挥了良好的桥梁和纽带作用,华西医院和西部医药技术转移中心正在积极牵头或参与产业创新联盟、成果转移转化基地以及生物医药产业孵化器和加速器等组建工作,以搭建更多交流、沟通与合作的平台,整合资源,大力促进医药科技成果转移转化。

例如,在世界医学科技前沿领域,华西技术转移团队按照技术转移路径加速推进华西精准医学产学研平台建设,助推华西医院成为国内精准医学研究和实践的倡导者、开拓者和引领者。2014年,从哈佛、加州大学引进精准医学高端人才,医院内协调空间建设精准医学中心,与教学口协调开设精准医学研究生课程,推动华西期刊社创办 *Precision Clinical Medicine*,全面启动华西精准医学计划;牵头组织申报并相继获批国家"基因检测技术应用推广示范中心-精准医学分中心"、国家双创示范基地"变革性技术国际研发转化平台"创新药物与精准医疗中心、"精准医学四川省重点实验室"和"四川精准医学产业技术研究院""四川省精准医学产业创新联盟""四川省精准医学应用工程实验室"(通过论证答辩)。华西技术转移团队牵头进行市场调研、可行性分析、实施方案撰写、论证答辩,积极与政府部门和企业协调沟通,整合政医产学研资源,与成都市政府合作共建"成都精准医学产业技术研究院(有限公司)"。

5. 工作成效 通过以上几方面的工作,华西医院建立了较为完善的技术转移体系,闯出了一条促进科技成果转移转化的新路子,成效显著,得到业内高度评价和广泛认可。

在新药研发与转化方面,近5年,已促成创新药物项目转让40余项,转让经费约6.5亿元,带动企业32亿元投入,目前尚有20余个新药项目正在与企业沟通联合开发,其中有10余个是Ⅰ类新药项目,主要为抗肿瘤新药。在麻醉新药转化方面,拥有的麻醉新药化合物专利数占全国专利总数的20%,有6项国际专利,转让经费超过1个亿,有两个Ⅰ类新药已分别在Ⅲ期和Ⅱ期临床试验。医院与企业合作开发的"血液滤过置换液"是国内唯一商品化的置换液,2008年在汶川地震伤员的救治中发挥重要作用。另外,医院优选六合丹、海棠合剂等院内制剂进行中药6.1类新药开发。

在医疗器械产品转化与临床应用方面,西部医药技术转移中心提供从项目筛选、技术咨询、动物实验、临床试验及CRC服务等全链条技术转移服务工作,将国内公司开发的具有完全自主知识产权的创新微创心瓣膜产品进行了临床应用的成功转化,华西医院心脏外科团队在世界首次成功开展了经心尖主动脉瓣膜微创置换手术,该技术也是中国自主知识产权的医疗技术首次进入发达国家。同种异体骨修复材料、脱细胞生物羊膜、同种异体肌腱修复材料、生物疝补片等产品获三类医疗器械注册证,并在临床广泛使用。

◉ 本章小结

科学合理的科研管理是医院提高医疗技术水平和医疗设备水平的重要途径,对于科研成果转化率的提高、科研评估模式的创新、科研管理理念的更新等方面具有重要意义。本章通过介绍现代医院科研的定位与发展策略、科研条件平台建设、科研项目管理、科技成果管理和科研评估,强调新时期的医院科研管理应当放眼未来,顺应日益变化的科技发展,打造出具有一流医疗技术与科研管理水平的现代化医院,促进医院及医院科研管理的可持续发展。

◉ 思考题

1. 现代医院科研发展策略是什么?
2. 现代医院科研质量管理的要求是什么?
3. 医院科研评估体系中的一级指标是什么?

(苏 伟 刘梦菡 白 蓓 曹 玥 吕依娜)

参考文献

［1］周增恒,袁凯瑜,赵醒村.实用医学科研管理学教程［M］.北京:高等教育出版社,2006.

［2］吴乐山,孙建中.医学科技管理研究与实践［M］.北京:人民卫生出版社,2004.

［3］郑逸芳,田富俊.科技管理.［M］北京:中国农业出版社,2015.

［4］曹荣桂.医院管理学——教学科研管理分册［M］.第2版.北京:人民卫生出版社,2010.

［5］(美)布什威著,曲铭峰,黄成虎,刘海燕译.高等院校管理与实践指南译丛·高等院校科研管理［M］.南京:江苏教育出版社,2010.

［6］王富良,韩文斌,范天泉,等.科研项目质量管理［M］.北京:科学出版社有限责任公司,2016.

［7］王传宇,张斌.科技档案管理学［M］.北京:中国人民大学出版社,2009.

［8］胡佐超.中国知识产权教程——专利管理［M］.北京:知识产权出版社,2002.

［9］吴恺.中国科技奖励制度的理论与实践［M］.北京:中国社会科学出版社,2014.

［10］陈根来,张慧颖.高校科研成果转化探索与建构［M］.天津:天津大学出版社,2016.

［11］戚湧,李千目.科学研究绩效评价理论与方法［M］.北京:科学出版社,2009.

［12］张勘,徐建光.转化医学与医学科技管理［M］.北京:科学出版社,2012.

［13］戴尅戎.转化医学理念、策略与实践［M］.西安:第四军医大学出版社,2012.

［14］方爱平,曾陈娟.医院科研效率与服务效率的关系研究:基于市级三甲医院的实证分析［M］.北京:中国经济出版社,2017.

第十九章 医院教学管理

医院教育是医学教育体系中不可或缺的重要组成部分,医院教育管理是对承担医学教育任务的医院教学资源,包括人、财、物、时间、信息、技术等进行科学配置组合,使得教育教学能有效运行,以实现医学教育目标。

第一节　医院教学概述

一、医院教学的内容和特点

(一) 医学人才培养连续体系

医学是人类文明历史上最古老的学科之一,人类与自然、疾病不断斗争,无论是依靠法术、符咒,还是凭借草药、石刀,都要把长期积累而来的经验和技能一代代传授后人,这就产生了医学教育——如何识别、挑选并训练医学实践者,同样是一门学问,具有自身的独特规律和鲜明的特点。在古代中国、古埃及、古希腊或古罗马,尽管医学理论体系和治疗手段差别很大,但医学教育均大多依靠家族长幼之间或师徒之间的口授和示范,学徒或医学生们需要阅读大量医学书籍学习、记忆理论知识,也需要在诊疗实践中观察、训练、掌握诊疗技能,教学场地包括正式的医疗机构、散在的诊所、神圣的神庙、以及随后逐渐出现的医学学校。从西医历史来看,公元 9 世纪前后随着大学教育的发展,特别是 11 世纪后大学医学院的兴起和发展,医师的培养逐步正规,逐步建立起医学院教育与医院培训相结合的模式。医学教育从总体上由过去的自由、散在逐步演变为今天的规范和相对统一。百度百科将"医学教育"定义为"指按着社会的需求有目的、有计划、有组织地培养医药卫生人才的教育活动。一般多指大学水平的医学院校教育"。

20 世纪 60 年代开始"终身教育"的理念和观点逐步得到全球学者们的广泛认同,联合国教科文组织终身教育部部长的 E. 捷尔比认为"终身教育应该是学校教育和学校毕业以后教育及训练的统和",在这种观点影响下,目前全球的医学教育专家们也达成共识——一个医生接受医学教育也是一个终身过程,可分为三个阶段:医学院校教育、毕业后医学教育和继续医学教育(或继续专业发展),这三个不同的阶段教育培训侧重各不相同、相互紧密衔接,形成了"医学教育连续统一体系"。基于这一概念,世界医学教育联合会(World Federation for Medical Education,WFME)于 2000 年前后先后制定并公布了"医学教育全球标准",包括"本科生医学教育全球标准""毕业后医学教育全球标准"和"继续医学教育/继续专业发展全球标准",对各国医学院校和医学人才培训机构的评鉴与认可产生了积极的影响。

(二) 在校医学教育与医院教学

在校医学教育也称基本医学教育(basic medical education),指医学生在医学院校接受通识教育、基础医学、预防医学和临床医学等多学科教育,掌握医学基本知识、基本理论和基本技能。

全球各地的在校医学教育情况不尽相同。如美国和加拿大的"北美模式"中,医学生需先完成 4 年大学本科教育获得学士学位,再进入医学院校接受医学教育,学制一般为 4 年,前 2 年学习基础医学,后 2 年学习临床医学并完成见习,在校期间还需参加美国执业医师考试(United States Medical Licensing Examination,USMLE)三部分考试中的前两部分,毕业后授予医学博士学位(MD)。英国接收高中毕业生进入医学院校,学制 5~6 年,也分为基础医学和临床医学 2 个阶段,毕业后授予医学学士学位。德国的医学院校也招收高中生,医学教育学制为 6 年,前三年为基础医学教育,后三年为临床医学,包括最后一年的临床实习,通过三个阶段的全国医师资格考试的毕业生可授予医学硕士学位,并获得"医师"称号。俄罗斯的高中毕业生参加各医学院校组织的入学考试,入学后学制 4~6 年,前三年为基础医学与临床医学的理论学习,后三年在医院进临床学习,毕业生不授予学位,国家毕业考试合格者,获得医学院校毕业证书和普通医师资格证书(MD),获得行医资格。中国大陆的医学教育体系受苏联影响较大,三、五、七、八多种学制并存,高中生通过高考进入医学院校,一般要经过基础教育、医学基础教育和临床专业教育三个阶段,五年制本科毕业获得医学院校毕业证书和医学学士学位证书,毕业后进入研究生教育、或住院医师/全科医师培训;七年制、八年制合格毕业生分别获得医学硕士学位、医学博士学位。

尽管各个国家和地区的医学在校教育在招生、学制、毕业及授位方面有较大差异,但有一点是一致的——就是都非常重视以主要工作场所即医院为基础的临床实践教学。WFME 的《本科生医学教育全球标准》中提出"医学院校应当保证学生有机会早期接触患者,参与患者医疗工作""医学院校必须保证有充足数量的患者和设施供临床培训使用"。医院的门诊、急诊和住院部是主要的实践场所,此外,全球医学院校都高度重视临床技能实验室的建设,充分利用模拟医学教育技术解决患者资源相对不足的问题。另外,各级诊所、初级保健机构、卫生中心和其他社区卫生服务机构都是在校医学教育必不可少的实践场所。

2008 年,为进一步提高医学教学质量,规范医学在校教育管理,教育部、原卫生部委托中国高等教育学会医学教育专业委员会根据我国医学教育的实际情况,参照国际医学教育标准,研究制定了《本科医学教育标准——临床医学专业(试行)》,以五年制的本科临床医学专业教育为适用对象,并对该专业教育工作的基本方面提出最基本要求,用于中国大陆地区的临床医学专业教育认证工作。

(三) 毕业后医学教育与医院教学

毕业后医学教育(postgraduate education)是指医学生完成在校医学教育之后,进入医院和医疗机构发展以各种能力为目标的医学教育阶段。

在不同的国家可能有不同的毕业后医学教育培训体系设计,一般包括毕业后培训或注册前培训、或住院医师培训等,再经过专科/亚专科医生培训或全科医师培训等,成为专科医师。比如,美国医学生在被认可的医学院校毕业,获得医学博士学位之后,经申请可参加 1 年的毕业后培训,完成后如通过 USMLE 的第三部分考试即获得医师执照,之后可参加 3~7 年不等的专科培训,通过相应专科委员会的考试者即获得专科医师执业资格,之后再参加 2~3 年的亚专科培训并通过相应考试后获得亚专科医师资格证书。英国的毕业后医学教育则包括 1 年的注册前住院医师、2~3 年的高级住院医师,之后选择进入 4~6 年的高级专科医师项目或至少 1 年的全科医师培训,成为专科医师或全科医师。

住院医师规范化培训属于毕业后医学教育,是指高等院校医学类专业本科及以上学生从医学院校毕业后,以住院医师身份,按内科、外科、全科、儿科、精神科等不同专业方向接受系统化、规范化培训。我国大陆地区的住院医师培训始于 1921 年北京协和医学院实行的"24 小时住院医师负责制和总住院医师负责制度",2014 年 1 月,原国家卫生计生委、教育部等 7 部门联合颁布《关于建立住院医师规范化培训制度的指导意见》,对招收对象、培训模式、培训招收、培训基地、培训内容和考核认证等医学教育措施做出规范的制度性安排,进一步明确了财政、人力资源社会保障、发展改革等相关政策保障,促进了我国医师培养的标准化、规范化、同质化。

毕业后医学教育的培训方式类似带徒培训,青年医生在医院等医疗机构同具有丰富临床经验、负责教育和指导工作的上级医师一起工作,学习和巩固医学理论、临床技能,提升职业素养。在我国大陆地区,住院医师规范化培训基地原则上设在三级甲等医院,并结合当地医疗资源实际情况,将符合条件的其他三级医院和二级甲等医院作为补充。全科医生规范化培养基地除临床基地外还应当包括基层医疗卫生机构和专业公共卫生机构。

(四) 继续医学教育与医院教学

继续医学教育(continuing medical education, CME)也称为继续专业发展(continuing professional development, CPD),是指完成毕业后医学教育之后,医生为紧跟医学科学发展,适应患者的需求和执照颁发机关的要求,继续不断掌握新理论、新知识、新技术和新方法的终身自学过程。继续医学教育把教育培训同持续终身职业生涯统一起来,从而形成完整的医学教育体系。

在美国,综合大学、行业协会、研究机构、个体诊所均可自愿参加美国继续医学教育认可委员会(Accreditation Council for Continuing Medical Education,ACCME)进行的培训场所和培训项目认证,提供优质的继续教育培训项目。英国的继续医学教育是非强制性的,方式包括由皇家医学会和专科医师协会举办、大学或医院组织的各类继续医学教育课程、医学进展讲座、学术会议、远程教学等。我国大陆地区在新中国成立后逐步建立起具有中国特色的继续医学教育制度,活动形式多种多样,包括培训班、进修学习、研修班、学术讲座、学术会议、业务考察、远程教育等,医生每年参加继续医学教育活动所获学分不低于25学分,其完成情况作为年度考核、专业技术职务晋升的重要条件之一。

医院是主要的继续医学教育场地之一,同时具备以下五个条件的二级或三级学科,可申请成为国家级继续医学教育基地:①国务院学位委员会认定的博士学位授权点或国家级重点学科或国家级重点实验室;②近五年内获得过至少两项省(部)级或一项国家级科技奖励;③申报时承担着至少三项省(部)级及其以上级别的科技计划课题;④连续三年举办过国家级继续医学教育项目;⑤有专人负责基地的继续医学教育工作,具备结构合理的师资队伍、现代化的教学设备和条件。

二、临床教学基地的分类与基本条件

2008年由原国家卫生部、教育部印发的《医学教育临床实践管理暂行规定》中指出,临床教学基地(clinical teaching bases)是指院校的附属医院以及与举办医学教育的院校建立教学合作关系、承担教学任务的医疗机构,包括教学医院、实习医院和社区卫生服务机构等,其设置必须符合教育、卫生行政部门的有关规定,必须有足够数量的具有执业医师资格的临床带教教师。1992年由原国家教育委员会颁布的《普通高等医学教育临床教学基地管理暂行规定》中将临床教学基地分为附属医院、教学医院和实习医院三种类型。

(一)附属医院

附属医院是医学院校或大学的组成部分,直属于高等医学院校领导与管理,同时也接受卫生行政部门的医疗卫生方面的业务指导。其主要教学任务是临床理论教学、临床见习、临床实习、毕业实习。

附属医院的基本条件及管理要求包括:

1. 床位数及病种　本科院校的附属医院应达到三级甲等水平,专科学校的附属医院应达到二级甲等以上水平。综合性附属医院应有500张以上病床(中医院应有300张以上病床),科室设置应该齐全,其中内、外(中医含骨伤科)、妇、儿病床要占病床总数的70%以上。口腔专科医院应有80张以上病床和100台以上牙科治疗椅;病床总数应不低于在校学生人数与病床数1:0.5的比例;教学病种要满足教学需要,内、外、妇、儿各病房(区)应设2~4张教学病床,专门收治教学需要病种患者;在不影响危重患者住院治疗的前提下,尽可能调整病房中的病种,多收容一些适合教学的患者住院治疗。

2. 师资　具有本、专科毕业学历的医师占医师总数的95%以上,其中具有正、副高级职称的人员占25%以上。附属医院医疗卫生编制按病床数与职工1:1.7的比例配给,教学编制由学校按教职工与学生1:6~7的比例配置。

3. 教学条件　应具有必要的临床教学环境和教学建筑面积,包括教学诊室、教室、示教室、学生值班室、学生宿舍和食堂,按接纳每名学生8~10m² 核算。

非高等医学院校直接领导的附属医院,即非直属附属医院,其教学机构的设置、教学管理、职称评定等参照附属医院领导与管理的有关规定执行。

(二)教学医院

教学医院是指经国家卫计委、国家中医药管理局和教育部备案的,与高等医学院校签署正式协议并建立稳定教学协作关系的地方、部门、工矿、部队所属的综合医院或专科医院,承担高等医学院校的部分临床理论教学、临床见习、临床实习和毕业实习任务。

教学医院的基本条件及管理要求包括:

1. **床位数及病种** 教学医院应达到三级医院水平,综合性教学医院应有 500 张以上病床(中医院应有 300 张以上病床),内、外、妇、儿各科室设置齐全,并有能适应教学需要的医技科室。专科性教学医院应具备适应教学需要的床位、设备和相应的医技科室。

2. **师资** 教学医院的教师应能胜任临床理论课、临床见习、实习等教学任务,能进行教学查房、修改学生书写的病历、组织病案讨论、考核等工作,并结合临床教学开展教学方法和医学教育研究。其中具有本、专科毕业学历的医师占医师总数的 70% 以上。有适应教学需要的、医德医风良好、学术水平较高的学科带头人和一定数量的技术骨干,包括承担临床课理论教学任务的具有相当于讲师以上水平的人员,直接指导临床见习的总住院医师或主治医师以上人员,直接指导毕业实习的住院医师以上人员。

3. **教学条件** 教学医院应具有必要的教室、阅览室、图书资料、食宿等教学和生活条件。教学医院应修建必要的教学专门用房,按每生 4m² 核算。

(三)实习医院

实习医院是经学校与医院商定,与高等医学院校建立稳定教学协作关系的地方、部门、工矿、部队所属的医院,由学校分别向学校主管部门和医院主管部门备案,承担高等医学院校的部分学生临床见习、临床实习和毕业实习任务。

实习医院的基本条件及管理要求包括:

1. **床位数及病种** 综合性实习医院一般应内、外、妇、儿各科设置齐全,并有能适应各种实习需要的医技科室。专科性实习医院要具备适应学生实习所必需的床位、设备和相应的医技科室。

2. **师资** 有一支较强的卫生技术队伍,有一定数量的适应教学需要的技术骨干,能保证直接指导毕业实习的住院医师以上人员,能胜任指导毕业实习、进行教学查房、修改学生书写的病历、组织病案讨论等工作。

3. **教学条件** 具备必要的图书资料、食宿等教学和学生生活条件。实习医院应修建必要的教学专门用房,按每生 2.5m² 核算。

在毕业后医学教育领域,住院医师培训基地是承担住院医师规范化培训的医疗卫生机构,依据培训需求和基地标准进行认定,实行动态管理,原则上设在三级甲等医院,并结合当地医疗资源实际情况,符合条件的其他三级医院和二级甲等医院也作为补充,区域内培训基地可协同协作,共同承担有关培训工作。全科医生规范化培养基地除临床基地外还应当包括基层医疗卫生机构和专业公共卫生机构。

2014 年原国家卫生计生委出台的《住院医师规范化培训基地认定标准(试行)》对培训基地的认定条件要求如下:①应依法取得《医疗机构执业许可证》,近 3 年来未发生省级及以上卫生计生行政部门通报批评的重大医疗事件;②培训基地的科室设置、诊疗能力和专业设备等条件能够满足相关专业基地细则的要求,教学设备、示范教室及临床技能模拟训练中心、图书馆馆藏资源等教学设施能满足培训需求;③具有健全的培训制度,包括规培组织管理机构、3 年以上住院医师规范化培训组织实施经验、系统的培训方案、实施计划、培训人员名单及考核成绩等记录,并有培训基地和专业基地动态管理评估机制。

第二节 医院教学管理

临床教学是医学教育中不可获取的重要组成部分,医学院校的附属医院、教学医院或实习医院,不但提供医疗服务,也是医疗科研和医学人才培养的主要场地,在医学院校在校教育、毕业后教育和继续医学教育中发挥着重要作用。

一、医院教学的组织管理

(一)医院教学管理架构

附属医院在高等医学院校领导与管理下完成教学任务,同时也接受卫生行政部门的医疗卫生方面的业务指导。附属医院一般实行系、院合一的管理体制,如临床医学系(院)的主任(院长)、副主任(副院长)通常兼任附属医院的院长、副院长,并由学校任命。附属医院一般应设立由院校领导、师生代表和管理人员等校内相关利益方代表组成的教学委员会,作为教学领导决策层面审议课程计划、教学改革及科学研究等重要事项。在管理层面,附属医院应设有专门的教学管理处、室,并配备足够数量的专职教学管理干部。在执行层面为相关教研室。

教学医院和实习医院原隶属关系不变,医疗卫生、科研任务不变,应有一名院领导负责教学工作,并设立教学管理机构,配备专职及兼职教学管理、学生思想政治教育和生活管理的人员。

医院被认定为住院医师规范化培训基地,则医院主要行政负责人作为培训工作的第一责任人全面负责基地的培训工作,分管院领导具体负责住院医师规范化培训工作;教育培训管理职能部门作为协调领导机制办公室,具体负责培训工作的日常管理与监督;承担培训任务的科室实行科室主任责任制,履行对培训对象的带教和管理职能。

(二) 医院教学职能部门

医院可根据教学对象和教学培训内容,设立相应的教学管理部门。有的医院设立科教处/科,统管科研与教学工作;有的医院设立教务(教育)处/科,协助相关院领导对医院涉及的各层次教育培训项目进行管理,或根据职能细分为学生工作处/科、教务处/科、研究生处/科、毕业后培训处/科或继续教育处/科。

(三) 临床教学单位

医院承担医学院校的临床课程、临床见习或实习教学任务,各临床学科及以及学科的教研室应设置在医院内,各教研室主任兼任临床科室或医技科室主任。

住院医师规范化培训的"专业基地"由符合条件的专业科室牵头,组织协调相关科室,共同完成培训任务。专业基地的基本条件包括:①师资队伍条件:指导医师由任职主治医师专业技术职务3年以上的医师担任,具备较强的指导带教能力,各专业基地指导医师的中高级职称的比例应达到《住院医师规范化培训基地认定标准(试行)》各专业基地细则的要求,每名指导医师同时带教的培训对象不超过3名,专业基地负责人还应具备相应的管理及科研能力;②科室建设条件:专业基地的总床位数、年收治患者数、年门诊量和急诊量、配备的专业诊疗设备、收治的疾病种类及诊治数量等达到《住院医师规范化培训基地认定标准(试行)》各专业基地细则要求,能按照相关医疗制度要求,规范开展疑难疾病和死亡病例讨论、定期查房、转诊会诊、医疗差错防范等教学、诊疗和科研活动;③其他要求包括牵头组织协调相关专业科室制订和落实本专业具体培训计划,做好培训全过程管理和培训考核相关工作,并配合做好其他专业培训对象的指导带教管理工作,培训过程管理落实科室主任总负责制和指导医师负责制等。

二、医院教学的运行与质量管理

医院教学的对象无论是在校本科生、研究生、毕业后规培学员或进修教育学员,都要依据各层次教育培训项目的培养方案和教学计划组织实施教学。临床课程和临床实践教学是两大主要的教学环节。

(一) 临床课程管理与评价

课程(curriculum)是院校教育中实现总体培养目标和专业培养目标的最基本的教学科目和教学活动单元,是一种多维度的教学环境,一般分为正式课程(formal curriculum)、非正式课程(informal curriculum)和隐蔽课程(hidden curriculum)三类。

正式课程是列入专业培养方案的教学计划中、需要严格遵循计划、组织实施的课程或学习活动。医学院校附属医院会承担本科生、研究生或规范化培训学员的正式课程教学任务。

本科医学教育中的正式课程一般是专业核心课程及临床选修课程。2008年由教育部、原卫生部颁布的《中国本科医学教育标准——临床医学专业》中要求"课程计划中必须安排临床医学课程及临床实践教学,提倡早期接触临床,利用模拟教学进行临床操作基本技能的初步训练。"其中的"临床医学课程"通常包括诊断学、内科学(含传染病学、神经病学、精神病学)、外科学、妇产科学、儿科学、眼科学、耳鼻咽喉科学、口腔医学、皮肤性病学、麻醉学、急诊医学、康复医学、老年医学、中医学、全科医学、循证医学等课程的内容和临床见习,还包括体现这些临床医学内容的整合课程等形式的课程。

研究生教育中有学位课程要求,毕业后教育中也有住院医师规范化培训公共理论和临床专业理论课程学习要求。为促进临床医学专业学位研究生教育与住院医师规范化培训制度衔接,2015年国务院学位委员会颁布了《临床医学硕士专业学位研究生指导性培养方案》，要求"根据硕士生必须具备的知识结构开设课程，学位课程应满足学位授予以及住院医师规范化培训的要求"，类型包括公共必修课(政治、外语)、专业基础课、专业课和选修课等，其中专业基础课、专业课和选修课内容应涵盖人文素养、临床科研方法、公共卫生、法律法规等类别课程，例如：临床思维与人际沟通、医学文献检索、医学统计学、临床流行病学、循证医学、预防医学与公共卫生、重点传染病防治知识、医学法律法规等。

非正式课程是未列入专业培养方案的教学计划中的教学环节，包括课外学术社团开展的教学活动、学校或医院邀请校内外专家开设的学术讲座、各类在线学习课程、各类能力提升培训项目等，学习结果一般不会记录在学生学员的正式成绩证明中，但对提升他们的职业素养和专业能力具有不可忽视的作用。

隐蔽课程是一种较正式课程更特殊、潜在的甚至不容易被察觉的课程形式，隐含的是那些不包含在正式课程中，但学生却在其学习经历中体验并形成的价值观、社会态度和期望等。隐蔽课程隐含着教育者对受教育者的期望，受教育者在无意识的学习和强迫性的体验中，被隐蔽课程所深刻影响。隐蔽课程具有潜在性、模糊性、多样性、非预期性和难以评估的特点，它受到社会背景和教师因素的影响，其学校结构存在着物质空间类、组织制度类和文化心理类三种类型，其积极功能主要体现在对学生个性发展、价值观的培养产生积极影响，以及使学生社会化等方面。医学教师在"立德树人"的过程中，其人格榜样、治学态度，甚至教学风格，都会对学生的思想道德、品质修养、学术方面的思维方式和习惯产生潜移默化的影响。

无论是正式、非正式或隐蔽课程，都需要包括科学设计规划和实施。医学院校附属医院必须有专门的职能机构负责课程计划管理，在医学院校领导下承担课程计划制订操作、信息意见反馈、规划调整等具体工作，主持课程计划的实施。附属医院的各教研室/科室是课程的实施单位，应根据各层次学生学员的专业培养目标制订课程教学大纲、考试方案，遴选优质教材，组织具有教学资质的教师编写教案，选用适合的教学方法实施课程教学，并完成考试评估。

课程评价是以课程教学目标为参照，通过系统收集信息，对课程计划、实施和教学效果作出价值判断并寻求改进的教学管理活动，课程评价既是课程教学过程的重要一环，也是课程管理的有效手段。课程评价的内容应涵盖所有和课程教学相关的要素，课程评价指标体系一般包括①师资规模、结构、水平；②教学内容；③教学方法；④教学手段与教育技术；⑤学习资源，包括教材、参考资料、线上线下学习资源等；⑥教学效果；⑦课程教学档案等。参与课堂评价人员应包括医院领导、教学职能部门人员、教学专家、课程负责人、教师同行、学生学员等各利益相关方。评课的结果应及时反馈并用于持续改进。

(二)临床实践教学管理与评价

本科生的临床实践教学包括临床见习、毕业实习(对非临床医学专业学生为临床实习)。

临床见习是在临床核心课程教学过程中以临床观摩、初步的技能训练和操作实践为内容的教学环节，通常安排在理论授课课间，促进学生理论知识与临床实践紧密结合，帮助其对理论知识的理解、整合与融会贯通，培养学生医学职业素养和临床思维。临床见习管理中的常见问题包括学生见习小组人数较多、见习教师精力投入不足、病房内典型病例收治不足、患者对教学的配合度不高等，需要开课教研室提前制订见习计划，选派数量充足的骨干教师承担带教，组织带习教师做好集体备课、典型病例的准备、与患者及家属提前做好沟通，同时可引入"标准化患者""模拟人"等模拟医学教育技术手段，弥补典型病例不足，以及学生人数多、病房教学空间有限、患者配合度不高等带来的影响。

毕业实习是医学生结束临床核心课程学习后，在临床教学基地由临床带教教师指导下参与临床诊疗活动，系统强化医学基础知识、基本理论和基本技能训练的重要教学环节。临床医学专业的毕业实习必须列入培养计划，且不少于48周。2008年由教育部、原卫生部联合印发的《医学教育临床实践管理暂行规定》对医学生和被相关医疗机构录用并尚未取得执业医师资格试用期医学毕业生的临床实践教学活动进行了规范要求：医学生在临床带教教师的监督、指导下，可以接触观察患者、询问患者病史、检查患者体征、查阅患者有关资料、参与分析讨论患者病情、书写病历及住院患者病程记录、填写各类检查和处置单、医嘱和处方，对患者实施有关诊疗操作、参加有关的手术；试用期医学毕业生在指导医师的监督、指导下，可以为患者提供相应的临床诊疗服务；医学生和试用期医学毕业生均不得独自为患者提供临床诊疗服务，临床实践过程中产生的有关诊疗的文字材料必须经临床带教教师或指导医师审核签名后才能作为正式医疗文件。

临床实习管理中的常见问题包括医学毕业生的考研、就业等对实习造成影响、医患关系紧张造成学生动手实践机会减少、带教老师教学意识不足、学生学习积极性不高等,需要承担实习教学任务的医院从领导、职能部门管理层面到科室负责人、带习教师层面加强对实习教学的重视,建立教师培训与准入制度,建立健全医学院校和实习医院之间的协调机制,明确各级管理责任和权限,严格落实实习计划,加强对入科、实习过程和出科等三个重要环节的管理,规范考勤和请销假制度,将实习考核与毕业、授位等挂钩,引导学生正确认识和处理实习与考验、就业的关系,提升学习动力。

临床实践也是医学研究生教育中的重要内容。国务院学位委员会对"临床医学硕士专业学位研究生"指导性培养方案中要求采用理论学习、临床轮转与导师指导相结合的方式,以临床轮转为主,培养过程应按照住院医师规范化培训内容与标准进行,实际培训时间应不少于 33 个月,达到各专业培训标准细则的要求。

在毕业后教育领域,住院医师规范化培训主要在国家认可的各"培训基地"及其下的"专业基地"完成临床实践。原国家卫计委 2014 年颁布的《住院医师规范化培训内容与标准(试行)》规定"住院医师规范化培训年限一般为 3 年",培训内容包括医德医风、政策法规、临床实践能力、专业理论知识、人际沟通交流等,临床实践能力方面要求住院医师在上级医师的指导下,学习本专业和相关专业的常见病和多发病的病因、发病机制、临床表现、诊断与鉴别诊断、处理方法和临床路径,危重病症的识别与紧急处理技能,基本药物和常用药物的合理使用,达到各专业培训标准细则的要求。除此之外,全科医师规范化培训、专科医师规范化在我国正进入快速发展时期,对相应培训基地的建设提出明确的要求。

临床实践教学的评价以各层次医学教育目标为基准,评价内容应包括涵盖所有与实践教学相关的要素,评价指标体系一般包括①实践教学计划、考核计划的科学性、可行性、规范性等;②实践带习师资规模、结构、水平;③实践教学形式与方法,如小讲课、教学查房、技能操作训练等;④实践教学保障条件,如示教室、临床技能培训中心、图书馆等;⑤学生学员满意度;⑥外部考试成绩情况,如执业医师资格考试通过率、住院医师结业考试通过率等。临床实践教学评价可能来自医院外部,如临床医学专业认证、住院医师培训基地及专业基地评审、医学院校实习基地检查等,内部评价也必不可少,参与人员应包括医院领导、教学职能部门人员、教学专家、实习或培训科室负责人、教师同行、学生学员等各利益相关方。

2017 年 7 月国务院办公厅提出《关于深化医教协同进一步推进医学教育改革与发展的意见》,医学院校临床教学基地建设是重要的改革内容之一,各类临床教学基地标准和准入制度将进一步制订完善,临床教学基地认定审核和动态管理将更加严格,依托高校附属医院建设一批国家临床教学培训示范中心,在本科生临床实践教学、研究生培养、住院医师规范化培训及临床带教师资培训等方面将发挥示范辐射作用。附属医院教学建设被要求纳入高校发展整体规划,附属医院临床教学主体职能会进一步明确,教学将作为附属医院考核评估的重要内容;高校附属医院要把医学人才培养作为重大使命,处理好医疗、教学和科研工作的关系,健全教学组织机构,加大教学投入,围绕人才培养优化临床科室设置,加强临床学科建设,落实教育教学任务。

第三节　医院教学管理案例

一、现代医院教学管理的思想源泉:威廉·奥斯勒的理念

威廉·奥斯勒(Sir William Osler, 1st Baronet, 1849—1919 年)是加拿大医学家、医学教育家和医学人文学家,其职业生涯曾先后在加拿大麦吉尔大学(McGill University)、美国宾夕法尼亚大学(University of Pennsylvania in Philadelphia)和约翰·霍普金斯医学院(John Hopkins School of Medicine in Baltimore, Maryland)等院校任职。奥斯勒医师不仅在临床医学、尤其是内科学领域颇有建树,而且在改革医学教育、创建现代医院教学管理体系方面做出了重要的开创性工作,被誉为"现代医学教育之父"。奥斯勒医师的理念至今仍然深刻影响着现代医院教学管理,其中尤以下几个方面最为突出。

1. 床旁教学　早在十九世纪七十年代末,奥斯勒医师刚刚开始从事临床医学教育工作时,就提出了

"床旁教学"的理念,他要求学生在课堂和课本以外,要到患者身边去,通过和患者交谈、观察患者的体征来学习医学知识。奥斯勒医师曾说:"跟患者说话吧,患者的语言就揭示了诊断。"他还把医学教育比作航海,只看书听课而不接触患者,就像学习航海却从未真正启航;只观察患者却没有书本导读,就好像没有航海图就去航海,都不是恰当的医学教育方法。在奥斯勒医师为约翰·霍普金斯医学院建立的医学教育体系中要求,三年级的学生就必须进入病房进行问诊、查体和实验室标本检测训练;高年级学生上课,"不应该没有患者作为教材"。奥斯勒医师还要求住院医生在轮转培训期间除休息时间外要全天候住在医院中,全方位的观察患者;同时,奥斯勒医生还认为,医学生到床旁学习,能促进医学生与教师之间教学相长,提高教师的水平。

奥斯勒医师的思想是当今主流医学教育思想的源泉,例如今天医学教育界倡导的医学生"早期进入临床、早期接触患者"、开展"标准化患者(standardized patient,SP)"教学、建立"住院医师规范化培训制度"等,无不受到奥斯勒医师理念的影响。

2. **医院即学院** 奥斯勒医师在1903年于纽约医学学术院(New York Academy of Medicine)发表的一场演讲中,提出了"医院即学院"这一理念。奥斯勒医师的这一理念不仅指医院是高年级医学生学习的场所,而且还强调了现代医院教学管理体制的重组。

奥斯勒医师指出,"医院即学院"的变革,首先要转变教学观念,增强教学内容的实用性;其次,要配备充足的师资、提高师生比;其三,要为医学生配备若干设备齐全的临床科室,作为学习资源。这和我们今天所讲的"理顺大学的医学院(部)和大学的附属医院之间的关系"的理念、或"院院合一"的实践是高度一致的,只有理顺了上述关系,让医院的资源更好地为医学院的教学服务,才能实现"医院即学院"的变革。

3. **医学人文教育** 奥斯勒医师鼓励医学生接受人文教育的熏陶,他早在19世纪末就指出,医学生需要在通识教育方面终身学习;完全投入专业科目的学习、其他的一概不顾,是不足为训的,容易造成目光局限、短浅。奥斯勒医师坚持患者应当受到人性化的对待,即把患者当作"人"而非"病例"看待,他曾对学生说:"你们即将要面对的,是一个生活在沮丧之中的人,你们活得比他快乐得多,碰到你们,他少不了会无理取闹,不免会扰乱了你内心的宁静;这个人的前途未卜,不仅要靠我们的科学和技术,他也跟我们一样,是一个有血有肉、怀有希望和恐惧的人。"他还鼓励学生要成为"文艺复兴"式的人物,成为胸怀理想、视野开阔、能够洞察生命底蕴的人。这与我们今天在医学教育中所强调的整体观一脉相承。

奥斯勒医师一生中多次提到"宁静(aequanimitas)"这个概念。一方面,宁静是指在任何情况下都能保持冷静与专注的能力,在诊疗活动中无论发生什么紧急情况,都能心静如水、不动如山、冷静沉稳地处置,只有这样才能面对瞬息万变的病情或无理取闹的患者。另一方面,宁静是指不求名利的品格,强调医生应专注于自己的专业,奥斯勒医师曾指出"最好的医生也是最不为人知的"。时至今日,奥斯勒医师工作过的约翰·霍普金斯医学院仍将"宁静"一词刻在院徽上。

二、"院院合一"的教育管理体系

改革创建符合医学教育人才培养规律的教学组织机构是推动教育教学改革的基础。《国务院办公厅关于深化医教协同进一步推进医学教育改革与发展的意见》(国办发〔2017〕63号文)明确指出:"遵循医学教育规律,完善大学、医学院(部)、附属医院医学教育管理运行机制,保障医学教育的完整性。"在这当中,理顺大学的医学院(部)和大学的附属医院之间的关系显得尤为重要。下面以四川大学华西临床医学院/华西医院的教育管理体系为例,介绍"院院合一"模式下的医学教育管理经验,特别是该体系如何有力地保障人才培养质量,促进医疗、科研优质资源向教学辐射。

四川大学华西医院的前身源自1892年西方教会筹办的仁济医院、存仁医院,华西医科教育则于1914年在华西协合大学创办。无论在新中国成立前的华西协合大学时期、新中国成立后的四川医学院时期、华西医科大学时期,医学系/临床医学院与大学附属医院一直是两套独立的管理体系在运行,在教学工作中的大量交集以互相协调的方式来解决,在双方努力下保持了教学的正常运转;但是很多的矛盾和冲突是难以完全通过协调解决的,必须进行深层次的体制改革才能解决。例如:教学主体——教师的问题,教师分为医学院管理的"学校编制"教师和医院管理的"卫生事业编制"教师,两者分别由医学院和医院进行管理和发放薪酬。医学院对隶属的教师有明确的教学考评制度,而对医院的教师就缺乏约束力;医学院的教师往往不或很少从事临床工作,因此在进行临床课程的教学中就出现理论与实际脱节、无法紧跟学科前沿进展的问题。

为打破组织架构的壁垒,真正提高教学质效,华西首先从管理体制上进行破旧立新。从 1993 年开始,原华西医科大学临床医学院与原华西医科大学附属第一医院实行"院院合一"的管理模式——即"两块牌子,一套班子",一套党政领导班子同时领导医学院和医院,实行统一的干部任免与考评制度、人力资源管理制度,采用一套薪酬分配体系、财务管理体系和后勤保障体系,从管理决策、干部管理、人财物资源配置等全部"整齐划一"。在 2000 年原华西医科大学与原四川大学强强合并后,学院/医院正式更名为"四川大学华西临床医学院/华西医院"(以下简称"华西"),不断完善"院院合一"体制,进一步整合了丰富的医疗和教学资源、创新运营管理流程、改变旧架构与运作模式,有力地提高了"教学执行力"。

"院院合一"的教育管理体系的具体运作模式如下:

1. 领导决策层 每周一次的院党政联席会对包括教学在内的重要工作进行讨论和决策,分管教学的副院长和分管学生工作的党委副书记对日常教学运行和重大教改创新进行宏观管理和指导;由专家教授组成的本科教学指导委员会、毕业后教学指导委员会、院学位分委会等学术组织对各层次教学中的重要事项进行讨论审议。

2. 管理服务层 教学口设立教务部、学生工作部、毕业后培训部、研究生部和临床技能中心五个职能部门。教务部主管本科及长学制教育教学;学生工作部主管本科及长学制学生的思政工作、素质教育和学生管理;研究生部主管研究生思政工作、教育培养和学生管理;毕业后培训部主管各类规范化培训学员及进修生的在院培训;临床技能中心负责为全院师生和各级学员提供临床技能培训平台支撑。五个职能部门分工明确,相互协作,负责常规教学管理、服务,并引导、推动教学改革创新的发展和实践。此外,人力资源部负责院内员工继续教育、公共事业发展部负责远程在线教育。各职能部门的工作完整覆盖"在校教育-毕业后教育-继续教育"医学教育连续体系。

3. 教学实施层 各专业学系和教研室。"院院合一"体制延伸形成"部系合一""系科合一"的管理模式,如华西临床医学院医学检验系与华西医院实验医学科合一、华西临床医学院康复医学系与华西医院康复医学科合一、华西临床医学院眼视光学系与华西医院眼科合一。在教研室层面也是如此,内、外、妇、儿等教研室均与对应的医院临床、医技科室或科研实验室实行合一管理,科主任兼任教研室主任,各三级学科均设立分管教学副主任,对各层次教学任务进行统筹安排。从 2016 年起,在各承担临床实践教学的科室设立"实践教学专职教学岗",专职脱产从事临床实践教学的带教工作,薪酬参照科室医疗组长的标准由医院单列发放。教学工作纳入各临床、医技科室综合目标管理,在资源配置、岗位聘任、职称评审、业绩考核、院科两级绩效分配等方面,充分考虑教学工作价值,激励科室团队与员工教学工作的积极性。

四川大学华西临床医学院/华西医院"院院合一"的管理体制和"整合"战略思路在医疗和科研方面已形成了初具规模的学科交叉整合优势,为教学改革提供了坚实的基础和强大动力。华西的管理者认为,教学组织架构、运作模式、教师的积极性和参与热情、师资培养和管理是教学改革的"主干",只有建立符合客观规律的组织架构和运作模式,充分调动教师的积极性,辅以有力的政策导向和充分的资源投入——解决了"树干"的问题,围绕教学内容和教学方法的改革才能够"枝繁叶茂",具有长久生命力。

"院院合一"的整合组织构架使得教学经费、空间、人力等资源能够科学地集约配置,促进教学改革的不断发展。在教学经费投入方面,除学校划拨的教学经费外,医院平均每年额外投入经费数千万元,用于师资劳酬、信息系统建设、教学空间改造等。薪酬制度向教学倾斜,教学人员享有与临床同级人员同等的绩效奖酬金,从而吸引更多的优秀教师专注于教学。

在人力资源整合方面,将原分散在各教研室的教辅人员、实验教学管理和技术人员集中,成立"教学辅助办公室"和"临床技能中心办公室"。医院运营管理部为每个临床科室、教研室配备了"专科运营秘书",协助科室、教研室医教研事务性工作。2016年起设立了兼职主任助理(教学),使教研室主任和分管教学副主任有更多的时间精力投入教学研究和改革。

"院院合一"模式下,组织构架、交叉学科和教学资源的整合为系统整合课程的实施提供了条件。2004年起,四川大学华西临床医学院/华西医院以八年制医学教育改革为突破口,充分利用四川大学作为综合性大学的多学科优势,围绕医学八年制"具有栋梁型和领导型人才素质及成长潜质的临床医生"的人才培养目标,设计了"八年一贯制与部分系统整合"课程计划,除了传统的学科课程以外,针对传统医学课程中较薄弱的医学人文素养、交流沟通能力、信息管理、批判性思维等,专门设计了整合模块课程来加以弥补,以实现人文与医学的整合、基础医学与临床医学的整合、公共卫生与临床医学的整合、知识与技能的整合、正规课程与隐蔽课程的整合。2014年,学院的《以"胜任力为导向、整合为策略"的医学人才培养战略研究与实践》教学成果获国家级教学成果二等奖。

组织架构和管理体制优势有力地促进了教育教学发展与改革,1993年以来,华西临床医学院/华西医院国家级精品课程6门、国家级精品资源共享课程6门、国家级视频公开课3门、国家级慕课平台上线课程15门、国家级双语教学示范课程1门、国家级来华留学英语授课品牌课程2门,有国家级教学名师2人、国家级教学团队2个、国家级特色专业2个,先后获得高等教育国家级教学成果奖6项。

三、标准化患者在医院教学中的应用

《一位 SP 写给医学生的信》(节选)

孩子们:

你们好! 选择医学专业即选择了辛苦与奉献,好样的,孩子们!

我有幸成为中国第一批标准化患者和技能指导教师(SP),双重身份和责任集于一身,有了与同学们面对面接触、共议临床技能学习的机会,也有了评价的"发言权",感到有必要将10年来SP教学中总结的点滴经验介绍给你们,帮助大家进步。

一、学习态度决定一切

医学生毕业后,踏上工作岗位就同患者打交道,医术好坏与在学校学习的各种技能熟悉程度、医学基础知识的扎实程度有着密切联系,从入校的第一天起就要树立全心全意为患者服务的思想,没有高的追求,就没有高的标准,就不会心甘情愿地付出辛勤劳动,也就不会取得好的成绩。要充分认识到自己的学习与患者的生命相连,"性命相托",实现自己的愿望责任重大,端正学习态度,才会产生学习的动力,只有付出比别人更多的艰辛,才会取得竞争的胜利。

二、学习方法决定效果

同学们在进入临床学习时,常常是只对临床技能的考试内容重视,而忽视之前学习的人体解剖学、生理学、生物化学等基础医学知识,我建议大家应更多采用"串联式学习法"——学好当前的临床诊疗课程的同时还要不断回顾、运用已修基础课知识,带着问题去研究相关疾病的发生、发展表现的变化过程。学习诊断学期间的串联式学习法 =(有针对性的临床技能学习)+ 回顾性(基础课)+ 前瞻性(疾病)。举例来说:在全身体格检查中的第47条"伸舌",只要你完成口令就会得到1分,如果你去弄清楚此条的检查意义,就会促使自己去翻书,了解它的意义,你就会给出正确的口令"尽量伸出舌头",逆向思维此检查用在什么病的检查中,舌头发生偏移,常见于什么病,要弄清楚这一切,必然会提起你的兴趣,主动查找有关书籍,学习不再会枯燥。

三、学习成绩决定不了你的未来

学习成绩受到各种因素的影响,在临床技能考试中尤其突出,一名平时成绩优秀的同学,在紧张心理干扰下,有时也难以发挥正常,得不到"高分"。我要告诉他——成绩很重要,但更重要的是实际操作水平,一次的技能考试并不能全面反映一个人的实际水平,成绩决定不了你的未来,只要你努力了,考分不理想,不可怕。只要不放弃,实习中不怕苦,不怕累,尊重和关心患者,勤学苦练,多看多想,就一定会熟能生巧,练就扎实的临床基本功。

作为一名SP,最起码的职业道德要求,就是在临床技能考试中一视同仁、公平公正,谢谢你们能理解我的"严厉"！我将努力做一名中国最优秀的SP,做一名孩子们最信赖的长辈,我要让有缘相遇的孩子感受到最佳的学习辅导效果,帮助你们成为中国最棒的医生。

祝身体好！学习好！

SP 封宪

2003 年 4 月 23 日

这一封情真意切的信件来自四川大学华西临床医学院/华西医院的一名标准化患者(standardized patient,SP)。她是一名普通的退休工人,作为我国首批标准化患者之一,二十多年来,她积极参与华西的临床技能教学改革,她既扮演患者,又是评估者和教师,为一届又一届学生的问诊、查体的基本功训练作出了重要贡献。通过经验积累和主动思考,怀着对医学教育的热爱之情,她以书信的形式向学生介绍学习经验,关爱之情凝于笔端。

SP 又称模拟患者(simulated patient)或患者指导者(patient instructor),是指经过一定特殊训练,能模拟临床问题的真实患者或正常人,在教学中兼具患者、评估者和教师这三重身份——合格的 SP 能按照设计的病例脚本逼真地扮演患者,提供固定的病史资料,呈现出真实患者在问诊或查体时的反应;同时,能按照《SP 病例指导手册》和《评分标准》,客观公正、恒定全面地对医学生的表现进行评估;另外,SP 还要为人师表,按照指导手册认真及时地进行一对一的反馈,指出学生在问诊、查体的内容和技巧方面存在的不足,起到有效积极的教学作用。自 20 世纪 70 年代在美国研究和应用以来,越来越多国家的医学院和考试机构认识到它在医学教育和医学考试中的重要性。目前,美国 85% 以上的医学院校都不同程度的使用 SP。美国国家医学考试委员会早在 90 年代就已经将 SP 用于非美国医学毕业生的医师执照考试,2004 年将 SP 应用于所有医师执照考试。

1992 年,在美国纽约中华医学基金会(CMB)的资助下,原华西医科大学、浙江医科大学和九江医学专科学校三校共同在"临床技能教学与评估"项目中引入了 SP 教学法。1992 年 2 月,华西的欧阳钦、刘文秀、杨崇礼、万学红四位老师被派往美国麻省大学医学院学习标准化患者教学法。他们回国后即开始培训 SP,于 1992 年 6 月首次将 SP 应用于诊断学的问诊、体格检查的教学中,每名临床医学专业学生接受 SP 问诊、全身体格检查的培训 2 次、儿科问诊 1 次、男性生殖器肛门直肠检查 1 次,对培养医学生医患沟通技能、问诊和体格检查等基本技能发挥了很好的作用。在近二十年的发展历程中,SP 教学法已经成为华西诊断学教学的特色之一,也逐步推广到全国数十个医学院校。华西多次举办学术会和培训班,发表论文,应邀做学术演讲,应邀前往兄弟院校作 SP 培训,接待兄弟院校来访等,在全国引领和推广 SP 教学法,在中国的临床技能教学与评估的发展历程中书写了浓厚的一笔。

2017 年 4 月 14 日,中央电视台第 1 频道《人口》栏目来华西专题采访 SP 项目,拍摄 5 天。30 分钟的纪录片《医学模特》反映了华西 SP 的招募、遴选、培训、管理、应用等各个环节,全方位立体化地向公众介绍这一群特殊志愿者的工作内容,分享了 SP 与历届医学生之间的点滴故事,展现了 SP 为医学人才培养所付出的无私奉献和辛勤劳动。

"向患者学习"永远不会过时,而在在校教育阶段,本科学生初步接触患者开始临床诊疗的学习时,典型案例成为越来越稀缺的教学资源,在这种背景下,SP 教学法应运而生,虽然不能完全取代病房教学,但它给学生提供了"试错"的实践机会,让学生"如临患者",迅速进入职业角色。SP 能客观、公正地对学生进行评估,并及时反馈给学生,教学更具个体化,宜教宜考,无论从医学伦理还是从教育教学规律来看,SP 教学法都值得深入研究和推广。

四、信息技术提高教学管理质效

移动互联与信息技术对教育的革命性影响日趋明显,《国家中长期教育改革和发展规划纲要(2010—2020 年)》明确指出:"信息技术对教育发展具有革命性影响,必须予以高度重视"。当前国内教育信息化还面临很多困难和问题,在信息技术应用方面与发达国家相比存在差距,在医学教育领域,信息化与医学教育同样存在"两张皮"现象,信息技术与教育技术的融合创新仍有很大发展空间。

另一方面,"以学为中心"教育理念正在取代"以教为中心"理念,如何利用信息技术、依托各种网络终端构建"学习情境"、促进师生间、学生间的协作与会话,加快知识向能力的转化并最终实现"意义建构",成为教育界特别是医学教育界关注的热点问题,包括:

信息技术支撑下的医学教育技术有哪些创新发展的方向?

移动医学教育有无需求?可行性如何?

在线学习资源如何更有效地服务于学生自主学习?

信息技术如何促进医学教学方法改革,让师生交流互动更频繁?

信息技术如何促进医学考评方法改革,让形成性评价更便捷?

信息技术如何促进医学教学管理,用大数据指引教学质量不断提升?

……

带着这些问题,近年来,华西在国内率先完成了移动医学教育相关需求调查与可行性研究,构建了以移动互联技术为支撑、具有华西特色的"以学为中心"的医学教育策略的顶层设计,围绕"促教、促学、促管"的目标,加强教室、教学资源、教育技术与教学工具的信息化建设,并通过校企合作的有效机制自主研发系列软件产品,不断探索先进的移动教育技术与探究式教学方法、形成性评价、精细化教学管理的创新融合,在校内外积极实践、优化、总结、宣传、推广,形成了特色鲜明、创新实用的医学教育信息化建设成果与经验,在国内影响较大。具体来说,包括以下几个方面:

1. **在国内率先进行移动医学教育相关理论研究**　根据成人教育学理论、建构主义学习理论,万学红教授在其主编、人卫社 2012 年出版的教学论著《从授业到树人——华西医学教育与人才培养》中提出"以激发学习内在动力为核心",突出培养医学生独立学习、自我发展的意识和能力,关注移动互联环境下的"学习情境建构";通过"四川省 2013—2016 年高等教育人才培养质量和教学改革项目"《移动医学教育的可行性及实施模式研究》,完成了移动医学教育的需求与可行性分析,2014 年 12 月至 2016 年 3 月的移动学习及移动 APP 使用情况的调查报告显示,46% 的用户使用移动教学 APP 查询课程信息,优于传统课表的 30%;学生更倾向于使用笔记本电脑进行在线随堂测验(32%),优于传统纸质考试(24%)、无线投票器(24%)及移动教学 APP(20%);54% 的学生更喜欢使用移动教学 APP 进行课程评价,优于基于电脑在线评教的 33% 和纸质问卷的 9%;移动教学 APP 的 5 个功能按 1~5 分评分,平均得分分别为学习资源(3.6),课程信息查询(4.2),课程评教(3.7),随堂测验(3.9)及课件资源(4)。80% 师生认为移动教学 APP 易用。通过在国内率先完成医学生移动设备拥有和使用情况、移动教学需求调查,为实施"移动医学教育"提供可行性数据支撑。

2. **在国内率先校企合作开发具有自主知识产权的教学 APP**　与深圳某公司开展合作,创建全国首家"医学移动教育技术实验室",支持举办 3 届学生"我的学习我做主——学生自主学习设计大赛",基于师生需求共同开发和推广移动医学教学产品。先后开发出《移动课程教学与评估软件》《移动住院医师规范化培训管理软件》《临床实践教学管理与考核系统》《随堂宝》《华西心电图教学》《医学师资培训》等,其中前 4 个软件已获得国家版权局授予的计算机软件著作权。其中《移动课程教学与评估软件》实现基于手机的课程查询、随堂测验、评教评学、学习资源四大功能。由曾锐副教授主研的《华西心电图教学》APP 软件,集成心电图电子书、视频、习题、教师考核组卷、阅卷及评分等多种功能,学生可以随时随地通过智能终端进行自主学习,授课教师可实施命题及考核,进行心电图教学效果的验证和评估。

3. **创建适合在线学习的医学学习资源平台与信息管理平台**

(1) 持续投入建设国家级在线课程 37 门次,其中《化妆品赏析和应用》入选 2014 年度"中国大学MOOC 十大选课人数最多课程",累计选课人数超过 30 万人,是最热门的医学慕课,在此基础上,使用"慕课+小规模限制性在线课"构建多校区同步混合式教学新模式,实现理论结合实践的教与学。2017 年 1月,在由全国高等学校教学研究中心、"爱课程"网举办的"中国大学在线开放课程论坛"暨"2016 年度中国大学 MOOC 工作研讨会"会上,课程负责人李利教授获"2016 年度杰出贡献奖",入选"最受欢迎的课程TOP20",在医农林板块一枝独秀。建成覆盖所有必修课程的网上课程中心,涵盖本科课程 220 门,所有课程均能通过手机端浏览。

（2）持续加强医学网络题库和在线考试系统建设，截至 2017 年 12 月底，已建成 85 门课程、试题 11.4 万道，48 科室 177 教师参与，计算机组卷 1 669 份、机考 457 场次、参与学生 2.82 万人次，广泛用于各门课程的期末笔试、随堂测验、阶段测验、学习自测等，在全国首创实现手机端查询试卷及答案，有利于形成性评价的反馈学习。

（3）加强华西临床医学院本科教学网站（wcsm.scu.edu.cn）建设，2015 年启建至 2017 年，上传资料 3 200 条，访问量 89.9 万，文件下载量 4.7 万次，网站用户师生近 1.4 万人。

（4）使用电子问卷系统进行精细化教学评价，改变以往采用"纸质版机读卡评教"的低效方式，基于电子问卷系统，搭建了"学生课程在线评教系统"和"学生实习在线评教系统"，学生只要在规定的时间内，利用移动终端可随时随地上网完成评教工作。

（5）创建"微信＋管理"模式，利用"华西临床本科教学"微信公众号创新实现教学通知、教学新闻、办事流程等在移动端微信自动同步推送、教室占用及空闲情况查询、本科课程中心在线即时查询与自学、教师教学任务信息即时查询和提醒、学生上课安排、进度表即时查询、在线考试成绩、试卷分析与试卷查询和学习、领导与同行移动端评教等。

4. 推进适合网络互动教学的教学硬件建设

（1）2012 年即在全校率先实现 1 000 兆教育网光纤接入教学区域，23 间教室升级为无线网络教室，师生可免费接入校园网；在临床讨论室、临床各科室示教室中安装 57 台互动式 LED 大屏电脑，方便在线图像、音频、视频学习及互动。

（2）2012 年在全国率先购入 120 台平板电脑用于教学或考试，同时分 2 期工程改造 2 个教室共 400 座的普通座位加设有线网口，将普通教室变成电子考试教室，解决了无线信号稳定性不足以满足正规考试需求的问题，并通过国际最流行的教育技术策略 BYOD 自带设备，解决学习考试硬件和工具的问题，开创性构建"普通座位＋有线网口＋学生自带设备（BYOD）"模式，将普通教室变移动机房，解决机房成本和维护及无线拥堵难题，低成本易施工，极具推广价值。

（3）2011 年，由皮肤性病科／皮肤性病学教研室冉玉平教授率先使用无线投票器加强课堂互动教学，开展校内外示范课多次，建立品管圈加强无线投票器应用；教务部卿平先后在四川省住院医师师资培训、全科师资培训班、河南省人民医院、四川省肿瘤医院、山西省人民医院等临床师资培训中应用投票器 2 500 多余人次。

四川大学华西临床医学院／华西医院围绕"以学为中心"构建以医学移动教育技术为基础的探究式教学体系，所开发的医学移动教育技术工具与翻转课堂、PBL、TBL 等探究式教学方法、以及形成性评价、客观结构化临床考试等评价方法相结合，在院内的诊断学、病理学、系统整合临床课程、PBL、护理心理学、儿科学、医学文献阅读等众多专业课程中积极推广应用，既服务于学生自主学习，又加强课堂师生互动，提高教学反馈效率，师生满意度得到提升。

华西通过将移动教育软硬件整合应用，创建全国领先的信息化教学、考试和管理实施方案，为移动医学教育实施提供可推广复制经验。相关教师围绕移动医学教育技术与医学课程改革、实践教学改革、考试改革等主题，在全国交流上百场次、国际交流 2 次，"医学师资培训 APP"从 2013 年起连续 4 年在本校承办、为全国 92 个国家级住院医师规培基地师资举办的培训活动中应用，备受好评。国内多家一流医学院校对华西移动医学教育技术的深度应用给予高度评价，包括中央电视台中文国际频道、四川卫视、辽宁卫视、网易、新浪、人民网在内的媒体先后报道华西移动教学改革经验近百条次。

◎ 本章小结

从医学生成长为一名合格医生是一个漫长的过程，医院作为临床实践基地，无论是在校本科教育、研究生教育、毕业后教育还是继续教育，都是学生学员、青年医生学习、训练"三基三严"的坚实土壤。我国已将医教协同推进医学教育改革与发展、加强医学人才培养，视为提高医疗卫生服务水平的基础工程和深化医药卫生体制改革的重要任务，更是推进健康中国建设的重要保障。医疗卫生机构，无论是医学院校附属医院，还是教学医院、实习医院、社区卫生服务机构，都要进一步认识

"教学相长"的重要意义,不断提高教学意识和教学能力水平,为建设健康中国提供坚实的人才保障。

思考题

1. 医院教学包括哪些内容?
2. 医院教学的质量管理的主要内容是什么?

(卿 平　柴 桦　万学红)

参考文献

[1] 方定志,万学红. 医学教学方法[M].北京:人民卫生出版社,2003.

[2] 万学红. 从授业到树人——华西医学教育与人才培养[M].北京:人民卫生出版社,2012.

[3] 万学红. 临床医学导论[M].成都:四川大学出版社,2011.

[4] 许劲松. 实用高等医学教育管理学[M].北京:科学出版社,2014.

[5] 程伯基. 医学教师必读——实用教学指导[M].北京:北京大学出版社,2012.

[6] 姜常胜. 高等医学院校实用教务管理手册[M].上海:上海中医学院出版社,1993.

[7] 梅人郎. 医学教育全球标准[M].上海:上海科学技术出版社,2004.

[8] 孟群. 中外住院医师/专科医师培训制度概况[M].北京:中国协和医科大学出版社,2010.

[9] 刘学政. 高等医学教育管理的研究与探索[M].北京:高等教育出版社,2015.

[10] 孙宝志. 实用医学教育学[M].北京:人民卫生出版社,2011.

[11] 张肇达,周同甫. 全球医学教育最基本要求[M].第1版.北京:高等教育出版社,2002.

[12] 董海瑛,万学红. 高校隐蔽课程研究的方向[J].教育评论,2005,(3):55-57.

[13] Zhang et al. Student approaches for learning in medicine:What does it tell us about the informal curriculum[J]? BMC Medical Education 2011,11-87.

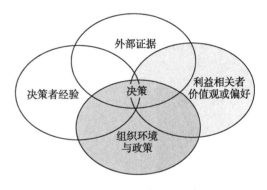

第二十章　循证医院管理

随着循证医学的迅猛发展，"遵循证据，科学决策"的循证理念已逐渐渗透至医学的各个相关领域，作为医院运行的重要支撑——医院管理为适应医学发展的要求，引入循证医学思维，更新管理模式。管理者将专业的管理知识、管理经验与获取的管理证据相结合进行管理决策，指导管理实践，制订出科学、规范的管理决策，从而转变传统经验型医院管理思维，有效解决医院管理中出现的问题，提升医院管理成效，最终为患者提供更优质高效的服务。

第一节　概　　述

一、概念与内涵

循证管理（evidence-based management，EBM）是将当前最佳研究证据科学用于管理和决策的过程，即审慎、明确、明智地应用相关不同来源信息做出科学决策的活动过程（图 20-1）。图 20-1 中的 4 要素是实施循证管理的重要因素，但针对不同问题的不同决策时其影响力不尽相同，4 要素的权重（可用圆圈大小表示）随不同决策而变化。如某些情景下，利益相关者的价值观或伦理考虑可能被决策者认为比外部证据更重要而成为主要的决策依据；另一些情况下，可能来自内部的证据非常有限，此时决策主要依靠外部证据或决策者经验。

图 20-1　循证管理四要素

循证管理包括了一系列方法，涵盖决策、实施和评价。表 20-1 列举了循证管理是什么、不是什么的一些重要特征，有助于更清晰全面地理解和实践循证管理。注意：①管理问题来自管理实践者而非学者；②医疗卫生决策是管理者的职能，学者不是告诉决策者应该做什么，而是应决策者要求提供其需要的证据或信息；③研究证据很重要，但不能替代其他类型信息如风俗习惯、法律法规等在决策中的作用。

表 20-1　正确理解循证管理内涵一览表

	循证管理是…	循证管理不是…
1	在一定程度上一些实践者已经开展	完全全新的决策方式
2	关于管理的实践	关于开展特定类型的学术研究
3	决策相关的一系列方法	一种单独的决策方法
4	一种关于如何决策的思维方式	一种刻板且适用于各种情形的决策公式
5	根据特定问题广泛采纳不同类型研究证据	仅使用特定类型研究证据而不考虑何种问题
6	研究证据仅为不同决策信息来源之一	学者或研究证据告诉决策者应该做什么

	循证管理是…	循证管理不是…
7	将管理研究结果呈现给决策者的手段	仅开展管理实践的研究
8	可能对决策过程和结果均有帮助	所有管理问题的解决手段
9	使用不同类型信息	总优先考虑学术研究证据

　　循证医院管理（evidence-based hospital management，EBHM）指遵循目前最科学、最合理的证据，结合医院实际情况和个人管理经验，对医院的组织结构、资源分配、运作流程、质量体系和运营成本等作出管理决策，在不断实践、总结和分析证据、总结经验的基础上，修正管理方式，再实践，不断提高管理效率的过程。循证医院管理强调对最科学管理依据的学习和借鉴。

　　传统的医院管理模式往往以经验为主，收集的证据缺乏全面性和系统性，不重视证据的质量评价。大多数管理者从分析问题、利用知识经验，到确定管理决策、决策实施，整体过程相对比较简单，相关的知识、经验和证据未经整合，分析多不系统，在管理结果外推方面受到一定的限制。即使相关领域不断有新的证据产生，其对最终决策的作用也有限，或这些证据未被很好利用。正是这些问题促成医院管理者学习借鉴循证理念和方法帮助提高医院管理的质量和效益。循证医院管理更注重全面、准确地获得相关证据，要求采取科学、合理的方法衡量研究问题之后指导管理者作出相应的管理决策，很好地弥补了传统医院管理模式在证据生产、合成和提升使用上的不足。

二、历史与现状

（一）循证医院管理的产生与发展

1. 西蒙及其决策理论　20世纪40年代著名管理决策大师赫伯特·西蒙提出了决策理论，其核心思想包括"有限理性"与"满意准则"两点。

　　人类行为的理性方面长期存在着两个极端：①从弗洛伊德开始，试图把所有人类的认知活动都归因于情感支配。西蒙对此提出了批评，强调情感的作用并不支配人的全部。②经济学家的经济人假设赋予了人类无所不知的理性。似乎人类能拥有完整、一致的偏好体系，始终十分清楚到底有哪些备选方案；可以进行无限复杂的运算并确定最优备选方案。西蒙对此也进行了反驳并指出：单一个体的行为不可能达到完全理性的高度。现实中任何人都不可能掌握全部信息，也不可能先知先觉。决策者只能通过分析研究，预测结果，只能在综合考虑风险和收益等情况下做出自己较满意的抉择。人类行为是理性的，但并非完全理性，即"有限理性"。

　　从有限理性出发，西蒙提出了"满意型决策"的概念。从逻辑上讲，完全理性会导致人们寻求最优型决策，有限理性则导致人们寻求满意型决策。即决策只需要满足两个条件即可：①有相应的最低满意标准；②策略选择能超过最低满意标准。如某医院管理者的决策是提高患者满意度，最低满意标准是患者满意度达到90%。最优型决策要求患者满意度达到100%，这意味着医院不能有任何医疗差错及医院必须满足所有患者的所有期望，这对任何医疗机构都是几乎不可能实现的目标。满意型决策则可通过培训医护人员，促进医疗质量和与患者有效沟通，从而实现最低满意标准。

　　2. 循证医院管理理念的产生　自19世纪现代科技文明发展以来做出的许多决策均基于实践真知。20世纪后半叶起，一方面对疾病诊断、治疗、预防、康复、卫生管理与政策等方面的大量研究，绝大部分以论文发表后就被束之高阁，极少被卫生决策者采用；另一方面决策者面对浩如烟海的研究报告无所适从。现代研究方法和手段的发展、研究者和决策者更紧密的合作及信息技术与互联网的普及，使充分利用、整理、整合及挖掘卫生领域已有的海量信息成为可能。

　　1990年，David Eddy在 *JAMA* 上撰文，首次明确提出"医疗决策要以证据为基础，且要对相关证据进行甄别、描述与分析"。1992年前后发展起来的循证医学明确提出：临床决策应基于系统和全面检索、严格评价后的当前最佳证据基础，综合考虑患者意愿、医师临床经验和当前可得最佳外部证据等因素做出。随着循证医学的发展，它的内涵和外延得到了延伸。从20世纪90年代后期开始，学者开始思考将循证方法应用于组织管理,尤其是医疗机构。2006 年 Kovner 和 Rundall 指出,大型医疗机构在做战略决策和实施计划时倾向于依靠外部管理顾问,而医院管理者并不清楚这些建议所依据的信息。2001 年 Walshe 和 Rundall 引用了"机构的过度合并"作为知证缺乏的管理决策的一个领域,增加了使用管理科学来指导医疗机构设计的理念支持。

3. 循证医院管理的发展 1997 年前后公共卫生领域里的循证卫生保健(evidence-based healthcare, EBHC)逐渐成熟,主要关注公共体系、公共产品、公共服务等公共卫生领域的问题。1997 年英国卫生管理学者 Muir Gray 在《循证卫生保健:如何做出卫生政策和管理决策》(Evidence-Based Healthcare: How to Make Health Policy and Management Decisions)书中强调:证据不仅可用于诊断、治疗等临床医学,且可用于政策制订和管理决策等,即循证卫生保健包括了循证临床实践和循证卫生决策。

1999 年英国政府白皮书《现代化政府》中写到:政策制定应基于已有最佳证据,而不是为了应对短期的外界压力;应治本而非治标;应看结果,而不只是看采取了什么行动;应灵活、创新,而不是封闭、官僚;对民众应促进依从,而非回避或欺骗。2000 年李幼平提出广义循证观,赋予其内涵为:强调做任何事情都应该以事实为依据,需要不断更新证据和后效评价实践的效果;强调实事求是,提高决策的科学性,注重决策质量,提高决策的成本 - 效果;并认为这是管理理念上的一个飞跃。

2004 年 WHO 的墨西哥峰会上,各国政府首脑和卫生官员提出应更充分、科学、便利、快捷地使用高质量证据,倡导循证管理决策的理念和研究,呼吁为决策者提供一套科学决策方法。2005 年世界卫生大会呼吁 WHO 成员国:①建立或加强信息转换机制来支持循证管理决策,并号召其对建立更有效的信息转换机制提供有效资助,促进证据生产和使用;②重点强调加强低、中收入国家研究和政策的联系,确定在发展中国家建立知证决策网络(evidence-informed policy network,EVIPNet);③提倡发展中国家的决策者根据本国国情和高质量证据制定政策,以避免在本国决策中直接套用发达国家的模式,造成不应有的损失。

2006 年斯坦福大学商学教授罗伯特·萨顿(Robert Sutton)借鉴循证医学理念,在他的著作《真相、危险的半真相和胡言乱语:从循证管理中获益》(Hard Facts, Dangerous Half-Truths and Total Nonsense: Profiting from Evidence-Based Management)中,批评以前的一些管理方式是"信念、恐惧、迷信和没有头脑的仿效",强调基于证据和执行良好的管理才是有效管理。该书推出后受到管理学界的广泛好评。

与此同时,循证管理方法学研究也不断深入。如 2003 年 Vivian Lin 和 Brendan Gibson 出版了《循证卫生政策:问题和可能性》;2009 年 Anthony R. Kovner 等出版了《医疗保健中的循证管理》;2009 年 Andy Oxman,Simon Lewin 和 John Lavis 等推出系列知证决策支持工具(Support Tools for evidence-informed health Policymaking,STP)文章;2012 年 Denise M. Rousseau 等编辑出版了《循证管理牛津手册》。这些专著从理论、实践到案例分析,为传播和推动循证决策和管理提供了坚实的方法学基础。

循证决策现已逐渐被作为评判现代医疗保健机构有效管理和提升组织竞争力的重要标准之一,成为国际临床医学领域的新趋势和研究新热点。循证的理念逐渐成为医院管理的决策者、医院管理的政策研究者和医院管理人员坚持的一种先进理念。

(二) 循证医院管理的现状

循证医学的成功实践,已越来越引起医学工作者和管理者的重视,循证医学实践已深入到卫生事业管理的方方面面。特别是循证决策的模式已得到广泛认可。

国外已有不少学者开始循证医院管理的研究,如纽约大学的 Steven 教授和南卡罗莱纳州医科大学卫生的 David 教授展开了关于"循证管理对医院成本控制"方面的研究,强调运用循证管理的思想科学地指导医院控制成本。研究认为:评估成本控制的关键是一个基于证据的框架模式,该框架包括 3 个基本问题:成本估算(估算什么的成本?);成本控制(控制成本的有效策略有哪些?);价值评估(这些政策对医疗质量和患者健康结果有什么影响?);爱达荷州立大学的 Ruiling Guo 等通过横断面调查研究表明:越来越多的医院管理者意识到采用循证实践方法做管理决策的重要性,且通过循证管理培训项目有助于医院管理者采用循证实践的管理决策。

2001 年国内最早由华西医院的王星月、石应康提出了"循证医院管理"的概念,并初步探讨了循证医院管理的有效性、科学性、实践性等问题,认为:循证管理能提高管理品质,促进医院的良性发展,是未来医院管理的趋势。近几年循证医院管理从理论研究深入到应用型研究。黄鹏、张耀等讨论了循证医院管理对应的5个实现途径(制度建设、信息化建设、能力建设、医患关系建设、指标体系建设)及重要的影响因素。周艳、恽俊等通过对医院实施循证医院管理模式的实证研究分析了该模式对医院管理决策的效果评价。医院循证管理的研究领域扩展到医院经济管理、医院后勤管理、医院手术室感染控制及医院药房管理等。近几年来,虽然循证医院管理有所发展,但发展水平不高,在卫生行政和医院管理者中尚未全方位普及,还有很多制约循证医院管理发展的困难亟待解决。如何建立和实践循证医院管理模式等这些最核心的问题是一个巨大的挑战。

第二节　常用证据来源和数据库

随着医学科学和管理科学的快速发展,许多新的管理研究证据与日俱增。这些证据来源除了文献数据库以外,还来源于各类政府、医院和学术机构网站等。

一、常用数据库

国内的文献数据库包括 CNKI 数据库、维普资讯、万方数据知识服务平台、中国生物医学文献数据库、社会科学引文索引数据库等。与国内的数据库相比较,国外的数据库收录文献量大,检索功能完备,主要的数据库有 Cochrane Library、ISI Web of Science、Scopus、Oxford University Press、ScienceDirect、SpringerLink 等。这里主要介绍以下 2 大类循证医院管理常用的数据库,分类依据按照"NYU Libraries"的"Health Care Administration and Management: Evidence Based Health Services Management"。

(一)原始研究数据库

1. CINAHL Plus via Ebsco　护理学方面最具权威性的资料库,主要提供读者最新且第一手的护理文献,内容包括:护理、护理管理、生物医学、辅助医学、消费者健康以及其他相关健康领域。

2. Embase 数据库　由 Elsevier 公司出版的欧洲大型生物医学文献数据库,以药物和卫生领域特色著名。中国用户可通过访问中国医学科学院医学信息研究推出的中国科技信息资源共享网络医学信息检索系统进行检索。

3. PsycINFO　涵盖了国际上心理学、医学、精神病学、护理学、社会学、教育学、药理学、生理学、语言学等专业领域的学术文献。

4. Scopus　包含超过 4 100 万条同行评议文献和优质网站资料。引文索引可从 1996 年追溯到现在,摘要索引可以追溯到 1823 年。涵盖科学、技术、医学和社会科学等领域。

5. Statistical Insight　可为所有有研究价值的统计报告提供详细摘要、索引和定位信息,这些资料数据为 1960 年代初联邦政府发布。还对国家和私人机构的出版物及政府间组织(国际货币基金组织、联合国、世界银行等)的统计出版物进行了索引。可直接链接到联邦机构万维网上的所有关键统计数据。

6. Virginia Henderson International Nursing Library(VHINL)　是一个已经在 Registry of Nursing Research 杂志发表的护理研究摘要数据库。访问者可搜索自己感兴趣的护理主题的具体信息,数据库中的摘要包括学术研究、会议介绍、实践创新和循证项目。

7. Web of Science　包括与健康科学研究相关的一些科目类别,包括:老年病学和老年学、卫生政策与服务、法律医学、护理、精神病学、心理学、公共卫生等。数据库可链接到相关的先前研究和搜索引用的参考以跟踪后续的研究。

此外,常用的还有 Medline via PubMed 和 Medline via Ovid 数据库,被普遍认为是生物医学文献书目和摘要的首要证据来源。

(二)二次研究证据数据库

1. 系统评价 /Meta- 分析　系统评价的作者通过提出具体的临床问题,全面检索文献,剔除低质量研究,并尝试根据完善的研究做实践建议。Meta- 分析是将所有研究的所有定量结果结合到一个统计分析结果中的系统综述。

(1) Cochrane 系统评价数据库(cochrane database of systematic reviews,cdsr):是 cochrane 图书馆的主要组成部分,主要收录在 cochrane 协作网统一指导下完成的 Cochrane 系统评价,其中大部分是根据 RCT 涉及完成的,并随着读者的建议和评论及新临床试验出现不断补充和更新。

(2) Joanna Briggs 研究所 EBP 数据库(Joanna Briggs Institute EBP Database):该综合数据库涵盖了广泛的医疗、护理和健康科学专业,并且这些数据信息由 JBI 的专家评审员分析、评估和完成。

(3) PROSPERO International Prospective Register of Systematic Reviews:健康与社会保健的前瞻性系统评价数据库,PROSPERO 注册时间较晚,包含的文献记录有限,因此搜索亦有限。

(4) OT Seeker:包含与职业治疗相关的系统评价和 RCT 的摘要(经过严格评价和评级,以协助研究者评估其有效性和可解释性)。

(5) PubMed Health:专注临床有效性研究的评论,并为消费者提供易于阅读的摘要及完整的技术报告。

2. 专题评估(Critically-Appraised Topics)

(1) 美国精神病学协会实践指南(American Psychiatric Association Practice Guidelines):实践指南为评估和治疗精神疾病提供循证建议。

(2) AHRQ 循证实践(AHRQ Evidence Based Practice)。

(3) 年度评论(Annual Reviews):包括生物医学、生命、物理和社会科学领域 37 个重点学科的权威性、分析性评论。

(4) 临床证据(Clinical Evidence):基于对文献的全面检索和评估,总结了当前有关预防和治疗临床情况的文献状况。描述了系统评价、RCT 和观察性研究的最佳可用证据。

(5) HSTAT 美国卫生服务技术评估文本(health services technology assessment text,HSTAT U.S.):基于网络的免费资源,提供了全文文档的检索通道,这些文档有助于提供健康信息和医疗保健决策,包括:临床实践指南、临床医生快速参考指南、消费者健康手册、AHRQ 的证据报告和技术评估等。

(6) 美国国立指南库(national guideline clearinghouse):与美国医学协会和美国健康计划协会合作,由 Agency for Health Care Research and Quality 编制的循证临床实践指南及其相关的综合数据库。每周更新一次。

(7) 护理参考中心(nursing reference center)。

3. 个案评估(Critically-Appraised Individual Articles)

(1) The ACP Journal Club:该杂志编辑筛选了排名前 100 多个临床杂志,并确定了方法学和临床相关的研究。并为每个选定的文章提供丰富的摘要、清晰的结论和评论。由美国内科医师学会出版。

(2) Bandolier:是由英国出版的循证医学的独立杂志。信息来自系统评价、荟萃分析、随机试验和高质量观察研究。

(3) Evidence Updates(BMJ):来自 BMJ 出版集团和麦克马斯特大学的健康信息研究部的研究者选择了 110 多个临床期刊的优质文章,并由国际医师组评估其临床价值和意义。

(4) Faculty of 1 000 Medicine:由世界顶尖的临床医生和研究人员选择、评价最重要和最有影响力的文章,为医学文献提供不断更新的权威指南。

其他与循证医院管理相关的数据库还包括:卫生技术评估数据库(health technology assessment database,HTA)收录与健康管理技术评估有关的信息,包括进行中的计划和健康技术评估单位的完整出版物的详细信息,其目的是对医疗过程、医药、卫生经济的评价;NHS 经济学评价资料库(economic evaluation database,EED)收录与医疗经济评估相关的文献摘要,主要来自重要的医学期刊、文献数据库及会议资料等,内容涉及各种治疗方法的比较、成本 - 效益分析等。

二、常用网站资源

1. 循证医学中心(牛津大学) 该中心旨在促进循证医疗,并为任何循证医疗的使用者提供支持和资源。包括 EBM 工具箱,对 EBM 的实践者和 EBM 教学非常有用的各种资料(包括 PowerPoint 演示文稿)。

2. **循证医学中心（多伦多）**　包括实践和教导 EBM 的许多资源。

3. **循证实践用户指南（users' guides to evidence-based practice）**　来自 Alberta's 大学健康证据中心,包括最初在"美国医学协会杂志"（JAMA）上作为系列发表的一整套 EBM 用户指南。

4. **中国循证医学中心网站**　1997 年 7 月卫生部批准中国循证医学中心成立,设在四川大学华西医学中心。1998 年 3 月,经国际 Cochrane 协作网指导委员会正式批准注册成为国际 Cochrane 协作网的第 14 个国家中心。为用户提供的信息资源主要分为临床证据、用户网络和知识窗,同时该网站提供循证医学杂志的链接。

此外,与循证医院管理密切相关的网络资源还包括某些国际组织或相关机构如 WHO、世界银行、经济合作组织等;某些政府机构网站如美国国立卫生研究所、疾病预防控制中心、食品药品监督管理局等。

第三节　内容与特点

一、内容

（一）循证医院管理基本要素

1. 循证医院管理的主体

（1）卫生行政管理层:卫生行政管理层是从宏观层面实践循证医院管理的主体。卫生行政管理层的职责是依照法律法规和方针政策,对各级各类医疗机构、卫生专业技术人员、医疗工作等相关领域实施行政管理,具体包括统筹规划医疗卫生服务的资源配置、引导医院体系的总体发展规划和战略目标、制定医疗服务行业管理办法及服务标准、负责医疗相关工作的准入和资格标准、监督管理医疗质量和医疗安全等。从宏观制度层面满足广大人民群众的基本服务需求,让群众享受优质满意的医疗保健服务。

（2）医院决策层:医院决策层是医院层面实践以医院战略与运营为核心的决策行为主体,即医院的高层领导团队,如公立医疗机构包括院长、副院长、书记、副书记;非公立医疗机构包括董事会或理事会。负责确定组织的目标、纲领和实施方案,进行宏观控制。围绕卫生行政管理层制定的卫生政策和相关制度,规划医院中长期的、持续全面的发展战略。确定医院的使命和发展方向,协调外部市场经济和政策环境的变化,并通过建立相应的组织架构,在促进国家卫生发展战略目标实现的同时,提高医院的核心竞争力,实现医院的可持续发展。

（3）医院管理层:医院管理层是医院层面实践循证医院管理常规意义的主体,包括:人力、运营、后勤、信息、质控、院感等医院行政职能部门的中层管理者。其职责是把决策层制定的方针制度贯彻到各个职能部门的工作中去,对日常工作进行组织、管理和协调。他们将围绕着医院决策层确定的战略目标,运用管理理论与方法,开展医院人事和绩效分配制度、医院经营分析、保障医疗服务等医院内部管理活动,从而提升医疗质量、优化服务体系、降低医疗费用,切实贯彻以人为本、患者至上的服务理念。

（4）医院执行层:医院执行层是执行循证医院管理具体措施的主体,包括科室主任、护士长等临床基层管理者。其职责是在决策层的领导和管理层的协调下,通过各种技术手段,把组织目标转化为具体行动。他们需要具备良好的临床理论与实践技能,领导操作层（即一线员工）全心全意为患者服务;还要贯彻和执行医院决策层及管理层制订的管理措施,实现医疗服务合理有序、高效经济地开展,完成医院的战略目标。

2. 循证医院管理的证据　

要实践循证医院管理决策,首先必须了解什么是证据,证据都包括哪些内容。证据是可以得到的用于对某一结论提供支持的事实（证实的或尚待证实的）或信息群组,用于表明一种理念或建议的真实性和有效性。证据的关键特征是其可获得性和有效性。管理决策的证据应当包括专家的知识、发表的研究结论、现有的统计资料、相关人员的咨询意见、以前的政策评价和管理经验、网络资源、咨询结果、由统计学或管理学模型推算的结果等。

循证医院管理的证据服务于医院管理实践,应当来源于医院管理相关领域的研究成果和实践经验的总结,依赖于管理科学的方法去检索、分析与评价,并结合医院实际情况进行选择。高质量的证据决定管理决策是否可靠。一般应先对证据进行分类分级,再评价其真实性、变动性、可靠性和适用性,以确定管理决策的最优证据。

(1)管理问题的分类:管理问题若按管理职能大致分为计划、组织、领导和控制4类;若按功能可分为决策、人力资源、领导力、信息系统、结构、战略、市场营销、运营、财务、绩效等10类别。因管理问题本身的复杂性,上述分类未必完全合理,某些问题也可能涉及多个类别。但管理实践者应当清楚所面对的问题属于或涉及什么类别。医疗卫生机构可在对自身常见管理问题进行分类管理的基础上,收集、整理和定期更新内部和外部证据,为科学决策提供支持。表20-2提供了一些医疗卫生领域常见的3类管理问题实例。

表 20-2 可采用循证管理的医疗管理问题类型举例

管理问题类别	举例
核心业务交易	医疗保险公司如何才能更准确、高效、快捷地提供赔偿服务?
	卫生信息系统如何才能提供更准确的患者信息?
运营管理	减少患护比能改善患者结局吗?
	医院出院计划和随访能改善患者结局吗?
	医务人员开展手卫生项目能否减少医源性感染?
战略管理	医院合并如何影响管理成本?
	采用电子医疗系统能否改善医疗质量?
	按绩效支付能否真正改善医疗服务过程?

(2)管理证据的分级:管理证据的分级可参见表20-3。注意:表20-3中的证据分级主要针对管理干预或措施。医疗卫生管理领域"最佳证据"取决于特定问题的种类。若问题是"管理措施X对结局Y的效应是什么?"则RCT的Meta分析可能是最佳证据;若问题是"护士如何看待自己在促进患者满意度中的作用?"则定性研究是最佳证据;若问题是"为什么或怎样设定目标才能提高团队绩效?"则需要从理论和管理过程监测的证据进行解释。因此,最佳证据可能是定量、定性甚至是理论的。

表 20-3 管理研究证据分级

证据分级	证据来源
1级	随机对照试验或meta分析
2级	a.可重复的高质量文献综述,提供了摘要及基于综合证据可操作的推荐意见; b.系统评价
3级	有比较、来自多中心的案例研究或大样本定量研究
4级	小样本、单中心定性或定量研究。这些研究基于理论驱动并由经过培训的管理研究者完成
5级	描述性研究和(或)自我报告案例。这些研究通常包括了提供给管理者的观察、告诫及推荐
6级	缺乏额外数据支持的权威或专家意见

3. 循证医院管理的环境 循证医院管理的实践活动存在医院外部环境(国家医疗改革政策、市场经济发展和行政管理体制等方面)和医院内部环境(不同级别和类别医院、医院组织架构、软硬件设施以及临床科研综合水平等方面)的差异,当医院的某些内外部环境发生改变时,一些被研究证明针对某类医院非常适用的最佳管理证据(干预措施和方法)则难以达到预想的效果。

2004年Dobrow提出的循证决策轴形象反映了证据与背景环境、循证医学与传统决策的关系。循证医学追求高质量证据,尽量将背景环境的影响最小化。传统决策实践受背景环境的影响较大,过分忽略了证据的提示,决策随意相对较大。理想的循证卫生政策应该处于中间地带。政策制定者必须处理好证据和背景环境的关系,在两者之间找到适当的平衡点。

因此,证据存在的背景特征决定了决策的复杂性,循证医院管理一定要辩证地认识医院发展的外部管理环境和内部管理环境,适应市场经济的发展要求和管理模式转变,提高决策的准确性(图20-2)。

4. 循证医院管理的环节　与循证卫生决策一样,循证医院管理同样包括3个基本环节:①证据的生产;②总结和传播证据;③证据的利用与管理决策的制订与修正。在这3个基本环节中,相关的实践类别涉及两种类型:最佳管理证据的提供和最佳管理证据的使用。

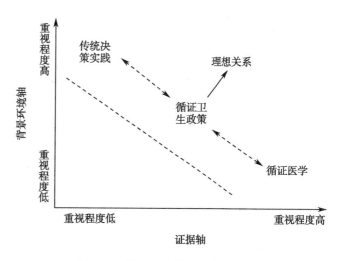

图 20-2　循证医院管理决策轴示意图

提供最佳管理证据,是由一批医院管理专家、社会医学家、卫生统计和流行病学家、临床医学专家及医学信息学专家共同协作,针对医院管理中存在的焦点问题,通过现场调查、现有数据(全面准确的数据能为决策者提供可信的证据)及文献的收集、整理、分析和评价,获得管理问题的最佳证据,为循证医院管理的实践提供可靠的证据支持。

使用最佳管理证据,是由卫生行政管理层、医院决策层、医院管理层和医院执行层根据当前面临的实际问题,基于医院内外部环境及政策价值取向分析,利用最佳证据进行管理决策,以取得管理的最佳效益和效果,促进证据向卫生政策和管理实践的转化。

最佳管理证据的提供与使用之间有一个证据传播的过程。对研究者而言,不仅要加强获得高质量管理证据的能力,还应加强循证医院管理相关教育和培训,培养循证理念和素养;对医疗机构而言,需要营造一种有利于循证决策的文化氛围和管理系统来促进管理证据的使用——各层次医院管理者和实施者形成循证管理思维,提升运用循证方法解决问题的能力。只有将最佳的管理研究成果实践于医院管理过程,并转化为各管理层和执行层的实际行动,才能最大限度地发挥科研与管理综合效益(图 20-3)。

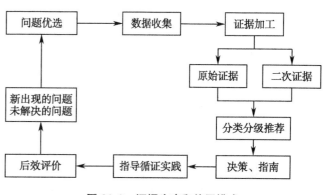

图 20-3　证据生产和使用模式

(二)循证医院管理的基本步骤

1. 确定研究问题　提出管理问题后,第一步是将管理问题转化为研究问题,以便查找有用的研究文献。通常一个具体的管理问题转化为研究问题时需要适当扩大范围,但应避免太宽泛、模糊和抽象的研究问题。如某医院院长想了解实施住院医师规范化培训项目后对一个西部农村地区县级医院心血管疾病患者医疗费用和质量的影响。因原始的管理问题太窄、太具体,若不转化为研究问题,很难查找出满足上述所有条件的文献。此时可将该管理问题适度扩展转化为研究问题(如转化为:住院医师规范化培训后对医疗费用和质量的影响);应避免过度扩展(如转换为:住院医师规范化培训项目对医疗服务体系的影响),否则会检出许多与具体管理问题不相关的文献。

确定研究问题,可参照 PITOS 原则,即明确阐述适用对象(participants)、干预措施(intervention)、时间框架(time frame)、结局指标(outcomes)及实施环境(setting)。但管理问题影响因素很多,常不能也不是必须在确定研究问题时满足 PITOS 全部5个要素。确定管理类研究问题时通常可考虑管理措施、情景和关注的结局3要素:①关注或考虑的管理工具、技术或措施是什么? ②上述管理工具、技术或措施在什么情景下可以应用? ③关注的管理过程或结局是什么?

应当注意:①每个陈述应聚焦于回答一个单独的问题。管理决策常涉及几个问题,此时应将决策相关问题分解为具体的单个研究问题;②研究问题应聚焦于客观指标而非基于价值观(注意:此时是查找客观证据,与决策时必须考虑利益相关者价值观不同)。如"哪个方案更佳?"属于价值取向决策问题,而"哪个方案更可能带来第一年获益？"则聚焦于客观结果；③考虑其他重要的决策影响因素,如市场或政治环境、利益相关者的观点等。还需注意:确定研究问题与随后为查找文献而制订的检索策略是否恰当是相对的,应根据研究目的、经费、时间、人员、对研究问题的熟悉程度、初步检索结果等因素进行调整。

2. 整理现有"内部证据"　内部证据来源于组织内已有的研究或数据库及决策者通过职业培训和经验获取的知识。获得现有内部证据后,可先评估能否回答提出的管理问题。该过程应在查找外部证据前完成,便于循证决策过程中及完成后决策者与利益相关者更新知识,并比较内外证据差异,不断改进。目前,一些组织或机构已通过收集、整理和更新,建立了内部的管理和临床数据库及决策支持系统。

3. 查找"外部证据"　与管理研究问题相关的外部证据来源广泛,研究者日常接触到的主要按出版的形式划分,包括图书、期刊、年鉴、会议论文、学位论文、科技报告和WHO出版物等。这些资源来源于文献数据库外,还来源于各类政府、医院和学术机构网站。获取"外部证据"的途径具体参照本章第二节"循证医院管理常用证据来源和数据库"。

4. 评价证据

(1) 证据质量与研究设计:不是所有证据质量都相同,高质量证据在决策中发挥更重要的作用。评估研究证据质量前必须全面理解不同研究设计及其优缺点见表20-4。

表20-4　不同研究设计主要的优缺点

研究设计	优点	缺点
Meta分析或系统评价	证据合成最严格的方法	研究质量取决于原始研究
随机对照试验	消除偏倚最好的研究设计,可论证因果关联	研究对象纳入标准严格,限制了研究结果的外推性
类试验研究	最严格的类试验包括设有同期对照组,具有多个时点的测量结果,干预组和对照组均有前后测量结果	不如RCT严格,研究质量可能受某些因素影响
前瞻性队列研究	前瞻性随访两组或多组观察对象,因果关联较清楚	需较多人财物资源支持;政策队列研究受其他因素影响大
回顾性队列研究	数据收集起点为过去,突出优点是节省时间与经费	可能无法获取需要的结局指标及测量精度
病例对照研究	节省时间与经费	可能存在回忆偏倚等
无对照的观察性研究	数据收集快捷,可行性好	可能存在各种偏倚,无法证实决策与效应的联系
定性研究	探索和发现新措施、识别最佳实践或理解某现象背后原因的有用方法	研究样本常常较小,且结果主观性较强;推广可能受限。

(2) 评价证据需考虑的因素:证据的质量评价一般采用质量评价指南或清单,常考虑以下因素:①研究设计的强度;②研究所在环境和情景;③样本来源及大小;④混杂因素的控制;⑤测量的信度和效度;⑥研究采用的方法和程序;⑦结论的合理性;⑧谁资助的研究;⑨研究结果与其他研究结果是否一致?

此外尚有许多因素可能影响研究质量及其结果。进行知证决策时需考虑:①证据必须准确、适用、可操作和可及;②不准确的证据可导致错误的决策,错误的证据导致的决策可能比没有证据更糟;③不适用的证据可能对决策的影响极小;④不具备操作性的证据很难使用或实施;⑤很难获取(需耗费大量时间或金钱)的证据可能让人望而却步;⑥证据评价是决策过程中的一个关键环节。

(3) 有用决策证据的特点:有用决策证据的4A's如框20-1所示。

框 20-1　有用决策证据的 4A's

有用的决策证据应满足准确（accurate）、适用（applicable）、可操作（actionable）和可及（accessible）。

准确

存在因果关联，而非"专家意见"；

提供了完整、权衡了各方利益的观点；

提供统计特征的信息，并避免基于随意的精确标准而剔除数据（管理研究的检验效能通常有限，即研究精确性较差。此时仍应提供全面的统计信息，如某管理者说："我并不期望管理决策需要有 95% 的确定性，能有 70%~80% 的确定性就很好了"。无论决策相关研究结果的精度如何，决策时均需权衡现有可得证据；无统计意义的研究结果仍然可能对决策有用，而有统计意义的结果并不表示实施层面就一定有效，对微弱效应的结果尤其如此）；

证据来源可信—无偏的资助（经费）及实施；

提供了现有证据的局限性；

证据生产过程公开透明—明确阐述了数据如何收集及数据分析结果

适用

研究与决策问题相关

研究阐述了适用什么条件

证据适用于决策者所在组织和环境

可操作

与最初决策的时间框架一致

包含需要被完成任务的信息

提供完整的证据引申信息，包括成本、总体重要性及价值

识别最佳的实践方式

包含可测量的质量指标

应评估技术的有用性

考虑环境因素，包括其他可得信息，例如隐性知识

可及

容易获取证据

证据呈现形式与决策者需求一致

5. 整合并呈现证据

（1）获取外部证据后应及时与内部证据整合：内部和外部证据可能一致、不一致甚至矛盾，应客观呈现内外证据并仔细分析可能的原因。证据整合推荐采用分类分级方式并列出证据评价结果的要点。整合后的证据应采用恰当的形式传递给决策者和利益相关者；否则证据就会束之高阁而难以发挥应有的作用。

（2）循证决策证据表述要求：循证临床决策时，除医疗人员向患者解释证据时需用通俗语言外，多数时候证据只需以学术方式表述即可。循证管理决策则要求以清楚、简洁且非专业术语的形式描述证据，同时说明证据涉及的管理问题是什么？在何种情景下获得的研究结果？证据强度及其对实践的影响是什么？决策者和所有医疗决策利益相关者都应关注"谁生产的证据？""证据适用人群和环境"及"证据解释的合理性"等，都需要以通俗易懂的形式来呈现证据给决策者和使用者。

政策简报（policy brief）是为决策者打包研究证据的方法。卫生决策中准备和使用政策简报需考虑的问题有：①是否解决一个最优问题，并描述了该问题的相关背景？②是否描述了用于解决问题各方案的问题、成本和效果及实施时需考虑的关键问题？③该政策简报是否运用系统、透明的方法查找、筛选及评价合成的研究证据？④讨论合成的研究证据时是否考虑了证据的质量、当地适用性及公平性？⑤是否使用分级阐述格式？即为便于决策快速了解主要问题和解决方案，政策简报可采用重点总结（take home message）- 执行摘要（executive summary）- 简报全文格式，通常 3 部分页码分配为 1：3：25。⑥是否评价了该政策简报的质量科学性和系统相关性？

6. 将证据用于决策

（1）证据与循证决策：循证管理过程中最困难的一步是让决策者采用研究证据进行决策。证据在决策中的作用常常未能被正确地理解。许多决策者认为循证决策就是严格依照证据进行决策而忽略其他因素，

导致很多时候没有证据决策者就不知所措,单纯依据外部证据决策常常无法实施或取得良好的预期结果。一些决策者希望可得能像工具一样使用快速帮助决策的证据,但证据通常无法达到那样的效果。

对研究证据用于决策的作用正确理解是:①研究证据是通过增加管理者对研究问题本质的理解而增进管理者对决策问题的启发;②促进管理者与其他利益相关者之间公开交流;③促进管理者产生创造性的解决方案及提升管理者估计不同解决方案带来不同可能结局概率大小的能力。

有了这样的理解就不难发现:除非某管理措施或方案的研究证据有极明显的优势和正向结果(或劣势和负向结果),多数情况下证据只是给决策者提供启示或参考,只是决策考虑的因素之一。为了避免对循证决策的误解和面对目前决策证据质差量少、管理者培训不够的现实,有学者提出知证决策(evidence-informed policy making)概念,其实二者本质完全一致,即在决策时,证据只是考虑的因素之一,还必须权衡资源、经验、法规、伦理、利益相关者价值取向等多个因素:

1) 证据及其呈现形式:证据是决策者应首先考虑的因素。引入新的医疗政策或措施必须基于利大于弊的证据,应同时考虑内部、外部证据和证据的呈现形式。

2) 决策者经验、素质与能力:决策最终靠人做出。应提高决策者的社会责任感和循证理念,最大限度利用决策者经验并减少决策者决策时的个人偏好。

3) 资源可得性:资源是决策赖以实施的基础。评价证据可行性时,必须考虑有无可用资源,包括人力、物资、经费、信息、技术、品牌、时间等资源。

4) 利益相关者价值观:利益相关者(stakeholder)指对组织的决策和活动施加影响或可能受组织的决策和活动影响的所有个人、群体和组织。若利益相关者对决策的接受性好,则实施可能顺利,效果较好;反之,即使基于最佳证据和资源的决策也难以取得好的效果。

5) 当地法律法规:卫生决策或政策很大程度上受相关法律法规影响,制定卫生政策和决策时必须考虑是否与当地法律法规一致。

6) 经济性:经济学分析结果多数时候出现在纳入证据范畴,但也常常单独呈现。理想的决策方案应该是成本较低而效果较好,但现实中常是效果较好的方案成本也较高。

7) 宗教、伦理与文化等环境特征:决策方案的选择除科学性外还必须考虑目标人群所处环境的宗教、伦理和文化等环境特征。

8) 水平公平与垂直公平:主要涉及卫生筹资。垂直公平强调不同支付能力的人要区别对待,即不同支付能力的人支付不同的卫生费用,富人多支付,穷人少支付。水平公平则强调对相同支付能力的人给予同等对待。

(2) 循证医院决策的利益相关者:循证决策过程中,管理者必须考虑决策利益相关者的偏好。常见的医院决策利益相关者如下(表20-5)。

表20-5 决策利益相关者类型

类型	举例
消费者	医疗保健支持团体、当前和潜在的服务使用者、公众、患者及患者家庭和朋友
提供者	医疗保健机构、医护药检技师、公共卫生医师、社会工作者
研究者	基础科学研究者、临床医学研究者、公共卫生研究者、社会科学研究者
决策者和费用支付者	临床指南制订者、政府官员、资助机构、管理者
企业	医疗器械和药品厂家
非政府组织	非盈利性慈善机构

(3) 政策对话:为促进对证据的理解及深层理解决策方案实施环境与可行性,本阶段可开展政策对话。政策对话允许综合考虑研究证据与受未来决策问题影响并参与决策的个人的观点、经验和隐性知识。诸多因素激起了对使用政策对话越来越多的关注,包括认识到:①对决策者和其他利益相关者而言本土化"决策支持"的必要;②研究证据仅是影响决策者和其他利益相关者决策过程的因素之一;③许多利益相

关者能给决策过程注入自己的价值观或偏好；④不仅决策者、许多利益相关者也能采取行动解决优先问题。

（4）证据与政策：管理决策常与政策联系，决策时不仅应考虑研究证据，还必须考虑决策环境的文化、政治和技术合理性。改变政策是极困难的事。图 20-4 显示了现有政策和相反证据之间的二维关系。实际决策时，需考虑的因素更多更复杂。决策者可能重视证据及利益相关者偏好等因素，但最终决策常常是在政策环境下考虑经费和时间约束性做出的相对最优选择。

当缺乏可靠证据而需要快速决策时，实地访谈利益相关者或关键信息者的定性数据也能提供决策有用的信息。

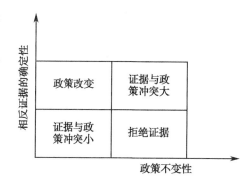

图 20-4　现有政策与相反证据关系图

7. 实施决策，后效评价　好的决策并不一定确保好的效果。确定决策方案后，尚需精心组织和实施，评价决策执行过程和结局。若效果不好，总结原因；若效果好，总结经验。循证决策强调以结局为导向，这是未来医院管理领域的发展方向。

注意：上述步骤并非绝对按部就班进行。循证医院管理实践过程中灵活性及不断更新证据非常重要。如从问题识别到决策方案的实施，所有阶段均需收集证据；新的证据可能促使管理者重新定义问题；提出的解决方案也可能因实施中无效而要求决策者重新制订新方案。特定情况下，某些步骤可合并、缩减甚至删除。此外，决策者通常没有时间也没有技能快速查找和评价证据，此时需推行循证医院管理的组织有专门的证据生产者，或委托相关学术机构提供证据以帮助决策。

二、特点

为了充分理解和明确循证医院管理的特点，我们将循证医院管理与循证临床实践对比如下（表 20-6）。无论是在临床实践还是医院管理，均遵循同一个原则，就是决策者应尽可能紧密地根据当前可靠的研究结果做出决策（但并不否认个人临床或管理经验及个人知识、技能等的重要性），从而尽可能减少过度、过少或滥用某种医疗保健措施的问题。但要将循证思想运用在医院管理领域，必须了解两者之间的差别。有助于我们明确和掌握循证医院管理的特点，解释循证医学为何在医院管理方面进展缓慢。

（一）文化

临床文化高度职业化，具有一套由专业人士共同分享的知识体系，并作为行业内部交流与讨论的参考框架。这一行业的准入被限制于那些接受过正规学习和专业培训的人。这有助于在知识、态度和信仰方面产生学科一致性，这种一致性可与循证实践方法的结构化和针对性相适应。医院管理者是一个高度多元化群体，通常来自不同的专业背景，甚至缺乏一种共同的语言或术语来描述和讨论他们所做的工作。虽然目前有一些管理者接受过管理学培训，但进入医院管理层并未要求有特定的知识或需要经过特定的注册。目前我国医院管理层主要由临床医生担当，他们很少甚至缺乏管理知识培训经历。故其个人经验和直觉可能在管理决策过程中起着比正规知识体系更加重要的作用。故管理者在决策过程中应用研究证据的愿望可能并不强烈。

临床医学比较看重科学研究。许多临床医生会接受一些科研方面的培训，并视其为职业发展的一部分，且一直参与研究。在临床医学行业内，从事学术研究的学者地位很高，他们在进行临床实践的同时也进行科研活动。医院管理是务实的，更加注重实践性，管理与研究相对独立。大多数医院管理者对管理方面的科研过程缺乏了解，较少参与科研活动，有时可能质疑管理研究的动机和价值。

（二）研究及证据

临床科研与管理科研之间的关系常被视为生物医学科学与社会科学之间的关系。生物医学科学强调实验方法（随机对照实验被视为研究方法的金标准）、定量数据和临床经验。这些研究方法及用于综合研究结果的 meta 分析和系统评价都非常适合用于循证实践。社会科学比较重视定性的研究方法，多用观察性的方法，理论发展多于经验理论的验证，量性研究较少。临床人员相信研究问题总有客观而可确定的"正确答案"，所以更愿意坚持寻找研究证据。管理者则比较像解释主义者，受研究背景和研究者本身特点的制约，在看待管理研究结果时比较主观。尤其当研究结果与他们的个人经验或做事方式相冲突时，管理者可能不太愿意改变自己的观点。

学科界限：临床学科已形成明确的专业界限，临床人员可通过明确的渠道，如一些报纸、杂志或网络资源，获得他们需要的研究结果。特别是一些功能强大的搜索服务（如 Medline）使相关研究结果相对容易搜索。医院管理的学科分界尚比较模糊，虽目前已有一些该领域的杂志，但很多相关研究可能出现在临床或一般管理类杂志上，甚至出现在更广范围的书籍或报道上，增加了搜寻相关证据的难度。一些特定搜索服务（如 Healthstar）文献覆盖面较不全面，寻找管理类相关研究可能会很费力。灰色文献（如未发表的研究报告）更为重要，但往往未将索引编入任何搜索服务，导致对循证实践发展至关重要的二次文献研究和 meta-分析难以适用于医院管理类文献。最终造成当医院管理者面对这样有限而杂乱的研究文献时，更多地依赖自己的个人经验和信仰进行管理决策。

临床学科和医院管理学科对研究结果的普适性或可推广性的认可程度也不同。对生物医学科学的研究方法高度信任，临床学科通常认为许多研究结果可用于自己的临床实践中。针对 1 个特定临床专题的研究，可能在有不同人群和不同卫生保健体系的不同国家中进行试验，但其研究结果仍可被合并或共同使用。医院管理学科通常认为：医院管理方面的研究结果受不同研究方法、当地机构背景和文化的重要性及卫生组织与卫生系统之间结构差异的影响，推广比较困难。

（三）决策过程

临床和管理 2 个领域的决策过程存在明显差异。临床医生每天会做出许多关于个体患者治疗的决定，这些决定是循证实践的关键。每一个治疗决定所需的时间相对较短，有时只要几分钟或者更短，故需收集相关临床信息，迅速做出正确的诊断或治疗决策。他们经常使用一种或多种决策支持系统来收集信息，无论是手册、教科书、临床指南或更复杂的基于计算机的工具。这些系统很有用，因为许多临床决定基本上是相似的。管理者所做的决定较少，且往往针对群体，影响面较广。故决定时间较长，重要的管理决策可能需要数周、数月甚至数年的时间才能制订和实施，甚至可能难以辨别或描述决策过程，或当决策实际实施了才确定下来。管理决策更是异质性的，从某种意义上说，通常不会将同一知识体系用于一系列相似但不同的情况。故决策支持系统很少用于管理决策。

虽然临床医生的决定可能受限于资源可得性或医疗机构施加的其他限制，但他们通常可自由做出个人临床决策，仅有部分决策需要通过病例讨论、医生会诊等做出。管理者决策是一种团队活动。管理者常常通过正式的委员会或非正式团体与其他人进行讨论，并争取其他人的支持通常是决策过程的重要部分。管理上的决策过程经常受到机构或卫生体制的影响，如医院的规章制度、卫生资源的可获得性、医疗市场的竞争压力、利益相关者的意见和利益等。这些因素都有可能成为利用研究结果进行管理决策的障碍。

两者在决策反馈方面也有不同。临床治疗决策的反馈较快，且通过观察病程的进展比较容易地判断出来。管理决策的效果常常需要观察很长时间，且因受很多潜在混淆因素的影响，效果判断要比临床决策困难得多。表 20-6 显示临床实践与医院管理之间的比较。

表 20-6　临床实践与医院管理的比较

	临床实践	医院管理
文化	- 高度职业化。有很强的职业准入标准和知识体系，行业内常有一致的知识、态度和信仰	- 较少职业化，无入行控制；管理者来自多种学科背景常缺乏正规培训的管理知识；
	- 高度重视科学知识和研究，许多研究者本身是医生（反之亦然）	- 高度推崇个人经验；对研究结果理解不透；对研究者的动机和价值存在疑虑；研究者和实践者相对独立，缺乏交流
研究和证据	- 很强的生物医学和实证模式，聚焦于实验方法和定量数据	- 较弱的社会科学模式，多使用定性研究方法；实证研究少
	- 信任研究结果的客观性及推广性	- 研究结果更多带有主观性和偶然性，推广性受限
	- 常来自组织良好和被索引的文献，侧重有明确学科界限的专业杂志；系统评价和合成证据较可靠	- 文献分类和索引欠规范，学科边界不清，文献异质性大，不易开展系统评价和合成证据

续表

	临床实践	医院管理
决策	- 每天都有许多临床决策;通常由临床医生个体做出;决策很少受其他因素影响	- 管理决策相对较少,较大的决策通常是集体决定并通常是多方谈判和妥协的结果
	- 相同疾病诊治决策同质性较高	- 相同管理问题决策异质性较大
	- 长期习惯使用决策支持系统(如指南和手册)	- 无使用决策支持工具的习惯
	- 决策结果通常相对清晰	- 决策后果与决策间的因果关联很难确定

第四节　循证医院管理实践面临的挑战及对策

一、循证医院管理实践面临的挑战

循证医学模式适用于医疗机构的各个层面,包括医院管理方面。能有效合理地降低就医成本和医疗成本,使医院具备可持续发展的经济基础,适应竞争的需要。但实际工作中医院管理者开展循证医院管理实践会面临诸多障碍和挑战,如完成任务的时间压力、来自外界权力的干扰、个人经验的偏好、获取证据困难、依赖外部咨询者及缺乏资源等。这些因素在一定程度上阻碍了循证医院管理的发展。

(一)开展循证医院管理实践的医疗卫生机构较少

当前循证医院管理实践尚未被广泛使用,主要原因有:①循证管理的有效性研究证据缺乏。管理者很难找到一个类似药品治疗患者非常有效的用于组织管理的方案,通常证据太多但缺乏好证据,即便有好的证据但其适用性常较差。②管理决策转化涉及面广,实施时间长,效应滞后,且易受多种因素影响,增加了客观评价循证管理决策方案效果的难度;③实施循证管理决策可能削弱高年资管理者的权威,因为低年资年轻管理者常有能力获取并解读可得最佳证据,而前者很少具备这样的能力。④管理层并未形成常规评价其决策后果及质量的习惯。若管理者或决策者没有敢于和善于承认自己不足或存在需要改进地方的态度,很难做到循证决策和管理。⑤循证理念的普及性及认同性不够。循证理念已超出临床医学和卫生领域,一些决策者在决策时开始强调和重视“证据”的重要作用。但许多决策者循证意识不足,很少关心科学研究证据和循证决策的组织。2007年,Andrew D Oxman 等对 WHO 总部部门负责人的抽样调查显示,决策仍以主观方式和专家意见为依据,极少重视和应用系统评价和证据摘要。未来需要商学院、管理学院和医学院合作开展循证决策与管理的培训、教育和传播。

(二)管理证据缺乏、可及性较差

利用证据帮助决策不是医疗卫生领域的新理念,但循证管理首次系统全面地定义了证据,强调了证据在决策中的作用。强调实践循证决策和管理不仅需要证据的使用者(user),还需要证据的生产者(doer),尤其是本土化证据生产者。现实中医院管理类证据尤其是系统评价这样高质量的整合证据严重缺乏;更缺乏像 Cochrane 协作网一样致力于发表和传播高质量证据的管理类证据协作网。此外:①开展基于证据的管理实践文献并未标识“循证”字样,因为“循证管理”衍生于“循证医学”,术语较新;②缺乏可及和高质量的管理实践领域的系统评价;③检索、研究和加工证据能力有限。检索、研究和加工证据需要多方面技能,而多数决策者或管理者并不具备这样的能力。④已有多数证据来自发达国家,缺乏发展中国家和欠发达地区医院管理决策数据。

(三)医院管理研究与实践存在巨大鸿沟

医院管理决策证据研究与实践长期存在巨大鸿沟,可能因为证据生产不及时或与卫生政策重点关联不大、研究结果未能有效传播、证据缺乏适用环境或研究结果未能给出可操作的应用步骤。某些决策可能缺乏高质量的有用证据;且决策者可能需要不同数量和类型的证据。未来需要以管理实践者为中心,以实际管理问题为导向来开展科学研究,而非研究者主导未来管理研究。

管理者的知识来源和结构与研究者差异很大。一般不会阅读学术论文,更关注于可读性和实用性较强的商业评论如《哈佛商业评论》。此外,学术杂志论文与商业评论的写作风格和内容差异也较大。卫生体系中的管理者可粗分为①管理学背景,往往缺乏解读医疗卫生专业学术论文的能力;②医学背景,主要依靠经验管理,缺乏正规的管理培训和知识。如何弥合卫生研究与管理实践之间的鸿沟是当前医疗卫生改革面临的巨大挑战。如图 20-5 所示,概述了当前医院管理学术研究与实践的障碍及可能的解决方法。

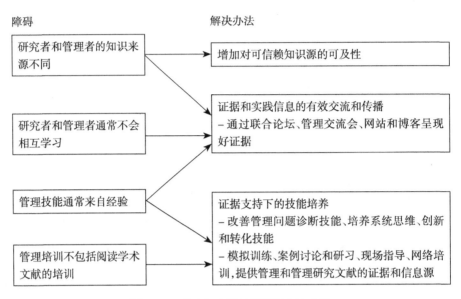

图 20-5　研究与实践的障碍及解决办法

(四) 管理者开展循证决策的条件受限、意识薄弱

一些医疗机构并不具备包括组织文化等在内的实施循证管理的内部和外部条件,"循证"和"循证管理"只是管理者或决策者追求医疗改革浪潮的口头禅。组织机构应真正从内部和外部、软件和硬件等方面推动循证管理,对真正倡导开展循证医院管理的组织机构实行认证及后续的效果评价。此外,管理者们循证决策的意识还比较薄弱,很少关心科学研究证据和循证决策的组织。并且研究人员通常根据自己的专业兴趣和特长提出研究课题(被动应激式),而不是根据医疗服务的特点和需求来提出问题(主动出击式),"被动应激式"不能从根本上保证所获得的证据有利于管理问题的及时解决,也不能从根本上保证解决管理问题的科学质量。医院管理者务必从循证医院管理的思想入手,一步一步改变管理理念,逐步促进循证医院管理应用于医院管理之中。

(五) 管理决策环境的复杂性

医院管理者或决策者除重视证据外,还需仔细研究决策环境、利益相关者价值观、资源、文化和政策法规等。证据应用的环境与现实之间常存在差异,应以系统和整体观看待和处理决策所需证据。此外,应急情况下的管理决策,一开始常依据经验和专家意见为主决策,再过渡到基于证据的决策。还需要充分考虑利益相关者的偏好,但医疗卫生领域的预防与干预决策具有较强的专业性,利益相关者未必具备相应专业知识而理解。当决策者偏好与决策影响人群价值取向冲突时,应充分沟通和交流,取得信任后再决策。此外,决策者需具有前瞻眼光,需平衡短期利益与长期效益等。

(六) 实施循证管理与组织创新的矛盾

实施循证管理意味着一定程度上"复制"别人的模式,可能限制了组织和决策者创新和冒险的文化。对决策者和组织均是很大的挑战,若忽略已有外部证据很不明智,若外部证据质量较差或不适合内部组织环境则可根据自身情况进行管理创新。实际上实施循证管理本身就是一种管理创新,可催化针对特定重要相关的实际问题开展新的研究,还可提高决策的科学性和效率。

(七) 难以评价循证医院管理的实施效果

管理和决策效果受制于诸多因素。管理决策通常需要经过 1 次甚至多次的集体讨论,而且争取其他人的支持常是决策过程的重要部分,故难免在证据的使用过程中出现一些争议或非议。另外,管理决策的效果一般需要观察较长时间,容易受到诸如卫生资源的可获得性、医疗市场的竞争和医院内外的各种利益博弈等不确定性因素的影响。加上管理实践很难有好的对照标准,有效测量和评价循证管理效果则受到很大挑战。若不能很好定义循证医院管理决策是否成功的标准,就更难评价和推动循证医院管理实践。

二、推动循证医院管理实践的对策

面对医疗体制改革、市场的竞争环境、人们的服务需求和日益紧张的医患关系,医院必须要适应复杂的内外环境和提高医院服务质量,引进循证医院管理是现代医院管理发展的必然趋势。我们需要建立循证管理相关组织,搭建循证医院管理科研和实践平台。如美国于 1992 年建立了卫生管理研究中心(Center for Health Management Research,CHMR),包括医疗机构成员和学术研究成员。CHMR 为管理者、临床医师、研究人员提供了一个论坛,有利于合作设置研究问题、回顾现有的研究文献、在需要时进行新的研究、评价研究结果,并将研究结果与建议提供给那些有需要的决策者。CHMR 已经开展了广泛的研究项目,包括医师组织安排的评估、医师制度一致性、系统整合对供应商矛盾的影响等方面。在我国虽未建立相关组织,但在一些医疗机构已经开始应用循证理念改变其质量管理、绩效管理等体系。虽然循证管理的后效评价尚缺乏数据,但这些研究活动的开展与运用,至少说明循证管理实践存在着可行性,关键的问题是如何推动和实施,我们将围绕以下两个方面探讨推动循证医院管理实践的对策。

(一) 促进循证医院管理应用的策略

可从战略、结构、文化和技术 4 个维度制订策略推动循证医院管理的应用。

1. 战略维度　战略维度强调显著的组织变革——即明确开展循证管理实践,聚焦于医疗卫生领域的重要问题。只有当医疗卫生系统里的管理者在决策时优先考虑并采纳循证管理,循证医院管理才可能被广泛采用。

2. 结构维度　结构维度指组织机构支持循证管理的总结构,包括指定的委员会、任务工作组及负责实施和促进循证管理实践的个人。

3. 文化维度　文化维度包括卫生体系中人群的信仰、规则、价值观和行为。拥有一个敢于质疑权威或他人观点的文化是开展循证管理的前提之一。

4. 技术维度　技术维度意味着实施循证管理的相关人员需具备一些必备知识、培训和技能,可获取信息技术及设施的支持。可以通过循证管理培训班或将管理人员送读医院管理学位的方式,培养从研究结果中摄取证据、评价证据的能力。决策者知道并理解循证医院管理研究的过程有助于在决策过程中争取更广泛的支持。

要开展组织机构真正意义的循证医院管理实践,上述 4 个策略缺一不可。缺乏战略维度时,重要决策常不会考虑系统全面的证据;且当员工努力实践循证医院管理时常常收效甚微,因为缺乏来自组织机构的优先战略支持;缺乏结构维度时,因缺乏专人 / 工作组负责培训和推广循证医院管理,可能存在散在、无关联的整合研究证据的决策;当组织文化不支持基于证据的决策时,推行循证医院管理举步维艰,因为员工并不认可循证决策比传统决策更好;缺乏技术维度时,组织开展循证医院管理必然受挫。推动循证医院管理所需的 4 个策略在很大程度上反映了当前循证医院管理很少被医疗机构真正采纳的原因。只有同时做好了这 4 个维度的准备,组织机构才可能真正开展循证医院管理实践。

(二) 传播和推动循证医院管理的行动

未来迫切需要采取以下行动来传播和推动循证医院管理:①在医学院和商学院开设循证医院管理课程,培养专业人才或未来的领导者;②出版循证医院管理的书籍或手册;③开展管理类证据分类和分级研究,考虑内部真实性与外部真实性,制订管理证据推荐指南;④建立循证卫生决策与管理中心,推动循证管理的传播并为决策者提供证据和培训等支持;⑤收集、整理和创建医疗管理证据数据库,提高管理证据可及性。

从循证医院管理的利益相关者角度出发,不同利益相关者在推动循证管理科学方面均可发挥自己的作用。

1. 学者和研究者 建立专门的循证医院管理网站资源和信息系统、开展系统评价、传播系统评价结果、利用社会媒体报道研究结果、撰写相关学术研究的摘要、在大众媒体发布研究结果、创建"研究所 - 组织"伙伴关系并维持对话、理解每个组织内起作用的影响策略以便传播信息、及时呈现组织所需证据、坦诚面对证据可能的局限性。

2. 教育者和咨询者 传授社会科学研究方法、给学生讲授系统评价结果、维护网络更新分类研究结果、利用社会媒体促进学生、管理者和研究者交流、将循证管理作为决策准确性的创新手段、构建与既往管理实践兼容的循证管理程序、开展循证管理 podcasts/ 网络研讨会 / 演讲、组织循证管理会议。

3. 组织机构和管理者 营造善于质疑的组织文化、培养"研究型学习"的循证文化(支持和鼓励创新、实验、数据收集和分析以及关键评估技术的发展)、保证有足够的投入以支持管理科研活动(资助感兴趣领域的系统评价)、成立研究结果阅读小组、利用社会媒体联系管理者和研究者、在组织内建立研究结果内部网站、评估管理者变革的开放度、提供循证医院管理培训和技能训练、在组织内先接受循证医院管理的人群开展预研究、广泛传播结果及征求反馈、要求组织决策采纳循证决策。

第五节 实 践 案 例

实例 1 证据及其在卫生决策中的作用

(资料来源:Clancy CM,Cronin K. Evidence based decision making,global evidence,local decisions. Health Affairs,2005,24(1): 151-162)

表 20-7 列举了目前美国卫生保健系统中的一些决策类型及证据在其中的作用。可见:①证据可用于医疗产品准入、购买、临床决策和宏观卫生政策等;②不同类型决策对证据的依赖程度有别,医疗产品准入要求最严,必须有明确利大于弊的证据方可批准;③决策者未必一定是管理者或行政领导,医生,患者和非患者个体都可能成为卫生领域的决策者;④需要倡导一个循证决策的文化和环境,使多数人真正从高质量证据中获益。

表 20-7 证据在不同类型决策中的作用

决策类型	决策者	证据作用
产品批准	FDA	Level I
产品购买:例如处方集筛选	美国药品利益管理公司(PBMs)	Level II
临床决策		
指南	临床医生	Level II
共同决策	临床医生,患者	Level III
评估和改善卫生保健质量		
内部改善	卫生保健组织	Level II
公众报告	筹资者 / 购买者;州	Level II
按绩效支付	筹资者 / 购买者	Level II
方案或提供者的选择	消费者;使用者	Level III
选择利益和覆盖面	保险公司;使用者	Level II - III
组织和管理决策	卫生系统管理者	Level IV
保健选择	个体;患者和疾病组	Level III - IV

Level I :必须有严格的证据结果;Level II :如果证据可得,将被优先考虑,同时辅以专家意见;Level III :可得证据是决策需要考虑但并非唯一因素;Level IV :证据有限,其余因素重要。FDA:美国食品药品监督管理局。PBM:药品利益管理机构

实例 2　循证管理实践:降低住院患者跌倒发生率

(资料来源:McKinley C,Fletcher A,Biggins A,et al. Evidence-based management practice:reducingfalls in hospital. Collegian. 2007;14(2):20-25.)

(一) 确定研究问题

澳大利亚西部一家医院的质量风险管理部门欲采用循证管理过程进行医院质量和安全改善,以预防和减少住院患者跌倒发生的情况,进以说明循证实践研究与质量改善之间的联系(表 20-8)。质量风险管理者与护理部主任、临床医生达成一致协调,确保在医疗服务时采用所有有效的风险管理计划。

(二) 收集和检索预防和管理跌倒的最佳证据

信息来源除了研究证据,还应包括审计和绩效数据、当地收集的评估信息等,这些不同类型信息的综合为管理者提供了一个有价值的决策工具,以便将临床决策环境化,并构建可用于改善医疗结果和优化患者体验的知识体系(表 20-9)。

表 20-8　关于患者跌倒发生的文献研究

资料来源	关于患者跌倒发生的文献研究
Kannus,Khan&Lord(2006)	跌倒伤是老年住院患者无意伤害和死亡的主要原因
Gillespie(2005) Szumlas(2004)	约三分之一的 65 岁以上的老年人每年可能会经历至少一次跌倒
Joanna Briggs Institute(2006) Quigley(2005).etc	最有跌倒风险的患者包括:由于跌倒前变得害怕或失去信心的人;具有特殊入厕需求的人;服用大量药物或精神、身体状况受损的人
Shobha(2005)	约 60% 的跌倒事件发生在有多次跌倒史的患者,由于跌倒后焦虑造成的身体功能受限
McCarter-Bayeret al(2005)	引起跌倒的外部危险因素包括:独处、鞋类不适、光滑的或具有过度眩光的地板、荧光灯
Kannus(2006) O'Connell&Myers(2001)	对于有住院跌倒风险的老年人,由于需要适应新的环境,对周围危险因素不熟悉会增加跌倒风险
Aiken(2005)	跌倒是临床管理者的职责问题,他们应监督及早发现风险,并负责调动机构资源及时进行干预和救援
JBI(2006)	跌倒是澳大利亚住院患者受伤的主要原因,占全部住院病例的 38%
Fonda et al(2006)	跌倒会给每个患者增加至少 15 000 澳元的医疗费用成本,与住院日延长和手术费用有关
Titler et al(2005)	对有跌倒风险的老年人的住院护理费用数据进行大规模分析,发现人员配置的个人成本有所增加

表 20-9　预防和管理跌倒的最佳实践

资料来源	预防和管理跌倒的最佳实践
Fonda(2006);JBI(2006); O'Connell &Myers(2001)	虽然存在很少的经验数据来支持预防跌倒的最佳实践,但是多组合的综合战略是最广受推荐的
Quigley(2005); Schwendimann(2006)	持续的监管,仔细记录患者的环境、医疗成本和社会成本
ASQC(2005)	澳大利亚安全与质量委员会(ASQC)确定防止跌倒及其后续受伤的最佳做法是有针对性的个性化策略(资源充足、定期审查和监测)
Deming(1982)	采用 PDCA(戴明循环)
JBI(2006)	JBI 最佳实践的指南包括:使用风险评估工具、注意风险的设备;提高在患者周围活动者的意识;确保所有工作人员熟练掌握跌倒的教育策略;对方案效力进行评估
JBI(2006); O'Connell& Myers(2001)	使用手腕或手臂带识别处于跌倒风险的患者;给进入患者房间的人员设置提示/教育标志

续表

资料来源	预防和管理跌倒的最佳实践
Irving(2004);JBI(2006)	使用防滑鞋;频繁接触需要入厕帮助的患者
Irving(2004)	床栏杆等其他约束物的副作用可能包括失禁、压疮、院内感染、挛缩、直立性低血压、高住院死亡率
Quigley(2005);Haines,Bennell,Osborne & Hill(2004)	准确和及时的文件记录(包括预防跌倒的测评工具、跌倒次数、外伤类型等);护理人员对预防跌倒的持续教育

(三)制订最佳实践的方案

跌倒预防方案概要见表 20-10。

表 20-10 跌倒预防方案概要

1. 分析基线临床评估数据、制订决策	(2) 手腕 ID
2. 制订后期评估协议内容	(3) 患者电子信息系统(EPAS)
(1) 评估已知风险	(4) 药物警报系统
(2) 按药物、年龄、术后条件评估患者的心理、身体状况	5. 实现基于临床评估的管理决策
3. 制订评估工具	(1) 护理方案
(1) 人口统计学的数据	(2) 环境
(2) 临床、环境因素	(3) 设备需求
(3) 跌倒史、风险状况	6. 员工意识计划
(4) 人工操作、动态评估	(1) 员工培训
(5) 用药信息	(2) 激励活动
4. 制订标识系统	(3) 员工参与
(1) 图表贴纸、彩色卡片	

(四)评估决策与结果

从方案开始实施后监测跌倒的临床指标数据,采用澳大利亚事件监测系统(AIMS)进行分类报告。研究结果显示跌倒发生率降为 0.25%,低于全国最高统计的 0.37%,优于同行业医疗机构的 0.28%。自引入跌倒预防方案(falls prevention program,FPP)后,平均每住院日的跌倒次数大幅度减少,并且在一次住院期间出现多次跌倒的患者人数显著减少。

本章小结

随着循证医学的迅猛发展,循证理念已逐渐渗透至医学的各个相关领域,而作为医院运行的重要支撑——医院管理势必也要适应医学发展的要求,更新管理模式,引入循证医学思维。循证医院管理是根据目前最好的管理科学证据,结合医院的实际情况,在符合国家、医院和患者利益的前提下,对医院的组织结构、资源分配、运作流程、质量体系和运营成本等作出决策,在不断实践、总结和分析证据、总结经验的基础上,修正管理方式,再实践,不断提高管理效率的过程。但开展循证医院管理的进程还比较缓慢,仍处于起步阶段,如何建立和实践循证医院管理模式等这些最核心的问题还没有取得突破点。

循证医院管理基本要素包括循证医院管理的主体、循证医院管理的证据、循证医院管理的环境、循证医院管理的环节。循证医院管理的基本步骤包括确定研究问题、整理现有"内部证据"、查找"外部证据"、评价证据、整合并呈现证据、将证据用于决策以及实施决策、后效评价。循证医院管理与循证临床实践在文化、研究及证据、决策过程三个方面进行对比,有显著的差异。实际工作中医院管理者采纳循证决策与管理会面临诸多障碍和挑战,在一定程度上阻碍了循证医院管理的发展。循证管理实践的问题是如何推动和实施。

思考题

1. 有用决策证据的特点是什么?

2. 循证医院管理的难点及对策有哪些?

（文　进　陶文娟）

参考文献

［1］李幼平.循证医学(研究生)［M］.北京:人民卫生出版社,2014.

［2］张鹭鹭,王羽.医院管理学［M］.第2版.北京:人民卫生出版社,2014.

［3］Ledger J. The gold standard of management? Evidence-based management and healthcare delivery［J］. London J Prim Care (Abingdon),2010,3(2):93-97.

［4］Finkler SA,Ward DM. The case for the use of evidence-based management research for the control of hospital costs［J］. Health Care Manage Rev,2003,28(4):348-365.

［5］Guo R,Hermanson PM,Farnsworth TJ. Study on Hospital Administrators' Beliefs and Attitudes toward the Practice of Evidence-Based Management［J］. Hosp Top,2016,94(3-4):62-66.

［6］方立亿,匡绍华,姜宝法.树立循证理念实践循证卫生决策［J］.中国卫生事业管理,2008,25(10):655-656.

［7］李幼平,杨晓妍,陈耀龙,等.我国公共卫生领域的循证决策与管理——挑战与探索［J］.中国循证医学杂志,2008,8(11):945-950.

［8］Walshe K,Rundall TG. Evidence-based management:from theory to practice in health care［J］. Milbank Q,2001,79(3):429-457.

［9］余益民,梁实,谢建琴.循证思想在医院管理中的应用［J］.中华医院管理杂志,2006,22(11):721-723.

［10］王娜,姜宝法.循证公共卫生决策的发展现状及其前景［J］.中国公共卫生,2006,22(10):1272-1274.

［11］黄鹏,李譓超,田春生,等.试论循证医院管理的实现途径及影响因素［J］.中国医院管理,2013,33(8):6-7.

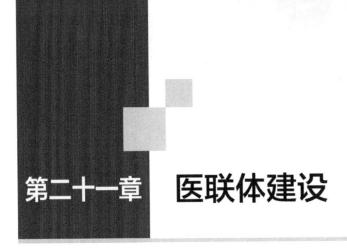

第二十一章　医联体建设

从世界范围来看,对医疗资源的整合,提高服务的协同性,是目前国际上通行的做法。医联体作为能整合并提高医疗服务协同性的卫生服务模式,我国政府高度重视。近年来,国务院、国家卫生和计划生育委员会相继出台了关于医联体建设和发展的指导意见,同时指出共建医联体是整合区域医疗资源、提升基层医疗服务能力、推动合理有序的分级诊疗模式的重要内容。医联体是实现分级诊疗、双向转诊等的有效抓手。共建医联体对建立分级诊疗制度有重大意义,能促进优质资源下沉,提升基层服务能力。

第一节　医联体概述

一、医联体概念

医疗联合体,简称医联体,指一定区域内由不同类型、层级的医疗卫生机构有机组合,形成协作联盟或医疗集团,促进医联体各成员之间的资源共享,提升医疗机构的整体服务水平。国外医疗机构之间也存在着大量不同形式的协作和联合,但更侧重于医疗资源的整合。医疗资源的整合是指医疗和保健在内的不同类型的卫生机构之间的连接、协作,包括筹资、管理、组织机构、服务和临床医疗等内容。

国内医联体,多由一所区域内高级别医院,整合或联合若干所或一批中小型医院、社区卫生服务中心、诊所等医疗卫生机构,以区域卫生规划为指导,通过管理输出、资源共享、技术输送、学术交流、远程医疗等方式,建设一体化平台,开展广泛且密切的医疗协作,为区域内居民提供医疗救治、预防保健、健康咨询等一系列的医疗卫生保障,保证医疗卫生服务的持续性、公平性、高效性、可及性和安全性。

经过近十年的探索,国务院办公厅 2017 年 4 月 23 日印发的《关于推进医疗联合体建设和发展的指导意见》明确了我国医联体建设的指导原则和组织模式,指出国内医联体是由不同级别、类别医疗机构之间,通过纵向或横向医疗资源整合所形成的医疗机构联合组织。

二、医联体溯源

(一)全球医疗联合体趋势

第二次世界大战后,国外医院面临诸多问题:一是医疗设备的不断更新和医学检验技术的发展导致医疗费用上涨、人口老龄化疾病谱的变化,均刺激医疗服务需求增加。二是政府投入不足造成医疗资源短缺,公平性较差。三是医疗机构内部管理和制度建设存在问题,如缺乏有效的绩效体现,不同医疗机构的功能区分模糊,医疗服务效率下降。四是医疗保险制度不完善,医院运营面临各类成本上升的压力。

因而,各国政府开始考虑如何建立适合本国国情的医疗卫生体系制度。特别是 20 世纪 70 年代后,为了进一步提高医疗机构医疗服务的质效,体现社会医疗的公平性,各国医疗机构纷纷探索各种整合形式,即在同一区域内,不同类型、层级的医疗机构联合,实现信息相认、资源互补、利益共享,为患者提供连续且一体化的医疗服务。医联体的理念和实践最早源于美国的凯撒医疗集团(Kaiser Permanente),其建立了一个垂直整合的管理系统,基本架构为保险基金会、医院团体和医师团体三位一体,有机整合医疗和保险资源。

目前,由于不同国家及地区卫生体制环境和背景的不同,医疗卫生服务体系整合的形式也多种多样,有联盟性整合、服务等级网络、区域医疗网络、集团式联合体等。全球的趋势主要体现为:①具有先进的现代化管理制度,政府职能定位准确,医疗机构经营规模化;②融资方式多样化,产权明晰;③社会保障制度完善,激励机制健全;④服务人性化,尽量体现社会医疗资源的普及性与公平性。

(二)国内医联体发展趋势

1. 国内医联体产生背景　新一轮医改使医疗服务的可及性明显提升,但中国医疗卫生事业改革与发展仍然面临诸多挑战。如优质资源总量不足、结构不合理、分布不均衡,特别是仍面临基层人才缺乏的短板,这些问题仍然是保障人民健康和深化医改的重要瓶颈。另一方面大医院"门庭若市"、小诊所"门可罗雀",如何保证医疗卫生服务的安全性、公平性和效率性,是中国医疗卫生事业体制改革亟待解决的问题之一。建成共通共享的医联体,优化医疗资源的结构布局,提升医疗服务体系整体效能,形成合理的分级诊疗体系,才能更好地满足群众的健康需求。

2. 国内医联体溯源　医联体作为整合医疗资源的一种方式,在我国医疗卫生领域并不陌生。中国医联体的产生可追溯到改革开放初期,多是因医疗资源匮乏而开展的大医院支援基层医院的建设工作。经过 30 余年的探索发展,逐步形成了与中国实践相结合的"中国式"医联体创新发展模式。

(1)医联体萌芽期:1978—1989 年。20 世纪 80 年代初,我国正值改革开放起步阶段,全国以公立医院为主的医疗体系市场竞争机制尚未起步。随着改革开放进一步的深化,城市流入人口比例逐年增大,居民就医需求与日俱增,各大医院逐渐出现了患者住院难、看病难的压力,而小医院则业务不足、患者稀缺。这种情况促使大医院与小医院联合起来,组成医联体,缓解医疗卫生服务供给不足与不均衡的状况。

我国的改革始于 1978 年 11 月,安徽省凤阳县小岗村开始实行"农村家庭联产承包责任制",正式拉开了我国对内改革的大幕。无独有偶,我国第一个"医联体"雏形的诞生地也在安徽省凤阳县。1981 年,凤阳县第二人民医院和蚌埠医学院附属医院签署了中国医联体发展史上具有里程碑意义的帮扶协议,由此开始了中国医联体第一阶段的探索。

紧随其后的是 1984 年沈阳中心医院联合另外 11 家基层医院组建的医疗协作联合体,探索改变政府医疗服务社会供给模式。此外,河北省、黑龙江省的哈尔滨市、佳木斯等地区也纷纷响应政府号召,探索医联体之路。因受制于当时体制的局限性,这些医联体后来纷纷解体,但在当时的背景下,这种尝试为中国医联体的后续发展积蓄了宝贵的实践经验。

(2)医联体形成期:1990—2012 年。20 世纪 90 年代,随着市场化的深入,国内出现了各类医疗连锁机构及医疗集团组织。90 年代中后期,医疗市场竞争逐步加剧,2009 年中共中央、国务院发布了关于深化医疗卫生体制改革的意见,促使国内公立医疗机构开始进行资源重组。

1996 年 12 月,"南京鼓楼医院集团"挂牌成立,开启了我国医院集团化发展。2000 年,国务院办公厅转发国务院体改办等八部委《关于城镇医药卫生体制改革的指导意见》中明确提出"鼓励各类医疗机构合作、合并"。哈尔滨及上海等地开始纵向整合医疗资源,致力于提升医疗资源的整体利用效率。2011 年后,全国各地掀起了构建医联体的探索,上海、江苏、辽宁、安徽、湖北、四川等地区的大型公立医院纷纷开始运作医院集团化改革,通过资产重组、管理输出、技术协作等方式,跨地区、跨级别、跨部门的医院重组、合并、托管等形式,联合其他医疗机构,以区域纵向联合为主,多样联合形式并存的方式构建了各类医联体。比如上海的"瑞金-卢湾医联体""新华-崇明医联体"等。

这个时期仍属于医联体的初步发展时期,医联体总数较少,医联体内的各级医疗机构联系不够紧密,且分工不明确,实施效果不明显,医疗资源有待进一步优化配置。

(3)医联体发展期:2013 年—至今。伴随中国医疗改革逐步深化,医联体随之进入了发展的快车道。2013 年 1 月,原卫生部关于印发 2013 年全国卫生工作会议文件的通知里明确提出"要积极探索和大力推广上下联动的医疗联合体制机制",并要求以大型公立医院的技术力量带动基层医疗卫生机构能力提升和共同发展,推动分级诊疗格局形成。如北京市、上海市、四川省、山东省、江苏省、河北省等多家医院,联合相关医疗卫生机构共同组建医联体。如北京安贞医院医联体、遵义市第一人民医院医联体、华西医院的区域医疗生态圈等。

第二节 医联体的发展现状与进展

一、国外医联体发展概况

20 世纪 70 年代以来,法国、美国、英国等国家和中国香港地区的医疗机构开始开展医疗资源整合和重组的实践,即医疗联合体(即医联体)的构建工作。

全球范围内,各个国家和地区都根据本国或者本地区的经济水平、社会基本情况、政府管理方式等的不同,组建了适合本国或本地区医疗卫生发展需求的医疗联合体模式及相应制度。

1. 法国区域医疗联合体 2000 年,世界卫生组织在其发布的"世界健康报告"中,将法国评选为世界上医疗保障最好的国家。2014 年,全球各国平均寿命、人均医疗开销、医疗支出等数据,法国依然是世界医疗条件最好的国家之一。

2009 年 7 月 21 日,法国颁布了"医院、患者、卫生、领土"(hospital patients sante territores,HPST)法案,该法案旨在确保每一位法国公民都能够摒除地理位置因素,平等地享受到更好的医疗卫生服务。HPST 法案主要目标是成立大区卫生局(Agences Régionales de Santé,ARS),由其负责区域内的医疗卫生制度管理。

HPST 法案颁布后,出现了新的法律实体"地方医疗联合体"(Communauté Hositaliére de Territoire,CHT)。地方医疗联合体主要由区域内的大小医院在能力互补的基础上重组而成。大区卫生局与公立医院签订合同,为医院设定 3~5 年的发展目标和任务,包括医疗服务提供、保健质量、信息系统和管理效率等相关内容。为此,医院必须在控制医疗费用、提高医疗服务质量及增强自身效率方面继续努力,以便获得大区卫生局更多的支持。医院的总体政策必须和区域卫生规划目标一致。医院的创立、转变、服务整合以及大型仪器设备安装等所有相关计划都需获得大区卫生局局长的批准。

在地方医疗联合体内部,不同医院的功能和定位也随之发生变化,患者的日常就医模式也发生相应改变。复杂的疑难病例或者大型外科手术集中在大型医院,而一些较为简单的医疗服务和社会医疗服务则转移到当地医院,这减少了卫生资源的浪费,实现了优势互补。从 2009 年上半年开始,法国各地公立医院陆续取消了日常门诊业务,医院的正常医疗服务模式中只保留急诊和住院业务。至此,患者日常就医活动全部转移至私人诊所和定点私立医院。

2. 美国整合医疗体系 美国是世界上经济最发达的国家,其卫生总费用占国内生产总值的比重、人均卫生总费用均居于世界前列,且拥有世界上最先进的医疗技术、医疗设备、医护素质,但美国的健康水平和卫生系统绩效均不理想。

为了解决制约医疗卫生制度公平与效率的问题,美国政府较早建立了整合医疗体系(integrated delivery system,IDS),将不同层级的卫生保健机构或工作者联系起来,形成有组织、协同的、相互协作的服务网络,为特定的患者人群和社区居民提供配合协调、纵向连续统一的医疗服务。这一联合网络将支付方和提供方统一在一起,在同一保险计划内,患者可以在联合网络中享有从首诊到康复的一体化服务。

美国整合医疗体系中,凯撒医疗集团模式最具有代表性。集团由互相制约的保险基金会、基金会医院团体、医生团体三部分组成。保险基金会是医保管理机构,即支付方;医生团体由独立执业的全科医生、专科医生组成,与基金会医院和保险基金属于合同关系,向基金会医院转诊患者,并由基金会向其支付诊疗费用。

集团采取医疗保险和医疗服务统一管理的模式,参保方按照总额预付的方式缴纳费用成为集团会员,按照费用缴纳等级享受不同的医疗保健服务。该集团重视疾病预防和对患者全程、系统的健康管理,降低了疾病发生和就医成本;同时实现了不同类型、层级医务人员之间的对接联系,实现了预防保健、门诊、住院、家庭康复之间的整合,保证了患者就医的连续性。其中,强大的信息共享系统是患者连续就医的重要保障,同时也为集团内部的服务质量管理、服务流程管理、绩效考核管理、科学决策管理提供了技术支持。美国成熟的医生培养制度和完善的全科、专科医生分工,为集团发展提供了人力保障。医疗集团还面临着来自其他医院、保险公司的竞争,各实体的质量和绩效数据会由第三方组织公开发布,促进了集团效率的提高。

美国的整合医疗系统也强调利益和责任的高度一体化,多采用集权式管理模式。集团总部统一管理财务、医疗事务、后勤、信息系统、综合事务等,医院通常只是作为医疗服务提供者,集团总部的成本预算按医院收入规模分配到下属医院。集团可以为医院提供所需资源,协调集团内部各医院间的资源配置等。在信息系统的基础上,美国的医联体模式不仅实现了不同层级医务人员的纵向一体化,而且实现了各类医疗部门之间的横向一体化。

3. 英国国民医疗服务体系和整合医疗网络 英国实施的是国民医疗服务体系(national health service,NHS),这个体系一直承担着保障英国全民公费医疗保健的重任。整个NHS医疗体系分为两个层级,第一层级是社区医疗(GP),第二层级为 NHS 体系内的综合性医院。英国所有的医院、社区卫生服务和急诊服务都纳入了医疗联合体,内部通过签订合同确立了不同级别医疗机构之间的经济关系。NHS 带有社会福利性质,持有 6 个月以上英国签证的外籍人员均可以享受这项福利政策。其医疗服务购买者与提供者明确划分。全科医生开办私人诊所提供初级医疗保健,政府则通过签订合同采购其所提供的全部医疗服务,全科医生根据其提供的医疗服务工作量向政府申请补贴。公立医疗机构则负责提供二、三级医疗服务,由财政提供经费,特点是引入了"内部市场"机制,政府向医院购买服务,促使其提高效率。这三级医疗机构相互配合,逐级转诊。同时英国政府还通过激励和竞争机制降低医疗支出,提高效率,鼓励私有资本投资医院,建立有效的医务人员个人激励机制。

近年来,英国也在积极探索建立以整合医疗网络(integrated care network,ICN)为基础的医疗联合体,推进医疗各体系的资源整合与一体化。主要做法包括初级卫生保健之家(Primary Care Home,PCH)和一站式医疗与社会照护服务。前者以全科医疗为基础,承担 90% 的卫生保健服务,支持自我保健、家庭保健和长期护理管理,并与公共卫生工作相衔接;后者整合原来分割的医疗服务为社会照护体系,为患者提供一站式医疗服务。

整合医疗已经成为英国卫生战略规划的一部分,其"整合"的内涵已经超越了英国服务体系层级的界限,可以是机构、组织、系统甚至模式之间的协同与合作。英国卫生主管部门通过在全国范围内设立初级卫生保健信托机构(primary care trusts,PCTs),将初级卫生保健和公共卫生服务的管理整合在 PCTs 的职责内,为基层社区卫生服务开展提供了保障平台。英国的探索形成整合型卫生服务体系,保证了资源的有序共享,保障了国民的健康和福利水平。

4. 中国香港特别行政区医院联网体系 中国香港特别行政区现行的医疗体制主要有公立和私立两套医疗系统。公立医疗系统由香港政府高度补贴,香港居民患者只需要负担极少的部分费用;私立医疗系统由私立医院和私家医生提供医疗服务,以市场商业化模式运作,收费较高,政府基本没有补贴。全港近 90% 的住院和专科服务是由公立医疗系统提供。香港的公立医疗系统由香港医院管理局直接运营管理,推行医疗机构联网运营模式。

香港政府整合了所有的公立医疗资源,将医院管理局所管理的 42 间公立医院和医疗机构、47 间专科门诊及 73 间普通科门诊,按其所属区域——新界、九龙和香港岛,划分为七个医院联网,即新界西、新界东、九龙西、九龙中、九龙东、港岛西和港岛东。通过建立相同的管理系统,以医院联网为基础,统筹管理全港的公营医疗服务和资源。具体负责提供专业及复杂的医护服务,包括短期住院和专科、康复和长期住院护理。在每个医院联网中,可确保患者在同一个地区内,不论病患过程中有何需要,从疾病治疗、疗养、康复以致出院后的社区护理等都能得到持续的优质医疗服务。而每个医院联网由医管局委任一位联网总监,即为全部医院的管理总监,负责该联网的具体运作。每家医院也有院长,向联网总监负责。医院管理局设总办事处,其职责是订立医院的发展策略和发展方向、制订服务系统、安排资源规划及分配,统筹联网之间的事务,以及监察医院的工作。

香港政府的医疗高补贴政策使香港所有的医院联网单位能够不以经济利益为追求目标,而是把提高医疗服务的质量作为主要任务,通过坚持医疗卫生的公益性来保障市民到任何一个公立医院均有平等就诊的机会。香港居民一般是小病找家庭医生诊治,大病或住院则由基层社区医生开出转诊单后前往医院联网中公立医院进行预约。

香港居民在医院联网中公立医院的医疗支付费用很少。根据公开的统计数据显示,2010—2011 年度,香港政府卫生开支 366 亿元,占政府整体开支的 16.32%;2011—2012 年度,香港政府卫生开支 399 亿元,占政府整体开支的 16.48%。2010—2013 年,香港政府对卫生的投入平均每年递增近 10%。另外,对低收入人员、长期患病者、贫困者等确实无力缴费的患者,还可以通过申请豁免医疗费用机制来进一步享受医疗费用减免。

二、中国医联体发展概况

(一) 中国医联体实践探索

截至 2016 年底,全国已有 205 个地级以上城市开展医联体工作,占地级以上城市总数的 60% 以上,在中国各地已形成星罗棋布的网状分布。2017 年国务院办公厅《关于推进医疗联合体建设和发展的指导意见》中明确提出,"鼓励医联体内统一管理模式,发挥集约优势,推进区域医疗资源共享","逐步形成多种形式的医联体组织模式,完善医联体内部分工协作机制,促进医联体内部优质医疗资源上下贯通"。医联体建设已然上升为一项国家层面的政策。

医联体建设不仅是大势所趋,更是医疗改革的必定方向。医联体的建设重在破除行政区划、财政投入、医保支付、人事管理等方面存在的壁垒,提升医疗服务体系整体效能,更好实施分级诊疗和满足群众健康需求。

(二) 各地医联体模式创新

在中国医联体探索发展过程中,各地因地制宜、开拓创新,逐步形成了多种形式的医联体组织模式,根据各地医联体的推行情况,这里重点介绍四种模式的范例。

1. 集团型医联体创新典范:深圳罗湖医疗集团、江苏镇江康复医疗集团 集团型医联体是指在设区的市级以上城市,由三级公立医院或者业务能力较强的医院牵头,联合社区卫生服务机构、护理院、专业康复机构等,形成资源共享、分工协作的医疗集团管理模式。这里以江苏康复医疗集团为例。

2009 年,镇江市组建了两个以三甲医院为核心的医疗集团,分别纵向整合城区二级医院、专科医院和社区卫生服务中心。江苏康复医疗集团便是其中之一,即以资产为纽带的紧密型医疗集团,系独立的事业法人机构。江苏康复医疗集团集医疗、教学、科研、预防、保健为一体,负责市级公立医疗机构国有资产的投资、运营和管理。

(1) 管办分开、政事分开:通过政府主导集团体制改革,实现经营权和所有权相分离,同时设立集团理事会、管理层、监事会。其中,明确了理事会的统一决策管理核心定位,明晰了在实际运营中的三个主体,界定了三者的关系(政府和集团、理事会和管理层、集团与集团医院的职责关系),形成决策、执行、监督三权合理分工并相互制衡的运营体系。

(2) 优化运营机制,深化集团改革:一是深化人事分配制度改革,全面实施院科两级负责制和全员聘用制。二是优化财务制度管理,实施三级医院总会计师制度,优化全成本核算管理,建立总预算管理制度。三是推进信息化建设,成立集团信息中心,三年间投入 4 200 万元建设集团信息系统,统一规划、投入、管理和维护,实现集团信息资源跨医院、跨社区、跨区域互联互通、共享利用。四是推动机构改革,全面推行内部职能机构改革,将各医院原 20 多个职能科室精简合并成"一办八部"九个部门,提高机构运行效率。

(3) 内部资源优化整合,实现统一协调配置:集团从全局统筹的角度出发,首先是对集团内部资源进行了优化布局,从功能定位上进行职能性集约化搬迁调整,形成一批专科特色鲜明的综合医院。其次是整合外围资源,成立相关专业委员会和协调机构,建立采购配供、消毒供应、信息和社区卫生服务等专项管理中心。横向整合优势专科,成立集团专科临床诊疗诊断中心,整体提高各医院医疗水平。最后是建立规范畅通的转诊机制,施行"一免三优先"服务和医保政策引导,促进转诊患者、慢性病患者到基层就诊。目前集团所属社区门急诊工作量已经占到全市的一半以上。

2. 医疗共同体模式范例:天长市人民医院医共体 医疗共同体是指县级医院为主导,下连乡镇卫生院,辐射村卫生室,所形成"县 - 乡 - 村"一体化管理的基层医疗联合体。其模式样板为安徽省天长市县域医共体。

安徽省天长市,是长江下游的一个县级市。2015年底,以天长市人民医院为牵头医院与21家乡镇卫生院签约组建了天长市第一个医共体——天长市人民医院医共体。随即成立医共体理事会作为决策机构,决定县域医共体内医疗机构的总体规划、运营方针、资产调配、财务预决算、收入分配、人力资源管理等重大事项。天长市医院院长任理事长,21家乡镇卫生院院长为理事,制定《医共体章程》,建立分工协作机制,明确了各成员单位共同的利益、责任,构建紧密型共同体。

(1) 医保基金为纽带,创新利益分配机制:通过采取按人头总额预算包干的医保支付方式改革,来促进县域内形成合理就医秩序。在基金分配上,按照城乡居民医保筹资标准通过提取10%风险金后的95%作为总预算,预留30%的市外就医补偿金,18元/人的大病保险基金,5%的考核奖惩基金后,全部按照人头分配到各个医共体,由医共体牵头单位统一管理和使用,结余留用,超支不补。

医共体之间和医共体之外的县内其他定点医疗机构收治的医保患者,由医共体以"购买服务"方式相互结算,不限制患者在县域内的就医自由。这种做法,使医疗费用转变成医院成本支出,促进医共体内医疗机构在保证医疗质量前提下想方设法控制费用,杜绝浪费。

(2) 实现人才柔性流动,深化人事薪酬制度改革:由医联体理事会统筹安排内部人员的培训、进修、考核、晋升、调资等事宜。在县级医院备案制人员中设置3%左右的流动岗位,用以援派到基层医疗卫生机构锻炼、帮扶;同时,基层医疗机构设置5%左右的流动岗位,用以派送到县级医院进行培训、挂职锻炼。

由医管会对县级医院实行绩效考核,把控制医疗费用和提高医疗服务质量、服务效率、社会满意度等内容作为主要量化指标,引导医院将收入向临床一线、关键岗位、业务骨干倾斜,考核结果与财政补助挂钩。院长年薪原则上不超过全院职工平均工资的3倍,每3年调整一次,由财政全额负担,通过对院长目标考核逐一兑现。

(3) 上下联动分工协作,提升基层医疗服务能力:在明确各医疗卫生机构各自功能定位的基础上,制订双向转诊流程及上下转诊标准。如根据当地乡镇卫生院的诊疗能力,遴选50种左右的常见病种,在非急诊情形下留在中心(乡镇)卫生院诊治,原则上不能将上述疾病患者转往县级医院;县级医院根据自身的诊疗能力,遴选100种左右的病种,不得随意外转。

同时,天长市人民医院成立了六个中心:影像诊断中心、检验中心、病理诊断中心、心电诊断中心、远程会诊中心、消毒供应中心,全部对基层卫生院开放。以技术支持、专家坐诊、重点学科帮扶、1+1+1结对帮扶、远程医疗等多措并举,发挥县级公立医院优质医疗资源的引领和带动作用,实现医共体内各级医疗机构的有机联动、资源共享、协同发展。

(4) 关口前移,实现全周期健康管理服务:天长市人民医院整合了健康教育、健康体检、慢病管理、远程会诊、康复养老等职能,成立了健康管理部,将原本的单纯提供体检服务向健康信息采集、健康风险评估、健康行为干预全方位健康管理发展,形成了从健康教育、疾病预防与早期干预、慢病管理到医疗、康复、养老的全过程、全周期的健康管理服务链。针对可控健康危险因素,为亚健康人群提供健康危险因素干预服务,实现了疾病防控关口的前移。

天长市县域医共体实施一年多来,初步整合了县乡两级医疗卫生服务机构,构建了较明晰的上下分工体系。县域医疗费用得到进一步控制,县域服务能力得以提升,县乡两级医疗卫生机构协同性增强。

3. 专科联盟型医联体典范:北京儿童医院儿科联盟 专科联盟型医联体是指根据不同区域医疗机构优势专科资源,以若干所医疗机构特色专科技术力量为支撑,充分发挥国家医学中心、国家临床医学研究中心及其协同网络的作用,以专科协作为纽带,组建区域间若干特色专科联盟,形成补位发展模式,重点提升重大疾病救治能力。其模式范例为北京儿童医院儿科联盟。

北京儿童医院在 2013 年率先在全国范围内组建儿童医院儿科联盟,以跨省的方式与二十家的省级儿童医院联动。经过 3 年多发展,北京儿童医院专科联盟成员已从最初的 9 家医院发展为 20 家,形成覆盖华北、华南、西南和中部地区国内规模最大的跨省专科医疗联合体。通过远程医疗、转诊绿色通道、培训讲座等方式实现管理、专家、医疗、教学、预防、研究六个共享,实现让患者在家门口享受同质化儿科医疗服务的目标。

(1) 横向整合北京区域儿科资源:2012 年,北京儿童医院依托自身专科优势,成立北京市儿科综合服务平台。平台面向市属 22 家三级医院儿科,为其提供疑难杂症快捷预约、会诊、转诊、检查检验等绿色通道以及定期医师培训等综合服务。

通过横向整合专科,明确发展方向,导入先进管理方式,开辟绿色通道等方式实现带周边、强基层、建机制的目标。

(2) 纵向资源整合促进行业发展:"2015 年起,北京儿童医院先后托管北京市顺义区妇幼保健院、河北省保定市儿童医院等京津冀二级医疗机构,探索儿科科室托管等纵向整合模式。北京市儿童医院在保持受托医院资产归属独立的同时,参与管理建设。

基于托管关系,不同功能定位的儿科医疗机构间的协作有利于对医疗资源形成垂直统一管理,通过构建分级医疗服务网,为患儿及家属提供不同层次、相互补充的医疗服务,组成差异化儿科医疗服务联盟,增加医疗服务的可及性和连续性,从而促进质量改进及效率提高,促进行业发展。

(3) 组建集团专家库,患者不动医生动:2013 年北京儿童医院集团成立以来,组成了由 155 名各成员单位学科带头人参加的集团专家库。通过专家巡讲、手术、查房等,北京儿童医院的优质资源和专家一同下沉,巧妙应用"互联网 + 医疗",实现首诊在基层、复杂病例远程会诊,疑难急重患者无障碍转诊。北京儿童医院 2015 年的门诊量比 2014 年下降了 20 万人次。通过北京儿童医院集团成员整体水平的提升,患者均可留在当地医院就诊,外转率大幅下降。

(4) 建设国家儿童医学中心,引领全国儿科发展:建立国家级儿童医学中心服务平台,构建四级儿童医疗分级诊疗网络,探索全国儿科医联体的道路,通过管理共享、专家共享、临床共享、教学共享、科研共享、预防共享等,推进儿科医学一体化发展。

4. 远程医疗协作网典范:中日友好医院远程医疗协作网、四川大学华西医院远程医疗协作网　远程医疗协作网是指面向基层、边远和欠发达地区构建远程医疗协作网,鼓励公立医院向基层医疗卫生机构提供远程医疗、远程教学、远程培训等服务,利用信息化手段促进资源纵向流动,提高优质医疗资源可及性和医疗服务整体效率。这里以中日友好医院远程医疗协作网为例。

中日友好医院远程协作网由核心医院与合作医院(包括三级医院、二级医院、社区卫生服务中心)组成,实现了跨行政区域、跨隶属关系及跨资产所属关系的远程协作,开展了临床会诊、影像会诊、病理会诊、教学培训、3D 手术示教、多学科病例讨论与查房、学术会议等多种远程医疗活动。

作为国家卫生健康委员会远程医疗管理培训中心,中日友好医院重点关注医疗服务模式及信息平台的优化与变革,组织起草了国家远程医疗管理相关规范标准。

近年来,中日友好医院逐步将互联网技术应用于专科医联体建设,通过远程会诊、远程影像诊断、远程教学查房、学术会议转播、线上技术培训、大型科研协同等丰富业务,有效推动了专科医联体业务发展、促进了基层学科建设,有效促进了区域医疗的协同发展。

第三节　医联体的类型及特点

2013 年,全国医疗管理工作电视电话会议中提出,将通过建设医联体推动分级诊疗格局形成。随后,全国各大医疗机构积极探索医联体建设,截至 2016 年底,全国已有 205 个地级以上城市开展相关工作,占地级以上城市总数的 60% 以上。2017 年国务院办公厅发布《关于推进医疗联合体建设和发展的指导意见》,医联体作为推进分级诊疗的重要抓手,已上升为国家层面政策。为了尽可能满足群众的医疗服务需求,各地因地制宜进行了诸多有益的医联体探索。根据自身发展方向、医疗资源配置情况及历史合作基础,通过政府牵头、双向选择与自愿结合的方式组建或加入医联体,形成了各种不同的类型模式。

一、医联体的类型

(一) 按医疗机构间的紧密程度划分

按照医联体内医疗机构间联系合作的紧密程度来看,可将医联体划分为紧密型医联体、半紧密型医联体、松散型医联体。

1. 紧密型医联体　紧密型医联体是指内部各成员单位实现了人、财、物的高度整合,医联体内一体化管理,制订统一、规范的管理制度,充分实现资源共享、信息互通,各成员单位在医联体授权范围内开展经营和管理活动,构建服务共同体、责任共同体、利益共同体和管理共同体。

紧密型医联体更强调集团内利益与责任共同化,但因医院行政归属不一致、财政补贴渠道不同等瓶颈,使得建立紧密型医联体的难度较大。

2. 半紧密型医联体　半紧密型医联体是指在"三不变、三共享、三统一"("三不变":资产归属不变、财政拨款渠道不变、职工身份不变。"三共享":资源共享、人才共享、信息共享。"三统一":统一内部管理、统一资源调配、统一信息平台)的原则下,医联体内各成员单位在医院管理、人才培养、患者转诊、技术协作、信息共享以及利益分配等方面开展相关合作。

半紧密型医联体更注重医院之间技术互补互助以及资源共享,一方面显著提升基层医院的医疗服务能力,把常见病、多发病留在基层;另一方面凸显上级医院的技术与资源优势,将疑难重症患者及时转诊,从而有效推进分级诊疗制度的实施。

3. 松散型医联体　松散型医联体是以医疗服务的互补性为纽带的一种医疗合作形式,因国内松散型医联体自由度高、体量较大、范围较广,下级医院一般会并行加入多个松散型医联体。

松散型医联体有助于提升成员单位的医疗技术服务水平。但由于此种医联体缺乏系统的医联体管理制度和运行机制规范各成员之间的医疗行为,其发挥的功效有限。在我国目前的医联体模式中,松散型医联体占据多数。

(二) 按辐射区域的广度划分

从医联体体内医疗机构的整体辐射范围和合作特点来看,可将医联体划分为城市区域型医联体和跨区域型医联体。

1. 城市区域型医联体　城市区域型医联体一般是以地市级医院为龙头,由区域内政府牵头建立,辐射县级医院,继而延伸多家基层医疗机构,呈扇形分布组建医疗联合体,医联体可高效整合覆盖区域内的医疗资源,形成上下级医疗机构之间的无缝对接。

城市区域型医联体有利于合理整合区域内医疗资源,更好地为区域内的人民群众提供就近可及的优质医疗服务。

2. 跨区域型医联体　跨区域型医联体一般是指在医联体内成员分布上突破地域局限,纵横结合,形成多层次、优势互补的医联体。跨区域型医联体在发展上信息化程度较高,可跨越时间和空间的藩篱,以远程医联体平台为载体,开展各类学术交流和项目合作。借助远程的优势,改善群众看病难的问题。目前跨区域型医联体主要体现为专科医联体及远程协作的探索。

(三) 按组织形式划分

按医联体组织形式,大致可分为城市医疗集团、县城医共体、专科联盟型、远程医疗协作网。

1. 城市医疗集团　城市医疗集团是指在设区的市级以上城市,由三级公立医院牵头,联合社区卫生服务机构、护理院、专业康复机构等,形成资源共享、分工协作的管理模式。

城市医疗集团内主要以人才共享、技术支持、检查互认、处方流动、服务衔接等为纽带进行合作。具备条件的区域可探索医联体内人、财、物统一管理模式,促使医联体成为责任共担、利益共享的共同体。不具备条件的,可在医联体内以对口帮扶、技术支持为纽带形成松散型合作,引导优质医疗资源下沉,提升基层医疗服务能力。目前城市医疗集团发展取得诸多实质性进展,以深圳罗湖医疗集团、江苏镇江康复医疗集团为代表。

2. 县域医共体 县域医共体是指县级医院为龙头,乡镇卫生院为枢纽,村卫生室为基础,形成"县 - 乡 - 村"一体化管理的基层医疗联合体。充分发挥县级医院的城乡纽带作用和县域龙头作用,形成县 - 乡 - 村三级医疗卫生机构分工协作机制,构建三级联动的县域医疗服务体系。

县域医共体重在着力改革完善县级医院、乡镇卫生院(社区卫生服务中心)的管理体制和运行机制、构建分工协作机制,整体提高县域医疗资源的配置和使用效率,加快提升基层医疗服务能力,推进分级诊疗制度建设,是县域内开展医联体探索的重点模式。

3. 专科联盟 专科联盟是指根据不同区域医疗机构优势专科资源,以若干所医疗机构特色专科技术力量为支撑,充分发挥国家医学中心、国家临床医学研究中心及其协同网络的作用,以专科协作为纽带,组建区域间若干特色专科联盟,形成补位发展模式,重点提升重大疾病救治能力。

专科联盟着眼于重大疾病和短缺医疗资源专科联盟建设,重点推进肿瘤、心血管、脑血管、呼吸、感染性疾病、重大传染病等疾病以及儿科、麻醉科、病理科、精神科等短缺医疗资源的联盟建设,强调将专科联盟建设与分级医疗中心设置工作有机结合,逐步减少患者就诊跨省级行政区域流动,促进专科整体能力提升。

4. 远程医疗协作网 远程医疗协作网是指重点发展面向边远和欠发达地区建立远程医学网络,鼓励公立医院向基层医疗卫生机构提供远程医疗、远程教学、远程培训等服务,利用信息化手段促进资源纵向流动,提高优质医疗资源可及性和医疗服务整体效率。

远程医疗协作网旨在运用互联网信息技术,构建连接基层和大医院的远程医疗服务体系,带动网内医疗机构医疗服务能力提升,提升患者就医获得感。

近年来远程医疗技术发展迅猛,基于我国地域辽阔且优质医疗资源分布不均的现况,大力发展远程医疗协作网不失为高效配置医疗资源的有力途径。

二、医联体的特点

虽然医联体的类型各异,但是从发展方向来看,还是具有诸多共性和显著特点的。

(一) 在组织形式上,以非紧密型医联体为主

我国组建的医联体以非紧密型为主。非紧密型医联体成员单位主要是以技术协作和双向转诊为纽带。

(二) 在治理结构上,政府主导建立医联体

我国医联体的可持续发展,需要坚持政府主导,统筹规划,推进"网络化布局""分片包段"建设模式。即根据区域卫生规划、医疗机构设置规划有关要求,结合区域内医疗资源结构与布局,人民群众医疗服务需求,充分考虑医疗机构地域分布、功能定位、服务能力、业务关系、合作意愿等因素,分区域、分层次就近组建医联体。

(三) 在功能定位上,强调连续性的诊疗服务

我国医联体建设的关键在于明确医联体内各医疗机构的功能定位,提升医疗服务体系整体效能,为患者提供连续性的诊疗服务。其重在建立医联体内转诊机制,尤其是畅通向下转诊通道,将术后恢复期患者及危重症稳定期患者及时转诊至下级医疗机构继续治疗和康复;加强医疗卫生与养老服务相结合,为患者提供一体化、便利化的疾病诊疗 - 康复 - 长期护理连续性服务。

但目前对于应下转患者的转诊规范还有待完善,须进一步构建可操作的转诊指南,以确保连续性的诊疗服务。

(四) 在业务支持上,依托互联网平台高度信息化

信息系统的建设在医联体的发展中至关重要,信息平台的建设是医联体连接的纽带,关系着医联体内资源共享、双向转诊、人才培养、临床研究、医疗质控等方面。医联体内的信息化建设需要政府统筹规划,建立区域信息平台,提供从服务到决策的技术支撑。

我国目前医联体间、医联体与其他机构间互通互联的信息化建设仍有待规范与加强。

三、医联体对分级诊疗的影响

(一)分级诊疗的内涵与目的

分级诊疗是按照患者所患病症的轻、重、缓、急及治疗的难易程度进行分级,不同级别的医疗机构承担不同级别的治疗,常见病、多发病在基层医院治疗,疑难危重病在大医院治疗;鼓励患者首先到基层医疗卫生机构就诊,危重难患者及时上转,慢性疾病、康复恢复期患者向下转诊,逐步实行基层首诊、双向转诊、急慢分治、上下联动的就医制度。

分级诊疗的主要目的是规范患者就医秩序,实现群众"小病在基层、大病到医院、康复回社区"的就医格局,同时逐步健全保障机制,基本构建合理布局、规模适当、层级优化、职责明晰、功能完善、富有效率的医疗服务体系,有效缓解群众看病难、看病贵的问题。

(二)实施分级诊疗的必要性

1. 社会老龄化　我国已步入老龄化社会十余年,现已呈现出老龄人口基数大、老龄人口增长快、困难老人数量多的特点。随着老龄化现象越来越突出,慢性疾病发病率高,导致对连续性医疗卫生服务需求的不断增加;促使优质医疗资源下沉,加强慢病康复病管理,成为医疗卫生体制改革的一大挑战。通常来说,老龄人口患病率、复发率较高,且患慢性病的占比大,加之老龄人口在行动、收入上受限,基层医疗服务能力亟待提高。

2. 医保支付压力大　优质医疗资源向三级医院汇聚,造成患者不断向上级医院涌入的现象,但其中大部分患者应留在基层治疗、康复。由于三级医院检查、治疗等方面费用更高,使得医疗费用提升,量价齐升直接给医保的支付带来压力;医保初衷是为降低患者就医成本,而非鼓励非理性医疗资源消费;这种不合理的就医秩序造成了医保支付资金的严重浪费,也给患者增加了负担。

3. 医疗机构间协同性差　长期以来,我国实行不同层级财权与事权统一分级管理体制,各级医疗机构遵循行政区域属地化管理,医疗机构间存在着争抢医疗资源市场的问题,导致"强者恒强,弱者恒弱"的错位失衡现象,亟待通过医疗改革打破壁垒,解放医院发展中的束缚,通过分级诊疗,改变患者错误的就医观念,盘活各级医疗资源,缩小医疗机构间差距,提高各级机构协同性。

(三)医联体对分级诊疗的影响

1. 提高医疗资源的整体利用率　通过医联体的建设,医联体内的成员单位形成了一个互相沟通、互相支持的服务网络,扩大了医疗服务半径,使城乡医疗卫生资源在整合中得到合理配置,实现了大医院与基层医院优势互补、资源共享的目标。

医联体的组建,强化三级医院接诊急危、疑难重症的功能定位,通过转诊通道主动引导患者向下转诊,减少常见病、慢性病、康复期患者对优质资源的占用,逐渐改变"杀鸡用牛刀"的错位就诊思维,将优质医疗资源解放出来。同时将基层重症患者上转,提高医疗资源使用的匹配度。

大医院的医务人员可以到基层医院指导、举办专题讲座,实施定向帮扶,以此提升基层医务人员的技术水平,稳定基层医院的病源。基层医院的医务人员亦可定期到大医院学习、进修,掌握先进的诊疗技术,提升自身的技术水平,进而将闲置的医疗设备和场地重新利用起来,盘活了医联体整体的资源。

2. 降低医院运营成本和患者就医成本　通过构建医联体,实现医疗卫生资源的共享,减少患者重复检查,以共建共赢的形式降低运营成本,在一定程度上可缓解政府投入不足所带来的压力。

通过医联体构建一体化的服务网,对医疗器械设备采购、药品招投标管理、一次性耗材、试剂等进行统一招标采购,统一配送。从而降低医用耗材和药品的采购价格,降低医院运营成本。同时,通过建立和共享疑难杂症会诊中心、药品配置中心、质控中心以及大型实验室,将有效降低医联体各成员单位的运营成本。

此外,大医院与基层医院建成医联体后,双方从过去的竞争关系变成了合作伙伴关系,有助于对医疗卫生资源进行重新分配,形成优势互补。大医院通过下转患者,减轻病房压力;基层医院通过接收大医院下转的患者,有效提高病房使用率。对于基层医院收治的危重症患者,可及时上转到医联体内的大医院,简化了患者到大医院就诊的流程,为危重症患者的救治争取了时间,有效降低了患者的就医成本。

3. 信息共享助推分级诊疗 构建医联体将推动各成员单位建立起统一的医疗网络,包括医联体信息系统、实验室信息系统、图像存储与传输系统、办公自动化系统等,实现各种检查结果的互通互认,建立成员单位间预约挂号、双向转诊、延伸查房等机制,使大医院和基层医院之间建立起全新的联系。大医院的专家亦可直接远程指导基层医院的医护人员开展诊疗活动,有效提升基层医生的医疗服务水平,将分级医疗真正落到实处。

第四节　构建区域协同服务联盟,推进华西医联体建设

四川大学华西医院(以下简称"华西医院")作为国家级疑难重症诊疗中心,医疗水平处于全国先进行列,尤其是近 20 年来各项医疗质量效率指标持续保持强劲上升态势,在群众中有着很好的口碑。尽管规模、业务量大,在西部地区具有诸多优势,但不可否认的是,华西医院已无法满足区域内患者日益增长的就医需求。

华西医院是国家部署在西部地区的大型三甲综合医院,长期以来坚持以公益性服务为宗旨,以"西部老百姓就近获取最优质的医疗服务"为愿景。为了普惠华西医院优质医疗资源,让老百姓在家门口就能享受到华西医院专家的诊疗服务,在新医改政策的推动下,以信息化平台为载体,资源共享、分级协作为目标的华西区域协同医疗思路应运而生。

一、华西医联体发展概况

2001 年,华西医院开始构建基于现代信息技术的远程网络医院联盟。网络医院的蓬勃发展,以及网络医院对优质医疗资源的需求,都大大坚定了华西医院以医疗信息化平台为基础,发展区域协同医疗的决心。华西医院联合网络医院组成了以华西远程医疗信息网络为纽带,以"在线""在位"帮扶为抓手的松散型医疗联合体。

2017 年,李克强总理在政府工作报告强调:"全面启动多种形式的医疗联合体建设试点,三级公立医院要全部参与并发挥引领作用,建立促进优质医疗资源上下贯通的考核和激励机制,增强基层服务能力,方便群众就近就医。分级诊疗试点和家庭签约服务扩大到 85% 以上地市。继续提高基本公共卫生服务经费补助标准。"由此可见,加强医联体建设是提升基层医疗服务能力,促进分级诊疗的有效途径。华西医联体的建设步伐与国家的医改政策不谋而合,在松散型医联体成功运营十年后,华西医院积极响应国家新医改政策,牵头组建相对紧密的华西医院和睦共赢医联体,其宗旨是构建和谐包容、共享共赢的生态医疗圈。

目前我国医联体建设主要有四种组织形式:一是在城市建设医疗集团,二是在县域内建设医共体,三是跨省域组建专科联盟,四是边远地区发展远程医疗协作网。通过各种组织形式来优化资源的配置和运用效率,通过资源调整促进医疗服务的均等化,缓解看病难的问题。

华西医院结合区域人口规划和社会经济发展要求,围绕"基层首诊、双向转诊、急慢分治、上下联动"十六字方针,形成了较为成熟的五种医联体建设模式,即:一是建设医疗集团,通过托管、共享华西品牌,实现紧密型一体化的条块管理;二是建立领办型医联体,通过管理输出与技术输出,领办当地政府所辖龙头医院,促进其在管理水平和业务水平的提升,进而建设形成完整的"华西医院 - 地市级医院 - 县级医院 - 基层医疗机构"四级协同医疗服务联盟体系。三是共建区域专科联盟,与紧密型合作医院加强科间协作,通过专科联盟提升区域内专病诊治水平,使区域内的危重患者得到快速有效的处置,提升诊疗质量。四是共建城市社区联盟,探索了华西 - 城市区域联盟慢病包签约服务新模式。五是发展远程协作网,以远程网络信息平台为支撑,与 640 余家医疗机构携手开展远程继续医学教育与疑难病例会诊转诊,协同远程网络内各级医疗机构实施分级医疗。

二、案例1 华西领办型医联体

为践行和谐包容、共享共赢的理念,构建实质性的医疗联合体,即"华西医院 - 地市级人民医院 - 县级医院 - 基层医疗机构"四级协同医疗服务联盟体系,建立目标明确、权责清晰、公平有效的分工协作机制,责权一致的引导机制,使医联体成为服务、责任、利益、管理共同体,有力推动分级诊疗,形成可借鉴、可复制、可推广的医联体运行模式。华西医院主要对和睦共赢医联体的成员单位采取了以下举措。

一是以政府合作为基础,共建战略合作联盟。

华西医院与医联体单位所在政府共同签署战略合作协议,深化政府合作办医,落实政府办医责任。在确保医联体单位政府公益性质与基本功能定位不变、行政隶属关系不变、资产权属关系(含债权债务)不变、职工身份不变、财政投入和相关支持政策不变情况下,我院将当地政府所辖龙头医院作为其合作医院,派遣团队开展经营管理。

二是以共享华西品牌为载体,实现"华西 - 医联体单位"一体化管理。

医联体单位在保留原名的基础上,冠以"四川大学华西医院 ×× 医院"第二名称。华西医院派出医院管理和专业技术人员对医联体单位进行全面管理。医联体单位实行双重管理制度,当地政府、华西医院均要负责监督管理华西医院管理团队工作情况及医院运营状况。

三是以外派管理团队为核心,输出华西管理经验。

选派优秀管理人才担任医联体单位的院长和院长助理,将华西的先进管理经验、科学的运行管理制度与该院的具体实际有机融合。通过加强医疗质量管控、规范医院规章制度、完善运管体系、推进绩效改革、推进项目改革等为切入点,从决策支持、资源配置、流程管理、绩效体系等方面推进精细化管理。

四是以外派专家团队为抓手,提升基层医疗服务能力。

根据医联体单位的实际需求,遴选 3~5 个学科作为重点共建专科对接,选派华西医院相应科室的副高及以上专家作为学科主任给予指导帮扶。华西外派学科主任须到医联体单位帮助科室制订发展规划、指导学科建设,并开展教学查房、疑难病例讨论、教学门诊、手术指导、学术讲座等活动,集中解决了疑难重大疾病问题。

五是以"在线 + 在位"为载体,推动医疗服务创新。

在在位帮扶指导的基础上,全力推进在线业务把华西医院的门诊、病房延伸至医联体单位,开展远程会诊、远程教学、联合门诊、桌面移动查房、影像诊断、病理诊断等远程服务,实现了医联体所在地区的患者足不出市的即可享受到华西医院的优质医疗服务。

在医联体探索之路中,"华西 - 新都""华西 - 广安"的医联体建设颇具代表性。

(一)华西 - 新都医联体建设探索

在新医改政策的引领下,华西医院于 2014 年与新都区人民政府签署了深化合作办医协议,共同探索医联体建设创新模式,通过三年的合作,实现了"两个率先",构建了"一线二心三层",即建立了以深化合作办医协议为主线的合作体系。这标志着在西部率先引"国家队"优质资源下沉至区县级公立医院、探索建立战略型医联体模式;在全国率先探索实践分级诊疗制度与现代医院管理制度融合推进的创新模式。基本实现了县级公立医院综合改革与综合能力提升、分级诊疗制度建设、医疗联合体建设与发展、现代医院管理制度建设等一系列医改目标,有力推动并实现了基本医疗卫生制度建设的新突破。

1. 华西资源进"三层",全面提升决策、管理、学科水平 "三层"是指决策层、执行层、学科层。新都区人民政府与华西医院按照"传播华西文化,搭建发展机制,培育核心人才、创建重点学科、共享管理智慧、助力分级诊疗、建设城北华西"的工作理念,将华西医院医、教、研、信、管等优质资源引入新都区,派驻华西管理专家担任理事会理事,进入决策层,提升医院科学决策、智慧决策能力;派驻华西业务运营骨干担任医院业务院长、院长助理,进入执行层,提升医院创新管理能力;聘任华西学科专家担任学科主任、名誉主任、首席专家,进入学科层,提升技术水平、学科建设能力。

2.“三加”模式强能力,上下贯通强基层

(1)“学科＋运营”:华西医院派驻具有资历的管理人员任新都区人民医院副院长、院长(运营)助理,率先在县级公立医院成立运营管理部,围绕“运营优化、资源配置、绩效评价”三大核心要素,配置专科经营助理,按照内科、外科、医技系列分片区进行管理,结合新都区人民医院实际,建立了相应的规章制度、岗位职责及工作流程,全面推进医院精细化运营管理。

与此同时,医院聘任华西医院临床医技科室教授,担任临床医技科室学科主任、客座教授、首席专家;实施“规模化”住院医师培训、“集团化”管理干部培训、“导师制”高端人才培训,助力人才结构优化,学科实力提升。每年与科室签订目标责任书,开展联合查房、联合质控,联合流程优化以及项目管理,有效推进了规范化管理,理念革新,标准落地,措施落实,成功创建三级乙等综合医院。

(2)“在位＋在线”:在位方面,新都区人民医院聘任华西医院教授担任重点专科学科主任,学科主任每月均会到院工作,以专家坐诊、查房指导、专科培训、手术操作指导、学术讲座等形式促进专科诊疗水平提升。华西医院制订外派学科主任管理办法,新都区人民医院制订新都区人民医院学科主任项目管理工作实施方案,明确工作职责,联合进行月度及年度考核评价。

在线方面,利用“互联网＋”技术,开展网络联合门诊实现门诊服务下沉延伸;开展桌面联合查房实现住院诊疗服务下沉延伸;开展远程影像,病理、心电图诊断等帮助其提升临床诊疗技术水平;通过远程教学培训基层医务人员的临床思维和临床技能;通过远程会诊提升疑难危重患者救治能力;通过协同医疗服务为需要转诊的患者实现快捷有序的转接诊服务。

新都百姓足不出区便享受到了华西名医及时的医疗服务,医院医生更得到了名医的传帮带,医院相关学科发展迅速。

(3)“医联体＋理事会”:2015年,“华西-新都”医联体开始推行法人治理结构建设,建立了“理事会、管理层、监事会”三位一体的现代医院管理制度,实施了“基本编制＋备案编制”新型岗位管理模式。新都区人民医院聘任华西医院运营管理专家担任医院理事会理事,参与理事会重大决策,提高了理事会决策能力。围绕运营优化、流程再造、资源管控及绩效评价四要素,构建了医院运营管理体系。

通过上述一系列改革措施,新都区人民医院成功构建了基于医院战略、学科建设、职业成长的绩效管理新模式,实现了人力成本支出、员工收入、满意度及手术能力的大幅度提升,主要表现在:

一是门急诊人次、出院人次、手术台次和危重人次增幅明显,服务能力显著提升;二是门诊、住院次均费用、药占比及平均住日大幅度下降,有效降低了患者的就医负担;三是新都区患者县域外就诊率大幅下降,真正将常见病、多发病留在了当地。

此外,该医联体实践经验在四川地区众多医院进行了复制和推广,显著的效果证明了该模式具有较强推广价值,得到了国家、省、市卫计委,政府、行政主管部门及新闻媒体和医院同行的广泛关注。

(二)华西-广安医联体建设

2015年9月,广安市人民政府与华西医院签署战略合作协议,开启了华西-广安医联体的建设探索。经过为期两年的努力,医联体合作不断走深走实,以人才强基层,以学科促发展,以管理带运营,实现了“三个不变”和“三个共享”,即各级公立医疗机构公益性质与基本功能定位不变、行政隶属与资产权属关系不变,职工身份和财政拨款渠道不变,以及资源共享、人才共享、信息共享,取得了丰硕成果。

1.借力专家指导,促进医疗品质提升 以各项学术会议、活动为契机,华西医院专家不间断的前往医联体单位广安市人民医院开展专题讲座、教学查房、手术指导、专家门诊。实现了广安的患者在家门口就能享受到华西医院的优质医疗服务。

(1)请进来:采取“医院搭台子、科室结对子、医生交朋友”的办法,聘请华西医院专家教授为外派学科主任,通过学术讲座、教学查房、手术等方式指导新业务、新技术、新项目的开展,有效提升了广安市人民医院诊疗技术水平。在短短两年的时间,广安市人民医院已可独立开展全腔镜食管癌根治术、心脏射频消融术、复杂骨盆髋臼骨折的综合治疗等30余项新技术、新项目,取得了显著成效,在广安地区实现了多项零的突破。

同时,华西普外科专家作为广安市人民医院学科主任,更是积极推进多学科联合诊疗中心(MDT)建设,率先组建了广安市肝癌 MDT 诊疗中心,实施了广安首例术中超声引导下的解剖性中肝切除术,为广安地区数名肝癌患者提供了最佳的个体化诊疗方案,又促进医院相关专业协同发展。

(2) 送出去:根据广安市人民医院的实际需求,分批派出医护人员前往华西医院、华西二院进行管理培训或新技术学习等短期进修、培训;尤其是医护一体项目制培养方式,更是收效显著。

(3) 引进来:广安市人民医院借助与华西医院合作的优势,成功引进多名高级职称博士研究生,分别担任相应临床科室主任,实现医院博士研究生零的突破;引进数名硕士研究生同比增长 3%。

两年来,广安市人民医院省市级重点专科数量稳步增加。获得国家级继教项目、省市级继教项目多项;申报省级科研课题多项;获市级科技进步奖多项;核心刊物发表医学论文 50 余篇,实现了 SCI 零的突破。成功举办了全国呼吸治疗与呼吸支持理论与技术研讨会、AOCC 创伤骨科论坛、广安市第一届医院管理院长论坛等学术会议,获得广泛赞誉及好评,扩大了医院影响力。

2. 引入华西经验,推进管理创新

(1) 调架构:调整组织构架,提升工作效率。对行政后勤科室分工及职责进行梳理,成立医务部、设备物资部和运营管理部三大核心管理部门,提升工作效率,促进协同创新。

(2) 建规章:在华西管理团队的带领下,广安市人民医院开始重视强化医疗质量管理和护理质量管控。在一年内,制订一系列规章制度,重点督导查房制度、会诊制度、疑难病例讨论制度、病历书写制度等核心制度的落实;确保术前准备完善,手术医师资质符合手术分级授权管理要求,保障患者安全,提升环节管理质量。同时,强化人员综合调配和分层级使用,深入开展优质护理服务,切实提高患者就医体验。

(3) 重流程:在华西医院的指导下,广安市人民医院完成了门诊流程再造。调整优化窗口设置,合并门诊挂号、收费窗口,满足患者同一窗口收费挂号需求;调整门诊及病区空间,开展床位综合利用,提高全院床位使用率;针对部分预约等候时间较长的检查科室采取弹性工作时间,增加检查时段,实现患者当天就诊当天检查,方便患者就医,提升患者满意度。

此外,改造原有医保结算流程。改变原有预结再结的方式,优化结算流程,患者往返次数从 3 次降为 1 次,排队等候时间缩短近 2/3。

3. 巧用"互联网+",推进协同创新 在华西远程医疗网络平台支撑下,以信息技术为纽带,以"互联网+健康"为抓手,"华西-广安"建立了广安市远程医疗网络平台,以远程影像为纽带,构建"华西医院-华西广安医院-县级医院-基层医疗机构"协同医疗服务联盟网络,全面促进华西医院优质医疗资源下沉广安。两年来,基于"华西-广安"医联体合作,广安市人民医院与区域内 28 家医疗机构签订医联体协议,完成 11 家医联体成员单位远程医疗网络建设。其中,累计接收基层医疗机构影像会诊 2 000 余例,参与基层医院诊疗 9 788 人次,参加基层医院疑难及死亡病例讨论 22 次,帮扶基层医院开展新技术项目 14 项,免费接收各区县医院进修医务人员 52 人,组织基层医院开展教学查房 26 次,组织开展手术示教 3 例。

"华西-广安"合作两年,实现了广安市人民医院业务指标快速优化。广安市人民医院门诊人次同比增长 10%,住院患者人次同比增长 15%,手术台次同比增长 17%,三、四级手术增长 39%,平均住院日下降 0.5 天,病床使用率提高 23%,药占比下降 3.3%。

医联体内双向转诊的有序流动。一是上转华西疑难危重患者放量增长。广安市人民医院上转疑难病例共计 261 例,同比增长 18%;二是广安外转患者明显下降。广安外转市外"三甲"医院患者同比降低 49.9%,基本实现了广安民众"大病不出市"。

三、案例 2 华西医院心脏内科专科联盟

(一) 华西医院心脏内科专科联盟探索背景

根据《2015 年四川卫生和计划生育统计年鉴》数据可见,2015 年每千人口卫生技术人员东西部地区数值分别为 6.19、5.76,其中每千人口执业(助理)医师、每千人口注册护师数值分别为 2.40、2.06 及 2.52、

2.30；2015 年东部地区医疗卫生机构床位总数为 2 760 004 张,西部地区为 2 019 951 张;不难看出,受经济发展水平影响,西部地区医疗卫生资源匮乏,东西部地区差距较大。因此,华西医院作为西部地区国家级疑难重症中心,肩负起了推动区域内医疗卫生事业发展的重任,承担着为 3.8 亿西部地区广大人民群众提供优质医疗服务的责任。2016 年 9 月,华西医院心脏内科积极响应国家政策号召,凭借其领先的医疗技术、突出的学科引领力,率先在四川地区开启了心脏内科专科联盟模式的探索。

华西医院心脏内科作为国家临床重点专科、西部地区疑难危重心血管病诊疗中心、四川省心血管疾病质量控制中心,平均每月收治包括冠心病、瓣膜病、心力衰竭、心律失常、高血压病、心肌病等疑难重症患者 822 人次,平均每月出院患者 889 人次,年门诊量达到 108 870 人次,作为四川省内唯一由国家卫计委评定的冠心病、心律失常和先心病介入诊疗培训基地,为全国及四川省培养了众多优秀的心血管专业临床及介入医生。

华西医院心脏内科已组建冠心病、快速心律失常及射频、心衰及器械治疗、高血压、先天性心脏病、心脏瓣膜病、心脏无创检查、心脏重症在内的 9 个亚专业,各亚专业内形成"学术带头人—亚专业组长—亚专业骨干"的学科人才梯队;各亚专业内已开展多项核心新技术。其中,在针对瓣膜性心脏病开展的经导管主动脉瓣植入术(TAVI),经导管肺动脉瓣植入术(TPVI),目前所完成的病例数及治疗效果均位居全国前茅。近年,通过多项核心新技术创新,亚专业间相互融合,医护一体化,多学科团队共同协作,华西医院心脏内科专科排名已名列全国前茅。

由此可见,作为构建专科联盟的基石,华西医院心脏内科无疑具有最显著的专科学术优势,从而成为心脏内科学科联盟的领头单位。截至目前,华西医院心脏内科专科联盟已覆盖省内各级医疗机构 80 余家,医师参与人数达 320 余名。

(二) 专科联盟组织架构及业务开展实践

自专科联盟发轫之初,华西医院心脏内科作为技术与管理的领头单位,主要致力于专科医联体的理论框架设计,组织管理流程制订,日常业务方案拟定;各级协作单位充分发挥区域内业务技术辐射作用,解决当地基层医疗机构无法诊治病种,当协作单位遇到疑难危急重症患者且无法自行诊疗时,及时将患者转移至领头单位进行治疗,待患者治疗完成后再次转入协作单位进行康复治疗;从而形成高效、便捷、科学、持续的分层循环医疗服务体系。

为方便专科联盟内各级医疗机构信息互通,华西医院心脏内科利用微信平台、区域协同平台等现代信息技术手段,开通多种渠道,建立多个医师交流平台,并根据手术患者、住院患者分类,建立"华西胸痛中心群""华西介入手术室沟通群",指定相应护理单元护士长作为专职管理员。主要措施是:

1. 开通危急重症患者绿色转诊通道,建立联盟医院内转诊机制,构建专科诊疗体系 通过联盟内各协作单位合作交流,形成基层首诊、急慢分治、层级转诊的分级诊疗模式,慢性、常见心脏疾病确定诊疗方案后,留在当地医疗机构进行治疗;针对疑难危急重症心脏疾病患者,华西医院心脏内科各护理单元均开通转诊入院绿色通道,经专家确定具有转诊指标后,由科室办公室与入院服务中心协调,直接开具患者入院证,优先收治患者入院,候床平均时间为 1~3 天。

此外,为便于联盟医院患者进行心导管诊疗,心脏内科导管室专门开辟了绿色转诊通道,建立了双向转诊机制,专科联盟医院内具有诊疗指标的患者可直接到华西医院心脏内科导管室诊疗,诊疗结束后根据病情决定是否转回原联盟医院进行康复治疗或通过绿色通道转至华西医院进一步治疗。

通过打通联盟内心脏疾病绿色通道,构建双向转诊模式,一方面为患者提供了高效、快捷的优质医疗服务,满足了联盟内各家协作单位诉求,同时又提高了华西医院心脏内科病房床位、导管室资源使用率,有效统筹整合、合理优化配置专科医疗资源,形成能动互通的专科协作网络。截至 2017 年 5 月,华西医院心脏内科 3 个护理单元通过绿色转诊通道,收治 70 余家专科联盟医疗机构,共计 86 名患者,包括冠脉病房 130 名,CCU36 名,心律失常及心衰病房 20 名;完成双向转诊手术 302 台次,其中冠脉手术 260 台次,射频手术 6 台次,起搏器手术 36 台次,经术后评估需转入华西医院进一步诊疗的患者 41 名,剩余 261 名患者均转回原协作医疗机构进行康复治疗。

2. 搭建专科医师交流平台,建立专科人才培训体系,提升疾病诊疗能力 华西医院心脏内科为方便专科联盟内协作医疗机构进行横向、纵向沟通交流,借助互联网服务平台、远程医学平台已搭建8个专科联盟群,加强联盟内各家医疗机构开展线上病例讨论、学术交流、协商探讨心脏疾病诊疗方案。

同时,通过线下举办不同亚专业、不同级别的学术研讨班,现场教学查房、手术示教、指导查房等系列培训活动,推广普及心脏内科专科诊疗规范,提高联盟内协作单位医疗服务能力,加强各级医疗机构专科建设水平,形成规范化、同质化的专科人才培训体系。

3. 开展心脏疾病临床研究,提升联盟医院科研能力,推动区域内学科发展 基于80余家心脏内科专科联盟体,各级协作单位能广泛收集心脏内科专科病例,克服基层医院因患者量、病种量有限而无法顺利开展各类课题、科研项目的研究。优秀的科研人才是提高联盟医院科研能力的核心,华西医院心脏内科作为领头单位通过组织培训、人才交流学术活动,从科研课题申报、实施等方面全方位带动培养联盟内协作医疗机构的科研骨干,点面结合、纵向推动区域内心脏内科学科发展水平。

四、案例3 构建"华西—甘孜"远程医学分中心,探索远程协作网

我国西部地区幅员辽阔,12个省市占地约687万平方公里,占据全国土地面积71.5%,根据第六次全国人口普查数据分析,西部地区人口总数约3.6亿,约占全国总人口27.04%,其中,四川地区人口总数约8.04千万,位于西部地区12个省市第一位。四川作为占全国总人口数6.0%的人口大省,受其经济发展水平、地理条件等因素制约,其医疗卫生事业发展水平远低于中、东部地区。2014年四川省卫生总费用1 876.97亿元,人均卫生费用2 305.81元,低于全国人均卫生费用平均水平2 581.66元;2015年四川地区医疗卫生机构床位总数488 755,每千人口平均床位数5.96,每千人卫生技术人员、执业(助理)医师和注册护师分别为5.76、2.21及2.36,其数值较之于中、东部地区都有很大差距。

(一)构筑"华西—甘孜"远程医学分中心的背景

"看病难、看病贵"是当今突出的社会问题,而医疗资源分布不均,优质医疗资源集中于大城市,城乡卫生资源配置呈"倒三角"模式是引发矛盾的症结所在,贫困地区、偏远欠发达少数民族地区更是面临医疗资源严重匮乏的挑战。

为缓解这一突出社会矛盾,提高优质医疗资源可及性,提升区域内医疗服务能力,2017年国务院办公厅出台《关于推进医疗联合体建设和发展的指导意见》(以下简称《意见》)强调医联体建设试点工作全面启动,针对偏远欠发达地区,《意见》明确指出借现代化信息手段,打破传统医疗时空限制,大力发展边远贫困地区远程医疗协作网,使优质医疗资源惠及更多患者。远程医疗通过现代通信技术、计算机技术、多媒体技术和医疗技术的结合,实现远距离的疾病诊断治疗、医学教育培训、数据集中储存和电子图书共享的医疗模式,毋庸置疑,这一现代医疗模式是节约患者医疗费用、改善医疗服务模式、合理优化区域医疗资源、提高优质资源可及性、推动区域内医疗卫生事业发展的坚实纽带。

1. 立足西部、辐射全国的华西远程医学网络 四川大学华西医院自2001年起,开始建设华西远程医学网络,2003年华西远程医学中心正式成立,并被确定为"四川省公共卫生突发事件医疗远程会诊中心",2007年8月华西远程继续医学教育项目获得了"亚洲医院管理奖人力资源发展类卓越奖"(图21-1),2011年12月经国家卫生部综合评审,华西远程医学中心正式获批成为国家级远程继续医学教育机构。

目前,华西远程医学网络已覆盖我国西部地区为主的20省、直辖市和自治区,涉及100余个地区,642家兄弟医院,惠及近5亿人口。

华西远程医学中心自成立以来,一直致力于以网络联盟医院和患者的实际需求为立足点,以合理医疗服务价格、优质医疗服务资

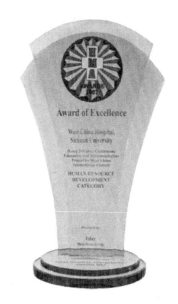

图21-1 亚洲医院管理奖人力资源发展类卓越奖杯

源惠及更多患者。经过十余年不断探索创新,现已开设"中心 - 中心""点 - 点"等多种远程会诊模式,包括实时互动的远程会诊,多学科的远程疑难病例讨论,科室对科室的远程联合查房、远程影像会诊、远程病理会诊,以及专科学术会议的移动端网络直播讨论等,会诊涵盖内科、外科、妇产科、儿科、医技、护理等所有临床专科。

2014 年 2 月华西远程医学中心为阿坝藏族自治州 1 例疑难重症患者成功实现远程会诊网络转诊,这标志着基于网络信息系统的网络转诊正式上线运行。目前华西远程医学中心已为 300 余家边远地区的基层医疗机构提供了 24 000 余例疑难重症患者远程会诊咨询服务。

同时,针对不同层级、不同类别的网络联盟医院,华西远程医学中心组织各临床学科专家对新技术、新项目及常见疾病诊断与诊疗指南和路径进行研讨,按照全科、专科不同类别,分层、分级为在职医务人员开设实时互动教学讲座及远程教学点播库,目前已为基层医疗机构各级医护人员提供 1 500 余学时,覆盖临床所有三级学科的远程继续医学教育,累计培训各级各类医务人员 300 余万人次。通过以上各类远程服务项目的开展,极大缓解了边远、贫穷地区患者看专家难、看专家贵的问题,又为基层医疗机构医务人员提供了高效便捷的继续医学教育培训机会,降低了医院运营成本。

2. 少数民族地区医疗卫生事业护航者—甘孜藏族自治州人民医院　甘孜藏族自治州人民医院(以下简称甘孜州人民医院)是目前甘孜州唯一一所"三级甲等"综合医院,作为区域内技术力量较雄厚、专业门类较齐全、医疗设备较先进的中心龙头医院,甘孜州人民医院肩负着全州各族群众临床医疗、急救、预防保健,突发公共卫生事件应急,抗灾医疗救援,学术科研等任务。

自 2006 年甘孜州人民医院加入华西远程医学网络以来,通过华西医院、甘孜州人民医院双方实时互动远程会诊,为偏远少数民族地区患者提供疑难重症远程会诊咨询服务 600 余例次,培训医务人员 5 500 余人次。作为中国西部疑难危急重症诊疗的国家级中心,华西医院承担起了"国家队"的光荣使命,为进一步实现其社会公益性辐射作用,同时充分发挥甘孜州人民医院区域引领力,协同推进甘孜州医疗卫生事业整体发展,2011 年 6 月在四川大学华西医院、甘孜州人民政府共同协作下,"华西 - 甘孜"院州共建健康甘孜区域战略合作正式启动。2014 年,甘孜州人民医院正式成为华西远程医学分中心,这标志着"华西—甘孜"四级远程医疗协作网形成,打破了以单个医院或医院各自为政的医疗服务模式壁垒,转为明晰各级医院功能定位、分工协作的四位一体医疗协作网。

(二)"华西—甘孜"远程医疗协作网的实践与探索

1. 四级远程医疗协作网组织构架　以远程网络信息技术为纽带,基于云技术信息平台,依托华西医院突出的专科人才技术资源和社会品牌效应,基于医疗资源、信息数据、管理知识共享,形成覆盖 1 家国家级三甲医院,1 家地市级三甲中心医院,18 家县级二级医院,84 家基层医疗机构(包含乡镇卫生院和乡镇卫生中心)的四级远程医疗协作网(图 21-2)。

华西医院作为整个远程医疗协作网中的上层医院,负责面向甘孜州人民医院开展疑难危急重症患者

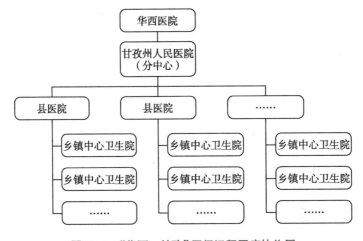

图 21-2　"华西—甘孜"四级远程医疗协作网

的远程会诊和转诊患者治疗,医护人员继续教育培训,疾病诊治指南和临床路径标准化制订,医学科学研究和技术创新等。

甘孜州人民医院作为远程分中心,在整个网络体系中是承上启下的重要枢纽,其职能为向县级医院、基层医疗机构提供常见病、多发病远程会诊指导及继续医学教育;针对疑难危急重症患者,向华西医院发起三方远程会诊。县级医院和基层医疗机构主要负责当地常见多发病诊治,并为当地居民提供健康教育、防疫保健等公共卫生服务。

2. 以"一网双模"为抓手,协同推进甘孜州健康卫生事业发展 甘孜州地域辽阔,占据四川省约 30% 的土地面积,然而由于自然地貌、经济发展等因素影响,其单位面积拥有的卫生资源匮乏,且各县市、各医疗机构间相距甚远,基层医疗机构又面临卫生人员数稀少、技术力量薄弱、仪器设备落后的艰难局面,层层挑战都成为阻碍其各级医疗机构得以良性发展的枷锁。

为提高优质医疗资源可及性,夯实基层医务人员专科知识与技能,促进区域各级医疗机构可持续发展,华西医院以"一网双模",即以华西远程医学网络平台为支撑,以甘孜州人民医院为远程医学分中心枢纽,协同基层医疗机构,开展"在线 + 在位"相结合的创新人才培养模式,实现远程医疗协作网内各级医疗机构"自身造血功能"。

(1)以信息网络为支撑的远程在线协同服务

1)远程会诊:依托先进的信息网络技术布局,目前"华西—甘孜"远程医疗协作网已延伸至各县级医院、乡镇卫生院,形成以远程医学网络为纽带的高效协作医联体,医联体内不仅开设常规远程会诊咨询服务,还涵盖了实时互动三方远程会诊、远程影像会诊等。

甘孜州人民医院作为远程医学分中心,以华西医院为依托,以甘孜州医疗技术发展情况为基准,整合全院医疗资源,建立起甘孜州人民医院远程医学专家库,覆盖肝胆、心血管、呼吸等临床专科以及病理、检验、放射等医技专科,向下辐射各基层医疗机构,目前已提供远程会诊咨询服务约 500 例。

2)远程联合查房:为便于住院患者获得高效高质诊疗服务,同时让基层医务人员参与到核心医院病例讨论,提高基层医疗机构诊疗能力,远程联合查房被有效充分运用到远程医疗协作网内。通过固定排班、预约查房、互通信息等管理流程,实现床旁会诊、实时培训,从而形成上下联动、逐层分级、持续优化的医疗服务闭环,具体流程如图 21-3 所示。

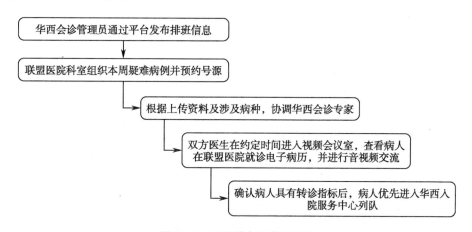

图 21-3 远程联合查房流程图

3)远程继续医学教育:为缓解基层医疗机构人才流失、技术薄弱的发展瓶颈,提高基层在职医务人员医疗技术水平,自 2003 年华西远程医学中心成立以来,中心就以"实时互动双向视频"网络授课的方式开展继续医学教育培训,课程设置为每周一至周五下午,平均 2 小时教学实践,每年分为春、秋两学期,每学期共 24 周。

"华西—甘孜"远程医疗协作网成立以后,针对网内不同层级、不同类别医疗机构实际需求,华西远程医学中心不断探索创新授课模式、授课内容,并结合当今高速发展的移动互联网技术,增设远程处方点评、远程学术会议在线直播、疑难病例讨论,华西云课堂、华西微课等版块,课程涉及各临床专科,以及医院运营管理、医疗质量管理、公共卫生教育培训等,从而形成医联体内多家医院同步在线的交互式一体化教学课堂。

此外,根据少数民族的区域性特点,结合县级医院、乡镇卫生院、乡镇卫生中心卫生人员实际需求,甘孜州人民医院作为远程分中心,在华西医院临床教学专家协作下,以精准化、标注化、可操作化为理念,积极探索民族地区特色继续教育方式,以汉语、藏语双语教学模式共同制订出适宜基层卫生人员的培训课程、操作技能。至今,已开展远程教育培训约 1 500 课时,培训医务人员约 12 000 人次。

(2) 以临床实际医疗技术为靶向的人才培养模式:根据甘孜州区域常见疾病谱,华西医院重点帮扶甘孜州人民医院骨科、神经内科、内分泌科、心内科、呼吸内科、肝胆外科、泌尿外科、超声影像、急诊急救能力等临床医技专科,通过长期派驻高职称技术骨干、外派学科主任、输出管理人才形成自下而上、三位一体的在位帮扶模式。

同时借助继续教育平台,开放医联体内医务人员进修、短期参观学习绿色通道等多种方式,形成上下联动,信息、知识、资源共享的在位人才培养机制,从而为甘孜州培养了一支带不走的人才梯队。目前,针对医联体内各级医疗机构已开展手术示教 170 余台,教学查房 380 余次,学术讲座 50 余场,国家级及省级继续医学教育培训 52 余场,共计培训医务人员 9 000 人次。

值得一提的是,甘孜州作为我国主要的藏区之一,包虫病成为危害当地农牧民身体健康的主要病种之一。围绕疑难包虫病诊疗技术的开展,华西医院协同甘孜州人民医院形成了以肝胆外科、麻醉科、血管外科、超声影像科为核心的上下联动、多学科联合诊疗、急危分治、双向转诊的专项技术创新团队,为甘孜州人民医院培养了 5 名可独立开展肝脏手术医生,已开展肝脏切除手术 500 余例次,2016 年成功完成全球首例高海拔、高寒地市级医院包虫病晚期自体肝移植手术,成功实现 90% 的包虫病患者留在甘孜州内治疗,10% 的疑难、重症患者顺利转诊华西医院诊治,探索建立了远程医疗协作网内分级诊疗制度的有序机制。

此外,由于包虫病患者大多为藏区居民,语言不通成为当地患者就医的主要障碍之一,基于此,华西医院与甘孜州人民医院共同录制了双语(藏语、汉语)包虫病科普宣传光碟和资料,通过实际生动的问答形式将包虫病防治专业化知识通俗化地传达给广大农牧民,共计发放宣传光碟 17 000 余张,宣传资料 20 000 余册,涉及 119 个乡村,惠及 40 000 余人,大大提高了州内百姓防病治病意识。

(三)"华西—甘孜"远程医疗协作网的探索价值与社会效益

"华西—甘孜"远程医联体模式以优质医疗资源共享,提高医疗服务整体效率,推动分级诊疗格局为核心理念,实现了资源合理配置。2015 年甘孜州人民医院成功创建为"三级甲等"综合医院,成为甘孜州及康巴藏区最一流的综合医疗服务中心,临床学科由 2010 年的 11 个扩展到 27 个,卫生技术人员由 2010 年的 346 人增加到 736 人,其中高级职称 10 人,副高级职称 88 人,引进博士研究生 2 名、硕士研究生 16 名,医务人员人次结构明显优化。

在甘孜州高发疾病、地方特色病治疗的专项技术帮扶下,目前,甘孜州人民医院已建成四川省甲级重点专科 5 个,四川省民族地区重点专科 2 个,开展包括胃癌根治术、半肝切除及扩大半肝切除术、自体血液回输等 370 余项新技术,推动了甘孜州整体专科水平的发展,填补了州内多项诊疗技术空白。

华西医院作为国内重要的医学科学研究和技术创新国家级基地,充分发挥其科研实力与科研精神,带领甘孜州人民医院科研技术人员开展多领域研究工作,先后开展了包虫病患者外科手术快速康复、甘孜州包虫病患者生命质量调查、巨噬细胞移动抑制因子在肝泡型包虫病中的表达及临床意义以及其与免疫逃避的相关性研究、包虫病血清组织标本库建设、过敏性鼻炎过敏源筛查等科研项目,培养了甘孜州人民医院研究人员科研思维及科研精神,大力推动了甘孜州医学科研事业发展。此外,甘孜州人民医院医疗业务数量与质量都得以快速发展。2016 年,甘孜州人民医院住院患者 31 484 人次、手术量达 15 330 台次、医技检查 877 830 人次、开放床位数 1 195 张,较之 2010 年增幅分别为 115.20%、127.79%、225.10%、243.39%,三、四级手术例次增长 95.49%,占全院手术比例的 39.32%。

2016 年甘孜州人民医院年门诊量 260 746 人次,较 2010 年同比增长 60.0%,2016 年出院患者总数为

30 600人次,较2010年增长15 970人次。不仅如此,医院运营效率也得到显著提升,2016年医院药品占比由2010年51%降至39%,耗材占比仅占13.5%,抗菌药物使用率由2010年74%降至57%。这一系列巨大突破,切实解决了偏远贫困、少数民族地区患者无法享受优质医疗资源的矛盾,依靠远程技术的就近原则,使得患者在医联体内移动时间和成本浪费得以最小化,扩展了优质医疗资源使用范围,并形成"小病小治、大病大治""大病不出州"的有序就医格局。

"华西—甘孜"远程医疗协作网通过远程网络信息技术,将甘孜州地域内的中心医院、偏远的县级医院、基层医疗机构连接在一起,形成以在线远程协作、信息共享为架构基础,结合在位才培养、技术帮扶、管理输出的医联体一体化纽带。

通过明晰各级医院功能定位,建立双向转诊有序机制,创新人才培养模式等实践,"华西—甘孜"远程医学分中心建设率先开辟出远程医联体新模式,夯实推进了甘孜州地域内健康卫生事业发展,为促进分级诊疗体系建设,精准扶贫西部边远少数民族地区,缓解"看病难、看病贵"问题,作出了有益的实践与探索。

本章小结

随着医改的深入推进,医疗联合体作为整合医疗资源的一种方式,在我国医疗卫生领域发挥了巨大功效。中国医联体建设历经30余年的探索,各地因地制宜创建了诸多医联体模式。截至2016年底,全国已有205个地级以上城市开展相关工作,占地级以上城市总数的60%以上。2017年医联体作为推进分级诊疗的重要抓手,已上升为一项国家层面的政策。医联体的建立与推进,有利于医疗资源上下贯通,优化医疗服务体系,提升医疗服务整体效能。然而,成熟、高效的医联体模式还须更多的实践与探索,才能真正实现基层首诊、双向转诊、急慢分治、上下联动,助推分级诊疗的就医格局形成。我国的医疗联合体经过多年的发展,虽取得了较大进展,仍需进一步探索、完善。

思考题

1. 当前我国医联体的类型有哪些?
2. 医联体对分级诊疗的影响是什么?

(王 淼　晏 会　石柯灿　王夏莹　彭喆鑫)

参考文献

[1] 黄显官,王林智,余郭莉等.医联体模式及发展的研究[J].卫生经济研究,2016,3:10-12.

[2] 郝义彬,魏海英,刘敏等.跨行政隶属关系的区域医疗联合体模式[J].现代医院管理,2014,12(3):32-34.

[3] 陶然,吴华章.国外医疗联合体模式研究概述[J].国外医学·卫生经济分册 2015,32(3).

[4] 郑涛,徐丽玲.长宁区区域远程医疗的模式探索与思考[J].中国数字医学,2014,9(5):55-57.

[5] 李为民.从竞争到协作—华西区域协同医疗服务模式的启示[M].北京:人民卫生出版社,2012.

[6] 蔡雁灵,瞿运凯,侯红纳等.基于远程医疗网络角色的成本-效益分析[J].中国卫生经济,2014,33(10):8-10.

[7] 刘文生.创建专科医联体:中日医院敢为天下先[J].中国医院院长,2017,(1):30-37.

[8] 王俊,王巍,孙立前.浅谈医联体对基层医院科研的促进作用[J].国外医学卫生经济分册,2016,33(3):137-138.

[9] 邹长青,孙海涛,吴华章等.法国大区卫生局行政体制改革研究[J].医学与哲学,2012,33(10):51-53.

[10] 曹凯.激辩医联体[J].中国医院院长,2013,9(11):36-38.

[11] 张雪,杨柠溪.英美分级诊疗实践及对我国的启[J]示.医学与哲学,2015,36(528):78-81.

[12] 万祥波,朱夫,杨扬等.医疗集团化改革的探索与体会[J].中国卫生资源,2013,16(4):260-261.

[13] 林伟龙,代涛,朱晓丽.安徽省天长市县域医联体改革实践分析[J].中国卫生经济,2017,36(4):74-76.

[14] 徐佳,王辉,穆毅.医疗资源整合模式在儿科领域的探索应用[J].中国医院,2017,21(3):65-67.

[15] 张晓利.中日友好医院:舞好组合式变革之剑[J].中国医院院长.2016,(24):40.

［16］张翔,齐静,高梦阳等.医疗联合体国内外研究现状及发展动态[J].中国医院管理,2017,37(7):22.

［17］李为民.优质医疗资源下沉-华西甘孜藏族自治州模式[M].北京:人民卫生出版社,2017.

［18］任文杰.世界视野下的"中国模式"——医疗联合体模式的实践探索与管理创新[M].武汉:武汉大学出版社,2014.

［19］董蕾,郝志梅.我国医疗联合体政策的历史回顾与思考[J].卫生软科学.2016,30(6):28-30.

［20］孙自学,龙俊睿,段光锋等.我国医疗联合体发展的动态分析[J].中国医院管理.2016,36(10):1-4.

［21］金燕,鲁胜琨,李绍华.我国医疗联合体的利益相关者分析[J].中国医院管理,2013,33(10):3-4.

［22］KONPER D,SPREVWENBERG C. Intergrated care:meaning logic,applications,and implications:a discussion paper [J]. Healthcare Quarterly,2009,13(10):16-23.

第二十二章 现代医院管理工具

管理工具由一系列管理者"最佳实践"的工具组成,这些工具被用于降低成本和改进企业运营的有效性,例如业务外包、自动化、全面质量管理等。现代医院可以看做是一类高度复杂而特殊的"企业",管理工具的合理应用可帮助医院在成本、质量和速度等方面与对手竞争,也即提供更快捷、便宜和优质的服务。

管理工具和技术带来的相对快捷、低成本和高质量服务对于医院可持续发展非常重要。然而,如果医院仅仅聚焦在速度、成本和质量上,即医院注重其产品或服务差异化而没有对其流程差异化,则很容易被竞争对手模仿。事实上,当谈论管理工具和技术时,现代医院管理要求管理者从医院战略定位(产品或服务差异化)、战略定位与组织运营匹配(组织运营应该更好地支持战略定位)、运营高效三方面同时考虑,以确保医院的可持续竞争优势。

第一节 概　　述

一、管理工具概述

管理的本质是优化资源配置,通过周密的计划取得最大的效率和效果。要实现管理的目标,就需要根据不同的目的使用不同的管理工具。现代企业管理的绝大多数工具,都是与工业化进程密切相关而发展起来的。管理工具源于管理实践的需求,与相关的管理理论学派相伴而生。

19世纪末20世纪初产生了以泰勒为代表的科学管理学派和以法约尔、韦伯为代表的管理组织学派,从而标志着管理学以一门科学形式出现。对于这一时期的管理学,我们将其称作经典管理理论。泰勒被人们称作"科学管理之父"。他的科学管理理论的核心是提高效率。法约尔关于管理过程和管理理论的开创性研究,特别是关于管理职能的划分以及管理原则的描述,对后来的管理理论研究有着非常深远的影响。著名的德国社会学家马克斯·韦伯是管理组织理论的另一代表人物。韦伯的研究对象主要是正式组织,在某种意义上,他的组织理论也就是关于行政组织体系的理论。20世纪30年代以来,新的管理学说层出不穷地涌现出来,犹如一片茂密的丛林,正是在这个意义上,人们用"管理理论丛林"来形容现代管理学说群峰并峙的状况,例如人际关系学说、行为科学学派、管理科学学派、决策理论学派、权变理论学派等。

上述管理理论发展的同时,现代企业管理工具也逐渐成熟,包括战略管理工具、人力资源管理工具、财务管理工具、运营管理工具、营销服务管理工具、项目管理工具等。

二、医院管理工具概述

现代医院规模越来越大,分工越来越细,专业化强。因此对患者的诊疗已不再是由特定或单独的医师来担当了,而是由医疗小组(由不同层级医师、护士、技师、麻醉师等组成)甚至整个医院多部门组织来担当。显然,现代医院医疗工作组织形式的变化驱动医院实行职业化管理也就势在必行,而管理工具的合理使用对促进医院管理的科学化尤为重要。

与一般企业管理工具的发展类似,医院管理工具也是随着管理理论的系统化和科技革命的进步而得以发展和应用,并且现代医院管理常用工具的原型均来自企业管理。常用的医院管理工具分类及典型代表工具有：

（一）战略管理工具

- 工具1　PEST分析-战略外部环境分析的基本工具
- 工具2　波士顿矩阵法-制订战略最流行的方法之一
- 工具3　波特价值链分析模型-战略决策时资源分析的理论模型
- 工具4　波特五力模型-行业竞争战略最流行的分析工具
- 工具5　核心竞争力分析-分析医院有效竞争和成长的重要工具
- 工具6　麦肯锡三层面法-战略规划实施工具
- 工具7　SWOT分析-战略分析的经典分析工具
- 工具8　GE矩阵-业务战略单元发展的分析工具
- 工具9　利益相关者分析-战略制订和战略评价分析工具
- 工具10　平衡计分卡-最具影响力的战略绩效管理工具
- 工具11　KPI-国际通行的战略管理工具和绩效成果测量工具

（二）人力资源管理工具

- 工具12　职位分析问卷法-最普遍和流行的人员导向职务分析系统
- 工具13　海氏工作评价系统-国际上使用最广泛的岗位评估工具
- 工具14　宽带薪酬设计-一种新的薪酬管理系统及操作流程
- 工具15　关键事件技术-识别工作绩效关键性因素的工作分析方法
- 工具16　360°绩效考核-推进员工行为改变最有效的工具之一
- 工具17　霍兰德专业兴趣理论-通用的职业兴趣测验工具
- 工具18　胜任素质模型-最实用的人岗匹配操作工具之一
- 工具19　职业锚-职业测评运用最广泛、最有效的工具之一

（三）财务管理工具

- 工具20　杜邦分析法-医院业绩评价体系中最为有效的工具之一
- 工具21　比率分析法-财务分析最基本的工具
- 工具22　财务分析雷达图-经济效益综合分析工具
- 工具23　净现值法-医院投资决策中最常用的方法之一
- 工具24　本量利分析-实施目标成本管理的一个重要工具
- 工具25　经济附加值（EVA）-当今最热门的财务创意

（四）质量管理工具

- 工具26　PDCA循环-有效控制管理过程和工作质量的工具
- 工具27　精益-减少浪费改进流程提升服务质量
- 工具28　6σ-世界最先进的质量管理法
- 工具29　5S现场管理法-现场科学管理避免差错的基础工具
- 工具30　零缺陷管理法-质量管理方法的又一次革命
- 工具31　品管圈-广为认可的质量管理方法
- 工具32　全面质量管理-促进医院质量管理向纵深实施的重要方法
- 工具33　失效模式和影响分析-分析潜在风险并避免其发生的管理工具
- 工具34　根本原因分析-帮助查找医疗差错或者事故发生的根本原因

（五）运营管理工具

- 工具35　VMI模型-国际前沿的供应链库存管理模式
- 工具36　ECR-一种新型的供应链管理策略
- 工具37　SCOR模型-第一个标准的供应链流程参考模型
- 工具38　HRP-支持医院整体运行管理的系统化资源管理平台

- 工具 39 时间序列分析 - 基于历史数据预测未来趋势的常用方法
- 工具 40 线性或 logistic 回归分析 - 因果关联及预测的常用方法
- 工具 41 BPR- 业务流程优化与再造
- 工具 42 JIT- 使生产有效进行的新型生产方式
- 工具 43 丰田生产方式 - 一套系统完整的生产管理方式
- 工具 44 TDABC- 一个快捷、经济且易于构建的战略成本和利润模型

(六) 营销服务管理工具

- 工具 45 顾客金字塔模型 - 有效的顾客细分管理工具
- 工具 46 满意镜 - 提高顾客满意与员工满意的工具
- 工具 47 4Ps 营销组合模型 - 市场营销战略最常用的工具之一
- 工具 48 服务利润链 - 服务管理最经典、最有效的分析工具之一
- 工具 49 服务质量差距模型 - 分析服务质量简单有效的工具
- 工具 50 CS 战略 - 提高市场占有率的有力工具

(七) 项目管理工具

- 工具 51 PERT 网络分析法 - 有效的项目进度管理工具
- 工具 52 工作分解结构 - 项目管理最有价值的工具之一
- 工具 53 甘特图 - 最常用的项目控制管理的有效工具
- 工具 54 关键路径法 - 项目管理中应用最广泛的方法之一

(八) 创新管理工具

- 工具 55 头脑风暴法 - 激发团队创新的有效决策工具
- 工具 56 5W2H 分析法 - 决策思考问题的有效方法
- 工具 57 SCAMPER 思考法 - 创新思维的重要参考模式

以上仅提供了部分典型的现代医院管理工具。需要注意的是,许多管理工具可以在不同情况下使用,例如质量管理工具中的全面质量管理,也是运营管理常用的工具之一;同时,也不是每一种管理工具在每种情形下都适合使用。

三、医院管理工具应用现状与进展

尽管管理工具众多,但其使用的普遍性和适用性存在较大差异。同时,管理工具的应用也与管理趋势密切相关。Bain 公司 2015 年的调查显示:包括医疗行业在内的全球企业管理趋势有:①通过加速创新来应对不断变化的环境而保持业务增长;②成本和管理的过度复杂性成为阻碍增长的两大因素;③对数字化或信息化建设加大投入以确保创新、增长和应对风险;④关注顾客的满意度和忠诚度。与此同时,Bain 公司的调查表明全球企业在 2014 年使用的主要管理手段和工具如下 (表 22-1)。

表 22-1 全球企业最常采用的管理手段和工具

手段或工具	使用频率排名
客户关系管理	1
标杆分析法	2
员工敬业度调查	2
战略规划	2
业务外包	5
平衡计分卡	6
愿景和使命陈述	6
供应链管理	8

续表

手段或工具	使用频率排名
变革管理程序	9
客户细分	10
核心竞争力分析	11
大数据分析	11
全面质量管理	11
数字化管理	14
企业流程再造	15
满意度和忠诚度管理	16
战略联盟	17

医疗卫生领域中管理工具的使用在近几十年来发展迅猛,国外医院总体上更早采用现代企业管理工具来帮助医院发展。目前战略管理、人力资源管理、财务管理、质量管理、运营管理、营销服务管理、项目管理和创新管理等方面的工具在医院护理、医疗、行政、后勤、医技等各领域均有很好的使用。

截至 2017 年 2 月,使用自由词"管理工具"在 CNKI 数据库中"医药卫生科技"版块检索,共有 6 929 篇文献;使用自由词"文献";使用自由词工具的使用在近几十在 Pubmed 中检索,共有 2 799 篇文献。图22-1 显示了不同时间段以中文 CNKI 和英文 Pubmed 为代表的数据库中医疗卫生领域管理工具应用文献的数量情况,中英文数据库均显示关于管理工具使用的文献数量一直呈现增长趋势,2000 年以后相关文献增幅巨大。

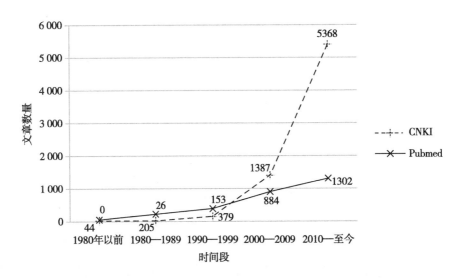

图 22-1 CNKI 和 Pubmed 数据库中管理工具应用文献数量情况

第二节 常用医院管理工具介绍

医院管理工具众多,限于篇幅,本章就部分最常用的管理工具进行简要介绍。

一、战略管理工具

(一) PEST 分析 - 战略外部环境分析的基本工具

1. 基本概念　PEST 分析是用来帮助企业检阅其外部宏观环境的一种方法。是指宏观环境的分析,即影响一切行业和企业的各种宏观力量。对宏观环境因素作分析,不同行业和企业根据自身特点和经营需要,分析的具体内容会有差异,但一般都应对政治(political)、经济(economic)、社会(social)和技术(technological)这四大类影响企业的主要外部环境因素进行分析。简称为 PEST 分析法。

2. 主要内容

(1) 政治法律环境:政治环境包括一个国家的社会制度,执政党的性质,政府的方针、政策、法令等。不同的国家有着不同的社会性质,不同的社会制度对组织活动有着不同的限制和要求。即使社会制度不变的同一国家,在不同时期,其政府的方针特点、政策倾向对组织活动的态度和影响也是不断变化的。

重要的政治法律变量:

执政党性质

- 政治体制
- 经济体制
- 政府的管制
- 税法的改变
- 各种政治行动委员会
- 专利数量
- 专程法的修改
- 环境保护法
- 产业政策
- 投资政策
- 国防开支水平
- 政府补贴水平
- 反垄断法规
- 与重要大国关系
- 地区关系
- 对政府进行抗议活动的数量、严重性及地点
- 民众参与政治行为
- 政局稳定状况
- 各政治利益集团

(2) 经济环境:经济环境主要包括宏观和微观两个方面的内容。

宏观经济环境主要指一个国家的人口数量及其增长趋势,国民收入、国民生产总值及其变化情况以及通过这些指标能够反映的国民经济发展水平和发展速度。

微观经济环境主要指企业所在地区或所服务地区的消费者的收入水平、消费偏好、储蓄情况、就业程度等因素。这些因素直接决定着企业目前及未来的市场大小。

重要的经济变量:

- GDP 及其增长率
- 中国向工业经济转变
- 贷款的可得性
- 可支配收入水平
- 居民消费(储蓄)倾向
- 利率
- 通货膨胀率
- 规模经济
- 政府预算赤字
- 消费模式
- 失业趋势

- 劳动生产率水平
- 汇率
- 证券市场状况
- 外国经济状况
- 进出口因素
- 不同地区和消费群体间的收入差别
- 价格波动
- 货币与财政政策

（3）社会文化环境：社会文化环境包括一个国家或地区的居民教育程度和文化水平、宗教信仰、风俗习惯、审美观点、价值观念等。文化水平会影响居民的需求层次；宗教信仰和风俗习惯会禁止或抵制某些活动的进行；价值观念会影响居民对组织目标、组织活动以及组织存在本身的认可与否；审美观点则会影响人们对组织活动内容、活动方式以及活动成果的态度。

重要的社会文化变量：

- 妇女生育率
- 人口结构比例
- 性别比例
- 特殊利益集团数量
- 结婚数、离婚数
- 人口出生、死亡率
- 人口移进移出率
- 社会保障计划
- 人口预期寿命
- 人均收入
- 生活方式
- 平均可支配收入
- 对政府的信任度
- 对政府的态度
- 对工作的态度
- 购买习惯
- 对道德的关切
- 储蓄倾向
- 性别角色
- 投资倾向
- 种族平等状况
- 节育措施状况
- 平均教育状况
- 对退休的态度
- 对质量的态度
- 对闲暇的态度
- 对服务的态度
- 对老外的态度
- 污染控制
- 对能源的节约
- 社会活动项目

- 社会责任
- 对职业的态度
- 对权威的态度
- 城市、城镇和农村的人口变化
- 宗教信仰状况

（4）技术环境：技术环境除了要考察与企业所处领域的活动直接相关的技术手段的发展变化外，还应及时了解：

1）国家对科技开发的投资和支持重点。

2）该领域技术发展动态和研究开发费用总额。

3）技术转移和技术商品化速度。

4）专利及其保护情况等。

3. 注意事项　PEST 分析主要剖析宏观环境对企业的现实和潜在影响，对于评价一些因素对企业战略目标和战略制订的影响有深刻意义。

但是，PEST 分析仅仅提供了一个分析框架，远不够完善。大量的指标必须具体到环境中才有意义，医院可根据自身的环境不断去发掘和丰富。PEST 分析本身并不提供分析指标的选择和评估标准，具体的分析结果依赖于管理者的能力和水平，具有一定的不确定性。

（二）波特五力模型 - 行业竞争战略最流行的分析工具

1. 基本概念　五力分析模型是迈克尔·波特（Michael Porter）于 1980 年提出，对企业战略制订产生全球性的深远影响。用于竞争战略的分析，可以有效地分析客户的竞争环境。五力分别是：供应商的议价能力、购买者的议价能力、潜在竞争者进入的能力、替代品的替代能力、行业内竞争者现在的竞争能力。五种力量的不同组合变化最终影响行业利润潜力变化。

2. 主要内容

（1）供应商的议价能力：供方主要通过其提高投入要素价格与降低单位价值质量的能力，来影响行业中现有企业的盈利能力与产品竞争力。供方力量的强弱主要取决于他们所提供给买主的是什么投入要素，当供方所提供的投入要素其价值构成了买主产品总成本的较大比例、对买主产品生产过程非常重要、或者严重影响买主产品的质量时，供方对于买主的潜在讨价还价力量就大大增强。一般来说，满足如下条件的供方集团会具有比较强大的讨价还价力量：

1）供方行业为一些具有比较稳固市场地位而不受市场剧烈竞争困扰的企业所控制，其产品的买主很多，以致每一单个买主都不可能成为供方的重要客户。

2）供方各企业的产品各具有一定特色，以致买主难以转换或转换成本太高，或者很难找到可与供方企业产品相竞争的替代品。

3）供方能够方便地实行前向联合或一体化，而买主难以进行后向联合或一体化。

（2）购买者的议价能力：购买者主要通过其压价与要求提供较高的产品或服务质量的能力，来影响行业中现有企业的盈利能力。其购买者议价能力影响主要有以下原因：

1）购买者的总数较少，而每个购买者的购买量较大，占了卖方销售量的很大比例。

2）卖方行业由大量相对来说规模较小的企业所组成。

3）购买者所购买的基本上是一种标准化产品，同时向多个卖主购买产品在经济上也完全可行。

4）购买者有能力实现后向一体化，而卖主不可能前向一体化。

（3）新进入者的威胁：新进入者在给行业带来新生产能力、新资源的同时，将希望在已被现有企业瓜分完毕的市场中赢得一席之地，这就有可能会与现有企业发生原材料与市场份额的竞争，最终导致行业中现有企业盈利水平降低，严重的话还有可能危及这些企业的生存。竞争性进入威胁的严重程度取决于两方面的因素，这就是进入新领域的障碍大小与预期现有企业对于进入者的反应情况。

进入障碍主要包括规模经济、产品差异、资本需要、转换成本、销售渠道开拓、政府行为与政策、不受规模支配的成本劣势、自然资源、地理环境等方面，这其中有些障碍是很难借助复制或仿造的方式来突破的。

预期现有企业对进入者的反应情况,主要是采取报复行动的可能性大小,则取决于有关厂商的财力情况、报复记录、固定资产规模、行业增长速度等。总之,新企业进入一个行业的可能性大小,取决于进入者主观估计进入所能带来的潜在利益、所需花费的代价与所要承担的风险这三者的相对大小情况。

(4) 替代品的威胁:两个处于同行业或不同行业中的企业,可能会由于所生产的产品是互为替代品,从而在它们之间产生相互竞争行为,这种源自于替代品的竞争会以各种形式影响行业中现有企业的竞争战略。

1) 现有企业产品售价以及获利潜力的提高,将由于存在着能被用户方便接受的替代品而受到限制。

2) 由于替代品生产者的侵入,使得现有企业必须提高产品质量、或者通过降低成本来降低售价、或者使其产品具有特色,否则其销量与利润增长的目标就有可能受挫。

3) 源自替代品生产者的竞争强度,受产品买主转换成本高低的影响。

总之,替代品价格越低、质量越好、用户转换成本越低,其所能产生的竞争压力就强;而这种来自替代品生产者的竞争压力的强度,可以具体通过考察替代品销售增长率、替代品厂家生产能力与盈利扩张情况来加以描述。

(5) 同业竞争者的竞争程度:大部分行业中的企业,相互之间的利益都是紧密联系在一起的,作为企业整体战略一部分的各企业竞争战略,其目标都在于使得自己的企业获得相对于竞争对手的优势,所以,在实施中就必然会产生冲突与对抗现象,这些冲突与对抗就构成了现有企业之间的竞争。现有企业之间的竞争常常表现在价格、广告、产品介绍、售后服务等方面,其竞争强度与许多因素有关。

一般来说,出现下述情况将意味着行业中现有企业之间竞争的加剧,这就是行业进入障碍较低,势均力敌竞争对手较多,竞争参与者范围广泛;市场趋于成熟,产品需求增长缓慢;竞争者企图采用降价等手段促销;竞争者提供几乎相同的产品或服务,用户转换成本很低;一个战略行动如果取得成功,其收入相当可观;行业外部实力强大的公司在接收了行业中实力薄弱企业后,发起进攻性行动,结果使得刚被接收的企业成为市场的主要竞争者;退出障碍较高,即退出竞争要比继续参与竞争代价更高。在这里,退出障碍主要受经济、战略、感情以及社会政治关系等方面考虑的影响,具体包括:资产的专用性、退出的固定费用、战略上的相互牵制、情绪上的难以接受、政府和社会的各种限制等。

3. 注意事项　波特五力分析模型的实践运用存在一定争论。较为一致的看法是:该模型更多是一种理论思考工具,而非可以实际操作的战略工具。该模型的理论是建立在以下三个假定基础之上的:①制订战略者需要了解整个行业的信息,显然现实中是难于做到的。②同行业之间只有竞争关系,没有合作关系。但现实中企业之间存在多种合作关系,不一定是你死我活的竞争关系。③行业的规模是固定的,因此,只有通过夺取对手的份额来占有更大的资源和市场。但现实中企业之间往往不是通过吃掉对手而是与对手共同做大行业的蛋糕来获取更大的资源和市场。同时,市场可以通过不断的开发和创新来增大容量。

(三) 核心竞争力分析 - 分析医院有效竞争和成长的重要工具

1. 基本概念　企业核心竞争力是建立在企业核心资源基础上的企业技术、产品、管理、文化等的综合优势在市场上的反映,是企业在经营过程中形成的不易被竞争对手仿效、并能带来超额利润的独特能力。在激烈的竞争中,企业只有具有核心竞争力,才能获得持久的竞争优势,保持长盛不衰。

2. 主要内容　核心竞争力是企业竞争优势来源的资源和能力。并非企业所有的资源和能力都能转化为竞争优势,只有当这种资源和能力具备以下四个标准时,才能转化为企业的核心竞争力。

(1) 价值性:这种能力首先能很好地实现顾客所看重的价值,如:能显著地降低成本,提高产品质量,提高服务效率,增加顾客的效用,从而给企业带来竞争优势。

(2) 稀缺性:这种能力必须是稀缺的,只有少数的企业拥有它。

(3) 不可替代性:竞争对手无法通过其他能力来替代它,它在为顾客创造价值的过程中具有不可替代的作用。

(4) 难以模仿性:核心竞争力还必须是企业所特有的,并且是竞争对手难以模仿的,也就是说它不像材料、机器设备那样能在市场上购买到,而是难以转移或复制。这种难以模仿的能力能为企业带来超过平均水平的利润。

3. 注意事项 必须注意不能使企业的核心竞争力发展成为僵化的核心。对于企业来说,学习培养一个竞争核心难,遗忘一个竞争核心同样困难。企业不遗余力地构建了一项核心竞争力,有时候却又可能忽略了新的市场环境和需求,在这种情况下,企业则面临着固步自封的危险。

(四) SWOT 分析 - 战略分析的经典分析工具

1. 基本概念 SWOT 分析包括分析企业内部优势(strengths)、劣势(weakness)和外部机会(opportunity)、威胁(threats)。因此,SWOT 分析实际上是将对企业内外部条件各方面内容进行综合和概括,进而分析组织的优劣势、面临的机会和威胁的一种方法。

2. 主要内容 优劣势分析主要是着眼于企业自身的实力及其与竞争对手的比较,而机会和威胁分析将注意力放在外部环境的变化及对企业的可能影响上。在分析时,应把所有的内部因素(即优劣势)集中在一起,然后用外部的力量来对这些因素进行评估。

(1) 优势与劣势分析(SW):由于企业是一个整体,并且由于竞争优势来源的广泛性,所以,在做优劣势分析时必须从整个价值链的每个环节上,将企业与竞争对手做详细的对比。如产品是否新颖,制造工艺是否复杂,销售渠道是否畅通,以及价格是否具有竞争性等。如果一个企业在某一方面或几个方面的优势正是该行业企业应具备的关键成功要素,那么,该企业的综合竞争优势也许就强一些。需要指出的是,衡量一个企业及其产品是否具有竞争优势,只能站在现有潜在用户角度上,而不是站在企业的角度上。

(2) 机会与威胁分析(OT):比如当前社会上流行的盗版威胁:盗版替代品限定了公司产品的最高价,替代品对公司不仅有威胁,可能也带来机会。企业必须分析,替代品给公司的产品或服务带来的是"灭顶之灾"呢,还是提供了更高的利润或价值;购买者转而购买替代品的转移成本;公司可以采取什么措施来降低成本或增加附加值来降低消费者购买盗版替代品的风险。

(3) 整体分析:从整体上看,SWOT 可以分为两部分:第一部分为 SW,主要用来分析内部条件;第二部分为 OT,主要用来分析外部条件。利用这种方法可以从中找出对自己有利的、值得发扬的因素,以及对自己不利的、要避开的东西,发现存在的问题,找出解决办法,并明确以后的发展方向。根据这个分析,可以将问题按轻重缓急分类,明确哪些是亟需解决的问题,哪些是可以稍微拖后一点儿的事情,哪些属于战略目标上的障碍,哪些属于战术上的问题,并将这些研究对象列举出来,依照矩阵形式排列,然后用系统分析的所想,把各种因素相互匹配起来加以分析,从中得出一系列相应的结论而结论通常带有一定的决策性,有利于领导者和管理者做出较正确的决策和规划。

3. 注意事项 SWOT 分析仅仅是一个框架,通常需要结合其他理论和模型识别优劣势、机会和威胁。同时,SWOT 分析既包括静态分析,也包括动态分析。SWOT 分析可能因人而异,因此在整体目标尚未取得共识前,不要在团队中进行 SWOT 分析。

(五) 平衡计分卡 - 最具影响力的战略绩效管理工具

1. 基本概念 平衡计分卡(balanced score card;BSC)是从财务、客户、内部运营、学习与成长四个角度,将组织的战略落实为可操作的衡量指标和目标值的一种新型绩效管理体系。设计平衡计分卡的目的就是要建立"实现战略制导"的绩效管理系统,从而保证企业战略得到有效的执行。因此,人们通常称平衡计分卡是加强企业战略执行力的最有效的战略管理工具。

2. 主要内容 平衡计分卡是一种革命性的评估和管理体系,平衡计分卡的四个层面:财务面、客户面、内部营运面、学习与成长面。

(1) 财务面:财务性指标是一般企业常用于绩效评估的传统指标。财务性绩效指标可显示出企业的战略及其实施和执行是否正在为最终经营结果(如利润)的改善作出贡献。但是,不是所有的长期策略都能很快产生短期的财务盈利。非财务性绩效指标(如质量、生产时间、生产率和新产品等)的改善和提高是实现目的的手段,而不是目的的本身。财务面指标衡量的主要内容:收入的增长、收入的结构、降低成本、提高生产率、资产的利用和投资战略等。

(2) 客户面:平衡计分卡要求企业将使命和策略诠释为具体的与客户相关的目标和要点。企业应以目标顾客和目标市场为导向,应当专注于是否满足核心顾客需求,而不是企图满足所有客户的偏好。客户最关心的不外于五个方面:时间,质量,性能,服务和成本。企业必须为这五个方面树立清晰的目标,然后将这些目标细化为具体的指标。客户面指标衡量的主要内容:市场份额、老客户挽留率、新客户获得率、顾客满意度、从客户处获得的利润率。

(3) 内部营运面:建立平衡计分卡的顺序,通常是在先制订财务和客户方面的目标与指标后,才制订企业内部流程面的目标与指标,这个顺序使企业能够抓住重点,专心衡量那些与股东和客户目标息息相关的流程。内部运营绩效考核应以对客户满意度和实现财务目标影响最大的业务流程为核心。内部运营指标既包括短期的现有业务的改善,又涉及长远的产品和服务的革新。内部运营面指标涉及企业的改良 / 创新过程、经营过程和售后服务过程。

(4) 学习与成长面:学习与成长的目标为其他三个方面的宏大目标提供了基础架构,是驱使上述记分卡三个方面获得卓越成果的动力。面对激烈的全球竞争,企业今天的技术和能力已无法确保其实现未来的业务目标。削减对企业学习和成长能力的投资虽然能在短期内增加财务收入,但由此造成的不利影响将在未来对企业带来沉重打击。学习和成长面指标涉及员工的能力、信息系统的能力与激励、授权与相互配合。

更进一步而言,平衡记分卡的发展过程中特别强调描述策略背后的因果关系,借客户面、内部营运面、学习与成长面评估指标的完成而达到最终的财务目标。

3. 注意事项　平衡计分卡不适用于战略制订;与之相反,运用这一方法的前提是,企业应当已经确立了一致认同的战略。其次,它并非是流程改进的方法。平衡计分卡并不告诉如何去做,它只是以定量的方式表明做得怎样。平衡计分卡的实施难度较大,管理基础差的企业不可以直接引入平衡计分卡,必须先提高自己的管理水平,才能循序渐进地引进平衡计分卡。此外,指标体系的建立、指标权重的确定、实施成本大等都是开展此方法需要重点考虑的问题。

二、人力资源管理工具

(一) 职位分析问卷法——最普遍和流行的人员导向职务分析系统

1. 基本概念　职位分析问卷法(position analysis questionnaire,PAQ),是一种结构严谨的工作分析问卷,是最普遍和流行的人员导向职务分析系统。它是 1972 年由普渡大学教授麦考密克(E.J. McCormick)、詹纳雷特(P. R. Jeanneret)和米查姆(R.C. Mecham)设计开发的。设计者的初衷在于开发一种通用的、以统计分析为基础的方法来建立某职位的能力模型,同时运用统计推理进行职位间的比较,以确定相对报酬。国外已将其应用范围拓展到职业生涯规划、培训等领域,以建立企业的职位信息库。

2. 主要内容

(1) 职位分析问卷的项目:PAQ 包含 194 个项目,其中 187 项被用来分析完成工作过程中员工活动的特征(工作元素),另外 7 项涉及薪酬问题。

所有的项目被划分为信息输入、思考过程、工作产出、人际关系、工作环境、其他特征 6 个类别,PAQ 给出每一个项目的定义和相应的等级代码。

- 信息输入——包括工人在完成任务过程中使用的信息来源方面的项目。
- 思考过程——工作中所需的心理过程。
- 工作产出——识别工作的"产出"。
- 人际关系——工作与其他人的关系。
- 工作环境——完成工作的自然和社会环境。
- 其他特征——其他工作的特征。

(2) 职位分析问卷的评分标准:PAQ 给出了 6 个评分标准:信息使用度、耗费时间、适用性、对工作的重要程度、发生的可能性以及特殊计分。将每个活动领域中的 6 个方面的分析数据相加,使得工作之间可以量化比较。

3. 注意事项　由于问卷没有对职位的特定工作进行描述,因此,职位行为的共同性就使得任务间的差异较模糊,所以不能描述实际工作中特定的、具体的任务活动。此外,开展此分析花费时间多,成本高,程序非常烦琐。

（二）360°绩效考核——推进员工行为改变最有效的工具之一

1. **基本概念**　360°绩效考核法，又称"360°反馈（360° feedback）"或"全方位考核法"。是指由员工自己、上级、下级、同级甚至顾客等全方位的各个角度来评价个人的绩效：沟通技巧、人际关系、领导能力、行政能力等。通过这种形式，被评估者不仅可以从自己、上司、同事甚至顾客处获得多种角度的反馈，也可从这些不同的反馈清楚地知道自己的不足、长处与发展需求，使以后的职业发展更为顺畅。

2. **主要内容**

（1）自我评价：自我评价是指：让经理人针对自己在工作期间的绩效表现，或根据绩效表现评估其能力和并据此设定未来的目标。当员工对自己做评估时，通常会降低自我防卫意识，从而了解自己的不足，进而愿意加强、补充自己尚待开发或不足之处。

一般来说，员工自我评估的结果通常会与上级主管的评价有出入。与上级主管或同事的评价相比较，员工常会给予自己较高的分数。因此，使用自我评估时应该特别小心。而上级在要求部属自我评估时，应知道其评估和员工的自我评价可能会有差异，而且可能形成双方立场的僵化，这也是使用自评时应特别注意的事项。

（2）同事评价：同事的评价，是指由同事互评绩效的方式，来达到绩效评估的目的。对一些工作而言，有时上级与下属相处的时间与沟通机会，反而没有下属彼此之间多。在这种上级与下属接触的时间不多，彼此之间的沟通也非常少的情况下，上级要对部属做绩效评估也就非常困难。但相反地，下属彼此间工作在一起的时间很长，所以他们相互间的了解反而会比上级与部属更多。此时，他们之间的互评，反而能比较客观。而且，部属之间的互评，可以让彼此知道自己在人际沟通这方面的能力。

例如北京某外企的绩效评估方式中，就列有同级评价一项。据该公司的人力资源部经理表示，这种考评方式在评估准确度上，并不会比上级主管的考评效果差。而且同级评价的方式还可以补足上司对下属评估的缺陷。而评估的结果，亦可让下属了解在同事眼中，自己在团队合作、人际关系上的表现如何。另外该公司亦表示，如果要将绩效评估的结果用于提拔人才时，同级评价这种方式往往能达到使众人信服的效果。

（3）下属评价：由部属来评价上司，这个观念对传统的人力资源工作者而言似乎有点不可思议。但随着知识经济的发展，有越来越多的公司让员工评估其上级主管的绩效，此过程称为 upward feedback（向上反馈）。而这种绩效评估的方式对上级主管发展潜能上的开发，特别有价值。管理者可以通过下属的反馈，清楚地知道自己的管理能力有什么地方需要加强？若自己对自己的了解与部属的评价之间有太大的落差，则主管亦可针对这个落差，深入了解其中的原因。因此，一些人力资源管理专家认为，下属对上级主管的评估，会对其管理才能的发展有很大的裨益。

（4）客户评价：客户的评价对从事服务业、销售业的人员特别重要。因为唯有客户最清楚员工在客户服务关系、行销技巧等方面的表现与态度如何。所以，在类似的相关行业中，在绩效评估的制度上不妨将客户的评价列入评估系统之中。

事实上，目前国内一些服务业（例如：金融业、餐饮业等）就常常使用这种绩效评估方式（如评选最佳服务人员）。因为服务人员的服务品质、服务态度唯有顾客最清楚。国内很多知名公司的客户服务部门，就会定期以抽样的方式，请顾客评估该公司客户服务人员的服务成绩。

（5）主管评价：主管的评价是绩效评估中我们最常见的方式，即绩效评估的工作是由主管来执行。因此身为主管必须熟悉评估方法，并善用绩效评估的结果作为指导部属，发展部属潜能的重要武器。

多主管、矩阵式的评价

随着企业的调整，一些公司常常会推动一些跨部门的合作方案，因此一些员工可能同时会与很多主管一起共事。所以在绩效评估的系统建立上，我们亦可将多主管、矩阵式的绩效评估方式纳入绩效评估系统之中。

即每位项目主管，在专案结束之后，即需缴交对该部属的绩效作出评估。又如目前国内很多企业在各大城市都设有分部或办事处，因此一些员工的工作经常是两地（或多地点）同时进行。所以一些公司就会要求所有的主管，都要对该员工的绩效表现进行评估。

另外，通过多主管的多角度评估，会让员工的能力得到更客观的评价。

3. 注意事项

(1) 正确看待：就其发展阶段来说，360°绩效评估的最重要价值不是评估本身，而在于能力开发。其价值主要包括两个方面：①可以帮助人们提高对自我的洞察力，更加清楚自己的强项和需要改进的地方，进而制订下一步的能力发展计划；②可以激励人们不断改进自己的行为，从而激发起他们积极向上的动力。

(2) 领导支持：360°绩效评估涉及组织中各个层面的人，甚至还包括组织外部的人员。因此，实施360°绩效评估只有得到高层领导的全力支持。

(3) 稳定性：实施360°绩效评估的组织应该有一定的稳定性。因为事实上，这种新的工具本身很可能会成为一把双刃利剑，当企业面临重组、裁员或者合并时，员工的不安全感本身就比较高，这时采用360°反馈很可能加重这种体验，从而导致负面的影响。360°反馈对能力发展的作用也就无法体现。

(4) 建立信任：通过操作细节和整个实施过程中的不断沟通，使员工建立起对上级的信任和对反馈中组织所承诺的程序公平的信任，从而对反馈保持开放接受的态度，克服对该技术的抵触情绪。

因此，刚开始实施360°绩效评估时，最好只以能力开发为目的，不作为考核、晋升的依据。这样，员工能较容易地接受并认同这个技术。然后，再逐步将其应用领域（如考评、提升等人事决策）拓展。

(三) 胜任素质模型——最实用的人岗匹配操作工具之一

1. 基本概念 胜任素质（能力）模型（competency model）又叫素质模型。COMPETENCY 即"素质、资质、才干"等，是指驱动员工产生优秀工作绩效的各种个性特征的集合，它反映的是可以通过不同方式表现出员工的知识、技能、个性与内驱力等，能力是判断一个人能否胜任某项工作的优点，是决定并区别绩效差异的个人特征。

2. 主要内容 包括以下几个层面：知识 - 某一职业领域需要的信息（如人力资源管理的专业知识）；技能 - 掌握和运用专门技术的能力（如英语读写能力、计算机操作能力）；社会角色 - 个体对于社会规范的认知与理解（如想成为工作团队中的领导）；自我认知 - 对自己身份的知觉和评价（如认为自己是某一领域的权威）；特质 - 某人所具有的特征或其典型的行为方式（如喜欢冒险）；动机 - 决定外显行为的内在稳定的想法或念头（如想获得权利、喜欢追求名誉）。

员工个体所具有的胜任特征有很多，但企业所需要的不一定是员工所有的胜任特征，企业会根据岗位的要求以及组织的环境，明确能够保证员工胜任该岗位工作、确保其发挥最大潜能的胜任特征，并以此为标准来对员工进行挑选。这就要运用胜任特征模型分析法提炼出能够对员工的工作有较强预测性的胜任特征，即员工最佳胜任特征能力。

A. 个人的胜任力：指个人能做什么和为什么这么做。

B. 岗位工作要求：指个人在工作中被期望做什么。

C. 组织环境：指个人在组织管理中可以做什么。

交集部分是员工最有效的工作行为或潜能发挥的最佳领域。

当个人的胜任能力大于或等于这三个圆的交集时，员工才有可能胜任该岗位的工作。企业人力资源管理所要发掘的胜任能力模型就是个人胜任能力与另外两个圆的交集部分，即能够保证员工有效完成工作的胜任特征模型。

胜任特征模型构建的基本原理是辨别优秀员工与一般员工在知识、技能、社会角色、自我认知、特质、动机等方面的差异，通过收集和分析数据，并对数据进行科学的整合，从而建立某岗位工作胜任特征模型构架，并产生相应可操作性的人力资源管理体系。

3. 注意事项

(1) 胜任素质模型工具有待进一步完善。

(2) 胜任素质模型必须考虑文化适应性。

(3) 实施成本与效益对比：前面分析了胜任素质模型要取得良好效果，必须诸多条件的协同配合，组织要整合参照效标、企业文化、薪酬体系、激励机制、培训系统等，要对访谈人员、编码人员、数据分析人员进行专业训练、要对组织成员进行相关培训,这些都需要大量费用,因此组织在建立胜任素质模型前,必须综合考虑实施成本和所带来的效益。

(4) 参与人员的知识与技能问题:目前大多数人力资源管理从业人员和管理者还没能掌握胜任素质模型运用所要求的知识和技能,短时间的培训也难以达到要求。这便成了胜任素质模型在我国企业无法普遍建立的直接原因。

三、财务管理工具

此处仅简要介绍净现值法。

1. 基本概念 净现值(net present value)是一项投资所产生的未来现金流的折现值与项目投资成本之间的差值。净现值法是评价投资方案的一种方法。该方法是利用净现金效益量的总现值与净现金投资量算出净现值,然后根据净现值的大小来评价投资方案。净现值为正值,投资方案是可以接受的;净现值是负值,投资方案就是不可接受的。净现值越大,投资方案越好。净现值法是一种比较科学也比较简便的投资方案评价方法。

2. 主要内容 净现值法是一种比较科学也比较简便的投资方案评价方法。净现值的计算公式如式 22-1:

$$净现值 = 未来报酬总现值 - 建设投资总额$$

$$NPV = \sum_{t=1}^{n} \frac{C_t}{(1+r)^t} - C_o \qquad (式 22-1)$$

式中:NPV —净现值

C_o —初始投资额

C_t — t 年现金流量

r —贴现率

n —投资项目的寿命周期

3. 注意事项

(1) 资金成本率的确定较为困难,特别是在经济不稳定情况下,资本市场的利率经常变化更加重了确定的难度。

(2) 净现值法说明投资项目的盈亏总额,但没能说明单位投资的效益情况,即投资项目本身的实际投资报酬率。这样会造成在投资规划中着重选择投资大和收益大的项目而忽视投资小,收益小,而投资报酬率高的更佳投资方案。

四、质量管理工具

(一)PDCA 循环——有效控制管理过程和工作质量的工具

1. 基本概念 PDCA 是英语单词 plan(策划)、do(实施)、check(检查)和 act(处置)的第一个字母,PDCA 循环就是按照这样的顺序进行质量管理,并且循环不止地进行下去的科学程序。

有学者对 PDCA 进行了新的解释:P(planning)—规划职能包括三小部分:目标(goal)、实施计划(plan)、收支预算(budget);D(design)—设计方案和布局;C(4C)—4C 管理:check(检查)、communicate(沟通)、clean(清理)、control(控制);A(2A)—act(执行,对总结检查的结果进行处理)、aim(按照目标要求行事,如改善、提高)。

2. 主要内容

(1) P 阶段:即根据顾客的要求和组织的方针,为提供结果建立必要的目标和过程。

1) 择课题、分析现状、找出问题:强调的是对现状的把握和发现问题的意识、能力,发现问题是解决问题的第一步,是分析问题的条件。

新产品设计开发所选择的课题范围是以满足市场需求为前提,以企业获利为目标的。同时也需要根据企业的资源、技术等能力来确定开发方向。

课题是本次研究活动的切入点,课题的选择很重要,如果不进行市场调研,论证课题的可行性,就可能带来决策上的失误,有可能在投入大量人力、物力后造成设计开发的失败。比如:一个企业如果对市场发展动态信息缺少灵敏性,可能花大力气开发的新产品,在另一个企业已经是普通产品,就会造成人力、物力、财力的浪费。选择一个合理的项目课题可以减少研发的失败率,降低新产品投资的风险。选择课题时可以使用调查表、排列图、水平对比等方法,使头脑风暴能够结构化呈现较直观的信息,从而做出合理决策。

2) 定目标,分析产生问题的原因:找准问题后分析产生问题的原因至关重要,运用头脑风暴法等多种集思广益的科学方法,把导致问题产生的所有原因统统找出来。

明确了研究活动的主题后,需要设定一个活动目标,也就是规定活动所要做到的内容和达到的标准。目标可以是定性+定量化的,能够用数量来表示的指标要尽可能量化,不能用数量来表示的指标也要明确。目标是用来衡量实验效果的指标,所以设定应该有依据,要通过充分的现状调查和比较来获得。例如:一种新药的开发必须掌握了解政府部门所制订的新药审批政策和标准。制订目标时可以使用关联图、因果图来系统化的揭示各种可能之间的联系,同时使用甘特图来制订计划时间表,从而可以确定研究进度并进行有效的控制。

3) 出各种方案并确定最佳方案,区分主因和次因是最有效解决问题的关键:创新并非单纯指发明创造的创新产品,还可以包括产品革新、产品改进和产品仿制等。其过程就是设立假说,然后去验证假说,目的是从影响产品特性的一些因素中去寻找出好的原料搭配、好的工艺参数搭配和工艺路线。然而现实条件中不可能把所有想到的实验方案都进行实施,所以提出各种方案后优选并确定出最佳的方案是较有效率的方法。

筛选出所需要的最佳方案,统计质量工具能够发挥较好的作用。正交试验设计法、矩阵图都是进行多方案设计中效率高、效果好的工具方法。

4) 制订对策、制订计划:有了好的方案,其中的细节也不能忽视,计划的内容如何完成好,需要将方案步骤具体化,逐一制订对策,明确回答出方案中的"5W1H"即:为什么制订该措施(why)、达到什么目标(what)、在何处执行(where)、由谁负责完成(who)、什么时间完成(when)、如何完成(how)。使用过程决策程序图或流程图,方案的具体实施步骤将会得到分解。

(2) D阶段:即按照预定的计划、标准,根据已知的内外部信息,设计出具体的行动方法、方案,进行布局。再根据设计方案和布局,进行具体操作,努力实现预期目标的过程。

设计出具体的行动方法、方案,进行布局,采取有效的行动;产品的质量、能耗等是设计出来的,通过对组织内外部信息的利用和处理,作出设计和决策,是当代组织最重要的核心能力。设计和决策水平决定了组织执行力。

对策制订完成后就进入了实验、验证阶段也就是做的阶段。在这一阶段除了按计划和方案实施外,还必须要对过程进行测量,确保工作能够按计划进度实施。同时建立起数据采集,收集起过程的原始记录和数据等项目文档。

(3) C阶段:即确认实施方案是否达到了目标。

效果检查,检查验证、评估效果;"下属只做你检查的工作,不做你希望的工作"IBM的前CEO郭士纳的这句话将检查验证、评估效果的重要性一语道破。

方案是否有效、目标是否完成,需要进行效果检查后才能得出结论。将采取的对策进行确认后,对采集到的证据进行总结分析,把完成情况同目标值进行比较,看是否达到了预定的目标。如果没有出现预期的结果时,应该确认是否严格按照计划实施对策,如果是,就意味着对策失败,那就要重新进行最佳方案的确定。

(4) A阶段

1) 标准化,固定成绩:标准化是维持企业治理现状不下滑,积累、沉淀经验的最好方法,也是企业治理水平不断提升的基础。可以这样说,标准化是企业治理系统的动力,没有标准化,企业就不会进步,甚至下滑。

对已被证明的有成效的措施,要进行标准化,制订成工作标准,以便以后的执行和推广。

2）问题总结,处理遗留问题:所有问题不可能在一个 PDCA 循环中全部解决,遗留的问题会自动转进下一个 PDCA 循环,如此,周而复始,螺旋上升。

对于方案效果不显著的或者实施过程中出现的问题,进行总结,为开展新一轮的 PDCA 循环提供依据。

3. 注意事项

PDCA 循环,可以使我们的思想方法和工作步骤更加条理化、系统化、图像化和科学化。但是,习惯了 PDCA 的人很容易按流程工作,常常容易导致创新性不足。

(二) 6σ——世界最先进的质量管理法

1. 基本概念　6σ 管理法是一种统计评估法,核心是追求零缺陷生产,防范产品责任风险,降低成本,提高生产率和市场占有率,提高顾客满意度和忠诚度。6σ 管理既着眼于产品、服务质量,又关注过程的改进。"σ"是希腊文的一个字母,在统计学上用来表示标准偏差值,用以描述总体中的个体离均值的偏离程度,测量出的 σ 表征着诸如单位缺陷、百万缺陷或错误的概率性,σ 值越大,缺陷或错误就越少。6σ 是一个目标,这个质量水平意味的是所有的过程和结果中,99.999 66% 是无缺陷的,也就是说,做 100 万件事情,其中只有 3.4 件是有缺陷的,这几乎趋近到人类能够达到的最为完美的境界。

2. 主要内容　为了达到 6σ,首先要制订标准,在管理中随时跟踪考核操作与标准的偏差,不断改进,最终达到 6σ。现已形成一套使每个环节不断改进的简单的流程模式:界定、测量、分析、改进、控制。

- 界定:确定需要改进的目标及其进度,企业高层领导就是确定企业的策略目标,中层营运目标可能是提高制造部门的生产量,项目层的目标可能是减少次品和提高效率。
- 测量:以灵活有效的衡量标准测量和权衡现存的系统,根据数据,了解现有质量水平。
- 分析:利用统计学工具对整个系统进行分析,找到影响质量的少数几个关键因素。
- 改进:运用项目管理和其他管理工具,针对关键因素确立最佳改进方案。
- 控制:监控新的系统流程,采取措施以维持改进的结果,以期整个流程充分发挥功效。

3. 注意事项　开展六西格玛管理必须有专业的队伍和专业培训,同时不能机械简单地模仿。同时,应该制订科学合理的六西格玛项目实施规划,并建立持续改进的质量文化。尽管六西格玛的管理模式适用于所有类型的企业,但是如果企业基础管理薄弱,基础数据不完善,甚至是空白,建议这样的企业还是先要抓好基础,操之过急地推广六西格玛可能难以达到预期结果。

(三) 品管圈——广为认可的质量管理方法

1. 基本概念　品管圈(quality control circle,QCC)就是由相同、相近或互补之工作场所的人们自动自发组成数人一圈的小圈团体(又称 QC 小组,一般 6 人左右),全体合作、集思广益,按照一定的活动程序来解决工作现场、管理、文化等方面所发生的问题及课题。它是一种比较活泼的品管形式。目的在于提高产品质量和提高工作效率。

2. 主要内容

(1) 组圈

1) 根据同一部门或工作性质相关联、同一班次之原则,组成品管圈。

2) 选出圈长。

3) 由圈长主持圈会,并确定一名记录员,担任圈会记录工作。

4) 以民主方式决定圈名、圈徽。

5) 圈长填写"品管圈活动组圈登记表",成立品管圈,并向 QCC 推动委员会申请注册登记备案。

(2) 活动主题选定,制订活动计划

1) 每期品管圈活动,必须围绕一个明确的活动主题进行,结合部门工作目标,从品质、成本、效率、交期、安全、服务、管理等方面,每人提出 2~3 个问题点,并列出问题点一览表。

2) 以民主投票方式产生活动主题,主题的选定以品管圈活动在 3 个月左右能解决为原则。

3) 提出选取理由,讨论并定案。

4) 制订活动计划及进度表,并决定适合每一个圈员的职责和工作分工。

5) 主题决定后要呈报部门直接主管 / 经理审核,批准后方能成为正式的品管圈活动主题。

6) 活动计划表交 QCC 推行委员会备案存档。

7) 本阶段推荐使用脑力激荡法和甘特图。

(3) 目标设定

1) 明确目标值并和主题一致,目标值尽量要量化。

2) 不要设定太多的目标值,最好是一个,最多不超过两个。

3) 目标值应从实际出发,不能太高也不能太低,既有挑战性,又有可行性。

4) 对目标进行可行性分析。

(4) 现状调查,数据收集

1) 根据上次的特性要因图(或围绕选定的主题,通过圈会),设计适合本圈现场需要的、易于数据收集、整理的查检表。

2) 决定收集数据的周期、收集时间、收集方式、记录方式及责任人。

3) 圈会结束后,各责任人员即应依照圈会所决定的方式,开始收集数据。

4) 数据一定要真实,不得经过人为修饰和造假。

5) 本阶段使用查检表。

(5) 数据收集整理

1) 对上次圈会后收集数据过程中所发生的困难点,全员检讨,并提出解决方法。

2) 检讨上次圈会后设计的查检表,如需要,加以补充或修改,使数据更能顺利收集,重新收集数据。

3) 如无前两点困难,则圈长落实责任人及时收集数据,使用 QC 手法,从各个角度去层别,作成柏拉图形式直观反映,找出影响问题点的关键项目。

4) 本阶段可根据需要使用适当之 QC 手法,如柏拉图、直方图等。

(6) 原因分析

1) 在圈会上确认每一关键项目。

2) 针对选定的每一关键项目,运用脑力激荡法展开特性要因分析。

3) 找出影响的主要因素,主要因素要求具体、明确、且便于制订改善对策。

4) 会后落实责任人对主要因素进行验证、确认。

5) 对于重要原因以分工方式,决定各圈员负责研究、观察、分析,提出对策构想并于下次圈会时提出报告。

6) 本阶段使用脑力激荡法和特性要因法。

(7) 对策制订及审批

1) 根据上次圈会把握重要原因和实际观察、分析、研究的结果,按分工的方式,将所得之对策一一提出讨论,除了责任人的方案构想外,以集思广益的方式,吸收好的意见。

2) 根据上述的讨论获得对策方案后,让圈员分工整理成详细具体的方案。

3) 对所制订的具体对策方案进行分析,制订实施计划,并在圈会上讨论,交换意见,定出具体的步骤、目标、日程和负责人,注明提案人。

4) 圈长要求圈员根据讨论结果,以合理化建议的形式提出具体的改善构想。

5) 圈长将对策实施计划及合理化建议报部门主管 / 经理批准后实施(合理化建议实施绩效不参加合理化建议奖的评选,而直接参加品管圈成果评奖)。

6) 如对策需涉及圈外人员,一般会邀请他们来参加此次圈会,共同商量对策方法和实施进度。

7) 本阶段使用愚巧法、脑力激荡法、系统图法。

(8) 对策实施及检讨

1) 对所实施的对策,由各圈员就本身负责工作作出报告,顺利者给予奖励,有困难者加以分析并提出改进方案和修改计划。

2) 对前几次圈会做整体性的自主查检,尤其对数据收集、实施对策、圈员向心力、热心度等,必须全盘分析并提出改善方案。

3）各圈员对所提出对策的改善进度进行反馈,并收集改善后的数据。

（9）效果确认

1）效果确认分为总体效果及单独效果。

2）每一个对策实施的单独效果,通过护理化建议管理程序验证,由圈长最后总结编制成合理化建议实施绩效报告书,进行效果确认。

3）对无效的对策需开会研讨决定取消或重新提出新的对策。

4）总体效果将根据已实施改善对策的数据,使用 QCC 工具(总推移图及层别推移图)用统计数据来判断。改善的经济价值尽量以每年为单位,换算成具体的数值。

5）圈会后应把所绘制的总推移图张贴到现场,并把每天的实绩打点到推移图上。

6）本阶段可使用检查表、推移图、层别图、柏拉图等。

（10）标准化

1）为使对策效果能长期稳定的维持,标准化是品管圈改善历程的重要步骤。

2）把品管圈有效对策纳入公司或部门标准化体系中。

（11）成果资料整理（成果比较）

1）计算各种有形成果,并换算成金额表示。

2）制作成果比较的图表,主要以柏拉图金额差表示。

3）列出各圈员这几次圈会以来所获得的无形成果,并做改善前、改善后的比较,可能的话,以雷达图方式表示。

4）将本期活动成果资料整理编制成“品管圈活动成果报告书”。

5）本阶段可使用柏拉图、雷达图等。

（12）活动总结及下一步打算

1）任何改善都不可能是十全十美的、一次解决所有的问题,总还存在不足之处,找出不足之处,才能更上一个台阶。

2）老问题解决了,新问题又来了,所以问题改善没有终点。

3）按 PDCA 循环,品质需要持续改善,所以每完成一次 PDCA 循环后,就应考虑下一步计划,制订新的目标,开始新的 PDCA 改善循环。

（13）成果发表

1）对本圈的“成果报告书”再做一次总检讨,有全体圈员提出应补充或强调部分,并最后定案。

2）依照“成果报告书”,以分工方式,依各人专长,分给全体圈员,制作各类图表。

3）图表做成后,由圈长或推选发言人上台发言,并进行讨论交流。

4）准备参加品管圈发表会。

3. 注意事项　品管圈是一种自下而上的质量改进工具,但领导要重视 QCC 活动,并动员、引导全体员工积极参与搞 QCC 活动。其次,要加大内部工作岗位培训力度,充实 QCC 技术力量。第三,要加大对 QCC 活动的财政投入,加大对 QCC 成果的奖励力度。

（四）全面质量管理——促进医院质量管理向纵深实施的重要方法

1. 基本概念　全面质量管理（total quality management,TQM）就是指一个组织以质量为中心,以全员参与为基础,目的在于通过顾客满意和本组织所有成员及社会受益而达到长期成功的管理途径。

2. 主要内容　全面质量管理注重顾客需要,强调参与团队工作,并力争形成一种文化,以促进所有的员工设法、持续改进组织所提供产品/服务的质量、工作过程和顾客反应时间等,它由结构、技术、人员和变革推动**者四个要素**组成,只有这四个方面全部齐备,才会有全面质量管理这场变革。

全面质量管理有**三个核心**的特征:即全员参加的质量管理、全过程的质量管理和全面的质量管理。

全员参加的质量管理即要求全部员工,无论高层管理者还是普通办公职员或一线工人,都要参与质量改进活动。参与“改进工作质量管理的核心机制”,是全面质量管理的主要原则之一。

全过程的质量管理必须在市场调研、产品的选型、研究试验、设计、原料采购、制造、检验、储运、销售、安装、使用和维修等各个环节中都把好质量关。其中,产品的设计过程是全面质量管理的起点,原料采购、生产、检验过程实现产品质量的重要过程;而产品的质量最终是在市场销售、售后服务的过程中得到评判与认可。

全面的质量管理是用全面的方法管理全面的质量。全面的方法包括科学的管理方法、数理统计的方法、现代电子技术、通信技术行。全面的质量包括产品质量、工作质量、工程质量和服务质量。

另外,全面质量管理还强调以下观点:①用户第一的观点,并将用户的概念扩充到企业内部,即下道工序就是上道工序的用户,不将问题留给用户。②预防的观点,即在设计和加工过程中以预防为主为核心,变管结果为管不良因素,消除质量隐患。③定量分析的观点,只有定量化才能获得质量控制的最佳效果。④以工作质量为重点的观点,因为产品质量和服务均取决于工作质量。

企业推行全面质量管理常用的 PDCA 循环工作流程。

3. 注意事项 实施 TQM 的宣传、培训、管理成本较高。同时,要求掌握多种管理工具和技能;通常需要系统、全面和全局观点,因此一般需要高层管理者主动倡导和推动。

(五) 失效模式和影响分析——分析潜在风险并避免其发生的管理工具

1. 基本概念 失效模式和效应分析(failure mode and effect analysis,FMEA),是分析系统中每一产品所有可能产生的故障模式及其对系统造成的所有可能影响,并按每一个故障模式的严重程度,检测难易程序以及发生频度予以分类的一种归纳分析方法。

2. 主要内容 FMEA 事实上就是一套严密的"预防措施"之识别、控制、提高的管理过程;可应用于任何产品(或服务)质量的好坏可能会极大影响到顾客利益的领域;因此,FMEA 能在 QS9000 及 ISO/TS16949 一类的汽车业质量管理体系中运用,其同样可应用于其他管理体系之中,而且同样可以在企业内部形成一种严密的"预防措施"系统。

FMEA 是一种分析技术,即:在一张包括诸多要求的表单上进行分析并加以控制和应用便可达成的过程控制,通常 FMEA 表单包含如下主要内容:

(1)"功能要求":填写出被分析流程(或工序)的简单说明。

(2)"潜在失效模式":记录可能会出现的问题点。

(3)"潜在失效后果":列出上述问题点可能会引发的不良影响。

(4)"严重度":对上述问题点的不良影响进行评价并赋予分值(得分 1~10 分),分值愈高则影响愈严重。

(5)"潜在失效起因或机制":该潜在问题点可能出现的原因或产生机制分析。

(6)"频度":上述"起因或机制"出现的概率大小(得分 1~10 分),分值愈高则出现机会愈大。

(7)"现行控制":列出目前本单位对这一潜在问题点所运用的控制方法。

(8)"探测度":在采用"现行控制"的方法来控制时,该潜在问题可以被检查出来的难易程序(得分:1~10 分),得分愈高则愈难以被检出。

(9)"风险顺序数":将上述"严重度""频度""探测度"得分相乘所得出的结果;该数值愈大则这一潜在问题愈严重,愈应及时采取"预防措施"。

(10)"建议措施":列出对"风险顺序数"较高之潜在问题点所制订的"预防措施",以防止其发生。

(11)"责任及目标完成日期":写出实施上述"预防措施"的计划案。

(12)"措施结果":对上述"预防措施"计划案之实施状况的确认。

3. 注意事项 由于 FMEA 是一种"预防措施",其必然是一种事先的行动;如果把 FMEA 当作事情发生以后再执行处置的动作,其将无法达到 FMEA 的真实效果,亦将把这一 FMEA 演变成"纠正措施"。

(六) 根本原因分析——帮助查找医疗差错或者事故发生的根本原因

1. 基本概念 根本原因分析法(root cause analysis,RCA)是一项结构化的问题处理法,用以逐步找出问题的根本原因并加以解决,而不是仅仅关注问题的表征。根本原因分析是一个系统化的问题处理过程,包括确定和分析问题原因,找出问题解决办法,并制订问题预防措施。在组织管理领域内,根本原因分析能够帮助利益相关者发现组织问题的症结,并找出根本性的解决方案。

2. 主要内容　根本原因分析法最常见的一项内容是,提问为什么会发生当前情况,并对可能的答案进行记录。然而,再逐一对每个答案问一个为什么,并记录下原因。根本原因分析法的目的就是要努力找出问题的作用因素,并对所有的原因进行分析。这种方法通过反复问一个为什么,能够把问题逐渐引向深入,直到你发现根本原因。这个过程可以采用因果图、鱼骨图、why-why 分析、头脑风暴法等工具。

找到根本原因后,就要进行下一个步骤:评估改变根本原因的最佳方法,从而从根本上解决问题。这是另一个独立的过程,一般被称之为改正和预防。当我们在寻找根本原因的时候,必须要记住对每一个业已找出的原因也要进行评估,给出改正的办法,因为这样做也将有助于整体改善和提高。

3. 注意事项　整个分析过程应强调定量分析和定性研究的结合,同时要特别注意区分联系和因果关系的差异;尽可能使用 Hill 因果判别准则。

五、运营管理工具

(一) HRP——支持医院整体运行管理的系统化资源管理平台

1. 基本概念　医院资源计划(hospital resource planning)是医院引入企业资源计划(Enterprise Resource Planning,ERP)的成功管理思想和技术,融合现代化管理理念和流程,整合医院已有信息资源,创建一套支持医院整体运行管理的统一高效、互联互通、信息共享的系统化医院资源管理平台。HRP 是医院管理者善用一切资源和手段不断推进医院管理创新的工具,是医院实现"人财物""医教研""护药技"管理科学化、规范化、精细化、可持续发展和战略转型的支撑环境,是医院树立整体观、服务观、效益观、社会观及推动医院谋求发展、体制创新、技术创新、管理创新的推动力。HRP 建立面向合理流程的扁平化管理模式,最大限度发挥医院资源效能,可有效提升传统 HIS 的管理功能,从而使医院全面实现管理的可视化,使预算管理、成本管理、绩效管理科学化,使得医护分开核算、三级分科管理、零库存管理、顺价作价、多方融资、多方支付以及供应链管理等先进管理方法在医院管理中应用成为可能。

2. 主要内容　在医院中,一般的管理主要包括三方面的内容:生产控制(计划、制造)、物流管理(分销、采购、库存管理)和财务管理(会计核算、财务管理)。这三大系统本身就是集成体,它们互相之间有相应的接口,能够很好地整合在一起来对企业进行管理。另外,越来越多的 HRP 厂商将人力资源管理纳入了该系统的一个重要组成部分。

3. 注意事项　首先,在购买 HRP 软件之前,需要分析医院自身特点,了解医院迫切需要解决的问题,哪类软件能适应医院并帮助医院解决实际问题;其次,应制订具体的、量化的、可考核的目标;第三,通常需要做好相关业务流程的重组工作;第四,相关人员需要加强培训,医院也需要制订相关制度保证 HRP 的顺利实施。

(二) BPR——业务流程优化与再造

1. 基本概念　业务流程再造(business process reengineering,BPR)强调以业务流程为改造对象和中心、以关心客户的需求和满意度为目标、对现有的业务流程进行根本的再思考和彻底的再设计,利用先进的制造技术、信息技术以及现代的管理手段、最大限度地实现技术上的功能集成和管理上的职能集成,以打破传统的职能型组织结构,建立全新的过程型组织结构,从而实现企业经营在成本、质量、服务和速度等方面的戏剧性的改善。

2. 主要内容　企业"再造"就是重新设计和安排企业的整个生产、服务和经营过程,使之合理化。通过对企业原来生产经营过程的各个方面、每个环节进行全面的调查研究和细致分析,对其中不合理、不必要的环节进行彻底的变革。在具体实施过程中,可以按以下程序进行。

(1)对原有流程进行全面的功能和效率分析,发现其存在问题:根据企业现行的作业程序,绘制细致、明了的作业流程图。一般地说,原来的作业程序是与过去的市场需求、技术条件相适应的,并有一定的组织结构、作业规范作为其保证的。当市场需求、技术条件发生的变化使现有作业程序难以适应时,作业效率或组织结构的效能就会降低。因此,必须从以下方面分析现行作业流程的问题:

1)功能障碍:随着技术的发展,技术上具有不可分性的团队工作(TNE),个人可完成的工作额度就会发生变化,这就会使原来的作业流程或者支离破碎增加管理成本、或者核算单位太大造成权责利脱节,并会造成组织机构设计的不合理,形成企业发展的瓶颈。

2)重要性:不同的作业流程环节对企业的影响是不同的。随着市场的发展,顾客对产品、服务需求的变化,作业流程中的关键环节以及各环节的重要性也在变化。

3)可行性:根据市场、技术变化的特点及企业的现实情况,分清问题的轻重缓急,找出流程再造的切入点。为了对上述问题的认识更具有针对性,还必须深入现场,具体观测、分析现存作业流程的功能、制约因素以及表现的关键问题。

(2)设计新的流程改进方案,并进行评估:为了设计更加科学、合理的作业流程,必须群策群力、集思广益、鼓励创新。在设计新的流程改进方案时,可以考虑:

1)将现在的数项业务或工作组合,合并为一。

2)工作流程的各个步骤按其自然顺序进行。

3)给予职工参与决策的权力。

4)为同一种工作流程设置若干种进行方式。

5)工作应当超越组织的界限,在最适当的场所进行。

6)尽量减少检查、控制、调整等管理工作。

7)设置项目负责人(case manager)。

对于提出的多个流程改进方案,还要从成本、效益、技术条件和风险程度等方面进行评估,选取可行性强的方案。

(3)制订与流程改进方案相配套的组织结构、人力资源配置和业务规范等方面的改进规划,形成系统的企业再造方案:企业业务流程的实施,是以相应组织结构、人力资源配置方式、业务规范、沟通渠道甚至企业文化作为保证的,所以,只有以流程改进为核心形成系统的企业再造方案,才能达到预期的目的。

(4)组织实施与持续改善:实施企业再造方案,必然会触及原有的利益格局。因此,必须精心组织,谨慎推进。既要态度坚定,克服阻力,又要积极宣传,形成共识,以保证企业再造的顺利进行。

企业再造方案的实施并不意味着企业再造的终结。在社会发展日益加快的时代,企业总是不断面临新的挑战,这就需要对企业再造方案不断地进行改进,以适应新形势的需要。

3. 注意事项 流程再造首先需要考虑企业的总体经营战略思想,因所有的流程服务于战略思想;其次,不能忽略作业流程之间的联结作用;第三,必须注意经营流程的设计与管理流程的相互关系;第四,BPR 不是对原有的流程进行修改,而是要对流程进行彻底重构;最后,BPR 的工作需要企业领导的高度重视、业务骨干的全面参与,还需要富有专业经验的实施队伍。

(三)JIT——使生产有效进行的新型生产方式

1. 基本概念 准时制生产(just in time,JIT),指建立在力求消除一切浪费和不断提高生产率基础上的一种生产理念。其实质是保持物质流和信息流在生产中的同步,实现以恰当数量的物料,在恰当的时候进入恰当的地方,生产出恰当质量的产品。这种方法可以减少库存,缩短工时,降低成本,提高生产效率。

2. 主要内容 JIT 有三种手段来达到其目标。

(1)适时适量生产:适时适量生产的方法如下:

1)生产同步化:生产同步化,即工序间不设置仓库,前一工序的加工结束后,使半成品立即转到下一工序去,装配线与机械加工几乎平行进行。在铸造、锻造、冲压等必须成批生产的工序,则通过尽量缩短作业更换时间来尽量缩小生产批量。生产的同步化通过后工序领取这样的方法来实现。

2)生产均衡化:生产均衡化是实现适时适量生产的前提条件。所谓生产的均衡化,是指总装配线在向前工序领取零部件时应均衡地使用各种零部件,生产各种产品。为此在制订生产计划时就必须全面考虑,然后将其体现在产品生产顺序计划之中。

(2)弹性配置作业人数:根据生产量的变动,弹性地增减各生产线的作业人数,以及尽量用较少的人力完成较多的生产。

(3)质量保证方法:在 JIT 生产方式中,通过将质量管理贯穿于每一工序之中来实现提高质量与降低成本的一致性,具体方法是自动化。自动化是指融入生产组织中的这样两种机制:第一,使设备或生产线能够自动检测不良产品;第二,生产第一线的设备操作工人发现产品或设备的问题时,有权自行停止生产的管理机制。

3. **注意事项**　JIT 主要的方式是通过消除一切可能消除的"浪费",这种理想目标有时会非常难实现。

(四) TDABC——一个快捷、经济且易于构建的战略成本和利润模型

1. **基本概念**　时间驱动作业成本法(time driven activity based costing,TDABC)完全跳过分摊资源成本这个阶段,因此就无需把一个部门的成本分摊到其进行的各种活动上,也无需像传统的作业成本法那样调查员工的时间分配。它引进了一个新功能来应对采购、生产、销售、物流和客户服务等活动的多样性和复杂性,那就是时间等式。总之,时间驱动作业成本法把公司 ERP 和数据仓库系统上的在线信息与简洁、强大的业务流程成本的模型结合起来,从而生成详细的损益报告 —— 分为交易、产品、客户、渠道和区域。应用时间驱动作业成本法评估每个部门或流程,只需要两个参数。一是单位时间所投入的资源能力的成本,二是产品、服务和客户在消耗资源时所占用的单位时间数。

简言之,TDABC 是指基于管理层对实际产能和单位作业时间消耗的可靠估计,以时间作为分配资源成本的依据,来计算单位作业应分担的作业成本,从而避免在大范围实施作业成本法过程中计算烦琐等问题的一种作业成本法。

2. **主要内容**　时间驱动作业成本法以时间作为分配资源成本的依据,通过经验丰富的管理人员对实际产能和作业单位时间的可靠估计,计算出作业的成本动因率,进而计算出该项作业应分摊的成本。另外,时间驱动作业成本法是以事件为基础的,反映企业当前的实际情况。

管理层所需要估计测算的事项主要是:

一是估计提供的资源的实际使用的能力和它们的成本;

二是估计完成一项作业单位时间,该指标可由管理层凭借经验或者观察得到。

时间驱动作业成本法还可以在成本计算模型中嵌入一些计算时间的等式,从而能够反映出订单和作业活动的不同特点所导致的处理时间差异,这样就能满足错综复杂的现实运营要求。

3. **注意事项**　TDABC 具体使用范围和实施软件的开发均需要进一步完善。

六、营销服务管理工具

(一) 4Ps 营销组合模型——市场营销战略最常用的工具之一

1. **基本概念**　4Ps 营销组合模型是指市场营销中的产品(product)、价格(price)、渠道(place)、促销(promotion)四个要素的组合。

2. **主要内容**　实际上是从管理决策的角度来研究市场营销问题。从管理决策的角度看,影响企业市场营销活动的各种因素(变量)可以分为两大类:一是企业不可控因素,即营销者本身不可控制的市场和营销环境,包括微观环境和宏观环境;二是可控因素,即营销者自己可以控制的产品、商标、品牌、价格、广告、渠道等,而 4Ps 就是对各种可控因素的归纳:

产品策略(product strategy),主要是指企业以向目标市场提供各种适合消费者需求的有形和无形产品的方式来实现其营销目标。其中包括对同产品有关的品种、规格、式样、质量、包装、特色、商标、品牌以及各种服务措施等可控因素的组合和运用。

定价策略(pricing strategy),主要是指企业以按照市场规律制订价格和变动价格等方式来实现其营销目标,其中包括对同定价有关的基本价格、折扣价格、津贴、付款期限、商业信用以及各种定价方法和定价技巧等可控因素的组合和运用。

分销策略(placing strategy),主要是指企业以合理地选择分销渠道和组织商品实体流通的方式来实现其营销目标,其中包括对同分销有关的渠道覆盖面、商品流转环节、中间商、网点设置以及储存运输等可控因素的组合和运用。

促销策略(promotioning strategy),主要是指企业以利用各种信息传播手段刺激消费者购买欲望,促进产品销售的方式来实现其营销目标,其中包括对同促销有关的广告、人员推销、营业推广,公共关系等可控因素的组合和运用。

3. 注意事项　4P 因素不可能涵盖所有营销要素,也不可能在任何情况下都适用,使用时尤其需要考虑外部宏观环境各个因素的影响。同时,4P 营销工作不是企业某一个部门的事情,必须是全员参与。

(二) 服务质量差距模型——分析服务质量简单有效的工具

1. 基本概念　服务质量差距模型(service quality gap model),也称 5GAP 模型。该模型是专门用来分析质量问题的根源。顾客差距(差距 5)即顾客期望与顾客感知的服务之间的差距——这是差距模型的核心。要弥合这一差距,就要对以下四个差距进行弥合:差距 1—不了解顾客的期望;差距 2—未选择正确的服务设计和标准;差距 3—未按标准提供服务;差距 4—服务传递与对外承诺不相匹配。

2. 主要内容　服务质量是服务质量差距的函数,测量企业内部存在的各种差距是有效地测量服务质量的手段,差距越大,顾客对企业的服务质量就越不满意,因此,差距分析可以作为复杂的服务过程控制的起点,为改善服务质量提供依据(图 22-2)。

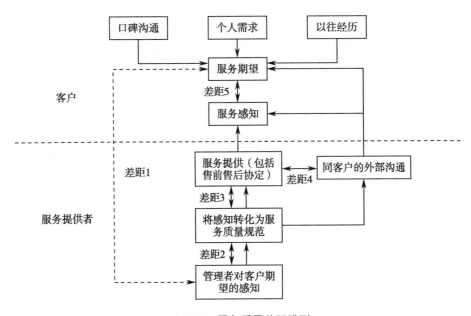

图 22-2　服务质量差距模型

因此,近 20 年来,服务质量差距研究便成了学者们关注的焦点。五个差距以及它们造成的结果和产生的原因分述如下:

(1) 管理者认识的差距(差距 1):这个差距指管理者对期望质量的感觉不明确。产生的原因有:

A. 对市场研究和需求分析的信息不准确。

B. 对期望的解释信息不准确。

C. 没有需求分析。

D. 从企业与顾客联系的层次向管理者传递的信息失真或丧失。

E. 臃肿的组织层次阻碍或改变了在顾客联系中所产生的信息。

治疗措施各不相同。如果问题是由管理引起,显然不是改变管理,就是改变对服务竞争特点的认识。不过后者一般更合适一些。因为正常情况下没有竞争也就不会产生什么问题,但管理者一旦缺乏对服务竞争本质和需求的理解,则会导致严重的后果。

(2) 质量标准差距(差距 2)

这一差距指服务质量标准与管理者对质量期望的认识不一致。原因如下:

A. 计划失误或计划过程不够充分。

B. 计划管理混乱。

C. 组织无明确目标。

D. 服务质量的计划得不到最高管理层的支持。

第一个差距的大小决定计划的成功与否。但是,即使在顾客期望的信息充分和正确的情况下,质量标准的实施计划也会失败。出现这种情况的原因是,最高管理层没有保证服务质量的实现。质量没有被赋予最高优先权。治疗的措施自然是改变优先权的排列。今天,在服务竞争中,顾客感知的服务质量是成功的关键因素,因此在管理清单上把质量排在前列是非常必要的。

总之,服务生产者和管理者对服务质量达成共识,缩小质量标准差距,远要比任何严格的目标和计划过程重要得多。

(3) 服务交易差距(差距3):这一差距指在服务生产和交易过程中员工的行为不符合质量标准,它是因为:

A. 标准太复杂或太苛刻。

B. 员工对标准有不同意见,例如一流服务质量可以有不同的行为;

C. 标准与现有的企业文化发生冲突。

D. 服务生产管理混乱。

E. 内部营销不充分或根本不开展内部营销。

F. 技术和系统没有按照标准为工作提供便利。

可能出现的问题是多种多样的,通常引起服务交易差距的原因是错综复杂的,很少只有一个原因在单独起作用,因此治疗措施不是那么简单。差距原因粗略分为三类:管理和监督;职员对标准规则的认识和对顾客需要的认识;缺少生产系统和技术的支持。

(4) 营销沟通的差距(差距4):这一差距指营销沟通行为所做出的承诺与实际提供的服务不一致。产生的原因是:

A. 营销沟通计划与服务生产没统一。

B. 传统的市场营销和服务生产之间缺乏协作。

C. 营销沟通活动提出一些标准,但组织却不能按照这些标准完成工作。

D. 有故意夸大其辞,承诺太多的倾向。

引起这一差距的原因可分为两类:

一是外部营销沟通的计划与执行没有和服务生产统一起来。

二是在广告等营销沟通过程中往往存在承诺过多的倾向。

在第一种情况下,治疗措施是建立一种使外部营销沟通活动的计划和执行与服务生产统一起来的制度。例如,至少每个重大活动应该与服务生产行为协调起来,达到两个目标:

第一,市场沟通中的承诺要更加准确和符合实际。

第二,外部营销活动中做出的承诺能够做到言出必行,避免夸夸其谈所产生的副作用。在第二种情况下,由于营销沟通存在滥用"最高级的毛病",所以只能通过完善营销沟通的计划加以解决。治疗措施可能是更加完善的计划程序,不过管理上严密监督也很有帮助。

(5) 感知服务质量差距(差距5):这一差距指感知或经历的服务与期望的服务不一样,它会导致以下后果:

A. 消极的质量评价(劣质)和质量问题。

B. 口碑不佳。

C. 对公司形象的消极影响。

D. 丧失业务。

第五个差距也有可能产生积极的结果,它可能导致相符的质量或过高的质量。感知服务差距产生的原因可能是本部分讨论的众多原因中的一个或者是它们的组合。当然,也有可能是其他未被提到的因素。

3. 注意事项　要很好使用此模型,首先需要深入了解顾客所需,减少认知差距,同时重视顾客抱怨;其次,必须加强内部员工培训;第三,应当合理设定服务规范,减少标准差距;最后,还需要加强内部和外部沟通,适当授权。

(三) CS 战略——提高市场占有率的有力工具

1. 基本概念　顾客满意度(customer satisfaction,CS)是指企业的整个经营活动要以顾客满意为指针,要从顾客的角度,用顾客的观点而非企业自身的观点,分析、考虑消费者的要求。它要求企业全体员工视顾客满意为行为准则,通过向顾客提供高品质的产品或服务,最大限度地使顾客感到满意,从而赢得宝贵的顾客资源,提高企业的竞争能力。

2. 主要内容 CS战略的内容包括:

(1) 站在顾客的立场上研究和设计产品。尽可能地把顾客的"不满意"从产品体本身(包括设计、制造和供应过程)去除,并顺应顾客的需求趋势,预先在产品体本身上创造顾客的满意。

(2) 不断完善服务系统,包括提高服务速度、质量等方面。

(3) 十分重视顾客的意见。

(4) 千方百计留住老顾客,他们是最好的"推销员"。

(5) 建立与顾客为中心相应的企业组织。要求对顾客的需求和意见具有快速的反应机制,养成鼓励创新的组织氛围,组织内部保持上下沟通的顺畅。

(6) 分级授权。这是及时完成令顾客满意的服务的重要一环。如果执行工作的人员没有充分的处理决定权,什么问题都须等待上级命令,顾客满足是无法保证的。

3. 注意事项 首先,需要辩证看待CS战略,任何一个企业不可能满足所有顾客的所有需求;其次,需要将将发展战略与销售战略区分。CS战略在根本上来说应成为企业发展战略,目光应当长远而非眼前的短期经济利益。

七、项目管理工具

(一) PERT网络分析法——有效的项目进度管理工具

1. 基本概念 计划评审技术(program evaluation and review technique,PERT),是利用网络分析制订计划以及对计划予以评价的技术。它能协调整个计划的各道工序,合理安排人力、物力、时间、资金,加速计划的完成。在现代计划的编制和分析手段上,PERT被广泛的使用,是现代化管理的重要手段和方法。

2. 主要内容 PERT网络是一种类似流程图的箭线图。它描绘出项目包含的各种活动的先后次序,标明每项活动的时间或相关的成本。对于PERT网络,项目管理者必须考虑要做哪些工作,确定时间之间的依赖关系,辨认出潜在的可能出问题的环节,借助PERT还可以方便地比较不同行动方案在进度和成本方面的效果。

构造PERT图,需要明确三个概念:事件、活动和关键路线。①事件(events),表示主要活动结束的那一点;②活动(activities),表示从一个事件到另一个事件之间的过程;③关键路线(critical path),是PERT网络中花费时间最长的事件和活动的序列。

3. 注意事项 采用PERT网络分析法时,需要考虑如下一些因素:项目规模大小、复杂程度、紧急性、总进度是否取决于某些关键事项、有无相应技术力量和设备等。

(二) 甘特图——最常用的项目控制管理的有效工具

1. 基本概念 甘特图(Gantt chart)又称为横道图、条状图(bar chart)。甘特图内在思想简单,即以图示的方式通过活动列表和时间刻度形象地表示出任何特定项目的活动顺序与持续时间。基本是一条线条图,横轴表示时间,纵轴表示活动(项目),线条表示在整个期间上计划和实际的活动完成情况。它直观地表明任务计划在什么时候进行,及实际进展与计划要求的对比。管理者由此可便利地弄清一项任务(项目)还剩下哪些工作要做,并可评估工作进度。

2. 主要内容

(1) 明确项目牵涉到的各项活动、项目。内容包括项目名称(包括顺序)、开始时间、工期,任务类型(依赖/决定性)和依赖于哪一项任务。

(2) 创建甘特图草图。将所有的项目按照开始时间、工期标注到甘特图上。

(3) 确定项目活动依赖关系及时序进度。使用草图,并且按照项目的类型将项目联系起来,并且安排。此步骤将保证在未来计划有所调整的情况下,各项活动仍然能够按照正确的时序进行。也就是确保所有依赖性活动能并且只能在决定性活动完成之后按计划展开。

同时避免关键性路径过长。关键性路径是由贯穿项目始终的关键性任务所决定的,它既表示了项目的最长耗时,也表示了完成项目的最短可能时间。请注意,关键性路径会由于单项活动进度的提前或延期而发生变化。而且要注意不要滥用项目资源,同时,对于进度表上的不可预知事件要安排适当的富裕时间(Slack Time)。但是,富裕时间不适用于关键性任务,因为作为关键性路径的一部分,它们的时序进度对整个项目至关重要。

(4) 计算单项活动任务的工时量。

(5) 确定活动任务的执行人员及适时按需调整工时。

(6) 计算整个项目时间。

3. 注意事项　甘特图事实上仅仅部分地反映了项目管理的三重约束(时间、成本和范围),因为它主要关注进程管理(时间);同时,尽管能够通过项目管理软件描绘出项目活动的内在关系,但是如果关系过多,纷繁芜杂的线图必将增加甘特图的阅读难度。

八、创新管理工具

(一) 头脑风暴法——激发团队创新的有效决策工具

1. 基本概念　头脑风暴(brain storming,BS)法又称智力激励法、或自由思考法(畅谈法,畅谈会,集思法),是指无限制的自由联想和讨论,其目的在于产生新观念或激发创新设想。头脑风暴法又可分为直接头脑风暴法(通常简称为头脑风暴法)和质疑头脑风暴法(也称反头脑风暴法)。前者是在专家群体决策尽可能激发创造性,产生尽可能多的设想的方法,后者则是对前者提出的设想、方案逐一质疑,分析其现实可行性的方法。

2. 主要内容

(1) 组织形式:参加人数一般为 5~10 人(课堂教学也可以班为单位),最好由不同专业或不同岗位者组成;会议时间控制在 1 小时左右;设主持人一名,主持人只主持会议,对设想不作评论。设记录员 1~2 人,要求认真将与会者每一设想不论好坏都完整地记录下来。

(2) 会议类型:设想开发型:这是为获取大量的设想、为课题寻找多种解题思路而召开的会议,因此,要求参与者要善于想象,语言表达能力要强。

设想论证型;这是为将众多的设想归纳转换成实用型方案召开的会议。要求与会者善于归纳、善于分析判断。

(3) 会前准备工作:会议要明确主题。会议主题提前通报给与会人员,让与会者有一定准备。

选好主持人。主持人要熟悉并掌握该技法的要点和操作要素,摸清主题现状和发展趋势。

参与者要有一定的训练基础,懂得该会议提倡的原则和方法。

会前可进行柔化训练,即对缺乏创新锻炼者进行打破常规思考,转变思维角度的训练活动,以减少思维惯性,从单调的紧张工作环境中解放出来,以饱满的创造热情投入激励设想活动。

(4) 会议原则:为使与会者畅所欲言,互相启发和激励,达到较高效率,必须严格遵守下列原则:

1) 禁止批评和评论,也不要自谦。对别人提出的任何想法都不能批判、不得阻拦。即使自己认为是幼稚的、错误的,甚至是荒诞离奇的设想,亦不得予以驳斥;同时也不允许自我批判,在心理上调动每一个与会者的积极性,彻底防止出现一些"扼杀性语句"和"自我扼杀语句"。诸如"这根本行不通""你这想法太陈旧了""这是不可能的""这不符合某某定律"以及"我提一个不成熟的看法""我有一个不一定行得通的想法"等语句,禁止在会议上出现。只有这样,与会者才可能在充分放松的心境下,在别人设想的激励下,集中全部精力开拓自己的思路。

2) 目标集中,追求设想数量,越多越好。在智力激励法实施会上,只强制大家提设想,越多越好。会议以谋取设想的数量为目标。

3) 鼓励巧妙地利用和改善他人的设想。这是激励的关键所在。每个与会者都要从他人的设想中激励自己,从中得到启示,或补充他人的设想,或将他人的若干设想综合起来提出新的设想等。

4) 与会人员一律平等,各种设想全部记录下来。与会人员,不论是该方面的专家、员工,还是其他领域的学者,以及该领域的外行,一律平等;各种设想,不论大小,甚至是最荒诞的设想,记录人员也要求认真地将其完整地记录下来。

5）主张独立思考，不允许私下交谈，以免干扰别人思维。

6）提倡自由发言，畅所欲言，任意思考。会议提倡自由奔放、随便思考、任意想象、尽量发挥，主意越新、越怪越好，因为它能启发人推导出好的观念。

7）不强调个人的成绩，应以小组的整体利益为重，注意和理解别人的贡献，人人创造民主环境，不以多数人的意见阻碍个人新的观点的产生，激发个人追求更多更好的主意。

3. 注意事项　头脑风暴法不是参与者面对面简单的讨论，必须经过精心策划，精挑主持人，并遵循相关原则方能取得较好的结果。

(二) 5W2H 分析法——决策思考问题的有效方法

1. 基本概念　5W2H 是五个以 W 开头的英语单词和两个以 H 开头的英语单词进行设问，发现解决问题的线索，寻找发明思路，进行设计构思，从而创新管理或项目，这就叫做 5W2H 法。

2. 主要内容

(1) what —— 是什么？目的是什么？做什么工作？

(2) how —— 怎么做？如何提高效率？如何实施？方法怎样？

(3) why —— 为什么？为什么要这么做？理由何在？原因是什么？造成这样的结果为什么？

(4) when —— 何时？什么时间完成？什么时机最适宜？

(5) where —— 何处？在哪里做？从哪里入手？

(6) who —— 谁？由谁来承担？谁来完成？谁负责？

(7) how much —— 多少？做到什么程度？数量如何？质量水平如何？费用产出如何？

3. 注意事项　5W2H 是一种很好的管理思维与逻辑框架，在实践中可以单人或多人同时使用；可用于客户行为分析，也可用于专业问题分析等。

(三) SCAMPER 思考法——创新思维的重要参考模式

1. 基本概念　SCAMPER 思考法是由美国教育管理者罗伯特·艾伯尔（Robert F. Eberle）于 1971 年提出的一种综合性创新思维策略，由英文中的七个单词或短语的首字母构成，它们分别是：S（substitute，取代）、C（combine，结合）、A（adapt，借用）、M（magnify，放大；minimize，缩小；modify，修改）、P（put to other uses，一物多用）、E（eliminate，删减）、R（reverse，倒转；rearrange，重新安排）。

2. 主要内容　SCAMPER 是：

Substitute：替代。包括成分、材料、人员的替代等；

Combine：合并。包括混合，与其他功能的整合等；

Adapt：改造。包括改变功能或者部分结构等；

Modify（magnify，minify）：调整。包括放大、缩小、调整形状、规模等；

Put to other uses：挪作他用或者改变意图。

Eliminate：去除。包括简化，去掉部分功能或特征，凸显核心功能等。

Reverse（rearrange）：逆向操作、重新安排。包括里外对换、上下颠倒、逆转、重组等。

3. 注意事项　SCAMPER 是一种重要的创新发明手段，但需要清楚善于观察、跨界交流和提出疯狂的问题可能更有助于提升该方法的使用价值。

第三节　医院管理工具应用案例

案例：六西格玛在第一台手术开始时间管控中的应用

医院手术室作为一个核心部门和高成本中心，如果工作效率不高，不仅会延长患者无效住院时间，增加经济负担，而且将直接影响医院的经济效益和社会效益。第一台手术准时开始是一个高效率的手术室应具备的特征，同时也是影响手术间利用率的重要因素，更是有效利用手术室人力物力资源、降低成本、增加收益的基础。在此背景下我院成立专项小组,运用六西格玛的先进理论和方法,在保证医疗质量的同时提高手术间利用率。

1. 内容和方法　根据六西格玛的理论和研究方法,通过定义—测量—分析—改进—控制5个步骤,确定质量关键点,分析找出影响质量关键点的因素,制订解决问题的措施,根据落实情况修订控制措施,以建立长效机制。

(1) 定义阶段:通过项目小组前期调查及运用头脑风暴法对影响手术室使用效率的因素进行分析,发现手术室每日有较大比例第一台手术开始时间由各种原因延迟,其不仅导致手术室空间设备闲置、人力浪费,直接影响手术室的运营效率,而且导致病员长时间等待而满意度降低。基于以上调查,我们确定第一台手术准时开始为本项目的质量关键点,以医院原有制度"择期手术开始即切皮时间为9:00作为项目标准,将第一台手术延时率即缺陷率降低至20%以下作为项目目标。

(2) 测量阶段:项目组通过以下三个方面收集资料:

1) 了解手术室管理架构及工作流程。

2) 对近4月的数据分析,计算出缺陷率和σ值。

3) 根据既往资料和现场调查查找影响第一台手术准时开始的因素。结果显示:第一台手术延时率达89%,目前的流程能力仅为0.2σ值,延迟情况严重,改进空间颇大。

(3) 分析阶段:手术室的顺利运转需要多部门的共同协作,而改进前我院手术室管理由手术室、麻醉科及大外科共同负责,各部门之间缺乏有效的沟通与协调平台,也没有强有力的执行部门完成各种突发性的协调工作,导致各部门进入手术室的时间不一,互相等待。根据对手术各时段分析,发现在患者入室到手术开始这段时间有较大的改善空间,包括患者入室等待、护士术前准备、麻醉准备、医师准备等多个环节,任何一个环节出现问题都将影响到整个团队的工作,从而导致手术延迟。

调查分析发现因查房、交班、处理病房事务等多种因素造成医师晚到手术间而导致延时的原因占52.7%,为延时的主要原因;麻醉医师由于麻醉开始晚和麻醉困难导致延时的原因占18.9%,居第二;另外还有其他可控原因(图22-3)。

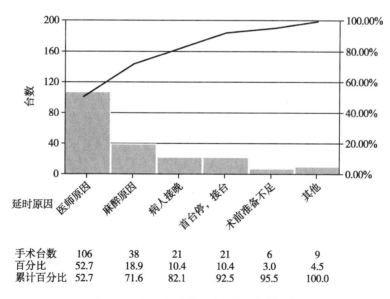

图 22-3　第一台手术延时原因分析帕累托图

(4) 改进阶段

1) 成立手术室联系会,由医疗副院长牵头,大外科主任负责,成员包括手术室、麻醉科及各手术科室的负责人和专科经营助理,定期召开协调会,分析困难,落实改进措施和办法。

2) 成立手术调度中心作为手术室联系会的执行机构,负责每日手术人员和空间的安排及各种突发情况的处理,并对手术室联系会负责。

3) 针对调查分析结果,项目组召集了第一次手术室联系会,围绕"针对调查开始手术"为中心调整各部门工作安排,确定手术护士 8：00 前建立静脉通道,麻醉操作 8：30 前完成,手术医生 9：00 开始手术,以切皮为准。并设计《第一台手术情况调查表》,进行数据收集。收集信息包括:患者入室时间、输液完成时间、麻醉开始时间、麻醉操作完成时间、医师入室时间、摆体位完成时间、手术开始时间。表格由巡回护士真实填写,手术医生和麻醉医生签字确认。

4) 将造成延时的原因分为可控与不可控反馈给科室,科室针对性地采取改进措施,如控制晨交班时间、合理安排科内事务、完善术前准备、手术临时取消及时通知手术调度中心等。

(5) 控制阶段:在实施改进的基础上,制订控制措施:

1) 医院新颁布实施《第一台手术开始时间管理细则》,每月对执行情况较好的科室和个人给予公示及适当的经济奖励,并与年度考核挂钩。

2) 对于延时情况严重的科室,项目组深入调查原因,并组织召开协调会,帮助解决困难。如对术前所需时间较长的手术,麻醉医师优先安排,在 8：20 前完成麻醉,以便手术医师能充分准备,保证手术在 9：00 开始。

3) 相关部门加强稽核以保证制度的执行力度。由运营管理部每日常规检查,医务部、医疗质管部不定期抽查,医务部对执行情况较差的科室下发整改通知书,科室制订整改措施,并定期将整改结果上报手术室联系会。

2. 结果与评价

(1) 结果

1) 改进措施实施两周后,缺陷率(即延时率)由 89% 降低至 14%,σ 值由 0.2 升至 2.5,改进前后有显著差异($P < 0.000$)。

2) 在改进的过程中,保证制度执行力度,绘制控制图,监控项目执行情况,采集和分析原因,帮助解决操作中的实际困难。改进后我院第一台手术延时率下降到 20% 以下(图 22-4),σ 值始终保持在 2.3 以上,流程能力得到较好的改善。

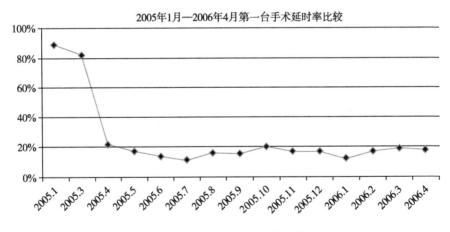

图 22-4　改进后一年延时率比较

(2) 项目收益:本项目的效益具体表现在以下几个方面。

1) 减少患者在手术间的空白等待时间,提高患者满意度,提高医疗服务品质。

2) 接台的患者能尽早手术,避免因前面的手术延时而导致接台手术取消。

3) 有效利用手术室工作人员的上班时间,减少其加班频率,缓解麻醉医师和手术护士人手紧张的问题。

4) 在现有资源下,不增加人力和手术间,能接纳更多手术,以适应床位扩展后手术量的增加。

5) 有利于手术调度中心的工作安排。

3. 小结 六西格玛即 3.4% 的缺陷率,但是它所代表的却是一种基于统计学的综合质量管理方法。手术室收入是医院收入的重要来源,约占全院总收入的 10%~15%。手术室也是医院的高成本中心,环境要求严格,仪器设备集中,医疗耗材使用量大,人力成本及团队服务的合作性要求高,因此其运作成本较高。如何在保证医疗质量的同时有效提高手术间的利用率,成为现代医院管理者们高度关注的问题。本项目关于第一台手术准时开始的管控就是针对手术间利用率管控的重要举措。

手术间科学的利用不仅需要手术室、麻醉科、手术科室自身加强管理,更需要医院领导和职能部门的协调。六西格玛项目实施的基础是数据采集和分析,也需要强有力的合作团队进行分工协作。本项目突出特点是医院领导支持,建立了多部门沟通与协作的手术室联系会议制度,以及有专门的流程管理者来保证项目实施。

本章小结

管理工具带来的相对快捷、低成本和高质量服务对于医院可持续发展非常重要。本章首先对医院管理工具进行了总体介绍,引出了医院管理工具的分类,并回顾了医院管理工具应用的现状。在第二节中,分别从基本概念、主要内容和注意事项三个方面简要介绍了常用的医院管理工具。最后,以医院管理工具的应用实例展示了管理工具对改进医疗服务和质量的重要性。

思考题

请选择实际管理工作遇到的某个问题,采用不少于两种管理工具对其分析并提出解决方案。

(文 进 李鸿浩)

参考文献

[1] Darrell Rigby and Barbara Bilodeau, Management Tools & Trends 2015, http://www.bain.com/publications/business-insights/management-tools-and-trends.aspx

[2] 孙连才. 管理咨询经典工具与模型精选. 北京:清华大学出版社,2014

[3] 李蓉梅,孙麟,罗鸿宇,等. 六西格玛在第一台手术开始时间管控中的应用. 华西医学,2008,23(6):1287-1288

中英文名词对照索引

Y

Z